LEHRBUCH

DER

PHARMACOGNOSIE

DES

PFLANZEN- UND THIERREICHS.

IM ANSCHLUSS AN DIE ZWEITE AUSGABE DER

PHARMACOPOEA GERMANICA

FÜR

STUDIRENDE DER PHARMACIE, APOTHEKER
UND MEDICINALBEAMTE

BEARBEITET

VON

Dr. WILHELM MARMÉ,

O. Ö. PROFESSOR DER PHARMACOLOGIE UND DIRECTOR DES PHARMACOLOGISCHEN INSTITUTS IN GÖTTINGEN.

LEIPZIG,

VERLAG VON VEIT & COMP.

1886.

LEHRBUCH

DER

PHARMACOGNOSIE

DES

PFLANZEN- UND THIERREICHS.

LEHRBUCH
DER
PHARMACOGNOSIE
DES
PFLANZEN- UND THIERREICHS.

IM ANSCHLUSS AN DIE ZWEITE AUSGABE DER

PHARMACOPOEA GERMANICA

FÜR

STUDIRENDE DER PHARMACIE, APOTHEKER
UND MEDICINALBEAMTE

BEARBEITET

VON

DR. WILHELM MARMÉ,

O. Ö. PROFESSOR DER PHARMACOLOGIE UND DIRECTOR DES PHARMACOLOGISCHEN
INSTITUTS IN GÖTTINGEN.

LEIPZIG,
VERLAG VON VEIT & COMP.
1886.

Druck von Metzger & Wittig in Leipzig.

Vorwort.

Mit der vorliegenden Bearbeitung der Pharmacognosie beabsichtigte ich zunächst einen oft geäusserten Wunsch meiner Zuhörer nach einem Lehrbuche, welches ihnen die Fixirung des Gehörten und Gesehenen erleichtere, nach Möglichkeit zu erfüllen. Ausserdem trachtete ich danach, auch Denjenigen, die sich unabhängig von dem academischen Studium mit der Drogenkunde vertraut machen wollen, einen Leitfaden in die Hand zu geben, der durch eine leicht zu überschauende Anordnung des Stoffes sowie durch die detaillirte Beschreibung des makro- und mikroskopischen Baues die wissenschaftliche Beschäftigung mit den Drogen vereinfacht. Endlich wünschte ich nicht minder das Buch durch das genauere Eingehen auf die Verwechselungen und Verfälschungen und auf die Prüfungsweisen der Drogen auch für Apotheker in praxi und für Medicinalbeamte nutzbar zu gestalten.

Für die Auswahl der Drogen war die zweite Ausgabe der Reichspharmacopoe zwar massgebend, jedoch sind aus praktischen Rücksichten auch verschiedene nicht officinelle pflanzliche und thierische Körper aufgenommen.

Angeordnet sind die Vegetabilien in der Weise, dass, abgesehen von den wenigen Thallophyten, zunächst die gleichen Pflanzentheile zu Gruppen vereinigt sind und innerhalb derselben die einzelnen Drogen nach der Stellung ihrer Stammpflanzen im natürlichen Pflanzensystem aufeinanderfolgen. Diese Classification erleichtert die Uebersicht des ganzen Materials und erlaubt ganz besonders beim Unterricht vergleichende botanisch-physiologische und physiologisch-chemische Gesichtspunkte in die leicht ermüdende Wiederkehr morphologischer Schilderungen einzuflechten.

Die Behandlung jeder einzelnen Droge beginnt mit knappgefassten, geschichtlichen Bemerkungen, auf welche die Anführung ihrer Abstammung und der Verbreitung, beziehungsweise der Cultur ihrer Stammpflanze folgt. Von der botanischen Beschreibung der letzteren konnte hier abgesehen werden, jedoch ist überall auf die betreffenden Stellen in Chr. Luerssen's „Pflanzen der Pharmacopoea germanica“ und, wo nöthig, auch in dessen „Medicinisch-pharmaceutischer Botanik“, sowie auch auf die bezüglichen Tafeln in den bekannten colorirten Bilderwerken von O. C. Berg und C. F. Schmidt, von R. Bentley und H. Trimen, von F. G. Hayne, von Th. Fr. Nees von Esenbeck und von J. J. Plenck verwiesen. Daran schliesst sich die Schilderung des Aussehens, des anatomischen Baues und der chemischen Bestandtheile, so wie einiger Handelsbeziehungen und etwaiger im Handel mitunter vorkommender Verwechselungen. Endlich werden die hauptsächlichste medicinische Verwendung jeder Droge und ihre officinellen Präparate erwähnt.

Das Aussehen der unverletzten Droge und, wo es angebracht war, auch ihres Querbruchs ist möglichst übereinstimmend mit der Reichspharmacopoe geschildert und wie in dieser auch mit den Angaben über Geruch und Geschmack vereinigt, weil diese letzteren *in praxi* bei Betrachtung des ersteren meistens gleichzeitig benutzt werden.

Die Anatomie ist, wo es zweckmässig erschien, zuerst soweit sie mit Hülfe der Lupe charakteristische Bilder liefert, dann aber in ihren mikroskopischen Einzelheiten eingehender, als es sonst üblich, dargelegt. Durch die grössere Ausführlichkeit werden pharmacognostisch-mikroskopische Uebungen und Untersuchungen unter erheblichem Zeitgewinn wesentlich vereinfacht und die selbständige Orientirung sehr erleichtert. Die Handhabung des Mikroskops, die Anfertigung von Präparaten und die Anwendung mikrochemischer Reagentien — welche letzteren V. A. Poulsen in seiner Mikrochemie sehr zweckdienlich zusammengestellt hat — durften im Allgemeinen als bekannt vorausgesetzt werden. Für die Präparation von mikroskopischen Schnitten genügten deshalb auch einzelne Anhaltspunkte, die, wie leicht ersichtlich, vielfach für ganze Gruppen verwendbar sind. Auf erklärende Lupenbilder und mikroskopische Prismenzeichnungen wurde aus naheliegenden Gründen verzichtet und statt deren betreffenden Ortes auf Berg's anatomischen Atlas zur pharmaceutischen Waarenkunde und auf Abbildungen in Sonderarbeiten vielfach Bezug genommen.

Unter dem Titel Chemie sind übersichtlich die wesentlichen Bestandtheile aufgeführt und nur die genauer studirten Körper nachträglich in kleinerer Schrift näher charakterisirt. Für ein eingehenderes Studium muss auf die Lehrbücher der pharmaceutischen Chemie von F. A. Flückiger, E. Schmidt und H. Schwanert, sowie auf die Pflanzenstoffe von Th. und A. Husemann und A. Hilger verwiesen werden, welche Werke da, wo die Originalarbeiten nicht zu erreichen waren, benutzt worden sind.

Handelsangaben über Provenienz, Aus- und Einfuhr und über Sorten der Drogen konnten leider nur zum Theil aus dem deutschen Handelsarchiv und den tabellarischen Uebersichten des Hamburgischen Handels entnommen, aber vielfach durch die Handelsberichte von Gehe & Co. und häufig auch aus F. A. Flückiger's, des anerkannten Meisters der Pharmacognosie, vortrefflichen Schriften, sowie aus A. Vogl's reichhaltigem Commentar vervollständigt werden.

Das Eingehen auf eine grössere Anzahl von Verwechselungen, Verfälschungen und Surrogaten ist hauptsächlich durch den Umstand ermöglicht und veranlasst, dass die hiesige pharmacognostische Sammlung viele von ihrem Gründer weiland Professor A. Wiggers gesammelte Beispiele solch unzulässiger Beimischungen enthält.

Der Anordnung der thierischen Drogen ist das modificirte System von Cuvier zu Grunde gelegt und die Beschreibung unter Hinweis auf die Abbildungen von Brandt und Ratzeburg im Einzelnen, ähnlich wie bei den Vegetabilien, durchgeführt.

Namen von Autoren sind im Texte in der Regel nur da citirt, wo neue Untersuchungen Verwerthung gefunden haben. Auf die anfangs beabsichtigte vollständige Zusammenstellung der benutzten Literatur habe ich in Rücksicht auf den Umfang des Buches schliesslich verzichtet.

Göttingen, im October 1885.

Marmé.

Inhalt.

Erster Theil.

Drogen des Pflanzenreichs.

A. Drogen aus der Abtheilung der Zellenpflanzen.

Plantae cellulares.

Lager- oder Laubpflanzen, Thallophyta.

Laminaria, Laminariastiele **1**. — *Carrageen*, Irländisches Moos **3**. — *Secale cornutum*, Mutterkorn **5**. — *Fungus Chirurgorum*, Wundschwamm **9**. — *Lichen islandicus*, Isländisches Moos **11**.

B. Drogen aus der Abtheilung der Gefässpflanzen.

Plantae vasculares.

I. Unterirdische Pflanzentheile.

a. Wurzeln, Radices.

1. Wurzeln aus der Abtheilung der Monocotyledonen.

Radix Sarsaparillae, Sarsaparille **14**. — a. Honduras-Sarsaparilla **16**. — b. Vera-Cruz oder Tampico-Sarsaparilla **17**.

2. Wurzeln aus der Abtheilung der Dicotyledonen.

Lignum radicis Sassafras, Sassafrasholz **20**. — *Radix Colombo*, Colombowurzel **22**. — *Radix Althaeae*, Eibischwurzel **25**. — *Radix Senegae*, Senegawurzel **27**. — *Radix Pimpinellae*, Bibernellwurzel **29**. — *Radix Levistici*, Liebstöckelwurzel **31**. — *Radix Ononidis*, Hauhechelwurzel **32**. — *Radix Liquiritiae*, Spanisches Süssholz **34**. — *Radix Liquiritiae mundata*, Russisches Süssholz **36**. — *Radix Ratanhiae*, Peruanische Ratanhia **38**. — *Radix Belladonnae*, Belladonnawurzel der Ph. G. I. **41**. — *Radix Gentianae*, Enzianwurzel **43**. — *Radix Ipecacuanhae*, Brechwurzel **45**. — *Radix Taraxaci*, Löwenzahn **49**. — *Radix Cichorii*, Cichorienwurzel **51**.

b. Verdickte Wurzeln, Tubera.

1. Tubera aus der Abtheilung der Monocotyledonen.

Tubera Salep, Salep **52**.

2. Tubera aus der Abtheilung der Dicotyledonen.

Tubera Aconiti, Eisenhutknollen **54**. — *Tubera Jalapae*, Jalapenknollen **58**.

c. Wurzelstöcke, Rhizomata.

1. Rhizome und Rhizomtheile aus der Abtheilung der Gefässkryptogamen.

Rhizoma Filicis, Farnwurzel **62**. — *Rhizoma Polypodii*, Engelsüsswurzel. Korallenwurzel **65**. — *Rhizoma Pannae*, Radix Uncomocomo **65**. — *Paleae stypticae*, Blutung stillende Spreuhaare **66**.

2. Rhizome aus der Abtheilung der Monocotyledonen.

Rhizoma Veratri, Weisse Niesswurzel **67**. — *Rhizoma Calami*, Calmuswurzel **71**. — *Rhizoma Iridis*, Veilchenwurzel **73**. — *Rhizoma Graminis*, Queckenwurzel **74**. — *Rhizoma Zedoariae*, Zitwerwurzel **77**. — *Rhizoma Zingiberis*, Ingwer **78**. — *Rhizoma Galangae*, Galgantwurzel **80**.

3. Rhizome aus der Abtheilung der Dicotyledonen.

Rhizoma Rhei, Rhabarber **82**. — *Rhizoma Podophylli*, Fussblattwurzel **87**. — *Rhizoma Angelicae*, Angelicawurzel **89**. — *Rhizoma Imperatoriae*, Meisterwurzel **91**. — *Rhizoma Tormentillae*, Tormentillwurzel **94**. — *Rhizoma Valerianae* (Radix Valerianae der R. Ph.), Baldrianwurzel **96**. — *Rhizoma Helenii* (Radix Helenii der R. Ph.), Alantwurzel **100**.

d. Zwiebeln, Bulbi.

Bulbus Scillae, Meerzwiebel **102**. — *Cormus, s. Tuber, s. Bulbus Colchici*, Herbstzeitlosenknollen **104**.

II. Oberirdische Pflanzentheile.

a. Hölzer, Ligna.

Lignum Guajaci, Guajakholz **106**. — *Lignum Quassiae*, Quassiaholz **109**. — *Lignum Santali rubrum*, Santelholz **112**. — *Lignum campechianum*, Blauholz oder Campecheholz **113**. — *Lignum Quebracho*, Qnebrachoholz **115**.

b. Rinden, Cortices (nebst Auswüchsen).

Cortex Quercus, Eichenrinde **116**. — *Gallae*. Galläpfel **118**. — *Cortex Cinnamomi*, Chinesischer Zimmt **125**. — *Cortex Angusturae*, Angusturarinde **128**. — *Cortex Frangulae*, Faulbaumrinde **130**. — *Cortex Cascarillae*, Cascarillrinde **132**. — *Cortex Granati*, Granatrinde **134**. — *Cortex Strychni*, Strychnosrinde **137**. — *Cortex Quebracho blanco*, Quebrachorinde **140**. — *Cortex Condurango*, Condurangorinde **143**. — *Cortices Chinae*, Chinarinden **144**.

c. Blätter, Folia.

Folia Juglandis, Wallnussblätter **156**. — *Folia Lauri*, Lorbeerblätter **159**. — *Foliae Theae*, Theeblätter **160**. — *Folia Malvae*, Malvenblätter **163**. — *Folia*

Althaeae, Eibischblätter **164**. — *Folia Rutae*, Rautenblätter **166**. — *Folia Jaborandi*, Jaborandiblätter **168**. — *Folia Aurantii*, Pomeranzenblätter **170**. — *Folia Toxicodendri*, Giftsumachblätter **171**. — *Folia Erythroxyli*, Cocablätter **172**. — *Folia Maté*, Paraguaythee **174**. — *Folia Eucalypti*, Eucalyptusblätter **176**. — *Folia Laurocerasi*, Kirschlorbeerblätter **178**. — *Folia Sennae*, Sennesblätter **181**. — *Folia Uvae ursi*, Bärentraubenblätter **183**. — *Folia Belladonnae*, Belladonnablätter **186**. — *Folia Stramonii*, Stechapfelblätter **188**. — *Folia Duboisiae*, Duboisiablätter **189**. — *Folia Nicotianae*, Tabakblätter **190**. — *Folia Digitalis*, Fingerhutblätter **192**. — *Folia Menthae piperitae*, Pfeffermünzblätter **195**. — *Folia Menthae crispae*, Krausemünzblätter **197**. — *Folia Rosmarini*, Rosmarinblätter **198**. — *Folia Melissae*, Melissenblätter **200**. — *Folia Salviae*, Salbeiblätter **201**. — *Folia Trifolii fibrini*, Bitterklee **202**. — *Folia Coffeae*, Kaffeeblätter **203**. — *Folia Taraxaci*, Löwenzahnblätter **205**. — *Folia Farfarae*, Huflattigblätter **206**.

d. Kräuter, Herbae.

1. Kräuter aus der Abtheilung der Gymnospermen.

Herbae s. Summitates Sabinae, Sabinakraut **207**.

2. Kräuter aus der Abtheilung der Dicotyledonen.

Herba Matico, Matico **210**. — *Herba Cannabis indicae*, Indischer Hanf **212**. — *Herba Cochleariae*, Löffelkraut **214**. — *Herba Violae tricoloris*, Stiefmütterchen **216**. — *Herba Conii*, Schierling **218**. — *Herba Meliloti*, Steinklee **220**. — *Herba Hyoscyami*, Bilsenkraut **222**. — *Herba Thymi*, Thymian **224**. — *Herba Serpylli*, Quendel **227**. — *Herba Centaurii*, Tausendgüldenkraut **228**. — *Herba Lobeliae*, Lobelienkraut **230**. — *Herba Lactucae virosae*, Giftlattichkraut **232**. — *Herba Cardui benedicti*, Cardobenedictenkraut **234**. — *Herba Absynthii*, Wermut **236**. — *Herba Tanaceti*, Rainfarnkraut **239**. — *Herba Millefolii*, Schafgarbenkraut **241**.

e. Blüthen, Flores und Blüthentheile.

1. Blüthentheile aus der Abtheilung der Monocotyledonen.

Crocus, Safran **243**.

2. Blüthen und Blüthentheile aus der Abtheilung der Dicotyledonen.

Flores Cassiae, Zimmtblüthen **247**. — *Flores Rhoeados*, Klatschrosen **248** — *Flores Tiliae*, Lindenblüthen **249**. — *Flores Malvae*, Malvenblüthen **251**. — *Flores Aurantii*, Pomeranzenblüthen **252**. — *Caryophylli*, Gewürznelken **253**. — *Flores Rosae*, Rosenblüthen **256**. — *Flores Koso*, Kosoblüthen **257**. — *Flores Verbasci*, Wollblumen **259**. — *Flores Lavandulae*, Lavendelblüthen **260**. — *Flores Sambuci*, Holunderblüthen **262**. — *Flores Cinae*, Wurmsamen **264**. — *Flores Chamomillae*, Kamillenblüthen **265**. — *Flores Arnicae*, Arnicablüthen **268**. — *Flores Chrysanthemi seu Pyrethri*, Insectenblüthen **270**.

f. Früchte, Fructus.

1. Früchte aus der Abtheilung der Gymnospermen.

Fructus Juniperi, Wachholderbeeren **272**.

2. Früchte aus der Abtheilung der Monocotyledonen.

Fructus Cardamomi, Cardamomen **274**. — *Fructus Vanillae*, Vanille **277**.

3. Früchte und Fruchttheile aus der Abtheilung der Dicotyledonen.

Cubebae, Cubeben **280**. — *Piper nigrum et album*, Schwarzer und weisser Pfeffer **282**. — *Fructus Mori*, Maulbeeren **285**. — *Caricae*, Feigen **286**. — *Fructus Cannabis*, Hanffrüchte **288**. — *Glandulae Lupuli*, Hopfendrüsen **289**. — *Fructus Lauri*, Lorbeeren **291**. — *Fructus Cocculi*, Kokkelskörner **293**. — *Fructus Anisi stellati*, Sternanis **295**. — *Fructus Papaveris immaturi*, Unreife Mohnköpfe **298**. — *Fructus Aurantii immaturi*, Unreife Pomeranzen **299**. — *Cortex Fructus Aurantii*, Pomeranzenschale **301**. — *Cortex Fructus Citri*, Citronenschalen **302**. *Fructus Belae*, Belafrüchte **304**. — *Fructus Anacardii*, Elephantenläuse **305**. — *Fructus Rhamni catharticae*, Kreuzdornbeeren **308**. — *Kamala*, Kamala **310**. — *Fructus Petroselini*, Petersilienfrucht **311**. — *Fructus Carvi*, Kümmel **313**. — *Fructus Ajowan*, Ajowankümmel **315**. — *Fructus Anisi*, Anis **316**. — *Fructus Foeniculi*, Fenchel **318**. — *Fructus Phellandrii*, Wasserfenchel **320**. — *Fructus Dauci*, Mohrrübenfrüchte **322**. — *Fructus Cumini*, Mutterkümmel **324**. — *Fructus Conii*, Schierlingsfrüchte **325**. — *Fructus Coriandri*, Korianderfrüchte **326**. — *Cordex Fructus Granati*, Granatapfelrinde **328**. — *Fructus Pimentae*, Nelkenpfeffer **329**. — *Fructus Mali*, Aepfel **331**. — *Fructus Cydoniae*, Quitten **332**. — *Fructus Cerasi*, Kirschen **333**. — *Fructus Ceratoniae*, Johannisbrod **333**. — *Fructus Rubi Idaei*, Himbeeren **336**. — *Fructus Cassiae Fistulae*, Röhrenkassie **337**. — *Pulpa Tamarindorum*, Tamarindenmus **338**. — *Fructus Capsici*, Spanischer Pfeffer **341**. — *Fructus Colocynthidis*, Coloquinthen **343**.

g. Sporen, Samen und Samentheile.

1. Sporen.

Lycopodium, Bärlappsamen **346**.

2. Samen aus der Abtheilung der Monocotyledonen.

Semen Colchici, Zeitlosensamen **348**. — *Semen Sabadillae*, Sabadillsamen **351**.

3. Samen und Samentheile aus der Abtheilung der Dicotyledonen.

Semen Quercus, Eicheln **353**. — *Semen Githaginis*, Kornradesamen **355**. — *Semen Myristicae*, Muscatnuss **358**. — *Macis*, Macis oder Muscatblüthe **363**. — *Semen Staphisagriae*, Stephanskörner **364**. — *Semen Nigellae*, Schwarzkümmel **366**. — *Semen Papaveris*, Mohnsamen **369**. — *Semen Sinapis*, Senfsamen **371**. — *Semen Sinapis albae*, Weisser Senf **376**. — *Semen Rapae*, Rübsamen **377**. — *Semen Cacao*, Cacaosamen **379**. — *Gossypium*, Baumwolle **384**. — *Semen Lini*, Leinsamen **394**. — *Semen Paulliniae*, Paulliniasamen **397**. — *Semen Ricini*, Ricinussamen **399**. — *Semen Tiglii*, Purgirkörner **402**. — *Semen Cydoniae*, Quittensamen **404**. — *Amygdalae amarae et dulces*, Bittere und süsse Mandeln **406**. — *Semen Foenugraeci*, Bockshornsamen **410**. — *Semen Arachidis*, Erdnusssamen **412**. — *Semen Abri precatorii*, Paternostererbsen oder Jequiritisamen **415**. — *Semen Tonco*, Tonkabohnen **417**. — *Semen Physostigmatis*, Calabarbohne **419**. — *Semen Hyoscyami*, Bilsenkrautsamen **423**. — *Semen Stramonii*, Stechapfelsamen **425**. — *Semen Sesami*, Sesamsamen **426**. — *Semen Strychni*, Strychnossamen **429**. — *Semen Cucurbitae*, Kürbissamen **431**. — *Semen Coffeae*, Kaffeebohnen **433**.

h. Pflanzenstoffe.

1. Pflanzenstoffe aus der Abtheilung der Gymnospermen.

Sandaraca, Sandarakharz **443**. — *Resina Dammar*, Dammarharz **445**.

Terpenthin und Abkömmlinge.

1. Gemeine Terpenthine.

Terebinthina, Gemeiner Terpenthin **448**.

2. Feine Terpenthine.

a. *Terebinthina laricina*, Lärchenterpenthin **451**. — b. *Terebinthina argentoratensis*, Strassburger Terpenthin **452**. — c. *Terebinthina canadensis*, Canadabalsam **453**.

3. Abkömmlinge des Terpenthins.

a. *Oleum Terebinthinae*, Terpenthinöl **455**. — b. *Colophonium*, Geigenharz **458**. — c. *Resina Pini*, Gemeines Harz **460**.

4. Abkömmlinge terpenthinhaltigen Holzes.

a. *Pix liquida*, Holztheer **461**. — b. *Pix solida*, Schiffspech, Schusterpech **463**.

2. Aus der Abtheilung der Monocotyledonen.

Aloë, Aloë **464**. — *Resina Draconis*, Drachenblut **471**. — *Oleum Cocos*, Cocosnussöl **473**. — *Amylum*, Stärkemehl oder Kraftmehl **476**.

Stärkesorten.

1. *Amylum Tritici*, Weizenstärke **485**. — 2. *Amylum Marantae*, Marantastärke oder Arrow-root **491**. — 3. *Amylum Sago*, Sago **495**. — 4. *Saccharum*, Zucker **496**.

3. Aus der Abtheilung der Dicotyledonen.

Camphora, Campher **502**. — *Opium*, Kleinasiatisches Opium **507**. — *Gutti*, Gummigutt **522**. — *Olibanum*, Weihrauch **524**. — *Myrrha*, Myrrhe **526**. — *Elemi*, Elemi **528**. — *Mastiche*, Mastix **530**. — *Euphorbium*, Euphorbium **532** — *Resina elastica*, Federharz oder Kautschuk **534**. — *Asa foetida*, Asant **539**. — *Galbanum*, Galbanum **543**. — *Ammoniacum*, Ammoniakgummi **546**. — *Styrax liquidus*, Storax **549**. — *Oleum Cajeputi*, Cajeputöl **553**. — *Oleum Rosae*, Rosenöl **555**. — *Indicum*, Indigo **558**. — *Kino*, Kino **562**. — *Chrysarobin*, Chrysarobin **564**. — *Tragacantha*, Traganth **567**. — *Balsamum tolutanum*, Tolubalsam **570**. — *Balsamum peruvianum*, Perubalsam **571**. — *Copaivabalsam*, Copaivabalsam **575**. — *Gummi arabicum*, Arabisches Gummi **580**. — *Catechu*, Catechu **587**. — *Gutta Percha*, Guttapercha **591**. — *Benzoë*, Benzoë **594**. — *Oleum Olivarum*, Olivenöl **600**. — *Manna*, Manna **608**. — *Elaterium*, Elaterium **613**. — *Lactucarium*, Lactucarium **615**. — *Santoninum*, Santonin **617**.

Zweiter Theil.

Drogen des Thierreichs.

Ganze Thiere und Theile von Thieren.

Spongiae marinae, Badeschwämme **621**. — *Hirudines*, Blutegel **624**. — *Coccionella*, Cochenille **627**. — *Cantharides*, Spanische Fliegen **630**. — *Mel*, Honig **633**. — *Cera flava et alba*, Gelbes und weisses Wachs **637**. — *Ichthyocolla*, Hausenblase oder Fischleim **642**. — *Oleum Jecoris Aselli*, Leberthran **645**. — *Cetaceum*, Walrat **648**. — *Adeps suillus*, Schweineschmalz **650**. — *Pepsinum*, Pepsin **652**. — *Moschus*, Moschus oder Bisam **655**. — *Sebum*, Hammeltalg **658**. — *Saccharum lactis*, Milchzucker **660**. — *Castoreum*, Bibergeil **662**.

Register **665**.
Berichtigungen **684**.

Im Texte wiederholt gebrauchte Abkürzungen.

1. Arch. Ph. = Archiv der Pharmacie. Zeitschrift des deutschen Apothekervereins, herausgegeben vom Directorium unter Redaction von E. Reichardt. In Commission der Buchhandlung des Waisenhauses in Halle a/S.
2. Bg. A. = Berg, O. C., Anatomischer Atlas zur pharmaceutischen Waarenkunde, in Illustrationen auf 50 in Kreidemanier lithographirten Tafeln nebst erläuterndem Texte. Berlin 1865.
3. Bg. u. S. = Berg, O. C., und Schmidt, C. F., Darstellung und Beschreibung sämmtlicher in der Pharmacopoea Borussica aufgeführten officinellen Gewächse. 4 Bde. Leipzig 1858. Bd. I. T. I.a–VIII. f. Bd. II. T. IX.a—XVI.f. Bd. III. T. XVII. a.—XXIV. f. u. Bd. IV. T. XXV. a.—XXXIV. f.
4. Btl. a. Tr. = Bentley, R., and Trimen, H., Medicinal Plants being descriptions with original figures of the principal plants employed in medicine and an account of the characters, properties and uses of their parts and products of medicinal value; 4 volumes. London 1880. Vol. I. T. 1—69. Vol. II. T. 70–146. Vol. III. T. 147—227. Vol. III. T. 228—306.
5. Brdt. u. Rtzb. = Brandt, J. F., und Ratzeburg, J. T. C., Medicinische Zoologie oder getreue Darstellung und Beschreibung der Thiere, die in der Arzneimittellehre in Betracht kommen, in systematischer Folge herausgegeben. I. Bd. mit 24 Kupfertafeln. Berlin 1829. II. Bd. mit 39 Kupfertafeln. Berlin 1833.
6. Flückiger = Flückiger, F. A., Pharmacognosie des Pflanzenreichs. 2. Aufl. Berlin 1882.
7. Flückiger, Chinarinden = Derselbe: Die Chinarinden in pharmacognostischer Hinsicht dargestellt. Berlin 1883.
8. Fl. a. H. = Flückiger, F. A., and Hanbury, D., Pharmacographia, a history of the principal drugs of vegetable origin met within great Britain and britisch India. II. Ed. London 1879.
9. Ha. = Hayne, Fr. G., Getreue Darstellung und Beschreibung der in der Arzneikunde gebräuchlichen Gewächse, wie auch solcher, welche mit ihnen verwechselt werden können. 13 Bde. Berlin 1805—1837. Der 14. Bd., 1. u. 2. Heft von J. F. Klotzsch. Berlin 1845—1846.
10. Lrs. B. = Luerssen, Chr., Medicinisch-pharmaceutische Botanik. Handbuch der systematischen Botanik für Botaniker, Aerzte und Apotheker, mit zahlreichen vom Verfasser auf Holz gezeichneten Abbildungen. 2 Bde. Leipzig 1879—1882.

11. Lrs. Pf. = Derselbe: Die Pflanzen der Pharmacopoea germanica. Leipzig 1883.
12. Moens = Moens, J. C. B., De Kinacultuur in Azië 1854 t/m. 1882 met 33 Platen en en kaart. Batavia, Ernst & Co. 1882.
13. N. v. E. = Nees v. Esenbeck, Plantae medicinales oder Sammlung officineller Pflanzen in lithographischen Abbildungen. Fol. 18 Hefte u. 5 Supplementhefte mit 552 color. Tafeln. Düsseldorf 1821—1833.
14. Pl. = Plenk, J. J., Icones Plantarum medicinalium, centuriae VII. Viennae 1788—1803.
15. Poulsen = Poulsen, V. A., Botanische Mikrochemie, eine Anleitung zu phytohistologischen Untersuchungen zum Gebrauche für Studirende. Aus dem Dänischen unter Mitwirkung des Verfassers übersetzt von Carl Müller. Cassel 1881.
16. **R. Ph.** = Reichspharmacopoe = Pharmacopoea germanica, editio altera 1882.
17. Vogl = Vogl, A., Commentar zur österreichischen Pharmacopoe, auch unter dem Titel: Arzneikörper aus den drei Naturreichen in pharmacognostischer Hinsicht. Wien 1880.
18. Wigand = Wigand, A., Lehrbuch der Pharmacognosie mit besonderer Rücksicht auf die Pharmacopoea germanica, sowie als Anleitung zur naturhistorischen Untersuchung vegetabilischer Rohstoffe. 3. Aufl. Berlin 1879.

A. Drogen aus der Abtheilung der Zellenpflanzen.

Plantae cellulares.

Lager- oder Laubpflanzen, Thallophyta.

Laminaria.

Laminariastiele.

Schon anfangs der dreissiger Jahre unseres Jahrhunderts wurde der stielförmige Theil der *Laminaria Cloustoni* Edmonston, statt der bis dahin als Quellmeissel vielfach benutzten Radix Gentianae empfohlen, doch erst seit etwa 27 Jahren sind die Stipites Laminariae allgemein in Gebrauch.

Laminaria Cl. ist eine Alge, welche an den Küsten von Spitzbergen, Island, Irland, Grossbritannien, Norwegen und von hier südwärts bis nach Spanien, sowie von Grönland bis Massachusets, endlich auch an der Küste von Kamschatka im Meere bis 30 m tief aufrecht fluthet. Bschr. Lrs. Pf. S. 28. Abb. ebend. S. 29 und Harvey, Phycol. brit. I. T. 223 u. 338.

Aussehen: Der sehr grosse Thallus ist in frischem Zustande olivengrün und gliedert sich in drei verschieden geformte, aber unmittelbar ineinander übergehende Theile. Mit dem untersten, wurzelartig verzweigten, haftet er an Steinen und Felsen. Diese Verzweigungen, Rhizoiden genannt, vereinigen sich zu einem mittleren bis 2 m langen, stielartigen Theil, der zu Anfang walzenrund und bis 4 cm dick ist, weiterhin sich aber allmählich verschmälert und flach gedrückt erscheint, ehe er in den obersten Abschnitt, eine blattartige, bald mehr längliche, bald rundliche, flache, fingerförmig getheilte, rippenlose Scheibe von lederartiger Consistenz übergeht.

Zu chirurgischen Zwecken wird nur der stielförmige, mittlere Theil gesammelt. Dieser kommt getrocknet in kurzen oder bis 1 m langen

Stücken, oft noch mit den Rhizoiden versehen und mit verschiedenen kleinen Algen besetzt, in den Handel. Sie sind bald gerade, bald zusammengebogen, wenige Millimeter bis 1 cm dick, cylindrisch oder mehr flach und eckig, knorpelig hart und doch elastisch, aussen grob gefurcht und längsrunzelig, grauviolett bis dunkelbraun gefärbt und durch reichlich aufgelagerte Natriumsulfat- und Kochsalzkryställchen weiss bereift. Beim Maceriren im Salzwasser nimmt die Droge ihre olivengrüne oder lauchgrüne Farbe und knorpelige Consistenz wieder an und quillt bis zu ihrem vierfachen Durchmesser auf.

Anatomie: a. Lupenbild. Auf dem Querschnitt erkennt man eine dünne, gelbbräunliche Hautschicht. Dieselbe umgibt eine ungleich breitere Rindenzone und diese umschliesst wieder einen ovalen, nach beiden Seiten zugespitzten oder rundlichen Kern (Mark).

b. Mikroskopie. Die Rindenzone besteht aus dicht zusammengekitteten, nach innen zu grösser werdenden, im aufgequollenen Querschnitt polygonalen, im Längsschnitt axil gestreckten Zellen, welche stark concentrisch geschichtet verdickte Wände besitzen und in der äusseren Hälfte mit wenig gefärbtem Inhalt gefüllt sind. Mittellamellen sind zwischen den einzelnen Zellen nicht überall zu sehen und deshalb bleibt die äussere Grenze der Zellen vielfach undeutlich. In dieser Rindenschicht liegen noch in der äusseren, dunkleren Hälfte Schleimhöhlen. Auf dem Querschnitt bilden dieselben einen dichteren oder lichteren Ring, zeigen ein ovales oder rundliches, im Längsschnitt etwas verlängertes, ansehnliches Lumen, umgeben von einer ein- oder zweifachen Schicht kleiner Zellen und angefüllt mit einem stark quellungsfähigen Schleim. Der Kern oder das Mark besteht aus cylindrischen, fadenförmig aneinander gereihten und verzweigten Zellen, deren Querwände sehr dünn, deren Aussenwände verdickt und ebenso wie die Intercellularmasse stark quellungsfähig sind, deren Inhalt dem der grösseren Rindenzellen entspricht. Zwischen Rinde und Kern besteht keine scharfe Grenze. Zellen des letzteren und deren Verzweigungen greifen in die erstere über und bilden Maschen, welche Gruppen von Rindenzellen einschliessen. Abb. Lrs. B. I. S. 100—102.

c. Präparation. Feine Quer- und Längsschnitte der trockenen Handelswaare rollen sich sofort zusammen. Sie werden mittelst Nadeln auf dem Objectträger unter Spiritus oder besser unter reinem Glycerin ausgebreitet und durch das Deckglas (von Stender in Leipzig b. 15 qmm) fixirt. Man erhält ein undeutliches, verworrenes Bild. Lässt man nun vom Rande aus unter das Deckglas reichlich Wasser zufliessen, so tritt durch Quellung der beschriebene Bau im Einzelnen deutlich hervor.

Chemie: Ausser Schleim, Jod und den oben genannten krystallinischen Ausscheidungen sind keine Bestandtheile genauer bekannt.

Verwechselungen. Statt der officinellen Alge und ihr bisweilen auch beigemengt, findet man die *Laminaria flexicaulis* Le Jolis, welche früher mit L. Cloust. unter dem Collectivnamen *L. digitata* Lamouroux zusammengefasst und bis 1883 officinell war. Sie hat einen dünneren, etwa 2 m langen Stiel, welcher sich im Meere nie aufrecht erhält. Im Querschnitt fehlen — ebenso wie in ganz jungen Exemplaren von L. Cloust. — die Schleimhöhlen. Die Aussenfläche ist dunkler, fast violett schwarz. Der getrocknete Stengel zeigt aussen einen krystallinischen Belag, welcher reich an Mannit ist.

Verwendung: Nicht die Droge, sondern die daraus gedrechselten Sonden und Bougies werden gebraucht.

Carrageen.

Irländisches Moos.

Das seit Anfang der dreissiger Jahre als Arzneimittel gebrauchte irländische Moos, Carrageen (irisch Carraigeen = Felsenmoos), ist ein Gemenge von wesentlich zwei Algen aus der Gruppe der Rhodophyceae: *Chondrus crispus* Lyngbye und *Gigartina mammillosa* Agardh, Bschr. Lrs. Pf. S. 38 u. 40; Abb. Harvey, Phycol. br. I. 68 u. II. 199 a. Lrs. Pf. Fig. 22. 23 u. 24. Bg. u. S. XXX a; Btl. a. Tr. 305. Beide genannten Algen sind sehr häufig an den Küsten des nordatlantischen Oceans der alten und neuen Welt. Sie werden von der Fluth an das Land geworfen und in Europa hauptsächlich an der nordwestlichen und westlichen Küste von Irland, in Amerika an derjenigen von Massachusets gesammelt.

Aussehen: Ganz frisch sind die Algen violettroth oder dunkelgrün und gallertig fleischig. Gewaschen und an der Sonne gebleicht und getrocknet sind sie hellgelb, durchscheinend, hornartig und bilden so die officinelle Droge, welche einen faden, schleimigen Geschmack und ausgesprochenen Seegeruch besitzt.

Chondrus crispus ist in der käuflichen Waare meistens vorwiegend vertreten. Sein vielgestaltiger Thallus wächst aus einer im Meere an Steinen haftenden kleinen Scheibe hervor, ist flach, höchstens 10 cm breit und bisweilen doppelt so lang, wiederholt in verschieden geformte, breitere und schmälere Bänder oder Lappen gabelig getheilt. Die Ränder derselben erscheinen — besonders deutlich an Exemplaren, die in Salzwasser aufgequollen sind — wellig kraus, fein geschlitzt oder gewimpert. Gekennzeichnet ist die Alge durch die kleinen, halbkugeligen Früchte, Cystocarpien, welche flach warzenförmig auf der einen Seite der Thallusbänder hervorragen, während ihnen auf der entgegengesetzten Seite, wenigstens an der getrockneten Alge, kleine, rundliche Vertiefungen entsprechen.

Gigartina mammillosa unterscheidet sich mit ihrem vielfach abändernden Thallus meistens leicht durch die unterwärts rinnenförmigen, oben bald schmäleren, bald breiteren Laubbänder, aus welchen auf beiden Seiten längliche, rundliche, gestielte, keulenförmige Früchtchen hervortreten.

Anatomie: a. Lupenbild. Auf dem Quer- und Längsschnitt der getrockneten wie der im Wasser aufgequollenen Alge erkennt man mit der Lupe eine etwas dunkler gefärbte Rindenschicht und ein helleres Mark.

b. Mikroskopie. Der Querschnitt zeigt eine cuticulaartige, homogene Aussenschicht, an welche sich radialgereihte, englichtige Zellen in mehreren Schichten anschliessen. Nach innen zu werden diese Zellen weiter und gehen endlich in die viel weiteren, etwas länglichen und unregelmässig gestalteten Zellen des Marks über. Sämmtliche Zellen führen einen körnigen Inhalt. Ihre Wand besteht aus einer inneren Lamelle, welche durch Chlorzinkjod blau (der Zellinhalt braun) gefärbt wird, und aus einer äusseren, stark quellungsfähigen Schicht, die sich von derjenigen der benachbarten Zellen nicht deutlich abgrenzt. Die Cystocarpien enthalten eine grössere Anzahl von Kernen, welche mit Sporen angefüllt sind. Abb. Bg. A. T. II. Fig. 6 und 7; Lrs. B. I. S. 123—125 und 126—127.

c. Präparation. Die getrockneten Algen lassen sich zwischen Hollundermark bequem schneiden und feine Schnitte zeigen unter Oel oder verdünntem Spiritus die Anordnung der Zellen, ihr verschieden grosses und zum Theil unregelmässiges Lumen sowie den krümeligen Inhalt. Die derbere Innenlamelle wird durch Chlorzinkjod deutlich.

Chemie: Unter den Bestandtheilen ist der wichtigste der Schleim, der in den Zellenwandungen und Höhlungen (hier z. Th. körnig) abgelagert ist. In kaltem Wasser quillt er auf und löst sich zu einer neutralen Flüssigkeit, aus welcher ihn Bleizucker und Alcohol ausfällen. Jod und Schwefelsäure färben ihn nicht blau. Mit Salpetersäure behandelt liefert er Schleimsäure. Nur der unreine Schleim enthält Stickstoff. In der 15,6 pc. betragenden Asche enthalten die Algen nur minimale Bruchtheile von Brom und Jod.

Verwechselungen. Beigemengt enthält das Carrageen des französischen Handels bisweilen eine dritte Alge in erheblicher Quantität. Der im Mittelmeer, aber auch an der Insel Wight und im indischen Meere heimische *Sphaerococcus avicularis* Ag. Abb. Harvey, l. c. I. 104, kann bis zu 40 pc. der Waare ausmachen. Der violettrothe Thallus dieser Alge ist 5—8 cm lang, treibt cylindrische, dichotomisch getheilte, abstehende Verzweigungen und seitlich horizontale, dornförmig spitze Aeste. Die Cystocarpien sind kugelig, sitzend und dünn, die getrocknete Alge bräunlich gefärbt. Gegen Wasser verhält sie sich ähnlich wie echtes Carrageen, die Gallerte ist aber undurchsichtig, weisslich und wenig consistent. Die Asche beträgt 16 pc. und soll jodfrei, aber sehr reich an Sulfat und Carbonat des Calciums sein.

Handel: Leider geben die statistischen Uebersichten des hamburgischen Handels nur die Gesammteinfuhr des irländischen und isländischen Mooses an. Diese hat gegen die vorhergehenden Jahre zugenommen und betrug im Jahre 1882 im Ganzen 267 800 kg.

Verwendung: Das Carrageen findet als reizmilderndes, schleimiges Mittel hin und wieder Anwendung.

Präparate: Nur Gelatina Carrageen ist officinell.

Secale cornutum.

Mutterkorn.

Das Mutterkorn, dessen medicinische Verwerthung bis in die ältesten Zeiten zurückreichen soll, während seine giftige Wirkung erst im 17. Jahrhundert als die Ursache verheerender Epidemien erkannt wurde, stellt das zweite Entwickelungsstadium, das sog. Dauermycelium von *Claviceps pupurea* Tulasne, einem Pilze aus der Gruppe der Pyrenomyceten dar. Es entwickelt sich in den Aehren vieler Gramineen und einiger Cyperaceen, gedeiht aber, besonders in nassen Jahren, sehr ausgiebig auf nachlässig angebautem Roggen, von welcher Getreideart die officinelle Droge allein gesammelt werden soll. Bschr. Lrs. Pf. S. 60. Abb. ebenda Fig. 37—42; Bg. u. S. T. 32 c. Btl. a. Tr. T. 303. N. v. E. Suppl. T. 1. Der enorme medicinische Verbrauch des Mutterkorns wird ermöglicht durch sein weit verbreitetes und in manchen Ländern ausserordentlich reichliches Vorkommen. Sein Verbreitungsbezirk dehnt sich von China und Ostindien westwärts über Asien, Nord-Africa, Europa und Amerika aus und geht vom 10° südl. Br. (Peru) nordwärts bis zum 69° nörd. Br. (Norwegen).

Aussehen: Das einzelne Mutterkorn ist etwa 4 cm lang und höchstens 6 mm dick, schwach bogenförmig gekrümmt, stumpf dreikantig mit abgerundeter Basis und stärker verjüngter Spitze, welche letztere bisweilen noch ein weissliches Anhängsel, das sog. Mützchen, trägt. Seine drei Aussenflächen sind bis auf die hellere Basis dunkel violett oder schwarz gefärbt, matt bereift und zeigen oft je eine querrissige, ins Innere eindringende Längsfurche. Frisch ist es etwas elastisch und biegsam, getroknet dagegen spröde, leicht- und ebenbrüchig. Es entwickelt, wenn es gepulvert mit 10 Th. heissem Wasser übergossen wird, einen eigenthümlichen Geruch. Wird das Pulver mit Aetzkali angefeuchtet, so riecht es nach Häringslake (Trimethylamin). Sein Geschmack ist anfangs süsslich und dann etwas scharf.

Anatomie: a. Lupenbild. Der Querschnitt zeigt eine sehr schmale, dunkelviolette Rinde, welche sich unmittelbar an das weisse, mitunter auch blassviolette, dichte Mark anschliesst.

b. Mikroskopie. Das Mark erscheint im Querschnitt aus rundlichen, farblosen Zellen gebildet, welche Oeltröpfchen enthalten und sich mit ihren verschiedenartig gekrümmten Wänden ohne Zwischenlücken dicht aneinander legen. Auf dem Längsschnitt sind die Markzellen etwas gestrekt und deutlich in Längsreihen geordnet, ohne jedoch eigentliche Pilzfäden zu bilden. Der Rindentheil besteht aus mehreren Reihen ähnlich geformter Zellen mit körnigem Inhalt. Wände und Inhalt sind hier violett gefärbt. Abb. Bg. A. T. I. F. 1.

c. Präparation. Das Mutterkorn läßt sich trocken schneiden. Von dem Inhalt der Markzellen lösen sich die Oeltröpfchen in Aether und in Chloroform, der Rückstand löst sich theilweise in Wasser. Die Wände der Markzellen werden durch conc. Mineralsäuren in der Kälte nicht verändert, auch nicht durch Kupferoxydammoniak. Kalilauge lässt die innere Schicht der Wände sehr stark quellen, so dass hie und da eine Schichtung bemerkbar wird. Der Farbstoff der Rindenzellen wird durch salzsäurehaltigen Alcohol gelöst, durch Mineralsäuren blutroth und durch Alkalien violett gefärbt.

Die erste Entwickelung von Claviceps purpurea beginnt in der Blüthe des Roggens mit der Bildung zarter Pilzfäden um die Basis des jungen Fruchtknotens. Die feinen Hyphen umhüllen allmählich den letzteren mit Ausnahme der Spitze vollständig und dringen auch in ihn ein. Sein Inhalt verändert sich dabei und tritt in Gestalt eines klebrigen, zuckerhaltigen Saftes, des sog. Roggen-Honigthaues tropfenförmig zwischen den Spelzen hervor. Gleichzeitig schnüren sich von der (Hymenium-)Oberfläche der Pilzmasse länglich runde Conidien ab. Sobald diese Pilzmasse, welche Leveillé als eigenartigen Pilz unter dem Namen *Sphacelia segetum* beschrieben hat, vollständig ausgebildet ist, beginnt in ihrem Grunde das zweite Entwickelungsstadium mit der Bildung des eigentlichen Secale cornutum und dieses ist gewöhnlich schon im Monat Juli oder August beendet. Unter günstigen Bedingungen entwickelt sich das dritte Stadium, welches gleichfalls als besonderer Pilz, *Cordiceps purpurea*, von Fries aufgeführt wurde, im folgenden Frühjahr. Aus dem Mutterkorn entstehen dann auf schlanken, blassvioletten Stielchen die eigentlichen Fruchtträger, rundliche, purpurroth gefärbte Köpfchen. Diese entwickeln in rundlichen Fruchtbehältern, Perithecien, welche sehr zahlreich in die Oberflächenschicht ringsum eingebettet sind, die fadenförmigen Sporen, welche zu je acht in besondere Schläuche (Asci) eingeschlossen sind. Sporen sowohl wie auch die Conidien des ersten Entwickelungsstadiums können in jungen Roggenblüthen die Entstehung der vorerwähnten Sphacelia veranlassen.

Chemie: Bestandtheile sind in grosser Zahl aus dem Mutterkorn dargestellt; die eigentlich wirksamen aber kennen wir in reiner Form bis jetzt nicht. Zur leichteren Uebersicht bringen wir dieselben in drei Gruppen. 1. Häufiger vorkommende Pflanzenstoffe sind: fettes Oel, Cholestearin, Harz, Zuckerarten: Mycose und zeitweise Mannit, Albumin zu 3,2 pc., Leucin, Pilzcellulose, Schleim, Farbstoffe: ein violetter, ein rother (Sclererythrin), ein brauner (Sclerojodin), ein gelber (Scleroxanthin) und 2 pc. Asche, welche 45 pc. Phosphorsäure enthält. 2. Organische Basen: Methylamin und Trimethylamin, vielleicht nur Zersetzungsproducte, Ergotin und Ecbolin, Ergotinin, Picrosclerotin. 3. Organische Säuren: Sclerotinsäure mit Scleromucin, Fuscosclerotinsäure, Milchsäure, Ameisensäure und Essigsäure.

Das fette Oel kommt im Mutterkorn bis zu 35 pc. vor, besteht hauptsächlich aus Oleïn und Palmitin neben spärlichen Verbindungen der Butter- und Essigsäure. Alcohol entzieht demselben 0,036 pc. Cholestearin und etwa 2 pc. Harz. Das gereinigte Oel ist hellgelb, nicht austrocknend, bildet bei +1° C. eine gallertige Masse, erstarrt erst bei —25° bis —30° und hat bei 15° C. 0,196 sp. Gewicht. Der hohe Oelgehalt begünstigt die rasche Zersetzung namentlich des gepulverten Mutterkorns. Dieses soll deshalb auch nur entölt aufbewahrt und angewendet werden.

Mycose kommt zu 0,1 pc. im Mutterkorn vor, kann aber in manchen Jahrgängen ganz fehlen und durch Mannit ersetzt werden. Sie krystallisirt in rhombischen Nadeln, schmeckt süss, löst sich sehr leicht in Wasser, kaum in Alcohol, besser in siedendem Weingeist, gar nicht in Aether. Ihre wässerige Lösung dreht die Ebene des polarisirten Lichtes sehr stark nach rechts $\alpha = +173^{\circ}$. Auf alkalische Kupferlösung wirkt M. wie Rohrzucker. In Zusammensetzung $C^{12}H^{22}O^{11} + 2H^{2}O$ und Eigenschaften stimmt sie fast vollständig überein mit der Trehalose, dem Zucker der persischen Manna aus Trehala-Cocons.

Leucin: Amidocapronsäure $C^{5}H^{10}NH^{2}.CO^{2}H$, ein Derivat der Albuminstoffe, krystallisirt in perlmutterglänzenden, weissen Blättchen und Schüppchen, welche unter dem Microscop sich in concentrisch gruppirten, zuweilen kugelige Massen bildenden Nadeln präsentiren. Die Krystalle sind geruch- und geschmacklos, lösen sich leicht in Wasser mit neutraler Reaction, auch in kochendem Weingeist, nicht in kaltem Alcohol und Aether. L. verbindet sich mit Säuren und Basen. Die Verbindungen mit Säuren sind in Wasser löslich und krystallisirbar, die salzsaure Verbindung gibt mit Platinchlorid ein Doppelsalz.

Der violette Farbstoff lässt sich gepulvertem Mutterkorn durch Wasser, durch 20—25 pc. Weingeist und wässerige Boraxlösung bei gelinder Wärme vollständig entziehen. Die wässerige und auch die schwach spirituöse Lösung wird gefällt und vollständig entfärbt durch Kalk- und Barytwasser, Bleiacetat gibt einen schieferblauen Niederschlag, welcher durch concentrirte Schwefelsäure schön rosenroth wird, während die Flüssigkeit farblos erscheint; Oxalsäure entfärbt den Niederschlag und gibt eine röthliche Flüssigkeit. Gesättigte Boraxlösung entzieht dem Bleiniederschlage den Farbstoff vollständig und gibt eine schön violette Färbung. Kaliumchromat gibt mit der wässerigen oder schwach ammoniakalischen Lösung eine dunkelkirschrothe Flüssigkeit, concentrirte Schwefelsäure gibt darin einen braunrothen Niederschlag. Aus wässeriger Boraxlösung wird der violette Farbstoff durch Schwefelsäure und Essigsäure unverändert in dunkelvioletten Flocken ausgefällt. Concentrirtes Ammon wirkt besonders beim Erwärmen zersetzend auf den Farbstoff.

Der rothe Farbstoff, Sclererythrin, kommt in den äusseren Rindenzellen an Calcium gebunden vor und ist isolirt und gereinigt ein rothes, amorphes Pulver; nicht in Wasser, leicht in Alcohol, Aether, Eisessig löslich, stickstoffhaltig, aber eisenfrei. In verdünnten Alkalihydraten und Ammoniakflüssigkeit löst es sich mit schöner Murexidfarbe. In der alcoholischen Lösung bewirken Zinnchlorür und Aluminiumsulfat rothe Färbung, während Kalkwasser, Blei- und Kupferacetat blauviolette Fällung bedingen. Concentrirte Schwefelsäure löst dunkelviolett.

Der braune Farbstoff, Sclerojodin, ist amorph, unlöslich in Wasser, Alcohol, Aether und Chloroform, vielleicht ein Zersetzungsproduct des vorigen.

Der gelbe Farbstoff, Scleroxanthin, krystallisirt in goldgelben, glänzenden, schuppenförmigen Krystallen, ist in Alcohol schwer, in Aether leicht löslich; lufttrocken hat er annähernd die Zusammensetzung $C^{10}H^{10}O^4 + H^2O$; geht leicht in das ebenso zusammengesetzte, aber wasserfreie Sclerokrystallin über, welches in blassgelben, haarförmig verfilzten Nadeln krystallisirt und welches seinerseits aus heissem wasserhaltigem Aether wieder in Form von Scleroxanthin auskrystallisirt.

Ergotin und Ecbolin, zwei braune, amorphe Alcaloide, welche möglicher Weise einen und denselben, physiologisch nicht ganz unwirksamen Körper in mehr oder weniger unreinem Zustande darstellen. Dieses basische Ergotin ist nicht zu verwechseln mit den gleichnamigen, extractartigen Präparaten von Wiggers und Bonjean.

Ergotinin, ein in langen Nadeln krystallisirendes, giftiges Alkaloid von der Formel $C^{35}H^{40}N^4O^6$, kommt zu 0,12 Proc. im M. vor, ist unlöslich in Wasser, gibt mit Aether, Alkohol, Chloroform fluorescirende Lösungen, bildet Salze, deren Lösungen sich ebenso wie die freie Base an der Luft sehr leicht zersetzen. Mit verdünnter (1 : 7) Schwefelsäure färbt es sich roth-violett-blau, mit Schwefelsäure und Zucker rosaroth. Unter dem Einfluss von Alkalien liefert es Methylamin.

Picrosclerotin, ein in Wasser schwer lösliches Alcaloid, von bitter kratzendem Geschmack und intensiv giftiger Wirkung. Es spaltet sich von unreinem Sclererythrin ab.

Sclerotinsäure ist, wenn möglichst gereinigt, weiss, amorph, fast geschmack- und geruchlos, hygroscopisch aber nicht zerfliesslich, stickstoffhaltig, löst sich leicht mit schwachsaurer Reaction in Wasser, in Alcohol um so schwerer, je stärker dieser ist. Ganz aschenfrei ist sie bis jetzt nicht erhalten, ihre Formel deshalb auch nicht festgestellt worden. Nur das Calciumsalz ist bekannt. Sie kommt im Mutterkorn vor zu 1,5—4,5 pc. und ist von einem schleimigen 26,8 pc. Asche enthaltenden Körper, dem Scleromucin begleitet. Beiden Körpern wird die medicinische Wirkung des Mutterkorns zugeschrieben. Die Sclerotinsäure ist auch wiederholt mit sehr wechselndem Erfolge angewendet worden, sie findet sich aber im Handel von sehr ungleicher Beschaffenheit und Reinheit. Sechs käufliche Proben, die aus verschiedenen Quellen bezogen waren, schwankten in der Farbe von ganz hellgrau bis dunkel zimmtbraun und ihr Aschengehalt differirte von 1,8—23,5 pc.

Fuscosclerotinsäure als Spaltungsproduct des Sclererythrin erhalten, ist amorph, stickstofffrei und löslich in Aether. Ihr Kalium-, Natrium- und Ammonsalz löst sich leicht in Wasser, das Calciumsalz etwas schwerer.

Milchsäure, welche sich aus Mycose bilden kann, ist ebenso wie Ameisensäure oder WENZELL's Ergotsäure und die gleichfalls im Mutterkorn nachgewiesene Essigsäure wahrscheinlich nur Zersetzungsproduct. Diese Säuren bedingen aber in Gemeinschaft mit den sauren Phosphaten die saure Reaction der Mutterkornextracte.

Der chemische Nachweis des Secale cornutum im Mehl stützt sich auf die Isolirung des Mutterkornöls und des rothen und violetten Farbstoffs. Etwa 50,0 bis 100,0 g des verdächtigen Mehls werden, nachdem sie mikroskopisch untersucht sind, mit Aether erschöpft. Der Auszug hinterlässt nach Verjagung des Aethers das etwa vorhandene Oel. — Das entölte corpus delicti wird zur Gewinnung des Sclererythrin mit salzsäurehaltigem Alkohol extrahirt, der Alkohol verdunstet und der Rückstand mit Aether aufgenommen. Der abfiltrirte Aether wird verjagt und der Rückstand in seinem Verhalten gegen die vorher angeführten Sclererythrin-Reagentien und hinsichtlich seiner Absorptionsbänder im Spectralapparat geprüft. — Um den violetten Farbstoff zu isoliren wird das vollständig trockene Mehl mit dem 10- bis 15fachen Gewicht Spiritus von 35—40 pc., dem einige Tropfen Ammoniakflüssigkeit zugemischt sind, bei höchstens 30—40° C. vollständig erschöpft. Die durch sorgfältiges Abpressen erhaltene, filtrirte Flüssigkeit wird mit Bleiessig ausgefällt. Der entstandene Niederschlag auf einem Filter gesammelt, zwischen Fliesspapier abgepresst und der noch feuchte Rückstand mit kalt gesättigter Boraxlösung unter sehr gelinder Erwärmung digerirt. Der filtrirte Boraxauszug lässt auf Zusatz von conc. Schwefelsäure den Farbstoff in Gestalt violetter Flocken fallen, welche die oben angegebenen Reactionen zeigen.

Handel: Im deutschen Handel cursirt inländisches, spanisches und vorzugsweise russisches Mutterkorn. Hamburg importirte im Jahre 1881 allein aus russischen Häfen am schwarzen Meere 2800 kg.

Verwendung: Mutterkorn wird zu Heilzwecken in Deutschland jedenfalls schon seit der zweiten Hälfte des 16. Jahrh. hauptsächlich in der Geburtshülfe gebraucht. Seine therapeutische Wirkung ist wahrscheinlich durch die Concurrenz mehrerer der als wirksam erkannten Bestandttheile bedingt.

Präparate: Nur das Extractum secalis cornuti hat die **R. Ph.** aufgenommen. Der Handel liefert dasselbe in verschiedener Güte und Reinheit.

Fungus Chirurgorum.

Wundschwamm.

Der im Alterthum bereits bekannte Fungus Chirurgorum stammt ab von einem perennirenden, ungestielten Hutpilz, *Polyporus fomentarius*

FRIES aus der Abtheilung der Hymenomyceten, welcher seitlich an Baumstämmen, besonders an Buchen wächst und in Laubwäldern des nördlichen und mittleren Europa häufig vorkommt. Bschr. Lrs. Pf. 105, Abb. Bg. u. S. T. XXXII a.

Aussehen: Polyporus fomentarius ist fast dreiseitig-hufförmig und mit breiter Seite höchstens 10 cm hoch angewachsen. Die im Alter braune Unterseite ist flach, hat bis 30 cm Durchmesser und ist in ihrer ganzen Ausdehnung dicht mit Poren besetzt. Die obere, gewölbte Aussenseite ist kahl, matt grauweiss oder schmutzigweiss mit wagerecht-concentrischen, in der Richtung von oben nach unten wulstig vorspringenden Zonen von verschiedener Höhe versehen.

Anatomie: Auf dem dreiseitigen, senkrechten Durchschnitt sieht man entsprechend der weisslichen Aussenfläche eine dicke, harte, dunkelbraune Rinde. Auf sie folgt das eigentliche, braune Hutgewebe, dessen Masse von der Anheftungsfläche nach der Aussenseite zu allmählich abnimmt. Zu unterst folgt die aus senkrechten, dicht an einander gereihten, engen Röhren gebildete Schlauchschicht, welche gleichfalls nach der Oberfläche zu an Dicke abnimmt und eine der Zonenbildung des Huts entsprechende Schichtung zeigt. Die Lumina der sehr langen, das Hymenium tragenden Röhren bilden die Poren der Unterseite.

Das zimmt- bis rothbraune eigentliche Hutgewebe kann mehrere Centimeter dick, 30 cm breit und doppelt so lang werden. Es besteht aus eng verfilzten braunen Hyphen und ist in seiner unteren Hälfte weicher als in der oberen. Erstere dient deshalb auch allein zur Bereitung des Wundschwamms. Sie wird herausgeschnitten, in Wasser oder Lauge aufgeweicht, mit großen, hölzernen Hämmern weich geklopft, dünn gewalzt und getrocknet. Die officinelle Droge darf nicht wie der Zündschwamm mit Salpeterlösung getränkt sein. Zerzupft man den Wundschwamm, so erhält man locker durcheinander verflochtene, braune Pilzfäden Abb. Bg. u. S. XXX a Fig. D., die sich mit Liq. Natrii hypochlorosi bleichen lassen, aber durch Chlorzinkjod und Schwefelsäure und auch durch Jod nicht gefärbt werden.

Verwechslungen. Aus dem an Weiden wachsenden, viel härteren und kleineren *Polyporus igniarius* FRIES, wird ein schlechter, für chirurgische Zwecke unbrauchbarer Zunder bereitet, welcher dem officinellen bisweilen beigemengt ist.

Handel: Der Wundschwamm wird in Thüringen jährlich noch zu 5000 kg gewonnen und ausserdem aus Böhmen, Ungarn, Siebenbürgen, Galizien und Croatien, endlich auch aus Schweden eingeführt.

Verwendung: Der Fungus chirurgorum dient zur Stillung geringfügiger Blutungen.

Lichen islandicus.

Isländisches Moos.

Das isländische Moos oder die isländische Flechte, *Cetraria islandica* ACHARIUS, ist seit der zweiten Hälfte des 17. Jahrhunderts in medicinischem Gebrauch. Bschr. Lrs. Pf. S. 83. Abb. B. und S. XXXII d. B. a Tr. 302. Lrs. 67. F. 53. Sie ist nicht auf Island beschränkt. Ihr ausgedehnter Verbreitungsbezirk liegt auf beiden Hemisphären zwischen 80° (Spitzbergen) und etwa 35° (N.-Carolina, Spanien) nördlicher Breite. In Europa gedeiht sie von Lappland bis Spanien und Italien, geht ostwärts durch das nördliche Asien bis Kamtschatka, westwärts durch Grönland nach der Insel Melville und auf dem amerikanischen Festland durch Labrador bis in die Gebirge von Virginien und Nord-Carolina. Ausserdem ist die Flechte auch auf den Falklands-Inseln zwischen 51° und 52° südl. Br. angetroffen worden. Im hohen Norden wächst sie in der Ebene bis zur Meeresküste (Norwegen) und steigt im Süden bis 1200 (N. Carolina), 3000 (Pyrenäen) und selbst 3200 m (Schweiz, Monte Rosa) über die Meeresfläche.

Aussehen: Cetraria isl. gehört zur Abtheilung der geschichteten (Heteromeren) Flechten mit strauchartigem Thallus (Thamnoblasti) und nacktem Sporenlager (Gymnocarpi). Sie haftet mit fadenartigen Rhizinen (d. h. wurzelartig vom Thallus zum Substrat abgehenden Hyphensträngen) zwischen Moos, Haidekraut und an anderen Unterlagen, ist etwa 10 cm hoch und handbreit. Ihr stets aufrechtes Laub ist frisch lederartig weich, getrocknet knorpelig, höchstens 0,3—0,5 mm dick, vielfach abändernd unregelmässig dichotom gelappt. Die einzelnen Lappen und Zipfel sind breiter und schmäler, häufig rinnenförmig oder kraus, meist am Rande feindornig gefranzt oder gewimpert, an beiden Flächen glatt, aber uneben, auf der einen (der Rückenfläche) blass gelblichgrau gefärbt und weiss punctirt, auf der anderen (der Lichtfläche) graugrün oder braun und am Grunde blutroth. An und vor dem oberen Rande der breiteren Lappenzipfel sind die (an der Droge meistens fehlenden) offenen, schüsselförmigen, bis 1 cm weiten Fruchtkörper (Apothecien) auf der Lichtfläche angewachsen. Ihr brauner Grund wird von dem Hymenium gebildet. Zwischen den fadenförmigen Paraphysen desselben, welche in ihren oberen Theilen bräunlich gefärbt sind, stehen die keulenförmigen Sporenschläuche (Asci), in welchen sich je 6—8 elliptische Sporen entwickeln. Die isl. Flechte schmeckt schleimig und bitter.

In Wasser quillt sie stark auf, mit demselben gekocht gibt sie eine Colatur, welche bei hinreichender Concentration in der Kälte gallertig erstarrt.

Mikroskopie: Auf dem Längsschnitt treten die verschiedenen (heteromeren) Gewebsschichten am besten ins Auge. Als äusserste erkennt man eine ringsum verlaufende Rinden- oder Hautschicht. Sie setzt sich zusammen aus vier Reihen sehr kleiner Zellen, die mit ihren Wänden fast vollkommen verschmelzen, aber ein Lumen erkennen lassen. Diese Schicht wird durch Jod nicht gefärbt. Die zweite Schicht besteht aus fadenförmigen, axil gestreckten und dicht gedrängten, farblosen Zellen (Hyphen), welche sich mit Jod violett färben und in kochendem Wasser auflösen. Die dritte oder Markschicht ist ein aus derben, verästelten, locker verfilzten Hyphen gebildetes, gleichfalls farbloses Gewebe, welches reichlich Luftlücken einschliesst und in welches (dicht an der zweiten Gewebsschicht) zahlreiche, rundliche, grüne Thallochlor enthaltende Zellen, sog. Gonidien, eingelagert sind. Die Markschicht verdrängt nach der blasser gefärbten Aussenfläche hin an vielen Stellen die Mittel- und Rindenschicht und bildet dadurch die äusserlich sichtbare, weisse Punctirung, welche für Ablagerungen von Cetrarsäure gehalten worden ist. Die Franzen oder Wimpern der Lappenränder bergen in ihrer rundlichen Spitze Höhlungen (Spermagonien), welche mit Zellfäden (Sterigmata) gefüllt sind. Diese letzteren zerfallen in stäbchenförmige mkm lange Zellen, die sog. Spermatien, welche wahrscheinlich männliche Befruchtungsorgane (Spermatozoiden) sind und auf Druck leicht aus der Spitzenöffnung der Wimpern hervortreten. Abb. Bg. A. T. II. 4 u. Lrs. B. S. 224. Fig. 63.

Präparation: Der in Wasser etwas aufgeweichte Thallus lässt sich zwischen Hollundermark gut schneiden.

Nach neuerer Hypothese sind die Flechten keine selbstständigen Pflanzen, sondern Pilze, die auf Algen schmarotzen. Die grünen Gonidien werden als Algen aufgefasst, um welche der Flechten- (Pilz-) Thallus sich entwickelt. Die Befruchtungsorgane gehören ausschliesslich dem Pilze an. Bei Cetraria würden die Apothecien mit Asci und Sporen den gleichen Gebilden der Discomyceten und die Spermogonien mit Sterigmen und Spermatien denjenigen der Ascomyceten entsprechen. Der endgültige Beweis, dass Flechtensporen auf einzelligen Algen die Entwickelung von Flechten veranlassen, ist einstweilen noch nicht erbracht.

Chemie: Die isländische Flechte enthält Lichenin oder Flechtenstärke, ferner Cetrarsäure, Lichesterinsäure und 1—2 pc. Asche.

Das Lichenin, $C^{6}H^{10}O^{5}$, kommt bis zu 20 pc. in der Droge vor. Es ist eine farblose oder gelblich durchscheinende, geruch- und geschmacklose, harte, auf dem Bruche glasige Masse, die in kaltem Wasser und in Eisessig nur aufquillt, in kochendem Wasser sich schleimig löst und bei genügender Concentration in der Kälte zu Gallerte erstarrt. Durch lange fortgesetztes Kochen verliert sie die Fähigkeit zu gelatiniren. Die heisse, wässrige Lösung wird durch Bleiessig gefällt. Verdünntes Kaliumhydroxyd, Liquor Kalii carbonici, heisses Kalk- und Barytwasser lösen Lichenin vollständig auf. Durch Säuren wird es daraus nicht gefällt, löst sich vielmehr in Salzsäure und wird durch Alkohol, worin es wie in Aether unlöslich ist, unverändert niedergeschlagen. Durch Kochen mit verdünnten Mineralsäuren wird es leicht in gährungsfähigen Zucker verwandelt. Das reine Lichenin wird durch Jod nicht gebläut; es ist aber von einem isomeren Körper begleitet, für welchen Flückiger den Namen Dextrolichenin proponirt. Dieses letztere färbt sich mit Jod blau, kommt etwa zu 11 pc. vor, bildet eine zähe, in kaltem Wasser lösliche Masse, deren Lösung die Polarisationsebene stark nach rechts ablenkt.

Die Cetrarsäure, $C^{18}H^{16}O^{8}$, auch Cetrarin genannt, krystallisirt in glänzenden, feinen Nadeln, ist fast unlöslich in Wasser, wenig in Aether, schwer in kaltem, leicht in siedendem Alkohol löslich, unlöslich in fetten und ätherischen Oelen. In Alkalien und ihren Carbonaten löst sie sich leicht. Diese Lösungen schmecken stark bitter, oxydiren sich aber an der Luft sehr leicht unter Braunfärbung und Verlust des bitteren Geschmacks.

Die Lichesterinsäure, $C^{14}H^{84}O^{8}$, krystallisirt in rhombischen Tafeln, welche bei 120° schmelzen und in Wasser unlöslich sind, sich aber in Weingeist Aether, ätherischen und fetten Oelen leicht lösen. Sie bildet mit Basen schwer krystallisirende Salze, schmeckt kratzend, aber nicht bitter, ist geruchlos und kommt etwa zu 1 pc. in der Flechte vor.

Verwechselungen: Unter der Handelswaare findet sich vielfach *Cetraria nivalis*, Ach. Ihr Thallus ist nur 5—8 cm hoch, schwefelgelb oder bläulich grün und die Scheiben der Apothecien sind gelblich fleischfarben.

Handel: Für den Gebrauch in Deutschland wird die Droge im Harz und im Fichtelgebirge gesammelt, zum Theil aus Norwegen, Schweden, der Schweiz, Tyrol, aber auch aus Frankreich und Spanien bezogen.

Verwendung: Lichen islandicus wird als reizmilderndes und zugleich die Magenthätigkeit förderndes Mittel gebraucht.

Präparate: Nur Gelatina Lichenis hat die **R. Ph.** aufgenommen.

B. Drogen aus der Abtheilung der Gefässpflanzen.

Plantae vasculares.

I. Unterirdische Pflanzentheile.

a. Wurzeln, Radices.

1. Wurzeln aus der Abtheilung der Monocotyledonen.

Radix Sarsaparillae.

Sarsaparille.

Die seit dem dritten Jahrzehnt des 16. Jahrhunderts in Europa eingeführte und rasch zu ausgedehnter, medicinischer Anwendung gelangte Radix Sarsaparillae kommt in mehreren Sorten im Handel vor. Diese stammen ab von botanisch sehr ungenügend bekannten Smilax-Arten, welche mit ihren starken, unterirdischen Theilen in dem sumpfigen Boden schwer zugänglicher, tropischer Wälder wurzeln und mit ihren dicken, knotigen, hin und hergebogenen, runden oder vier- bis sechskantigen, holzigen und stacheligen Stengeln an Bäumen bis zur Höhe von 30 m emporklettern.

Der Verbreitungsbezirk der Stammpflanzen erstreckt sich in Südamerika vom mittleren Flussgebiet des Ucujali und Huallaga im östlichen Peru, 7.°—8.° südl. Br., über die sumpfigen Ufer des Rio Negro und des Amazonenstromes (Solimoes) nach Guiana und Neu-Granada, in Mittelamerika über Costa Rica bis in die Umgebungen von Tuxpan am östlichen Abhange der ostmexicanischen Cordilleren (23° nördl. Br.).

Botanisch etwas genauer gekannte Arten, von welchen wahrscheinlich Wurzeln gesammelt werden, sind *Smilax officinalis* Humboldt, Bonpland und Kunth, Bschr. Lrs. Pf. S. 296. Abb. Btl. u. Tr. T. 289 und *Smilax medica* Schlechtendahl und Chamisso, Beschr. Lrs. Pf. S. 295. Erstere wurde 1805 von A. von Humboldt am Magdalenenstrom angetroffen, ist nach Hanbury auch in Neu-Granada sowie in Costa Rica verbreitet und wird auf Jamaica cultivirt. Die zweite Art ist besonders in den Wäldern von Tuxpan, Mizantla, Papantla, Nautla am Ostabhange der ostmexicanischen Cordilleren, nördlich von Vera-Cruz heimisch. Ob, wie angegeben wird, auch von den ganz mangelhaft bekannten Arten *Sm. syphilitica* H. B. u. K., Bschr. Lrs. Pf. S. 296, Abb. ebend. F. 179 u. Bg. u. S. T. XVII. a., *Sm. pseudosyphilitica* Kunth Abb. Bg. u. S. T. XVII a. B., *Sm. papyracea* Duhamel, Bschr. Lrs. Pf. S. 296, *Sm. cordato-ovata*, Richard u. *Sm. sarsaparilla* L. Wurzeln gesammelt werden, ist ebenso ungewiss wie es unmöglich ist, die Stammpflanze der einzelnen Handelssorten mit Sicherheit anzugeben.

Die Gewinnungsweise der Wurzeln ist von keinem Europäer bis jetzt an den eigentlichen Standorten beobachtet worden. Man weiss aber, dass die Wurzeln von einem knorrigen Wurzelstock entspringen, der aus verschiedenalterigen, verkürzten Internodien zusammengesetzt ist, und dass sie sich ziemlich horizontal nach allen Seiten hin, oft mehr als 2—3 m weit verbreiten. — Die ausgegrabene Wurzel wird gewaschen oder auch nur ungenügend von anhängender Erde befreit und dann an der Sonne oder über freiem Feuer getrocknet. Je nach dieser Behandlungsweise gewinnen die Wurzeln ein sehr differentes Aeussere. Es ist aber unrichtig, dasselbe, wie vielfach geschehen ist, in irgend eine nähere Beziehung zu ihrer Abstammung zu bringen.

Verpackung. Die getrockneten Wurzeln werden mit oder ohne Wurzelstock und Stengelrest, meist von allen Wurzelfasern befreit, zu Bündeln bis zum Gewicht von 10 kg in verschiedener Weise verpackt und endlich zu grossen bis 150 kg schweren Ballen, sog. Suronen oder Seronen in Ochsenhäute eingenäht.

Die Bündel werden in verschiedener Art hergerichtet: 1. Die einzelnen Wurzeln ohne Wurzelstock werden in wechselnder (bis 1 m) Länge zusammengelegt und das Bündel von 30—50 cm Durchmesser mit Lianen festumwunden und an beiden Enden senkrecht abgeschnitten; dies sind die sog. Puppen des Grosshandels. 2. Die dünneren Enden der einzelnen, zusammengelegten Wurzeln sind umgebogen. An dem fertigen Bündel sieht man oben und unten nur die Biegungen. 3. Die mit dem Rhizom gesammelten Wurzeln sind in ihrer natürlichen Lage mit einigen stärkeren Wurzeln zusammengebunden. 4. Zu beiden Seiten des freiliegenden Rhizoms sind die Wurzeln aufgebogen und zurückgeschlagen. 5. Die Wurzeln sind senkrecht nach oben zurückgeschlagen und umhüllen Stengelstumpf u. Rhizom.

Die verschiedene Packung ist einigermaassen characteristisch für die einzelnen Handelssorten, jedoch erscheint ein und dieselbe Waare in mehrfacher Weise verpackt auf dem Grossmarkt. Die deutschen Drogisten liefern Rad. Sarsap. vorzugsweise in kurz geschnittenen Stücken und eigentlich nur mehr eine stärkemehlreiche sog. fette und eine stärkemehlarme sog. magere Wurzelsorte. Erstere ist die von der

R. Ph. verlangte Honduras-Sarsaparille, letztere die Vera-Cruz- oder Tampico-Sarsaparille.

a. Honduras-Sarsaparilla.

Sie wird aus dem Staate Honduras über Truxillo, aus Guatemala vorzugsweise über St. Thomas und aus Nicaragua über Realejo ausgeführt und zunächst nach Belize, der Hafenstadt der britischen Colonie Honduras gebracht, von wo sie nach Europa gelangt. Sie kommt bald mit, bald ohne Wurzelstock in verschiedener, unter 3. 4. 5. genannter Verpackung auf den Markt. Die **R. Ph.** verlangt sie ohne Rhizom. Von Drogisten wird sie bisweilen in kleineren „Puppen", meist aber anderweitig verarbeitet und sortirt abgegeben.

Aussehen. Die Wurzel ist in ihrer ganzen Länge ziemlich gleichmässig dick. Die **R. Ph.** fordert 70 cm lange und 4 mm dicke Stücke. Aussen ist sie graubräunlich bis röthlichgelb, leicht längsgefurcht oder nur gestreift und rein gewaschen. Sie hat keinen besonderen Geruch und schmeckt erst schleimig und hinterher kratzend.

Anatomie. a. Die Lupenansicht des Querschnitts dieser wie jeder echten Sarsaparillwurzel zeigt im Allgemeinen den typischen Bau einer monocotylen Wurzel. Eine dunkler gefärbte Hautschicht umgibt eine weisse, mehlige, seltner hornartige Rinde. Auf diese folgt der gelbe oder bräunliche Holzring ohne Markstrahlen, der das weisse centrale Mark einschliesst.

b. Mikroskopie. Die Wurzel zeigt zu äusserst eine Epidermis aus im Querschnitt fast quadratischen, inhaltslosen, blassbraunen, etwas axial gestreckten und nach aussen leicht gewölbten Zellen, welche zum Theil zu derben Wurzelhaaren ausgewachsen sind. Letztere gehen bei dem Ausgraben und Reinigen der Wurzel meist zu Grunde und selbst von den Epidermiszellen sind häufig nur Reste ihrer Radialwände erhalten. An die Epidermis schliesst sich eine mehrschichtige, äussere Endodermis, gebildet aus Zellen, die im Querschnitt annähernd quadratisch sind und ringsum, aber nach aussen stärker, geschichtet verdickte, grobgetüpfelte, gelbbräunlich gefärbte Wandungen besitzen und sechs- bis achtmal länger als breit sind. An die Endodermiszellen reiht sich die Rinde, welche etwa doppelt so breit ist als der Holzring. Ihre Parenchymzellen erscheinen im Querschnitt isodiametrisch, sind axil gleichfalls gestreckt, haben dünne Wände und lassen sehr deutlich dreieckige Intercellularräume erkennen. Sie führen Stärke und Krystallschläuche, welche in einer Schleimmasse eingebettet Rhaphidenbündel von Kalkoxalat enthalten. Die nun folgende innere Endodermis

(Kernscheide, Schutzscheide) ist einschichtig aus Zellen zusammengesetzt, welche im Querschnitt vorwaltend quadratisch erscheinen und deren gelbgefärbte Wände gleichmässig, aber nicht sehr stark verdickt sind. An diese Endodermis legt sich eine einfache Pericambiumschicht, deren Zellenwände ebenfalls etwas verdickt sind und auf diese folgt der geschlossene Gefässcylinder oder Holzring. In demselben erkennt man 30—40 radial gestellte, von Aussen nach Innen an Weite zunehmende Gefässe. Die Wände der grösseren Gefässe sind mit rechtwinkelig zur Längsaxe gestellten, quergestreckten Holztüpfeln versehen und ihre schrägen Zwischenwände leiterförmig durchbrochen. Die kleineren, peripherisch stehenden Gefässe zeigen spiralige Verdickungen. Zwischen je zwei radialen Gefässreihen liegt nach der Endodermis zu eine im Querschnitt eliptische Siebröhrengruppe, welche aus einigen weiteren und engeren Siebröhren mit sehr schräg gestellten Siebplatten besteht. Der übrige Raum des Gefässcylinders wird von ziemlich dickwandigen Holzzellen (Sclerenchymzellen) ausgefüllt. Innerhalb des Gefässcylinders liegt das centrale Mark, welches etwa ein und einhalb bis zweimal so breit ist wie der Gefässcylinder und im Bau mit dem Rindenparenchym vollständig übereinstimmt. Das Stärkmehl ist aus zwei bis sechs Körnern zusammengesetzt, deren jedes gewöhnlich eine strahlige Spalte zeigt. Bschr. u. Abb. Lrs. B. II. p. 400 u. A. Meyer, Arch. Ph. 1881. 18. S. 285.

b. Vera-Cruz oder Tampico-Sarsaparilla.

Sie wird in den Wäldern der östlichen Abhänge der ostmexicanischen Cordilleren nördlich von Vera-Cruz, vielleicht von *Smilax medica* Schldhl. u. Ch., aber höchst wahrscheinlich auch von anderen Arten gesammelt, in der unter 6 angeführten Weise mit Rhizom und Stengelstumpf verpackt und über Tampico, Tuxpan und Vera-Cruz ausgeführt.

Aussehen: Diese ostmexicanische Sarsaparillwurzel zeigt ein unsauberes, meistens durch anhängende Erde und Steine verunreinigtes und bisweilen selbst verschimmeltes Aeussere. Häufig ist die sehr zerbrechliche Rinde ringsum abgestossen, so dass der Holzkörper in grösserer Ausdehnung blossliegt. Wo sie erhalten ist, erscheint sie aussen bald strohgelb, bald grau oder rothbraun und tief längsgefurcht.

Anatomie: a. Lupenbild. Auf dem Querschnitt zeigt sich die Rinde oft zusammengefallen, braun und hornartig, der Holzring relativ breit, das Mark gross und bisweilen von einzelnen Gefässen durchsetzt.

b. Mikroskopie. Die Epidermis lässt gewöhnlich noch Haare erkennen. Die äussere Endodermis ist mehrschichtig, ihre Zellen sind viel stärker als bei der Honduraswurzel und vorwiegend an der tangentialen Aussenseite verdickt, ihr Lumen deshalb klein. Die Rinde erscheint in Folge des Trocknens über freiem Feuer hornartig durch Verkleisterung des Amylums, kaum so breit wie der Holzring oder auch ganz collabirt. Die mehr oder weniger gefärbten Zellen der einschichtigen, inneren Endodermis sind radial gestreckt und besonders an der centralen und an den radialen Seiten so stark geschichtet verdickt, dass nur ein kleines, keilförmiges Lumen übrig bleibt. Das Mark ist schmutzig weiss, breiter als der Holzring und zeigt ausser einzelnen Gefässlumina denselben Bau, wie bei der Honduras. Diese Wurzeln sind arm an Stärkmehl, relativ reich an Krystallschläuchen und führen in den Gefässen wie auch wohl in der Rinde Harzablagerungen.

c. Präparation. Die Wurzeln lassen sich trocken, leichter aber nach kurzdauernder Maceration in verdünntem Spiritus schneiden. Entfernt man das Amylum durch Kochen mit Wasser, so treten die Parenchymzellen, Intercellularräume und Krystallzellen deutlich hervor. Chlorzinkjod (Poulsen S. 8) färbt die Parenchymzellen und Siebröhren entschieden blau, die Verdickungsschichten der Endodermen und Holzfasern nur schwach und unreinblau. Anilinsulfat (Poulsen S. 38) lässt Siebröhren und Parenchymzellen unverändert, färbt aber die Tracheen deutlich, die Verdickungsschichten der Endodermen und Holzfasern kaum gelb. Kaliumhydroxyd (Poulsen S. 9) färbt die Zwischenlamelle der Holzfasern nicht, wohl aber diejenige der Endodermen, stark gelb. Officinelle Schwefelsäure lässt nur die Zwischenlamelle der Endodermen und der Holzfasern sowie die stark verholzten Tracheen intact. Chromsäure (Poulsen S. 17) löst in frischen Schnitten die von Schwefelsäure nicht veränderten Gewebstheile auf, während die Verdickungsschichten aufquellen und auseinanderfallen.

Andere Sorten: Gelegentlich kommen über England noch andere Sorten auf den deutschen Markt. Eine stärkemehlarme, aber gerade deshalb von der britischen Pharmacopoe bevorzugte Wurzel ist die Jamaica-Sarsaparille des englischen Handels. Sie stimmt im anatomischen Bau mit der Honduras-S. überein, unterscheidet sich aber dadurch sehr leicht, dass sie sehr reichlich mit Wurzelfasern besetzt und von geringerer Dicke ist. Sie soll von *Smilax officinalis* abstammen und wird auf den Cordilleren von Chiriqui 1300—2680 m über dem Meer im südöstlichsten Costa-Rica gesammelt. In der unter 2. genannten Packung gelangt sie aus dem Golf von Chiriqui und Boca del Toro — früher stets über Jamaica, daher der Name — nach England. Sie darf nicht verwechselt werden mit der stärkemehlreicheren Wurzel der auf Jamaica kultivirten Sarsaparille, welche kaum jemals im deutschen Handel erscheint.

Eine andere stärkemehlreiche Wurzel aus Central-Amerika ist die Guatemala-Sarsaparille, welche von *Smylax papyracea* abstammen soll. Verpackt wird sie wie Honduraswurzel. Sie ist durchschnittlich 6 mm dick. Ihre Rinde ist aussen gelbbraun, tiefgefurcht und leicht zerbrechlich. Auch im Querschnitt ähnelt sie der Honduraswurzel, jedoch sind die Zellen der 2—4 schichtigen äusseren Endodermis nach aussen zu stark verdickt. Die weisse Rinde ist doppelt so breit wie der gelbliche Holzring und meist auch breiter als das ganz weisse Mark. Die Zellen der bräunlichen inneren Endodermis sind vorwaltend tangential gestreckt und ihre Innenwand ist stärker verdickt. — Für eine Guatemalawurzel glaubt Flückiger auch die (nur mehr in Lehrbüchern und Sammlungen figurirende) sog. Jamaica Sarsaparilla des deutschen Handels ansprechen zu dürfen. — Im anatomischen Bau steht der Guatemala am nächsten die westmexicanische Manzanilla-Sarsaparilla, die aus den Preislisten der deutschen Drogisten längst verschwunden ist.

Süd-Amerika liefert vorzugsweise stärkemehlreiche Sorten. Unter der Marke Sarsa brasiliensis, lisbonensis, de Maranhao, de Para etc. kommen Sarsaparillawurzeln aus dem Stromgebiet des Amazonas, von Para, Maranhao und Bahia in sog. Puppen verpackt (ehemals über Lissabon, daher der Name lisbonensis) hauptsächlich nach England. Diese Wurzeln haben gewöhnlich ein dunkelgraues bis schwärzlichbraunes, gestreiftes oder längsgefurchtes Aeussere. An der in der Regel nicht gewaschenen Waare sind die Epidermishaare reichlich erhalten. Die Zellen der 2—3 und selbst 5—7 reihigen äusseren Endodermis zeigen im Querschnitt die tangentiale Aussenwand stärker verdickt. Die Rinde ist mehlig, weiss oder röthlich, 2—3 mal breiter als der schmale, röthlichgelbe Holzring. Die innere Endodermis besteht aus Zellen, welche der Mehrzahl nach radial gestreckt und an den radialen Seiten sowie an der tangentialen Innenwand stärker verdickt sind. Das Mark ist weiss und wesentlich breiter als der Holzring. — Als Caracas-Sarsaparilla kommt eine andere Wurzelsorte aus Venezuela über La Guayra meist mit dem Rhizom vor. Sie ist gewöhnlich gut gereinigt, blassbräunlich oder dunkelgelb und längsgestreift. Im Querschnitt erscheint die stärkemehlreiche Rinde 2—4 mal breiter als der dunkelgelbe Holzring. Die Zellen der inneren Endodermis sind vorwiegend quadratisch oder etwas tangential gestreckt und an den radialen Seiten sowie nach innen stärker verdickt. Der Holzring ist sehr schmal; das weisse Mark, viel breiter als dieser, zeigt im Querschnitt bisweilen einzelne Gefässlumina.

Magere Wurzeln aus Südamerika sind die Sarsa de Rio Negro und die in England geschätzte Guajaquil Sarsaparille. Letztere wird in Ecuador im Thale Alausi mit dem Wurzelstock und dem runden Stengelstumpf gesammelt, nicht in Bündel, sondern nur zu grossen Ballen verpackt und über Guajaquil nach England verschifft. Ihre Rinde erscheint auf dem Querschnitt gelblich und enthält, wenn die Wurzel nahe am Rhizom abgeschnitten ist, wenig, wenn sie entfernt davon entnommen ist, reichlicher Stärke. Im Bau der Endodermen reiht sie sich mehr den ostmexicanischen Sarsaparilla-Sorten an.

Chemie: Ohne jede Berechtigung wird als Träger der therapeutischen Wirkung vielfach das Parillin angesehen. Neben demselben kommt angeblich auch Saponin zu 1—3 pc. vor. Harz von bitterem, scharfem Geschmack enthalten besonders reichlich die stärkemehlarmen

Wurzeln sowohl in den Zellen der Rinde und Kernscheide, wie in den Gefässen und Siebgruppen als goldgelbe oder orangerothe Masse abgelagert. Amylum wird in den verschiedenen Wurzelsorten zu 3 bis 45 pc. gefunden. Da, wo es nicht durch das Trocknen über Feuer verkleistert ist, erscheint es aus 2—5 Körnern zusammengesetzt, die Theilkörnchen sind höchstens 25 mkm gross und haben meistens eine mehrspaltige Kernhöhle. Geringe Spuren eines flüchtigen Oels sind nachgewiesen. Calciumoxalat zu Raphidenbündeln vereinigt findet sich in zahlreichen, zu einfachen, verticalen Schläuchen verbundenen Zellen in Pflanzenschleim eingelagert, innerhalb des amylumführenden Gewebes der Rinde und des Marks. Die Asche beträgt 3—12 pc.

Parillin (= Pariglin, Parillinsäure, Smilacin, Salsaparin) ist unlöslich in Aether und Chloroform, kaum löslich in kaltem und etwa zu 5 pc. in siedendem Wasser, leicht in heissem Alcohol, aus welchem es beim Erkalten in farblosen Nadeln krystallisirt. Es kommt in den verschiedenen Wurzeln zu $^1/_2$—2 pc. vor, steht dem Saponin sehr nahe, schmeckt aber weniger scharf. Mit verdünnten Säuren behandelt spaltet es sich in Zucker und krystallisirendes, in heissem Alcohol lösliches Parigenin.

Handel: Die Sarsaparillwurzel wird in anderen Ländern viel höher geschätzt als in Deutschland. Trotzdem führte allein Hamburg im Jahre 1881 noch 115 700 kg gegen 205 400 kg des Jahres 1880 und im Jahre 1882 wieder 134 200 kg ein.

Verwendung: Die Sarsaparille gilt bei manchen Aerzten für ein werthvolles Antisyphiliticum. Die einen halten die stärkemehlarmen und harzreichen, die anderen die stärkemehlreichen Sorten für wirksamer. Alle gebrauchen sehr complicirte Arzneiformen. Wieviel von deren Wirkung der Sarsaparille zukommt, bleibt unentschieden.

Präparate: Das Decoctum Sarsaparillae compositum fortius und mitius sind zwei durch ihr Alter geheiligte Curiosa, zu deren Herstellung Mittel von ganz entgegengesetzter Wirkung vorgeschrieben sind.

2. Wurzeln aus der Abtheilung der Dicotyledonen.

Lignum radicis Sassafras.

Sassafrasholz.

Das Sassafrasholz, welches seit Ende des 16. Jahrhunderts in Deutschland als Arzneimittel gebraucht wird, ist das Wurzelholz von *Sassafras officinale* Nees v. Esenbeck, einer Laurinee, welche in Nord-Amerika vom Missouri und von Florida bis Canada heimisch und bald als 10—12 m hoher Baum, bald als Strauch verbreitet ist. Bschr. Lrs. Pf. S. 390. Abb. Bg. u. S. V. e; Btl. a. Tr. 220; Ha. XII. 19; N. v. E. 131; P. 316. Das Wurzelholz mit oder ohne Rinde bildet die officinelle Droge. Der Binnenhandel liefert dieselbe gewöhnlich geraspelt und (in Würfel, Gehe u. Co.) zerschnitten. Das fast gar nicht aromatische Holz des Stammes verwirft die Pharmacopoe.

Aussehen: Die Stammpflanze besitzt eine mächtige, holzige, sehr verästelte, hin- und hergebogene Wurzel, von welcher grosse Aeste und Stücke nach Europa kommen. Ihre Rinde ist graubraun, rissig, höckerig und gefurcht durch reichliche Borkenbildung. Wurzelholz und Rinde haben einen aromatischen Geruch und einen süsslichen, gewürzhaften Geschmack.

Anatomie: a. Lupenbild. Die Rinde, welche auch für sich als Cortex Sassafras in $^1/_2$ cm dicken, rinnenförmigen, kurzen Stücken Gegenstand des Handels ist, bricht glatt und ihr dunkelbrauner Querbruch lässt eine lockere äussere und dichtere innere Schicht unterscheiden. Letztere ist von zahlreichen, helleren Markstrahlen radiär durchzogen. Das Holz ist leicht, weich, bräunlich roth und zeigt auf dem geglätteten Querbruch 2—4 mm breite Jahresringe, welche von feinen, zimmtbraunen Markstrahlen und breiten Holzstrahlen radiär gefeldert sind. Innerhalb derselben zeigt jeder Holzstrahl in der inneren (Frühlings-)Schicht grössere, in der äusseren (Herbst-)Schicht engere Gefässlumina.

b. Mikroskopie. Der Querschnitt der Rinde besitzt eine mehr oder weniger stark ausgebildete Borke, auf welche oft noch ein Rest der primären Rinde folgt. Letztere setzt sich aus weiten, schlaffen Zellen mit dunkelrothen Wänden und Amyluminhalt zusammen. Die Innenrinde enthält zwei- bis dreireihige Markstrahlen, welche im Querschnitt aus fast quadratischen, getüpfelten, Farbstoff und Stärke führenden Zellen bestehen und durch breitere Baststrahlen voneinander getrennt werden. Die letzteren sind in ihrem peripherischen Theil aus tangential gedehnten Bastparenchymzellen, weiter nach innen aus abwechselnden Zonen von Bastparenchym und Siebröhren, einzelnen sclerosirten Bastfasern und zahlreichen Oelzellen zusammengesetzt. Im Querschnitt des Holzes erscheint jeder Holzstrahl aus nur wenig verdickten Holzfasern gebildet, welche im Frühlingsholz weiter sind, lockerer aneinander liegen und zahlreiche, weite Gefässe einschliessen. Die letzteren bilden meist radiale Gruppen, sind zunächst von Holzparenchym umgeben und zeigen auf ihren Seitenwänden behöfte Tüpfel. Im äusseren Theil jedes Jahresringes (im Herbstholz) sind die Holzfasern enger und umschliessen nur wenig englichtige Gefässe. Auch zwischen die Holzfasern sind Oelzellen eingestreut. Die Markstrahlen sind aus drei Reihen radial gestreckter und fein getüpfelter Zellen, im tangentialen Verticalschnitt aus 15 bis 20 übereinanderstehenden, rundlichen Zellen aufgebaut. Zwischen denselben liegen gleichfalls grosse Oelzellen. Abb. Bg. A. T. V. 21.

c. Präparation. Die in verdünntem Spiritus macerirte Rinde schneidet sich gut. Gebleichte Längs- und Querschnitte lassen die genannten Einzelheiten erkennen. Das Holz schneidet sich, wenn es in Ammoniakwasser gelegen hat, auch leicht. Bleichen der Schnitte ist nothwendig. Zur Isolirung der einzelnen Gewebselemente genügt eine kurze Maceration in Schultz's Reagens.

Chemie: Der Hauptbestandtheil der Droge ist das Sassafrasöl, hauptsächlich in Amerika, zum Theil in England destillirt, wird es aus der Rinde zu 4, aus dem Holz zu 1—2 pc. gewonnen. Frisch ist es farblos und rechtsdrehend, färbt sich aber leicht dunkler bis roth. Sein Geruch ist angenehm, fenchelartig, sein Geschmack brennend, das spec. Gewicht schwankt zwischen 1,072 (engl. Destillat) und 1,084 bei einem Drehungsvermögen von + 2,64°. Es wird vielfach verfälscht mit anderen, ähnlich riechenden Oelen amerikanischer Provenienz.

Das reine Oel besteht aus einem Kohlenwasserstoffe Safren $C^{10}H^{16}$, und einem sauerstoffhaltigen Oele, Safrol $C^{10}H^{16}O^{2}$. Jener siedet bei 156°, ist rechtsdrehend und hat das spec. Gewicht 0,834. Safrol kann in grossen Krystallen erhalten werden, welche bei + 8,5° zu einer Flüssigkeit von 1,114 spec. Gewicht schmelzen, bei 232° sieden und optisch inactiv sind.

Handel: Hauptstapelplatz für die Droge und das Oel ist Baltimore.

Verwendung: Das Sassafrasholz wird als schweisstreibendes und antidyscratisches Mittel empfohlen und stets in Verbindung mit Substanzen von ähnlichem Rufe gebraucht, ist aber wegen seines Gehaltes an ätherischem Oele, ebenso wie dieses selbst, weit mehr zum Parfümiren von Nahrungs-, Genuss- und kosmetischen Mitteln als für therapeutische Zwecke geschätzt.

Präparate: Die officinelle Droge ist ein Bestandtheil der Species Lignorum.

Radix Colombo.

Colombowurzel.

Die Colombowurzel ist seit Ende des 16. Jahrhunderts als Arzneimittel bekannt und jedenfalls seit dem 17. bereits in Südeuropa als solches verwerthet. Stammpflanze ist *Jatrorhiza Columba* Miers (nicht Jateorrhiza), eine Menispermee, welche in den Wäldern auf der Ostküste Afrikas zwischen Ibo und dem Zambesi im Gebiete von Mozambique und Quilimani zwischen dem 12° und 20° südl. Br. heimisch ist. Bschr. Lrs. Pf. S. 396. Abb. Bg. u. S. XIV a. Btl. a. Tr. 13; Ha. IX. 48; N. v. E. 364.

Aussehen: Der kurze, unregelmässig geformte Wurzelstock der Stammpflanze schickt 5—8 cm dicke, rundliche oder eliptische, rübenförmige, 20—25 und mehr cm lange Nebenwurzeln aus. Diese letzteren bilden die officinelle Droge und sind als Handelswaare gewöhnlich in runde oder elliptische Querscheiben zerschnitten. Jede derselben hat etwa einen Durchmesser von 5 oder mehr cm, ist 1,5—2 cm hoch, hart aber leicht und mehlig, aussen von graubraunem und unregelmässig gefurchtem Periderm eingefasst. Beide Querflächen sind in der Regel eingesunken, wenn auch ihr centraler Theil beiderseits wieder etwas hervortritt. Sie sind grünlichgelb oder bräunlichgelb gefärbt und tragen eine characteristische, strahlige Zeichnung. Der Geschmack der Wurzel ist stark bitter.

Anatomie: a. Lupenbild. Der geglättete Querschnitt zeigt innerhalb des dunklen Periderms zunächst eine schmale, gelbe, primäre Rinde. An diese schliesst sich die etwas breitere Innenrinde, welche durch alternirende, bräunliche und hellgelbe Linien radiär gestreift erscheint. Die angrenzende, dunkle Cambiumlinie trennt die Rinde vom Holzkörper, welcher marklos ist und ähnlich der Innenrinde eine vom Centrum ausgehende, radiäre Streifung, und wenn die Querscheiben sehr gross sind, oft mehrere, concentrische Jahresringe aufweist.

b. Mikroskopie. Das Periderm setzen mehrfach geschichtete, braungelbe Korkzellen zusammen. Daran legen sich die etwas tangential gedehnten, stärkemehlreichen und einen gelben Farbstoff führenden Parenchymzellen der primären Rinde an. Zwischen denselben finden sich theils vereinzelt, theils in kleinen Gruppen kurze Sclerenchymzellen, welche Kalkoxalatkrystalle enthalten. Die Innenrinde ist ein ähnliches von Stärkemehl strotzendes Parenchym, dessen Zellen dünnwandig, rund oder etwas radial gestreckt sind, mit deutlichen Intercellularräumen. In dieses Grundgewebe sind in radiärer Richtung schmale Baststrahlen eingelagert, welche keine eigentlichen Bastfasern, aber Siebröhrengruppen enthalten. Diesen gegenüber liegen innerhalb der Cambiumlinie in einem ähnlichen Grundgewebe die Tracheen. Sie bilden radiale Reihen, welche bis zur Axe reichen, aber in der Nähe derselben durch zwischentretendes Parenchym wiederholt unterbrochen werden. Die Gefässe sind netzförmig getüpfelt und von wenig Prosenchymzellen mit schwach verholzten Wänden umlagert. Das Stärkemehl der Wurzel ist grosskörnig, das einzelne Korn rundlich oder oval, deutlich geschichtet mit excentrischer Kernhöhle. Abb. Bg. A. T. X. 30.

c. Präparation. In Spiritus macerirte Querscheiben schneiden sich ziemlich gut. Die Quer- und Längsschnitte müssen von Amylum befreit und nöthigenfalls gebleicht werden.

Chemie: Ausser Stärkemehl und 6 pc. Asche enthält die Droge einen Bitterstoff Columbin, ein Alkaloid Berberin und die Columbosäure.

Columbin, $C^{21}H^{22}O^4$, zu 0,8 pc. in der Wurzel vorhanden, krystallisirt in weissen Nadeln, ist geruchlos, schmeckt stark bitter, löst sich kaum in Wasser, spärlich bei gewöhnlicher, reichlich bei Siedetemperatur in Weingeist und Aether. In concentrirter Essigsäure und auch in Alkalien ist es löslich, wird aber aus letzterer Lösung durch Säuren ausgefällt. Concentrirte Schwefelsäure löst den Bitterstoff mit rother Farbe.

Berberin, $C^{22}H^{17}NO^4$(?) krystallisirt in glänzend gelben oder nach Dott, wenn völlig rein, in farblosen Nadeln, welche bei 100° C. 19,26 pc. Wasser abgeben und bei 120° schmelzen. Sie schmecken bitter, lösen sich schwer in kaltem, leichter in siedendem Wasser, gut in Alkohol, nicht in Aether, wenig in Benzol. Die Lösungen reagiren neutral und sind optisch inactiv. Mit Säuren vereinigt sich das Alkaloid zu krystallisirbaren, bitter schmeckenden Salzen. Berberinhydrochlorid wird durch Chlor blutroth gefärbt. Durch nascirenden Wasserstoff geht es in Hydroberberin $C^{20}H^{21}NO^4$ über. Berberin ist als bitteres Mittel bei dyspeptischen Beschwerden empfohlen, obgleich es auf Thiere giftig wirkt.

Columbosäure, $C^{20}H^{22}O^6 + {}^1/_2 H^2O$(?), ist ein blassgelbes, amorphes Pulver, schmeckt bitter, löst sich mit saurer Reaction in Weingeist, kaum in Wasser, leicht in wässerigen Alkalien.

Verwechselungen: Die Wurzeln der scharf irritirend wirkenden *Bryonia alba* und *dioica* L., Fam. der Cucurbitaceen, kommen in ähnlichen Querscheiben vor. Jedoch sind die Querflächen niemals so gelb, sondern schmutzig weiss oder hellbräunlich und zeigen selbst bei geringem Querdurchmesser eine Mehrzahl (unregelmässig) concentrischer und höckeriger Ringe mit einer gleichfalls höckerigen, radiären Streifung. Abb. Ha. VI. 23. 24. Als amerikanische Colombo wird in den Vereinigten Staaten die einigermaassen ähnliche Wurzel von **Frasera Walteri** Michaux, einer Gentianee, benutzt. Sie enthält keine Spur von Stärkemehl. Abb. verwandter Arten bei Hooker Fl. bor. am. II.

Handel: Die Colombowurzel wird von Zanzibar und Mozambique entweder direct oder über ostindische Häfen nach Europa gebracht. Im Jahre 1880 gelangten, wie Flückiger angibt, 5570 kg allein nach Hamburg.

Verwendung: Wegen ihrer bitteren Bestandtheile und ihres hohen Stärkegehaltes dient die Wurzel als tonisirendes und zugleich reizmilderndes Arzneimittel bei gastroenterischen Affectionen. **Präparate** hat die **R. Ph.** nicht aufgenommen.

Radix Althaeae.

Eibischwurzel.

Die seit den ältesten Zeiten gebrauchte radix Althaeae ist ein Theil des Wurzelsystems von *Althaea officinalis* L., einer Malvacee, welche durch ganz Europa und Asien verbreitet ist und nur dem hohen Norden beider Erdtheile fehlt. Bschr. Lrs. Pf. S. 437. Abb. Bg. u. S. XXI. f.; Btl. a. Tr. 35; Ha. II. 25; N. v. E. 417; Pl. 538. In Baiern (Ober-, Mittel- und Unterfranken, besonders bei Bamberg, Nürnberg und Schweinfurt), in Frankreich und Belgien wird sie im Grossen cultivirt.

Die **R. Ph.** verwirft die frühzeitig verholzende Hauptwurzel und verlangt Wurzeläste von 20 cm (und mehr) Länge und 1,5 cm Dicke, welche von dem gelblich grauen Kork befreit sein sollen. Durch dieses Mundiren werden natürlich auch die kleineren Wurzelfasern und ein Theil der Rinde oft bis in die Innenrinde hinein entfernt. Die Drogengeschäfte liefern gewöhnlich klein geschnittene Waare.

Aussehen: Die officinelle Eibischwurzel stellt weissliche, cylindrische Stücke von der angegebenen Grösse dar, welche an der Aussenfläche feinfaserig, hie und da längsfurchig und längswulstig mit bräunlichen Wurzelnarben besetzt und im Inneren bei guter Waare rein weiss sind. Sie bricht im Rindentheil längsfaserig, im Kern uneben körnig, schmeckt fade-schleimig und hat einen schwachen Geruch, welcher sich beim Kochen mit Wasser deutlicher entwickelt.

Anatomie: a. Lupenbild. In dem geglätteten Querschnitt erkennt man bisweilen noch einen schmalen Rest der primären Rinde, an welchen sich die Innenrinde mit ihren radialen Markstrahlen und tangential gefelderten Baststrahlen anschliesst. Eine dunkler gefärbte Cambiumlinie trennt letztere von dem vielmals stärkeren Holzkern, welcher aus einreihigen Markstrahlen und breiteren Holzstrahlen mit zerstreut stehenden, engen Gefässen aufgebaut ist. Mark fehlt und das Centrum nimmt ein derberes Gefässbündel ein.

b. Mikroskopie. Die primäre Rinde ist ein stärkereiches Parenchym. Die Innenrinde wird im Querschnitt durch einreihige — seltener zweireihige — Markstrahlen, deren amylumreiche Zellen auf dem Querschnitt radial gestreckt sind, in breitere Baststrahlen getheilt. Die letzteren bestehen hauptsächlich aus amylumreichen Bastparenchymzellen, werden aber von tangential gruppirten Bastfasern, besonders deutlich in der Nähe der Cambiumlinie, in Felder getheilt und führen ausserdem Zellen, welche mit Kalkoxalatdrusen und mit Schleim gefüllt sind. Die einzelnen Bastfasern sind bis 15 mkm lang, haben eine ästige Gestalt, weite Höhlung, abgerundete Spitze und feinporige Wände. Die Cambiumlinie wird von 8—12 Reihen tangential gestreckten, dünnwandigen Zellen gebildet. Der Holzkern besitzt gleiche Markstrahlen wie die Innenrinde, dieselben dringen aber nicht alle bis zum Centrum vor. Die dazwischen liegenden Holzstrahlen sind hauptsächlich aus amylumführenden Holzparenchymzellen und solchen, die Oxalatdrusen enthalten, zusammengesetzt. Die gelblichgefärbten Gefässe sind in den Holzstrahlen einzeln oder gruppenweise zu zwei oder drei in radiärer Richtung, aber mit Unterbrechungen eingelagert, ihre Wände sind theils getüpfelt, theils treppenförmig verdickt. Nur wenig Holzfasern umgeben die Gefässe. Ein stärkeres Gefässbündel, das die Mitte des Querschnittes einnimmt, ist reichlicher mit verholztem Prosenchym umlagert. Das in allen Parenchymzellen reichlich vorhandene Stärkemehl besteht aus kleinen Zwillings- und Drillingskörnern. Abb. Bg. A. T. XI. 31.

c. Präparation. In verdünntem Spiritus kurze Zeit macerirte Stücke lassen sich gut in die Quere und Länge schneiden, aber erst nach Beseitigung des Amylum wird die Anordnung der Bastfasern, die reichliche Einlagerung von Calciumoxalatdrusen und die Vertheilung der Holzparenchym- und Holzfaserzellen deutlich.

Chemie: Unter den Bestandtheilen macht das Stärkemehl die Hauptmenge (37 pc.) aus; daneben ist Schleim zu 35 pc. vertreten, welcher bei Behandlung mit Salpetersäure Schleimsäure liefert. Pectin und Rohrzucker sollen zu je 11 pc., Fett zu 1,25 und Asparagin zu 0,8—2 pc. vorkommen. Bei 100° getrocknete Wurzeläste liefern nach Flückiger 4,8 pc. an Phosphaten reiche Asche.

Verwechselung: Unterscheidung der R. Althaeae von anderen geschälten Wurzeln ist nie schwierig. Vor Handelswaare, welche mit Calciumcarbonat eingepulvert ist, hat man sich natürlich zu schützen.

Handel: Die Wurzel unserer Officinen stammt theils aus Thüringen, theils aus Frankreich. Die französische Waare wird aber hauptsächlich in Belgien cultivirt.

Verwendung: Als reizmilderndes Mittel und im Decoct als Vehikel für irritirend wirkende Medicamente wird die Wurzel viel gebraucht.

Präparate: Die Eibischwurzel ist Bestandtheil der Species pectorales und dient zur Bereitung des Syrupus Althaeae.

Radix Senegae.

Senegawurzel.

Die radix Senegae war schon Mitte des vorigen Jahrhunderts in Deutschland als Arzneimittel geschätzt. Sie wird von *Polygala Senega* L., einer nordamerikanischen Polygalacee, gesammelt, welche durch das Gebiet der Vereinigten Staaten und Canada vom 35°—52° n. Br. und vom atlantischen Ocean bis zu den Rocky Mountains verbreitet ist. Bschr. L. Pf. S. 458. Abb. Bg. u. S. X a.; Btl. a; Tr. 29; Ha. XIII. 21.

Aussehen: Die käufliche Wurzel trägt häufig noch einen breiten, mit Stengelresten versehenen Kopf, unterhalb desselben ist sie höchstens 1 cm dick und setzt sich entweder in eine einfache, bogenförmig gekrümmte, etwas um ihre Axe gedrehte, schwach verästelte, etwa 10—20 cm lange Hauptwurzel fort oder theilt sich schon von Anfang an in mehrere (2—3) ziemlich gleichstarke Aeste, welche entweder annähernd parallel abwärts steigen oder wagerecht auseinanderweichen. Die Wurzel ist aussen gelblich grau, unterhalb des Kopfes häufig geringelt, weiter abwärts durch das Trocknen längs · gerunzelt und an der convexen Seite oft quergewulstet, während an der concaven Seite meistens eine kielartig scharfe Schwiele hervortritt, welche in steiler Spirallinie um die Wurzel herum, manchmal mit Unterbrechungen, sich hinabzieht. Die Wurzel bricht kurz splitterig, hat einen eigenthümlichen Geruch und einen kratzend scharfen Geschmack.

Anatomie: a. Lupenbild. Der dicht unter dem Wurzelkopf angelegte Querschnitt zeigt eine von dunklerem Periderm eingefasste, hellbräunliche Rinde. Sie umschliesst einen rundlichen, marklosen, an vielen Stellen von der Peripherie her seicht eingerissenen, weissen Holzcylinder, welcher von schmalen Markstrahlen durchzogen ist. Legt man einen Querschnitt weiter abwärts, wo der Kiel gut ausgebildet ist, an, so bietet das Holz hier wechselnde Formen. Meist gerade der Kielseite gegenüber erscheint es in verschiedener Weise defect und hier durch Parenchymbildung ersetzt, während entsprechend der Kielbildung die secundäre Rinde stärker entwickelt und deutlich radial und weniger deutlich concentrisch gestreift ist.

b. Mikroskopie. Das Periderm ist ein geschichtetes Korkgewebe. Die primäre Rinde setzen dünnwandige, tangential gedehnte Parenchymzellen zusammen, welche an den Stellen, wo der Holzkörper fehlt oder Ausschnitte zeigt, diese letzteren ganz ausfüllen und hier auch Innenrinde und Cambium ersetzen. Innerhalb des schwieligen Kiels ist dagegen die Innenrinde reichlich entwickelt und besteht aus mehrreihigen Markstrahlen, deren Zellen radial gestreckt sind und aus Baststrahlen, welche sich aus weitlichtigem Bastparenchym und concentrisch angeordneten Siebröhren ohne Bastsclerenchym zusammenfügen. Das Holz wird von schmalen Markstrahlen, welche in ihrem Bau denjenigen der Innenrinde entsprechen, durchzogen; die dazwischen liegenden Holzstrahlen enthalten in prosenchymatischem Grundgewebe radial gereihte, weitlichtige Gefässe, deren Wände mit behöften Tüpfeln besetzt sind. — Die Parenchymzellen der primären und secundären Rinde enthalten Oeltropfen und eine blassgelbe Substanz, welche sich in Kaliumhydroxyd mit gelber Farbe löst. Abb. Bg. A. T. VIII. F. 26.

c. Präparation. In Ammoniakwasser aufgeweichte Wurzel schneidet sich besser als die trockene.

Chemie: Der wichtigste Bestandtheil ist das Senegin, neben welchem fettes und etwas ätherisches Oel, flüchtige Fettsäuren (Virginsäure?) Gummi, Gerbstoff, Zucker und Pectin aufgeführt werden. Stärkemehl fehlt vollständig.

Das Senegin, $C^{32}H^{54}O^{18}$, scheint identisch mit Saponin und ist ein weisses, amorphes Pulver von Glycosidnatur, ohne Geruch, von anfangs süsslichem, hinterher scharf kratzendem Geschmack. Es löst sich in Wasser beim Schütteln unter reichlicher Schaumbildung. In siedendem Weingeist ist es ziemlich leicht löslich, in Aether unlöslich. Durch concentrirte Schwefelsäure wird es allmählich roth gefärbt. Verdünnte Säuren spalten es in Zucker und einen aus Weingeist in Nadeln krystallisirenden Körper, welcher dem Sapogenin entspricht.

Verwechselungen: Unter der Handelswaare findet sich seit etlichen Jahren eine Senegawurzel, welche zwar auch von einer nordamerikanischen Polygalaart abstammt, sich aber durch ihren ganz regelmässigen Bau, sowie durch geringere Wirksamkeit von der officinellen Wurzel unterscheidet. Als absichtliche Verfälschung wird bisweilen beigemengt die Wurzel von *Panax quinquefolius* L., einer amerikanischen Araliacee. Abb. Lafitau Memoire 1718, p. 18 u. 19. Sie kennzeichnet sich schon äusserlich durch ihre spindelförmige, kurze Gestalt, ferner durch ihren anfänglich bitteren, hinterher süsslichen Geschmack. Ihr Querschnitt ist reich an Stärkemehl, die Rinde enthält Harzgänge, der Holzcylinder einreihige Markstrahlen, dünnwandiges Parenchym mit engen Gefässlumina. Die Wurzelstöcke der bisweilen beigemischten amerikanischen Orchideen *Cypripedium pubescens* WILLD. und *C. parviflorum* (Abb. Barton Flora N. A. III. 74) sind reichlich mit Nebenwurzeln ausgestattet und schon dadurch leicht als Verfälschung zu erkennen. Das Gleiche gilt von dem Wurzelstock der europäischen Asclepiadee, *Cynanchum vincetoxicum* L., welche hin und wieder unter der Waare gefunden worden ist. Abb. Ha. VI. 30. Vgl. Rh. Valerianae.

Handel: Die Senegawurzel kommt heutzutage vorzugsweise aus den Staaten Jowa und Minnesota in übergrossen Quantitäten nach Europa.

Verwendung: Tennent's Vermuthung aus dem Jahre 1742, dass die Senegawurzel in ausgedehnterem Maasse als irgend eine andere Substanz der Materia medica Anwendung finden werde, hat sich nicht bestätigt. Ursprünglich gegen Schlangenbiss empfohlen, wird die Wurzel jetzt nur als Expectorans in bestimmten Fällen benutzt.

Einziges **Präparat** der Pharmacopoe ist der Syrupus Senegae.

Radix Pimpinellae.

Bibernellwurzel.

Die Wurzel des Bibernell, welcher schon im 9. Jahrhundert in Deutschland unter den Arzneipflanzen aufgeführt wird, soll von *Pimpinella Saxifraga* L. und *Pimpinella magna* L., zwei perennirenden Umbelliferen, gesammelt werden. Ihr Verbreitungsbezirk dehnt sich über fast ganz Europa und in Asien noch über Armenien aus. Bschr. Lrs. Pf. 487. Abb. Bg. und S. G. I. b; Ha. VII. 20. 21; N. v. E. 273 u. 274; Pl. 221 u. 222. Berg's Abbildung betrifft die in Norddeutschland vorkommende Pimp. Saxifraga var. nigra. Ihre Wurzel ist ausgezeichnet durch ein fast schwarzes Periderm und ein blaues, ätherisches Oel.

Die Wurzeln beider officinellen Stammpflanzen sind nicht wesentlich verschieden; diejenige von P. magna ist nur, wie der Name andeutet, im Ganzen etwas stärker entwickelt.

Aussehen: Die Bibernellwurzel ist lang, umgekehrt kegelförmig, gerade oder etwas gedreht, spärlich verästelt oder einfach, 20—40 cm lang und 15—20 mm dick, aussen hellbraungelb, hoch oben fein geringelt, weiterhin längsrunzelig und etwas höckerig. Sie bricht glatt, riecht eigenthümlich unangenehm und schmeckt scharf beissend.

Anatomie: a. Lupenbild. Auf dem Querschnitt ist die ziemlich breite, weisse Rinde lückig und zeigt reichlich dunkle Puncte, welche im inneren Theil entsprechend den Baststrahlen radial geordnet sind. Eine dunkle Cambiumlinie trennt die Rinde von dem gelben Holzcylinder, welcher in der Nähe des Wurzelkopfes markhaltig, etwas weiter abwärts schon marklos ist und durch helle Markstrahlen und fein poröse Holzstrahlen häufig undeutlich und radiär gestreift erscheint.

b. Mikroskopie. Das Periderm des rundlichen Querschnitts bildet geschichteter Kork. Seine äussere Lage ist gelbbräunlich, die innere farblos. Die weisse primäre Rinde erscheint auf dem Querschnitt schmal; ihr tangential gestrecktes Parenchym ist reichlich mit Stärke gefüllt und in dasselbe eingelagert ist ein Ring von kreisrunden Balsamgängen, welche häufig weiter sind als diejenigen der Innenrinde. Die weit dickere, bräunliche Innenrinde ist in ihrem äusseren Theil häufig von lufthaltigen Lücken durchsetzt; den inneren Abschnitt nehmen alternirend radiäre, etwas geschlängelte Mark- und Baststrahlen ein. Die Zellen der dreireihigen Markstrahlen sind etwas radial gestreckt und reich an Stärkemehl. Das Grundgewebe der Baststrahlen machen dünnwandige, von Stärkemehl strotzende Bastparenchymzellen aus, welche Siebröhrenbündel und radial geordnete Balsamgänge umschliessen. Die letzteren sind bei P. magna zahlreicher vertreten und theilweise weiter, bei P. Saxifraga ungefähr so weit wie die grössten Gefässlumina des Holzes. Sie sind entweder mit einer braunen Masse gefüllt oder leer. Im letzteren Fall hat sich ihr Inhalt häufig über die benachbarten Zellen ergossen. Diese Balsambehälter sind im Querschnitt rund, im Verticalschnitt viel länger und mit einer Schicht kleiner Parenchymzellen ausgekleidet. Eine schmale, gelbliche Cambiumlinie verbindet die Rinde mit dem blassgelben Holzkörper. Dieser besteht aus abwechselnden Mark- und Holzstrahlen. Die Zellen der ersteren sind mit Stärkemehl gefüllt. Bei Pimp. Saxifraga führen die Holzstrahlen in dünnwandigem Prosenchym radiär geordnete Gefässe mit netzförmig und spiralig verdickter Wandung; bei P. magna sind die Gefässe zum Theil von verholzten Prosenchymzellen umgeben. Das Stärkemehl der Bibernellwurzel ist aus Zwillings- und Drillingskörnern zusammengesetzt. Abb. Bg. A. T. IX. F. 27.

c. Präparation. In verdünntem Spiritus macerirte Wurzel lässt sich gut schneiden und zeigt nach Beseitigung des Amylums die Gewebselemente deutlich.

Chemie: Das ätherische Oel von Pimp. Saxifraga ist dünnflüssig, leichter als Wasser, gelb von Farbe, riecht nach Petersilie, schmeckt bitter und kratzend. Ausserdem enthalten die Wurzeln Harz, Zucker, Benzoësäure und Pimpinellin.

Das Pimpinellin, aus einem Merck'schen Spiritusextract dargestellt, krystallisirt in gelblich weissen, stickstofffreien Nadeln, löst sich nicht in Wasser, leicht in Weingeist, schwer in Aether, schmilzt bei 97° C. und wird durch concentrirte Schwefelsäure roth gefärbt.

Verwechselungen: Statt der officinellen Wurzeln wird bisweilen die Wurzel von *Heracleum Sphondylium* L., einer nahestehenden Umbellifere gesammelt. Abb. Ha. VII. 10 u. Pl. 175. Die junge Pflanze besitzt eine hellgelbe Pfahlwurzel, welche aber bald abstirbt. Es bleiben dann nur die ästigen Wurzelstöcke mit den blassgelben, einfachen Nebenwurzeln zurück. Auf dem Querschnitt zeigen diese eine Rinde, welche breiter als der Holzkörper und nur mit spärlichen, im Querschnitt meist ovalen Balsamgängen versehen ist. Das Holz wird von Holzstrahlen mit relativ weiten Gefässen und von wenig helleren Markstrahlen sternförmig durchsetzt.

Verwendung: Die Bibernellwurzel steht in altem Ansehen bei Heiserkeit und Rachencatarrh, ärztlich wird sie kaum angewendet.

Einziges **Präparat** der **R. Ph.** ist Tinctura Pimpinellae.

Radix Levistici.

Liebstöckelwurzel.

Die Liebstöckelwurzel unserer Officinen stammt von der hauptsächlich im thüringer Kreis der preussischen Provinz Sachsen bei Cölleda in grossem Maassstabe cultivirten Umbellifere *Levisticum officinale* KOCH, welche vielleicht schon im klassischen Alterthum geschätzt, jedenfalls bereits zu Karls des Grossen Zeiten in Deutschland angebaut wurde. Bschr. Lrs. Pf. 489. Abb. Bg. u. S. XXV. e; Ha. VII. b; N. v. E. 278; Pl. 196.

Aussehen: Die Droge besteht aus meist der Länge nach gespaltenen, 30—40 cm langen und bis 4 cm dicken, wenig verästelten Wurzel- und Rhizomstücken, welche oft noch von Blattresten gekrönt sind. Ihre Aussenfläche ist gelblich braun, oben quergeringelt, weiterhin längsgefurcht und mit kleinen, warzenförmigen Erhabenheiten besetzt. Die Wurzel ist weich, gibt eine glatte, hellgelbliche Bruchfläche, hat einen starken Geruch und einen süsslich gewürzhaften, zugleich bitteren und hinterher brennenden Geschmack.

Anatomie: a. Lupenbild. Auf der Querfläche des Rhizoms erkennt man Mark, Holzcylinder, Cambiumlinie und Rinde umgeben von Periderm. Die Wurzeln besitzen im obersten Abschnitt Mark, weiterabwärts nur Holz und Rinde. Die letztere ist auf dem Querschnitt weisslich und im äusseren Theile lückig, nach innen zu von dunklen, etwas geschlängelten Radiärstreifen durchzogen und mit braungelben Balsamgängen in unregelmässig concentrischer Anordnung versehen. Das gelbliche Holz des Rhizoms ist undeutlich strahlig gezeichnet und das Mark enthält in seinem peripherischen Theil Balsamgänge. Das marklose Holz der Wurzeln erscheint unter der Lupe nur porös, aber nicht radiär gestreift.

b. Mikroskopie. Ein Periderm aus wenigen, tafelförmigen Korkzellen umgibt im Querschnitt die schmale primäre Rinde, deren stärkehaltiges Parenchym aus tangentialgestreckten Zellen und einzelnen Balsamgängen besteht und lückig zerrissen ist. Die stärkere Innenrinde zeigt in ihrem äussersten Theil gleichfalls lufthaltige Lücken; weiterhin ist sie aus 2—6reihigen Markstrahlen und breiteren Baststrahlen gebildet. Die letzteren bestehen aus Bastparenchym, welches Stärke enthält, aus Siebbündeln und braungelben Balsamgängen, deren Lichtungen kaum weiter sind als die grössten Gefässlumina des Holzes. Die Balsamgänge sind wie bei Pimpinella im Querschnitt kreisrund, im Verticalschnitt in die Länge gestreckt, ringsum mit einer Schicht kleiner Parenchymzellen ausgekleidet und mit braungelbem Harze angefüllt. Sie sind in jedem einzelnen Baststrahl weitläufig radial und in der Rinde im Ganzen nahezu concentrisch geordnet. Die Zellen der Markstrahlen sind etwas radial gestreckt, dünnwandig und amylumhaltig. Das gelbliche Holz setzen ähnlich gebaute Markstrahlen und breitere Holzstrahlen zusammen. Die letzteren enthalten in amylumhaltigem, aus dünnwandigen Zellen gebildetem Prosenchym dicht radiär aneinander gereihte Gefässe, deren Wandungen theils spiralig, theils netzförmig verdickt, theils endlich behöft getüpfelt sind. Das im Rhizom und dem oberen Theil der Wurzeln vorhandene Mark ist ein schlaffes, stärkemehlhaltiges Parenchym, zeigt Luftlücken und im Rhizom peripherisch gelagerte, kürzere Balsamgänge. Abb. Bg. A. T. VIII. F. 27.

c. Präparation. Wie bei Radix Pimpinellae.

Chemie: Die Wurzel enthält etwa 0,6 pc. linksdrehendes, ätherisches Oel, ferner Harz, Gummi, Zucker, Apfelsäure und Angelicasäure.

Verwechselungen: Das Rhizoma Angelicae wird bisweilen unter der Waare gefunden. Die Unterschiede siehe bei diesem.

Handel: Cölleda liefert in günstigen Jahren bis 15 000 kg dieser Droge.

Verwendung: Die Liebstöckelwurzel wird als Bestandtheil diuretischer Species verordnet und ist wesentlich Liebling der Volks- und Veterinärmedizin.

Radix Ononidis.

Hauhechelwurzel.

Die Stammpflanze der im ersten Jahrhundert unserer Zeitrechnung schon als Arzneimittel gerühmten Hauhechelwurzel ist *Ononis spinosa* L., ein niedriger, dorniger Strauch aus der Familie der Papilionaceen, der sich über Europa bis hoch in den Norden verbreitet. Bschr. Lrs. Pf. 528. Abb. Bg. u. S. XX f.; Ha. XI. 43; N. v. E. 324; Pl. 553.

Aussehen: Die Wurzel, welche selbst durch sehr steinigen Boden 30—50 cm tief eindringt, ist mehrköpfig, bis 2 cm dick, fest und zähe, selten rund, meist seitlich zusammengedrückt, um ihre Axe gedreht, spärlich verästelt, stark rinnenförmig, längsfurchig, kantig, zerklüftet, mit schwarzbrauner, schuppigborkiger Oberfläche. Sie besitzt einen schwachen, an Süssholz erinnernden Geruch und einen süsslich herben, etwas kratzenden Geschmack.

Anatomie: a. Lupenbild. Der Querschnitt ist von wechselndem, unregelmässigem, oft buchtigem Umriss. Die borkig abblätternde Aussenrinde umschliesst eine sehr schmale Rinde, welche im inneren Theile radiär gestreift ist und einen gewöhnlich excentrischen, durch ungleich grosse, bräunliche Holz- und weisse Markstrahlen einseitig fächerartig gezeichneten oder ringsum radiär gestreiften Holzcylinder einschliesst.

b. Mikroskopie. Das Periderm ist meistens in grösserer oder geringerer Ausdehnung und häufig auch schon die primäre Rinde bis auf geringe Reste durch Borkenbildung verdrängt. Wo Rinde erhalten ist, besteht sie aus tangential gestreckten Zellen. Die Innenrinde ist aus breiten Mark- und schmalen Baststrahlen zusammengesetzt. Die Zellen der ersteren sind radial gestreckt oder fast quadratisch und führen zusammengesetzte Amylumkörner. Die Baststrahlen enthalten in einem Grundgewebe von Bastparenchym Bastfasern, welche nach innen zu sich zu Bündeln vereinigen und von Siebröhren und Krystallschläuchen begleitet werden. Die Cambiumzone, welche Rinde und Holz trennt, ist ziemlich breit und umgibt den Holztheil entweder als geschlossener Ring oder fehlt da, wo die Wurzel tief längsfurchig ist. Das Holz besteht aus Mark- und Holzstrahlen, welche von einem meistens excentrisch gelegenen Puncte radiär und oft etwas wellig gebogen ringsum ausstrahlen oder sich fast nur nach einer Seite fächerartig ausdehnen und dabei sehr verschiedene Länge haben. Die Markstrahlen sind bald breit, bald schmal, ihre Zellen im Querschnitt etwas radial gestreckt, getüpfelt und mit Stärke angefüllt. Die Holzstrahlen enthalten in einem stärkereichen Holzparenchym einzeln oder zu 2—3 in Gruppen stehende, getüpfelte Gefässe mit central durchbohrten, ringförmigen Scheidewänden. Die Gefässe umgibt englichtiges Holzprosenchym, begleitet von Zellen, welche je einen klinorrhombischen Calciumoxalatkrystall enthalten. Mark besitzt die Wurzel nicht, trocknet aber später an der excentrisch gelegenen Stelle, wo man dasselbe erwarten könnte, ein und erscheint dann hier oft lückig und schwarz gefärbt. Abb. Bg. A. T. VI. F. 22.

c. Präparation. Aeltere Wurzelstöcke werden in Ammoniakwasser rasch so weich, dass die Längs- und Querschnitte sich leicht anfertigen lassen.

Chemie: Ein Glycosid, Ononin, eine organische Säure, Ononid, und ein indifferenter Körper, Onocerin, sind neben Stärkemehl, Harz und Wachs in der Wurzel nachgewiesen.

Ononin, $C^{30}H^{34}O^{13}$, krystallisirt aus heissem Wasser in mikroskopischen Prismen und Blättchen, welche geruch- und geschmacklos sind, sich nicht in kaltem Wasser und nur schwierig in kochendem Alcohol lösen. Concentrirte Schwefelsäure löst mit gelbrother Farbe, welche in kirschroth übergeht und durch Braunstein carminroth wird. Verdünnte Säuren spalten das Ononin in der Wärme in Glycose und Formonetin; verdünnte Alkalien und Baryt spalten in Onospin und Ameisensäure. — Das Onospin scheidet sich aus siedendem Wasser beim

Erkalten in mikroskopischen, farblosen Krystallen ab, welche zu einer glänzenden, fast geschmacklosen Masse eintrocknen. Diese schmilzt bei 162 °, erstarrt wieder amorph und schmeckt nun bitterlich herb. Onospin löst sich kaum in Aether, leicht in siedendem Wasser und in Weingeist, auch in verdünnten Alkalien und wird aus letzterer Lösung durch Säuren ausgeschieden. Durch verdünnte Säuren spaltet sich Onospin in Ononetin und Glycose. — Ononetin krystallisirt in farblosen, strahlig vereinigten Prismen, welche bei 120° schmelzen, krystallinisch erstarren, sich spärlich in kochendem Wasser und warmem Aether, leicht in Weingeist und wässerigen Alkalien lösen. Die ammoniakalische Lösung wird an der Luft dunkelgrün und Säuren fällen nun daraus Harzflocken. — Das oben genannte Formonetin bildet in reinem Zustande kleine, geschmacklose Krystalle, welche sich gut in kochendem Weingeist, gar nicht in Wasser und Aether lösen und durch concentrirte Schwefelsäure violett gefärbt werden. Durch Kochen mit verdünnten Alkalien und Baryt spaltet sich das Formonetin in Ononetin und Ameisensäure.

Ononid, $C^{18}H^{22}O^{8}$, ist ein dunkelgelber, amorpher Körper, welcher zuerst bitter und hinterher süss schmeckt, sauer reagirt und sich in Wasser und Weingeist reichlich löst. Aus der wässerigen Lösung wird er durch Schwefelsäure, Blei-, Kupfer-, Quecksilber- und Silbersalze, aber nicht durch Gerbsäure gefällt.

Onocerin, $C^{12}H^{20}O$, stellt kleine, zarte, atlasglänzende Kryställchen dar, welche geruch- und geschmacklos, unlöslich in Wasser, leicht löslich in kochendem Alcohol, kaum löslich in Aether sind. Durch concentrirte Schwefelsäure werden sie gelb gefärbt.

Verwendung: Die Hauhechelwurzel gilt von jeher als harntreibendes Mittel.

Präparat: Rad. Ononidis ist Bestandtheil der Species Lignorum.

Radix Liquiritiae.

Spanisches Süssholz.

Süssholz aus Asien stand schon im klassischen Alterthum als Arzneimittel in Ansehen. Wie früh der Anbau in Spanien begonnen hat, ist unbekannt. Das spanische Süssholz stammt von *Glycyrrhiza glabra* L., var. *α. typica* Regel und Herder, einer Papilionacee, welche in grosser Ausdehnung in Spanien zu Alicante, Tortosa, Cordova und Barcelona, reichlich in Italien (Calabrien, Abruzzen und Südsicilien), in ansehnlicher Menge in Südfrankreich (Depart. Indre et Loire, Gard, Hérault, Touraine), in geringem Umfange in England (Yorkshire, Northampton, Mitcham in Surrey), nur mehr in beschränktem Maasse jetzt noch in österreichisch Mähren und seit dem 11. Jahrhundert in Deutschland bei Bamberg cultivirt wird. Bschr. Lrs. Pf. 531. Abb. Bg. u. S. XII. f. Btl. u. Tr. T. 74. Ha. VI. 42. Pl. VI. 570.

Aussehen: Das Wurzelsystem der Stammpflanze besteht aus Rhizom, Wurzeln und Ausläufern. Die letzteren bilden vorwiegend die bei uns gebräuchliche Droge. Es sind ungeschälte, schwere, einfache, trotz bedeutender Länge ziemlich gleichmässig 5—20 mm dicke, cylindrische Stücke mit rothbrauner oder braungrauer ziemlich glatter und dabei doch seicht längs- und querrunzeliger Oberfläche, welche noch hie und da mit kleinen Knospen (Lenticellen) besetzt ist. Die Wurzeln sind gewöhnlich stärker als die Ausläufer und ihre Oberfläche mit grösseren Lenticellen versehen. Das Süssholz bricht langfaserig, hat einen schwachen, eigenthümlichen Geruch und einen süss schleimigen, leicht kratzenden Geschmack.

Anatomie: a. Lupenbild. Der Querschnitt der Ausläufer lässt eine von Periderm eingefasste, ziemlich dicke, blass gelbliche bis bräunliche Rinde erkennen. Eine Cambiumlinie trennt dieselbe von dem Holzcylinder, welcher ein dünnes, oft eckiges Mark einschliesst. Die Rinde ist von dunkleren, leicht geschlängelten Baststrahlen und helleren, keilförmigen Markstrahlen, das Holz von entsprechenden Holz- und Markstrahlen radiär gestreift. Dem ganz ähnlichen Querschnitt der Wurzeln fehlt das Mark.

b. Mikroskopie. Das Periderm setzen geschichtete, tafelförmige Korkzellen zusammen; die äusseren sind braun, die inneren gelb gefärbt. Die sehr schmale primäre Rinde besteht aus wenigen Reihen stärkeführender Parenchymzellen. Die viel breitere Innenrinde setzt sich aus 3—7reihigen Markstrahlen, welche nach aussen zu breiter werden und keilförmigen, etwas geschlängelten Baststrahlen zusammen, deren Basis von der Cambiumlinie ausgeht. Die Zellen der Markstrahlen sind radial gestreckt, dünnwandig und mit Amylum gefüllt. Die Hauptmasse der Baststrahlen machen Bastparenchymzellen aus. In dieses Gewebe sind eingelagert rundliche Bündel von stark verdickten Bastfasern. Diese Bündel sind im einzelnen Baststrahl gewöhnlich zu zwei radiären Reihen angeordnet, zwischen welchen sich Siebröhrenbündel in verschiedener Richtung hindurchziehen. Die einzelnen Bastfasern sind dadurch ausgezeichnet, dass sie bei ansehnlicher Länge im radialen Verticalschnitt etwas gebogen verlaufen und im tangentialen Längsschnitt Verästelungen aufweisen. Die aus diesen Fasern zusammengesetzten Bündel sind begleitet von gekammerten Krystallschläuchen, d. h. von Zellen, deren jede einen Calciumoxalatkrystall enthält. Die breite Cambiumlinie verbindet die Rinde mit dem Holz, welches aus den gleichen Markstrahlen und aus Holzstrahlen besteht. Die letzteren bauen sich aus drei verschiedenen Gewebsformen auf. In einem Grundgewebe aus dünnwandigem Holzparenchym liegen einzeln oder zu zwei bis vier gruppirt engere und weitere Gefässe, deren Wände theils spiralig verdickt, theils behöft getüpfelt sind. Ferner finden sich eingelagert im Querschnitt rundliche Bündel dickwandiger Holzfasern, welche wieder von gekammerten Krystallschläuchen begleitet sind. Von den amylumreichen Parenchymzellen des Markes führen einzelne einen grossen Calciumoxalatkrystall. Abb. Bg. A. T. VI. F. 23.

c. Präparation. Wurzelstücke in verdünntem Spiritus macerirt lassen sich gut schneiden und von Amylum befreite Quer- und Längsschnitte bringen die angeführten Gewebselemente zur Anschauung, die durch Tinction mit Jod, Anilinsulfat und Schwefelsäure, oder mit Chlorwasserstoffsäure und Phloroglucin (Poulsen S. 60) noch verschärft wird.

Chemie: Glycyrrhizin, Traubenzucker, Gummi, Eiweiss, Stärkemehl, Gerbstoff, Asparagin, Fett, Harz und gelber Farbstoff sind als Bestandtheile nachgewiesen.

Das Glycyrrhizin des Handels stellt bräunliche, süss schmeckende, amorphe Blättchen dar, welche sich in Weingeist und in heissem Wasser lösen und beim Erkalten gelatiniren. Die Lösung ist optisch unwirksam, nicht gährungsfähig und reducirt auch nicht alkalisches Kupfertartrat. Das Glycyrrhizin ist in der Wurzel an Ammonium gebunden und bildet vollständig gereinigt glänzende, gelbliche, süssschmeckende Krystallblättchen — Habermann's Glycyrrhizinsäure — welche sich in schwachem Weingeist und in heissem Wasser lösen, in kaltem nur aufquellen. Durch verdünnte Schwefelsäure erfolgt Spaltung in Glycyrretin und Parazuckersäure, welche alkalisches Kupfertartrat leicht reducirt. Das Glycyrretin ist ein weisses Krystallpulver, welches sich leicht in Alcohol, nicht in Aether, weder in Wasser noch in Alkalien löst.

Handel: Im Jahre 1881 führte Hamburg allein 124 500 kg spanisches Süssholz, im Jahre 1882 nur 96 600 kg aus Spanien und 12 500 aus Frankreich ein. Spanien exportirt jährlich etwa 2 500 000 kg.

Radix Liquiritiae mundata.

Russisches Süssholz.

Das russische Süssholz stammt nicht von *Glycyrrhiza echinata* L. (Abb. Bg. u. S. XII e), deren Wurzel gar nicht süss schmeckt, sondern von *Glycyrrhiza glabra var. γ glandulifera* Regel und Herder, welche im südöstlichen Europa (Ungarn, Galizien, Südrussland), in Asien von Kleinasien bis China und in Südsibirien heimisch ist.

Aussehen: Diese Waare besteht fast nur aus Wurzeln und gelangt ausschliesslich mundirt nach Deutschland. Die geschälten Stücke von 30—40 cm Länge sind gelb, einfach, leichter und lockerer, aber stets und manchmal sehr viel dicker als das spanische Süssholz. Ihre Oberfläche ist hie und da grubig und eingerissen, die Bruchfläche faseriger als beim spanischen Product, der Geschmack ebenso süss, aber zugleich leicht bitter.

Anatomie: Der Querschnitt gibt im Wesentlichen ganz dasselbe Bild wie die spanische Droge. Die Rinde ist stets schmal, radiär gestreift und häufig lückig, der Holzcylinder sehr stark entwickelt, aber auch oft von lufthaltigen Lücken in der Richtung der Markstrahlen durchsetzt.

Chemie: Unterschiede in den Bestandtheilen sind nicht genauer bekannt.

Handel: Das russische Süssholz wird auf den Inseln der Wolgamündung gesammelt, geht von hier über Astrachan nach Moskau und Petersburg, wo es geschält wird und gelangt als solches nach Deutschland. Im Jahre 1881 importirte Hamburg allein aus russischen Ostseehäfen 74 000 kg Süssholz, während die Totaleinfuhr von Süssholz aus den verschiedenen Bezugsquellen 206 300 kg, im Jahre 1882 dagegen nur 166 300 kg betrug.

Verwendung: Spanisches wie russisches Süssholz wird als reizmilderndes Mittel und vorzugsweise als Geschmackscorrigens und Constituens angewendet.

Präparate: Das wichtigste ist der Succus Liquiritiae, Lakriz, welcher hauptsächlich in Italien, Frankreich, Spanien, Griechenland, Kleinasien, Russland, etwas auch in Amerika und Deutschland durch Auskochen des zerkleinerten Süssholzes und Eindicken des Auszugs fabrikmässig dargestellt und entweder in Form von Stangen oder in ungeformten Massen verhandelt wird. Hamburg allein importirte im Jahre 1881 aus den verschiedenen Bezugsquellen 218 800 kg und 1882 etwa 228 500 kg. In deutschen Officinen findet vorzugsweise italienischer Lakriz in Stangenform Verwendung. Es sind dies glatte, glänzend schwarze, harte Stäbe von 15—20 cm Länge und 2 cm Dicke, welche den Fabrikstempel (Baracco oder Corigliano, Solazzi, Policoro, Torcella, Pignatelli, Martucci) tragen, einen muscheligen Bruch und einen süssen Geschmack haben. Der als Paste „in Massen" in den Handel gelangende Lakriz aus Kleinasien ist und schmeckt nie so rein. Gute Waare enthält die wesentlichen Bestandtheile des Süssholzes ohne Beimischung von Weizen- und Kartoffelmehl, von Gummi und Dextrin und soll nach den Forderungen der **R. Ph.** unter dem Mikroskop keine Stärkekörner erkennen lassen, ferner lufttrocken in Wasser von 50° wenigstens zu 75 pc. löslich sein und bei 100° C. höchstens 17 pc. an Gewicht verlieren. — Von den übrigen officinellen

Präparaten sollen Decoct-Sarsaparill. comp. fort. und mit., Pulvis gummosus und P. Liquiritiae compositus, sowie die Extracta narcotica sicca (nach der lateinischen Ausgabe, die deutsche ist hier ungenau) mit spanischem Süssholz hergestellt werden. In Species lignorum, Sp. pectorales und Syrupus Liquiritiae verlangt auch die deutsche Ausgabe russisches Süssholz.

Radix Ratanhiae.

Peruanische Ratanhia.

Die in Peru einheimische Ratanhia, welche 1796 zuerst nach Spanien gelangte und im zweiten Jahrzehnt unseres Jahrhunderts in Deutschland bereits als Arzneimittel gerühmt wurde, stammt von *Krameria triandra* Ruiz und Pavon, einem niedrigen Strauche aus der Familie der Caesalpiniaceen (Andere stellen ihn zu den Polygalaceen), welcher eine verhältnissmässig sehr starke Wurzel besitzt. Bschr. Lrs. Pf. 548. Abb. Bg. u. S. III. f. Btl. u. Tr. 30. Ha. VIII. 14. N. v. E. 413.

Aussehen: Die dicke Hauptwurzel sendet zahlreiche Wurzeläste von 1—2 cm Dicke und mehreren dcm Länge nach allen Seiten hin aus. Diese Wurzeläste verlangt die **R. Ph.** als officinelle Droge, sie kommen aber kaum mehr für sich nach Europa. Die Handelswaare besteht nämlich jetzt gewöhnlich aus der Hauptwurzel (mit Stengelresten) und kürzeren, 1 cm dicken, sparrig auseinander strebenden Wurzelästen, deren Rinde nicht selten stellenweise bis auf das heller gefärbte Holz abgerissen ist. Die Hauptwurzel ist holzig, öfters um ihre Axe gedreht, aussen dunkelrothbraun und schuppig rauh, während die walzenrunden Aeste etwas heller gefärbt, ziemlich glatt, aber mit kurzen Querrissen versehen sind. Der Bruch der Rinde ist kurzfaserig. Ihr allein kommt der herb adstringirende Geschmack zu. Geruch besitzt die Wurzel nicht.

Anatomie: a. Lupenbild. Der runde Querschnitt zeigt eine schmale, braune Rinde, welche kaum $^1/_6$ der Dicke des Holzes erreicht. Das letztere ist gelbroth von Farbe, marklos und durch feine Markstrahlen, zwischen welchen enge Gefässlumina sichtbar sind, radiär gestreift und durch Schein-Jahresringe in concentrische Zonen getheilt.

b. Mikroskopie. Das Periderm besteht aus geschichteten, tafelförmigen Korkzellen; die der äusseren Reihen sind zusammengefallen und mit einem braunen Farbstoff angefüllt, die der mittleren fast farblos und ohne besonderen Inhalt, die der innersten Reihe enthalten Amylum. Die primäre Rinde ist ein vier bis fünfreihiges, stärkeführendes, braunrothes Parenchym aus grösseren, tangential gestreckten, grobgetüpfelten Zellen. Die Innenrinde ist viel breiter und besteht aus Markstrahlen und Baststrahlen. Die ersteren sind in der Nähe des Holzes im Querschnitt einreihig und verbreitern sich nach aussen zu sehr stark. Ihre einzelnen Zellen sind in dem schmäleren Theil fast quadratisch, weiterhin tangential gestreckt und stimmen in Bau und Inhalt mit den Zellen der primären Rinde überein. Die Baststrahlen enthalten in einem Grundgewebe von Bastparenchym isolirte Bündel von verdickten Bastfasern und krystallhaltige Zellen. Die Gestalt der mit Unterbrechungen radial angeordneten Bündel ist eine ungleiche und unregelmässige. Die einzelnen Bastfasern zeigen im Querschnitt verdickte Wände, aber zum Theil auch ein ziemlich weites, vier bis fünfeckiges Lumen. Im Verticalschnitt erscheinen ihre langen Wände häufig gewellt und verbogen. Die krystallführenden Zellen sind dünnwandige Prosenchymzellen, welche im Längsschnitt schlauchartig an einander gereiht sind und theils ausgebildete, grössere Calciumoxalatkrystalle, theils nur Krystallsand enthalten. Eine sehr schmale Cambiumlinie trennt Rinde und Holzcylinder. Das Holz ist aus einreihigen Markstrahlen, deren im Querschnitt etwas radial und axial stärker gestreckte Zellen Amylum enthalten und aus breiteren Holzstrahlen zusammengesetzt. Die letzteren sind aus dickwandigem, stärkeführendem Holzparenchym und radial geordneten, getüpfelten Gefässen verschiedener Weite gebildet. Mark fehlt. Abb. Bg. A. T. V. F. 20.

c. Präparation. Kleine Wurzelstücke werden in Ammoniakwasser macerirt, ausgewaschen und in verdünntem Spiritus zum Gebrauche aufbewahrt. Bleichen der Schnitte erleichtert die Beobachtung der Einzelnheiten des Baues.

Chemie: Der Hauptbestandtheil ist Ratanhiagerbsäure, welche zu 20 pc. aus der Wurzel erhalten wird. Daneben ist Ratanhiaroth, ferner Ratanhin, Wachs, Gummi und Zucker nachgewiesen.

Die Ratanhiagerbsäure ist ein rothes, amorphes Pulver, welches sich leicht in Weingeist, aber nur unvollständig in heissem, leicht in ammoniakalischem Wasser löst. Die wässerige Lösung wird durch Eisenchlorid dunkelgrün, durch Leimlösung fleischroth gefällt. Durch verdünnte Säuren spaltet sie sich in Zucker und Ratanhiaroth, ein rothbraunes, amorphes Pulver, welches in Wasser unlöslich ist, seiner Zusammensetzung nach mit Kastanienroth und Tormentillroth übereinstimmt und durch Schmelzen mit Kalihydrat in Phloroglucin und Protokatechusäure verwandelt wird. — Nach der **R. Ph.** soll ein Theil der Rinde mit einem Theil fein gepulvertem Eisen und 300 Theilen Wasser geschüttelt nach vier Stunden eine rothbraune, nicht violette Flüssigkeit geben. Gehe's Jahresbericht April 1883 macht darauf aufmerksam, dass unzweifelhaft echte Payta-Rinde dennoch einen violetten Auszug liefert.

Phloroglucin, $C^6H^3(HO)^3$, krystallisirt mit $2H^2O$ in grossen, farblosen Prismen, die an der Luft verwittern. Bei 100° verliert es alles Krystallwasser, schmilzt bei 230° und sublimirt unzersetzt, schmeckt süsslich, löst sich leicht in Wasser, Alcohol und Aether. Die Lösung wird durch Eisenchlorid dunkelviolett, durch Chlor wird Ph. in Dichloressigsäure zerlegt.

Protokatechusäure, $C^6H^3(OH)^2 . CO^2H$, krystallisirt mit einem Mol. H^2O in glänzenden Nadeln oder Blättchen, löst sich leicht in heissem Wasser und Alcohol, schwer in Aether. Eisenchlorid färbt die Lösung grünblau und auf Zusatz verdünnter Natriumcarbonatlösung geht die Farbe in roth über. Die Säure reducirt nicht alkalische Kupferlösung, wohl aber Silberlösung; sie schmilzt bei 199° und zersetzt sich in höherer Temperatur in CO^2 und Pyrokatechin und Hydrochinon.

Pyrokatechin oder Brenzkatechin oder Orthodioxybenzol, $C^6H^4(OH)^2$, krystallisirt in Nadeln oder Blättchen, schmilzt bei 104° und siedet bei 240—245°, hat ein spec. Gewicht von 1,344, löst sich in Wasser, Alcohol, Aether, heissem Toluol. Es reducirt Kupfer-, Silber- und Goldsalze und wird durch Bleiacetat gefällt. Die wässerige Lösung wird durch verdünnte Eisenchloridlösung grün und auf Zusatz von Sodalösung violett.

Hydrochinon oder Paradioxybenzol, $C^6H^4(OH)^2$, krystallisirt in Prismen oder Blättchen, schmilzt bei 169°; löst sich leicht in Alcohol, Aether und heissem Wasser, schwer in kaltem Benzol, ist nicht fällbar in Bleiacetat und reducirt Silber- und Kupferlösungen.

Ratanhin bildet zarte, weiche, ineinanderverfilzte Krystallnadeln, löst sich in 125 Theilen siedendem Wasser, schwer in Weingeist, gar nicht in absolutem Alcohol und Aether. Es ist homolog dem Tyrosin und verbindet sich mit Mineralsäure und mit basischen Metalloxyden. Von den ersteren Verbindungen sind krystallinisch und in Wasser löslich das Sulfat, Hydrochlorid und Phosphat. Die Verbindungen mit Metalloxyden sind amorph.

Verwechselungen: Ausser der officinellen kommt eine zweite Ratanhia aus Columbien über Savanilla und eine dritte aus Brasilien über Para in den europäischen Handel. Die Savanilla-Ratanha stammt ab von *Krameria Ixina* var. *β granatensis* Triana (Abb. Btl. a. Tr. 31 u. Ha. VIII. 13. Tussac I, 15), einem Strauche, welcher in Columbia, Venezuela, im Nordosten von Brasilien, in Westindien und Mexico verbreitet ist. Die Wurzel desselben ist schon 1818 in der Pharmacop. gallica mit derjenigen der Peru-Ratanhia in einer Beschreibung zusammengefasst, unterscheidet sich aber zunächst äusserlich dadurch, dass die Nebenwurzeln meist kürzer, weniger gebogen, mehr längsfurchig, weniger querrissig und violettrothbraun sind. Der Querschnitt zeigt eine breitere Rinde, welche von einem derberen Periderm umschlossen ist und selbst ein deutliches, radiär gestreiftes, gelbbräunliches Holz umgibt. — Die chemischen Bestandtheile sind im Wesentlichen dieselben, jedoch wird die wässerige Lösung der Gerbsäure durch Ferrosulfat schwarzblau gefällt. In der weingeistigen Tinctur dieser Wurzel veranlasst eine spirituöse Bleiacetatlösung einen violettgrauen Niederschlag und die abfiltrirte Flüssigkeit ist farblos, während die Tinctur der Peru-Ratanha unter gleichen Bedingungen einen rothen Niederschlag und ein rothbraunes Filtrat liefert. — Die Para-Ratanhia (auch brasilianische oder Ceara-Ratanhia) wird von *Krameria argentea* Martius (Abb. Flora Brasiliensis Polygaleae von Bennet fasc. 63 vom Jahre 1874, T. 28) abgeleitet. Diese Droge besteht aus der

Hauptwurzel mit Nebenwurzeln oder auch aus letzteren allein. Sie sind walzenrund, 8—20 cm lang und 1 cm dick, aussen schwarzbraun, in Entfernungen von 6—12 mm tief und schmal querrissig und schwächer längsgefurcht, zuweilen an einer Seite abgestossen und hier braunroth. Der frische Bruch ist langfaserig. Auf dem Querschnitt erscheint die Rinde zwei bis dreimal dünner als das Holz. Dieses wie jene stimmen im Wesentlichen mit den entsprechenden Theilen der Savanillawurzel überein. Auch die Tinctur zeigt gleiches Verhalten gegen Bleizucker, Eisensalze fällen aber den wässerigen Auszug grau.

Handel: Die peruanische Ratanhia kommt aus den Häfen von Callao, Payta und Islay nach Europa, aber in den letzten Jahren nicht mehr in grösseren Zufuhren. Dagegen ist Savanilla- und Para-Ratanhia leichter zu haben.

Verwendung: Die Ratanhia wird wegen ihres Gehaltes an Gerbstoff als Adstringens benutzt.

Präparate: Die Tintura Ratanhiae ist das einzige officinelle Präparat.

Radix Belladonnae.

Belladonnawurzel der Ph. G. I.

Die Wurzel der vielleicht schon Hippocrates bekannten *Atropa Belladonna* L., einer über Süd- und Mitteleuropa und einen Theil Asiens verbreiteten Solanacee, ist in Deutschland seit dem Mittelalter medicinisch gebraucht worden, jetzt aber bei uns nicht mehr officinell. Bschr. Lrs. Pf. 584., Abb. Bg. u. S. XX c., Btl. a. Tr. 193., Ha. I. 43., Pl. 125. Die erste Ausgabe der Reichspharmacopoe forderte lange, bis 4 cm dicke Wurzeln. Dieselben mussten im Frühjahr oder im Herbst von der wildwachsenden, nicht zu alten Pflanze gesammelt und jährlich erneuert werden. Die Drogenhandlungen liefern gewöhnlich ungeschälte Wurzeln und Wurzeläste von mittlerer Stärke, welche häufig des leichteren Trocknens wegen der Länge nach gespalten und etwa 15—20 cm lang sind.

Aussehen: Wenn nicht gespalten, sind solche getrocknete Wurzelstücke meist cylindrisch, 1—2 cm dick, aussen blass graubraun, tief längsgefurcht und längsrunzelig, nur oben etwas quergeringelt. Sie brechen glatt und stäuben dabei, die Bruchfläche ist weiss oder gelbbräunlich. Der Geschmack ist zuerst fade süsslich, hinterher bitter und scharf.

Anatomie: a. Lupenbild. Die Stücke der Hauptwurzel, welche bei alten Pflanzen bis auf einen kurzen Knollstock abgestorben ist, unterscheiden sich von den Wurzelästen im Querschnitt durch ein centrales oft lückiges Mark, welches den Aesten fehlt. Innerhalb des graubräunlichen Periderms liegt eine schmutzig weisse, mehlige Rinde, welche keine strahlige Anordnung ihrer Gewebselemente zeigt und durch eine Cambiumlinie von dem Holze getrennt wird. Der Holzkörper der markhaltigen Hauptwurzel ist nur in seiner Peripherie durch abwechselnde Holz- und Markstrahlen radiär gestreift. Bei den Nebenwurzeln ist die strahlige Zeichnung in dem äusseren Umfang des Holzes sehr dicht und setzt sich mit Unterbrechungen durch zwischentretendes Parenchym in radiärer Richtung bis zum Centrum fort. Dieses letztere wird von einem grossen Gefässstrang eingenommen.

b. Mikroskopie. Mehrere Schichten brauner Korkzellen bilden das Periderm. Die Rinde besteht aus Parenchymzellen, welche im äusseren Theil des Querschnitts etwas tangential gedehnt, nach innen zu rundlich oder quadratisch, im Längsschnitt axil gestreckt und mit Amylum und Calciumoxalat angefüllt sind. Eine deutliche Sonderung in Mark- und Baststrahlen ist nicht vorhanden, jedoch sind Siebröhrenbündel von gewöhnlichem Bau in radiärer Richtung ziemlich reichlich und besonders dicht im innersten Theil der Rinde eingelagert. Der Holzcylinder zeigt im Querschnitt zunächst dem Cambium einen dichten, nicht bis zum Centrum reichenden Ring von alternirenden Holz- und Markstrahlen. Die ersteren sind breiter und bestehen aus einem Grundgewebe von dünnwandigen Prosenchymzellen, in welches radiär gestellte Gruppen von getüpfelten Gefässen eingebettet sind. Diese Gefässe sind von wenigen verholzten Prosenchymzellen umgeben. Die schmäleren Markstrahlen setzen sich aus stärkemehlführenden Parenchymzellen zusammen und gehen in ein gleichgestaltetes Parenchym über, welches das Innere des Holzringes ausfüllt. In diesem centralen Parenchym treten aber bei den Wurzelästen centripetal und entsprechend der Richtung der Holzstrahlen getrennte Gruppen von Gefässen auf, deren Wände getüpfelt sind. Das Centrum des Querschnitts bildet hier ein derbes von Holzprosenchym begleitetes Gefässbündel. Abb. Bg. A. T. XIII. F. 35.

c. Präparation. In Ammoniakwasser macerirte Stücke gestatten Schnitte, welche nach Entfernung des Amylum den Bau gut erkennen lassen.

Chemie: Der wichtigste Bestandtheil ist das krystallisirende, giftig wirkende und die Pupille erweiternde Atropin, welches je nach dem Alter der Wurzel zu 0,2—0,5 darin enthalten ist. Daneben tritt eine geringe Menge sogenanntes leichtes Atropin (-Hyoscyamin-Daturin-Duboisin nach Ladenburg) und ein drittes Alcaloid, das amorphe Belladonnin auf. Ausserdem sind Amylum, ein rother Farbstoff,

Atrosin, ferner ein dem Aesculin ähnlicher Schillerstoff und andere allgemeiner vorkommende Pflanzenstoffe nachgewiesen. Weiteres siehe bei Folia Belladonnae.

Verwechselungen: Die Belladonnawurzel unterscheidet sich von der Radix Gentianae durch ihren Gehalt an Amylum, durch ihre Geruchlosigkeit und ihren verschiedenen Bau. In letzterer Beziehung sind für die Enzianwurzel die bicollateralen Gefässbündel characteristisch. Gegen eine Verwechselung geschälter Wurzelstücke mit der officinellen Radix Althaeae schützt, abgesehen von dem verschiedenen Bau, der faserige Bruch der letzteren und der nachträglich bittere, kratzende Geschmack der ersteren.

Verwendung: Die Belladonnawurzel dient vorzugsweise zur fabrikmässigen Herstellung des Atropin.

Radix Gentianae.

Enzianwurzel.

Die Enzianwurzel hat jedenfalls schon vor Beginn unserer Zeitrechnung als Arzneimittel Verwendung gefunden. Sie wird heute von verschiedenen Gentianaarten gesammelt, unter welchen *Gentiana lutea* L. das stärkste Wurzelsystem entwickelt, während die entsprechenden Theile von *G. punctata* L., *G. pannonica* SCOPOLI und *G. purpurea* L. kleiner und zarter, sonst aber ganz übereinstimmend gebaut sind. *G. lutea* ist über die Gebirge Mittel- und Südeuropas verbreitet, kommt in Deutschland noch auf der schwäbischen Alp und hie und da auch in Thüringen vor. G. purpurea dringt von den Apenninen im Süden bis hoch in den Norden nach Norwegen und selbst Kamschatka vor. G. punctata wird in Savoyen und östlich in Ungarn und Rumelien gefunden, während G. pannonica vorzugsweise in den österreichischen Alpen heimisch ist. Bschr. Lrs. Pf. 568. Abb. Bg. u. S. XXVI a., Btl. a. Tr. 182., Ha. XIII. 28—31. Pl. 156. Die **R. Ph.** lässt das Rhizom mit den grösseren Wurzelästen von allen vier Arten zu.

Aussehen: Das Rhizom ist selbst bei G. lutea immer nur kurz, selten über 10 cm lang. Die Hauptwurzel stirbt ab, sobald sich, was meist bald der Fall ist, eine oder mehrere Nebenwurzeln kräftig entwickelt haben. Die getrockneten Wurzeläste, welche die Hauptmasse der Droge bilden, sind bei G. lutea bisweilen über 1 m, gewöhnlich 60—70 cm lang und oben etwa 4 cm dick, im Handel meist der Länge nach gespalten, aber auch unverletzt. Die Aussenfläche ist rothbraun, tieflängsrunzelig. Lufttrocken ist die Wurzel zäh und biegsam, völlig getrocknet bricht sie glatt. Sie hat einen eigenthümlich süsslichen Geruch und einen intensiv bitteren Geschmack.

Anatomie: a. Lupenbild. Auf dem rundlichen Querschnitt umgibt ein dunkleres Periderm von vielfach buchtigem Umriss die gelblich-bräunliche Rinde, welche ziemlich breit ist, keine strahlige Zeichnung, aber häufig peripherische Lücken aufweist und in Wasser sehr stark aufquillt. Eine braune Cambiumlinie trennt die Rinde von dem breiteren Holz, welches radial gereihte Gefässlumina, aber keine deutlichen Markstrahlen zeigt.

b. Mikroskopie. Der Querschnitt der Wurzel, welche sich im lufttrocknen Zustande wie Wachs schneiden lässt, ist von einem Periderm aus 5—8 Reihen tafelförmiger Korkzellen eingefasst. Daran reiht sich zunächst eine nicht sehr breite Zone von isodiametrischen Zellen, welche mit ihren derberen Wandungen sich lückenlos aneinander schliessen. Weiterhin wird die Rinde von einem parenchymatösen Grundgewebe gebildet, dessen Zellen Intercellularräume zwischen sich lassen, im Querschnitt rundlich und gegen das Cambium zu enger sind, im Verticalschnitt sehr gestreckt, aber von ziemlich gleicher Länge erscheinen. In diesem Grundgewebe sind Siebbündel ohne Sonderung von Mark- und Baststrahlen unregelmässig vertheilt. Auch der radiale Längsschnitt zeigt keine Markstrahlen, sondern nur eine Längs- und Querstreifung, welche durch die gleichlangen Zellen des Grundgewebes zu Stande gebracht wird. Auf dem Tangentialschnitt des inneren Theils der Rinde besitzen die Siebbündel eine fast netzartige Anordnung und hier kann das zwischen ihnen liegende Parenchym (echte) Markstrahlen vortäuschen. Nach innen von der breiten, braunen Cambiumzone liegt ein Grundgewebe aus radial geordneten, dünnwandigen Prosenchymzellen. In dasselbe sind ziemlich dickwandige, netzförmig getüpfelte Gefässe einzeln und zu 2—3 vereinigt in weitläufigen, radialen Reihen bis zum Centrum hin eingelagert. In diese radialen Gefässreihen und auch zwischen dieselben sind wieder Siebbündel eingeschoben, welche von dickwandigen Prosenchymzellen umgeben und gestützt werden. Eine Trennung in Holz- und Markstrahlen ist auch hier nicht vorhanden. In sämmtlichen Parenchymzellen erkennt man Oeltropfen und vielfach auch kleine Calciumoxalatkrystalle, aber kein Amylum und keine Gerbsäure. Abb. A. Meyer A. Ph. 1883. S. 568.

c. Präparation. Obgleich lufttrockne Waare sich schneiden lässt, ist es vortheilhafter Stücke der Droge in verdünntem Spiritus vorher zu maceriren und wenn die Schnitte sehr braun gefärbt sind, dieselben zu bleichen. Gut ausgewaschene Quer- und Längsschnitte, Radial- und Tangentialschnitte belehren über die verschiedenen Gewebselemente, die mit Ausnahme der verholzten und verkorkten Theile durch Chlorzinkjod blau gefärbt werden.

Chemie: Die getrocknete Gentianawurzel enthält einen Bitterstoff, Gentiopicrin; einen gelben Farbstoff, Gentisin, (auch Gentianin und Gentiansäure genannt), fettes, in Alkohol und Aether lösliches Oel, Harz, reichlich Schleim, der durch Bleizucker gefällt wird, und zwischen 8—9 pc. Asche. In der frischen Wurzel hat A. Meyer, Gentianose, einen krystallisirenden, gährungsfähigen Zucker nachgewiesen.

Gentiopicrin, $C^{20}H^{30}O^{12}$, lässt sich aus frischen Wurzeln krystallinisch, in farblosen Nadeln gewinnen. Dieselben schmecken intensiv bitter, verwittern an der Luft, schmelzen bei 120—125°, lösen sich leicht in Wasser und verdünntem Spiritus, gar nicht in Aether, leicht in verdünnten Alkalien mit gelber Farbe. In concentrirter Schwefelsäure lösen sie sich farblos; die Lösung wird bei vorsichtigem Erwärmen carminroth. Durch Kochen mit verdünnten Mineralsäuren spaltet sich der Bitterstoff in gährungsfähigen Zucker und Gentiogenin, ein amorphes, braunes Pulver von neutraler Reaction und bitterem Geschmack. Es löst sich leicht in Weingeist, gut in Aetherweingeist, nur wenig in kaltem Wasser.

Gentisin, $C^{14}H^{10}O^{5}$, krystallisirt in gelben, geruchlosen und geschmackfreien Nadeln, welche sich kaum in Wasser, schwer in Aether, am besten in siedendem, absolutem Alcohol und Spiritus lösen und neutral reagiren. Concentrirte Schwefelsäure löst mit gelber, concentrirte reine Salpetersäure von 1,4 sp. Gewicht mit grüner Farbe.

Gentianose, $C^{36}H^{66}O^{31}$, krystallisirt in weissen Täfelchen, schmeckt wenig süss, löst sich leicht in Wasser, schmilzt bei 210° C., ist gährungsfähig, reducirt aber Fehling's Lösung nicht.

Verwechselungen, die gefährlich, aber sehr leicht erkannt werden können, sollen sein: Radix Belladonnae, Rhizoma Veratri albi und Tubera Aconiti. Die Unterschiede siehe bei den einzelnen Drogen.

Handel: Die bei uns gebrauchte Waare wird aus der Schweiz, aus Südfrankreich und Norditalien importirt.

Verwendung: Die radix Gentianae wird als bitteres Digestivum gebraucht.

Präparate: Ein Extract und eine Tinctura werden aus der Wurzel bereitet, welche ausserdem Bestandtheil der Tinctura Aloës composita, der T. amara und der Tinctura Chinae composita ist.

Radix Ipecacuanhae.

Brechwurzel.

Die Brechwurzel ist in der ersten Hälfte des 17. Jahrhunderts nach Europa gekommen und gelangte schon zu Ende desselben in Deutschland zu einem ausgebreiteten Rufe als werthvolles Arzneimittel. Sie stammt ab von *Psychotria Ipecacuanha* Müller = *Cephaëlis Ipec.* Willd., einer Rubiacee, welche im südlicheren Theile von Brasilien verbreitet ist, aber auch nördlicher bis Neu-Granada vorkommt und seit den letzten 50 Jahren hauptsächlich aus der Provinz Matto grosso in den europäischen Handel gebracht wird. Bschr. Lrs. Pf. 626. Abb. Bg. u. S. XV. c, Btl. a. Tr. 145., Ha. VIII. 20. Martius Flor. Brasil. Fasc. 84, Rubiaceen v. Müller, 1881 Taf. 52, Pl. 401. Die Wurzeläste bilden die Droge, welche der Binnenhandel gewöhnlich in kurzen, 5 cm langen Stücken oder fein zerschnitten liefert.

Aussehen: Der häufig horizontal aber ganz oberflächlich in der Erde kriechende Stengel sendet einfache, dünne, graubraune Wurzeln nach abwärts, welche schon sehr bald sich in verschiedener Richtung wurmförmig krümmen, bis zu 5 mm Durchmesser verdicken und an ihren Enden wieder verdünnen. Der dickere Theil ist in einer Länge von 10—20 cm ausgezeichnet durch eine wulstige Querringelung. Die einzelnen Querwülste bilden meist keine vollständigen Ringe, liegen dicht aneinander, sind etwa 1—1,5 mm breit und in der Richtung der Axe dicht und fein gestreift. Die engen Einschnürungen zwischen denselben dringen häufig bis auf das Holz ein. Weicht man Stücke in Wasser auf, so lässt sich die Rinde leicht von dem fast geschmackfreien Holze trennen. Die Rinde schmeckt widerlich bitter, riecht dumpf und bricht kurz und körnig.

Anatomie: a. Lupenbild. Der Querschnitt zeigt eine von dunklem Periderm eingefasste, weissgraue, hornartige Rinde, welche ein gelblich weisses, markloses, undeutlich strahliges Holz von meist geringerem Durchmesser und von eckigem Umriss einschliesst.

b. Mikroskopie. Das Periderm ist ein Kork aus 5—6 Reihen tafelförmiger, dünnwandiger Zellen mit braunkörnigem Inhalt. Die Rinde besteht in ihrer äusseren Partie aus einem stärkemehlreichen Parenchym, dessen Zellen im Querschnitt etwas tangential gedehnt, im Längsschnitt 4—6eckig, annäherd so hoch wie breit, grob und unregelmässig getüpfelt sind. Zwischen denselben liegen Oxalatraphidenzellen und wenige, collabirte Siebröhren. Der innere Rindentheil enthält engere, im Querschnitt rundliche oder polygonale, im Längsschnitt gestreckte Zellen und zwischen denselben in reichlicher Anzahl Raphidenzellen und Siebröhrenstränge. Eine schmale Cambiumzone trennt Rinde und Holz. Die Gefässe sind behöft getüpfelt, ihre Glieder etwas länger als die Holzfasern und ausgezeichnet durch ihre auffallend seitlich gelegenen Perforationen. Die Holzfasern tragen etwas schräg gestellte behöfte Tüpfel. Die Stärkekörner der Rinde sind theils klein, theils grösser und liegen zu 2—6 innerhalb farbloser Trophoplasten. Abb. Bg. A. T. VII. F. 25 u. A. Meyer A. Ph. 1883. S. 738—740.

c. Präparation. In Ammoniakwasser oder verdünntem Spiritus macerirte Wurzeln lassen sich schneiden, ohne dass die Rinde sich vom Holzkern lostrennt. Die Details des Holzkerns erkennt man am besten nach Isolirung der Gewebselemente.

Chemie: Wirksame Bestandtheile sind das Emetin und die Ipecacuanhasäure. Daneben enthält die Wurzel bis 37 pc. Stärke, etwas ätherisches Oel, Harz, Fett, Gummi, Zucker und eine in gelben Nadeln krystallisirende Säure, Erythrocephaleïn, welche mit Baryt eine purpurrothe Verbindung gibt.

Das reine Emetin, $C^{28}H^{40}N^{2}O^{5}$ (?), ist ein schneeweisses, körnig krystallinisches Pulver, welches sich am Licht gelb färbt, bei 62—66° C. schmilzt, zu 0,5—1 pc. in der Rinde vorkommt und sehr bitter und herb schmeckt. Es löst sich leicht in kaltem Aether, Essigäther, in Methyl-, Amyl-, Aethylalcohol, in Chloroform, ätherischen und fetten Oelen, ist kaum löslich in kaltem Wasser, schwer in kaltem Petroleumäther und Benzin, leicht wenn die letzteren beiden erwärmt werden. Es reagirt stark alkalisch, wird durch alle Gruppenreagentien der Alkaloide unkrystallinisch gefällt und bildet mit Säuren Salze, welche im luftleeren Raume krystallisiren, auf dem Wasserbade zu gelbgefärbtem Lack eintrocknen, sich (mit einziger Ausnahme des Tannats) leicht in Wasser und Weingeist lösen und am Licht gelb färben. Concentrirte Schwefelsäure, welche mit Natriummolybdänat gesättigt ist, ertheilt dem Emetin eine braune Farbe, welche durch concentrirte Salzsäure indigblau wird. Seine Lösung in Salzsäure von 1,12 spec. Gewicht färbt sich durch Chlorkalk gelbroth.

Die Ipecacuanhasäure, $C^{14}H^{9}O^{7}$ (?), ist eine eigenthümliche Gerbsäure. Sie bildet eine braune, hygroskopische Masse, löst sich leicht in Wasser und Alcohol. Die Lösung wird durch Ferrisalze grün und durch Alkalien schwarzbraun gefärbt. Die Säure schmeckt stark bitter und herb.

Verwechselungen. Statt der officinellen Wurzel kommt unter dem Namen Ipecacuanha granatensis und I. de Carthagena eine Brechwurzel aus Columbien in den Handel, welche wahrscheinlich auch von Psychotria Ipecacuanha abstammt. Sie ist meistens etwas dicker als die brasilianische, aussen bräunlichgrau, mehr rosenkranzartig und weniger dicht geringelt. Ihr Querschnitt stimmt im Wesentlichen mit der echten Droge überein, enthält aber nach französischen Angaben etwas weniger Emetin.

Eine falsche Brechwurzel, welche auch bisweilen als Ipec. de Carthagena nach Europa gelangte, weil sie aus letzterem Hafen verschifft wird, stammt ab von der in Columbien einheimischen *Psychotria emetica* Mutis, Abb. i. d. Düsseldorfer S. Tafel 259 n. F. Im Handel führte sie den Namen Radix Ipecacuanhae nigrae s. striatae. Vogl bezeichnet sie als I. glycyphloea, Commentar z. ö. Ph. 1880. S. 317. Diese Wurzelstücke sind bis 8 mm dick, aussen graubraun, längsrunzelig und mit entfernteren, seichten Querrissen und Einschnürungen versehen. Sie schmecken ausgesprochen süsslich. Der Rindentheil schneidet sich fast wie Wachs und der Querschnitt zeigt innerhalb des Periderms eine breite, dichte, dunkelviolette Rinde, welche kein Stärkemehl enthält, aber durch zahlreiche mit Calciumoxalat gefüllte Zellen weiss punktirt ist und einen blassgelben Holzcylinder von fast gleich starkem Durchmesser umschliesst. Die Wurzel enthält reducirenden Zucker, aber kein Emetin.

Eine zweite falsche Brechwurzel kommt unter dem Namen Ipecacuanha amylacea s. undulata bisweilen vor. Sie stammt ab von *Richardsonia scabra* St. Hilaire, einer in Brasilien, Venezuela, Neu-Granada und Mittelamerika bis Mexico sehr verbreiteten Rubiacee. Die Wurzel ist 2—3 mm dick, verästelt, wurmförmig gekrümmt, aussen bräunlich, ganz seicht ringförmig eingeschnürt. Der Querschnitt zeigt eine weisse, mehlige, stärkemehlreiche Rinde von dem Durchmesser des Holzes, welches durch schmale Markstrahlen radial gestreift und mit deutlichen Gefässlumina versehen ist. Die Wurzel schmeckt schwach süsslich, enthält kein Emetin. Ihr Stärkemehl besteht aus grossen, ovalen, deutlich geschichteten Körnern.

Als Radix Ipecacuanhae albae lignosae, s. Ip. flava s. Ceara Ipec. gelangen bisweilen die Wurzeln von *Ionidium Ipecacuanha* St. Hilaire, einer brasilianischen Violacee nach Europa. Abb. i. d. Düsseldorfer Sammlg. III. 95 n. F. Die Wurzelstöcke sind etwa 2 mm dick, rund, wurmförmig gekrümmt, aussen hellbräunlichgelb, dicht längsrunzelig, nur mit wenigen Querrissen und Einschnürungen versehen oder frei davon. Im Querschnitt umgibt eine weisse Rinde das hellgelbe, bisweilen excentrische, poröse Holz. Mikroskopisch unterscheidet sich diese Wurzel leicht dadurch, dass ihre primäre Rinde im Querschnitt ziemlich dickwandige Steinzellen und ihre Innenrinde Siebröhren enthält. Das Rindenparenchym führt Inulin, aber weder Amylum noch Emetin. Das Holz besitzt einreihige Markstrahlen. In den Holzstrahlen sieht man zwischen Holzfasern und Holzparenchym einzelne oder zu zwei bis drei vereinigte, ziemlich weite Gefässe eingelagert, welche zum Theil Harz enthalten.

Unter der Bezeichnung Ipecacuanha cyanophloea hat Berg Wurzelstöcke von unbekannter Abstammung beschrieben. Nach der durch Vogl (Commentar S. 318) vervollständigten Beschreibung bilden sie bis 8 mm dicke, ästige, hin- und hergebogene Stücke. Ihre Oberfläche ist graubraun, seichter und tiefer ringförmig, rosenkranzartig eingeschnürt und dicht längsrunzelig. Die widerlich bitter schmeckende Rinde löst sich leicht vom Holz. Im Querschnitt ist dieselbe schmutzigweiss oder schwarzblau, stärkemehlhaltig und zeigt in ihrem inneren Theil Mark- und Baststrahlen. Die letzteren bestehen aus Bastparenchym und aus Siebröhren, welche von Raphidenzellen begleitet sind. Das Holz besitzt einreihige Markstrahlen, die Holzstrahlen sind aus dickwandigem Prosenchym und netzförmig getüpfelten Gefässen zusammengesetzt.

Eine Ipecacuanha rodophloea von ganz unbekannter Abstammung und Herkunft beschreibt Vogl, l. c. S. 317. Sie ist aus dem Handel verschwunden.

Handel: Die in Matto grosso gesammelte, echte Brechwurzel gelangt auf Monate dauerndem Transport an die Küste und wird in Rio de Janeiro verschifft. Hamburg importirte im Jahre 1881 im Ganzen 8288 kg und im Jahre 1882 nur 4880 kg im Werthe von 46 080 M. oder 9,45 M. pro Kilogramm. Im Jahre 1883 war aber die Zufuhr wieder reichlicher und der Preis etwas herabgegangen. Gehe & Co. Hdlb. Sept. S. 28.

Verwendung: Die radix Ipecac. wird je nach der Dosis als Brechmittel, Expectorans und Stypticum gebraucht.

Präparate: Pulvis Ipecacuanhae opiatus, Syrup. Ipec., Tinctura und Vinum Ipecacuanhae sind officinell.

Radix Taraxaci.

Löwenzahn.

Der schon in alten Zeiten als Arzneimittel gebrauchte Löwenzahn wird von *Taraxacum officinale* WIGGERS gesammelt, einer Composite, welche über die ganze nördliche Halbkugel verbreitet ist und nach Süden zu noch im nördlichen Afrika, nördlich in Labrador, Grönland, Island, Nowaja Semlja, östlich in China, westlich auch durch Nordamerika vorkommt. Bschr. Lrs. Pf. 646. Abb. Bg. u. S. VII. c; Btl. a. Tr. 159; Ha. II. 4; Pl. C. VI. 593. Die im Frühjahr vor der Blüthezeit gesammelte und getrocknete ganze Pflanze bildet die Droge.

Aussehen: Die frisch gesammelte Wurzel trägt zahlreiche, rosettenförmig gehäufte, wurzelständige Blätter (siehe unter Folia); sie ist spindelförmig, bis 40 cm lang und 2 cm dick, bisweilen mehrköpfig, selten stärker verzweigt, meist einfach, aber mit kurzen Fasern versehen, aussen bräunlichgelb, oben öfters eine kurze Strecke quergeringelt. Durch das Trocknen fällt die Wurzel sehr zusammen, bleibt höchstens 1,5 cm dick, wird aussen braungrau und tief längsfurchig und runzelig. Sie bricht eben und schmeckt süsslich bitter. Der Handel liefert sie meist nur grob oder ausgesucht in Würfel zerschnitten.

Anatomie: a. Lupenbild. Der runde Querschnitt der aufgeweichten officinellen und noch schöner derjenige der frischen, stark milchenden Wurzel zeigt innerhalb eines dunkleren Periderms eine breite, weisse Rinde. Dieselbe wird durch gelbbräunliche Ringe, welche an den dem Bast entsprechenden Stellen deutlicher hervortreten, in zahlreiche concentrische Zonen getheilt und schliesst einen gelben, marklosen Holzcylinder ein, der von sehr geringem Durchmesser ist.

b. Mikroskopie. Umgeben von dem geschichteten braunen Kork erscheint auf dem Querschnitt eine sehr schmale primäre Rinde. Sie besteht aus tangential gestreckten Parenchymzellen, welche nach der Innenrinde zu Milchsaftgefässe umschliessen. Die Innenrinde ist viel breiter. Sie wird von einem Grundgewebe zusammengesetzt, dessen Zellen im Querschnitt polygonal, im Längsschnitt axial gestreckt sind und von aussen nach innen zu enger werden, aber keine deutliche Scheidung in Mark- und Baststrahlen erkennen lassen. Dieses Grundgewebe wird durch gelbliche, concentrische Ringe in zahlreiche Zonen getheilt. Die Ringe bezeichnen die Querdurchschnitte von Milchsaftgefässen, welche senkrecht und parallel der Wurzeloberfläche abwärts verlaufen und sich nur in tangentialer Richtung, den Ringen entsprechend, verzweigen und anastomosiren. Der Baststrahlenregion entsprechend sind die Milchsaftgefässe besonders nach aussen zu stärker entwickelt und in ihrer Umgebung erscheint hier das Gewebe dichter und enthält zugleich enge Siebröhren. Die Rinde der getrockneten Wurzel kann so lückig sein, dass die concentrischen Ringe undeutlich bleiben, obgleich der Milchsaft in den Gefässen zu einer braunen, krümeligen Masse eingetrocknet ist. Eine Cambiumlinie trennt die Rinde von dem Holz. Dieses enthält in einem dünnwandigen Prosenchym zahlreiche, von aussen nach innen enger werdende Gefässe; deren Seitenwände theils spiralig, theils netz- und treppenförmig verdickt und deren Querwände central durchbrochen sind. Die Gefässe schliessen oft Harz ein.

c. Präparation. Getrocknete Wurzelstücke werden in verdünntem Spiritus macerirt und zu Quer- und Längsschnitten benutzt. Frische Wurzeln lassen sich ohne weitere Vorbereitung schneiden. Mit verdünntem Kaliumhydroxyd behandelte Schnitte geben deutliche Bilder.

Chemie: Der im Frühjahr am reichlichsten vorhandene Milchsaft ist frisch ganz weiss, färbt sich an der Luft röthlichbraun, reagirt sauer und gerinnt zu einer bräunlichen, körnigen Masse, Leontodonium genannt. Wasser entzieht dem frischen Milchsaft einen Bitterstoff, Taraxacin. Aus dem Leontodonium lässt sich ein krystallisirbarer, wachsartiger Stoff, Taraxacerin, von der Formel $C^8H^{16}O$ isoliren. Ausserdem kommt Harz, unkrystallisirbarer Zucker und statt des Amylum Inulin vor. Bei 100° getrocknet gibt die Frühjahrswurzel 5—6 pc. Asche, welche reich an Kalium- und Calciumsalzen ist.

Taraxacin, Löwenzahnbitter, krystallisirt angeblich in weissen Wärzchen oder Sternchen und Dendriten, ist leicht löslich in Aether, Weingeist und kochendem Wasser, schwierig in kaltem Wasser. Es schmilzt leicht und verbrennt ohne Ammoniak zu entwickeln. In concentrirten Säuren löst es sich farblos und verhält sich indifferent gegen die meisten Reagentien.

Taraxacerin ist ein indifferenter, krystallisirender Körper aus dem Leontodonium, welcher nicht bitter schmeckt.

Inulin, $C^6H^{10}O^5$, ist ein krystallisirbares, diffusionsfähiges, linksdrehendes Kohlenhydrat, welches nur in gelöster Form in den unterirdischen Theilen zwei- und dreijähriger Compositen (auch in Wurzeln einiger anderen Familien) und in der radix Taraxaci zu 20—24 pc. vorkommt. Es löst sich so gut wie gar nicht in kaltem, leicht in heissem Wasser. Beim Erkalten scheidet sich das Inulin (nicht vollständig) in Sphärokrystallen ab. Durch Alcohol wird es aus der wässrigen Lösung gefällt. Beim Kochen mit Wasser, noch schneller beim Erwärmen mit verdünnten Säuren oder Erhitzen mit Wasser in verschlossenem Rohr über 100° wird es in Levulose umgesetzt. Hierbei treten als Zwischenglieder Metinulin und Levulin auf. Saccharificirende Fermente wirken nur sehr wenig auf Inulin ein. Durch Jod wird das Inulin nicht blau gefärbt.

Verwechselung: Radix Cichorii von der wild wachsenden Stammpflanze ist leicht zu unterscheiden. (Siehe folg. Art.)

Handel: Die Droge hiesiger Geschäfte wird zum grossen Theil in Thüringen gesammelt.

Verwendung: Die trockne Wurzel wird nur als bitteres Mittel gebraucht. Frisch gesammelt dienen Wurzel und Kraut zu sogenannten blutreinigenden Frühlingscuren.

Präparat: Nur Extractum T. ist officinell.

Radix Cichorii.

Cichorienwurzel.

Cichorium Intybus L., die Stammpflanze der schon von Theophrast, Dioscorides und Plinius erwähnten Cichorienwurzel, eine ausdauernde Composite, ist über Europa und Asien verbreitet und wird vielfach cultivirt. Abb. Ha. II. 24; Pl. 586.

Aussehen: Die Wurzel der wildwachsenden Pflanze ist spindelförmig oder fast stielrund, wird bis 40 cm lang und 1—2 cm dick, bleibt meist einfach oder treibt nur spärliche Aeste und trägt häufig mehrere Köpfe. Die frische Wurzel ist aussen hellgelb, von fleischiger Consistenz und milchend, getrocknet dagegen hornartig hart, aussen hellbraun, längsrunzelig und schmeckt bitter.

Anatomie: a. Lupenbild. Auf dem Querschnitt erscheint die Rinde weiss; sie schliesst einen deutlich radiär gestreiften, gelblichen Holzkern ein, der auch Mark enthalten kann.

b. Mikroskopie. Innerhalb des mehrschichtigen Periderms liegt eine schmale primäre Rinde, deren Parenchym deutliche Intercellularräume und zertreute Milchsaftschläuche zeigt. Die Innenrinde ist stärker entwickelt und aus Mark und Baststrahlen zusammengesetzt. Erstere sind 2—3reihig und ihre Zellen etwas radial gestreckt. Die Baststrahlen enthalten in ihrem parenchymatösen Grundgewebe Siebröhrenbündel und Milchsaftgefässe. Eine breite Cambiumzone trennt die Rinde vom Holz, welches zwischen 2—3reihigen Markstrahlen bräunliche Holzstrahlen zeigt. Die letzteren bestehen aus ziemlich dickwandigem Prosenchym, in welches Gefässe mit netzförmig verdickten und getüpfelten Wandungen in radialer Anordnung eingelagert sind.

c. Präparation. Wie bei rad. Taraxaci.

Chemie: Hauptbestandtheil ist Inulin, welches in der wildwachsenden zu 11 pc., in der cultivirten, viel stärkeren Wurzel sehr viel reichlicher vorkommt. Ausserdem sind Gerbsäure, etwas Albumin, Fett, Harz, Zucker und ätherisches Oel in Spuren nachgewiesen.

Verwechselung: Von der radix Taraxaci unterscheidet sich auch diese Wurzel leicht durch die radiäre Streifung des Querschnitts.

Verwendung: Die Wurzel dient in der cultivirten Form zur Herstellung von Kaffee-Surrogat; die wild wachsende wird hin und wieder zu sogenannten Frühjahrskuren benutzt.

---

b. Verdickte Wurzeln, Tubera.

1. Tubera aus der Abtheilung der Monocotyledonen.

Tubera Salep.

Salep.

Salep wurde, wie auch jetzt noch, schon in alten Zeiten im Orient als Nahrungs- und Genussmittel und später erst als Arzneimittel verwerthet. Als letzteres war es schon im 15. Jahrhundert in dem deutschen Drogenhandel eingebürgert. Stammpflanzen sind Orchideen Mitteleuropas und des Orients aus der Unterfamilie der Ophrydeen (Bschr. Lrs. Pf. 344), welche zur Blüthezeit ausser starken, fadenförmigen und fleischigen Wurzeln zwei einfache oder handförmig getheilte Wurzelknollen besitzen. Der stengeltragende ist dunkel gefärbt, und welk, der seitlich mit diesem verbundene, jüngere ist heller, fest und trägt auf seinem Scheitel die Knospe für den Stengel des nächsten Jahres. Einfache Knollen liefern von europäischen Arten: *Orchis bifolia* L. Abb. Pl. 644; *O. laxiflora* LAM. Abb. Ha. XIV. 18; *O. mascula* L. Abb. N. v. E. t. 71 u. Pl. 643; *O. militaris* L. Abb. Bg. u. S. XIa; Ha. XIV. 17; *O. Morio* L. Abb. Ha. XIV. 24; N. v. E. t. 72 u. Pl. 645; *O. ustulata* L. Ha. XIV. 16; *Anacamptis pyramidalis* RICH. — Handförmig getheilte Knollen entwickeln *Orchis latifolia* L., *O. maculata* L. Abb. L. Pf. F. 194; *Gymnadenia conopsea* R. Brown, Bschr. Lrs. Pf. 353 u. a. A. Die ungetheilten Knollen sind wegen ihrer grösseren Ergiebigkeit bevorzugt und von diesen werden nicht die stengeltragenden, sondern nur die jüngeren zur Zeit der Blüthe oder unmittelbar nachher gesammelt, gewaschen und abgerieben, auf Fäden gereiht, in siedendem Wasser gebrüht und an der Luft getrocknet.

Durch diese Behandlung geht der unangenehme Geruch und etwas bittere Geschmack der frischen Knollen verloren. Gleichzeitig wird aber auch die Epidermis zerstört, alles Amylum verkleistert und das normale Gewebe verzerrt.

Aussehen: Die getrockneten Knollen stellen hornartig harte, durchscheinende, rundliche oder länglich eiförmige Körper von 0,5—2 cm Durchmesser und 4 cm Länge dar, deren Oberfläche meist etwas rauh, hellbräunlich grau oder gelblich ist und welche am Scheitel die Narbe der Stengelknospe zeigen. Die Droge ist geruchlos und hat einen faden, schleimigen Geschmack.

Anatomie: a. Lupenbild. Der Querschnitt der getrockneten Knollen ist bräunlich, hornartig, glänzend und erscheint erst unter der Lupe fein netzgrubig.

b. Mikroskopie. Auf dem Querschnitt der Droge erkennt man verzerrte, polygonale Parenchymzellen, welche meist je einen Kleisterballen enthalten und zwischen sich zahlreiche, weit grössere, ovale Schleimzellen und vereinzelte Gefässbündel einschliessen. — Der Querschnitt eines ganz frischen, unverletzten Knollens zeigt eine Oberhaut (Epiblema) aus inhaltslosen, dünnwandigen, tafelförmigen Zellen, von welchen viele zu gegliederten und gekrümmten Haaren von verschiedener Länge ausgewachsen sind. Innerhalb dieses Epiblema liegt ein Parenchym, dessen polygonale Zellen reich an Stärke sind und hin und wieder auch Raphidenbündel einschliessen. In dieses Grundgewebe sind sehr zahlreich grosse, kugelige oder ovale, dünnwandige Schleimzellen und zerstreute Gefässbündel eingelagert. Die Gefässe haben spiralige und netzförmig verdickte Wandungen und sind von wenig Prosenchymzellen umgeben. Das Stärkemehl zeigt bei den einzelnen Arten verschiedene Gestalt. Bald stellt es kleine, zusammengesetzte, bald einfache, rundliche oder eiförmige Körnchen dar. Abb. Bg. A. T. 23. F. 57.

c. Präparation. Die officinelle Droge lässt sich zwar schneiden, gibt aber verzerrte Bilder. Instructiver sind Schnitte von frischen Orchisknollen.

Chemie: Die Knollen enthalten bis zu 48 pc. Schleim neben 20 bis 27 pc. Stärke, 1 pc. Zucker, 5 pc. Eiweiss und 2 pc. Asche.

Der Salepschleim lässt sich aus einer wässrigen Lösung nicht durch Bleizucker, aber durch Bleiessig und auch durch Weingeist ausfällen. Der durch letzteren entstandene Niederschlag ist zwar durch anorganische und stickstoffhaltige Beimischungen verunreinigt, löst sich aber in Kupferoxydammoniak. Bei Behandlung mit Salpetersäure gibt er im Gegensatz zu anderen Schleimsorten keine Schleimsäure. Seine wässrige Lösung wird auf Zusatz von Jod entschieden roth, während der durch Verdunsten der Lösung erhaltene Rückstand sich mit Jodwasser violett färbt.

Verwechselung: In einzelnen Fällen sollen geschälte Bulbi von Colchicum autumnale L. (Wigand) zwischen der Waare gefunden worden sein. Diese giftigen Knollen (siehe unter Bulbi) unterscheiden sich in ihrem Bau durch den Mangel der Schleimzellen und die reichlich vorhandenen zerstreuten Gefässe. sowie ferner durch ihren anfangs süsslichen, hinterher bitteren und kratzenden Geschmack.

Handel: Der Salep unseres Handels stammt, da in Deutschland nicht viel gesammelt wird, hauptsächlich aus Kleinasien, welches, wie Flückiger angibt, im Durchschnitt annähernd 650000 kg jährlich exportirt.

Verwendung: Salep wird nur als rein mechanisch wirkendes, reizmilderndes- und deckendes Mittel angewendet.

Präparate: Nur Mucilago Salep ist officinell.

2. *Tubera aus der Abtheilung der Dicotyledonen.*

Tubera Aconiti.

Eisenhutknollen.

Die **R. Ph.** verlangt die Wurzelknollen von *Aconitum Napellus* L. Bschr. Lrs. Pf. 401. Abb. Bg. u. S. XXVIII e; Btl. a. Tr. 6; Ha. XII. 12; N. v. E. t. 395, 396 u. Suppl. 4. t. 21—23; Pl. 435, einer schon den alten Griechen als giftig bekannten, blaublühenden Ranunculacee, welche (im Verein mit ähnlich blühenden Varietäten *A. variegatum* L., *A. paniculatum* Lam., *A. Stoerckeanum* Reichb.) weit verbreitet und besonders zahlreich auf mitteleuropäischen (aber auch auf südsibirischen und ostindischen) Gebirgen in einer Höhe von 1500 bis 2000 Meter vorkommt und vielfach in Gärten cultivirt wird. Als Arzneimittel scheint die officinelle Stammpflanze schon im 12. Jahrhundert in Deutschland Ruf gehabt zu haben, gerieth aber fast in Vergessenheit, bis in der zweiten Hälfte des vorigen Jahrhunderts das Kraut der Pflanze wieder warm empfohlen wurde. Statt dieses werden jetzt die kräftiger wirkenden Knollen bevorzugt.

Die gebräuchlichen Tubera werden wahrscheinlich oft genug unterschiedslos von blaublühenden Aconitumarten gesammelt, deren Wurzelknollen auch in der That keine durchgreifenden Unterschiede darbieten. Jede einzelne Pflanze besitzt zur Blüthezeit einen stengeltragenden Knollen, welcher bis zum nächsten Frühjahr abstirbt, und meist einen (seltener mehr) durch ein kurzes Verbindungsglied seitlich anhängenden, jungen Secundärknollen, welcher die Knospe für den nächstjährigen Stengel trägt.

Aussehen: Die officinellen Knollen sind rübenförmig, 3—8 cm lang, oben etwa 2 cm dick und gehen nach unten meist allmählich, seltener rasch in eine Wurzelspitze über. Ihre Aussenfläche ist graubraun (diejenige des Mutterknollens ist dunkler), mit nicht gerade zahlreichen Narben oder Resten von Nebenwurzeln besetzt und nach dem Trocknen stark längsrunzelig. Die frischen Knollen haben einen Rettiggeruch, welcher beim Trocknen verloren geht, während der erst schwach süssliche und hinterher scharfe und Uebelkeit erregende Geschmack sich erhält.

Anatomie: a. Lupenbild. Der Querschnitt der stengeltragenden Knollen, die besser (wie bei Salep) nicht gesammelt werden sollten, unterscheidet sich durch bestimmte Altersveränderungen von demjenigen des Knospenknollens und bei beiden ist derjenige des dickeren Knollentheiles von dem des dünneren Endes durch die mächtige Entwickelung parenchymatösen Gewebes differenzirt.

Der Querschnitt durch den dünneren Theil des jüngeren Knollens zeigt ein nicht unerhebliches Mark, welches im Centrum die Gefässbündel des gewöhnlich pentarchen Gefässstranges von einander trennt. Die Gefässbündel liegen in den peripherisch vorgeschobenen Ecken der Cambiumlinie. Jenseits der letzteren sieht man eine schon breite, secundäre Rinde, welche keine Differenzirung in Mark- und Baststrahlen erkennen lässt. Auf sie folgt nach aussen eine innere Endodermis, an welche sich die sehr schmale primäre Rinde anlegt und das Ganze ist von einer braunen Oberhaut umfasst.

Der Querschnitt durch den verdickten Theil des frischen, die Knospe tragenden Knollens ist rund oder oval, saftig und weiss. An der Luft wird er röthlich. Bei der officinellen Droge erscheint er mehr oder weniger bräunlich, bricht pulverig, lässt aber nach Aufweichung in Wasser ebenso wie bei dem saftigen, frischen Secundärknollen dieselben Gewebsschichten unterscheiden, welche der dünnere Wurzeltheil besitzt, nur ist das Mark und nicht minder die secundäre Rinde stark verdickt und dadurch die primäre Rinde sehr zusammengedrückt und die Endodermis in die Nähe der Epidermis gerückt.

b. Mikroskopie. Das Mark besteht aus Parenchymzellen, welche im Querschnitt eine rundliche, im Verticalschnitt eine unregelmässige vier- bis sechsseitige Gestalt zeigen, kleine Intercellularräume zwischen sich lassen, grob rundlich getüpfelt und mit grossen zusammengesetzten Stärkekörnern angefüllt sind. — Die etwa achtreihige Cambiumlinie umschliesst das Mark in Form eines fünfeckigen Sternes, dessen Einsenkungen nach innen, dessen Spitzen nach aussen mehr oder weniger convex gewölbt sind. Innerhalb der Spitzen sind die Gefässbündel so angeordnet, dass sie im Querschnitt einen nach aussen geöffneten Winkel bilden, in dessen Spitze das primäre Gefässbündel liegt und dessen Schenkel von secundären (cambiogenen) Gefässbündeln hergestellt werden. Der Raum zwischen letzteren und dem Cambium wird von secundärem Parenchym ausgefüllt, welches von dünnwandigen, stärkeführenden Zellen aufgebaut und bisweilen noch von einer dritten radialen Gefässreihe durchsetzt ist. Die Gefässe des primären Gefässbündels sind theils enge Spiralgefässe, theils spaltenförmig behöft getüpfelte Tracheen, theils Gefässe mit netzförmig verdickten Wandungen. Ihre meist horizontalen Querwände sind gewöhnlich bis auf einen schmalen Ring resorbirt. Die secundären Gefässe sind ähnlich gebildet, erreichen aber nicht die Länge und Breite der primären; ihre Wände sind behöft getüpfelt, die Querwände central durchbohrt und wenig schräg gestellt. — Die Parenchymzellen der secundären Rinde sind fast isodiametrisch, dünnwandig und spaltenförmig oder rund getüpfelt und mit Stärkemehl angefüllt. Zunächst der Cambiumlinie sind sie im Querschnitt radiär aneinandergereiht und hier liegen in der Fortsetzung der erwähnten Gefässschenkel secundäre Siebröhrengruppen. Weiter nach aussen ist die radiäre Anordnung verwischt und hier finden sich, gewöhnlich gegenüber den concaven Einsenkungen der Cambiumlinie, die durch das Dickenwachsthum weit nach aussen verdrängten primären Siebröhrengruppen. Die Siebröhren dieser letzteren besitzen meist horizontale Siebplatten, welche gleichmässig perforirt sind. Die secundären Siebröhren bilden kreisförmige Gruppen, welche gewöhnlich im Centrum Siebröhren mit Geleitzellen und peripher Cambiformzellen enthalten. Die letzteren sind mit Proteïnstoffen und sehr feinen Stärkekörnern gefüllt. Häufig sind diese Siebgruppen von einer mehr oder weniger geschlossenen Scheide kleinerer Parenchymzellen, welche feinere Stärkemehlkörnchen als die benachbarten führen, umschlossen. — Die Endodermis besteht aus einer Reihe tangential gestreckter, viereckiger Zellen, welche stärkemehlfrei und deren Wände verkorkt sind. — Die Parenchymzellen der primären Rinde sind im Querschnitt des dünnen Theils eines frischen Knollens noch isodiametrisch, bei drei- bis vierfacher Länge und mit rundlichen oder spaltenförmigen Tüpfeln versehen. Sie lassen — mit einziger Ausnahme der direct der Epidermis angelagerten, hypodermatischen und amylumfreien Zellen — drei- oder viereckige Intercellularräume zwischen sich. Sämmtliche Parenchymzellen der primären Rinde führen Stärkemehl, dessen Körner aus zwei bis fünf Körnchen mit sehr zarter Schichtung zusammengesetzt sind. Einzelne Parenchymzellen der primären Rinde entwickeln sich zu Sclerenchymzellen (Steinzellen). Im Querschnitt des verdickten Knollentheils erscheinen die Parenchymzellen der primären Rinde durch das Dickenwachsthum zusammengedrängt und tangential gedehnt, Wände und Inhalt gebräunt und zum Theil unter der gesprengten Epidermis der Verwitterung anheimgefallen. — Die Epidermis erscheint, wo sie unversehrt ist, aus hellbraunen Zellen gebildet, welche unter der dunklen Cuticula eine stark verkorkte Schicht besitzen, an welche sich ein dicker Cellulosenschlauch anlegt. Letzterer bildet allein die tangentiale Innenwand, während die radialen Zellenwände gleichfalls die Korkschicht zeigen.

Der Querschnitt des stengeltragenden, leichten Mutterknollens zeigt bei ähnlicher Bildung zahlreiche Lücken, oder ist selbst hohl und besitzt nicht nur in der primären Rinde, falls dieselbe noch erhalten ist, sondern auch in den Gefässsträngen Sclerenchymzellen und ist des Amylums fast ganz beraubt. Abb. Bg. A. T. 24. F. 58. A. Meyer Arch. Ph. 1881. 19. S. 243. 252. 253. 261. 264.

c. Präparation: Die Knollen werden in verdünntem Spiritus aufgeweicht und sämmtliche Schnitte mit Kalilauge von Amylum befreit und die Einzelnheiten durch Tinctionen verdeutlicht.

Chemie: Die Knollen von Ac. Nap. enthalten drei Alcaloide, unter diesen vorwiegend Aconitin, daneben etwas Pseudaconitin und Picroaconitin, ausserdem Harz, Fett und Zucker.

Der Handel liefert das Aconitin von sehr verschiedener Wirksamkeit:

1. Das deutsche Aconitin ist ein gelblich weisses, luftbeständiges, amorphes, schwach linksdrehendes Pulver, welches in den Knollen zu 0,2—0,6—0,8 und angeblich selbst zu 1,25 pc. vorkommt, bei 80—83° C. schmilzt, sich kaum in Wasser, leicht in Aether, Chloroform, Weingeist, Benzol und Amylalcohol mit alkalischer Reaction löst, zuerst bitter, dann brennend und scharf schmeckt und hochgradig giftig wirkt. Mit Säuren bildet es Salze, welche meistens nicht krystallisiren. Eine Ausnahme macht das bromwasserstoffsaure Salz. Die Formel des Aconitin ist nach älteren Angaben $C^{30}H^{47}NO^{7}$, nach neueren $C^{33}H^{43}NO^{12}$. In wässriger Phosphorsäure gelöst und vorsichtig verdampft, gibt es eine characteristische violette Färbung. Mit Wasser auf 140—150° längere Zeit erhitzt oder statt dessen mit anorganischen Säuren oder mit Alkalien gekocht, zerlegt es sich in Benzoësäure und eine amorphe Base, Aconin genannt, $C^{26}H^{39}NO^{11}$, welche sich nicht in Aether, aber in Alcohol und Chloroform löst und bitter schmeckt. Beim Erhitzen mit Weinsäure geht Aconitin in Apoaconitin, $C^{33}H^{41}NO^{11}$, über.

2. Englisches Aconitin (= Morson's vermeintliches Aconitine pure), ein grauweisses Pulver von brennendem Geschmack, welches sich weit schwerer löst in Alcohol und Aether, woraus es leicht krystallisirt. Es wirkt viel stärker giftig als das deutsche Aconitin.

3. Französisches Aconitin kommt in zwei verschiedenen Präparaten vor. Das Aconitin von Hottot und Liégeois ist ein gelblichweisses, krystallinisches Pulver, welches sich in chemischer Beziehung dem deutschen ähnlich verhält, aber weit giftiger wirkt. Das von Duquesnel dargestellte Aconitin stellt

rhombische oder sechsseitige, farblose Krystalltafeln dar, schmilzt erst bei 140°, ist kaum in Wasser, reichlicher in Alcohol, Aether, Essigäther, Benzin, am leichtesten in Chloroform löslich und gibt in verdünnter Phosphorsäure gelöst und vorsichtig verdunstet bei gewisser Concentration die characteristische, violette Färbung. Mit den meisten Säuren bildet es leicht krystallisirende, neutrale Salze; saure Salze krystallisiren nicht. Es wirkt von allen käuflichen Aconitinsorten am intensivsten giftig.

Das Pseudaconitin (= Nepalin, Flückiger), $C^{36}H^{49}NO^{11}$, schmilzt bei 104—105° C., ist schwerer löslich in Alcohol, Aether und Chloroform. Aus heissgesättigter Lösung krystallisirt es beim Erkalten aus; mit Salpetersäure gibt es ein krystallisirendes Salz. Mit Wasser wie Aconitin behandelt liefert es Dimethylprotokatechusäure und Pseudaconin, $C^{27}H^{41}NO^{8}$. Mit verdünnter Salzsäure behandelt geht es in Apopseudaconitin, $C^{36}H^{47}NO^{11}$, über. Mit alcoholischer Kalilauge auf 140° C. erhitzt, liefert es Apopseudaconin, $C^{27}H^{39}NO^{8}$. Es wirkt intensiv giftig und ist der vorwiegende Bestandtheil der Knollen von Aconitum ferox Wallich. (Abb. Btl. a. Tr. 5.)

Das Pikroaconitin, $C^{31}H^{45}NO^{10}$, ist eine amorphe Base von bitterem Geschmacke, welche nicht giftig wirkt.

Verwechselungen: Die Knollen der anderen europäischen, giftigen und blaublühenden Aconitarten, *A. paniculatum* Lam., *A. variegatum* L., *A. Stoerckeanum* Reichb., unterscheiden sich anatomisch nicht wesentlich von denen des Ac. Nap. Sie sind im Allgemeinen kleiner und bilden, da ihre Stammpflanzen vorwiegend auf anderen, tiefer gelegenen Standorten heimisch sind, weder eine häufig vorkommende, noch schwerwiegende Verunreinigung der käuflichen Waare. Die Knollen des ostindischen Aconitum ferox sind grösser als die officinellen, spielen aber in unserem Handel keine Rolle.

Verwendung: Die Droge und ihre Präparate werden wegen ihrer Wirkung auf das Nervensystem gebraucht.

Präparate: Wegen der differenten Wirkung der verschiedenen Aconitinarten des Handels hat die **R. Ph.** kein Aconitin aufgenommen und sich auf das Extractum Aconiti und die Tinctura Aconiti beschränkt.

Tubera Jalapae.

Jalapenknollen.

Die officinellen Jalapenknollen sind in Deutschland seit der ersten Hälfte des 17. Jahrhunderts in Gebrauch. Sie gelangen nach Europa aus den mexicanischen Staaten Vera-Cruz und Puebla, wo die Stammpflanze *Ipomoea Purga* Hayne, eine Convolvulacee, in den regenreichen Wäldern der ostmexicanischen Anden in einer Höhe von 1600—2700 m, vorzugsweise an den Ostabhängen der Vulkankette vom Cofre de Perote bis zum Pic von Orizaba, dann in der Umgebung von Cordoba, von Songolico und endlich auch von Tehuacan so reichlich gedeiht, dass die Knollen das ganze Jahr hindurch geerntet werden können. Culturen auf Jamaica sollen eine nicht ganz so wirksame Droge liefern und neuere Anpflanzungen auf den Nilagiris Vorderindiens gedeihen zwar gut, greifen aber noch nicht in den Handel ein. Bschr. Lrs. Pf. S. 580, Abb. Bg. u. S. V. a. u. b, Btl. a. Tr. 186, N. v. E. sppl. 3. t. 18, Ha. XII. t. 33. u. 34. Officinell sind: 1. die bis 10 cm dicke, rübenartige Hauptwurzel (Hauptknollen), welche abwärts plötzlich in ein langes, schwanzartiges, hin und hergebogenes wenig verzweigtes Ende übergeht und 2. die kleineren Nebenknollen. Diese letzteren entwickeln sich theils an Nebenwurzeln, theils und zwar zahlreicher an Ausläufern, welche vom Wurzelscheitel und dem unterirdischen Theile des Stengels ausgehen.

Aussehen: Alle Knollen sind hornartig fest, ihre Aussenfläche graubraun bis braunschwarz, uneben und rauh durch zahlreiche, verzweigte und netzförmig verbundene, höckerige Längsleisten, welche von graubräunlichem Korke bedeckt sind und Furchen zwischen sich lassen, deren korkige Oberfläche vielfach von (beim Trocknen) ausgetretenem, schwarzbraunem Harz überzogen sind. Der Bruch der Droge ist entweder hornartig muschelig oder mehlig, ihr Geruch erinnert an Rauch und ihr Geschmack ist erst fade und hinterher kratzend.

Anatomie: a. Lupenbild. Der Querschnitt der Knollen hat einen rundlichen oder stumpf mehrkantigen Umriss, dessen äusserste Schicht ein dunkelgefärbter Kork ist. Innerhalb desselben liegt zunächst eine schmale, hellbräunliche oder grauweisse Rinde, in welcher man ziemlich dicht radial geordnete Reihen braunschwarzer Punkte, die Durchschnitte von Harzzellen, erkennt. Eine dunkle Cambiumlinie trennt die Rinde von dem starken Holzkörper und dieser ist aus einem dichten, grauweissen oder bräunlichen Grundgewebe aufgebaut, welches durch zahlreiche der Cambiumlinie parallele, dunklere Kreislinien in ringförmige Zonen getheilt erscheint. Bei den grossen Knollen ist der mittlere Theil des Querschnitts nicht durch concentrische, sondern durch ganz unregelmässig verlaufende, dunklere Linien wie marmorirt gezeichnet.

b. Mikroskopie. Nach innen von dem mehrschichtigen, dunklerbraunen Periderm liegt die hellbräunliche Rinde, deren äusserer Theil aus stärkemehlreichen Parenchymzellen besteht, zwischen welchen zahlreiche Harzzellen und Zellen mit Calciumoxalatkrystallen in Morgensterndrusen auftreten. Der innere Theil der Rinde unterscheidet sich nur dadurch von dem ersteren, dass in das stärkemehlreiche Parenchym die Harzzellen in ziemlich dichtstehenden, radialen Reihen eingelagert sind. Die Harzzellen übertreffen an Grösse nicht unerheblich die

Parenchymzellen. Die nun folgende Cambiumlinie ist eine dünne Schicht aus stärkefreien, englichtigen Zellen mit bräunlichem Inhalt. Sie umschliesst den Holzkörper, welcher den Hauptbestandtheil der Knollen ausmacht. Sein Grundgewebe besteht aus hellbräunlichen, stärkereichen, rundlichen, dünnwandigen Parenchymzellen, zwischen welchen auch Calciumoxalatzellen liegen. Es wird im Querschnitt durch zahlreiche, concentrische Cambiumlinien in ringförmige Zonen getheilt, welche sich, wenn die Knollen in Wasser aufgeweicht werden, wie aufeinander liegende Hüllen schichtenförmig abschälen lassen. Jeder Cambiumlinie dicht angelehnt stehen in weitläuftigem Kreise im Querschnitt kurz keilförmige Gefässbündel, welche aus behöft getüpfelten, im Längsschnitt kurzgliederigen Gefässen, umgeben von wenigen Prosenchymzellen, zusammengesetzt sind. Die Gefässbündel der sämmtlichen Zonen sind so angeordnet, dass sie unterbrochene, radiale Reihen herstellen. Zwischen den Gefässen, zum Theil auch dicht an den Cambiumlinien, zum Theil nach innen von jedem Gefässkreis liegen in mehreren, bisweilen etwas unterbrochnen Reihen, zahlreich angehäuft Harzzellen von gleicher Bildung wie in der Rinde. In stärkeren Knollen ist der innere Theil des Holzkörpers von ganz unregelmässig gelagerten Cambiumbildungen mit angelagerten Gefässbündeln und Harzzellen durchsetzt und bietet deshalb auf dem Querschnitt das erwähnte marmorirte Ansehen. — Das Amylum in den Parenchymzellen des Holzkörpers wie der Rinde besteht theils aus einfachen, rundlichen, concentrisch geschichteten, theils aus zusammengesetzten Körnern. In manchen Zellen ist es in Folge des Trocknens über offenem Feuer auch bereits verkleistert. Abb. Bg. A. T. 23. F. 56.

c. Präparation. In verdünntem Spiritus aufgeweichte Stücke gestatten Quer- und Längsschnitte, die von Amylum befreit, Parenchym, Cambium, Harzzellen und Gefässbündel deutlich erkennen lassen.

Chemie: Die Knollen enthalten als wirksamen Bestandtheil 10—22 pc. Jalapenharz und daneben Stärke, Gummi, Farbstoff und bis 19 pc. Zucker.

Jalapenharz, nach Vorschrift der Pharmacopoe dargestellt, ist braun, an den glänzenden Bruchrändern durchscheinend, leicht zerreiblich, von widerlich kratzendem Geschmack und leicht löslich in Weingeist. Die weingeistige Lösung lenkt die Ebene des polarisirten Lichtes nach links ab. Es löst sich ferner in 5 Th. Ammoniak und kann durch Säuren aus dieser Lösung nicht ausgefällt werden. In Schwefelkohlenstoff, Chloroform und Aether ist es unlöslich. Der letztere entzieht dem rohen Harz 5—7 pc. Jalapin, mit welchem Namen das gereinigte Harz von *Ipomoea Orizabensis* Ledanois bezeichnet wird. — Das völlig gereinigte Harz der Jalapenknollen hat dagegen ganz unzweckmässig den Namen Convolvulin erhalten. Es ist farblos, nach der Formel $C^{31}H^{50}O^{16}$ zusammengesetzt, schmilzt bei 150°, ist unlöslich in Aether, Chloroform, ätherischen Oelen, dagegen leicht löslich in Alcohol, Essigsäure und in wässrigen Lösungen der Alkalien. Aus letzteren Lösungen wird es durch Säuren nicht ausgefällt, weil es unter Wasseraufnahme übergeht in Convolvulinsäure, $C^{62}H^{108}O^{35}$, eine amorphe, hygroskopische, in Wasser und Weingeist, nicht in Aether lösliche Masse. Wird diese Säure in wässriger Lösung bei Körpertemperatur mit Emulsin behandelt oder mit verdünnten Mineralsäuren erwärmt, so spaltet sie sich unter Aufnahme von Wasser in Zucker und eine andere Säure, die Convolvulinolsäure, $C^{13}H^{24}O^{3}$, deren Barytsalz sowohl wie ihr Hydrat 2 ($C^{13}H^{24}O^{3}$) + $H^{2}O$, das sog. Convolvulinol krystallisirt. Auch das Convolvulin erfährt unter dem Einfluss verdünnter Säuren dieselbe Spaltung in Zucker und Convolvulinolsäure.

Verwechselungen: Die Wurzelknollen von *Ipomoea simulans* Hanbury (Abb. in Hanbury's Science Papers 1876, p. 349), einer Convolvulacee, welche im Staate Guanajato und bei Oaxaca heimisch ist, kommen über Tampico unter dem Namen Tampico-Jalape nach Europa. Sie erreichen nicht die Stärke der grossen Knollen der echten Jalape und sind bald rübenförmig, bald rundlich, bald verlängert. Ihre Oberfläche ist von runzeligem Kork bedeckt, ihr Bau ähnlich dem der officinellen Droge, das Harz, welches sie liefern, ist im Gegensatz zum Convolvulin in Aether löslich und wird Tampicin genannt. Unter der Bezeichnung Stipites Jalapae oder radix Jalapae fibrosa s. levis gelangen Wurzeln nach Europa und auch in den deutschen Handel, welche von *Ipomoea orizabensis* Ledanois abgeleitet werden. Abb. Journ. de chim. med. Janv. 1834, T. X, Pl. II, F. 1. Die Stammpflanze wächst gemeinschaftlich mit Ipomoee purga auf den ostmexicanischen Anden und ihre Wurzel kommt bald in Stücken, welche der echten Jalape ganz unähnlich sind, bald in sehr ähnlichen Knollen vor. Aber selbst die letzteren sind kleiner und mehr spindelförmig, aussen heller gefärbt und durch tiefere Längsfurchen ausgezeichnet. Im Geruch und Geschmack stimmen sie mit der officinellen Jalape überein. Anatomisch unterscheiden sie sich dadurch, dass der Querschnitt concentrisch gezont, aber zugleich mehrstrahlig gebaut ist. Das Harz dieser Orizabawurzel ist in seinem Zustande dem Convolvulin homolog zusammengesetzt, gibt bei entsprechender Behandlung auch analoge Zersetzungs- und Spaltungsproducte, wirkt auch drastisch, ist aber in Aether vollständig löslich und wird Jalapin genannt.

Handel: Die Jalapenknollen werden über Vera-Cruz nach Europa verschifft. Im Jahre 1880 importirte Hamburg allein 327 000 kg, im folgenden Jahre nur 16 000 kg und 1882 wieder 40 400 kg.

Verwendung: Die Knollen dienen als drastisches Purgans.

Präparate: Die Pharmacopoe fordert die Darstellung der Resina Jalapae, welche Bestandtheil des Extractum Rhei compositum und des Sapo jalapinus, so wie dieser letztere Ingredienz der Pilulae Jalapae ist.

c. Wurzelstöcke, Rhizomata.

1. Rhizome und Rhizomtheile aus der Abtheilung der Gefässkryptogamen.

Rhizoma Filicis.

Farnwurzel.

Die Stammpflanze der Farnwurzel, *Aspidium Filix mas* Swartz, war schon zu Aristoteles Zeiten im 4. Jahrhundert vor Christi Geburt als Wurmmittel bekannt und ist einer der gemeinsten Farne. Sie kommt in ganz Europa, Asien vom hohen Norden bis Ostindien und Java, in Nordafrika (Algier), in Nord-, Mittel- und Südamerika (bis Peru) vor. Bschr. Lrs. Pf. 155. Abb. Bg. u. S. XXXII. e. u. f., Btl. a. Tr. 300, N. v. E. t. 19. — Der ungeschälte Wurzelstock mit den Blattstielresten (den sog. Wedelbasen), befreit von den Nebenwurzeln und Spreuschuppen (paleae) ist die jetzt in Deutschland officinelle Droge, welche jährlich erneuert werden muss.

Aussehen: Der in der Erde horizontal liegende oder schief aufsteigende Wurzelstock wird 30 cm lang und 2—5 cm dick. Er ist dicht, mit den von unten und beiden Seiten bogenförmig aufsteigenden, 2—3 cm langen und 0,5—1,0 cm dicken Blattstielresten besetzt. Die letzteren sind aussen glänzend schwarzbraun, mit trockenhäutigen, braunen Spreuschuppen bedeckt und senden zahlreiche, lange, 0,5 bis 1 mm dicke, verästelte Nebenwurzeln aus. Im frischen Zustand sind Wedelbasen und Wurzelstock im Inneren fleischig und hellgrün, von schwachem Farngeruch und süsslichem, etwas herbem, nachträglich widerlich scharfem Geschmack.

Anatomie: a. Lupenbild. Der Querschnitt des Wurzelstocks zeigt einen eckigen und ausgebuchteten Umriss. Seine schmale, braune Hautschicht umschliesst das hellgrüne Grundgewebe, welches durch einen einfachen Kreis von 8—12 grösseren Fibrovasalsträngen in ein starkes Mark und eine mehr oder weniger breite Rinde getheilt wird. In der letzteren liegen zerstreut die Durchschnitte kleinerer Gefässstränge in grösserer Anzahl, welche von den grösseren ausgehend in die Blattstiele übertreten. Die Basis der frischen Blattstiele zeigt im Querschnitt einen Umriss, welcher nach aussen steiler, nach innen flacher gewölbt ist. Beide gewölbte Linien schliessen rechts und links in je einer stumpfen, etwas vorspringenden Ecke zusammen. Innerhalb der braunen Aussenrinde liegt das hellgrüne Grundgewebe, welches durch einen Kreis von 7, seltner 8 Gefässsträngen gleichfalls in ein stärkeres Mark und eine schmalere Rinde getheilt wird.

b. Mikroskopie. Die Hautschicht des Wurzelstocks und der Blattstielreste besteht aus 6—8 Reihen dickwandiger, braungelber, polygonaler Zellen. Das hellgrüne Grundgewebe des Marks und der Rinde ist aus dünnwandigen, amylumhaltigen Parenchymzellen zusammengesetzt, zwischen welchen hie und da grössere, besonders axial erweiterte Intercellularräume in Form von Höhlungen liegen. In diese hinein ragen ein oder mehrere einzellige Drüsen, welche von benachbarten Zellen durch Ausstülpung als Tochterzellen entstanden sind. Ihr kurzer, cylindrischer Stiel erweitert sich in einen kugeligen oder birnförmigen Kopf, der auf seiner Oberfläche eine dicke Schicht grünlichgelbes, glänzendes Harz absondert. Die Gefässbündel des Rhizoms und der Blattstiele sind cambiumlose, concentrische, sogenannte geschlossene Stränge. Ihr Querschnitt ist rundlich oder elliptisch und ihr Centrum nimmt der Holz- (Xylem-) Theil ein. Er ist überall von dem Bast- (Phloëm-) Theil umgeben. Der Holztheil wird in seiner Hauptmasse gebildet von weiten, langen, prismatisch-spindelförmigen, dickwandigen, behöft getüpfelten Tracheïden. Zwischen denselben und auch aussen an denselben liegen gewöhnlich einige engere Spiral- und Treppengefässe. Diese entstehen bei der Bildung des Xylems zuerst und von ihnen geht die Differenzirung der weiteren Gefässe aus. Die Gefässe setzen den Holztheil der Fibrovasalstränge im Rhizom entweder allein zusammen oder es finden sich zwischen denselben, wie gewöhnlich in den Strängen der Blattstiele, noch amylumführende Parenchymzellen eingelagert. Der Phloëmtheil, besonders derjenige der stärkeren Gefässstränge, lässt auf seinem Querschnitt verschiedene Zonen erkennen. Zunächst am Holztheil liegt eine ein- oder mehrfache Schicht stärkeführender Parenchymzellen. Diese wird von einer ringförmigen Zone umgrenzt, welche sich aus weiten, dünnwandigen Siebröhrenbündel einschliessenden und aus engeren, längsgestreckten, etwas dickwandigeren Zellen zusammensetzt. Das Ganze umgibt eine Schutzscheide, die gewöhnlich nur einschichtig aus Zellen mit mässig dicken, bräunlichen, früh verkorkenden Wänden besteht. Jedes Siebbündel ist zusammengesetzt aus ansehnlichen Siebröhren und etlichen Parenchymzellen. Die Siebröhren sind weiter als die benachbarten Zellen, ihre Länge beträgt nur das 4—5fache ihrer Weite. Die Querwände sind wenig geneigt oder fast horizontal und ebenso wie die Seitenwände mit zahlreichen aber stets geschlossenen Poren versehen. Den Inhalt bildet eine wässerige Flüssigkeit und eine parietale Protoplasmaschicht, welcher eiweissartige, stark glänzende, kleine Kugeln angelagert sind. Abb. Bg. A. T. XVII. F. 43.

c. Präparation. Trockne Rhizomstücke werden in Ammoniakwasser kurze Zeit erweicht. Feine Quer- und Längsschnitte in Kalilauge von Amylum befreit, zeigen die Oeldrüsenzellen gewöhnlich in grosser Zahl, besonders in der Nähe der Gefässbündel. Die Structur der Gefässe und Siebröhren kann nur mittelst starker Vergrösserung genauer verfolgt werden.

Chemie: Der wichtigste Bestandtheil ist die wurmtödtende Filixsäure. Neben derselben kommt Filixgerbsäure, fettes Oel (Filixolin), etwas ätherisches Oel, Harz, Zucker, reichlich Amylum neben 2—3 pc. Asche vor.

Die Filixsäure, $C^{14}H^{18}O^{5}$, krystallisirt, ist nicht in Wasser, wenig in Weingeist, gut in kochendem absolutem Alcohol, in Aether und Schwefelkohlenstoff, sehr leicht in fetten und ätherischen Oelen löslich, fast geruch- und geschmacklos. Nur die Verbindungen mit Alkalien sind in Wasser löslich.

Die Filixgerbsäure kommt zu 10 pc. vor, ist amorph, hygroskopisch, bräunlich, löslich in Wasser und Weingeist, färbt Eisenchlorid grün, fällt Leimlösung und wird durch verdünnte Säuren in Filixroth, $C^{16}H^{18}O^{12}$, und krystallisirbaren Zucker gespalten. Mit Kalihydrat geschmolzen gibt sie Phloroglucin und Protokatechusäure.

Verwechselungen unterliegt der ungeschälte Wurzelstock nicht leicht. Unter der in kurze Stücke zerschnittenen Handelswaare finden sich aber doch bisweilen Theile anderer Farne, obgleich deren Rhizome immer weit schmächtiger bleiben. So kommen vor Rhizom und Blattstielreste: 1. von *Aspidium spinulosum* Swartz; der Wurzelstock ist schwächer und weit weniger dicht von fast halbstielrunden Wedelbasen und diese selbst sehr dicht von Spreuschuppen besetzt. Der Querschnitt der Wedelbasen zeigt nur fünf Gefässbündel; 2. von *Aspidium Oreopteris* Swartz, dessen Blätter denjenigen von A. filix mas sehr ähnlich sind. Sein Rhizom ist aber viel schwächer und die Wedelbasis enthält nur zwei Gefässbündel; 3. von *Aspidium aculeatum* Döll., sein aufrechtes Rhizom ist nur locker besetzt mit Wedelbasen, welche auf dem Querschnitt fünf bis sechs Gefässbündel und unter diesen zwei grössere an der Innenseite zeigen; 4. von *Aspidium filix femina* Sw.; sein Wurzelstock ist immer schwächer, aufrecht, häufig ästig, dicht mit glänzend schwarzen, aussen gekielten, seitlich grobgezähnten Wedelbasen besetzt, welche auf dem annähernd dreiseitigen Querschnitt nur zwei bandförmige Gefässbündel zeigen.

Verwendung: Die frische Droge ist ein zuverlässiges Bandwurmmittel.

Präparate: Nur das Extractum Filicis ist officinell.

Rhizoma Polypodii.

Engelsüsswurzel, Korallenwurzel.

Der einstmals officinelle Wurzelstock von *Polypodium vulgare* L., eines durch Europa, Asien, Afrika und Amerika verbreiteten Farnkrautes, welcher in manchen Gegenden Deutschlands noch vielfach verlangt wird, hat einen süsslichen, hinterher etwas bitteren Geschmack und einen ranzigen Geruch. Bschr. Lrs. B. I. 565; Abb. N. v. E. t. 15.

Aussehen: Das Rhizom ist etwa 5 mm dick und über 20 cm lang, oberflächlich unter oder auf dem Erdboden kriechend, von oben etwas zusammengedrückt und mit braunen Spreuschuppen dicht bedeckt. Die obere Seite trägt die kreisrunden, etwas concaven Narben der abgefallenen, zweizeiligen Blattstiele, die untere Seite die zahlreichen Narben der dünnen Wurzeln.

Anatomie: a. Lupenbild. Der Querschnitt ist wachsglänzend; seine sehr dünne Aussenrinde schliesst ein stärkereiches Grundgewebe ein, welches frisch grün, getrocknet bräunlich ist und durch einen weiten Kreis von zehn bis zwölf kleinen, weissen Gefässbündeln in Mark und Rinde getrennt wird.

b. Mikroskopie. Die Aussenrinde wird aus Zellen mit brauner, verkorkter, aussen und seitlich verdickter Wandung gebildet. Rinde und Mark bestehen aus im Querschnitt polygonalen, im Verticalschnitt verlängerten Zellen, deren Wände ziemlich dick, gelb und porös sind. Die weissen Gefässbündel sind geschlossene, das centrale Xylem enthält Treppengefässe, der peripherische Phloëmtheil ist breit und von einer Schutzscheide umschlossen, deren Zellen eine stark verdickte tangentiale Innenwand zeigen. Abb. Reinke, Lehrb. der allg. Bot. S. 248.

Chemie: Von Bestandtheilen sind Gerbsäure, Harz, 5 pc. Zucker, und 8 pc. fettes Oel bekannt.

Rhizoma Pannae.

(Radix Uncomocomo.)

Der Wurzelstock des südafrikanischen, am Cap, in Natal und Angola heimischen *Aspidium athamanticum* Kunze ist demjenigen unseres Asp. fil. mas sehr ähnlich aber stärker. Abb. Hooker species Filicum IV. t. 258. Er kommt bald mit, bald ohne Blattstielreste und bedeckt mit grossen, lanzettlichen, gewimperten, dunkelbraunen Spreuschuppen seit 1881 im europäischen Handel vor. Auf dem Querschnitt zeigt er meist zehn ringförmig angeordnete, grosse Gefässbündel und zahlreiche kleinere zerstreut in der Rinde. Im Grundgewebe des Rhizoms wie der Blattstielbasen sind zahlreiche schwarze Harzzellen vertheilt. — Die Droge soll stärker wurmtödtend wirken als unser Wurmfarn, wird aber bei uns nicht so gern wie z. B. in Italien gebraucht.

Paleae stypticae.

Blutung stillende Spreuhaare.

Die Spreuhaare, paleae, verschiedener Baum- und Strauchfarne, welche in Asien, Mexico und auf den Sandwichinseln heimisch sind, werden wegen ihrer Fähigkeit, sich mit Flüssigkeit zu imbibiren, zur Stillung von geringen Blutungen gebraucht.

Cibotium Barometz, J. Smith, ist ein Baumfarn, welcher in Südchina, Assam, Hinterindien, auf den Sundainseln, den Philippinen, Marianen und auf Formosa verbreitet ist. Der niederliegende Stamm und namentlich die Basen der Blattstiele sind dicht mit gold- bis braungelben, seideglänzenden, bis 5 cm langen Haaren bedeckt, welche ebenso wie die paleae von noch einigen anderen Cibotiumarten als paleae stypticae in den europäischen Handel gelangen. Nach der späteren Hauptausfuhrgegend Djambi auf Summatra werden sie Penghawar Djambi, d. h. Heilmittel aus Djambi genannt.

Cibotium Schiedei Schlechtendahl in Mexico, ferner *Cib. Chamissoi* Kaulfuss, *C. Menziesii* Hooker und *C. glaucum* Hooker et Arnott auf den Sandwichinseln liefern ähnliche Spreuhaare, welche unter dem Namen Pulu bekannt und besonders in Californien und Australien zum Polstern von Möbeln beliebt, in Europa zur Stillung von Blutungen hie und da begehrt sind.

Dicksonia Blumei Moor, *Alsophila lurida* Hooker und *A. tomentosa* Hooker und andere ähnliche Baum- und Strauchfarne, welche in ihrem massenhaften Vorkommen auf Java dem dortigen Reh (Kidang) zum sicheren Versteck dienen, liefern die unter dem Namen Pakoe-Kidang gebräuchlichen paleae stypticae. — Die einzelnen Spreuhaare dieser verschiedenen Farne sind 3—7 cm lang, hellgelb bis braungelb, seideglänzend. Sie bestehen aus einfach aneinandergereihten, flachgedrückten Zellen von verschiedener Länge und etwa 0,1 mm Breite. An ihren durch dünne Querwände kenntlichen Verbindungsstellen sind sie etwas um ihre Axe gedreht. Ihr bräunlicher Inhalt löst sich in verdünntem Kaliumhydroxyd mit rother Farbe. Die gelbe Zellwand wird nach Vogl durch kochende Alkalien entfärbt, und dann durch Jod und Schwefelsäure in ihrer inneren Schicht blau tingirt.

2. *Rhizome aus der Abtheilung der Monocotyledonen.*

Rhizoma Veratri.

Weisse Niesswurzel.

Veratrum album L., die weisse Niesswurzel, Germer, ist eine Melanthacee, welche schon im alten Griechenland als Arzneimittel geschätzt wurde. Bschr. Lrs. Pf. 302; Abb. Bg. u. S. XVIIe; Btl. a. Tr. 285., Ha. XII. 26., N. v. E. t. 46. 47. Sie kommt auf den Gebirgen von Mittel- und Südeuropa, aber auch im Norden von Europa und Asien (Sibirien) vor. Der Wurzelstock wird von der **R. Ph.** jetzt mit den Nebenwurzeln verlangt.

Aussehen: Der trockene Wurzelstock ist verkehrt kegelförmig oder cylindrisch, bis 8 cm lang und 2—3 cm dick, ein- oder mehrköpfig, meist geschopft und mit einer Knospe zwischen den Scheiden und Blattresten am Kopfende versehen. Aussen ist er braunschwarz, ringsum von oben bis unten mit zahlreichen, 30—40 cm langen, 3—4 mm dicken, gelben, querrunzeligen und längsgefurchten, ringförmig übereinander geordneten Nebenwurzeln besetzt, welche meistens erst an ihrer Spitze feinere Wurzelfasern aussenden. Am frischen Rhizom sind die Nebenwurzeln oben querrunzelig, unten glatt, oben braun und unten weiss und durchweg fleischig und nicht längsfurchig. Entfernt man die Nebenwurzeln, so zeigt der Wurzelstock, abgesehen von den Wurzelnarben, etwa 4 mm hohe Ringzonen, welche von stärker hervortretenden dunkleren Linien — den Narben abgestorbener Scheidenblättern — begrenzt werden. Jede dieser Zonen ist durch ringsumlaufende, sehr feine, wellige Parallelstreifen — Narben abgestorbener Blätter — geringelt. Neben diesen feinen Streifen zeigt die Lupe in regelmässigen Abständen die sehr feinen, vertieften Narben der Blattspurbündel. Das Pulver der geruchlosen Droge erregt heftiges Niesen. Der Geschmack des Rhizoms ist nachhaltig scharf und bitter.

Anatomie: a. Lupenbild. Der rundliche Querschnitt des trocknen Rhizoms zeigt eine dünne, dunkle Oberhaut. An sie schliesst sich die primäre, gelblichweisse Rinde, welche 3—4 mm breit ist, bei 2 cm Dicke des Rhizoms. Sie wird von feinen, nach dem Anfeuchten braunen Linien radial durchsetzt. Dies sind die Blattspuren, welche sich an die Stränge des Axencylinders anlegen. Ausserdem sieht man hie und da auch die breiteren Gefässbündel der Nebenwurzeln durch die Rinde ziehen. Nach innen grenzt eine braune Endodermis die

Rinde von dem Gefässcylinder (Holzkern) ab. Auf dem axilen Längsschnitt ist die Kernscheide wellig geschlängelt. Die Länge der Wellen entspricht etwa der Entfernung zwischen den äusseren Ringen der Nebenwurzelaustritte. Der Gefässcylinder enthält zahlreiche, zerstreute, heller gefärbte, nach der Befeuchtung braune Gefässbündel, die auf dem Querschnitt theils quer, theils horizontal und längsdurchschnitten, gebogen und verschlungen im Grundgewebe liegen. An der Peripherie des Axencylinders sind sie kleiner, gelblich gefärbt und dicht gedrängt, weiter nach innen zu erscheinen sie stärker und weniger dicht und in der Mitte finden sich auf vielen Querschnitten längsdurchschnittene, horizontale Gefässbündel, deren zahlreiche Anastomosen auf dem axilen Längsschnitt häufig zwei Verticalreihen von punktförmigen Bündelquerschnitten darstellen.

b. Mikroskopie. Die äussere Hautschicht des Rhizoms bilden gelbe Zellen mit eigenthümlich veränderten, resistenten Wandungen (A. Mayer's Metaderm). Das Grundgewebe der Rinde ist ein lockeres Parenchym, dessen im Querschnitt isodiametrische, getüpfelte Zellen reich an zusammengesetzten Stärkekörnern und an Raphidenbündeln sind. Die Endodermis besteht aus gelben Zellen, die auf dem Querschnitt etwas tangential gedehnt und in axiler Richtung stärker gestreckt sind. Ihre Wände sind besonders seitlich und innen geschichtet verdickt und mit groben Poren versehen. Der Axencylinder enthält nur geschlossene, concentrische Gefässbündel, während die Gefässbündel, welche von ihm aus durch die Rinde zu den Blättern ziehen, collaterale, offene sind. In der Mitte eines jeden Gefässbündels des Axencylinders liegen die Siebröhren, die Tracheen dagegen peripher, zwischen jenen und diesen Cambiformzellen. Die Siebröhren haben dünne Seitenwände und schräg gestellte, fein durchbohrte, einfache Querwände. Die Tracheen besitzen spaltenförmige, schwach behöfte Tüpfel und eine spiralige Streifung an den verdickten Seitenwänden. Ihre Zwischenwände sind schräg gestellt und leiterförmig durchbrochen. Das einzelne Gefässbündel besitzt zwar keine eigentliche Schutzscheide, die umschliessenden Parenchymzellen unterscheiden sich aber doch von den übrigen durch verholzende Wände, die an der Aussenseite sehr grob getüpfelt sind. Auch zwischen den Tracheen und den Cambiformzellen liegen gewöhnlich einige ähnliche Zellen mit verholzten Wänden. Die zunächst der Endodermis abwärts laufenden Gefässbündel hängen mit denjenigen der Nebenwurzeln zusammen und auch die Endodermis des Rhizoms geht unmittelbar in die Schutzscheide des Wurzelaxencylinders über.

Die Rinde der gelben Nebenwurzeln ist im Vergleich zu ihrem

dünnen, weissen Gefässcylinder stark entwickelt und von letzterem durch eine braune, innere Endodermis geschieden.

Mikroskopie. Die Aussenrinde ist dreischichtig gebildet. Unter ihrer Cuticula liegt eine Epidermis, deren Zellen eine etwas verdickte und leicht convexe Aussenwand zeigen. An diese legt sich eine äussere Endodermis aus Zellen mit verkorkten Wandungen und häufig tangential gestrecktem Lumen an. Darauf folgt eine Schicht von Zellen, die sich mit ihren starken Wänden lückenlos dicht aneinander schliessen und dadurch eine Hypodermis bilden. Unter dieser dreischichtigen Aussenrinde liegt das Rindenparenchym, dessen stärkereiche Zellen dünne, spaltenförmig getüpfelte Wände besitzen und auch kurze Raphidenbündel enthalten. Innerhalb der Rinde finden sich ziemlich regelmässig lysigene, axil gestreckte Lücken. Die innere Endodermis besteht aus Zellen, welche im Querschnitt isodiametrisch, axil sechs bis achtmal länger sind und deren gelbe Wände besonders nach innen und seitlich, weniger nach aussen, geschichtet verdickt (verholzt) und grob getüpfelt sind. Innerhalb der Endodermis liegt zunächst ein einschichtiger, geschlossener Ring von Pericambzellen. Auf dem Querschnitt erscheinen sie etwas tangential gestreckt, auf dem Längsschnitt drei bis viermal länger als breit, ihre Wände sind nur wenig verdickt und getüpfelt. Die Gefässe sind radial so geordnet, dass einige enge peripher und ein bis drei weite nach innen liegen. Sie sind den Gefässen des Rhizoms ähnlich gebildet. Zwischen je zwei radialen Gefässreihen liegt dicht am Pericambium ein im Querschnitt rundlichovales Siebröhrenbündel, dass central acht bis zehn grössere und ringsum ebensoviel kleinere Siebröhren enthält. Die Wände derselben sind dünn, die Zwischenwände einfach und fein perforirt. Das Centrum und der übrige Raum des Axencylinders zwischen den Gefässen und Siebröhrenbündeln ist durch sclerosirte Faserzellen (Holzprosenchym) ausgefüllt. Abb. Bg. A. T. 21. F. 52 u. A. Meyer, Arch. Ph. 1882. S. 90—98.

c. Präparation. Das getrocknete Rhizom wird zweckmässig in Ammoniakwasser macerirt. Nach Entfernung des Amylum sind die verschiedenen Elemente auf Querschnitten, radialen und tangentialen Längsschnitten zu untersuchen.

Chemie: Unter den Bestandtheilen der Droge wurde irriger Weise früher stets Veratrin aufgeführt, dieses kommt aber nach neueren Untersuchungen gar nicht darin vor. Nachgewiesen sind fünf Alcaloide: Jervin, Pseudojervin, Rubijervin, Veratroidin und Veratralbin. Angeblich kommt noch ein sechstes, bis jetzt namenloses, in sehr geringer Menge dazu. Ferner findet sich darin ein Glycosid, Veratramarin, zwei Säuren, Jervasäure und Veratrinsäure und endlich Harz, Amylum, Zucker und Aschenbestandtheile.

Jervin, $C^{30}H^{46}N^{2}O^{3}$, wirkt giftig, krystallisirt, ist kaum in Wasser, leicht in Weingeist, weniger leicht in Chloroform, Amylalcohol, Benzol und Aether löslich, schmilzt zwischen 194° und 204°. Durch concentrirte Schwefelsäure wird es erst gelb, dann grün, auf Zusatz von Rohrzucker geht die grüne Farbe in blaue über. Salzsäure färbt es in der Wärme gelb. Von seinen Salzen sind das Phosphat und Acetat leicht, das Sulfat, Nitrat und Hydrochlorid schwer löslich in Wasser. — Pseudojervin, $C^{29}H^{43}NO^{7}$, krystallisirt und schmilzt bei 299° C. Rubijervin, $C^{26}H^{43}NO^{2}$, krystallisirt gleichfalls, schmilzt bei 237° und färbt sich mit Schwefelsäure roth. — Veratroïdin, $C^{24}H^{37}NO^{7}$, wirkt giftig, ist unlöslich in Wasser und Petroleumäther, löslich in Alcohol, Aether, Amylalcohol, Chloroform und Benzol, krystallisirt aus ätherischer und alcoholischer Lösung und gibt mit Schwefelsäure die Jervinreaction, wird aber durch Rohrzucker nicht blau. Mit concentrirter Salzsäure färbt es sich vorübergehend rosa. — Veratralbin, $C^{28}H^{43}NO^{5}$, ist amorph, erregt heftiges Niesen. — Das Glycosid Veratramarin ist gleichfalls amorph und schmeckt bitter. — Die Jervasäure, $C^{14}H^{10}O^{12} + 2H^{2}O$, krystallisirt, ist wenig in kaltem, leicht in siedendem Wasser löslich und bildet Salze, von welchen das Ammonium- und Silbersalz krystallisiren. Die Veratrinsäure spaltet sich aus dem namenlosen sechsten Alkaloid ab, wenn letzteres mit alcoholischer Kalilösung behandelt wird.

Verwechselungen: Das Rhizom des alpinen *Veratrum nigrum* L., Bschr. Lrs. B. 416, ist weit schwächer. Der Wurzelstock von *Veratrum viridiflorum* Mertens und Koch, Bschr. l. c. 415 und Abb. Ha. XIII. 26 und N. v. E. t. 47, und von dem nordamerikanischen *Veratrum viride* Baker, Bschr. l. c. 415, Abb. Btl. a. Tr. 286, bieten im Bau keine wesentlichen Unterschiede von unserer officinellen Droge dar. Das amerikanische Rhizom, welches in seinem Vaterlande officinell ist, enthält ausser den Bestandtheilen des Veratrum album noch Cevadin (siehe unter Semen Sabadillae). Von den Rhizomen der Ranunculaceen *Helleborus niger* L. und *Helleborus viridis* L., Bschr. Lrs. B. II. S. 592, Abb. Bg. u. S. II. e. f., und XXIX f., Ha. I. 9, N. v. E. suppl. 2. T. 22, Pl. 446 und 447, unterscheidet sich der Wurzelstock der weissen Niesswurzel, welche auch Helleborus albus genannt wird, sowohl durch ihren äusseren Habitus, wie durch ihren Bau. Das Rhizom der grünen Niesswurzel ist im Querschnitt grauweiss und zeigt eine stark entwickelte Rinde, deren tangential gestreckte Parenchymzellen Stärkekörner und Oeltropfen enthalten. In ihrem inneren Abschnitt liegen kurze, im Querschnitt kegelförmige Baststrahlen, die nur aus Bastparenchym und Siebröhren zusammengesetzt sind. Der Holzkern enthält in seiner Peripherie Gefässbündel, die breiter als lang und durch breite Hauptmarkstrahlen von einander getrennt und durch secundäre Markstrahlen mehr oder weniger getheilt erscheinen. Das Centrum wird von einem ziemlich stark entwickelten Mark eingenommen. Das Rhizom schmeckt stark bitter und hinterher scharf und brennend. Abb. Bg. A. T. 17. F. 42. Es enthält zwei krystallisirbare Glycoside, das Helleboreïn, welches ganz wie Digitalin und das Helleborin, welches narkotisch wirkt. Das Rhizom der schwarzen Niesswurzel unterscheidet sich von dem der grünen im Bau nicht wesentlich, obgleich die Gefässbündel des Holzkerns häufig zahlreicher und mehr lang als breit erscheinen. Aus diesem Grunde forderte die frühere Pharmacopoe zur Unterscheidung das Rhizom des damals officinellen Helleb. viridis mit den Wurzelblättern, welche langgestielt und fussförmig in 7—12 dünne Blattabschnitte getheilt sind. Die einzelnen Abschnitte sind lanzettförmig, nach beiden Enden verschmälert, und scharf und dicht gesägt. Die Wurzelblätter von Helleb. niger sind gleichfalls lang gestielt, fussförmig getheilt und haben 7—9 lederartige Abschnitte, welche länglich lanzettlich, spitz, gegen die Spitze zu entfernt und seicht oder grob gesägt, gegen den Grund keilförmig und ganzrandig, glänzend, oben dunkel-, unten blassgrün sind. Die schwarze Niesswurzel enthält kein Helleborin und wenig Helleboreïn.

Verwendung: Das Rhizoma Veratri wird vorzugsweise in der Thierarzneikunde als Brechmittel und äusserlich als Antiparasiticum gebraucht.

Präparate: Tinctura Veratri ist officinell.

Rhizoma Calami.

Calmuswurzel.

Der Wurzelstock von *Calamus aromaticus* L., einer Sumpfpflanze aus der Familie der Araceae, ist im Orient seit den ältesten Zeiten, in Deutschland erst seit dem 16. Jahrhundert in Gebrauch. Die Stammpflanze ist jetzt über Asien und Europa verbreitet, wird in Afrika gefunden und hat sich auch in Nordamerika eingebürgert. Bschr. Lrs. Pf. 323., Abb. Bg. u. S. VIII. c., Btl. a. Tr. 279., Ha. VI. 31., N. v. E. t. 24., Pl. 275.

Aussehen: Der ungeschälte, von Wurzeln, Blattscheiden und Stengeln befreite Wurzelstock ist jetzt officinell. Er wird über 50 cm lang und bis 3 cm dick, ist etwas von oben nach unten zusammengedrückt und geringelt durch die ringsumreichenden Blattnarben, welche oberseits abwechselnd nach rechts und nach links gerichtete, durch Blattspurnarben dunkel punctirte, braune, dreieckige Felder bilden und Abschnitte der rothbraunen Epidermis zwischen sich frei lassen. Die untere Seite trägt zahlreiche runde Wurzelnarben, welche in einer Zickzacklinie stehen. Der getrocknete Wurzelstock ist als Handelswaare meist der Länge nach halbirt und in 20 cm lange, bis 1,5 cm breite Stücke zerkleinert, welche einen unebenen Bruch zeigen, eigenthümlich aromatisch riechen, gewürzhaft und bitter schmecken und angefeuchtet sich leicht schneiden lassen.

Anatomie: a. Lupenbild. Der Umriss des Querschnitts ist oval. Eine dunkelbraune Epidermis umschliesst das meist gelblich weisse oder röthlich weisse Grundgewebe, welches durch eine dunklere, vielfach unterbrochene Endodermis in eine breite Rinde und einen breiteren, ovalen Holzkern getrennt wird. Das Gewebe der Rinde enthält zerstreute Gefässbündel und erscheint im inneren Theil unter der Lupe schwammig porös. Der Holzkern ist reicher an zerstreuten Gefässsträngen, welche in der Nähe der Endodermis gedrängter stehen als in der Mitte.

b. Mikroskopie. Die Epidermis ist aus Zellen gebildet, welche etwas radial gestreckt sind und eine verdickte Aussenwand besitzen. An den Blattnarben ist die Epidermis durch Kork ersetzt. Nach innen davon liegt auf dem Querschnitt zunächst eine mehrreihige Schicht dickwandiger Zellen, welche lückenlos dicht aneinander schliessen und dadurch eine Art Hypodermis herstellen. Auf diese folgt ein Parenchymgewebe, dessen Intercellularräume nach innen zu allmählich grösser werden und sich im inneren Theil der Rinde zu, im Querschnitt ovalen, Luftgängen erweitern. Diese letzteren sind im innersten Theil der Rinde nur noch durch eine Reihe von Zellen, welche mit Amylumkörnern strotzend gefüllt sind, von einander getrennt. So entsteht das erwähnte porös-schwammige Gewebe. Die Rinde enthält ausserdem zerstreute, rundliche oder elliptische Gefässstränge, vereinzelte Bündel dickwandiger Sclerenchymfasern und zahlreiche Oelzellen. Die Endodermis ist aus dünnwandigen, engen, tangential gestreckten, gelben, amylumfreien Zellen zusammengesetzt, aber vielfach unterbrochen und stellt deshalb auf dem Querschnitt keinen geschlossenen Ring zwischen Rinde und Holzkern her. Der letztere enthält dasselbe amylumreiche, schwammige Grundgewebe und gleiche Oelzellen wie die Rinde. Gefässbündel sind hier wie dort concentrische. Die Peripherie jedes Bündels nimmt ein Ring von Gefässen mit netzförmig verdickten Wandungen ein. Innerhalb desselben liegen Siebröhren mit Cambiformzellen und englichtigen Parenchymzellen. Abb. Bg. A. t. XX. 50 u. Lrs. B. S. 320 u. 321.

c. Präparation. Stücke der Droge schneiden sich nach kurz dauernder Maceration in verdünntem Spiritus ohne Schwierigkeit.

Chemie: Die Calmuswurzel enthält c. 2 pc. gelbes oder braunes ätherisches Oel, dessen Zusammensetzung noch nicht sicher gestellt ist und einen Bitterstoff, Acorin, welcher als ein stickstoffhaltiges Glycosid von harzartiger Consistenz und bitter aromatischem Geschmack beschrieben wird, aber gleichfalls genauerer Untersuchung bedarf.

Handel: Die Calmuswurzel wird zum Theil in Deutschland gegraben, zum Theil aus Russland importirt.

Verwendung: Als aromatisches Digestivum findet die Droge vielfach Anwendung.

Präparate: Das Extractum und die Tinctura Calami sind officinell geblieben.

Rhizoma Iridis.

Veilchenwurzel.

Die sogenannte Veilchenwurzel findet sich schon von Theophrast als wohlriechendes Ingredienz von Arzneimitteln erwähnt. Sie wird fast ausschliesslich von den in Italien nahe bei Florenz und Verona cultivirten Irideen *Iris germanica* L. Bschr. Lrs. Pf. 313, Abb. Ha. XII. 2., N. v. E. t. 57, Pl. 34.; *Iris pallida* Lamarck Bschr. l. c. 312, Abb. Ha. XII. 3; N. v. E. suppl. 4. H. t. 20 und *Iris florentina* L. Bschr. l. c. 313; Abb. Bg. u. S. X. f.; Btl. a. Tr. 273, Ha. XII. 1, Pl. 35. gesammelt.

Aussehen: Der frische Wurzelstock ist fleischig, riecht unangenehm und schmeckt scharf kratzend. Er wird im Herbst ausgegraben und sofort von den Stengeln, Blättern, Wurzeln und dem Kork befreit. Durch vorsichtiges Trocknen verliert er den scharfen Geschmack und bekommt den angenehmen Geruch nach Veilchen. So zubereitet stellt die Droge bis 15 cm lange und 4 cm breite, weisse Stücke dar, welche aus 3—5, durch Einschnürungen geschiedenen, mehr oder weniger von unten nach oben zusammengedrückten Jahrestrieben bestehen. Jeder einzelne Trieb ist fest und schwer, an beiden Enden verschmälert und verbreitert sich nach seiner Mitte zu. Seine obere Seite ist leicht gewölbt, dicht quergeringelt und mit zahlreichen, in Querreihen geordneten, feinen Narben der Blattspurstränge versehen. Seine untere Seite ist mehr flach und trägt die grösseren, runden, braungelben Narben der Wurzeln. Die Droge bricht eben, die Bruchfläche ist mehlig oder hornartig.

Anatomie: a. Lupenbild. Der Querschnitt der Jahrestriebe ist länglich elliptisch und zeigt einen schmalen Rest der weissen Rinde, in welcher gelbe Puncte die Querschnitte der zerstreut stehenden Gefässbündel der Blattspurstränge andeuten. Eine schmale, gelbe Endodermis ist besonders deutlich an der unteren Seite ausgebildet. Sie trennt die Rinde vom Holzkern, welcher ein gelblich weisses Grundgewebe einschliesst. In letzteres sind zahlreiche, zerstreute Gefässbündel, besonders genähert zunächst der Endodermis, eingelagert, während der centrale Theil frei davon erscheint.

b. Mikroskopie. Das Grundgewebe der Rinde wie des Holzes bilden grosse Parenchymzellen. Sie sind im Querschnitt wenig tangential, im Verticalschnitt etwas in die Länge gestreckt, dickwandig, grob getüpfelt und mit eiförmig länglichen, geschichteten, häufig abgestumpften

Stärkekörnern angefüllt. Reichlicher im Rindengewebe als im Holzkern begegnet man Zellen, welche Schleim und darin eingebettet einen grossen Calciumoxalatkrystall enthalten. Die Cambiumlinie setzt sich aus tangential gestreckten, gelblich gefärbten, amylumfreien Zellen zusammen. An der oberen Seite ist sie vielfach unterbrochen. Die concentrischen Gefässbündel der Rinde wie des Holzes zeigen in ihrer Peripherie Spiral- und Netzgefässe, während ihr Centrum von Cambiformzellen und Siebröhren ausgefüllt wird. Abb. Bg. A. T. XXI. F. 51.

c. Präparation. Frische Rhizome eignen sich besser zur Untersuchung. Die officinelle Waare macerirt man vorher in verdünntem Spiritus und befreit die Schnitte von Amylum.

Chemie: Den Wohlgeruch verdankt der getrocknete Wurzelstock dem sogenannten Veilchenkampher, welcher zu 0,8 pc. in Gestalt eines fettigen, bräunlich gefärbten Körpers durch Destillation mit Wasser daraus gewonnen werden kann. Er besteht nach Flückiger aus krystallisirender Myristinsäure und einem bräunlichen, dicklichen, wohlriechenden, ätherischen Oel. Ausserdem ist ein kratzend schmeckendes Harz und etwas Gerbstoff in der Droge nachgewiesen.

Verwechselungen: Die angebliche Beimischung des Rhizoms von *Iris pseudacorus* L., Abb. Ha. XII. 4 und Pl. 36, welches im Querschnitt bräunlich gefärbt, frei von Stärkemehl ist und einen durch Eisensalze sich blaugrün färbenden Gerbstoff enthält, gehört vergangenen Zeiten an. Dagegen hat man sich vor solcher Waare zu hüten, welche des besseren Aussehens wegen mit Kreide oder Bleiweiss eingerieben ist.

Handel: Die Droge kommt hauptsächlich aus Italien und nur geringe Quantitäten gelangen aus Marocco auf den europäischen Markt.

Verwendung: Die Veilchenwurzel wird als Geruchscorrigens und nur unverständiger Weise beim Zahnen der Kinder benutzt.

Präparate: Der zerschnittene Wurzelstock ist Bestandtheil der Species pectorales.

Rhizoma Graminis.

Queckenwurzel.

Das Rhizom von *Triticum repens* L., eines lästigen Unkrautes aus der Familie der Gramineen, ist, wenn nicht schon früher, jedenfalls im 16. Jahrhundert bereits in Deutschland benutzt worden. Der Verbreitungsbezirk der Quecke erstreckt sich über Europa, Nordasien und Amerika. Bschr. Lrs. Pf. 331., Abb. Bg. u. S. XXVII. a., N. v. E. t. 32., Pl. 49.

Aussehen: Ihr dicht unter der Erdoberfläche weithin kriechender Wurzelstock besitzt bis 5 cm lange Internodien, deren nicht aufgetriebene Knoten nach abwärts dünne Nebenwurzeln aussenden und von häutigen, zerrissenen Scheiden umgeben sind. Das Rhizom wird im Herbst ausgegraben und nach Entfernung der Wurzeln und Scheiden getrocknet und zerschnitten. Der Handel liefert nur 0,5—1,0 cm lange, 3 mm dicke, strohgelbe, glänzende, längsrunzelige, kantige Stücke von süsslichem Geschmack.

Anatomie: a. Lupenbild. Auf dem Querschnitt trennt eine Endodermis die weisse Rinde von dem schmalen, dunkelgelben, geschlossenen Holzring, welcher eine centrale Markhöhle einschliesst.

b. Mikroskopie. Die Epidermis ist aus dickwandigen, im Querschnitt tangential, im Verticalschnitt längs gestreckten Zellen aufgebaut. Darauf folgen gewöhnlich zwei Reihen engerer, dickwandiger, in axialer Richtung verlängerter, getüpfelter Zellen und dann das Rindenparenchym, dessen dünnwandige Zellen im Querschnitt polygonal, nach der Epidermis wie nach dem Holze zu englichtiger als in der Mitte der Rinde und im Verticalschnitt verlängert sind, auch Intercellularräume, aber keinen besonderen Inhalt erkennen lassen. In das Parenchym der äusseren Rindenhälfte sind in nicht ganz regelmässigem Kreise vereinzelte, schmächtige, im Querschnitt rundliche Gefässbündel eingelagert. Die einreihige Endodermis (Kernscheide) ist aus braunen Zellen gebildet, deren tangentiale Innenwand nach dem Holz zu convex vorgewölbt und ebenso wie die beiden radialen Seitenwände geschichtet verdickt ist, während ihre Aussenwand dünn erscheint. Das Lumen dieser in axiler Richtung verlängerten Zellen ist im Querschnitt halbmondförmig bis dreieckig. Den geschlossenen Holzring setzen dickwandige, gelbe Holzprosenchymzellen zusammen, zwischen welchen zwei Kreise von Gefässbündeln liegen. Die Gefässe des äusseren sind durchweg enger als die des inneren Kreises. In jedem Gefässbündel dieses wie jenes, stehen meistens zwei weitere, spaltenförmig getüpfelte Gefässe neben einander und ein drittes Spiralgefäss zwischen und hinter denselben, während zwischen und vor denselben ein im Querschnitt rundlicher Siebtheil eingelagert ist. Das Holzprosenchym springt centralwärts entsprechend jedem Bündel des zweiten Gefässkreises stumpf kegelförmig mit convexem Bogen in das Mark vor. Letzteres umgibt mit seinen dünnwandigen Parenchymzellen als schmaler Ring die centrale Höhlung. Abb. Bg. A. XVIII. 44.

c. Präparation. Die in verdünntem Spiritus aufgeweichten Stücke schneidet man bequem zwischen Hollundermark.

Chemie: Die Quecke enthält kein Stärkemehl, aber 2—3 pc. Mannit, Triticin, Pflanzenschleim, Apfel- und Milchsäure und 4—5 pc. Asche.

Der Zucker der Quecke soll ursprünglich Fruchtzucker sein und erst allmählich in Mannit übergehen.

Das Triticin, $C^{12}H^{22}O^{11}$, ist ein Schleimstoff, welcher ein geruch- und geschmackloses, weisses, hygroscopisches Pulver darstellt. Es löst sich in Wasser, nicht in Alcohol und Aether, seine Lösung ist linksdrehend. Mit Säure gekocht geht es in Levulose über und bei Behandlung mit Salpetersäure gibt es Oxalsäure. Neben dem Triticin soll reichlicher eine zweite Art von Pflanzenschleim vertreten sein, welche durch neutrales und basisches Bleiacetat fällbar ist.

Verwechselungen: Das Rhizoma Graminis italici, der Wurzelstock von *Cynodon Dactylon* PERSOON, ist bedeutend stärker und enthält im Rinden- und Markparenchym reichlich Amylum. Der Wurzelstock von *Lolium perenne* L. ist dünner und seine Rinde schmäler als der Holzring. Das früher officinelle *Rhizoma Caricis arenariae* L., die Landsegge, aus der Familie der Cyperaceae, Bschr. Lrs. B. II. S. 352; Abb. Ha. V. 7, N. v. E. t. 26, besitzt bis 4 cm lange, etwas zusammengedrückte Glieder, deren wenig verdickte Knoten von zerschlitzten, die Glieder ganz einhüllenden, dunkelbraunen Scheiden umgeben sind. Der ovale Querschnitt zeigt bei Lupenbetrachtung eine schwammige Rinde und einen soliden Holzkern mit zahlreichen, zerstreuten Gefässbündeln. Unter dem Mikroskop erkennt man eine kleinzellige Epidermis, auf welche im Querschnitt zunächst mehrere Reihen weiter, dünnwandiger, polygonaler Parenchymzellen und dann wenige Reihen gelbwandiger, zusammengedrückter Zellen folgen. Von dieser Schicht gehen schmale Reihen von Parenchymzellen in radiärer Richtung nach innen, lassen grosse, ovale Lufträume zwischen sich und vereinigen sich dann wieder zu einem schmalen Ring, dessen innere Zellenreihen dunkelbraune Wandungen besitzen und durch eine einreihige Endodermis vom Holzkern getrennt werden. Die Zellen der Endodermis (Kernscheide) sind etwas radial gestreckt und ihre braunen Wände mässig verdickt. Zunächst der Kernscheide liegt ein geschlossener Ring von Holzgewebe, in welchem ein Kreis von concentrischen Gefässbündeln eingelagert ist. Jedes Gefässbündel setzt sich aus 4—6 peripheren Gefässen zusammen, welche zwischen sich das centrale Phloëm einschliessen. Der Holzring umgibt ein amylumreiches Markgewebe, in welchem noch zwei Kreise von ähnlich gebildeten Gefässbündeln so eingebettet liegen, dass die Gefässbündel durch schmale Streifen stärkereiches Parenchym von einander getrennt und ein nicht sehr starker centraler Marktheil übrig bleibt. Abb. Bg. A. T. 18. F. 45 und Lrs. B. S. 352. Der Wurzelstock von *Carex hirta* L. ist ähnlich gebaut, doch fehlen der Rinde die Luftgänge. Die Rinde des Rhizoms von *Carex disticha* L. weist in ihrem mittleren Theil statt der Luftgänge ein schwammiges Gewebe ähnlich dem des Rhiz. Calami auf.

Verwendung: Wegen seines Zucker- und Schleimgehaltes findet die Graswurzel immer noch medicinische Anwendung.

Präparate: Das Extr. Graminis ist officinell.

Rhizoma Zedoariae.

Zitwerwurzel.

Die Zitwerwurzel ist in Indien wie der Ingwer seit den ältesten Zeiten in Gebrauch. In Europa wird sie schon im 8. Jahrhundert als Gewürz und im folgenden als Bestandtheil von Arzneimitteln erwähnt. Ihre Stammpflanze *Curcuma Zedoaria* Roscoe aus der Familie der Zingiberaceen wird in Ostindien, auf Java und angeblich auch auf Madagascar cultivirt. Bschr. Lrs. Pf. 338., Abb. N. v. E. t. 60; Pl. 2 und Roscoe: Monandrian plants of the order Scitamineae Liverpool 1828. Sect. II. 109.

Aussehen: Der länglichrunde Wurzelstock, welcher bis 4 cm dick und 5 cm lang wird, ist aussen hellgraugelb, längsgestreift und quergeringelt und mit Wurzelnarben besetzt. Er riecht eigenthümlich, schmeckt gewürzhaft und etwas bitter und giebt eine ebene, harte Bruchfläche. Die Handelsdroge ist theils in Längsviertel gespalten, theils und zwar gewöhnlicher in Querscheiben zerschnitten. Beide Formen lässt die Pharmacopoe zu.

Anatomie: a. Lupenbild. Der runde Querschnitt ist von einer grauen Korkschicht eingefasst. Daran schliesst sich die weisslichgraue, schmale Rinde, welche mit zerstreuten Gefässbündeln und mit zahlreichen Secretbehältern versehen ist. Eine sehr schmale Endodermis trennt sie von dem relativ starken Gefässcylinder oder Kern. Der letztere enthält ein der Rinde ähnliches Grundgewebe, in welchem zunächst der Kernscheide gedrängter stehende, nach der Mitte zu weitläufig und zerstreut angeordnete Gefässbündel und Secretbehälter liegen.

b. Mikroskopie. Der Kork ist aus mehreren Lagen von Korkzellen aufgebaut. Das Parenchym der Rinde bilden polyedrische und isodiametrische, dünnwandige Zellen, welche mit scheibenförmigen, grossen, geschichteten Stärkemehlkörnern angefüllt sind. Die reichlich in das Parenchym eingelagerten Secretbehälter sind etwa von der Grösse der Parenchymzellen, haben eine verkorkte Zellwand und enthalten gelbgefärbtes, ätherisches Oel, welches zum Theil verharzt erscheint. Die Kernscheide (Endodermis) besteht aus englichtigen, axial gestreckten Zellen, deren dünne Wandungen gleichfalls verkorkt sind. In die Endodermis sind in geringen Zwischenräumen im Querschnitt unansehnliche Gefässbündel eingelagert. Die umfangreicheren Gefässbündel des Kerns wie der Rinde sind collateral gebaut und enthalten Netzfasertracheen in wechselnder Anzahl, auch Spiralgefässe und ein unbedeutendes, von jenen durch einige Parenchymzellen getrenntes Siebröhrenbündel. Verholzte Zellen sind spärlich vertreten. Die Secretbehälter des Kerns entsprechen ganz denjenigen der Rinde. Das Stärkemehl besteht aus länglich rundlichen Scheiben mit deutlicher Schichtung und der Kernhöhle am verjüngten Ende. Abb. Bg. A. T. 19. F. 47.

c. Präparation. Die Rhizome der Zingiberaceen schneiden sich nach Maceration in verdünntem Spiritus leicht. Das Amylum entfernt man. Die Secretbehälter widerstehen der Einwirkung concentrirter Schwefelsäure, während das Parenchym davon gelöst wird.

Chemie: Der wesentliche Bestandtheil ist das ätherische Oel, welches bis zu 1 pc. im Rhizom vorkommt, blassgelblich, dickflüssig ist und den eigenartigen Geruch und Geschmack der Zitwerwurzel bedingt.

Verwechselung: Der Droge beigemengt finden sich bisweilen kleine, dünne Querscheiben von 1—2 cm Durchmesser mit dunkelbrauner Aussen- uud weisser Querfläche. Wigand führt sie unter der Bezeichnung Rhizoma Zedoariae cochinchinensis auf. Vielleicht sind es die von Cook 1871 beschriebenen und abgebildeten Scheiben des Rhizoms des am Himalaya heimischen Hedychium spicatum. Auch in Scheiben oder Längshälften zerschnittene Wurzelstöcke mit tiefgelbem Grundgewebe und einem Durchmesser von 4—5 cm kommen mitunter zwischen Zedoaria vor. Sie stammen möglicher Weise von *Zingiber Cassumunar* Roscoe, Abb. l. c. 85.

Verwendung: Die Zitwerwurzel wird als Digestivum aromaticum gebraucht.

Präparate: Tinctura Aloës composita und Tinctura amara enthalten unter anderen auch die in Spiritus dilutus löslichen Bestandtheile der Zitwerwurzel.

Rhizoma Zingiberis.

Ingwer.

Der Ingwer, das Rhizom von *Zingiber officinale* Roscoe, aus der Familie der Zingiberaceen, ist ein seit den ältesten Zeiten in Indien beliebtes, schon im 11. Jahrhundert in deutschen Haushaltungen gebrauchtes Gewürz. Die Stammpflanze ist in Indien einheimisch, erfreut sich aber jetzt in der alten wie neuen Welt ausgedehnter Cultur. Bschr. Lrs. Pf. S. 339; Abb. Bg. u. S. XXXIV. b; Btl. a. Tr. 270; N. v. E. t. 61; Pl. 1; Roscoe l. c. 83.

Aussehen: Die officinelle Droge besteht nur aus cultivirten, vielfach und häufig fingerförmig verzweigten Trieben, welche eine wechselnde Zahl von Internodien aufweisen, seitlich zusammengedrückt, dicht, etwa 2 cm breit und bis 10 cm lang sind, einen stark gewürzhaften Geruch und Geschmack besitzen, körnig uneben brechen und eine graugelbe, längsrunzelige und weitläufig geringelte Oberfläche zeigen. An den Breitseiten sind sie in beschränkter Ausdehnung geschält. Die dadurch freigelegten Flächen sind dicht längsgestreift.

Anatomie: a. Lupenbild. Der ovale Querschnitt ist von einer grauen Korkschicht eingefasst. Darauf folgt die weisslichgraue, schmale Rinde, welche durch eine schmale Endodermis von dem Gefässcylinder oder Kern getrennt wird. Der letztere enthält ein der Rinde ähnliches Grundgewebe und in demselben ebenso wie die Rinde zerstreute Gefässbündel und zahlreiche Secretbehälter.

b. Mikroskopie. Kork, Parenchym der Rinde und des Kerns, Endodermis und Secretbehälter sind wie bei Zedoaria gebaut. Die collateralen Gefässbündel des Kerns und der Rinde enthalten bis acht Netzfasertracheen, hie und da auch Spiralgefässe, ein dürftiges Siebröhrenbündel und axial längsgestreckte, wenig verholzte Zellen mit schräg gestellten Tüpfeln. Diese letzteren Zellen liegen hauptsächlich an der Seite der Tracheen, sind aber von diesen durch spärliche Parenchymzellen, welche zum Theil einen braunen Inhalt führen, getrennt. Eine Abbildung dieser Gefässbündel giebt A. Meyer, Arch. Ph. 1881. 18. S. 422. Abb. Bg. A. 20. F. 49.

c. Präparation. Wie bei Zedoaria.

Chemie: Der Ingwer enthält 2—3 pc. ätherisches Oel, Harz, Gingerol, bis 18 pc. Stärkemehl und 3—4 pc. Asche.

Das ätherische Oel hat eine hellgelbe Farbe, einen schwach gewürzhaften Geruch und einen bitteren, etwas stechenden Geschmack. Es ist aus einem Kohlenwasserstoff und einem sauerstoffhaltigen Bestandtheil zusammengesetzt.

Das Harz ist ein Gemisch aus einem neutralen Harz von der Formel $C^{16}H^{24}O^{3}$ und zwei sauren Harzen, von welchen das α-Harz hart und spröde ist, der Formel $C^{46}H^{64}O^{10}$ entspricht, mit Basen amorphe Verbindungen und beim Schmelzen mit Kali wahrscheinlich Protokatechusäure gibt. Das β-Harz ist weich, rothbraun und wahrscheinlich nach der Formel $C^{40}H^{58}O^{3}$ zusammengesetzt.

Das Gingerol ist eine halbflüssige, röthliche, scharf gewürzhaft schmeckende Substanz, welche sich in Alcohol, Benzol, Schwefelkohlenstoff, Alkalien und in Eisenessig löst, wegen grosser Veränderlichkeit aber bisher nicht rein dargestellt ist.

Handel: Die Droge gelangt theils aus Ostindien als Bengal- und als Cochin-Ingwer, theils aus Afrika und endlich aus Jamaica in unseren Handel. Die letztere Sorte kann vollständig geschält sein, während die anderen nur an den flachen Seiten von Kork und den äussersten Schichten der Rinde befreit sind. Im Jahre 1882 importirte Hamburg allein 211 600 kg Ingwer.

Verwendung: Das Rhizom wird wie Zedoaria gebraucht.

Präparate: Die **R. Ph.** hat nur die Tinctura Zingiberis und Tinctura aromatica aufgenommen.

Rhizoma Galangae.

Galgantwurzel.

Die Galgantwurzel wird, wie Flückiger angibt, in Deutschland zuerst im 8. Jahrhundert als Bestandtheil eines Universalheilmittels erwähnt. Sie stammt ab von *Alpinia officinarum* Hance, einer Zingiberacee, welche auf der chinesischen Insel Hainan und dem benachbarten Festlande heimisch ist und hier wie dort im Grossen gezogen wird. Bschr. Lrs. Pf. S. 343; Abb. Btl. a. Tr. 271.

Aussehen: Von dem ausserordentlich reich verzweigten Rhizom gelangen meistens nur etwa 7 cm lange und 2 cm dicke, cylindrische, einfache oder wenig verästelte Stücke in den Drogenhandel. Dieselben sind öfters stumpfwinkelig gebogen, häufig um ihre Axe gedreht und etwas angeschwollen. Ihre rothbraune und längsgestreifte Aussenfläche trägt kurz abgeschnittene Wurzelreste und in einer Entfernung von etwa 1 cm ringsum laufende Blattüberreste in Gestalt hellgelb gefranster Querringe. Bisweilen sind sie noch mit Stengelresten versehen. Die officinelle Droge ist sehr zähe, gibt eine holzig faserige, braune Bruchfläche und besitzt einen sehr gewürzhaften Geruch und Geschmack.

Anatomie: a. Lupenbild. Der runde Querschnitt zeigt ein braunes Grundgewebe, welches durch eine dunkle Endodermis in eine sehr breite Rinde und einen schmächtigen Kern getheilt wird. Jene wie dieser enthält zahlreiche, zerstreute Gefässbündel und Secretbehälter.

b. Mikroskopie. Eine Epidermis aus kleinen, im Querschnitt fast quadratischen, in der Flächenansicht polygonalen Zellen umgibt das Rhizom. Unter ihr liegen braune, zusammengefallene Zellen. Das dunkelbraune Parenchym der Rinde wie des Kerns ist aus derbwandigen, grossgetüpfelten, stärkemehlreichen Zellen zusammengesetzt. Die Stärkekörner haben Rüben- oder Keulenform. Ihre Kernhöhle liegt am dickeren Ende. Die Secretbehälter führen einen braunen Inhalt und stimmen im Bau mit denjenigen der vorhergehenden Zingiberaceen überein. Die Gefässbündel sind im mittleren Theil der Rinde sehr reichlich eingelagert und zeichnen sich hier vor den Gefässen des Ingwers dadurch aus, dass sie im Querschnitt von einem ansehnlichen, geschlossenen Ring verholzter Faserzellen umgeben sind. Abb. bei A. Meyer l. c. S. 427. Die Endodermis ist wie bei Zingiber offic. gebildet, nur sind ihre Zellen etwas grösser. Den Gefässbündeln des Kerns fehlen die Holzfasern nicht, doch liegen sie hauptsächlich an ihrer centripetalen Seite. Abb. Bg. A. T. 19. F. 46. A. Meyer Arch. Ph. 1881. 18. S. 426—428.

c. Präparation. Wie bei Rhiz. Zedoariae.

Chemie: Die Galanga liefert bis 0,7 pc. ätherisches Oel, ausserdem nach Jahns Kämpferid, Galangin, Alpinin, ferner Harz, Gerbstoff, Gummi und Aschenbestandtheile.

Das Kämpferid, $C^{16}H^{12}O^{6}$, kommt etwa zu 0,06—0,08 pc. in der Droge vor. Es krystallisirt aus Weingeist in schwefelgelben Nadeln, schmilzt bei 221° bis 222° und ist stärker erhitzt zum Theil unzersetzt sublimirbar. Es ist geschmacklos, fast unlöslich in Wasser, löslich in 43 Theilen kaltem, absolutem Alcohol, in 400 Theilen kaltem 90 pc. und nur wenig in verdünntem Weingeist, ferner in Aether und Eisessig, schwer löslich in siedendem Benzol und Chloroform. In Alkalien und Ammoniakflüssigkeit löst es sich mit intensiv gelber, noch in sehr starker Verdünnung wahrnehmbarer Farbe, wenig in Natriumcarbonatlösung, ohne hierbei Kohlensäure auszutreiben. Von concentrirter Schwefelsäure wird es ebenfalls, besonders beim Erwärmen, mit gelber Farbe gelöst, nach einiger Zeit zeigt die Lösung ausgezeichnete, blaue Fluorescenz. Rauchende Schwefelsäure in nicht zu grossem Ueberschuss löst es mit grüner Farbe, die auf Zusatz eines Ueberschusses von Säure in Weinroth übergeht. Die alcoholische Lösung des Kämpferids wird durch Eisenchlorid olivengrün gefärbt, durch Bleiacetat gelb gefällt. Silberlösung und alkalische Kupferlösung werden durch Kämpferid in der Wärme reducirt. Durch Kochen mit verdünnten Säuren wird es aber nicht verändert.

Galangin, $C^{15}H^{10}O^{5}$, kommt etwa zu 0,1 pc. im Galgant vor, krystallisirt in hellgelben Nadeln und Säulen, die 1 Mol. Krystallwasser enthalten. Es schmilzt bei 214—215°, lässt sich zum Theil unzersetzt sublimiren, besitzt weder Geruch noch Geschmack, löst sich kaum in Wasser, leicht in Aether, ferner bei 15° in 34 Theilen absolutem und in 68 Theilen 90 pc. Alcohol, schwer in heissem Benzol, nur wenig in siedendem Chloroform. Es wird wie Kämpferid von Alkalien mit intensiv gelber Farbe gelöst, nur wenig von Natriumcarbonatlösung, wird durch Eisenchlorid grün, reducirt Silber und alkalische Kupferlösung und wird durch Bleiacetat gefällt. Im Gegensatz zum Kämpferid fluorescirt die schwefelsaure Lösung des Galangin nicht und seine Lösung in rauchender Salpetersäure ist und bleibt unverändert gelb.

Alpinin, $C^{17}H^{12}O^{6}$, krystallisirt in gelben Nadeln, schmilzt bei 172—174° und gleicht in seinen Eigenschaften und Reactionen dem Kämpferid.

Verwechselung: Statt der officinellen kommt bisweilen die sogenannte grosse Galanga im Handel vor. Das Rhizom ist viel stärker, bis 4 cm dick, aussen nicht so dunkel und auf dem Querschnitt ganz hellbraun, sonst aber im Bau durchaus ähnlich, nur ärmer an Secretbehältern und deshalb weniger gewürzhaft. Die Droge wird von *Alpinia Galanga* Willdenow, einer Zingiberacee Java's, abgeleitet. Abb. N. v. E. t. 67. 68.

Handel: Die Handelswaare gelangt theils aus dem Hafen Hoichow auf Hainan, theils von Hankow und von Shanghai nach Europa.

Verwendung: Auch Galanga dient als Digestivum aromaticum.

Präparate: Nur die Tinctura aromatica soll auch mit Hülfe von Galgantwurzel bereitet werden.

3. Rhizome aus der Abtheilung der Dicotyledonen.

Rhizoma Rhei.

Rhabarber.[1]

Rhabarber ist als Arzneimittel in China seit den ältesten Zeiten geschätzt. Den Griechen und Römern war derselbe bekannt und bereits im Mittelalter wurde er in Deutschland, wenn auch noch nicht sehr häufig, angewendet. Die Abstammung der Droge ist noch nicht genügend ermittelt. Die bessere Handelssorte wird wahrscheinlich ausschliesslich von dem Wurzelstock einer Rheumart aus der Familie der Polygonaceen gesammelt, welche in den nördlichen Gebirgsländern und den angrenzenden westlichen Gebieten Chinas 4000 m über der Meeresfläche wild wächst und von Baillon als eigene Art unter dem Namen *Rheum officinale* beschrieben und abgebildet worden ist. Bschr. Lrs. Pf. S. 380; Abb. ebend. S. 381; Btl. a. Tr. 213. Vermuthlich wird aber auch das Rhizom von anderen wildwachsenden und vielleicht selbst von — in der Provinz Sze-Tschuan — cultivirten Rheumarten entnommen. Nach russischen Angaben kommt *Rheum palmatum* L. auf ausgedehnten Strecken nördlich und östlich vom See Kukunor reichlich vor und soll Wurzelstöcke von erstaunlicher Grösse auch in den Handel liefern. Dieselben zeigen aber nach Dragendorff in ihrem Bau sehr wesentliche Unterschiede von der guten chinesischen Waare und können deshalb nicht wohl die officinelle Waare geben. Auch Chinas südwestliche Provinz Jünnan und sein westliches Nebenland Thibet produciren Rhabarber. Jedenfalls kommt der oder den Stammpflanzen ein sehr ausgedehnter Verbreitungsbezirk im Reiche der Mitte zwischen dem 22.° und 40.° n. Br. zu.

Aussehen: Guter Rhabarber hat nichts mit der eigentlichen Wurzel gemein, obgleich die **R. Ph.** ihn als „radix Rhei" bezeichnet. Die geschälten, zerschnittenen und getrockneten Stücke des Rhizoms stellen die officinelle Droge dar und nur der oberste Theil der Wurzel, der unmittelbar an den Wurzelstock angrenzt, findet sich zuweilen an einzelnen Stücken des officinellen Rhabarbers erhalten. Die gangbaren Rhizomstücke sind 8—15 cm lang und 2,5 cm bis 7 cm dick und von sehr verschiedener Gestalt. Bald sind sie kugelig oder konisch, bald flach oder planconvex, bald dagegen cylindrisch. Die

[1] Je nachdem man Wurzel oder Wurzelstock supplirt, ist man berechtigt, die oder der Rhabarber zu sagen.

letzteren Stücke sind offenbar von Seitensprossen des Rhizoms entnommen, während die planconvexen aus dem Mark desselben geschnitten sind. Viele erscheinen durchbohrt und in dem Bohrloch finden sich bisweilen Reste von Bindfäden, an welchen die Stücke zum Trocknen aufgereiht waren. Die inländischen Drogisten — vergl. die Preisliste von Gehe u. Co. in Dresden — stellen durch weitere Bearbeitung (Drechseln und Zerschneiden) noch verschiedene andere Formen dar. Gute Waare bricht körnig rauh, hat eine weiss und rothbraun melirte Bruchfläche, ohne oder mit eigenthümlichen Maserungen, besitzt einen eigenartigen Geruch und Geschmack, knirscht beim Kauen zwischen den Zähnen und färbt den Speichel gelb.

Die Entwickelung des Rhizoms erklärt nach den Untersuchungen von Schmitz die characteristischen Gewebsformationen der officinellen „radix Rhei". „Der Wurzelstock wächst als unterirdischer, knollig verdickter, kurzer Stamm, der nur an seiner Spitze mit einer Rosette von grossen Blättern über die Erdoberfläche hervortritt, mehrere Jahre hindurch fort und erhebt sich dann zu einer schnell aufschiessenden, blühenden Staude. Nach dem Abblühen stirbt der oberirdische Stengel ab, die unterirdische, knollig verdickte Basis bleibt erhalten und lässt zahlreiche Seitenknospen hervortreten. Diese Seitenknospen entwickeln sich zu neuen blühenden Sprossen, deren unterirdischer, ebenfalls knollig verdickter Theil sehr verschiedene Dicke erreichen kann und nach dem Absterben des blühenden Stengels dieselbe Entwickelungsweise wie der Hauptstamm wiederholt. Jedes unterirdische Stammstück (Rhizom) ist dicht mit Blättern besetzt. In jedes Blatt und seine Blattscheide treten aus dem Innern des Rhizoms zahlreiche, einzelne Spurstränge ein, welche im Internodium in einen Ring angeordnet sind. Zwischen die Stränge eines Blattes ordnen sich dann bei weiterem Wachsthum die Spurstränge der folgenden Blätter ein und bilden schliesslich im Stamm einen Ring von Fibrovasalsträngen von dem gewöhnlichen dicotylen Typus. Die einzelnen Stränge haben also ihr Phloëm auf der Aussenseite, ihr Xylem auf der Innenseite, dem Marke zugewandt, beide getrennt durch eine Cambiumschicht. Die Cambiumschichten aller Stränge treten später zu einem Ring zusammen und bilden einen Cambiumring, welcher in normaler Weise in die Dicke wächst und einen Bast- und einen Holzring bildet. Der Holzring besteht nun fast ausschliesslich aus nicht verholzenden, dünnwandigen parenchymatischen Zellen, welche Stärke oder Krystalldrusen führen. Dazwischen sind einzelne, weite Gefässe oder Gruppen von Gefässen eingestreut, die namentlich in tangentialer Richtung hin und her geschlängelt aufwärts verlaufen. Der Bastring besteht ebenfalls fast ganz aus parenchymatischen Zellen, ganz analog den Zellen des Holzes mit einzelnen eingestreuten Siebröhren. Holz- und Bastring sind von sehr zahlreichen Markstrahlen durchzogen, deren Zellen im trocknen Zustand mit einer gelbrothen Masse angefüllt sind. — Ausserhalb des Rings von Fibrovasalsträngen bleibt nur eine schmale Rinde übrig, innerhalb des Ringes liegt ein ausserordentlich weites Mark aus parenchymatischem Gewebe. Durch dieses weite Mark verlaufen zahlreiche Anastomosenstränge zwischen den einzelnen Blattspursträngen. Diese Anastomosen gehen in jüngeren Entwickelungsstadien — Seitensprossen — theils horizontal durch die Mitte des Marks, theils als Sehnen des Kreises von einer zur anderen Seite, kreuzen sich, anastomosiren an den Kreuzungspunkten und bilden ein horizontales Netz von verflochtenen Anastomosensträngen. Bei der dichten Folge der einzelnen Blätter bleiben hier die Internodien sehr kurz und dadurch liegen auch die Anastomosennetze der aufeinanderfolgenden Knoten sehr dicht über einander. Diese Netze treten wieder unter einander in Verbindung durch zahlreiche Anastomosen, die theils senkrecht, theils schräg verlaufen und eine grosse Mannigfaltigkeit, aber keine genaue Regelmässigkeit erkennen lassen. Nur die äussersten der verticalen Anastomosen ordnen sich meist in einen unregelmässigen Ring, welcher eine Strecke weit nach innen von dem Ring der Spurstränge entfernt bleibt. Durch das fortschreitende Dickenwachsthum des Rhizoms werden die einzelnen Anastomosennetze aus einander gedrängt und verzerrt, so dass endlich alle Regelmässigkeit in der Anordnung der Anastomosenstränge des Marks verschwindet und nur der genannte Ring von verticalen Strängen deutlich erhalten bleibt.“ Die Querschnitte dieser Anastomosenstränge bilden die eigenartig gebauten Masern oder Strahlenkreise, welche das characteristische Merkmal des chinesischen Rhabarbers ausmachen.

Anatomie der officinellen Rhizomstücke: a. Lupenbild. Die Oberfläche der käuflichen Stücke erscheint, auch wenn sie nicht mit Rhabarberpulver eingerieben ist, gelb und zeigt je nachdem die Mundirung mehr oder weniger stark ausgefallen ist, bald grössere, bald kleinere Reste der dunkleren Aussenrinde. Ist nur ein Theil der Rinde entfernt, so erscheinen feine, weisse Streifen, welche ziemlich regelmässig mit rothgelben Linien wechseln. Ist die Rinde und ein Theil des Holzrings beseitigt, so bilden die geschlängelt verlaufenden Gefässgruppen in Gestalt weisser Linien ein rhombisches Maschenwerk auf der Aussenfläche. Wenn auch der Holzring weggeschnitten ist, so tritt das Mark zu Tage und es erscheinen zerstreut an der Oberfläche braune strahlige Maserungen oder Strahlenkreise. Diese Masern stellen Gewebspartien von im Querschnitt kreisrunder, elliptischer oder unregelmässig langgezogener Gestalt dar, von deren Mittelpunct gerade oder geschlängelte, röthliche Strahlen nach der nicht scharf begrenzten Peripherie verlaufen. Eine dunkle Linie parallel der Peripherie theilt die Gewebspartien in eine innere und äussere Hälfte. Ausserhalb dieser Linie erkennt man mit der Lupe deutlich in dem Grundgewebe zwischen den röthlichen Strahlen hervortretende Gefässöffnungen. — Die körnige Bruchfläche der unregelmässig gestalteten Stücke zeigt ein Gewirr von rothbraunen Linien und dunklen Puncten in weisser Grundmasse. Nur die cylindrischen Stücke der Seitensprossen lassen auf dem Querschnitte eine etwas regelmässige Anordnung der Gewebselemente wahrnehmen. Nahe und parallel dem äusseren Umriss verläuft hier eine schmale, meist nicht gleichmässig im ganzen Umfange ausgebildete, gelbbraune Cambiumschicht. Durch den ausserhalb derselben gelegenen Theil ziehen in radialer Richtung sehr genähert, etwas geschlängelte, dunkle Markstrahlen. Sie durchsetzen das Cambium und enden in einer helleren etwas weiter nach innen gelegenen Zone, deren weisses Grundgewebe durch eingelagerte, sternförmig strahlige Maserungen — die Querschnitte der senkrechten Anastomosenstränge — marmorirt erscheint. Nach innen von dieser Zone liegt ein Mark, welches ohne alle Regelmässigkeit roth und braun gemengt ist, auch noch dunkle Streifen in verschiedener Anordnung und Form und hin und wieder auch verzerrte Maserungen erkennen lässt.

b. Mikroskopie. Das weisse Grundgewebe besteht aus dünnwandigen Parenchymzellen, welche theils reichlich Stärkekörner, theils je eine grosse Calciumoxalatdruse enthalten. Jede Maserung, welche bis 1 cm Durchmesser erreichen kann, wird von 10—20 schmalen, dunkelbraunen Markstrahlen gebildet, welche von einem Centralpunct oder einem centralen weissen Mark strahlig, aber geschlängelt und etwas gebogen auslaufen. Zwischen den Markstrahlen liegt wieder weisses Grundgewebe. Die vorerwähnte, dunkle Linie, welche jede Maserung in zwei Hälften theilt, erweist sich als ein Cambiumgewebe. Nach innen von diesem Cambium liegt zwischen den braunen Markstrahlen Stärke und Calciumoxalat führendes, kleinzelliges Parenchym, nach aussen dagegen liegen, im Gegensatz zu der sonst üblichen Anordnung, Netzfasertracheen, Ring- und Treppengefässe, umgeben von wenig dünnwandigem Prosenchym in ähnlichem Grundgewebe. Eigentliche Holz- und Bastfasern besitzen die Maserungen und der ganze Wurzelstock des Rhabarbers nicht. Die Markstrahlen bestehen im Querschnitt aus 2—3 Reihen radial gestreckter Zellen, welche ebenso wie die Cambiumzellen mit gelben und rothbraunen Massen angefüllt sind. Denselben Inhalt zeigen auch die braunen, unregelmässig angeordneten Linien und Zellengruppen des Marks. Dadurch, dass diese letzteren beiden Gewebsarten mit Gruppen von Zellen, die Stärke oder Krystalldrusen enthalten, abwechseln, entsteht die roth und weiss gemengte Grundmasse des Marks. Die Amylumkörner sind rundlich, klein, nur bisweilen zu mehreren zusammengeklebt und zeigen eine strahlige Kernhöhle. Abb. Bg. A. T. 12. F. 33.

c. Präparation. Geglättete, mit Spiritus angefeuchtete Flächen schneiden sich leicht. Der rothbraune Inhalt der Markstrahlen und anderer Zellen wird von Alkohol ziemlich rasch mit gelber, von Alkalien dagegen mit schön rother Farbe gelöst. Eisenchlorid färbt ihn grünlich blau. Gebleichte, feine Schnitte lassen den Bau der Masern und die Zellenform der einzelnen Theile gut unterscheiden.

Chemie: Der officinelle Rhabarber enthält das Glycosid Chrysophan, das ihm nahe stehende Emodin, drei harzartige Körper: Aporetin, Erythroretin und Phaeoretin, ferner Rheumgerbsäure und Cathartinsäure, dann einen Bitterstoff, welchen Kubly in Chrysophan und Zucker spalten konnte, endlich einen dem Cantharidin isomeren, farblos krystallisirenden Körper, 1 bis nahezu 5 pc. Oxalsäure und sehr wechselnde Mengen (3—43 pc.) Asche, welche vorzugsweise aus Carbonaten des Calcium und Kalium, aus etwas Thonerde und Magnesia besteht. Der eigenthümliche Geruch ist vielleicht durch Spuren von ätherischem Oele bedingt.

Chrysophan kommt bis zu 0,75 pc. in der Droge vor, ist ein krystallinisches, orangefarbiges, bitterschmeckendes Pulver, löst sich leicht in Spiritus, nicht in Aether, leicht und mit rother Farbe in wässrigen Alkalien, in concentrirter Schwefelsäure mit bräunlicher Farbe und wird daraus durch Wasser in grünen Flocken gefällt, während es aus wässriger Lösung auf Zusatz von neutralem Bleiacetat gelb flockig niederfällt. Durch Kochen mit verdünnter Schwefelsäure oder Chlorwasserstoff spaltet es sich in Zucker und Chrysophansäure. Letztere kommt in geringer Menge fertig gebildet im Rhabarber vor.

Chrysophansäure, $C^{14}H^{5}\left\{\begin{matrix}CH^{3}\\(OH)^{2}\end{matrix}\right.O^{2}$, krystallisirt aus Spiritus in gelben, goldglänzenden Nadeln, aus Benzol in gelben, sechsseitigen klinorhombischen Tafeln, ist geruchlos und fast ohne Geschmack, schmilzt bei 162° und lässt sich z. Th. in goldgelben Nadeln sublimiren. Löslich ist sie kaum in kaltem, etwas in siedendem Wasser, schwierig in siedendem Spiritus, ferner in Aether, Eisessig, Amylalcohol, leicht in Benzol. In concentrirter Schwefelsäure löst sie sich mit rother Farbe und fällt aus dieser Lösung auf Wasserzusatz in gelben Flocken aus. Wässrige Alkalien lösen die Säure leicht. Die Salze der Chrysophansäure zersetzen sich schon durch das Kohlendioxyd der Luft.

Emodin, $C^{14}H^{4}\left\{\begin{matrix}OH^{3}\\(OH)^{3}\end{matrix}\right.O^{2}$, Trioxymethylanthrachinon, kommt zu 0,25 pc. neben Chrysophan vor, krystallisirt in rothgelben, seidenglänzenden Nadeln, löst sich leichter in Alcohol als Chrysophansäure, dagegen weniger in Benzol, ausserdem in Eisessig und Amylalcohol, ferner in Alkalien mit rother Farbe, schmilzt bei 250° und lässt sich sublimiren. Es ist identisch mit Frangulinsäure (s. bei Cortex Frangulae).

Rheumgerbsäure, $C^{26}H^{26}O^{14}$, ein gelbbraunes, hygroskopisches Pulver von herbem Geschmack, welches sich leicht im Wasser und Alcohol mit saurer Reaction, nicht in Aether löst. Die wässrige Lösung fällt Eisenoxydsalze schwarzgrün, fällt nicht Brechweinstein, wohl aber Leim- und Eiweisslösungen und reducirt Gold- und Silbersalze. Mit verdünnten Mineralsäuren gekocht spaltet sie sich in Zucker und Rheumsäure. Letztere ist ein rothes amorphes Pulver, welches sich kaum in kaltem, leichter in heissem Wasser und in Weingeist, nicht in Aether löst.

Verwechselungen: In Europa (Oesterreich-Ungarn und Mähren, England und Frankreich) von verschiedenen Rheumarten (*Rh. compactum* L., *Rh. rhaponticum* L. und *Rh. palmatum* L., Bschr. Lrs. B. II. 537 u. 538; Abb. Ha. XII. 10; N. v. E. 118—120; Ha. XII. 7; N. v. E. 113—115; Ha. XII. T. 9; N. v. E. t. 121;) gezogener Rhabarber gelangt gleichfalls in den Handel. Die Stücke sind meist cylindrisch und stets mundirt, häufig mit Pulver des echten Rhabarber bestreut und bisweilen selbst durchbohrt. Die Aussenfläche ist längsgestreift. Nur sehr selten entdeckt man rhombische Maschen, wohl aber bisweilen da, wo Nebenwurzeln weggeschnitten sind, einen Strahlenkranz, der aber wie gewöhnlich hier die Gefässe nach innen vom Cambium enthält. Der Querschnitt des europäischen Rhabarbers unterscheidet sich von der chinesischen Waare durch seinen regelmässig strahligen Bau. Das Centrum des Kerns ist häufig vermodert. Das Pulver ist mehr röthlichbraun als gelb, der Geruch weniger ausgebildet und die wirksamen Bestandtheile sind spärlicher vertreten.

Handel: Bis zum Jahre 1862 kam eine ausgesuchte Rhabarbersorte unter der Bezeichnung Kron-Rhabarber aus China über Kiachta (südöstlich vom Baikalsee gelegen) alljährlich in grossen Schlittenkarawanen nach Moskau und Petersburg und von hier aus in den westeuropäischen Handel. Dieser Handelsweg ist aber ganz aufgegeben seitdem China zahlreiche Häfen dem europäischen Handel geöffnet hat. Aus den nördlichen Provinzen Chinas Schansi und Schensi, vielleicht auch aus der Umgebung des Sees Kukunor wird Rhabarber hauptsächlich in Tientsin und Shanghai verschifft. Aus dem ersteren Hafen wurden 1879 nach Flückiger c. 493 000 kg ausgeführt. Ein zweiter Stapelplatz für südlicher gewonnenen Rhabarber ist Hankow. Der Hafen Shanghai exportirt die in Hankow aufgestapelte Waare und zwar im Jahre 1879 c. 426 464 kg und im Jahre 1880 c. 338 860 kg. Aus dem Hafen von Ichang wurden 1879 nur 23 413 kg und von Canton aus im selben Jahre nur etwa 5 500 kg verladen. Hamburg importirte im Jahre 1881 c. 25 200 kg und im folgenden Jahr etwa 34 600 kg im Werthe von etwa 120 000 Mark.

Verwendung: Rhabarber wird als Purgans und auch als Digestivum gebraucht.

Präparate: Officinell sind Extractum Rhei, Extr. Rhei compositum, Pulvis Magnesiae c. Rheo, Syrupus Rhei, Tinctura Rhei aquosa und vinosa.

Rhizoma Podophylli.

Fussblattwurzel.

Das Rhizom der nordamerikanischen Berberidee *Podophyllum peltatum* Willdenow, Abb. Baillon T. 3. p. 58; Btl. a. Tr. 17; Asa Gray I. 35 u. 36; ist in seiner Heimath schon lange als Arzneimittel gebraucht worden, bevor es 1820 in die nordamerikanische Pharmacopoe aufgenommen wurde. Vor etwa zwanzig Jahren gelangte die Pflanze nach England und jetzt ist ein harzartiges, gelbes, pulveriges Extract des Wurzelstocks, das in Amerika hergestellte Podophyllin, in Deutschland officinell.

Aussehen: Der käufliche Wurzelstock bildet 10 cm lange und 5 cm dicke, rundliche, etwas hin- und hergebogene harte Stücke. Aussen sind sie dunkelbraun und feingeringelt, nur einseitig in Abständen mit langen, dünnen, zerbrechlichen Nebenwurzeln oder deren Narben besetzt. Vollständig geruchlos haben sie einen süsslich bitteren Geschmack.

Anatomie: a. Lupenbild. Der runde Querschnitt zeigt innerhalb der braunen Epidermis ein weissgraues oder hellbräunliches Grundgewebe. Ein Kranz getrennt stehender, gelblicher, radial ovaler Gefässbündel theilt dasselbe in eine schmalere Rinde und ein stärkeres Mark, aber breite Markstrahlen verbinden letzteres mit jener.

b. Mikroskopie. Auf die Epidermis folgt das stärkemehlhaltige Parenchym der Rinde. Letztere ist durch Markstrahlen, deren Zellen etwas radial gestreckt sind und gleichen Inhalt besitzen, direct mit dem centralen Mark verbunden, dessen Parenchymzellen gleichfalls reich an Stärke sind, zum Theil aber auch Calciumoxalatkrystalle einschliessen. Die Gefässbündel sind insofern eigenthümlich gebildet, als jeder Gefässstrang in seiner Mitte weitere und engere Tüpfelgefässe, umgeben von etwas Holzparenchym und nach der Rinde wie nach dem Mark zu je ein Cambiumbündel mit einer Gruppe von verdickten Bastfasern enthält.

b. Präparation. Quer- und Längsschnitte des in Ammoniakwasser oder in verdünntem Spiritus macerirten Rhizoms werden mittelst Kaliumhydroxyd von Amylum befreit. Die angeführten Gewebselemente sind dann leicht zu erkennen.

Chemie: Aus dem alcoholischen Auszuge des Wurzelstocks fällt angesäuertes Wasser einen harzartigen Körper, welcher unter dem Namen Podophyllin von Amerika aus in den europäischen Handel gebracht wird und von der **R. Ph.** als Arzneimittel aufgenommen worden ist. Dieses Podophyllin enthält, abgesehen von einem fetten Oele und anderen Fettkörpern und Extractivstoffen einen gelben Farbstoff, genannt Podophylloquercetin, eine Säure: Podophyllinsäure und die eigentlichen Träger der medicinischen Wirkung, das Pikropodophyllin und Podophyllotoxin, welches letztere sich in ersteres und Pikropodophyllinsäure trennen lässt.

Das Podophyllin der Pharmacopoe stellt ein gelbes oder bräunlichgraues Pulver dar. Es löst sich in 100 Theilen Ammoniak zu einer gelbbraunen Flüssigkeit, welche mit Wasser ohne Trübung verdünnt werden kann. In zehn Theilen Weingeist löst es sich zu einer dunkelbraunen Flüssigkeit und wird daraus durch Wasser in graubräunlichen Flocken gefällt. In Aether und Schwefelkohlenstoff ist es nur theilweise löslich.

Pikropodophyllin krystallisirt in farblosen, zarten, seidenartig glänzenden Nadeln, schmilzt bei 200—210°, löst sich leicht in Chloroform und in 90—95 grädigem Weingeist mit sehr bitterem Geschmack, ferner in Aether, Eisessig und sehr leicht in Pikropodophyllinsäure. Es ist unlöslich in Wasser, Terpentinöl und Petroleumäther, löslich in heissen, fetten Oelen. Es wirkt in grösseren Dosen emetocathartisch und selbst tödtlich auf Thiere.

Podophyllotoxin ist ein weisses, harzig anzufühlendes amorphes Pulver, völlig löslich in Chloroform und Aether, in Spiritus und in heissem Wasser. Die Lösungen reagiren sauer. Es wird durch Behandlung mit Erdalkalien (Barytwasser) getrennt in Pikropodophyllin- und in Pikropodophyllinsäure.

Pikropodophyllinsäure stellt getrocknet beinahe farblose, hornähnliche Blättchen oder Körner dar, die sich leicht in Spiritus, in Aether und Chloroform lösen, in Wasser aber nur beim Erwärmen löslich sind. In der auf den thierischen Organismus ganz unwirksamen Pikropodophyllinsäure löst sich das Pikropodophyllin und erstarrt gelatinös oder gibt bei stärkerer Concentration sphäroidale Massen von Krystallen.

Podophylloquercetin krystallisirt in kurzen Nadeln von gelber Farbe, welche metallisch glänzen. Es schmilzt bei 247°—250° und lässt sich theilweise sublimiren. In Alcohol und Aether löst es sich leicht, schwer in Chloroform, nicht in Wasser. Mit Ammoniak und Aetzalkalien gibt es gelbe Lösungen. An der Luft wird es allmählich grün. Bei längerer Einwirkung von Ammoniak und anderen Alkalien bräunt es sich und verwandelt sich theils in eine unkrystallinische, harzige Masse, theilweise in saure Zersetzungsproducte. Das Podophylloquercetin wird in wässriger Lösung durch Eisenchlorid dunkelgrün gefärbt und durch Bleiacetat orangegelb gefällt. Es soll im Darm Schmerzen verursachen können.

Podophyllinsäure ist eine braune, amorphe, harzige, in Wasser, Aether und Petroleumäther unlösliche, in Alcohol und Chloroform lösliche Masse, ohne alle Einwirkung auf den thierischen Organismus.

Handel: Das Rhizom und das daraus dargestellte Podophyllin gelangt in grossen Mengen aus Amerika in unseren Handel; Cincinnati liefert nach Podwissotzki allein jährlich 40 000 kg.

Verwendung: Podophyllin ist ein vielgerühmtes, stark wirkendes Purgans.

Rhizoma Angelicae.

Angelicawurzel.

Unter der Bezeichnung „Radix Angelicae“ fordert die Pharmacopoe das Rhizom mit den Nebenwurzeln von *Archangelica officinalis* Hoffmann, wie es die bei Cölleda und Jenalobnitz in Sachsen und in Unterfranken bei Schweinfurt cultivirte Pflanze liefert. Wild ist die Umbellifere über den Norden von Europa, ferner durch Sibirien bis Kamtschatka, auf Island und Grönland verbreitet. Bschr. Lrs. Pf. 393 mit Abb. Bg. u. S. XXXVII e; Ha. VII. 8; N. v. E. 279 u. 280; Pl. 197. Im hohen Norden (Norwegen, Island und Grönland) ist die ganze Pflanze seit den ältesten Zeiten als Nahrungsmittel hochgeschätzt und in Deutschland sowie auch anderwärts bereits seit dem 16. Jahrhundert cultivirt und als Arzneimittel in Gebrauch.

Aussehen: Der officinelle Wurzelstock ist aussen braun oder röthlichbraun, kurz und höchstens 5 cm dick, feingeringelt, mit Blattresten versehen und ringsum von zahlreichen, bis 30 cm langen und 2—5 mm dicken, braunen Nebenwurzeln und bis 1 cm dicken Aesten umgeben. Aussen sind die Nebenwurzeln braun, längsrunzelig, hie und da höckerig, vielfach mit eingetrockneten Harztropfen besetzt. Sie werden von den Händlern gewöhnlich zu einem Zopfe zusammengeflochten. Rhizom und Wurzeln brechen glatt, schneiden sich ähnlich wie Wachs und besitzen einen stark aromatischen Geruch und Geschmack.

Anatomie: a. Lupenbild. Der Querschnitt zeigt eine schmutzigweisse Rinde, welche durch dunkle Baststrahlen radiär gestreift ist. In den Baststrahlen liegen radiär geordnet weite Harzbehälter. Eine dunkle Cambiumlinie trennt die Rinde vom Holzkern. Letzterer besitzt breite, weisse Markstrahlen und schmale, dunklere Holzstrahlen mit zahlreich eingelagerten Gefässen, deren Lumen weit enger ist als das der Harzbehälter. Nur das Rhizom besitzt ein centrales Mark.

b. Mikroskopie. Eine schmächtige Korkschicht umgibt die Rinde, welche in ihrem äusseren Theil aus tangential gestreckten, stärkemehlhaltigen, dünnwandigen Parenchymzellen besteht. In dieses Parenchym ist dicht am Uebergang in die Innenrinde ein weiter Kreis von Balsambehältern eingelagert. Die Markstrahlen der breiteren Innenrinde sind im Querschnitt aus amylumreichen, radial gestreckten Zellen zusammengesetzt und verbreitern sich gegen die Aussenrinde zu. Die zwischen denselben liegenden Baststrahlen sind aus amylumhaltigen Parenchymzellen und Siebröhren aufgebaut und enthalten je eine Reihe weiter, im Querschnitt runder Balsamgänge, welche von engen Zellen begrenzt und mit einem gelben Balsam angefüllt sind. Innerhalb der schmalen Cambiumzone zeigt der Holzkern des Rhizoms breite Hauptmarkstrahlen, deren Parenchymzellen Stärke enthalten und nach innen zu in ein grosszelliges, centrales Mark übergehen. Zwischen den Markstrahlen liegen Holzstrahlen, welche aus dünnwandigen, vertical gestreckten Zellen bestehen, öfter einen Nebenmarkstrahl einschliessen und zahlreiche Gefässe enthalten, deren Lumen viel enger als das der Balsambehälter ist und deren Wände netzförmig verdickt sind. In den Nebenwurzeln und Aesten reichen die Holzstrahlen und Gefässe bis ins Centrum und letztere enthalten vielfach auch gelben Balsam. Abb. Bg. A. T. 14. F. 37.

c. Präparation. Wie bei dem vorhergehenden Rhizom.

Chemie: Die Engelwurzel liefert bis 1 pc. ätherisches Oel, Angelicin, Angelicasäure, Harz bis zu 6 pc., welches beim Schmelzen mit Kali Resorcin, Protocatechusäure, flüchtige Fettsäuren und Umbelliferon gibt, ferner Stärkemehl zu 2 pc. und 8 pc. Asche.

Das ätherische Oel der Wurzeltheile besteht vorwiegend aus einem bei 166° siedenden, rechtsdrehenden Terpen (Terebangelen) von 0,870 sp. Gew. und etwas Cymol, während das ätherische Oel der Angelicafrüchte zusammengesetzt ist aus einem bei 172,5° siedendem Terpen, aus der farblos flüssigen Methyläthylessigsäure $C^5H^{10}O^2$, welche bei 170—171° siedet, und der farblos krystallisirenden Oxymyristinsäure, $C^{14}H^{28}O^3$, welche in Wasser unlöslich ist und bei 21,51° schmilzt.

Das Angelicin, $C^{18}H^{30}O^2$, ist identisch mit Hydrocarotin. Es krystallisirt in farblosen, dünnen Blättchen, ist geruch- und geschmacklos, schmilzt bei 126,5°, erstarrt harzartig, löst sich nicht in Wasser, aber in siedendem Alcohol, aus welchem es beim Erkalten heraus krystallisirt, ferner leicht in Aether, Chloroform, Schwefelkohlenstoff, Benzol, flüchtigen und fetten Oelen. Concentrirte Schwefelsäure löst es mit rother Farbe.

Die Angelicasäure, $C^5H^8O^2$, kommt bis zu 0,4 pc. in der Droge vor, krystallisirt in glänzenden Nadeln, löst sich kaum in kaltem, gut in heissem Wasser, leicht in Spiritus, Aether,. Terpentinöl und in fetten Oelen. Sie schmilzt bei 45° zu einem klaren Oele, welches über 0° strahlig krystallinisch erstarrt, bei 185° siedet, eigenthümlich gewürzhaft riecht, sauer und zugleich brennend gewürzhaft schmeckt. Das Ammonium-, Kalium-, Natrium- und Calciumsalz der Säure ist in Wasser leicht löslich.

Verwechselungen: Das Wurzelsystem von *Angelica silvestris* L., Abb. Ha. VII. 9 und Pl. 198, einer in ganz Europa und Island heimischen Umbellifere, ist aussen hellgelb, nur wenig verästelt und enthält in der Rinde weniger Balsambehälter, deren Lumen dem der Gefässe des Holzkörpers ungefähr gleich ist. Das undeutlich strahlige Holz zeigt nur sehr schmale Markstrahlen. Von der Radix Levistici unterscheidet sich die officinelle Droge durch die schmäleren Markstrahlen und die engeren, den Gefässen des Holzkörpers gleichlichtigen Harzbehälter.

Handel: Die Angelicawurzel unserer Officinen stammt hauptsächlich aus Sachsen, wo Cölleda in günstigen Jahrgängen nach Flückiger 45 000 kg liefert.

Verwendung: Die Droge wird als aromatisches Excitans hin und wieder gebraucht.

Präparate: Spiritus Angelicae compositus ist allein noch officinell.

Rhizoma Imperatoriae.

Meisterwurzel.

Die seit dem 9. Jahrhundert als Arzneimittel gebrauchte Meisterwurzel wird von *Imperatoria Ostruthium* L. gesammelt. Die Stammpflanze, eine ausdauernde Umbellifere, welche in den Gebirgen Mitteleuropas heimisch ist, aber auch noch in Pommern und auf Island angetroffen und hie und da im Gebirge selbst cultivirt wird, entwickelt sich aus einem Hauptwurzelstock, welcher ausser kleineren Nebenwurzeln in der Regel mehrere cylindrische 0,5 cm dicke Ausläufer treibt. Die letzteren steigen zur Erdoberfläche auf, senden hier Stengel aus und bilden sich nach deren Absterben zu selbständigen Nebenwurzelstöcken aus. Diese sowohl wie jener bilden die officinelle Droge.

Aussehen: Der Hauptwurzelstock wird bis 10 cm lang, ist seitlich zusammengedrückt und etwa 1,5 cm breit, häufig gekrümmt, graubraun, durch Blattnarben geringelt, längsgefurcht und mit Wurzelnarben und Höckern reichlich versehen. Die Nebenwurzelstöcke sind meist cylindrisch oder etwas aufgetrieben, oben geringelt, längsrunzelig und wenig höckerig. Sie kommen bisweilen noch durch kurze Ausläufer zu mehreren verbunden im Handel vor. Die Meisterwurzel gibt einen kurzen Bruch, besitzt einen starken, gewürzhaften Geruch und einen brennend scharfen Geschmack.

Anatomie: a. Lupenbild. Der meist ovale Querschnitt des Rhizoms und der gewöhnlich rundliche der Nebenwurzelstöcke ist blassgelb und lässt eine Rinde unterscheiden, welche undeutlich radiär gestreift und mit grossen Balsambehältern versehen ist. Eine schmale Cambiumlinie trennt sie von dem radiär gestreiften Holzring, welcher meist nicht ganz so breit ist wie die Rinde, aber ein starkes, häufig lückiges, mit weiten Balsambehältern versorgtes Mark einschliesst.

b. Mikroskopie. Auf das mehrschichtige Korkgewebe, dessen Zellen einen braunen Inhalt führen, folgt das Parenchym der Aussenrinde, dessen dünnwandige Zellen kleinkörnige Stärke enthalten. In dasselbe ist zunächst der Innenrinde ein Kreis grosser, im Querschnitt runder Balsamgänge von derselben Beschaffenheit, wie bei Pimpinella und anderen Umbelliferen eingelagert. Die Innenrinde besteht aus mehrreihigen, breiten Markstrahlen, deren Zellen gleichfalls Stärke enthalten und aus fast ebenso breiten Baststrahlen. Diese letzteren sind aus abwechselnden, tangentialen Schichten von Parenchym und Siebröhren zusammengesetzt, ausserdem enthält jeder Baststrahl in seinem äusseren Ende einen Balsambehälter von der Weite der Aussenrindenbehälter und weiterhin eine Anzahl radiär geordneter, engerer Harzbehälter, deren Lumen dem der Tracheen des Holzes gleichkommt. Der Holzring besteht aus breiten Markstrahlen, welche wie in der Innenrinde gebildet sind, und aus Holzstrahlen, von welchen einige durch Nebenmarkstrahlen in zwei oder drei Schenkel getheilt sind, aber mit einem stumpf abgerundeten Ende in das centrale Mark hineinragen. Das Grundgewebe der Holzstrahlen ist ein dünnwandiges Parenchym, in welches englichtige Netz- und Treppengefässe und Spiroiden gruppenweise eingelagert sind. Vor der im stumpfen, centralen Ende jedes Holzstrahles liegenden Gefässgruppen ist das Holzparenchym eine Strecke weit durch verdickte, getüpfelte, gelbe Holzfasern ersetzt. Auch weiter nach vorn zu finden sich in einzelnen Holzstrahlen kleinere Partien von verdickten Holzfasern. Die Gefässe enthalten zum Theil rothbraunes Harz. Die rundlichen Zellen des Markes enthalten Stärke und umschliessen gegen das Holz zu Harzbehälter, von welchen manche die gleichen Secretbehälter der Aussenrinde an Weite übertreffen. Abb. Bg. A. T. 22. F. 53.

c. Präparation. In verdünntem Spiritus macerirt schneidet sich das Rhizom leicht. Nach Entfernung des Amylums treten die Einzelnheiten deutlich hervor.

Chemie: Die Meisterwurzel gibt etwa 0,75 pc. ätherisches Oel, Harz, Imperatorin und bis 6 pc. Ostruthin.

Das Imperatorin, $C^{16}H^{16}O^{4}$, identisch mit Peucedanin, krystallisirt in farblosen, rhombischen Säulen, ist geruchlos, löst sich nicht in Wasser, leicht in heissem Spiritus, ferner in Aether, Chloroform, Schwefelkohlenstoff, heissem Eisessig und in flüchtigen und fetten Oelen. Die weingeistige Lösung besitzt einen brennend gewürzhaften und nachhaltig kratzenden Geschmack. Durch Kochen mit weingeistigem Kali spaltet es sich in Angelicasäure (siehe S. 91) und Oreoselin, $C^{14}H^{12}O^{4}$, welches in Nadeln krystallisirt und sich in Wasser, Weingeist und Aether löst. Beim Erhitzen mit Salzsäure entsteht neben Methylchlorid Oreoselon, $C^{14}H^{10}O^{3}$, eine farblose, lockere, blumenkohlartige Masse, die bei 156° schmilzt und amorph wieder erstarrt, geruch- und geschmacklos ist, sich nicht in Wasser, wenig in Alcohol und Aether, dagegen leicht in concentrirter Kalilauge unter Umwandelung in Oreoselin auflöst.

Ostruthin, $C^{14}H^{17}O^{2}$, krystallisirt, schmilzt bei 115°, ist fast geschmacklos, löst sich leicht in Alcohol und Aether, kaum in siedendem Wasser, wohl aber in verdünnten Alkalien mit gelber Farbe und blauer Fluorescenz. Mit Kaliumhydroxyd geschmolzen gibt es Resorcin, Essigsäure und Buttersäure.

Verwechselungen: Unter der Handelswaare sollen sich bisweilen Tubera Aconiti (S. 54), Rhizomata Veratri (S. 67), Stücke der Rad. Gentianae (S. 48), das Rhizoma Bistortae und Astrantiae majoris finden. Der Wurzelstock von *Polygonum Bistorta* L., der Natterwurzel, Abb. Ha. V. 19, einer Polygonee Europas, Asiens und Amerikas, ist hakenförmig gekrümmt, zusammengedrückt, aussen quergeringelt, braun und mit Schuppen, Nebenwurzeln und Ausläufern versehen, in frischem Zustande fleischig und innen weiss bis rosaroth, getrocknet als Handelswaare von allen Wurzeln etc. befreit und deshalb reichlich mit Wurzelnarben versehen, hart, von rothbraunem Bruch, fast geruchlos, aber von stark zusammenziehendem, herben Geschmack. Der ovale Querschnitt ist bis 2 cm breit, zeigt ein rothbraunes Grundgewebe, aus dünnwandigen, stärkemehlhaltigen Parenchymzellen. In dasselbe ist ein Kreis von Gefässbündeln eingelagert, welche durch Markstrahlen von einander getrennt sind und den Querschnitt in eine ansehnliche Rinde und Mark theilen. Ausser Amylum enthält das Rhizom Gerbsäure und Gallussäure. Das Rhizom der schwarzen Meisterwurzel, *Astrantia major* L., Abb. Ha. I. 13 und Baillon hist. VII. S. 148, einer Umbellifere, welche früher officinell war, ist mehrköpfig, aussen dunkelbraun, geringelt, mit Ausläufern und reichlich mit Nebenwurzeln besetzt. Der Querschnitt des Rhizoms ist ganz frisch gelblich weiss, wird aber an der Luft rasch röthlichbraun. Eine schmale Rinde mit Harzgängen umgibt den Holzkern, in dessen ansehnlichem Mark weite Harzbehälter sichtbar sind. Die gelblichen Epidermiszellen der Ausläufer sind vielfach zu Trichomen ausgewachsen und umschliessen eine Rinde, deren tangential gestreckte Parenchymzellen Stärkekörner und Calciumoxalatdrusen enthalten. Der einreihigen Kernscheide sind grosse tangentialovale Secretbehälter angelagert und der von einem Cambium umgebene, markhaltige Holzkern ist tetrarch und besitzt zwischen den Strahlen liegende Siebplatten.

Verwendung: Die Meisterwurzel wird jetzt wohl nur noch in der Veterinärmedizin gebraucht.

Rhizoma Tormentillae.

Tormentillwurzel.

Die Stammpflanze der officinellen, vielleicht schon von Hippocrates gebrauchten Tormentillwurzel ist *Potentilla Tormentilla* Siebthorp, eine Rosacee, welche durch ganz Europa bis 70^0 n. Br. heimisch ist und auch in Sibirien und auf Island vorkommt. Bschr. Lrs. Pf. 518; Ha. II. 48; N. v. E. 309; Btl. u. Tr. 101; Pl. 411.

Aussehen: Das mehrköpfige Rhizom wird 7—8 cm lang und 1—2 cm dick, ist cylindrisch oder knollig, gerade oder gekrümmt und verästelt, aussen dunkelrothbraun, etwas runzelig und mit zahlreichen Narben der abgeschnittenen, dünnen Wurzeln versehen. Die Droge ist sehr fest und hart, ohne Geruch und von sehr herbem, zusammenziehendem Geschmack.

Anatomie: a. Lupenbild. Der Querschnitt des officinellen Wurzelstocks ist dunkelrothbraun und zeigt eine sehr schmale Rinde, welche durch einen Kreis gelblicher, getrennter Gefässbündel vom Mark geschieden wird. Bei alten Wurzelstöcken sind 2 concentrische Kreise von Gefässbündeln vorhanden.

b. Mikroskopie. Auf dem runden Querschnitt erkennt man zu äusserst Korkzellen mit braunrothem Inhalt. Daran schliessen sich die dünnwandigen Parenchymzellen der Rinde, welche gleichfalls einen rothbraunen Inhalt aber mit Stärke führen. Die Gefässbündel bestehen aus Grnppen englichtiger Gefässe, welche von Holzzellen umgeben sind. Die einzelnen Gefässbündel sind durch Markstrahlen von einander getrennt, deren Zellen, wie das centrale Mark, auch wieder eine rothbraune Masse mit Amylum und ausserdem mit Calciumoxalatdrusen enthalten.

c. Präparation. Das harte Rhizom muss in Ammoniakwasser macerirt, und die Quer- und Längsschnitte müssen gebleicht und von Amylum befreit werden.

Chemie: Die Tormentillwurzel liefert als Hauptbestandtheil Tormentillgerbsäure, daneben Tormentillroth (siehe Ratanhiaroth S. 39), Chinovasäure, Ellagsäure, Stärkmehl, Gummi, Harz, Wachs und Asche.

Die Tormentillgerbsäure, $C^{26}H^{22}O^{11}$, ist eine gelbröthliche, amorphe Masse, welche Leimlösung fällt und durch Eisenchlorid blaugrün gefärbt wird. Durch Kochen mit verdünnter Schwefelsäure verwandelt sie sich ohne merkliche Zuckerbildung in das annähernd gleich zusammengesetzte Tormentillroth.

Chinovasäure, $C^{24}H^{38}O^{4}$, krystallisirt in mikroskopischen Blättchen, ist geschmacklos, unlöslich in Wasser, schwer löslich in Weingeist und Aether, unlöslich in Chloroform, löslich in wässrigem Ammoniak, in wässrigen Alkalien und Alkalicarbonaten, wird von concentrirter Schwefelsäure gelöst und durch Wasser unverändert ausgefällt. Die ammoniakalische Lösung ist rechtsdrehend. Die Salze der Chinovasäure sind amorph und nur die der Alkalien in Wasser gut löslich.

Ellagsäure, $C^{14}H^{6}O^{8} + H^{2}O$, krystallisirt in hellgelben Säulchen oder in hochgelben, seideglänzenden, gekrümmten Nadeln, ist geschmacklos, wenig löslich mit saurer Reaction in kochendem Wasser und Alcohol, unlöslich in Aether. Concentrirte Schwefelsäure löst sie mit gelber Farbe und Wasser schlägt sie daraus unverändert nieder. Eisenchlorid färbt die Säure erst grünlich, dann schwarzblau. Concentrirte Salpetersäure verwandelt sie beim Erhitzen hauptsächlich in Oxalsäure.

Verwechselungen: Der Wurzelstock von *Geum urbanum* L., Abb. Ha. IV. 33 und Baillon hist. des pl. I. 375, die sog. Nelkenwurzel, radix Caryophyllatae, soll bisweilen unter die Handelswaare gerathen. Dies Rhizom der von Plinius schon erwähnten Rosacee ist höchstens 5 cm lang und 1 cm dick, cylindrisch, oben verdickt und mit Stengel- und Blattstielresten versehen, ringsum mit langen Nebenwurzeln und ringförmig geordneten Schuppen besetzt, aussen dunkelbraun und runzelig. Frisch besitzt die Wurzel einen nelkenartigen Geruch, welcher beim Trocknen verloren geht, während der herbe und bittere Geschmack erhalten bleibt. Der Querschnitt zeigt ein braunrothes, Stärkemehl und zahlreiche Calciumoxalatdrusen führendes Grundgewebe, welches durch eine Cambiumlinie in eine schmale Rinde und einen Kern getheilt wird. Das Mark des letzteren mit den Markstrahlen hat annähernd Sternform. Zwischen den letzteren liegen gelbe Gefässbündel mit engen Tracheen und zum Theil stark verdicktem Holzprosenchym. Das Rhizom enthält etwas ätherisches Oel, Gerbstoff und Harz.

Verwendung: Die Tormentillwurzel wird wegen ihres Gerbstoffgehaltes gebraucht. Präparate hat die Pharmacopoe nicht aufgenommen.

Rhizoma Valerianae.

(Radix Valerianae der **R. Ph.**)

Baldrianwurzel.

Unter radix Valerianae, Baldrianwurzel, versteht die **R. Ph.** das Rhizom sammt Nebenwurzeln von *Valeriana officinalis* L. Bschr. Lrs. Pf. 632; Abb. Bg. u. S. XXVIII. d; Btl. a. Tr. 146; Ha. III. 32; N. v. E. 254; Pl. 27. Diese Valerianacee, deren südeuropäische Abart schon Dioscorides unter dem Namen Phu erwähnt, ist in Europa (von Spanien bis zum Nordcap), in Asien (Kleinasien und Südsibirien) und auch auf Island einheimisch. Vielfach wird sie angebaut, so in Deutschland, Holland, England und in den Vereinigten Staaten von Nordamerika.

Die Stammpflanze entwickelt im Laufe mehrerer Jahre einen kurzen, gegen die Mitte hin verdickten, undeutlich geringelten, nach unten zu verjüngten, nach oben in den Stengel übergehenden Wurzelstock, welcher zahlreiche Nebenwurzeln und auch Ausläufer von wechselnder Dicke aussendet. Diese letzteren vermitteln eine nicht geschlechtliche Fortpflanzung, indem sie an ihrer Spitze Blätter und zugleich aus der Axe an dieser Stelle Wurzeln treiben. Hier bildet sich nach dem Absterben des Hauptstockes und dessen Nebenwurzeln allmählich ein neuer Wurzelstock aus, der dieselbe Weiterentwickelung durchmacht. Abb. bei Irmisch Beiträge etc. in d. Abhandl. d. naturf. Ges. z. Halle 1853 Taf. I. Fig. 1.

Aussehen: Die Droge besteht aus einem kurzen, etwa 2,5 cm langen, 1—1,8 cm dicken Wurzelstock, der aussen dunkelbraun, geringelt und ringsum dicht mit runden, braunen, längsgestreiften, 10 cm und mehr langen, 1—2 mm dicken Nebenwurzeln besetzt und bisweilen mit einzelnen Ausläuferresten versehen ist. Die Handelswaare liefert den Wurzelstock meistens der Länge nach durchschnitten. Er besitzt einen eigenthümlichen, strengen Geruch, der sich beim Trocknen stärker entwickelt, und einen süsslich bittern, gewürzhaften Geschmack.

Anatomie: a. Lupenbild. Der Querschnitt des trocknen Rhizoms hat einen unregelmässig geformten Umriss, ist braun, hornartig glänzend, zeigt eine schmale Rinde, welche durch eine dunklere Cambiumlinie von dem aus entfernt stehenden Gefässbündeln gebildeten Holzring getrennt wird. Der letztere schliesst ein starkes, braunes Mark ein, welches oft lückig ist und auf dem Längsschnitt bisweilen quergefächert erscheint. Der Querschnitt der Nebenwurzeln ist rund. Ihre sehr breite Rinde wird durch eine Kernscheide von dem sehr dünnen Holzkern, welcher sehr spärliches Mark enthält, geschieden. Die Rinde der Ausläufer ist breiter als die des Rhizoms, wird durch eine Kernscheide von dem Gefässbündelring getrennt und der letztere umschliesst ein Mark, dessen Durchmesser etwa dreimal so breit ist als derjenige der Rinde.

b. Mikroskopie. Das Rhizom besitzt ein Periderm aus im Querschnitt fast quadratischen, braunen Zellen. Die Parenchymzellen der Rinde sind im Querschnitt rundlich, nach der Peripherie und dem Cambium zu enger als in der Mitte, in verticaler Richtung verlängert, ihre Wandungen sind spiralig gestreift. Sie enthalten theils kleine Stärkekörner, theils Oeltropfen und Harzballen nebst Gerbstoff. In der Rinde älterer Rhizome finden sich vereinzelte Zellen mit stark verdickten Wandungen, vermuthlich die durch secundäre (cambiale) Zellenbildung auseinander gedrängten Zellen der Kernscheide. Die Cambiumschicht ist aus mehreren Reihen tangential gedehnter, dünnwandiger, axial gestreckter Zellen gebildet. Die Gefässbündel setzen sich aus wenigen Spiral- und Tüpfelgefässen zusammen, welche von Holzfasern dürftig umgeben sind. Das Mark ist ein stärkemehlhaltiges, Oeltropfen und Harzklümpchen und Gerbstoff führendes Parenchym, welches oft schwindet und in sehr kräftig entwickelten Rhizomen auf dem Längsschnitt Querfächer zeigt, deren Querwände aus gelben Steinzellen bestehen. — Die Epidermis der Nebenwurzeln umgibt eine sehr viel breitere Rinde, deren Parenchymzellen reicher an Stärke sind, aber nur im peripherischen Rindentheil Oeltropfen enthalten. Die Cambiumschicht trennt die Rinde von dem sehr schmalen Holzring. Dieser wird aus sehr engen, getüpfelten Gefässen und wenig Parenchymzellen gebildet und schliesst ein sehr dürftiges, kleinzelliges, Stärke, aber kein Oel enthaltendes Mark ein. — Die Ausläufer zeigen wie das Rhizom auf dem Querschnitt eine Korkschicht, welche eine stark entwickelte Rinde umgibt. Die Parenchymzellen haben denselben Inhalt wie im Wurzelstock. Die Kernscheide ist aus im Querschnitt fast quadratischen, in axiler Richtung etwas verlängerten Zellen mit etwas verdickten Wandungen und ohne festen Inhalt gebildet. Auf die Kernscheide (innere Endodermis) folgt ein Cambium, an welches sich 12—24 Gefässbündel anlegen. Diese Bündel, welche durch kurze, breite Markstrahlen von einander getrennt werden, bauen sich aus spärlichen Tüpfelgefässen auf, deren Querwände bis auf einen schmalen, ringförmigen Rest resorbirt sind. Wenig dünnwandiges Parenchym umgibt die Gefässe und grenzt an das der Rinde ähnlich gebildete Mark. Abb. Bg. A. T. 16. F. 41.

c. Präparation. In verdünntem Spiritus macerirte Waare lässt sich ohne Schwierigkeit schneiden. Entfernung von Amylum begünstigt die Verfolgung der verschiedenen Gewebselemente.

Chemie: Das trockne Wurzelsystem des Baldrians gibt 0,8 pc. ätherisches Oel, ferner Baldriansäure, Aepfelsäure, Ameisensäure, Essigsäure, Gerbsäure, Harz, Zucker und Stärke.

Das ätherische Baldrianöl, frisch bereitet, ist etwas säuerlich, gelblich oder grünlich; frisch rectificirt ist es geruchlos, an der Luft wird es harzig und nimmt einen unangenehmen Geruch an. Es ist linksdrehend, löst sich in gleichen Theilen Alcohol von 90 pc. und hat das spec. Gew. 0,93 – 0,94 bei 15° C. Bei fractionirter Destillation erhält man daraus 1. bei 155—160° ein flüssiges Terpen $C^{10}H^{16}$, welches mit HCl eine krystallisirende Verbindung $C^{10}H^{16}Cl$ liefert; 2. bei 205—215° eine dem Borneol isomere Flüssigkeit $C^{10}H^{18}O$, welche mit Salzsäure $C^{10}H^{17}Cr$ und bei Oxydation durch $K^2Cl^2O^7 + H^2SO^4$ ein Gemisch von Ameisen-, Essig- und Baldriansäure und Campher $C^{10}H^{16}O$ gibt; 3. bei 225°—230° eine Flüssigkeit von der Formel $C^{11}H^{18}O^2$, welche aus Borneol, Ameisen- und Essigsäure besteht; 4. bei höherer Temperatur Gemische von Essig-, Ameisen-, Baldriansäure und von Borneoloxyd.

Die Valeriansäure, $C^5H^{10}O^2$, kommt zu 0,5 – 1,4 pc. in der Baldrianwurzel vor, sie ist eine farblose oder schwach gelbliche, ölige Flüssigkeit, von unangenehmem Geruch und von scharf brennendem, saurem Geschmack. Sie ist noch bei —15° flüssig, siedet bei 175° und hat ein spec. Gew. von 0,935 bei 15°. Auf Papier macht sie einen allmählich wieder verschwindenden Fettfleck. Sie löst sich in 30 Th. Wasser bei 12°. Mit absolutem Alcohol und Aether mischt sie sich in allen Verhältnissen, ebenso mit Schwefelkohlenstoff. Mit Wasser bildet sie ein Hydrat, $C^5H^{10}O^2 + H^2O$, welches 0,945 spec. Gew. hat, bei niederer Temperatur als die wasserfreie Säure siedet und in 25 Th. Wasser von 12° löslich ist. Sie bildet neutrale Salze nach der Formel $C^5H^9MO^2$, welche schwierig krystallisiren, sich fettig anfühlen, meistens in Wasser und zum Theil auch in Weingeist löslich sind.

Verwechselungen: Die getrocknete Baldrianwurzel ist zwar durch ihren Bau und ihren eigenthümlichen Geruch bestimmt gekennzeichnet. Da der letztere aber sich anderen, der Handelswaare etwa beigemischten Wurzeln mittheilt und denselben anhaftet, kommen doch Verwechselungen vor, wenn dies auch jetzt, wo die Droge hauptsächlich von cultivirten Pflanzen entnommen wird, viel seltner als früher der Fall ist. Das 15—25 cm lange, geringelte, nicht ringsum bewurzelte Rhizom der in Asien einheimischen, in Südeuropa verwilderten *Valeriana Phu* L., Abb. Ha. III. 33 u. Irmisch l. c. Tab. IV. 1, und das dünne, mehr horizontal kriechende und langgegliederte, nur an den Internodien bewurzelte Rhizom von *Valeriana dioica* L., Abb. Ha. III. 31 u. Irmisch T. III. Fg. 11, und auch das dünne, dicht mit Blattscheidenresten besetzte Rhizom der in den südlichen und östlichen Alpen heimischen *Valeriana celtica* L., Abb. bei Chatin X. A.; Ha. IX. 28; Pl. 29, sind nicht wohl mit der officinellen Droge zu verwechseln. Von nicht giftigen Beimengungen nennen Wiggers und Wigand 1. die Radix Caryophyllatae, deren Unterscheidungsmerkmale auf S. 95 angegeben sind. 2. Radix Betonicae, Betonienwurzel. Der horizontal gerichtete, etwas zusammengedrückte, viereckige, 8 mm dicke, geringelte, blassbraune, dicht bewurzelte

Wurzelstock der einheimischen Labiate *Betonica officinalis* L., Abb. Ha. IV. 10, ist schon äusserlich dadurch unterschieden, dass die bis 12 cm langen, 1 mm dicken Nebenwurzeln einseitig nach unten gerichtet sind. Auf dem Querschnitt erscheint das Mark am stärksten, die Rinde nur schmal. Die bogenförmigen Gefässbündel liegen in der Richtung der Kanten. 3. Die Radix Succisae s. morsus diaboli s. Jaceae nigrae, Teufelsabbisswurzel, von *Succisa pratensis* Moench, Abb. Ha. V. 37; Pl. 51, einer einheimischen Dipsacee, ist ein 2,5—4 cm langer und 1,2 cm dicker, sehr harter Wurzelstock, welcher aussen dunkelbraun und ringsherum nicht sehr reichlich von 1 mm dicken, blassbraunen Nebenwurzeln besetzt ist. Der Querschnitt zeigt eine schmale, helle, stärkemehlfreie Rinde. Eine dunkle Cambiumlinie trennt sie von dem weitläufigen Kreis der Gefässbündel, welcher ein ansehnliches, schmutzig röthliches Mark einschliesst. 4. Die Radix Eupatorii, Wasserdostwurzel, ist der ringsum mit 0,5 mm dicken, graubraunen, langen Nebenwurzeln und Ausläufern versehene, holzige, braungraue Wurzelstock der einheimischen Composite *Eupatorium cannabinum* L., Abb. Ha. VIII. 44. Der Wurzelstock zeigt auf dem Querschnitt eine schmale Rinde, welche in ihrer inneren Partie einen Kranz von Balsamgängen enthält. Eine dunkle Cambiumlinie trennt die Rinde von dem dicken, strahligen Holz, welches ein unansehnliches Mark einschliesst. Das Rhizom enthält ätherisches Oel, Harz, Amylum, einen bitter und scharf schmeckenden Stoff, der vielleicht identisch ist mit dem aus Blättern und Blüthen der Pflanze dargestellten Eupatorin. 5. Die radix Arnicae, Wohlverleihwurzel, der mehr oder minder horizontale, runde, oft gekrümmte, harte, dunkelbraune, durch Blattscheidenreste geringelte, höckerige, bis 10 cm lange und 2 bis 4 mm dicke, nur an der Unterseite mit fadenförmigen, bis 10 cm langen und 1 mm dicken, hellerbraunen, zerbrechlichen Nebenwurzeln besetzte Wurzelstock, der im nördlichen und mittleren Europa einheimischen Composite *Arnica montana* L. Abb. Bg. u. S. XIII. d; Btl. a. Tr. 158; Ha. VI. 47; N. v. E. 239 u. Pl. 623. Das Rhizom besitzt eine von Kork eingefasste schmale Rinde, an deren innerer Grenze ein Kreis von Balsambehältern dicht dem Cambium anliegt. Der Holzring besteht aus gelben, durch Markstrahlen getrennten, ungleichen Gefässbündeln, welche ein grosses Mark umfassen. Die Nebenwurzeln haben eine relativ mächtigere Rinde und an deren innerer Grenze auch einen Kranz von Balsambehältern. Dieselben werden durch eine Cambiumschicht von dem centralen, marklosen Holzkern getrennt. Bg. A. T. 15. F. 39. Bestandtheile sind ätherisches Oel, Harz und das amorphe, bitter und scharfschmeckende Arnicin, $C^{20}H^{30}O^{4}$, eine goldgelbe Masse, welche sich wenig in Wasser, besser in wässerigen Alkalien und Ammoniak, gut in Alcohol und Aether löst. Giftige Beimengungen, die von verschiedenen Seiten gemeldet werden, sind das S. 67 beschriebene Rhizoma Veratri und die S. 70 erwähnten Rhizome von Helleborus niger und viridis, ferner die sogenannte Schwalbenwurzel, Radix Vincetoxici, und das Rhizom von *Sium longifolium* L. Der Wurzelstock der einheimischen Asclepiadacee *Vincetoxicum officinale* Mönch, Abb. Ha. VI. 30, ist 0,5—1,0 cm dick, hin und hergebogen, höckerig, ringsum reich bewurzelt mit sehr langen, 1—2 mm dicken, blassbräunlichen oder hellgelben Nebenwurzeln. Der Querschnitt des Rhizoms zeigt umgeben von der Epidermis eine weissliche Rinde, welche durch einen Kranz von mehr oder weniger dicht gelagerten Bastfaserbündeln in zwei Hälften getheilt wird. Das Parenchym der äusseren bilden etwas tangential gedehnte, Stärkemehl und Calciumoxalatdrusen enthaltende Zellen. Die innere Hälfte hat radial geordnete Zellen mit gleichem Inhalt. Eine Cambiumschicht trennt die Rinde von dem fast ebenso breiten gelbbraunen Holzring. Das Holz ist sehr regelmässig aus schmalen Holz- und Markstrahlen aufgebaut. Die Wandungen der Gefässe tragen zur Längsaxe quergestellte, spindelförmige Tüpfel. Das Mark ist wie die Rinde gebildet. Die Nebenwurzeln besitzen innerhalb einer gelbgefärbten Epidermis eine ansehnliche Rinde, deren Parenchymzellen nach innen zu in radialen Reihen angeordnet und mit Stärkekörnern angefüllt sind. Zahlreiche Zellen enthalten grosse Calciumoxalatdrusen. Eine Kernscheide aus tangential gestreckten Zellen mit etwas verdickter Innenwand umgibt die ziemlich breite Cambiumzone, welche einen marklosen Holzkern von geringem Durchmesser einschliesst. Die behöft getüpfelten Tracheen sind von Holzfasern umgeben. Der giftig wirkende Bestandtheil ist das Cynanchin (= Asclepiadin), ein gelblicher, amorpher Körper von bitterem Geschmack, leicht löslich in Aether, Alcohol und Wasser, aus letzterer Lösung durch Gerbsäure fällbar. Concentrirte Salzsäure färbt das Cynanchin grün. Es erregt Erbrechen, Durchfall und lähmt angeblich die quergestreiften Muskeln. *Sium longifolium* L., eine Abart der Umbellifere *S. latifolium* L. Abb. Ha. I. 38 u. 39, theilt in manchen Gegenden den Standort mit Valeriana officinalis. Die getrockneten Wurzelstücke sind demjenigen des Baldrian sehr ähnlich. Der Querschnitt des Rhizoms zeigt auch ein grosses Mark, umgeben von Gefässsträngen und einer schmalen Rinde. Im Längsschnitt erscheint der Wurzelstock gleichfalls quergefächert, aber in den Querwänden sind uns keine Steinzellen begegnet. Die Nebenwurzeln sind in frischem Zustande fleischig, leicht querrunzelig und abgerundet vierkantig mit einer Längsfurche auf jeder Seite. Ihr Querschnitt unterscheidet sich durch einen markhaltigen, makroskopisch sehr deutlich strahligen Gefässbündelring von dem der Baldrianwurzel. Als wirksamer Bestandtheil der Siumwurzeln wird ein Harz angeführt, welches bei Thieren Erbrechen, Durchfall, Schwindel (?), Convulsionen und Herzschwäche veranlassen soll.

Handel: In den deutschen Officinen wird theils wildwachsende, theils cultivirte Baldrianwurzel gebraucht. Von letzterer bringt Cölleda nach Flückigers Angabe etwa 25 000 kg jährlich auf den Markt.

Verwendung: Das Rhizom sammt Wurzeln wird als Nervinum gebraucht.

Präparate: Die Droge dient zur Bereitung der Tinctura Valerianae, der T. V. aetherea und des Spiritus Angelicae compositus.

Rhizoma Helenii.

(Radix Helenii der R. Ph.)

Alantwurzel.

Das Rhizom sammt Wurzelästen 2—3jähriger Pflanzen von *Inula Helenium* L. bezeichnet die Pharmacopoe als Radix Helenii, Alantwurzel. Die Stammpflanze, eine Composite, über Europa und Asien verbreitet, stand schon bei den alten Griechen und Römern als Arznei- und Genussmittel in hohem Ansehen. Sie wird im Grossen angebaut in Deutschland bei Cölleda, ausserdem in Holland und in der Schweiz. Bschr. Lrs. Pf. 640. Abb. Bg. u. S. XXII. f; Btl. a. Tr. 150; Ha. VI. 45; N. v. E. 240; Pl. 624.

Aussehen: Der ungeschälte Wurzelstock ist 10 cm lang und bis 5 cm dick, mehrköpfig, oben geringelt, meist verbogen und aussen so wie die Aeste und Nebenwurzeln graubraun und längsrunzelig. Gut getrocknet sind Rhizom und Wurzeln hart, hornartig, spröde und brechen kurz, wenn feucht, sind sie sehr zähe. Der Handel liefert die Droge meistens der Länge nach gespalten. Sie hat einen eigenthümlichen Geruch und bitter gewürzhaften Geschmack.

Anatomie: a. Lupenbild. Der Wurzelstock besitzt eine dünne, im frischen Zustande weisse, getrocknet dagegen bräunliche Rinde, welche auf dem Querschnitt im inneren Theile strahlig gezeichnet ist und hier sowohl wie im mittleren Theile Balsambehälter zeigt. Ein dunkles Cambium trennt sie von dem Holzring, welcher aus Holz- und Markstrahlen besteht und ein stark entwickeltes Mark umgibt. Auch innerhalb des Holzrings wie im Mark liegen Balsambehälter. Die Wurzeln sind marklos, besitzen ein centrales Gefässbündel und zeigen im Uebrigen den Bau des Rhizoms.

b. Mikroskopie. Der Querschnitt des Rhizoms ist von einem starken Periderm umgeben. Die Aussenrinde besteht aus dünnwandigen Parenchymzellen und enthält einen Kreis von rundlichen oder ovalen, in verticaler Richtung verlängerten Balsambehältern, welche von engeren, Oeltropfen führenden Zellen begrenzt und viel weitlichtiger als die Tracheen des Holzes sind. Die Innenrinde ist aus breiten Markstrahlen und schmalen Baststrahlen zusammengesetzt. Die letzteren sind nur aus Parenchym und Siebröhren gebildet, die ersteren enthalten in ihrem peripheren Theil ebensolche Balsambehälter wie die primäre Rinde. Sämmtliche Parenchymzellen enthalten Inulin und hie und da Oeltropfen und braune Körner. Das Cambium ist frei von Inulin. Der Holzring besteht aus schmalen Holzstrahlen, welche durch breitere Markstrahlen getrennt werden. Jene bauen sich aus Holzparenchym und zahlreichen, radial geordneten Gruppen von Tüpfelgefässen auf. In den Markstrahlen liegen, ebenso wie in dem centralen Mark, dessen Gewebselemente denjenigen der Aussenrinde entsprechen, den vorher erwähnten gleiche Balsambehälter. Sie enthalten hier wie in den anderen Gewebsschichten eine farblose, amorphe oder bisweilen krystallinische Masse, während alle Parenchymzellen der Droge Klümpchen von Inulin zeigen. Dem Querschnitt der Wurzeln fehlt das Mark. Seine Stelle ist von einem centralen Gefässbündel eingenommen, von welchem die Holzstrahlen mit den Tracheen und die Markstrahlen mit Balsambehältern radienförmig nach dem Cambium sich hinziehen. Der Bau der Rinde entspricht demjenigen der Rhizomrinde. Abb. Bg. A. T. X. F. 29.

c. Präparation. In verdünntem Spiritus macerirte Stücke eignen sich zum Schneiden besser als trockne Waare.

Chemie: Inulin, siehe bei Radix Taraxaci S. 50, enthält die getrocknete Septemberwurzel bis zu 44 pc., ferner Helenin, Alantsäureanhydrid, Alantol, einen vielleicht eigenartigen Zucker und einen nicht näher untersuchten, amorphen Bitterstoff.

Helenin, C^6H^8O, krystallisirt in vierseitigen, bitterschmeckenden Nadeln, schmilzt bei 109—110°, lässt sich unzersetzt sublimiren, verflüchtigt sich schon mit Wasserdämpfen und siedet bei 275—280° unter theilweiser Zersetzung. Es ist unlöslich in Wasser, leicht löslich mit neutraler Reaction in heissem Spiritus, in Aether, in ätherischen und fetten Oelen.

Alantsäureanhydrid, $C^{15}H^{20}O^2$, krystallisirt in Nadeln, löst sich in Alcohol, in Aether und in wässerigen Alkalien. Aus letzterer Lösung fällen Säuren die Alantsäure, $C^{15}H^{22}O^3$, welche aus Alcohol in feinen Nadeln krystallisirt und bei 91° schmilzt.

Alantol, $C^{10}H^{16}O$, eine gelbe Flüssigkeit, welche nach Pfeffermünzöl riecht und bei 200° siedet.

Handel: Cölleda liefert jährlich nach Flückiger etwa 10 000 kg Alantwurzel, aber ausserdem wird auch wildwachsende gesammelt.

Verwendung: Als reizmilderndes Mittel wird die Alantwurzel bisweilen noch angewendet.

Präparate: Extractum Helenii ist officinell.

---

d. Zwiebeln, Bulbi.

Bulbus Scillae.

Meerzwiebel.

Die vielleicht schon von den alten Aegyptern, jedenfalls aber zu Hippocrates Zeiten innerlich und äusserlich angewandte Meerzwiebel wird von der im Küstengebiet des Mittelmeeres heimischen *Urginea maritima* Steinheil, einer Liliacee, gesammelt. Die Stammpflanze besitzt eine sehr stark entwickelte Zwiebel, welche über 2 kg Gewicht und bis 30 cm Durchmesser erreichen kann. Sie kommt in zwei Spielarten vor, von welchen die eine mit rothen Zwiebelschalen in Marocco, Algier, Südfrankreich, Corsica und in Calabrien vorherrscht, während in Portugal, Spanien, Malta, Cypern und Kleinasien die Varietät mit weissen Schalenblättern vorzugsweise oder ausschliesslich angetroffen wird. Bschr. Lrs. Pf. 305. Abb. Bg. u. S. VI a; Btl. a. Tr. 281; Ha. XI. 21; N. v. E. 55. Pl. 271. Die Zwiebel sitzt mit dem bewurzelten unteren Ende im Boden, während sie selbst vollständig oder zum grössten Theil über den Erdboden hervorragt. Der Bulbus ist aus zahlreichen Blattschalen zusammengesetzt. Die äusseren sind trockenhäutig und auch bei der weissen Spielart braun gefärbt, die mittleren saftigfleischig und die innersten, welche die Basis des Blüthenstengels und die neue Stengelknospe umgeben, sind sehr weich und wie die mittleren entweder roth oder weiss gefärbt, von lauchartigem Geruch und unangenehm schleimig bitterem Geschmack.

Aussehen: Die **R. Ph.** schreibt die mittleren Schalen der weissen Meerzwiebel vor. Dieselben werden in Streifen zerschnitten und getrocknet in den Handel gebracht. Die Droge besteht aus 3 mm dicken und 4—5 cm langen Streifen. Gut getrocknet sind sie hornartig hart, gelblichweiss, durchscheinend, von harten Querstreifen durchsetzt und sehr hygroskopisch, ohne Geruch, aber von schleimig bitterem Geschmack. Sie ziehen leicht Feuchtigkeit an und werden dann biegsam.

Anatomie: Jeder Streifen zeigt bei mikroskopischer Betrachtung nach aussen und nach innen eine Lage Epidermiszellen und zwischen denselben ein Parenchym aus im Querschnitt dünnwandigen, polyedrischen, im Längsschnitt gestreckten Zellen, welche Schleim, Eiweissstoffe und Calciumoxalatraphiden einschliessen. Durch dieses Parenchym ziehen Gefässbündel, deren Spiralgefässe von dünnwandigen, amylumhaltigen Prosenchymzellen umgeben sind.

Chemie: Die Droge enthält ein Kohlenhydrat, welches in chemischer Hinsicht mit dem Dextrin übereinkommt, aber die Ebene des polarisirten Lichtes nach links ablenkt und deshalb von Schmiedeberg Sinistrin, von Riche und Remont aber Scillin genannt worden ist, ferner ist daraus dargestellt Scillipicrin, Scillitoxin, Scillin (Merk), Scillaïn und etwas übelriechendes, flüchtiges Oel.

Das Sinistrin, $C^6H^{10}O^5$, ist farblos, amorph, löslich in Wasser. Mit verdünnter Schwefelsäure erwärmt, setzt es sich in Levulose und optisch inactiven Zucker um, welche beide gährungsfähig sind und alkalisches Kupferoxyd reduciren.

Scillipicrin ist ein gelblichweisses Pulver von bitterem Geschmack, welches sich leicht in Wasser löst.

Scillitoxin ist ein amorphes, zimmtbraunes Pulver, welches sich in Alcohol, aber nicht in Aether oder Wasser löst. Durch concentrirte Schwefelsäure wird es roth, dann braun, durch Salpetersäure schwach roth, dann orangegelb bis grün gefärbt.

Scillin von Merck ist krystallinisch, hellgelb, schwer löslich in Wasser, leichter in Alcohol und kochendem Aether. Durch concentrirte Schwefelsäure wird es rothbraun, durch Salpetersäure gelb, beim Erwärmen dunkelgrün.

Scillaïn ist ein leichtes gelbliches Pulver, das durch concentrirte Salzsäure roth gefärbt wird, stickstofffrei ist und bei Behandlung mit verdünnten Säuren Zucker und ein Harz liefert. Es wirkt nach Art der Fol. Digitalis auf das Herz und ist vielleicht identisch mit Scillitoxin, aber reiner.

Verwendung: Die Meerzwiebel und ihre Präparate werden vorzugsweise als harntreibende Mittel gebraucht.

Präparate: Acetum Scillae, Extractum Scillae, Tinctura Scillae werden als Diuretica, Oxymel Scillae als Emeticum gebraucht.

Cormus, s. Tuber, s. Bulbus Colchici.

Herbstzeitlosenknollen.

Die Herbstzeitlose, *Colchicum autumnale* L. — Bschr. u. Abb. Lrs. Pf. 300; Abb. Bg. u. S. XII a; Btl. a. Tr. 288; Ha. V. 45; N. v. E. 49; Pl. 279 — ist eine auf feuchten Wiesen des mittleren und südlichen Europa und in Kleinasien einheimische Liliacee aus der Unterfamilie der Colchicaceen. Wegen ihrer giftigen Eigenschaften war sie schon zu Dioscorides' Zeiten gefürchtet. Officinell sind bei uns nur die Samen und die daraus dargestellten Präparate, anderwärts wird aber auch noch der Knollen gebraucht, welcher keinen Bulbus, sondern das verdickte, unterste Stengelglied darstellt.

Zur Blüthezeit, welche bei uns in den Spätsommer fällt, ist der tief in der Erde aufrechtstehende Knollen 3—4 cm lang und 2—3 cm dick, schief eiförmig, auf der einen Seite stark convex gewölbt, auf der entgegengesetzten flach oder wenig convex und hier in der Mitte mit einer flachen Längsfurche versehen. In diese Rinne legt sich der Blüthenstengel, welcher nur vermittelst einer kleinen, runden Stelle mit der Basis des Knollens verbunden ist. Knollen und blühenden Stengel umgibt eine dunkelbraune, oben röhrig verlängerte und zerschlitzte, aus mehreren trocknen Scheidenblättern gebildete Hülle. Vom rundlich stumpfen Grunde ziehen zahlreiche, einfache, dicht stehende, weisse Wurzeln senkrecht nach abwärts. Die Basis des blühenden Stengels verdickt sich erst im nächsten Frühjahr zu einem neuen Knollen und dieser entwickelt nun auf Kosten des allmählich absterbenden vorjährigen Knollens zunächst Blätter und Früchte und später in der seitlichen Rinne den herbstlich blühenden Stengel.

Aussehen: Der von Stengel, Hüllen und Wurzeln befreite Knollen ist 2,5—3,5 cm lang und 2,5—3,0 cm dick und jenachdem er im Frühsommer oder im Herbst gesammelt wurde, entweder rundlich eiförmig oder rundlich mit einer fast flachen Seite, welche in der Mitte die Längsrinne trägt. Aussen erscheint er braun. In frischem Zustande ist er fleischig, von Rettiggeruch und bitterem und scharf kratzendem Geschmack. Der getrocknete Knollen ist hart, geruchlos; er schmeckt nur mehr bitter. Der Handel liefert den Knollen häufig in Querscheiben zerschnitten.

Anatomie: a. Lupenbild. Der Querschnitt des Sommerknollens ist rundlich, der des Herbstknollens rundlich nierenförmig, mehlig und mit zahlreichen, zerstreuten Gefässbündeln versehen.

b. Mikroskopie. Das Grundgewebe des Knollens besteht aus isodiametrischen, polyedrischen Parenchymzellen, welche mit Stärkemehl gefüllt sind. Zerstreut in dem Grundgewebe liegen sehr viele Gefässbündel, welche aus Spiralgefässen und dünnwandigem Holzprosenchym gebildet sind. Das Stärkemehl ist meist aus zwei bis vier Einzelkörnern zusammengesetzt, von welchen jedes Korn eine strahlige Kernhöhle zeigt. Abb. Bg. A. T. 24. F. 59.

c. Präparation. Getrocknete Knollen werden in verdünntem Spiritus macerirt und die Schnitte von Amylum durch Kaliumhydroxyd befreit.

Chemie: Die Knollen enthalten bis 29 pc. Stärkemehl, Zucker, Harz, Gummi und als wirksamen Bestandtheil das Colchicin.

Colchicin, $C^{17}H^{23}NO^{6}$, ist ein amorphes, gelbes Pulver. Es schmeckt sehr bitter, schmilzt bei 145°, ist löslich in Wasser mit schwach alkalischer Reaction, leichter löslich in Weingeist, unlöslich in Aether. Feste Salze bildet es mit Säuren nicht. Concentrirte Salpetersäure von 1,45 spec. Gewicht, löst es blauviolett, auf Zusatz von Wasser wird die Lösung gelb und mit Natronlauge ziegelroth. Durch Behandlung mit verdünnten Mineralsäuren wird das Colchicin in ein in Wasser unlösliches, grünlichbraunes Harz und in krystallisirbares Colchiceïn, $C^{17}H^{21}NO^{5} + 2H^{2}O$ zerlegt, welches schwachsaure Eigenschaften zeigt, auch Salze bildet, aber leicht unter Wasseraufnahme in Colchicin übergeht.

Verwechselung: Geschälte und gebrühte Colchicumknollen sollen bisweilen unter Tubera Salep (S. 52) vorkommen.

Verwendung: Statt der Knollen werden jetzt überflüssiger Weise die Zeitlosensamen (s. unter Samen) angewendet.

II. Oberirdische Pflanzentheile.

a. Hölzer, Ligna.

Lignum Guajaci.

Guajakholz.

Das Guajakholz (Pockholz, Franzosenholz) ist durch die Spanier, bald nachdem sie dasselbe zu Ende des 15. Jahrhunderts auf St. Domingo kennen gelernt hatten, nach Europa gekommen und hier sofort allseitig zu hohem, aber unverdientem Ansehen gelangt. Die **R. Ph.** fordert das Holz von *Guajacum officinale* L., einem 12—13 m hohen, immergrünen Baume aus der Familie der Zygophyllaceae, welcher auf der Nordküste von Südamerika, auf den Caraibischen Inseln (Trinidad, St. Vincent, St. Lucia, Martinique) und den grossen Antillen (Cuba, Jamaica und St. Domingo) reichlich vertreten ist. Bschr. Lrs. Pf. 444. Abb. Bg. u. S. XIV. b; Btl. a. Tr. 41; Ha. XII. 28; N. v. E. 380. Pl. 331. In den Grosshandel kommt das Holz in grossen bis 50 kg schweren Stamm- und geringeren, aber immerhin ansehnlichen Aststücken. Jene sowohl wie diese sind in der Regel von der Rinde befreit, ausgezeichnet durch hohes spec. Gewicht und auffallende Härte. Der Drogenhandel liefert das Holz zerschnitten oder geraspelt.

Aussehen: Etwas grössere, mit Splintholz versehene Stücke von 8—12 cm Durchmesser zeigen eine glatte, schmutzig graugelbe Aussenfläche mit dicht welliger Längsstreifung und vereinzelten vorspringenden Astnarben. Die parallellaufenden Längsstreifen bilden breitere oder schmälere Bündel. Diese letzteren stossen in scharfem Winkel auf einander und durchsetzen und durchflechten sich. Auf der Querfläche solcher Stücke erkennt man als gelblichgraue, äussere Zone das Splintholz und von diesem eingeschlossen das grünlichbraune Kernholz. Die Stücke lassen sich nie glatt spalten, weder in radialer, noch in tangentialer Richtung. Sie geben einen längssplitterigen Bruch von stalactitenartigem Aussehen. Das Kernholz hat einen gewürzhaften und etwas kratzenden Geschmack und beim Zersägen oder Erwärmen einen nicht sehr stark gewürzhaften Geruch.

Anatomie: a. Lupenbild. Auf dem Querschnitt erkennt man im Splint- wie im Kernholz concentrische, ringförmige Schichten, deren Mittelpunkt nicht immer in der Axe des Stückes liegt. Mit der Lupe unterscheidet man sehr schmale, dicht stehende Markstrahlen, welche den Querschnitt in radialer Richtung durchziehen und in den Holzstrahlen lassen sich die Lumina von weiten Gefässen bis zum Centrum hin verfolgen. Schlägt man in radialer oder tangentialer Längsrichtung Theile der Stücke ab, so erhält man ganz unebene Spaltflächen, auf welchen wieder ein welliger Verlauf der Gewebselemente hervortritt. Dieselben ziehen auch hier theils in parallelen Zügen geschlängelt abwärts, theils verflechten und durchsetzen sie sich in tangentialer und auch in radialer Richtung.

b. Mikroskopie. Das Kernholz zeigt im Querschnitt feine, dichtstehende, fast parallellaufende, einreihige, hellgefärbte Markstrahlen, deren Zellen radial gestreckt sind. Die dazwischen liegenden Holzstrahlen bestehen hauptsächlich aus sehr verdickten Holzprosenchymzellen, die in der Längsrichtung geschlängelt sind und deren geringes Lumen Harz enthält. In das Prosenchymgewebe sind dickwandige Tüpfelgefässe vereinzelt eingelagert. Das Lumen derselben ist häufig so gross, dass das einzelne Gefäss den Raum zwischen zwei Markstrahlen ganz einnimmt und hin und wieder sogar sich über den Querdurchmesser von zwei Holzstrahlen ausdehnt, so dass ein Markstrahl an dem Gefässe endigt oder sich um dasselbe herumbiegt. Vielfach ist das Holzprosenchym in tangentialer Richtung durch Holzparenchym unterbrochen. Diese Parenchymzellen bilden auf dem Querschnitt im Grossen und Ganzen ziemlich regelmässige Ringe, die zwar häufig durch Gefässlumina unterbrochen werden, doch aber die makroskopisch sichtbare, concentrische Schichtung veranlassen. Wahre Jahresringe sind nicht vorhanden. In den Gefässen, den Markstrahlen, dem Holzparenchym und auch im Prosenchym des Kernholzes ist Harz abgelagert. In den Zellen des Parenchyms und der Markstrahlen lässt sich auch Stärkemehl und hie und da auch Calciumoxalat in Krystallen erkennen. Abb. Bg. A. T. 27. F. 64.

c. Präparation. Das harte Holz lässt sich, wenn es einige Zeit in Ammoniakwasser gelegen hat, gut schneiden. Zur genaueren Verfolgung isolirt man zweckmässig die Gewebselemente mittelst Schultze's Reagens und färbt dieselben nachher je nach Bedürfniss mit Jod oder Anilin.

Chemie: Der Hauptbestandtheil des Holzes ist das Guajakharz, welches im Kernholz reichlich und nur sehr spärlich im inneren Theil des Splintholzes enthalten ist.

Das Guajakharz liefert der Handel in unregelmässig geformten Stücken von sehr verschiedener Grösse. Dieselben sind hart und spröde, aussen glänzend dunkelgrün oder von abgestossenem Pulver bestäubt, innen rothbraun oder gelbbraun. Der Bruch ist muschelig und glasglänzend. Gepulvert ist das Harz graugrünlichweiss. Es entwickelt beim Erwärmen einen etwas würzigen Geruch. Sein Geschmack ist anfangs süsslich bitter und hinterher scharf und kratzend. Es schmilzt bei 85° C., hat ein spec. Gewicht von 1,20, löst sich nicht in Wasser, leicht in Weingeist mit bräunlichgelber Farbe, ferner in Amylalcohol, Chloroform, Aceton und Aetzalkalien. Aether und Terpentinöl lösen das Harz nur unvollständig. Die spirituöse Lösung des Harzes wird durch Oxydationsmittel rasch blau oder grün gefärbt. Das Harz enthält Guajakharzsäure, Guajakonsäure, Guajaksäure, Guajakbetaharz und Guajakgelb, Gummi und etwas Asche.

Die Guajakharzsäure, $C^{20}H^{26}O^4$, kann zu 10,5 pc. aus dem Harz gewonnen werden. Sie krystallisirt aus Weingeist in rhombischen Nadeln, welche schwach nach Vanille riechen, bei 75—80° schmelzen, sich nicht in Wasser, aber leicht in Weingeist, Aether, Chloroform, Essigäther, Essigsäure, Benzol und Schwefelkohlenstoff lösen. Von ihren Salzen sind die der Alkalien krystallinisch und in Wasser löslich.

Die Guajakonsäure, $C^{19}H^{20}O^5$, macht etwa 70 pc. des Harzes aus und ist amorph, hellbraun, geruch- und geschmacklos, schmilzt bei 95—100°, löst sich nicht in Wasser, leicht in Weingeist, Aether, Essigäther, Essigsäure und Chloroform, schwer in Benzol und Schwefelkohlenstoff. Ihre Salze sind amorph, die Alkalisalze in Wasser und Weingeist löslich.

Die Guajaksäure, $C^6H^8O^3$, ist nur spärlich im Harz vorhanden. Sie krystallisirt in weissen, glänzenden Nadeln, welche in Wasser, Weingeist und Aether löslich sind. Bei rascher Sublimation zerfällt sie in Kohlensäure und Guajacen, ein farbloses, nach Bittermandelöl riechendes Oel, welches bei 118° siedet und ein spec. Gewicht von 0,874 hat.

Das Guajakbetaharz, $C^{40}H^{20}O^{12}$, ist in Aether unlöslich und macht etwa 10 pc. des Guajakharzes aus.

Das Guajakgelb ist der gelbe Farbstoff des Harzes, welcher aus Weingeist in blassgelben Krystallen erhalten werden kann. Er ist geruchlos, aber schmeckt bitter, löst sich leicht und mit neutraler Reaction in Weingeist, ferner in Aether, Essigäther, Schwefelkohlenstoff, in wässerigen Alkalien und Erden. In concentrirter Schwefelsäure löst er sich schön blau und diese Farbe geht allmählich in grün und gelb über. In rauchender Salpetersäure löst er sich orangegelb, welches durch concentrirte Schwefelsäure in roth übergeht.

Handel: In unseren Handel gelangt das Guajakholz von der Insel Domingo und aus Venezuela und Columbien über England oder direct nach Hamburg. Im Jahre 1882 importirte Hamburg im Ganzen 1 418 300 kg, darunter 997 000 kg allein von Domingo und 300 500 kg aus Venezuela. Weit geringere Mengen Guajakholz liefern die Bahamainseln. Dasselbe unterscheidet sich nicht wesentlich von dem officinellen, stammt aber von *Guajacum sanctum* L. einer Zygophyllacee, welche in Florida, auf den Bahama und den grossen Sunda-Inseln heimisch ist. Abb. Asa Gray Genera Fl. A. illustr. 1849. II. 148. Pl. 330.

Verwendung: Das Guajakholz wurde besonders gegen Syphilis und andere Dyscrasien gerühmt und findet auch nach dieser Richtung immer noch Anwendung in Gestalt der Species Lignorum.

Lignum Quassiae.

Quassiaholz.

Quassienholz wird zuerst gegen das Ende des 17. Jahrhunderts in Europa erwähnt, ist aber wohl nicht vor der zweiten Hälfte des 18. Jahrhunderts in grösserer Menge nach der alten Welt gelangt, wo es dann bald zu technischen und medicinischen Zwecken verwendet wurde. Die **R. Ph.** lässt zwei Arten des Holzes zu. Die eine, das surinamensische Quassiaholz stammt ab von *Quassia amara* L., einem baumartigen Strauche aus der Familie der Simarubaceae, welcher im Norden von Brasilien, in Surinam, Columbien und Venezuela und auch auf einigen Antillen heimisch ist. Bschr. Lrs. 452 mit Abb. ferner Bg. u. S. XI. d; Ha. IX. 14; N. v. E. 383; Pl. 333. Die zweite Art, das jamaicanische Quassiaholz, stammt von *Picraena excelsa* Lindley, einem etwa 20 m hohen Baume aus derselben Familie, welcher auf Jamaica und den kleinen Antillen verbreitet ist. Bschr. Lrs. 452. Abb. Btl. a. Tr. 57; Ha. IX. 16; N. v. E. 381.

Aussehen: Das Lignum Quassiae surinamense des Handels besteht aus cylindrischen Stammstücken von ca. 10 cm Durchmesser und aus 2—3 cm dicken Aesten von verschiedener Länge. Der Drogenhandel liefert es meistens geraspelt, aber auch in globulis und selbst in Becherform. (Preisliste v. Gehe u. Co.) Die aussen gelblich graue oder gelblich braune, dünne, zerbrechliche Rinde löst sich leicht von dem gelblichweissen, leichten, weichen, leicht spaltbaren Holze, welches sehr stark bitter schmeckt.

Anatomie: a. Lupenbild. Der Querschnitt der Stamm- und Aststücke besitzt eine schmale, 1—2 mm dicke Rinde. Auf sie folgt der starke, gelblich weisse Holzkern, welcher concentrische Schichten mit ziemlich engen Gefässlumina und sehr feine, dicht stehende, weissliche Markstrahlen erkennen lässt. Ein unbedeutendes, hellbräunliches Mark nimmt das Centrum ein. — Vom Holz völlig getrennte Rinde zeigt eine hellgelbe oder blauschwarze, längsgestreifte Innenseite.

b. Mikroskopie. Die Rinde besteht zu äusserst aus einem Periderm, dessen Korkzellen im Querschnitt tafelförmig, im Tangentialschnitt sechseckig sind. Die darauf folgende Aussenrinde wird von tangentialgedehnten Parenchymzellen gebildet, welche zum Theil Calciumoxalatdrusen enthalten und nach innen zu vereinzelte Gruppen von gelben Steinzellen einschliessen. Eine zusammenhängende Schicht gelber Steinzellen trennt die Aussenrinde von der Innenrinde. Letztere ist aus Bast- und Markstrahlen zusammengesetzt. Die Markstrahlen verbreitern sich nach der Steinschicht zu keilförmig und ihre Zellen, welche im schmaleren Theile rundlich eckig sind, erscheinen im breiteren Theile tangential gestreckt. Die Baststrahlen zeigen im Querschnitt abwechselnde Schichten von Bastparenchym und Siebröhren und auch dickwandige, in axiler Richtung lange Bastfasern. Die Markstrahlen des Holzes sind sehr schmal, meistens im Querschnitt einreihig, seltner zweireihig und ihre Zellen radial gestreckt. In tangentialer Richtung baut sich ein Markstrahl aus 10—20 rundlichen Zellen auf. Das Grundgewebe der Holzstrahlen bilden dickwandige Prosenchymzellen, die im Querschnitt abgerundet viereckig sind. In demselben liegen in Abständen ein- bis dreireihige, tangentiale Bänder von Parenchymzellen und Gruppen von 2—3 nicht sehr weiten Tüpfelgefässen. Diese tangentialen Bänder aus Parenchymzellen nebst Gefässen bedingen die concentrische Schichtung des Querschnittes. Jahresringe, welche die **R. Ph.** erwähnt, besitzt das Quassiaholz nicht. Bisweilen ist Holz und Rinde von blauen Myceliumfäden eines unbekannten Pilzes durchsetzt. Das Mark des Holzes bilden polyedrische Parenchymzellen. Abb. Bg. A. T. 26. F. 62.

c. Präparation. Das Holz schneidet sich, nachdem es in verdünntem Spiritus gelegen hat, leicht. Zur genaueren Untersuchung verfährt man wie bei Lig. Guajaci.

Aussehen: Das Lignum Quassiae jamaicense des Grosshandels besteht aus stärkeren, cylindrischen Blöcken, welche bis 30 cm Durchmesser erreichen, eine aussen graubraune oder braunschwarze, längsgefurchte, dickere Rinde zeigen, auf dem Querschnitt aber ganz ähnlich dem Holze von Surinam gebaut sind und auch denselben bitteren Geschmack besitzen. Im Drogenhandel wird auch diese Sorte meist geraspelt oder in Würfel geschnitten verkauft.

Anatomie: a. Lupenbild. Die Rinde ist 0,5—1,0 cm breit, blättert leicht ab, ist von dunklerer Farbe und zeigt auf dem Querschnitt ein unregelmässig strahliges Gefüge. Von dem Holze getrennte Rinde besitzt eine bräunlich graue, glatte, fein längsgestreifte Innenseite. Das Holz ist von ähnlicher Beschaffenheit wie das vorige, zeigt concentrische, ungleiche, abwechselnd hellere und dunklere Zonen, deren Grenzlinien mehr wellig erscheinen. Die Gefässe sind, wie die Lupe erkennen lässt, etwas weiter und die zahlreichen Markstrahlen breiter als die der Quassia amara. Das centrale Mark ist heller, aber nur sehr dürftig ausgebildet.

b. Mikroskopie. Die Zellen des Periderms sind auf dem Querschnitt tafelförmig und vielfach geschichtet. Die der äusseren Reihen haben einen dunkelbraunen Inhalt und bräunlich gefärbte Wände. Das Parenchym der Aussenrinde ist auffallend reich an Calciumoxalatkrystallen. Die Bast- und Markstrahlen verlaufen geschlängelt, sind aber sonst ganz ähnlich wie bei der Surinamquassia gebaut. Die Markstrahlen des Holzes sind hier 2—3reihig und führen wie die der Innenrinde etwas Amylum. Das Holz zeigt als Grundgewebe gleichfalls Holzprosenchym aber auch tangentiale Parenchymbänder. Diese letzteren enthalten auch Calciumoxalatkrystalle und sind breiter und die zu 3—4 gruppirten Gefässe weiter als bei der anderen Sorte. Holzfasern und Gefässe enthalten vielfach Harz eingelagert. Die grobgetüpfelten Zellen des Marks sind wie die der Aussenrinde reich an grossen Calciumoxalatkrystallen. Rinde und Holz auch dieser Droge sind häufig von Mycelienfäden eines Pilzes durchsetzt. Abb. Bg. A. T. 26. F. 63.

c. Präparation. Wie vorher.

Chemie: Der Hauptbestandtheil beider Arten von Quassiaholz ist das Quassiin. Daneben kommt Harz und Amylum vor. Asche liefert nach Flückiger das Holz von Surinam 3,6 pc. und seine Rinde 17,8 pc. während das jamaicanische Holz 7,8 pc. und dessen Rinde 9,8 pc. Asche gibt.

Das Quassiin, $C^{31}H^{42}O^{9}$, wurde zu 0,6 pc. aus beiden Holzarten gewonnen. Es krystallisirt in farblosen Blättchen, welche bei 205 ° C. schmelzen, bitter schmecken, sich in Wasser, Alcohol und Chloroform leicht, dagegen schwer in Aether lösen, die Ebene des polarisirten Lichts nach rechts drehen und auf kleine Thiere giftig wirken.

Handel: Die Einfuhr des Lign. Quassiae surinam. aus holländisch Guiana ist beschränkt, während das Holz aus Jamaica im Jahre 1882 bis 1883 in Folge der schlechten Hopfenernten und einer dadurch bedingten Preissteigerung von 120 auf 700 Mk. per Tonne in übergrossen Mengen importirt wurde, bald aber auch eine Entwerthung bis auf 50 und 45 Mk. erfuhr.

Verwendung: Das Quassienholz wird in der Medizin hauptsächlich als ein die Verdauung beförderndes Amarum gebraucht, während es technisch als Hopfensurrogat und ausserdem als „Fliegentod“ viel ausgedehntere Anwendung finden soll.

Präparate: Das Extractum Quassiae ist officinell.

Lignum Santali rubrum.

Santelholz.

Das jedenfalls schon im Mittelalter, wenn nicht schon viel früher in Europa benutzte rothe Santelholz (auch Sandelholz geschrieben) ist das Kernholz von *Pterocarpus santalinus* L., einem 6—8 m Höhe erreichenden Baume aus der Familie der Papilionaceen, der in Vorderindien und auf den Philippinen zu Hause ist. Bschr. Lrs. B. II. 885; Abb. Btl. a. Tr. 82.

Aussehen: Untere Stammstücke des Santelbaums, von Rinde und Splintholz befreit und etwa 0,5—1,5 m lang, aber auch Theile der Wurzel kommen in den europäischen Handel. Die ersteren sind schwer, aussen längsstreifig und wie auch innen rothbraun. Das Holz ist dicht, aber leicht spaltbar und fast ganz ohne Geruch und Geschmack. Der Drogenhandel des Inlandes liefert es meist zerschnitten oder geraspelt und gepulvert.

Anatomie: a. Lupenbild. Auf dem rothbraunen Querschnitt erkennt man feine, helle Markstrahlen, welche die abwechselnd helleren und dunkleren, unregelmässig concentrischen Schichten radial durchsetzen und Holzstrahlen mit weiten Gefässlumina begrenzen.

b. Mikroskopie. Die Markstrahlen sind auf dem Querschnitt ein- bis zweireihig, ihre Zellen, welche Harztropfen führen, radial gestreckt; in tangentialer Richtung bauen sie sich aus fünf bis zwölf Zellen auf. Sie enden häufig dicht an einem Gefässe oder weichen demselben mit einer Biegung aus. Das Grundgewebe der Holzstrahlen bilden lange Prosenchymfasern, deren Lumen im Querschnitt rundlich oder elliptisch und deren verdickte Wände roth gefärbt sind. Das prosenchymatische Grundgewebe wird in tangentialer Richtung von helleren, dicht aufeinander folgenden Bändern durchsetzt und diese sind im Querschnitt aus drei bis fünf Reihen von Parenchymzellen aufgebaut, welche grosse Calciumoxalatkrystalle und rothe Harztropfen enthalten. Die Parenchymbänder bilden die unregelmässigen, helleren, annähernd kreisförmigen Zonen des Querschnitts. Sie durchsetzen einfach die Holzstrahlen oder umgeben auch häufig die Gefässe, welche einzeln oder zu mehreren gruppirt, in den Holzstrahlen liegen. Das Lumen der Gefässe ist weit und meist mit Harz angefüllt, ihre Wandungen zeigen behöfte Tüpfel.

c. Präparation. Dasselbe Verfahren wie bei den anderen Hölzern führt auch hier zum Ziel.

Chemie: Das Santelholz enthält als Hauptbestandtheil den rothen Farbstoff, die Santalsäure oder das Santalin, ferner Pterocarpin und Santal. Andere Stoffe, welche auch mit besonderen Namen belegt sind, haben bis jetzt kein Interesse erlangt.

Die Santalsäure oder das Santalin, $C^{15}H^{14}O^{2}$ oder $C^{17}H^{16}O^{6}$, krystallisirt in rothen mikroskopischen Prismen, welche bei 104° schmelzen, sich nicht in Wasser, aber in Alcohol mit rother Farbe und saurer Reaction, auch in Aether, Essigsäure und wässrigen Alkalien lösen.

Das Pterocarpin, $C^{17}H^{16}O^{5}$, bildet farblose Krystalle, welche bei 83° schmelzen, sich nicht in Wasser, schwer in Alcohol, reichlich in Chloroform und Schwefelkohlenstoff lösen. Concentrirte Schwefelsäure löst das Pt. mit rother, Salpetersäure mit grüner Farbe.

Santal, $C^{6}H^{8}O^{3}$, bildet farblose Blättchen ohne Geruch und Geschmack, welche sich nicht in Wasser, schwer in siedendem Alcohol und wässrigem Ammoniak, leicht in verdünnten Aetzalkalien lösen. Diese letzteren Lösungen werden rasch roth und später grün. Die weingeistige Lösung wird durch Eisenchlorid roth. Concentrirte Schwefelsäure löst die Krystalle mit gelber und Salpetersäure mit grüner Farbe.

Verwendung: Das rothe Santelholz wird zu technischen Zwecken und in der Pharmacie als Färbemittel gebraucht. Officinell ist es bei uns nicht.

Lignum campechianum.

Blauholz oder Campecheholz.

Das Lignum campechianum s. Hämatoxyli, welches schon im 16. Jahrhundert nach Europa kam, ist das Kernholz zehnjähriger Stämme und Aeste von *Haematoxylon campechianum* L., einem 8—12 m hohen Baume aus der Familie der Caesalpiniaceen, welcher in Centralamerika (Campechebai, Honduras) heimisch ist und seit 1715 auf Jamaica und dann auch auf anderen westindischen Inseln mit gutem Erfolge cultivirt wird. Bschr. Lrs. B. II. 891. Abb. Btl. a. Tr. 86; Ha. X. 44; N. v. E. 342. Pl. 329.

Aussehen: Das Blauholz kommt in meterlangen, bis 50 kg schweren Blöcken in unseren Handel. Dieselben sind hart und schwer, von 0,9—1,0 spec. Gewicht, aussen blauschwarz, längsfaserig und leicht spaltbar. Die frische Spaltfläche ist längsfaserig, etwas glänzend und rothbraun. Das Holz hat etwas Geruch und einen süsslich zusammenziehenden Geschmack. Es färbt beim Kauen den Speichel roth. In deutschen Drogenlisten wird es geschnitten (Flach- und Hirnschnitt) und gepulvert aufgeführt.

Anatomie: a. Lupenbild. Der Querschnitt ist dunkelrothbraun. Er wird von abwechselnd helleren und dunkleren, ungleichen, gewellten, annähernd kreisförmigen Zonen eingenommen, welche grosse Gefässlumina enthalten und von dicht stehenden, schmalen Markstrahlen radiär durchschnitten werden.

b. Mikroskopie. Die Markstrahlen sind im Querschnitt ein- bis dreireihig, in tangentialer Richtung von sehr verschiedener Höhe, ihre Zellen enthalten rothbraunes Pigment. Die Holzstrahlen setzen sich vorwiegend aus sehr verdickten, langen, verbogenen Holzprosenchymfasern zusammen. In dieses Grundgewebe sind in engeren und weiteren Abständen tangentiale Bänder von Holzparenchym so eingelagert, dass sie bald die Gefässe umgeben, bald selbständige Schichten bilden. Die Parenchymzellen enthalten roth- und gelbbraune Massen und vielfach Calciumoxalatkrystalle. Die Gefässe sind so weit, dass im Querschnitt von einem einzelnen oder von zwei zusammenstehenden der Raum zwischen zwei Markstrahlen in tangentialer Richtung vollständig eingenommen wird. Ihr weites Lumen ist mit roth- und gelbbraunen Massen angefüllt und ihre Wandungen sind mit behöften Tüpfeln versehen. Abb. Bg. A. T. 28. F. 65.

c. Präparation. Benutzung von Ammoniakwasser, Bleichen, Isoliren und Tingiren ermöglicht die Beobachtung aller Einzelheiten.

Chemie: Das Campecheholz enthält etwas Gerbstoff, ätherisches Oel und Harz und als wichtigsten Bestandtheil das Hämatoxylin.

Das Hämatoxylin, $C^{16}H^{14}O^{6}$, krystallisirt aus wässerigen Lösungen in farblosen Säulen, welche wie Süssholz schmecken, sich wenig in kaltem, leicht in siedendem Wasser, ferner in Weingeist, schwierig in Aether lösen. Am Lichte, in feuchter, ozonhaltiger Luft, unter dem Einfluss von Chlor, verdünnter Salpetersäure färbt es sich rothbraun. Wässeriges Hämatoxylin wird durch Metallhyperoxyde, Ferrisalze, Chromsäure, Uebermangansäure roth bis violett gefärbt. Seine Lösungen geben mit Ferrisalzen schwarzviolette Niederschläge. In ammoniakalischer Lösung, welche roth gefärbt ist, geht es beim Stehen an der Luft in Hämateïn-Ammoniak über, welches in violetten Prismen krystallisirt, sich in Wasser und Weingeist mit rother Farbe löst, bei 130° das Ammoniak verliert und zu Hämateïn wird. Hämatoxylin mit Kali geschmolzen gibt Pyrogallol, bei trockner Destillation gibt es Pyrogallol und Resorcin.

Hämateïn, $C^{16}H^{12}O^{6}$, kann in verschiedener Weise gewonnen werden und je nach der Darstellung bildet es etwas verschieden gefärbte Krystalle. Wasserfrei erhält man es in rothen, glänzenden Blättchen, welche sich in Alkalien mit blauer Farbe, gar nicht in Chloroform und Benzol, nur schwer in Wasser, Alcohol und Aether lösen.

Handel: Blauholz wird aus Mexico, Britisch Honduras, von Hayti, St. Domingo und St. Thomas nach Europa verschifft. Im Jahre 1882 importirte Hamburg 24 141 900 kg im Werthe von 3 411 110 Mark.

Verwendung: Als Adstringens findet die Droge, welche bei uns nicht mehr officinell ist, immer noch Anwendung, hauptsächlich dient sie aber als Färbeholz technischen Zwecken.

Lignum Quebracho.

Quebrachoholz.

Das Holz von *Aspidosperma Quebracho* Schlechtendahl, Familie der Apocyneen, Bschr. Lrs. B. II. S. 1062, ist zuerst 1873 aus Argentinien nach Europa gekommen und hier eine Zeitlang statt der Rinde (siehe diese) medizinisch gebraucht worden.

Aussehen: Das Holz kommt unter dem Namen Quebracho blanco in verschieden grossen Stamm- und Aststücken, aber auch geraspelt im Handel vor, ist von hellbräunlicher bis weissgelblicher Farbe, von bitterem Geschmack und, wie schon der Name — Quebra hacho, Axt zerbrechend — andeutet, von auffallender Härte und Schwere.

Anatomie: a. Lupenbild. Der Querschnitt eines grösseren Stammstückes zeigt ein braunes Kernholz, welches nach aussen zu immer blasser wird, so dass das jüngste Holz röthlich- oder gelblichweisse Färbung erhält. Eine mehr oder weniger grosse Menge von Jahresringen wird von sehr zahlreichen Markstrahlen durchsetzt. In den zwischenliegenden Holzstrahlen erkennt man sehr viele, feine Tracheenlumina.

b. Mikroskopie. Die Zellen der ein- bis vierreihigen Markstrahlen sind auf dem Querschnitt radial gestreckt, haben getüpfelte Wandungen und im Tagentialschnitt ein rundliches oder ovales Lumen. Manche dieser Zellen sind in drei bis vier Kammern mit je einem Calciumoxalatkrystall getheilt. Der Holzstrahl setzt sich aus Holzfasern, wenigen Holzparenchymzellen und kurzgliederigen, behöft getüpfelten Tracheen zusammen. Die Holzfaserzellen sind im Querschnitt rundlich, ihre Wandung bis auf ein punctförmiges Lumen verdickt ohne sichtbare Schichtung. Im Längsschnitt sind sie spindelförmig, sehr lang und an ihrer Wandung mit dichtstehenden, grossen, behöften Tüpfeln versehen. Die Parenchymzellen sind ausgezeichnet durch fingerförmige Ausstülpungen ihrer Längsseitenmembran und diese Ausstülpungen tragen an ihrem Ende einen oder mehrere Tüpfel. Im Kernholz enthalten die Parenchymzellen und ebenso die Zellen der Markstrahlen eine braune Masse, welche mit Eisensalzen und mit Chromsäure keine Gerbsäurereaction gibt. Im jüngeren Holz sind die entsprechenden Zellen mit Amylum angefüllt. Tracheen und Holzfasern besitzen keinen Inhalt. Hansen l. c. T. I. II u. III.

c. Präparation. Das harte Holz erweicht man zweckmässig in Ammoniakwasser, ehe man es schneidet. Zum genaueren Studium der Holzelemente ist die Isolirung durch Salpetersäure und Kaliumchlorat unentbehrlich. Tinction mit Jod oder Anilin gibt Aufschluss über das Verhalten der Zellwände und Gerbstoffreagentien über dasjenige des Zellinhalts.

Chemie: Das Holz von Aspidosperma Quebracho enthält vermuthlich nur Spuren von den wirksamen Bestandtheilen der Quebrachorinde und jedenfalls keine Gerbsäure in bemerkenswerther Quantität.

Verwechselung: Unter der Bezeichnung Quebracho colorado kommt das Holz von *Loxopterygium Lorentzii* Grisebach, einer Terebinthacee Argentiniens nach Europa. Es ist gleichmässig dunkelbraun und besteht aus Markstrahlen, Holzfasern, Holzparenchym und Tracheen. Die letzteren liegen zu 2—3 zusammen, sind im Querschnitt rund oder oval und in verticaler Richtung verschieden lang. Sie zeigen ausnahmslos Thyllenbildung und sind mit einem gelb bis braun gefärbten Gerbstoff angefüllt. Die Holzfasern besitzen nicht die Tüpfel der Aspidospermafaser, ihre Wandung ist stark verdickt und lässt auf dem Querschnitt besonders nach der Tinction mit Jod eine primäre und secundäre Verdickungsschicht unterscheiden. Die Holzparenchymzellen sind hier viel reichlicher vertreten, liegen um die Gefässe herum, haben getüpfelte Wandungen aber keine Ausstülpungen und sind mit Amylum gefüllt. Die Markstrahlenzellen und Holzfasern enthalten Gerbstoff, welcher sich leicht in Alcohol löst und durch Eisensalze schwarzgrün gefärbt wird. Das Holz enthält 15—23 pc. Gerbstoff.

Verwendung: Das Holz von Quebracho blanco ist als Ersatz der Rinde empfohlen worden. Das Holz von Q. colorado ist als Gerbmaterial in seinem Vaterlande höher als bei uns geschätzt.

---

b. Rinden, Cortices (nebst Auswüchsen).

Cortex Quercus.

Eichenrinde.

Die schon von Dioscorides medizinisch gebrauchte Eichenrinde soll von *Quercus Robur* L. entnommen werden. Linné verstand unter diesem Namen die später als besondere Arten aufgestellten beiden Cupuliferen *Quercus pedunculata* Ehrh., Stiel- oder Sommereiche, welche über das mittlere und nördliche Europa bis 63° n. Br. und *Quercus sessiliflora* Ehrh., die Traubeneiche, welche weniger weit verbreitet ist und vorzugsweise Deutschland angehört. Bschr. Lrs. Pf. 364. Abb. Bg. u. S. VIIf. u. VIIIa; Btl. a. Tr. 248; Ha. VI. 35 u. 36. N. v. E. 92 u. 93; Pl. 670. Die Rinde beider Eichenarten ist demnach zulässig, sofern sie von jüngeren Aesten und Stämmen, bevor die Borkenbildung begonnen hat, gesammelt wird.

Aussehen: Die von der **R. Ph.** geforderten Rinden sollen aussen glatt und glänzend, sog. Spiegelrinde sein, eine silbergraue oder braune, etwas längsrunzelige, hie und da mit Lenticellen besetzte Aussenfläche und eine braune, durch vortretende Längsleistchen grobfaserige Innenfläche zeigen. Der Handel liefert sie in rinnenförmigen Stücken oder Röhren von 2—3 cm Durchmesser und 2—3 mm Dicke, welche sehr zähe sind, faserig brechen, einen schwachen, beim Befeuchten stärker hervortretenden Lohegeruch und einen sehr herben, zusammenziehenden Geschmack besitzen.

Anatomie: a. Lupenbild. Der geglättete, in Wasser aufgeweichte Querschnitt zeigt unter einem braunen Periderm eine im äusseren Theil grünliche, im inneren weiss punctirte, primäre Rinde, welche durch eine helle Linie (von Steinzellen) von der radial und tangential gefelderten Innenrinde geschieden wird.

b. Mikroskopie. Braun- oder gelbwandige, tafelförmige Korkzellen bilden das vielreihige Periderm. An dasselbe legt sich eine mehrreihige Schicht chlorophyllhaltiger Collenchymzellen, welche allmählich in das eigentliche Parenchym übergehen. Letzteres enthält in den äusseren Zellen auch noch Chlorophyll, weiter nach innen zu braune Massen und hie und da Calciumoxalatdrüsen und schliesst ausserdem zerstreute Gruppen von Steinzellen ein. In dem sich weiter nach innen zwischen diese Gruppen auch Bündel von Bastfasern einschieben, entsteht die vorher erwähnte, zusammenhängende, helle Schicht. Die Innenrinde setzt sich aus ein- bis zweireihigen Markstrahlen und breiteren Baststrahlen zusammen. Die letzteren sind durch abwechselnde tangentiale Zonen von Bastfasern und Bastparenchym, bei Q. pedunculata regelmässiger als bei Q. sessiliflora, gefeldert. Das Bastparenchym enthält Siebröhren und Zellen mit Calciumoxalatdrusen eingestreut. Die Bastfaserzonen zeigen im Querschnitt zerstreute, einzelne oder zu Gruppen vereinigte Steinzellen und erscheinen im radialen Längsschnitt von langen Krystallschläuchen begleitet. Abb. Bg. A. T. 38. 90 u. Lrs. B. S. 498 u. 499.

c. Präparation. In Ammoniakwasser macerirte Stücke schneiden sich hinreichend leicht, auf entfärbten Schnitten treten die einzelnen Gewebselemente deutlich hervor.

Chemie: Der schwarzblaue Niederschlag, welchen, wie die Pharmacopoe anführt, eine 1 pc. Eisenchloridlösung in dem wässerigen Macerat der Eichenrinde gibt, ist bedingt durch den Gehalt an Eichengerbsäure, welcher bis 10 pc. ausmacht. Daneben finden sich Eichenroth, etwas Laevulin, Quercit, Gallussäure, Ellagsäure s. S. 95 und etwa 6 pc. Asche.

Eichengerbsäure ist verschieden von Galläpfelgerbsäure und kein Glycosid. Sie stellt eine röthlichweisse Masse dar, löst sich leicht in Wasser und Alcohol. Aus wässriger Lösung wird sie durch Eisenchlorid schwarzblau, durch Leim, Tartarus stibiatus, Chinin und andere Alcaloide flockig weiss gefällt. Unter dem Einfluss verdünnter Säuren spaltet sie Wasser ab und geht über in

Eichenroth, ein rothbraunes Pulver, welches sich in wässrigen Alkalien, aber nicht in Wasser, noch Alcohol, Aether, noch in verdünnten Säuren löst. Eichenchlorid färbt die Lösung schwarz. Mit Kali geschmolzen gibt es Protocatechusäure und Phloroglucin.

Laevulin, ein Kohlenhydrat von der Formel $C^{12}H^{20}O^{10}$, ist eine weisse, krümelige Masse, welche sich in Wasser löst und durch verdünnte Säuren in Laevulose übergeführt wird.

Quercit, Eichelzucker, $C^6H^{12}O^5$, krystallisirt in farblosen Prismen, welche süss schmecken, sich leicht in Wasser und wasserhaltigem Weingeist, nicht in Aether lösen, rechtsdrehend sind und bei 225° schmelzen. Bierhefe ist ohne Einwirkung, dagegen sollen Spaltpilze die Umsetzung in Buttersäure bewirken.

Gallussäure, $C^7H^6O^5+H^2O$, krystallisirt in farblosen, seideglänzenden Nadeln, die geruchlos, von schwach säuerlichem Geschmack und löslich in Wasser, Alcohol und Aether sind. Die Lösungen zersetzen sich unter Braunfärbung bei Luftzutritt. Sie reducirt Eisenoxydsalze unter Bildung blauschwarzer Niederschläge und bildet Salze, von welchen die mit Alkalien in Wasser löslich, die mit Erden und schweren Metallen unlöslich sind. Sie fällt weder Leim noch Alkaloide aus ihren Lösungen.

Handel: Die von lebenden oder gefällten Bäumen geschälte Rinde wird theils aus dem Taunus, Schwarz- und Odenwald, theils aus Oesterreich und Frankreich, theils aus überseeischen Ländern bezogen.

Verwendung: Die Eichenrinde wird als Adstringens benutzt.

An die Eichenrinde schliessen wir die Beschreibung der Gallae, weil dieselben zum grossen Theil Auswüchse sind, welche sich an Rindentheilen verschiedener Eichenarten bilden.

Gallae.

Galläpfel.

Galläpfel hat schon Hippocrates angewendet. Die in Deutschland officinellen, orientalischen (aleppischen) Gallen werden nördlich von Aleppo (Haleb) bis Diarbekir am Schatt oder Tigris und östlich bis zum Urumija (oder Schahi) See, südlich bis Suleimaija von

Quercus lusitanica Webb = var. *infectoria* DC. in den Monaten August und September gesammelt. Bschr. Lrs. Pf. 366. Abb. Bg. u. S. XXIX. b; Btl. a. Tr. 249; Ha. XII. 45; N. v. E. t. 94. Die frischen Triebe dieser Eiche, welche alljährlich ihre Blätter verliert, sticht das Weibchen der Gallwespe, *Cynips Gallae tinctoriae* Olivier, vor der Wiederbelaubung mit seinem Legestachel an und legt in jeden Stichkanal ein Ei ab. Bschr. u. Abb. der Gallwespe: Brdt. u. Rtzb. II. T. 21. F. 11—13 u. T. 23. F. 1—53. In Folge dieser Verwundung entsteht um dasselbe ein rundlicher oder birnförmiger Auswuchs, Gallapfel genannt, in welchem sich im Laufe von 5—6 Monaten die Gallwespe entwickelt. Sie bohrt sich einen ziemlich geraden, cylindrischen Ausgang mit rundem Fluchloch, durch welches sie, falls sie nicht vorher zu Grunde geht, ausschlüpft. Bis zu diesem Zeitpunct sind die Gallae durch Chlorophyll grün gefärbt, später werden sie braun oder bräunlichgelb. Diese letzteren, heller gefärbten Galläpfel sind fast immer mit einem 3 mm weiten Flugloch versehen, während dasselbe an den grünen, welche durch das Trocknen viel dunkler werden, sehr häufig fehlt.

Aussehen: Die officinellen Galläpfel sind harte, rundliche oder birnförmige Auswüchse von 1—1,5 höchstens 2,5 cm Durchmesser und 3—4 g Gewicht. Die Oberfläche ist in der oberen Hälfte mit kleinen zugespitzten Höckern und Querleisten versehen, während die untere häufiger glatt, etwas glänzend und in einen ganz kurzen Stiel verjüngt erscheint. Ihre Farbe ist bald heller, bald dunkler graugrün oder aber bräunlichgelb. Das Flugloch liegt gewöhnlich unterhalb ihres Aequators, nie am Gipfel. Die Gallae haben einen herben, zusammenziehenden Geschmack, sind geruchlos und geben einen körnigen oder wachsglänzenden, oder strahligen, bisweilen auch zerklüfteten Bruch.

Anatomie: a. Lupenbild. Wird ein Gallapfel mit möglichst äquatorialem Fluchloch in der Axenebene dieses letzteren durchschnitten, so zeigt der weisslich gelbe oder bräunliche Querschnitt eine fast centrale, rundliche oder ovale, 5—7 mm weite Grube, welche durch die Rinne des halbirten Ausganges mit dem Flugloch in Verbindung steht. Sie enthält Ueberreste eines lockeren, kleinzelligen, stärkmehlreichen Gewebes oder ist, wenn das Ei gar nicht zur Entwickelung gelangte, ganz mit diesem Gewebe ausgefüllt. Konnte die ausgebildete Wespe ausschlüpfen, so pflegt der Rest des stärkmehlreichen Gewebes, welches dem Insect zur Nahrung dienen musste, pulverig zerfallen zu sein. Bisweilen trifft man noch das abgestorbene Thier in der Kammerhälfte. Begrenzt wird die ganze sogenannte Larvenkammer ringsum von einer schmalen, durch ihre Härte und Färbung von der Umgebung scharf abstechende Schicht, die als Innengalle bezeichnet wird. An diese schliesst sich ein bräunliches oder hellgelbes Parenchym, welches gegen die Peripherie hin dichter wird und in seiner äusseren Hälfte auf dem Querschnitt bisweilen zerstreute, schwarze Puncte und kurze Striche erkennen lässt.

b. Mikroskopie. Die Zellen des Parenchyms sind dünnwandig, im mittleren Theil des Querschnitts am weitesten, gegen die Peripherie hin enger und dickwandiger, gegen die Höhlung zu radiär geordnet und mit Spiralstreifen versehen. Sie enthalten farblose, eckige Massen, welche sich in Wasser und Weingeist lösen und durch Eisenchlorid schwarzblau gefärbt werden. Gegen die Kammer zu führen sie auch mehr oder weniger Krystalle. In der äusseren Hälfte des Parenchyms liegen dürftige Gefässbündel. Die harte, schmale Kammerwand ist aus mehreren Schichten verdickter, an Tüpfelgängen reicher, gelber, weit- und englichtiger Steinzellen gebildet. Innerhalb der Kammer finden sich Reste eines Gewebes, dessen englichtige Zellen vorwiegend Stärkmehl und spärliche, braune Harzkörner enthalten. Abb. Bg. A. T. 49. F. 136.

c. Präparation. Gallen, die kurze Zeit in Wasser oder Spiritus von 50 pc. gelegen haben, lassen sich leicht schneiden. Zusatz von verdünntem Liq. Ferri sesquichl. zu den Schnitten gibt sofort schön blauschwarze Färbung. Von Gerbsäure befreite und auch völlig gebleichte Schnitte lassen die Calciumoxalate im inneren Theile des Parenchyms deutlichst erkennen.

Chemie: Die orientalischen Gallen enthalten Gallusgerbsäure bis 70 pc., etwas Gallussäure, Ellagsäure, Zucker, Stärke, Harz und 1—2 pc. Asche.

Gallusgerbsäure, $C^{14}H^{10}O^{9}$, ist eine amorphe, farblose oder gelbliche, glänzende, geruchlose, leicht zerreibliche Masse von stark zusammenziehendem Geschmack, leicht löslich in 6 Theilen Wasser mit saurer Reaction, leichter in wässrigem Alcohol, sehr wenig in wasserfreiem Aether, aber gut löslich in 6 Theilen Glycerin, unlöslich in Chloroform, Benzol, Schwefelkohlenstoff, ätherischen Oelen. Sie bildet amorphe Salze, von welchen die Verbindungen mit Kalium, Natrium, Ammonium, Eisenoxyd und Eisenoxydul in Wasser löslich sind. Die Gerbsäure fällt Eiweiss und Leim aus ihren Lösungen. Diese Niederschläge lösen sich im Ueberschuss und ebenso in verdünnten Alkalien und ihren Carbonaten und auch in Milchsäure wieder auf. Pepsin und Peptone werden auch aus ihren Lösungen gefällt, freie Salzsäure verhindert diese Fällungen. Im Organismus zersetzt sich die Gerbsäure wenigstens theilweise in Gallussäure und Pyrogallussäure. Unter dem Einfluss des atmosphärischen Sauerstoffs, sowie unter Einwirkung von Alkalien und Fermenten geht die in Wasser gelöste Gerbsäure, besonders leicht bei Erwärmung, in Gallussäure über: $C^{14}H^{10}O^{9}+H^{2}O=2C^{7}H^{6}O^{5}$. Da bei der Zersetzung der Gerbsäure zugleich Zucker frei wird, betrachtet man die Gallusgerbsäure als ein Gemenge einer Digallussäure mit einem Glycosid der Gallussäure.

Verwechselungen und andere Arten: Die kleinsten aleppischen Gallen, welche höchstens 1 cm Durchmesser haben, dunkelgraugrün gefärbt sind und kein Flugloch besitzen, werden Sorian-Gallen genannt. Von geringerem Werthe als die officinellen sind ferner orientalische Gallen, welche nach ihren Provenienzen als Mossulische, Smyrnaer und Tripolitanische im Handel aufgeführt werden. Unter den aleppischen Gallen finden sich auch Bassorah-Gallen. Sie werden durch *Cynips insana* Ell. auf Q. tinctoria erzeugt, geben nur 24 pc. Gerbsäure und bilden kurzgestielte, kugelige Auswüchse von 3—4,5 cm Durchmesser, sind braun oder rothbraun, am oberen Pole mit einem kleinen Höcker und oberhalb des Aequators ringsum mit 6—8 linsengrossen, seichten Vertiefungen versehen. Aus jeder derselben tritt ein kurzer, konischer Höcker hervor. Das Flugloch ist 3 mm weit. Häufig sind diese Gallen von einer glashellen Harzschicht überzogen. Der Querschnitt ist braun. Die centrale Höhlung von einer derben Membran ohne Sclerenchymzellen umgeben. Neuerdings kommen diese Gallen grob zerstossen unter dem Namen Rove von Smyrna aus in den Handel. Abb. Möller in Dingler's Polyt. J. 1881. S. 152.

Den Gallen von Aleppo werden bisweilen europäische Eichengallen beigemischt. So begegnet man unter der officinellen Waare den Morea-Gallen. Sie kommen aus dem Peloponnes und bilden sich auf *Quercus Cerris* L., Abb. Ha. XII. 48., einer Eiche, die dem Orient und Südeuropa angehört, durch den Stich von *Cynips Kollari* Hart. Diese Gallen sind 1 cm lang, nach unten in einen kurzen Stiel verjüngt, nach oben verdickt und flach gewölbt, wodurch sie eine kreiselartige Gestalt erhalten. Am oberen Ende sind sie mit seitlich verbundenen Höckern besetzt, ihre Farbe ist glänzend braun, das Flugloch 2 mm weit. Sie stimmen in ihrem Bau mit den orientalischen Gallen überein, ergeben aber nur 20—30 pc. Gerbsäure.

Als Material zum Gerben werden noch andere europäische und auch amerikanische Eichengallen benutzt. Unter den ersteren sind im Handel geschätzt: a. Istrianer Gallen aus der Gegend von Goerz und Istrien über Triest eingeführt. Sie entstehen auf *Quercus Ilex* durch den Stich von *Cynips Kollari* Hart. und *C. lignicola*, sind 1,5 cm lang, kugelig, röthlich oder gelbbraun, in einen kurzen, dicken Stiel verschmälert, entweder ohne Höcker, aber runzelig oder mit schwachen Höckerchen und mit einem 3 mm weiten Flugloch versehen.

b. Ungarische Gallen kommen als kleine und grosse vor. Die kleinen entstehen auf *Quercus sessiliflora* Sm. und *pedunculata* Ehr. in Folge des Stiches von Cynips lignicola und gelangen aus dem Neogoroder, Pester und Comorner Comitat in den Handel. Sie sind 0,5—1 cm stark, kugelig, ungestielt, glänzend rothbraun, grobrunzelig, ohne Höcker, aber etwas schülferig. Die grossen ungarischen Gallen bilden sich auf *Q. pedunculata* Ehr. durch den Stich von *Cynips hungarica* Hart. Es sind kahle, graue bis braune, kugelige Auswüchse von 3,5—4,5 cm Durchmesser mit höckerig kantiger Oberfläche. Auf dem Querschnitt zeigen sie eine etwa 1 cm dicke, braune Wand, welche einen Hohlraum umgibt. In diesem ist an einem kurzen Stiel eine ovale, 7 mm lange Innengalle befestigt.

c. Die Knoppern, vorzugsweise in Oesterreich benutzt, bilden sich an den jungen Früchten von Q. pedunculata und sessiliflora dadurch, dass *Cynips calicis* Burgsdorff im Anfang des Sommers ein Ei zwischen Becher und Fruchtknoten legt. Die Knopper ist anfangs scheibenförmig oder verkehrt kegelförmig, später treibt sie zahlreiche, flügelförmig abstehende Fortsätze und wird 1,5—2,5 cm lang. Ihre Farbe schwankt von gelbbraun bis schwarz. Das Flugloch liegt am oberen Pol und führt in eine Höhlung, welche durch eine Scheidewand von einer zweiten, tiefer liegenden getrennt ist. Letztere umschliesst die Innengalle. Die Knoppern geben etwa 30 pc. Gerbsäure. Wohl zu unterscheiden sind hiervon

d. die sog. orientalischen Knoppern oder Valonen. Dies sind die natürlichen, unveränderten Becher von *Quercus Aegilops* L., *Q. graeca* Kotschi, welche aus Kleinasien und Griechenland in den Handel kommen.

e. Deutsche, f. böhmische und g. französische Eichengallen kommen vor, veranlasst durch *Cynips Kollari* Hart., an jungen Trieben von *Quercus sessiliflora* Sm., *Q. pubescens* Willd., *Q. pedunculata* Ehrh., *Q. Cerris* L., *Q. rubra*, *Q. fastigiata*. Sie sind kugelig, messen 1—2,5 cm im Durchmesser, sind hellbraun, meist kahl und glatt, nur hin und wieder mit Furchen und Grübchen, selten mit Höckern versehen. Der Durchschnitt ist hellbräunlich, leicht zu schneiden, zeigt im äusseren Theil ein gerbstoffhaltiges Parenchym mit eingestreuten Gefässbündeln, dessen Zellen nach innen zu radiale Anordnung annehmen und in eine Schicht aus harten Sclerenchymzellen übergehen. Die von letzterer umschlossene Höhlung ist 7 mm lang und 5 mm breit. Der Gehalt an Gerbsäure beträgt 25—30 pc.

h. Italienische Gallen stehen in Aussehen und Bau den orientalischen sehr nahe. Von den beiden Handelssorten sind die Abruzzo-Gallen birnförmig, kirschroth oder braun bis rothgelb mit netzrunzeliger Oberfläche. Die Pugliser Gallen sind ziemlich gross, weisslich röthlich und grünlich, oft auch dunkler mit wenigen stumpfen Höckern besetzt.

In Amerika dienen verschiedene dort einheimische Gallen technischen Zwecken, während die Pharmacopoe der Vereinigten Staaten auch die orientalischen Gallen aufgenommen hat. Im Staate New Yersey kommen auf *Quercus alba* L. und *Q. bicolor* Westwood Gallen vor, welche an frischen Trieben nicht von der Rinde, sondern vom Holze aus sich entwickeln. Die Gallen der ersteren Eiche sollen durch *Cynips Quercus globolus* Fritsch erzeugt werden. Sie sind 1—1,2 cm dick, kugelig, aussen braun und glatt, auf dem Durchschnitt locker und braun mit bald enger, bald weiterer Höhlung, in welcher die Innengalle aus Sclerenchymzellen gebildet ist. Abb. Hartwich Arch. Ph. 1883. S. 886. Fig. 43—46. Die zweite Gallensorte entwickelt sich vom Holzkörper aus mit einem Stiele, der sich erst über der Rinde zu einer rosenrothen Kugel von 0,8 cm Durchmesser erweitert. Auf dem senkrechten Durchschnitt zeigt das Mikroskop eine Epidermis, deren Zellen z. Th. zu Haaren ausgewachsen sind. Das Parenchym beginnt mit flach zusammenhängenden Zellen und wird weiterhin locker und schwammig im ganzen kugeligen Theil. Erst im untersten, engeren Theile wird es dichter und umschliesst hier die aus Sclerenchymzellen gebildete Innengalle. Oberhalb dieser letzteren treten Gefässbündel aus der Rinde in die Galle ein. Abb. l. c. S. 887 und 888, Fig. 48—53. In West-Virginien finden sich auf *Quercus obtusifolia* Mich. 2 cm lange und 1,8 cm dicke, nach oben zu verjüngte und zugespitzte Gallen, welche ringsum sehr runzelig und rothbraun sind und im braunen Parenchym eine 7 mm weite Höhlung tragen, deren Wand heller und durch eine dunkelbraune Linie von der Umgebung geschieden ist. Abb. Hartw. l. c. p. 884. Fig. 39—41. *Q. virens* Aiton in Tejas trägt 2 cm dicke, am oberen Pole zugespitzte Gallen, die auf der braunen Oberfläche mit grauem Haarfilz bedeckt sind und das Flugloch in der unteren Hälfte zeigen. Auf dem Durchschnitt erkennt man unter dem Mikroskop zu äusserst reichlich Büschelhaare und Zotten. Das Parenchym besteht aus Zellen, die nach aussen zu tangential gestreckt, im mittleren Theile isodiametrisch und in der Nähe der Höhlung radial gedehnt sind. Diese letztere Schicht ist reich an Calciumoxalatdrusen. Die Innengalle, welche bisweilen frei in der Höhlung liegt, ist gelb, aus kleinen Steinzellen aufgebaut und enthält amylumreiches, kleinzelliges Gewebe und Harzkörner. Abb. l. c. S. 882. Fig. 31—38. In Californien gebraucht man grosse, gestielte, 3,5 bis 6 cm dicke, auf *Quercus lobata* Nees sich bildende Gallen. Sie sind aussen glatt und hellgelb, auf dem Querschnitt weisslich bis bräunlich. In dem lockeren Gewebe liegen mehrere Kammern, die von Steinzellen begrenzt sind. Abb. Hartw. l. c. S. 882. Fig. 26.

Für die Gewinnung der Galläpfelgerbsäure sind nächst den allepischen Gallen am werthvollsten die Gallae chinenses et japonicae. Sie sind nicht durch Gallwespen, sondern durch eine Blattlaus, *Aphis chinensis* Bell., veranlasst und entstehen an Blattstielen und Zweigspitzen von *Rhus semialata* Murray, einer ostasiatischen Anacardiacee. Bschr. u. Abb. Wight, Icones plantarum Indiae orientalis 1843. II. t. 661. Die chinesischen Gallen sind hohle, leichte, 8 cm lange und etwa 4 cm dicke, bis 12 g schwere, höchst verschieden und unregelmässig geformte, höckerige Auswüchse. Ein dichter, kurzer, grauer Filz bedeckt die bräunliche oder gelbliche Oberfläche. Die Wandung ist 2 mm dick, hornartig spröde und durchscheinend, auf der Innenseite ziemlich glatt und heller gefärbt. Der Bruch ist glatt und glänzend. In der weiten Höhlung finden sich gewöhnlich zahlreiche, schwärzliche, 1 mm lange Blattläuse und weisslich verfilzte kurze Fäden, vielleicht Producte der Aphiden. Der Querschnitt der Wand zeigt unter dem Mikroskop eine innere und eine äussere Epidermis. Die cubischen Zellen der letzteren sind in sehr grosser Anzahl zu sichelförmigen und geraden, mehrzelligen Haaren ausgewachsen. Das zwischen den beiden Oberhäuten liegende Parenchym besteht nach aussen zu aus tangential gedehnten, kleinen, nach innen zu aus weiten Zellen, welche Gerbsäure, Stärkemehl theils in rundlichen Körnern, theils in verkleisterter Form enthalten. Zwischen dem Parenchym liegen zerstreut Gefässbündel, die sich aus Spiral- und Netztracheen mit Weichbast zusammensetzen. Jedem derselben liegt ein im Querschnitt rundlich ovaler, mit kleinen Zellen ausgekleideter Milchsaftbehälter an. Die chinesischen Gallen sind reich an Gerbsäure (bis 77 pc.). Daneben kommt etwas Gallussäure, Harz, Stärkemehl und 2 pc. Asche darin vor. Die japanischen Gallen sind etwas kleiner, stimmen aber sonst ganz mit jenen überein.

Auf den Blättern einer ostindischen Anacardiacee, *Rhus Kakrasinghe* Royle und vielleicht auch anderer Rhus-Arten veranlassen Aphiden die Bildung eigenthümlicher Gallen, Kakrasinghe-Gallen, die technische Verwerthung finden. Sie sind hohl, einfach und stark plattgedrückt oder gelappt und jeder der 2—4 Lappen zusammengedrückt, langgestreckt, zugespitzt, 1—3 cm lang, 1—1,5 cm breit und 4—6 mm dick, längsgerunzelt, kahl, aussen gelbgrün, innen braun. Die Wandung ist 1—1,5 mm dick, hornartig und wird im Wasser lederartig. Die Epidermis ist ausgezeichnet durch Spaltöffnungen. Das Parenchym enthält Gefässbündel in 1—3 Zonen geordnet ohne Milchsaftröhren.

Auf der unteren Seite der Blätter einer nordamerikanischen Anacardiacee, *Rhus glabra* L., deren Früchte die Pharmacopoe der Vereinigten Staaten aufgenommen hat, bilden sich Gallen, welche 2,5 cm messen, birnförmig und aussen grünroth sind. Sie werden in ihrer Heimath bisweilen den orientalischen Gallen substituirt.

Auch verschiedene Pistacien-Arten, aus der Familie der Anacardiaceen, welche theils dem Mittelmeergebiet, theils Centralasien und Ostindien angehören, liefern Gallen, die durch Aphiden veranlasst und zum Theil reich an Gerbsäure sind. Die grössten sind bekannt als Terpentingallen oder Judenschoten (Carobe de Giudea). Sie entwickeln sich aus der Terminalknospe von *Pistacia Terebinthus* L., Abb. Btl. a. Tr. 69, sind 15—20 cm lang, cylindrisch oder zusammengedrückt, nach unten etwas verjüngt, nach oben zugespitzt, längsgestreift, gelblichgrün und roth. Frisch riechen sie nach Terpentin, getrocknet sind sie schwarzbraun, runzelig, hart und spröde und meist aufgesprungen. Der Querschnitt der nur 1 mm dicken Wand zeigt als Grundgewebe dünnwandige Parenchymzellen, welche Gerbsäure enthalten. In diesem Parenchym liegen 2 Kreise von Gefässbündeln und jeder derselben umschliesst in seinem Weichbast einen oder mehrere Balsamgänge. Der Gerbsäuregehalt beträgt bis 60 pc. — Auf den Blättern und Blattstielen dieser Pistacienart und auch auf *Pistacia Atlantica* Desf., *P. Lentiscus* L., Abb. Bg. u. S. XXVII. f. u. Btl. a. Tr. 68. wachsen knollige, erbsen- bis wallnussgrosse, kurz gestielte, bräunlich rothe oder gelbbraune, runzelig längsgefurchte Gallen, welche im Bau mit den vorhergehenden übereinstimmen. Von *Pistacia vera* L. in Centralasien, Abb. Baillon V. p. 257 u. 273, stammen die echten Bokhara-Gallen, rundliche oder ovale, bis 2 cm lange Auswüchse. Aussen sind sie hellbraun, röthlich oder gelblich mit rothem Anflug, längsaderig und glatt. Die Wandung, wie bei den Terpentingallen gebaut, ist hornartig durchscheinend. Sie schliesst eine weite Höhlung ein und enthält etwa 32 pc. Gerbsäure.

Mit dem Namen Bokhara- oder Bucharische Gallen werden auch wohl Tamarix-Gallen bezeichnet, von welchen schon Plinius spricht. Sie werden in Ostindien von *Tamarix furas* und *T. indica*, in Persien von *T. gallica* var. *mannifera* Ehrenberg, in Marocco und Algier von *T. articulata* Vahl gesammelt. Diese Gallen sind erbsen- bis haselnussgross, knollenförmig, von bräunlicher Farbe mit zahlreichen Fluglöchern ausgestattet. Das Parenchym ist wie bei den aleppischen gebaut, umschliesst Gefässbündel ohne Harzgänge und enthält Gerbsäure und Calciumoxalat in grossen Rhomboëdern.

Handel: Die orientalischen Gallen gelangen von Aleppo nach Alexandrette (Iscanderun) und nach Trapezunt (Tarabizon) oder nach Abuschir an der Ostküste des persischen Meerbusens. Aus den ersteren beiden Häfen kommen sie direct, aus dem letzteren über Bombay als indische Gallen indirect nach Europa. Geringere Sorten kommen aus Bassorah (Basra), Tripolis (Tarabulus) und aus Smyrna. Hauptstapelplätze für Europa sind Marseille, Liverpool, Triest, Genua und Livorno. Chinesische Gallen werden hauptsächlich nach London und Marseille und in den letzten Jahren auch reichlich nach Hamburg gebracht. China's jährlicher Export betrug von 1877—1881 durchschnittlich 1 287 420 kg. Hamburg importirte 1879 direct aus China 139 600 kg und 1880 schon 329 000 kg und

1882 etwa 442 800 kg. Die Gesammteinfuhr Hamburgs von verschiedenen Gallen betrug 1880 etwa 685 400 kg und 1881 sogar 756 800 kg, aber 1882 nur 518 700 kg. — Japan exportirt jährlich steigende Mengen von seinen Gallen über Hiogo.

Verwendung: Medicinisch werden die orientalischen Gallen wegen ihres Gehaltes an Gerbsäure bisweilen noch gebraucht, sie dienen aber hauptsächlich, ebenso wie die anderen Arten und namentlich die chinesischen und japanischen Gallen zur Darstellung der Gerbsäure.

Präparate: Nur die Tinctura Gallarum ist officinell.

Cortex Cinnamomi.

Chinesischer Zimmt.

Der von der **R. Ph.** geforderte chinesische Zimmt ist seit den ältesten Zeiten als Gewürz hochgeschätzt und besteht aus der Rinde der Zweige und jüngeren Stämme von *Cinnamomum Cassia* Blume (*C. aromaticum* Nees), einer baumartigen Lauracee, welche in den chinesischen Provinzen Kwangsi und Kwantung in ausgedehnten Zimmtgärten hauptsächlich bei Taimu, Lupko und Loting 100 bis 300 m über d. M. cultivirt wird und die alleinige Stammpflanze der officinellen Droge ist. Bschr. Lrs. Pf. 389 u. Flückiger Arch. d. Ph. 1882. III. R. Bd. 20. S. 835; Abb. Bg. u. S. V. d; Btl. a. Tr. 223; Ha. XII. 23; Pl. 313.

Aussehen: Die Handelswaare stellt einfach zusammengerollte Röhren oder Halbröhren von 25—40 cm Länge, 0,5—3 cm Durchmesser und 1—3 mm Dicke dar, welche innen braun oder röthlichbraun, aussen stellenweise von bräunlichgrauem, wenig rissigem Korke bedeckt und daher uneben oder ganz von demselben befreit und dann durchschnittlich nur 1 mm dick sind und eine hellbraune, längsaderige Oberfläche besitzen. Die Droge bricht korkig eben, besitzt einen eigenartigen, fein gewürzhaften Geruch und schmeckt gewürzhaft, aber zugleich adstringirend und schleimig süsslich. Ohne schleimigen Beigeschmack kann sie, obgleich die Pharmacopoe dies fordert, niemals sein.

Gewinnungsweise. Von März bis Mai werden nach Flückiger l. c. S. 840 hauptsächlich 2—3 cm dicke Stämme sechsjähriger, bisweilen auch zehnjähriger und älterer Bäume fast am Grunde gefällt, von Zweigen und Blättern befreit, in Entfernung von 30—40 cm mit Ringelschnitten versehen und der Länge nach in zwei gegenüberliegenden Längslinien aufgeschlitzt. Die so gelockerten Rindenstreifen werden mit besonderen Hornmessern abgelöst und mittelst einer Art Hobel von Kork befreit, in Bündel gepackt und so den Händlern überliefert.

Anatomie: a. Lupenbild. Die geglättete Bruchfläche ist rothbraun und trägt in der Mitte eine weisse Linie. Nach aussen von derselben treten zerstreute weisse Puncte und nach innen eine undeutlich radiäre Streifung hervor.

b. Mikroskopie. Der Querschnitt dickerer Rindenstücke zeigt zu äusserst eine mehrschichtige, braunrothe Korklage. Daran schliesst sich die Aussenrinde, zwischen deren rundliche, etwas tangential gestreckte Parenchymzellen einzeln oder zu Gruppen vereinigte Steinzellen und einzelne grössere Schleimzellen eingestreut sind. Die nun folgende, schon makroskopisch sichtbare, weisse Linie setzt sich aus Gruppen von Steinzellen und Bastfaserbündeln zusammen. Sie wird aber an vielen Stellen von dünnwandigen Parenchymzellen durchsetzt und unterbrochen. Nach innen von dieser Steinzellenschicht liegt zunächst ein Parenchym aus meist tangential gestreckten Zellen, zwischen welchen reichlich Oelzellen, ferner im Querschnitt elliptische, weitlichtige Schleimzellen und vereinzelte Bastfasern aufreten. Daran reihen sich Markstrahlen, welche sich nach der Innenseite zu stark keilförmig verjüngen, so dass sie schliesslich im Querschnitt nur ein oder zweireihig erscheinen. Zwischen je zweien derselben liegen breite Baststrahlen, welche vorwiegend aus Bastparenchym und Siebröhren bestehen und einzelne oder auch zu 2—4 gruppirte, im Querschnitt abgerundet viereckige Bastfasern einschliessen. Die Parenchymzellen der Mittel- und Innenrinde und viele Steinzellen enthalten zusammengesetzte Amylumkörner und einen rothbraunen Inhalt, der auf Gerbsäure reagirt. Die Markstrahlenzellen enthalten denselben Farbstoff und auch Calciumoxalatkrystalle. Abb. Bg. A. T. 36. F. 86. F. bis K.

c. Präparation. In Ammoniakwasser aufgeweichte Stücke lassen sich gut schneiden. Auf gebleichten Schnitten treten die Gewebselemente deutlich hervor.

Chemie: Hauptbestandtheil ist das officinelle Zimmtöl, Oleum Cinnamomi. Neben demselben sind Amylum, Schleim, Harz, Gerbsäure und bis 2 pc. Asche nachgewiesen.

Das Oleum Cinnamomi wird zu 1 pc. aus der Rinde gewonnen. Es ist gelb bis bräunlich gefärbt, etwas dickflüssig, von Zimmtgeruch und süsslich brennendem Geschmack. Mit dem Oele geschütteltes Wasser schmeckt anfänglich süss und dann brennend gewürzhaft. Es hat ein spec. Gew. von 1,055—1,065, siedet bei 225°, wird unter 0° fest und schmilzt erst bei +5°, mischt sich mit Spiritus in allen Verhältnissen. 4 Tropfen Oel mit 10 cc. Spiritus gemischt sollen durch Eisenchlorid nur braun, nicht grün oder blau gefärbt werden. 4 Tropfen Oel mit 4 Tropfen rauchender Salpetersäure geschüttelt vereinigen sich zu Krystallnadeln von der Formel $C^9H^8O.NO^3H$. Das Zimmtöl ist zusammengesetzt hauptsächlich aus Zimmtaldehyd und einem Kohlenwasserstoff in geringer Menge. Bei längerem Stehen scheidet es ein Stearopten ab, welches in farblosen, glänzenden Blättchen krystallisirt. Denselben haftet nach Flückiger der Zimmtgeruch hartnäckig an.

Zimmtaldehyd (Cinnamylwasserstoff), $C^8H^7.COH$, ist ein farbloses Oel vom Geruch und Geschmack des Zimmt, etwas schwerer als Wasser, in welchem es sich nur sehr wenig löst, während es von Weingeist und Aether leicht gelöst wird. Es siedet bei 248° und verwandelt sich an der Luft unter Sauerstoffaufnahme in Zimmtsäure. Deshalb gibt an der Luft braun gewordenes Zimmtöl ein Destillat, welches neben Zimmtaldehyd auch Zimmtsäure enthält.

Die Zimmtsäure, Cinnamylsäure, $C^9H^8O^2$, krystallisirt in grossen Säulen oder Tafeln, ist geruchlos, von aromatischem, hinterher schwach kratzendem Geschmack, löst sich wenig in kaltem, leichter in kochendem Wasser mit saurer Reaction, leicht in Alcohol und Aether, schmilzt bei 129° und siedet bei 300—304°. Von ihren Salzen sind die der Alkalimetalle in Wasser löslich und krystallisirbar, während die der Erden und schweren Metalle in Wasser schwer oder fast unlöslich sind.

Verwechselungen: Der bei uns officinelle, chinesische Zimmt ist die Cassia lignea der englischen und die Cassia vera des holländischen Handels, wenn auch noch andere geringere Sorten unter dieser Marke verkauft werden. Eine graue Zimmtsorte liefert China, welche als *Chinese Cinnamon* im englischen Handel cursirt und wahrscheinlich, wie Flückiger meint, die ungeschälte Rinde älterer Stämme von *Cinnamomum Cassia* Blume darstellt. Die dickeren Stücke entsprechen in ihrem Bau unserem officinellen Zimmt. Ausserdem bringen Java und Sumatra und andere Inseln des ostasiatischen Archipels, besonders die Philippinen noch andere Zimmtsorten in den europäischen Handel, welche sich durch schwächeren Geruch und weniger gewürzhaften, aber mehr schleimigen Geschmack unvortheilhaft unterscheiden. Die Abstammung dieser geringeren Zimmtsorten ist nicht sicher bekannt.

Die feinste und werthvollste Zimmtsorte ist der Cortex Cinnamomi zeilanicus. Stammpflanze ist *Cinnamomum ceylanicum* Breyne. Als besonders werthvolle Zimmtsorte wurde sie schon im 13. Jahrhundert hervorgehoben. Damals sammelte man sie im Inneren der Insel Ceylon von wild wachsenden Bäumen, während jetzt die beste Sorte von sorgfältig cultivirten, etwa 3 m hohen Zimmtsträuchern auf der Westküste von Negumbo bis zur Südspitze der Insel im Mai und Juni, aber auch noch im November und December geerntet wird. Dieser beste Zimmt besteht aus Zweigrinden, die von der Aussenrinde mehr oder weniger vollständig befreit und daher sehr dünn, nur etwa 0,25 mm dick sind. Die Handelswaare bilden etwa 30 cm lange, sehr zerbrechliche Doppelröhren von 1 cm Durchmesser, von welchen 8—10 zu 1 m langen Stücken in einander gesteckt und vorsichtig getrocknet sind. Ihre Aussenfläche ist sehr hellbraun und durch weissliche, mehr oder weniger genäherte und meist parallellaufende Bastbündel längsgestreift. Hie und da ist auch eine leichte Querstreifung angedeütet und sind Narben abgeschnittener Zweige oder Blattstiele sichtbar. Die Kehrseite der Rinde ist dunkler braun. Die Droge hat einen viel feineren Geruch und einen feurig gewürzhaften, fast gar nicht schleimigen Geschmack. Der Querbruch ist kurz faserig und zeigt, nachdem er geglättet ist, sehr deutlich eine dunklere innere und eine äussere hellere Hälfte. Diese letztere besteht, wie der mikroskopische Querschnitt lehrt, aus einer mehrfachen Schicht grosser, dicht aneinander geschlossener Steinzellen. Zwischen denselben liegen an verschiedenen Stellen

Bastbündel, welche aus axil sehr verlängerten Bastfasern bestehen, nach aussen etwas vorspringen und dadurch die weissliche Längsstreifung der Aussenfläche bedingen. Nach innen von dieser geschlossenen Steinzellen- und Bastbündelschicht folgt ein braunrothes Parenchym, an welches sich nicht sehr breite Markstrahlen mit dazwischen liegenden Baststrahlen anschliessen. In dem Parenchym sieht man auf dem Querschnitt grosse Schleimzellen, zerstreute Bastfasern und einzelne oder zu Gruppen vereinigte Steinzellen eingelagert. Die Baststrahlen enthalten innerhalb ihres Bastparenchyms weitläufig radiär geordnete Bastfasern und Siebröhren, vereinzelte Steinzellen und grössere, zerstreut stehende Schleimbehälter. Die Parenchymzellen und auch manche Steinzellen sind mit zusammengesetzten Amylumkörnern gefüllt, während ein brauner Farbstoff alle Zellwände und Lumina durchdringt. Abb. Bg. A. T. 36. F. 86. A. bis G. — Der Ceylonzimmt enthält 1—3 pc. Oel, von derselben Zusammensetzung wie das des chinesischen Zimmts und ausserdem Zucker, Stärke, Gummi, Harz und 5 pc. Asche.

Die Stammpflanze des Ceylonzimmts ist in Vorderindien, auf Java, Sumatra, in Brasilien, Cayenne und auf den westindischen Inseln angepflanzt, hat aber überall Rinden geliefert, die der Ceylonwaare an Feinheit des Geruchs und des Geschmacks weit nachstehen.

Handel: Hauptstapelplatz für die Ausfuhr ist Canton, welches 1881 nahezu 47 000 Piculs = 28 435 000 kg nach London, Hamburg und den Vereinigten Staaten exportirte. Hamburg importirte im Jahre 1881 etwa 541 800 kg und im Jahre 1882 mehr als das Dreifache, nämlich 1 727 700 kg im Werthe von 1 288 300 Mark.

Verwendung: Der Zimmt dient als aromatisches Digestivum und als Corrigens des Geschmacks und Geruchs den verschiedensten Zwecken.

Präparate: Officinell sind: Aqua Cinnamomi, Decoct. Sarsaparillae comp. mitius, Elixir Aurantii comp., Mixtura oleosabalsamica, Oleum Cinnamomi, Spiritus Melissae compositus, Syrupus Cinnamomi, Syr. Rhei, Tinctura aromatica, Tinct. Cinnamomi, Tinct. Chinae comp., T. Opii crocata, Tinct. Rhei aquosa.

Cortex Angusturae.

Angusturarinde.

Die Angusturarinde ist in der 2. Hälfte des vorigen Jahrhunderts nach Europa gekommen und an Stelle der Chinarinde empfohlen worden. Sie stammt ab von *Galipea officinalis* Hancock, einer baumartigen Diosmee, welche in Venezuela, zwischen dem 7.° und 8.° n. Br., westlich und östlich von dem Caroni, dem rechtsseitigen Nebenfluss des Orinoco verbreitet ist. Bschr. Lrs. B. S. 684; Abb. Btl. a. Tr. 43.

Aussehen: Die Handelswaare bilden rinnenförmige oder flache Stücke von 16—20 cm Länge und 1—3 mm Dicke. Sie sind mit einem weichen, hellgelblichgrauen oder blass gelbbräunlichen, aber niemals orangerothen Korke bedeckt, der stellenweise durch Längs- und Querrisse in mehr längliche als breite Felder getheilt ist oder auch schwammige Unebenheiten und Längsrunzeln und flache Furchen aufweist. Die Innenfläche ist graugelb, etwas körnig und vielfach breitblätterig aufgerissen. Die Rindenstücke sind spröde, brechen leicht und zwar in der äusseren Hälfte körnig, in der inneren blätterig, sie besitzen einen nicht sehr starken, gewürzigen Geruch und schmecken etwas aromatisch und nachhaltig bitter.

Anatomie: a. Lupenbild. Der Querschnitt der Rinde, besonders der frisch angefeuchteten, lässt drei verschiedene Gewebsschichten erkennen. Die äusserste bildet das hellgelblich graue Periderm; die innerste der dunkelbraune, glänzende Basttheil, welcher mit keilförmig spitz zulaufenden, radiären Strahlen in den etwas heller braunen, glänzenden Theil der Aussenrinde eingreift. In beide braunen Zonen sind vielfach hellgelbe punct- und linienförmige Partien eingelagert.

b. Mikroskopie. Das Periderm besteht aus dünnwandigen, fast cubischen Korkzellen, zwischen welchen Vogl Steinzellen gesehen hat. Mir sind dieselben bis jetzt hier nicht begegnet. Zwischen den dünnwandigen Parenchymzellen der Aussenrinde liegen vereinzelte Steinzellen, ferner viele Oelzellen, welche letzteren die Parenchymzellen an Grösse übertreffen und ein gelbes Oel oder Harz enthalten, und endlich finden sich hier auch zahlreiche Zellen mit Bündeln von Krystallnadeln (Raphiden). Die Baststrahlen bestehen hauptsächlich aus amylumhaltigem Bastparenchym und Siebröhren und enthalten ausserdem, besonders in ihrer äusseren Hälfte Bastfaserbündel, welche sich hie und da tangential über mehrere Baststrahlen ausdehnen. Auch Oel- und Raphidenzellen kommen in den Baststrahlen vor. Die Markstrahlen sind im Querschnitt 2—3reihig, verbreitern sich stark nach aussen zu, enthalten Amylum und schliessen auch Oelzellen ein. Abb. Bg. A. T. 37. F. 87.

c. Präparation. In Spiritus macerirte Rinde gibt Schnitte, welche zur genaueren Durchforschung zweckmässig gebleicht und von Amylum befreit werden.

Chemie: Neben etwa 0,75 pc. ätherischem Oel, Amylum und Harz enthält die Rinde drei nur ungenau bekannte Alcaloide: das Cusparin, das Galipeïn und Angusturin.

Cusparin, $C^{19}H^{17}NO^3$, bildet grüngelbe Nadeln und seine Salze sind gelb gefärbt. Das Acetat und Tartrat sind in Wasser löslich. Mit Kali behandelt spaltet sich Cusparin in ein neues Alcaloid und in eine aromatische Säure.

Galipeïn, $C^{20}H^{21}NO^3$, krystallisirt in weissen Nadeln, gibt auch grüngelbe Salze, die viel leichter löslich sind als die Cusparinsalze. Das Sulfat löst sich in Wasser.

Das dritte Alcaloid, Angusturin, krystallisirt auch und seine Salze geben himmelblau fluorescirende Lösungen.

Handel: Die Angusturarinde gelangt hauptsächlich über Trinidad nach Europa.

Verwendung: Medicinisch wird die Rinde bei uns kaum noch benutzt. Sie dient aber zur Herstellung eines beliebten Liqueurs.

Cortex Frangulae.

Faulbaumrinde.

Rhamnus Frangula L., dessen Rinde, die sogenannte Faulbaumrinde schon zu Anfang des 14. Jahrhunderts als Eccoproticum empfohlen wurde, ist ein über ganz Europa bis Lappland und Finnland verbreiteter Strauch aus der Familie der Rhamneen, der auch in Mittelasien und Nordafrika heimisch ist. Bschr. Lrs. Pf. 463. Abb. Bg. u. S. XIX. f; Btl. a. Tr. 65; Ha. V. 44; N. v. E. 361; Pl. 141.

Aussehen: Die officinelle Rinde wird von stärkeren Zweigen und den Stämmen des Strauches gesammelt und getrocknet in eingerollten Stücken von 30 cm Länge und 1,5 mm Dicke verwerthet. Die Aussenseite ist glänzend, graubraun, mit weissen Korkwärzchen oder auch mit kurzen, rissigen, helleren Quer- und Längsrunzeln versehen. Entfernt man die äusserste Bedeckung, so erscheint eine rothe Schicht. Die Innenseite ist glatt und rothbraun. Die Rinde bricht faserig, hat im frischen Zustand einen unangenehmen Geruch und einen widerlichen Geschmack, getrocknet ist sie geruchlos und schmeckt nur wenig bitter.

Anatomie: a. Lupenbild. Auf der geglätteten Bruchfläche erkennt man ein rothbraunes Periderm, an welches sich eine grüngelbe Mittelrinde anschliesst. Auf diese folgt eine breitere Innenrinde, welche undeutlich radial und tangential gestrichelt erscheint.

b. Mikroskopie. Das Periderm ist ein geschichteter, purpurrother Kork. Die Aussenrinde setzt sich aus tangential gestreckten, dickwandigen Parenchymzellen zusammen, welche Chlorophyll, Stärke und zum Theil auch Calciumoxalat als Inhalt führen. Die Innenrinde besitzt 1- oder 2-, selten 3reihige Markstrahlen. Zwischen denselben liegen Baststrahlen, welche im Querschnitt aus ziemlich regelmässig abwechselnden Zonen von tangentialen Bastfaserbändern und solchen von Bastparenchym nebst Siebröhren sich aufbauen. Die einzelnen Bastfasern sind im Querschnitt polygonal und relativ stark, in verticaler Richtung sehr lang. Die Bastfaserbündel werden, wie im Längsschnitt besonders deutlich hervortritt, von Krystallschläuchen, deren einzelne Zellen je einen rhomboedrischen Krystall oder eine Druse von Calciumoxalat enthalten, begleitet. Die Zellen der Markstrahlen erscheinen zwischen den Bastfaserbändern oder Bündeln, krystallhaltig und sclerosirt, im übrigen sind sie radial gestreckt und haben wie die des kleinzelligen Bastparenchyms einen gelben, körnigen oder formlosen Inhalt, welcher sich in verdünntem Kaliumhydroxyd mit purpurrother Farbe löst. Die Siebröhren sind englichtig, ihre Siebplatten mässig geneigt und grobgegittert. Abb. Bg. A. T. 55. F. 94.

c. Präparation. Schnitte der macerirten Rinde werden gebleicht und vom Amylum befreit. Die verschiedenen Gewebselemente treten dann auf Quer- und Längsschnitten deutlich hervor.

Chemie: Als wirksamer Bestandtheil gilt die Frangulasäure, daneben sind zwei Farbstoffe, das Frangulin und das Emodin (s. S. 86) und andere Körper nachgewiesen.

Die Frangulasäure stellt eine schwarze, harte, schwammige Masse dar. Sie ist leicht löslich in Wasser mit schwach saurer Reaction, fast geschmacklos und stets mit 5—6 pc. Asche verunreinigt.

Frangulin, $C^{20}H^{20}O^{10}$, ist identisch mit Rhamnoxanthin und mit Avornin und bildet gelbe, seideglänzende, feine Krystalle, welche geruch- und geschmacklos sind, sich nicht in Wasser, schwer in heissem Alcohol, kaum in Aether, wohl aber in Schwefelkohlenstoff lösen. Wässrige Alkalien lösen das Frangulin mit purpurrother Farbe. Concentrirte Schwefelsäure färbt es zuerst grün, dann purpurroth und löst es mit rother Farbe. Wasser fällt es aus dieser Lösung wieder aus. Wird es in alcoholischer Lösung mit Salzsäure gekocht, so spaltet es sich sehr rasch in Zucker und Frangulinsäure, neben welcher auch Difrangulinsäure auftritt. Diese Spaltung wird auch durch Alkalien bewirkt.

Frangulinsäure, $C^{14}H^{10}O^{5}$, krystallisirt in goldgelben Nadeln, welche bei 248—250° schmelzen, sich schwer in Wasser, leicht in Weingeist und Aether und mit rother Farbe in wässrigen Alkalien lösen. Auch die Frangulinsäure wirkt abführend.

Difrangulinsäure krystallisirt in dunklen, rothen Nadeln, verhält sich im Uebrigen wie die Frangulinsäure.

Ein brechenerregender Stoff der frischen Rinde ist, wie auch der Träger ihres Geruchs, bis jetzt nicht genauer bekannt. Beide gehen beim Trocknen und bei längerer Aufbewahrung verloren.

Verwechselungen: Die Rinde von Prunus Padus L., Ahl- oder Trauben- oder Faulkirsche, wird bisweilen als Faulbaumrinde aufgeführt. Der Handel liefert sie gewöhnlich von jüngeren Zweigen. Ihre Aussenfläche ist graubraun, ziemlich glatt, mit gleichfarbigen Wärzchen besetzt. Die Innenseite ist blassbräunlich. Die Rinde bricht feinfaserig und besitzt im frischen Zustand einen stark bittermandelartigen Geruch und einen bitteren, zusammenziehenden Geschmack. Der Querschnitt zeigt unter dem Periderm ein Parenchym, dessen äussere Schicht collenchymatisch erscheint, und weiterhin zahlreiche Krystallzellen und vereinzelte, lange, sclerotische Zellen aufweist. Die Innenrinde ist ausgezeichnet durch dicht stehende, schon macroscopisch deutliche Markstrahlen, welche sich nach aussen zu verbreitern. Zwischen denselben sind die Baststrahlen aus derbwandigem Bastparenchym mit kurzgliedrigen, ziemlich weitlichtigen Siebröhren und aus unregelmässig vertheilten Bastfaserbündeln aufgebaut. Die einzelnen Bastfasern sind sehr verschieden gestaltet, verzweigt, verkrümmt, bis 1,2 mm lang, ihre Wände zwar verdickt, aber nicht geschichtet. Die Rinde enthält Amygdalin und könnte deshalb bei einer Verwechselung mit Frangula gefährlich werden. Die Rinde von *Rhamnus cathartica* L. kann niemals 30 cm lange Röhren bilden, sie ist mehr quergestreift und rothbraun glänzend, hat wenig zerstreute Korkwärzchen, bricht langfaserig und die orangegelben Bastfasern ragen auf der Bruchfläche lang hervor. In ihrem Bau stimmt sie mit Frangula und auch mit der Rinde von *Rhamnus Purshiana* DC., welche Amerika angehört, im Wesentlichen überein.

Verwendung: Während die frische Rinde, wie Bäumker auf meine Veranlassung experimentell nachgewiesen hat, Erbrechen veranlasst, erregt abgelagerte Frangularinde zuverlässig und ohne wesentliche Belästigung Stuhlentleerungen. Diese einheimische Rinde ist daher ein sehr brauchbares und billiges Eccoproticum.

Präparate besitzt die Pharmacopoe nicht.

Cortex Cascarillae.

Cascarillrinde.

Die Cascarillrinde scheint zuerst im 17. Jahrhundert und zwar statt Chinarinde nach Europa gelangt zu sein. Im Jahre 1690 wird sie schon in deutschen Apotheken erwähnt. Stammpflanze ist *Croton Eluteria* Bennet, eine baumartige Euphorbiacee, welche auf den Bahama-Inseln und auf Cuba einheimisch ist. Bschr. Lrs. Pf. 475; Abb. Btl. a. Tr. 238.

Aussehen: Gewöhnlich kommt die Droge in harten, kurzen, rinnenförmigen Stücken oder in Röhren von 1 cm Durchmesser und höchstens 10 cm Länge und 1—2 mm Dicke in unseren Handel. Grössere Stücke sind jedenfalls selten. Aussen ist die Rinde von hellgrauem Korke bedeckt, welcher leicht in quadratischen Blättchen abspringt und da, wo er fehlt, eine graugelbe oder braune, längsstreifige und querrissige Oberfläche freilegt. Auf der Innenseite sind die Stücke bräunlich und gleichmässig körnig. Die Droge bricht kurz und eben, besitzt einen aromatischen Geruch und einen stark gewürzhaften und zugleich bitteren Geschmack.

Anatomie: a. Lupenbild. Auf der geglätteten, queren Bruchfläche erkennt man unter einem dünnen Periderm eine graubraune Rinde, welche in ihrem inneren Theile dunkler und ölig glänzend erscheint und fein radiär gestreift ist.

b. Mikroskopie. Das Periderm ist mehrschichtig, seine äusseren Zellen zeigen eine verdickte Innenwand und geringes Lumen, während die weitlichtigeren, inneren Zellen Stärkmehl führen. Die Aussenrinde ist ein Parenchym, dessen Zellen der Mehrzahl nach Stärkekörner, nicht wenige gelbes Oel oder rothbraune Harzmassen oder Calciumoxalat in Form von Drusen oder Rhomboëder enthalten. Die Innenrinde zeigt 1—2reihige Markstrahlen, deren Zellen im Querschnitt kaum radial gestreckt sind. Die Hauptmarkstrahlen verbreitern sich gegen die Mittelrinde zu. Zwischen diesen liegen Baststrahlen, welche sich nach aussen zu keilförmig verjüngen und zugleich öfters von secundären, einreihigen Markstrahlen durchzogen sind. Die Baststrahlen setzen sich vorwiegend aus derbwandigem, axil gestrecktem Parenchym mit spärlichen, geschrumpften Siebröhren zusammen und nur in ihrem peripheren Theile gewahrt man einzelne oder auch wenige zusammengestellte, verdickte, etwas knorrige Bastfasern. Das Bastparenchym hat gleichen Inhalt wie die Mittelrinde, nur keine oder spärliche Krystalle, die Markstrahlen sind dagegen reich an Krystalldrusen. Abb. Bg. A. T. 37. F. 88.

c. Präparation. Wie bei der vorhergehenden Rinde.

Chemie: Die Cascarillrinde enthält 1 pc. ätherisches Oel, 15 pc. Harz und einen Bitterstoff, Cascarillin genannt, als wesentliche Bestandtheile, daneben Stärkmehl, Gerbstoff und Asche.

Cascarillin krystallisirt in farblosen Nadeln, schmeckt bitter, schmilzt bei 205° C., löst sich kaum in Wasser, dagegen in Aether und Alcohol mit neutraler Reaction. Concentrirte Schwefelsäure färbt es blutroth, concentrirte Salzsäure violettroth. Es ist kein Glycosid.

Das ätherische Oel besteht nach einer älteren Untersuchung aus einem Terpen, welches bei 172° C. siedet, und einem sauerstoffhaltigen Oele. Es hat ein spec. Gew. von 0,862 und ist rechtsdrehend.

Verwechselung: Die Pharmacopoe warnt vor der Copalchirinde, welche im Jahre 1817 zuerst als Cascarilla von Trinidad nach Hamburg gelangte und von Zeit zu Zeit immer wieder auf dem europäischen Markte erscheint. Sie stammt ab von *Croton niveus* Jacquin, einer strauchartigen Euphorbiacee, welche in Mexico, im Norden von Südamerika und auf den westindischen Inseln zu Hause ist. Bschr. Lrs. B. 749; Abb. Ha. XIV. 2; N. v. E. spp. 5. t. 9. Die Rinde wird in 30—40 cm langen und 4 mm dicken Stücken in den Handel gebracht. Aussen sind sie von einem grauen oder gelbgrauen Kork überzogen, der flache Längsfurchen und feine Querrisse zeigt. Die Innenseite ist bräunlich und fein gestreift. Die Rinde bricht feinkörnig. Ihr Geschmack ist dem der

Cascarille ähnlich und auch der Querschnitt zeigt ganz ähnliche radiale flammenförmige Strahlen. Unter dem Mikroskop erscheint aber zunächst das Periderm aus kleinen, cubischen, nicht verdickten Zellen gebildet und die Aussenrinde unterscheidet sich durch zahlreiche in das Parenchym eingestreute, tangentiale Bündel von Steinzellen; ausserdem enthält sie Krystallzellen und Secretbehälter mit gelbem und rothbraunem Oel und Harz. Die Innenrinde hat ein- und zweireihige Markstrahlen, deren Zellen theils Harz, theils Krystalldrusen als Inhalt führen. Die Baststrahlen verjüngen sich nach aussen zu wie bei der Cascarille, sind aber reicher an Bastfasern. Das Bastparenchym enthält Secretschläuche, Krystallzellen und Siebröhren mit zum Theil leiterförmig gestellten Siebplatten. Abb. Journ. d. Pharm. et de Chim. 1878. I. 20. p. 225. Als Bestandtheile der Copalchirinde sind ätherisches Oel, ein amorpher Bitterstoff, Copalchin genannt, ferner Gerbstoff u. a. m. nachgewiesen.

Handel: Die Cascarillrinde wird vorzugsweise von der Insel Providence verschifft und gelangte früher in viel grösseren Ladungen als jetzt nach Europa, obgleich sie zu medicinischen und technischen Zwecken verwerthet wird.

Verwendung: In der Medicin wird die Cascarilla als bitteres, aromatisches Digestivum nicht sehr viel gebraucht.

Präparate: Nur das Extractum Cascarillae ist officinell.

Cortex Granati.

Granatrinde.

Granatrinde wurde schon im 6. Jahrhundert von Aëtius und bei den Chinesen vielleicht schon viel früher als Anthelminthicum gebraucht. Bei uns ist sie erst seit den ersten Decennien unseres Jahrhunderts zu Ansehen gelangt. Sie sollte früher nur von der Wurzel gesammelt werden, was aber meistens nicht geschah. Jetzt lässt die **R. Ph.** Wurzel- und Stammrinde zu. Die Stammpflanze *Punica Granatum* L. ist eine strauch- und auch baumartige Myrtacee. Ursprünglich in Kleinasien, Palästina und Persien einheimisch, findet sie sich jetzt durch Asien bis nach China und auf den ostasiatischen Inseln, durch Südeuropa und Nordafrika, selbst im Capland und in Südamerika eingebürgert. Bschr. Lrs. Pf. 507. Abb. Bg. u. S. III. a. u. b; Btl. a. Tr. 113; Ha. X. 35; N. v. E. 301; Pl. 376.

Aussehen: Die Rinde wird in flach rinnenförmigen, oft zurückgekrümmten und verbogenen Stücken von 2—7 cm Breite, 5—10—15 cm Länge und 2 mm Dicke und auch in engen, kurzen Röhren in den Handel gebracht. Aussen ist die Stammrinde hellgrau oder gelblich grau, zeigt reichlich Längsleistchen und ist stets mit rundlichen, schwarzen, punctförmigen Flechten besetzt. Schabt man vorsichtig den

Kork ab, so wird die grüne Rindenschicht sichtbar. Die Wurzelrinde sieht ähnlich aus, doch ist ihre Aussenfläche gewöhnlich etwas dunkler gefärbt, mit breiteren Korkleistchen und Höckern und oft mit seichten, muschelförmigen Vertiefungen versehen und immer frei von Flechtenapothecien. Schabt man an Wurzelstücken den Kork vorsichtig ab, so tritt eine gelbbraune Gewebsschicht zu Tage. Die Innenseite der Granatrinde ist fein längsstreifig oder glatt und gelb bis rothbraun oder grünlichbraun gefärbt. Oft trägt sie noch weissliche Ueberbleibsel des Holzes. Die Rinde zeigt einen kurzen, körnigen Bruch und besitzt einen herben, zusammenziehenden Geschmack.

Anatomie: a. Lupenbild. Der Querschnitt der Rinde ist hellgelb und lässt ein schmales Periderm, und unter demselben eine schmale, bei der Stammrinde peripherisch grünlich gefärbte Aussenrinde und eine fein radial und tangential gestreifte Innenrinde unterscheiden.

b. Mikroskopie. Das Periderm besteht aus mehreren (bis 8) Reihen einseitig nach innen sclerosirter, sonst dünnwandiger Korkzellen. Das Parenchym der Aussenrinde enthält in Stammrinden in seinem äusseren Theil Chlorophyll, im übrigen Stärkemehl, eingestreute Krystalldrusenzellen und vereinzelte, ausgebildete, grosse Steinzellen. In der Wurzelrinde fehlt die Aussenrinde ganz oder sie ist nur sehr schmal und jedenfalls frei von Chlorophyll. Die Innenrinde zeigt ein- und zweireihige Markstrahlen, deren Zellen in der Stammrinde auf dem Querschnitt radial gestreckt, in der Wurzelrinde vorwiegend quadratisch erscheinen und Stärkekörner und Gerbsäure enthalten. Die Baststrahlen sind 3—6 Zellen breit und so zusammengesetzt, dass immer eine tangentiale Reihe von stärkemehlführenden, derbwandigen Parenchymzellen mit einer Reihe Krystalldrusen oder Rhomboëder führender Zellen abwechselt. Es entsteht dadurch im Querschnitt eine fast regelmässige, concentrische Schichtung. Bastfasern fehlen ganz. Siebröhren sind vorhanden. Sie besitzen wenig geneigte, einfache Siebplatten und enthalten Gerbsäure. Hin und wieder tritt auch in den Baststrahlen eine grosse, vereinzelte Steinzelle auf. Abb. Bg. A. T. 40. F. 93.

c. Präparation. In Ammoniakwasser macerirte Rinde schneidet sich leicht. Die Schnitte werden vom Amylum befreit und dann auch durch Salzsäure von den Krystalldrusen.

Chemie: Wirksamer Bestandtheil ist das Pelletierin, neben demselben enthält die Rinde drei weitere Alkaloide: Isopelletierin, Methylpelletierin und Pseudopelletierin genannt, ferner Gerbsäure, Gallussäure, Harz, Mannit (siehe bei Manna), Amylum und 14 bis 17 pc. Asche.

Pelletierin, $C^{16}H^{30}N^2O^2$, ist ein flüssiges Alcaloid von 0,988 spec. Gew. bei 0°, welches bei 195° siedet, sich in Alcohol, Aether, Chloroform und in 20 Theilen Wasser löst. Die Lösung ist rechtsdrehend, während die Lösung seines Sulfates linksdrehend sein soll. Eine Mischung des Sulfates mit gleichen Theilen Gerbsäure wird unter dem Namen Pelletierinum tannicum zu 1,5 g als wirksam gegen Bandwurm empfohlen. Das reine Sulfat wirkt in solcher Dosis giftig.

Isopelletierin ist von gleicher Zusammensetzung und gleichen Eigenschaften, aber ohne polarisirende Wirkung.

Methylpelletierin, $C^{16}H^{28}(CH^3)^2N^2O^2$, ein flüssiges Alcaloid, welches bei 215° siedet, sich in Alcohol, Aether, Chloroform und in 25 Theilen Wasser löst. Die Lösung seiner salzsauren Verbindung ist rechtsdrehend.

Pseudopelletierin, $C^{18}H^{30}N^2O^2$, krystallisirt mit 2 Molecülen Wasser in Prismen, welche bei 245° schmelzen, sich leicht in Wasser mit stark alkalischer Reaction, ferner in Alcohol, Aether und Chloroform lösen und mit Säuren Salze bilden.

Granatgerbsäure bildet eine amorphe, grünlichgelbe Masse, ist unlöslich in Alcohol und Aether, leicht löslich in Wasser und wird daraus durch Leim und durch Eisenvitriol, von letzterem mit schwarzblauer Farbe, gefällt. Durch sie ist auch die von der **R. Ph.** angegebene Blaufärbung eines 1 pc. Macerats der Rinde durch sehr verdünnten Liquor Ferri sesquichl. (1 : 1000) bedingt.

Verwechselungen: Eine Verwechselung der Granatrinde mit Strychnosrinde (siehe Cortex Strychni), welche 1878 in Frankreich den Tod eines Patienten zur Folge hatte, dürfte in deutschen Officinen nicht möglich sein. Beimengungen der Rinden von *Buxus sempervirens* L., Fam. der Celastraceae, Abb. Baillon Hist. VI. 16, und von *Berberis vulgaris* L., Fam. der Berberideae, Abb. Ha. I. 41, welche bisweilen beobachtet worden sind, lassen sich leicht nachweisen. Die Rinden beider Sträucher schmecken bitter, geben ein Macerat, welches durch Eisenoxydsalze nicht blau gefärbt wird und sind in ihrem Bau sehr verschieden von der Granatrinde. Die Rinde des Buxbaums besteht im Basttheil nur aus Parenchymzellen, Siebröhren und zerstreuten Krystallzellen mit einem rhomboëdrischen Einzelkrystall. Die Rinde mehrjähriger Triebe von Berberis vulgaris besitzt ein Periderm aus weitlichtigen Korkzellen. Ihre Aussenrinde enthält im gelben Parenchym keine Steinzellen. Die Innenrinde zeigt breite, vierreihige, gelbe Markstrahlen, deren Zellen besonders am Rande einzelne, grosse Rhomboëderkrystalle führen. Die Baststrahlen sind aus Bastfasern, welche einfache, tangentiale Reihen bilden, und aus kleinzelligem Parenchym mit Siebröhren aufgebaut.

Handel: Die Granatrinde des deutschen Drogenhandels wird aus Süd-Europa (Italien, Frankreich) und Nord-Afrika bezogen. Je frischer die Waare, um so wirksamer ist dieselbe.

Verwendung: Die Rinde wird gegen Bandwurm in Form eines Macerationsdecocts gebraucht. Technisch dient Ast- und Stammrinde, sowie auch die Fruchtrinde in manchen Ländern als Material zum Gerben.

Präparate hat die **R. Ph.** nicht aufgenommen.

Cortex Strychni.

Strychnosrinde.

Strychnosrinde ist anfangs dieses Jahrhunderts als Verfälschung des Cortex Angusturae nach Deutschland gekommen. Bei dem Gebrauche dieser letzteren, damals hochgeschätzten, südamerikanischen Rinde traten im Jahre 1804 zu Hamburg wiederholt gefährliche Vergiftungen auf. Die Ursache derselben erkannte man in Rindenstücken, welche der Angusturarinde beigemischt waren und welche man zunächst als Cortex Angusturae spurius bezeichnete. Erst um 1831 wurde festgestellt, dass diese giftig wirkenden Rindenstücke von einer ostindischen Strychnosart abstammen.

Die nach Europa gelangenden Strychnosrinden werden wahrscheinlich von verschiedenen Arten der Gattung Strychnos gesammelt. *Strychnos nux vomica* L., deren Samen officinell sind, ist eine der Stammpflanzen. Heimisch ist diese Loganiacee auf den ostindischen Küsten Coromandel und Malabar, ferner auf Ceylon, Java und anderen benachbarten Inseln, so wie auch in Nord-Australien. Bschr. Lrs. Pf. 573; Abb. Bg. u. S. XIII. b; Btl. a. Tr. 178; Ha. I. 17; N. v. E. 209; Pl. 117.

Aussehen: Die Rindenstücke, die als Cortex Angusturae spurius vorkommen, sind derb und spröde, rinnenförmig oder flach, oft verbogen und zurückgekrümmt oder auch einfach zusammengerollt, von sehr verschiedener (2—16 cm) Länge und (1—7 cm) Breite und von 1,5—4 mm Dicke. Ihre Aussenfläche ist meistens sehr uneben, von gelbem, warzenreichem, lockerem Korke bedeckt. Die Innenfläche ist fein wellig längsgestreift und von wechselnder Färbung, bald hellgrau oder hellbraun oder schwärzlichgrau oder schwarzbraun. Die Stücke brechen körnig eben und schmecken stark und nachhaltig bitter.

Anatomie: a. Lupenbild. Der Querschnitt der dünneren Rindenstücke wird durch eine schmale hellgelbliche, der inneren Grenze des Periderms parallel laufende Schicht in zwei bräunlich gefärbte, nahezu gleich breite Theile getrennt, welche beide keine weitere Differenzirung sicher erkennen lassen. Die stärkeren, 4 mm dicken und meist auch längeren Rindenstücke zeigen einen etwas anderen Querschnitt. Hier verläuft die schmale, hellgelbliche Zone ganz nahe dem Periderm und an sie schliesst sich zunächst ein weiss punctirtes Parenchym, welches in den relativ mächtig entwickelten, strahlig radiär gestreiften innersten Rindentheil übergeht.

b. Mikroskopie. Das Periderm der Rindenstücke ist im Querschnitt aus 8—12 Reihen tafelförmiger Korkzellen geschichtet. Darauf folgt eine viel grössere Anzahl von Zellenreihen, deren tafelförmige Zellen sich in radiärer Anordnung lückenlos aneinander schliessen und nach innen zu in tangential gestreckte Parenchymzellen übergehen. In dieses Parenchym, welches ausser Stärkekörnern einen rothbraunen Inhalt zeigt, sind Gruppen von Steinzellen regellos eingestreut und zahlreiche Zellen enthalten rhomboëdrische Einzelkrystalle. Als dritte Schicht reiht sich daran die schmale, hellgelbe Zone, welche aus 5—10 Reihen von Steinzellen zusammengesetzt sind. Die einzelnen Zellen haben stark geschichtete Wände mit zahlreichen Tüpfelgängen und immer noch ein deutliches Lumen. Die Innenrinde bildet ein dünnwandiges Parenchym, in welchem zunächst der Steinschicht vereinzelte Bündel von Steinzellen vorkommen und zahlreiche Zellen mit Einzelkrystallen liegen. Markstrahlen grenzen sich nur undeutlich ab und das dazwischen liegende Bastparenchym enthält keine Bastfasern, spärliche Siebröhren, vereinzelte Steinzellen und zahlreiche Krystallzellen. — Die stärkeren Rindenstücke (Stammstücke?) besitzen ein ganz ähnliches Periderm mit anliegender Phellodermschicht, deren Zellen vielfach Einzelkrystalle enthalten. An sie schliesst sich die Steinzellenschicht, welche in Rinden mit sehr dickem Periderm, namentlich im Längsschnitt, zierlich gekräuselt verlaufen kann, und zunächst in ein Parenchym übergeht, dessen dünnwandige Zellen Gruppen von Steinzellen und zahlreiche Einzelkrystallzellen umschliessen. Dies Parenchym setzt sich in Markstrahlen fort, die sich nach innen zu verschmälern, aber doch meist vierreihig erscheinen. Viele ihrer Zellen zeigen gleichfalls rhombische Einzelkrystalle. Die Baststrahlen sind frei von Bastfasern. Ihr Grundgewebe umschliesst Steinzellen, die axil etwas verlängert sind. Siebröhren kommen spärlich vor und in vielen Zellen begegnet man wieder Einzelkrystallen. Abb. Journ. d. Pharm. et de Chim. 1878. T. 28. Pl. IV.

c. Präparation. Die Stücke werden in Ammoniakwasser macerirt und die Schnitte gebleicht.

Eine zweite Stammpflanze ist nach Planchon *Strychnos Gauthierana* Purre, deren Rinde um das Jahr 1877 durch Missionare aus Tongking nach Paris gelangte. In ihrem Vaterland führt sie den Namen Hoang-Nan und dort sieht man in dem gepulverten, gelbrothen Kork (nicht in den anderen Theilen) dieser Rinde ein geschätztes Heilmittel gegen Lyssa und Lepra. Eine grössere Anzahl Stücke dieser Rinde verdankt die Göttinger pharmacognost. Sammlung der Güte des Herrn Rump (Firma Rump & Lehners) in Hannover.

Aussehen: Es sind dies 2—6 cm lange, theils flache, theils rinnenförmige Stücke von 1—2,5 cm Breite und 0,75—2,0 mm Dicke. Die Aussenseite der einzelnen Stücke sieht verschieden aus. Die meisten sind von einem graubraunen, unebenen, zum Theil auch warzigen Korke bedeckt. An den grösseren Stücken ist der Kork durch wellige Längs- und Querrisse oberflächlich in nahezu quadratische Plättchen von 3 bis 5 mm Höhe zerrissen, die sich leicht ablösen und unter welchen eine ockergelbe Schicht sichtbar wird. Kleinere Stücke zeigen eine weisslich graue oder weisslich gelbe, warzige Oberfläche. Schabt man die oberste Schicht dieses verschieden gefärbten, lockeren Korkes ab, so tritt stets ein orangegelber Kork zu Tage. Die Innenseite sämmtlicher Rindenstücke zeigt braunschwarze Farbe und feine, wellige Längsstreifung. Der Bruch ist eben, der Geschmack intensiv und nachhaltig bitter. Der anatomisch-mikroskopische Bau weicht nicht wesentlich von dem der vorher beschriebenen, dünneren Rindenstücke ab. Nach den Untersuchungen von G. Planchon stimmen im Bau die Rinden der ostindischen auch mit denjenigen afrikanischer und südamerikanischer Strychnosarten überein, obgleich die letzteren in chemischer Beziehung sich abweichend verhalten.

Chemie: Die Rinden der beiden ostindischen Arten *Strychnos nux vomica* L. und *Strychnos Gauthierana* Purre und einer afrikanischen Art, von welcher das am Gabon zu Gottesurtheilen dienende *M'Boundu* oder *Akazgagift* stammt, enthalten als wirksame Bestandtheile zwei Alcaloide, das Strychnin und vorwiegend das Brucin, welche in toxischen Dosen Starrkrampf erregen und durch Erstickung oder Erschöpfung tödtlich wirken. Ein drittes Alcaloid, das Igasurin, welches ihnen auch noch zugeschrieben wird, ist fraglicher Natur. Die Rinden von verschiedenen Strychnosarten, welche in Guyana und in den oberen Gebieten des Orinoco, Rio negro, Solimoes und Amazonenstroms aufgefunden worden sind — *Strychnos toxifera* Schomb., *Str. Schomburghii* Klotzsch, *Str. cogens* Benth., *Str. Castelnoeana* Wedd., *Str. Hachensis* Karst., *Str. Crevauxii* Planch., *Str. Gubleri* Planch., *Str. Yapurensis* Planch. — dienen den dortigen Indianern zur Herstellung des Pfeilgiftes *Curare,* dessen wirksamer Bestandtheil, das Curarin, Lähmung der peripherischen Enden der motorischen Nerven bedingt und durch Erstickung zum Tode führt.

Strychnin, $C^{21}H^{22}N^{2}O^{2}$, krystallisirt in farblosen Nadeln, schmeckt intensiv bitter, löst sich in 6667 Theilen kaltem und 2500 Theilen siedendem Wasser, in 120 Theilen Weingeist von 0,863 spec. Gew. mit alkalischer Reaction und in 5 Theilen Chloroform, schwer in Aether, Amylalcohol und Benzol. In concentrirter Schwefelsäure löst es sich farblos und oxydirende Substanzen wie Kaliumbichromat, Kaliumferricyanid und Ceriumoxyduloxyd bringen in dieser Lösung eine blauviolette Färbung hervor, die bald in roth und endlich in grün übergeht. Strychnin bildet mit Säuren gut krystallisirende Salze. Das officinelle Nitrat krystallisirt in farblosen, sehr bitter schmeckenden Nadeln, welche sich in 90 Theilen kaltem, 3 Theilen siedendem Wasser, in 70 Theilen kaltem und 5 Theilen siedendem Weingeist auflösen. Mit Salpetersäure zerrieben darf es nur gelblich, aber nicht roth werden (Brucin), in siedender Salzsäure ruft ein Stückchen Strychninnitrat dauernd rothe Farbe hervor. Aus gesättigter, wässriger Lösung fällt Kaliumchromat rothgelbe Kryställchen, welche in Berührung mit Schwefelsäure blaue bis violette Farbe annehmen.

Brucin, $C^{23}H^{26}N^2O^4$, krystallisirt in vierseitigen Prismen oder in Blättchen, schmeckt sehr bitter, schmilzt bei 130° C., löst sich schwer, aber doch leichter als Strychnin, in Wasser, sehr leicht in Weingeist, leicht in Chloroform und Amylalcohol, nicht in Aether, bildet krystallisirende Salze. Concentrirte Salpetersäure färbt Brucin und seine Salze scharlach- bis blutroth.

Curarin krystallisirt in farblosen Prismen, schmeckt bitter, löst sich leicht in Wasser und Weingeist, schwer in Chloroform und Amylalcohol, ist unlöslich in Aether, Benzol und Schwefelkohlenstoff. Concentrirte Schwefelsäure und concentrirte Salpetersäure färben das Curarin roth. In der schwefelsauren Lösung veranlassen Oxydationsmittel wie beim Strychnin violette Färbung.

Verwechselung: Die Strychnosrinde ist von der Granatrinde und ebenso von der Angusturarinde durch Vergleichung der Querschnitte leicht und sicher zu unterscheiden.

Verwendung: Zu medicinischen Zwecken wird in Europa bis jetzt keine Strychnosrinde gebraucht. Es ist auch durchaus unwahrscheinlich, dass die Hoang-Nan-Rinde als Arzneimittel sich bewährt.

Cortex Quebracho blanco.

Quebrachorinde.

Die seit 1879 in Europa als Arzneimittel empfohlene Quebrachorinde ist die borkenreiche Stammrinde einer Apocynee Argentiniens, welche Schlechtendahl im Jahre 1861 unter dem Namen *Aspido sperma Quebracho* zuerst beschrieben hat. In die **R. Ph.** ist die Rinde nicht aufgenommen.

Aussehen: Die Handelswaare stellt meist flache, mit dicker Borke versehene Rindenstücke von verschiedener Länge und Breite dar, welche bis 3 cm dick sind. Die Aussenseite ist durch breite, hellgraue Runzeln und starke, stellenweise bis 2 cm tiefe Längs- und Querfurchen zerrissen und zerklüftet. Wo die äusserste Korkschicht abgestossen ist, erscheint die Borke röthlichgelb. Die Innenseite ist längsstreifig und meist bräunlich, selten gelblichweiss gefärbt. Die Droge ist ziemlich hart, schmeckt sehr bitter und bricht in ihrem inneren Theile faserig-splitterig.

Anatomie: a. Lupenbild. Auf dem geglätteten und etwas angefeuchteten Querschnitt erkennt man zwei scharf von einander geschiedene Schichten, welche annähernd gleich breit sind. Die Borkenschicht wird aussen von einer unregelmässig buchtigen, dem Umriss der Borkenrunzeln und Furchen entsprechenden Linie begrenzt, während sie sich in einer geraden Linie scharf von der dunkleren inneren Schicht abhebt. Sie ist ockergelb und wird von ziemlich gleichbreiten, geschlängelten, tangentialen Linien durchzogen. Zwischen diesen sind zerstreut in die Grundmasse zahlreiche, weisse Körnchen eingelagert. Die innere Schicht des Querschnitts zeigt in einem nelkenbraunen Grundgewebe gleichfalls weisse Körner eingesprengt.

b. Mikroskopie. Das rothbraune Parenchym der Borkenschicht ist von geschlängelten Korkbändern in tangentialer Richtung durchzogen. Im Parenchym selbst liegen Gruppen von Sclerenchymzellen. Das Grundgewebe der inneren Schicht besteht aus braunwandigen Zellen und zwischen denselben liegen regellos eingestreut zu Gruppen oder Nestern vereinigte und auch vereinzelte Sclerenchymzellen. Die letzteren werden nach innen zu zahlreicher und hier treten auch 2—3reihige Markstrahlen im Grundgewebe auf. Die Sclerenchymnester bestehen hauptsächlich aus Steinzellen, welchen aber auch in verticaler Richtung langgestreckte, spindelförmige Sclerenchymfasern (Bastfasern) beigemischt sind. Als solche stellen sich auf dem Längsschnitt auch die vereinzelten Sclerenchymzellen dar. Diese Bastfasern sind ringsum scheidenartig von Krystallkammern, d. h. kleinen Zellen, deren jede einen rhomboëdrischen Calciumoxalatkrystall einschliesst, dicht umgeben. Abb. Hansen: Die Quebracho-Rinde 1880.

c. Präparation. Da die trockne Rinde beim Schneiden leicht bröckelt, legt man sie zweckmässig einige Zeit vorher in Ammoniakwasser oder 50 pc. Spiritus. Zur genaueren Betrachtung der Gewebselemente bleicht man die Schnitte. Die Krystallkammern und ihr Inhalt treten deutlicher hervor, wenn man feine, gebleichte, gut ausgewaschene Längs- und Querschnitte mit Anilin oder Jod färbt und den überschüssigen Farbstoff mit Wasser auswäscht. Die Zellmembranen färben sich, während der Krystall ungefärbt bleibt. Letzteren kann man auch vorher durch Salzsäure entfernen und nun erst die Zellen färben.

Chemie: Abgesehen von 3,48 pc. Gerbstoff enthält die Quebrachorinde sechs Alcaloide, von welchen das Aspidospermin, Quebrachin, Quebrachamin und Aspidospermatin krystallisiren, die beiden anderen Aspidosamin und Hypoquebrachin dagegen amorph sind.

Aspidospermin, $C^{22}H^{30}N^2O^2$, krystallisirt in Nadeln, schmilzt bei 206° C., ist fast unlöslich in Wasser, löslich in Alcohol und Aether, die Lösungen sind linksdrehend. Es bildet Salze, von welchen das Sulfat leicht löslich ist. Mit wässriger Ueberchlorsäure erhitzt, färbt sich Aspidospermin roth und auch beim Zerreiben mit etwas concentrirter Schwefelsäure und Bleisuperoxyd entsteht eine kirschrothe Färbung.

Quebrachin, $C^{21}H^{26}N^2O^2$, krystallisirt, färbt sich im Lichte gelb, schmilzt bei 216° C., ist wenig löslich in kaltem Alcohol und Aether, leicht löslich in siedendem Alcohol und Chloroform. Die alcoholische Lösung ist rechtsdrehend. Ueberchlorsäure färbt es gelb, concentrirte Schwefelsäure in Verbindung mit Oxydationsmitteln färbt es blau. Seine Salze krystallisiren gut.

Quebrachamin krystallisirt wasserfrei in glänzenden, farblosen Nadeln, schmilzt bei 142° C., ist wenig löslich in Alcohol, Aether, Chloroform, Benzin und zeigt dieselben Reactionen, wie das vorhergehende Alcaloid.

Aspidospermatin, $C^{22}H^{28}N^2O^2$, krystallisirt in feinen Warzen, schmilzt bei 162°, ist leicht löslich in Alcohol, Aether, Chloroform und frisch gefällt auch in Wasser. Die Lösungen sind linksdrehend. Ueberchlorsäure wirkt wie bei Aspidospermin, aber Schwefelsäure und Oxydationsmittel geben keine Färbung. Seine Salze sind amorph.

Aspidosamin, $C^{22}H^{28}N^2O^2$, dem vorhergehenden isomer, aber amorph, schmilzt bei 100° C., löst sich in Aether, Alcohol, Chloroform und Benzol. Es wird durch Ueberchlorsäure fuchsinroth, durch Schwefelsäure und Dichromat blau und ebenso durch Fröhde's Reagens blau. Es bildet amorphe Salze.

Hypoquebrachin, $C^{21}H^{26}N^2O^2$, bildet eine amorphe, gelbliche Masse, die bei 80° C. schmilzt, sich leicht in Aether, Chloroform und Alcohol löst. Ueberchlorsäure färbt das Alcaloid beim Kochen roth, Fröhde's Reagens violett, Eisenchlorid färbt seine salzsaure Lösung kirschroth. Seine Salze sind amorph.

Verwechselungen: Statt der echten Quebracho blanco ist früher die Copalchirinde, siehe bei Cascarillrinde, im Handel gewesen, ferner die Rinde von *Loxopterygium Lorentzii* Griesebach, einer Terebinthacee vorzüglich der Provinz Corrientes, welche in ihrer Heimath Quebracho colorado genannt und deren Rinde sammt Holz als vorzügliches Gerbmaterial verwandt werden. Diese Rinde ist aussen schmutziggelb oder dunkelbraun und durch starke Borkenbildung sehr zerrissen. Auf dem hellbraunen Querschnitt sind viele dunkle, parallel verlaufende Korkbänder und viele senkrecht zu diesen verlaufende hellere Markstrahlen sichtbar. Zwischen letzteren liegen im Rindenparenchym in grosser Regelmässigkeit tangential gestreckte Gruppen von Sclerenchymfasern. Diese Gruppen bilden durch Markstrahlen unterbrochene, concentrische Zonen, wodurch die Rinde regelmässig gefeldert erscheint. Die Sclerenchymfasern sind auch hier von Krystallschläuchen umgeben. Ausserdem liegen im Rindenparenchym gelbgefärbte Massen, welche Hansen „Die Quebracho-Rinde" S. 22 für die zusammengedrückten Membranen collabirter Siebröhren erklärt.

Verwendung: Die Rinde ist zuerst von Penzoldt bei gewissen Störungen der Respirationsorgane empfohlen worden.

Cortex Condurango.

Condurangorinde.

Die Condurango-Rinde ist im Jahre 1872 nach Europa gelangt. Sie wird von *Gonolobus Condurango* Triana gesammelt. Diese Asclepiadacee windet sich mit ihrem 5—10 cm dicken Stamm an hohen Bäumen empor und wird an den westlichen Abhängen der Cordilleren in den Bezirken von Loja, Calvas und Paltas angetroffen. Bschr. Lrs. Pf. 576.

Aussehen: Die officinelle Rinde kommt in 5—10 cm langen, 1 bis 7 mm dicken, verbogenen Röhren oder rinnenförmigen Stücken vor, deren Aussenfläche bräunlich oder braungrau, längsrunzelig und höckerig, deren Innenseite hellgrau und derb längsstreifig ist. Die Droge bricht grobkörnig, schmeckt etwas herbe und besitzt kaum noch etwas von dem balsamischen Geruch, welcher der Rinde im frischen Zustande zukommt.

Anatomie: a. Lupenbild. Der Querschnitt nach innen vom Periderm ist gelblichweiss mit zerstreuten, gelben, dunkleren Einlagerungen ohne deutliche Scheidung in Aussen- und Innenrinde und ohne deutliche, radiäre Streifung.

b. Mikroskopie. Das Periderm ist aus 10—15 Reihen tafelförmiger, gewöhnlicher Korkzellen gebildet. Darauf folgt eine Schicht von dickwandigen Zellen, welche theils Stärkemehlkörner, theils grosse, rhombische Einzelkrystalle enthalten und in ein etwas dünnwandigeres Parenchym übergehen. In letzterem sind abgesehen von dem Stärkemehl reichlich Calciumoxalatdrusen abgelagert. Zwischen den Parenchymzellen treten auch noch spärliche Secretbehälter, die auf dem Längsschnitt einfache Verzweigungen zeigen, ferner Gruppen von langgestreckten Bastfasern, die in ziemlich regelmässigen Abständen liegen, endlich an der Grenze der Innenrinde Bündel von grobgetüpfelten Steinzellen auf. In dickeren Rindenstücken sind diese letzteren Bündel in 2—3 Reihen ausgebildet. Die Innenrinde zeigt 1-, 2- und 3reihige, stärkemehlreiche Markstrahlen mit Krystallzellen und Baststrahlen, welche aus Stärke und Krystalldrusen führendem Parenchym, einzeln stehenden und zu Gruppen vereinigten Siebröhren und aus Milchsaftbehältern zusammengesetzt sind. Abb. von Siebröhren und Milchsaftbehältern bei Möller: Anatomie der Baumrinden 1882. S. 173 und Bötticher Arch. Ph. 1882. S. 643.

c. Präparation. Die Rinde lässt sich nach kurz dauernder Maceration in Ammoniakwasser schneiden, Beseitigung des Stärkemehls ist für die Betrachtung der Quer- wie Längsschnitte vortheilhaft.

Chemie: Spuren eines Bitterstoffs und eines Alcaloids sind neben Stärkemehl und 12 pc. Asche die einzigen Ergebnisse vielfach wiederholter, chemischer Untersuchungen.

Verwechselungen: Unter dem Namen Condurango kommt auch die Rinde von *Macroscepis Triana* Decaisne aus Neu-Granada und unter der Bezeichnung Cond. blanco die Rinde von *Marsdenia Condurango* Reichenbach aus Huancabamba in Ecuador im Handel vor. Die hiesige Sammlung besitzt diese Rinden bis jetzt nicht.

Verwendung: Die officinelle Condurangorinde wurde zuerst als Specificum gegen Krebsleiden empfohlen und ist jetzt hauptsächlich bei chronischen Magenleiden fraglicher Natur als Tonicum in Gebrauch.

Cortices Chinae.

Chinarinden.

Die Chinarinden sind in den dreissiger Jahren des 17. Jahrhunderts in Europa bekannt und sehr bald unentbehrlich geworden. Bis zum 1. Januar 1883 wurden in Deutschland, wie zur Zeit auch noch in den meisten europäischen Staaten, die Rinden der in Südamerika einheimischen Cinchona-Bäume, Familie der Rubiaceen, zu pharmaceutisch-medicinischen Zwecken gebraucht. Jetzt verlangt die **R. Ph.** Zweig- und Stammrinden von cultivirten Cinchonen und bevorzugt solche von *Cinchona succirubra* Pavon, ohne aber andere zurückzuweisen, sofern sie nur nicht weniger als 3,5 pc. Alcaloide enthalten.

Culturen von Cinchonen im Grossen haben mit Erfolg zuerst die Holländer unternommen. Im Jahre 1854 legten sie unter dem Generalgouverneur Pahud die ersten Anpflanzungen auf Java an. Dieselben hatten anfänglich mit grossen Schwierigkeiten zu kämpfen, sind aber allmählich zu ausgedehnten Chinawäldern herangewachsen und werden, auch mit chemischer Controle, erfolgreich weitergeführt. (Karte bei Moens.) Dabei geht das Bestreben dahin, alcaloidarme Cinchonaarten ganz auszurotten, neben *Cinchona officinalis* L. (Bschr. Moens p. 97. pl. VI. XVII. u. XXVII; Lrs. Pf. 622. u. Btl. u. Tr. 140;) u. *C. Calisaya* Wedd. (Bschr. Lrs. Pf. 618 mit Abb. Bg. u. S. XIV; Btl. a. Tr. 141; Moens p. 79 u. pl. VI., XIV. u. XXV.) nur *C. Ledgeriana* (Moens S. 73. pl. I. XII. u. XIII. u. XXIII. F. 21. u. 24; Howard, Quinolog. of the East Indian Plantations P. III. T. IV. V. u. VI.) anzupflanzen und durch diese alcaloidreiche Art auch die bis jetzt noch cultivirten (*C. Josephiniana* Wedd. Bschr. u. Abb. Moens p. 84. pl. III. XV. u. XXVI; *C. Hasskarliana* Miq. ebend. p. 89. pl. IV. XVI. u. XXVI. 2; *C. Pahudiana* How. Moens p. 92, pl. V, XVI. u. XXVIII. 1; *C. lancifolia* Mutis ebend. p. 106. pl. VII. XVIII. u. XXVIII. 2; *C. succirubra* Pav. ebend. p. 110. pl. VIII, XIX. u. XXIX; *C. micrantha* R. et Pav. ebend. p. 115. pl. IX. u. pl. XX. u. pl. XXIX; *C. caloptera* Miq. ebend. p. 118. pl. X. XXI. u. XXX; *C. cordifolia* Mutis ebend. p. 121. pl. XI. XXII. u. XXX. 2.) zu ersetzen.

Ende der fünfziger Jahre begannen auch die Engländer mit Anpflanzungen in Vorderindien auf den Nilgiri Hills in der Umgebung von Utacamand. Hier gedeihen die Culturen vortrefflich und dehnen sich jetzt bis zur Südspitze der Halbinsel aus. Ebenso glücklich entwickeln sich weitere Anlagen, die um Hakgalla im centralen Gebirgsland von Ceylon unternommen wurden. Besonders C. succirubra und andere durch Kreuzung erhaltene Abarten, in neuerer Zeit auch C. Ledgeriana gewinnen hier unter umsichtiger Pflege immer grössere und einträglichere Ausdehnung. Ebenso vortheilhaft erwiesen sich die südöstlichen Abhänge des Himalaya bei Darjiling in britisch Sikkim für die Cultur der genannten Cinchona-Arten. — Karte bei Markham Peruvian Bark p. 283 u. Howard Quinolog. of the East Ind. Plant. — Ausser diesen staatlich geleiteten Anpflanzungen werden von Privaten in der Präsidentschaft Bombay und in britisch Birma, sowie auf Neuseeland, auf dem australischen Festland und endlich auch auf Java und Sumatra Cinchonaculturen betrieben. Anpflanzungen auf St. Helena und Reunion haben bisher keine nennenswerthen Erfolge aufzuweisen. Dagegen bringt Jamaica in neuerer Zeit cultivirte Rinden auf den Markt. Endlich sind auch in der Heimath der Chinarinde, in Bezirken östlich und nordöstlich von La Paz und vom Titicaca-See, am Mapiri und in den nordwestlichen Hochthälern von Bolivia Chinapflanzungen unternommen worden.

Gewinnungsweise der cultivirten Rinden. Während in ihrer Heimath die Chinabäume von den Rindensammlern rücksichtslos gefällt und ihrer Rinde beraubt werden, befolgen Holländer und Engländer zur Gewinnung der Rinde in ihren Colonien Methoden, welche die Erhaltung und möglichst langdauernde Ausnutzung der Bäume gestatten. Das eine Verfahren ist unter dem Namen der „Moosbehandlung“ bekannt. An achtjährigen Stämmen wird die eine Hälfte der Rinde in ihrer ganzen Dicke bis auf das Holz in langen 4 cm breiten und gleichweit von einander abstehenden Streifen abgelöst und dann der Stamm mit Moos oder Lehm oder Gras oder Wollengewebe umwickelt. Unter solcher Hülle erneuert sich die Rinde innerhalb 10—12 Monaten, wird sogar dicker und reicher an Alcaloiden als zuvor. Nach dieser Zeit werden die ursprünglich verschonten Rindenstrecken in gleicher Weise abgetrennt und eine neue Moosbekleidung angelegt. Im dritten Jahre kann die ersterneuerte Rinde abgelöst werden. Dieses von Mac Ivor eingeführte Verfahren hat Moens auf Java, wie es scheint sehr zweckmässig, dahin abgeändert, dass die Rinde nur bis zur innersten Bastschicht „abgeschabt“ wird. Da hierbei das Cambium unberührt und von einer dünnen Bastschicht bedeckt bleibt, stirbt es nicht so leicht ab und erneuert sich die Rinde anscheinend rascher, während zugleich die kostspielige Umhüllung in den meisten Fällen ganz unnöthig ist. Ein zweites, aber älteres Verfahren besteht darin, dass achtjährige Bäume in geringer Höhe über der Erde gekappt und dann ganz geschält werden. Aus den Stümpfen entwickeln sich neue Triebe, welche nach weiteren acht Jahren gleiche Behandlung erfahren. Häufig wird auch der Stumpf sammt Wurzel ausgerodet und die Rinde der letzteren, die stets reicher an Alcaloid als die Stammesrinde ist, gleichfalls abgeschält.

Aussehen: Die Stammrinde cultivirter Cinchona succirubra kommt in einfachen oder auch mehrfach zusammengerollten Röhren oder in Halbröhren von 15—60 cm Länge, 1—2,5—4 cm Durchmesser und 2—5 mm Dicke vor. Aussen sind sie graubraun oder schwärzlich und stellenweise gelb oder häufiger weiss angeflogen, auch wohl mit grösseren Flechten besetzt, längsrunzelig und mit feinen Querfurchen und Querrissen, einzelnen Querwülsten, Astnarben und flachen Korkwarzen versehen. Die Innenseite der Rinde ist frisch weiss, wird aber durch das Trocknen bald roth- oder graubraun und erscheint feinwellig längsgestreift. Unter Moosbekleidung erneuerte Rinde hiesiger Sammlung aus Utacamand stellt rinnenförmige Stücke dar, welche 15—30 cm lang, 2 cm breit und 2—4 mm dick sind. Ihre Aussenseite ist röthlichbraun oder zimmtbraun, bei einigen grob längsgestreift, bei anderen durch 1 mm breite Längs- und Querfurchen und kurze rauhe Längs- und Querleisten, hie und da auch durch Korkwarzen auffallend verschieden von der ursprünglichen Rinde. Die Innenseite der erneuerten Rinde ist heller braun und wellig längsgestreift. — Rindenstücke der cultivirten C. Calisaya und C. Ledgeriana, sowie auch von C. officinalis und lancifolia sind gewöhnlich von gleicher Länge und Stärke und unterscheiden sich auch hinsichtlich ihrer Aussen- und Innenseite nicht wesentlich von derjenigen der C. succirubra. Die Wurzelrinde von cultivirter C. Calisaya bildet gewöhnlich kürzere, 4 cm breite, 2—4 mm dicke, rinnenförmige, häufig etwas zurückgebogene Stücke, welche von einem graubraunen, grob längs- und querrunzeligen Korke bedeckt sind. Bisweilen ist derselbe abgestossen, oder durch beträchtliche Borkenbildung ersetzt. Die Innenseite ist heller oder dunkler braun und kurzwellig längsgestreift.

Die verschiedenen Rindenstücke brechen kurz und nur im Basttheile feinsplitterig. Je jünger die Rinden sind, um so mehr herrscht der herbe, je älter, um so mehr der bittere Geschmack vor.

Anatomie: a. Lupenbild. Der Querschnitt der cultivirten Chinarinden lässt nach innen vom Periderm eine braune Aussenrinde und eine mehr oder weniger deutlich radiär gestreifte Innenrinde unterscheiden. Jene ist bei jüngeren, diese bei älteren Rinden stärker entwickelt.

b. Mikroskopie. Im Querschnitt der cultivirten C. succirubra liegt zu äusserst ein stark geschichtetes, braunes, dünnwandiges Periderm, dessen Zellen breittafelförmig und dünnwandig sind. Die primäre Rinde ist aus tangential gedehnten, spaltporigen Parenchymzellen, welche 20—40 Reihen ausmachen können, zusammengesetzt. Sie sind mit braunrothem Farbstoff, etwas Amylum, einzelne Zellen auch mit undeutlich krystallinischem Calciumoxalat angefüllt. An der Grenze der Innenrinde liegen in einer oder in mehreren Reihen bald näher, bald ferner von einander im Querschnitt rundlich ovale Milchsaftbehälter, die in vertikaler Richtung weder sehr langgestreckt, noch verzweigt sind und deren Lumen dasjenige der Parenchymzellen weit übertrifft. In älteren Rinden werden sie kleiner oder sind ganz verdrängt. Die

Innenrinde besitzt Markstrahlen, welche sich nach der Aussenrinde hin verbreitern, während sie nach Innen zu im Querschnitt nur ein- bis dreireihig erscheinen. Ihre radiär gestreckten Zellen enthalten rothbraune Massen und bei jüngeren Rinden auch Stärkekörner. Die Baststrahlen sind ausgezeichnet durch charakteristische, relativ grosse, im Querschnitt vierkantig rundliche, etwas radial gestreckte, gelblich gefärbte Bastfasern. Dieselben sind bis 0,03 mm breit, in axiler Richtung sehr (1—3 mm) lang. Die meisten zeigen nur ein punktförmiges Lumen und stark verdickte, deutlich geschichtete Wandungen mit zahlreichen Tüpfelgängen. In jungen Rinden begegnet man allerdings auch solchen mit nur wenig verdickten Wandungen und grossen Lumen. Diese charakteristischen Bastfasern liegen meist einzeln, hie und da auch zu mehreren zusammen in unterbrochenen, radialen Reihen in dem braunen Bastparenchym, welches in vereinzelten Zellen auch undeutlich krystallinisches Calciumoxalat enthält. Es umschliesst ausserdem noch Siebröhren und sogenannte Stabzellen. Die letzteren sind etwas kürzer als die Bastfasern, an den Enden nicht zugespitzt, sondern quer abgestutzt und haben nur wenig verdickte Wandungen. Die Siebröhren zeigen wenig schräg geneigte, durch Callus verdickte Siebplatten und radiale Siebfelder. Ihr Lumen entspricht demjenigen der Parenchymzellen. In den Baststrahlen unserer (unter Moos) erneuerter Rindenstücke sind die im Querschnitt mehr rechteckigen als rundlichen Bastfasern einzeln, aber dicht aneinander in ununterbrochen radialen Reihen eingelagert. — Cultivirte Calisayarinde zeigt einen ähnlichen Bau. Während aber die Rinde des Stammes keine Steinzellen in der primären Rinde aufweist, ist ihre Wurzelrinde in den Stücken der Wiggers'schen Sammlung ziemlich reich an weitlichtigen Steinzellen, welche zum Theil einen rothbraunen Inhalt führen. Da wo sich an älteren Stücken Binnenkork entwickelt hat, treten auch in der Borke Steinzellen auf. — Cinchona officinalis stimmt in ihrem Bau mit den beiden vorhergehenden Rinden gleichfalls überein. In ihrer primären Rinde kommen Steinzellen nur ganz vereinzelt vor. — Cinchona micrantha enthält in der primären Rinde zerstreute Gruppen schwach verdickter Steinzellen, in der secundären relativ breite Bastfasern und ziemlich reichlich Stabzellen. — Cinchona lancifolia ist ausgezeichnet durch den Reichthum an Steinzellen in der primären Rinde, wo sie einzeln und in Gruppen bis zum Basttheil vordringen.

c. Präparation. In trocknen Chinarinden lässt sich der Basttheil schlecht schneiden, man legt deshalb zweckmässig kleine Stücke (24 Stunden) in verdünnten Liq. Ammon. caustic. (1 : 6 Wasser), wäscht sie dann ab und hebt sie in 50 pc. Spiritus auf. Feine Quer- und Längsschnitte lassen sich von solchen Präparaten leicht anfertigen und zeigen die für alle Chinarinden charakteristischen Bastfasern in dem dunkelbraunen Grundgewebe. Die weiteren Einzelheiten des Baues werden durch den dunklen Inhalt der Parenchymzellen verdeckt. Man bleicht deshalb vortheilhaft die dünnen Quer- und die radialen und tangentialen Längsschnitte in Wasser, dem etwas Liquor Natrii hypochlorosi Ph. Germ. I. zugesetzt ist. In kurzer Zeit sind die Schnitte farblos und gestatten die Beobachtung der oben angeführten Einzelheiten. In den tangentialen Längsschnitten sind die Siebröhren am leichtesten nachzuweisen. Rosolsaures Ammon macht in den gebleichten, gut ausgewaschenen Schnitten die callösen Siebplatten deutlicher sichtbar. Die Form der Bastfasern zeigt Verschiedenheiten, je nachdem man Stamm- oder Wurzelrinde untersucht. In der letzteren sind sie nicht selten knorrig und an ihren Enden gabelig getheilt. Die Calciumoxalatzellen kommen auf beiden Längsschnitten am reichlichsten zur Anschauung. Ihr undeutlich krystallinischer Inhalt verschwindet, wenn die Schnitte einige Zeit in Acidum hydrochloricum liegen bleiben.

Südamerikanische Chinarinden: Die Cinchonen Südamerikas sind meist Bäume, welche 30—40 m Höhe erreichen, immergrüne, lederige, glänzende, verschieden geformte Blätter und meist wohlriechende, heterostyle Blüthen von dem Aussehen unserer Syringe tragen. Sie kommen fast ausschliesslich an den Ostabhängen der westlichen Andenkette 1200—3200 m über dem Meere, zwischen dem 17.° südl. und dem 11.° nördl. Breite in den Staaten Bolivia, Peru, Ecuador, Neugranada und Venezuela vor und bilden nicht zusammenhängende Wälder, sondern nur grössere und kleinere Gruppen in den dortigen ausgedehnten Urwäldern (Karte bei Delondre und Weddell). Die Anzahl der Cinchonen-Arten ist nicht sicher gestellt und wird sehr verschieden angegeben. Für den medicinisch pharmaceutischen Gebrauch waren in Deutschland und sind in den meisten anderen Ländern auch heute noch officinell drei Sorten von Chinarinden, welche nach der Farbe der getrockneten Waare als gelbe, graue oder braune und rothe Rinde unterschieden werden.

Die gelbe Chinarinde, Cortex Chinae flavus sive regius, auch China flava seu regia genannt, Abb. bei Weddell l. c. tab. XXVIII. Fig. 1 u. 2 u. Delondre Quinologie pl. I, ist die Art- und Stammrinde von *C. Calisaya* Weddell, einem 30—40 m hohen Baum, der 1500—1800 m über dem Meere in Bolivia vom 17.° südl. Br. nordwärts und nordöstlich vom Titicaca-See und in der peruanischen Provinz Carabaya angetroffen wird. In 300 m höher gelegenen Regionen fand Weddell eine strauchartige Varietät, welche er als Calisaya Josephiniana l. c. pag. 30 beschrieben und auf tab. III. abgebildet hat. Die Stammrinde kommt als China flava, s. regia plana, in 1,5—2 cm dicken, flachen Platten von 5—15 cm Breite und 20—30 cm Länge in den Handel. Da die Borke entfernt ist, erscheint die Aussenseite zimmtbraun und uneben durch zahlreiche, muschelartige, flache Borkengruben, welche durch dunkler gefärbte Leisten und Borkenschuppen von einander getrennt werden. Die Innenseite ist etwas heller braun, wellig längsgestreift und öfters längslückig. Der Bruch ist kurz und splitterig und der Geschmack bitter. Auf dem geglätteten Querschnitt zeigt die Lupe sehr genäherte radiäre Reihen von Bastfasern. Die letzteren erscheinen unter dem Mikroskop von Form, Farbe und Anordnung wie bei der cultivirten Rinde, erreichen eine Dicke von 0,1 mm und eine Länge von 1—3 mm. In den Borkenschuppen treten secundäre Korklagen selbst in den Baststrahlen auf. Das Bastparenchym ist kleinzellig und umschliesst auch Stabzellen und langgliederige Siebröhren.

Statt der echten Calisaya plana und derselben beigemischt finden sich im Handel unter der Marke China Calisaya sine epidermide flache, von Borke befreite Rindenstücke von *C. scrobiculata* Wedd., einem 15—20 m hohen Baume, welcher Peru angehört, Bschr. u. Abb. bei Weddell l. c. pag. 42. tab. VII. u. XXVIII. fig. 5 u. 8; von *C. australis* Wedd., einem hohen Baume in der bolivianischen Provinz Cordillera, Bschr. u. Abb. Weddell l. c. pag. 48. tab. VIII; von *C. Boliviana* Wedd., einem 10—15 m hohen Baume in Bolivia und Peru, Bschr. u. Abb. l. c. pag. 51. tab. IX. u. XXX. fig. 24—26; von *C. micrantha* Ruiz et Pavon, einem 6—10 m hohen Baume in denselben Republiken, Bschr. u. Abb. l. c. pag. 52. tab. XIV. u. XXX. fig. 31—34 u. Howard l. c. tab. 5.

Die Astrinde der südamerikanischen Calisaya, China regia convoluta vel cum epidermide, bildet einfache oder mehrfach zusammengerollte Röhren von 30—60 cm Länge, 2—5 cm Durchmesser und 5—6 mm Dicke. Die Aussenseite ist schwärzlichgraubraun, hie und da weissgefleckt oder in grosser Ausdehnung weiss angeflogen, längsgefurcht und durch Quer- und Längsrisse gefeldert. Die Innenseite ist zimmtbraun und fein längsgestreift. Abb. bei Weddell l. c. tab. XXVIII. fig. 1 u. 2 und bei Delondre Quinologie pl. 1. Geschmack, Bruch und Bau stimmen im Wesentlichen mit der cultivirten Rinde überein. Borkenbildung dringt bei älteren Rinden selbst tief in die secundäre Rinde ein.

Die graue oder braune Chinarinde, Cort. Chinae griseus s. fuscus, auch China grisea s. fusca besteht aus Ast- und Zweigrinden verschiedener Cinchonen Perus und Ecuadors. Diese kommen in Röhren von 1—3 cm Durchmesser, 1—3 mm Dicke und geringer, aber sehr wechselnder Länge vor. Die Aussenseite ist aschgrau oder schwärzlich, oder schwarz oder graubraun, häufig weiss angeflogen und mit Flechten besetzt, zugleich quer- und längsrissig. Die Innenfläche erscheint zimmtbraun oder heller braun und fein längsgestreift. Der Bruch ist kurzsplitterig. Auf dem Querschnitt erkennt man unter dem Periderm oder unter der Borke eine braune Aussenrinde, welche meistens durch eine schmale, dunklere Schicht von Milchsaftbehältern von der undeutlich radial gestreiften Innenrinde getrennt wird. Mikroskopisch sieht man unter der braunen Korkschicht eine Aussenrinde, welche bei manchen Stücken frei von Steinzellen, bei anderen mehr oder weniger reich daran ist. Frei von Steinzellen ist die graue Chinarinde, welche von folgenden Cinchonen stammt: *C. Chahuarguera* Pavon, einem jetzt nur 6—8 m hohen Baum in der Provinz Loja, Abb. Bg. u. S. XV a. und Howard Illust. nueva Quinologia tab. I. u. pl. 1. fig. 7 u. 2; *C. Uritusinga* Pavon, einem Baume aus derselben Provinz, Abb. Bg. u. S. XIV e. u. Howard l. c. XIX.; *C. heterophylla* Pavon, einem 20—30 m hohen Baume in der Provinz Cuenca u. Quito, Bschr. u. Abb. l. c. XVIII.; von *C. nitida* Ruiz u. Pavon, einem Baume von 6—30 m Höhe in den Provinzen Huanuco, Tarma, Jauja und Huamalies, Bschr. u. Abb. Howard l. c. tab. XX. Mehr oder weniger reich an Steinzellen ist die Rinde von *C. ovata* R. et Pavon, einem Baume in der bolivianischen Provinz Caupolican und in der peruanischen Provinz Carabaya, Bschr. u. Abb. Howard l. c. tab. IX.; von *C. Peruviana* Howard, einem Baume Perus, Bschr. u. Abb. Howard l. c. XXVII.; *C. micrantha* R. et Pav. und von *C. macrocalyx* Pavon, einem 6 m hohen Baume, der in Ecuador von Loja bis Quito verbreitet ist, Bschr. u. Abb. Howard tab. VII. Milchsaftröhren fehlen nur in derjenigen grauen Rinde, die von C. macrocalyx, Chahuarguera, micrantha und nitida gesammelt wird. Die Bastfasern der China grisea sind im Ganzen weniger stark als bei Calisaya und in unterbrochenen, radiären Reihen, bald einzeln, bald gruppenweise angeordnet. Die Markstrahlen sind drei bis vier Zellen breit und erweitern sich nach aussen zu. Gewöhnlich unterscheidet man zwei Sorten der grauen Chinarinde. Als Loja-China, Abb. bei Delondre l. c. pl. 9, werden engere und als Huanuco-China, Abb. ebend. pl. 5, weitere Röhren zusammengestellt.

Die rothe Chinarinde, Cort. Chinae ruber s. China rubra, die Ast- und Stammrinde von *Cinch. succirubra* Pavon, einem 25 m hohen Baum in Nord-Peru und Süd-Ecuador, Bschr. Lrs. Pf. 621 mit Abb., Howard l. c. tab. VIII. und Delondre pl. 3 u. 7, jetzt fast ganz aus dem Handel verschwunden, kam früher in Röhren von 1—3 cm Durchmesser und 2—4 mm Dicke vor. Einen mikroskopischen Querschnitt der rothbraunen Rinde, ähnlich dem der cultivirten Rinden, geben Berg A. T. 33. F. 79 und Howard l. c. pl. 2. fig. 13.

Die genannten südamerikanischen Rinden gelangen, wie ausser ihnen noch viele andere, aus dem ganzen Verbreitungsbezirk der Cinchonen auch in europäische und amerikanische Chininfabriken. Abstammung, Aussehen und Bau sind dabei ohne Bedeutung, da alle Grosseinkäufe nur nach chemischer Feststellung des Alcaloidgehalts gemischter Proben abgeschlossen werden. Dieses Verfahren der Fabrikanten kommt zugleich allen gröberen Verfälschungen der Chinarinden zuvor.

Nur eine sogenannte falsche Chinarinde ist seit 1879 sehr reichlich in Chininfabriken verarbeitet worden, weil sie, obgleich ihre Stammpflanze nicht zum genus Cinchona gehört, bis 2,5 pc. Chininsulfat gibt und nur sehr wenig Nebenalcaloide enthält. Es ist dies die Rinde von *Remijia pedunculata* Triana, Abb. bei Karsten l. c. tab. XXVI., einer Rubiacee aus Columbien. Schon im Jahre 1857 hat J. E. Howard diese Rinde unter echter Chinarinde beobachtet und Chinin darin nachgewiesen. Flückiger hat sie 1871 beschrieben und wegen des kupferrothen Aussehens China cuprea genannt. Sehr schöne Stamm- und Wurzelrinde aus der Zimmer'schen Fabrik zu Frankfurt a. M. verdankt die hiesige Sammlung Herrn Dr. G. Kerner. Es sind zum Theil Röhren, hauptsächlich aber rinnenförmige und flache Stücke von 5—25 cm Länge, 2—5 cm Breite, 5—7 mm Dicke und von auffallender Härte. Einzelnen Stücken fehlt der Kork und es liegt die dunkelrothe, längsgestreifte Aussenrinde frei zu Tage. Die Innenseite ist braun oder schwärzlichbraun. Der Bruch ist faserig, splitterig, der Geschmack bitter. Auf der geglätteten Bruchfläche zeigt die Lupe dichte, radiär strahlige Zeichnung. Unter dem Mikroskop erscheint das Periderm aus mehreren Schichten dickwandiger Korkzellen gebildet. In dem rothbraunen Parenchym der primären Rinde liegen zahlreiche, grössere und kleinere Steinzellen. Im Querschnitt ovale Milchsaftröhren treten an der Grenze der Innenrinde auf, können jedoch auch fehlen. Die dicht aneinander in radialen Reihen angeordneten Bastfasern haben meist ein deutliches Lumen, geringere Breite und Länge als bei den Cinchonen und sind an beiden Enden rundlich abgestumpft. Auch zwischen den Bastfasern liegen grössere Steinzellen zerstreut. Im innersten Theil der Innenrinde findet sich zwischen den schmalen Markstrahlen fast nur rothbraunes Bastparenchym mit Siebröhren. Einen mikroskopischen Querschnitt gibt Flückiger auf Taf. VIII seiner Chinarindenmonographie. — Eine zweite Remijia-Rinde, welche bisweilen der ersteren beigemischt wird, leitet Triana von *Remijia Purdieana* ab. Sie unterscheidet sich im Bau durch tangential gestreckte Parenchymzellen und Mangel an Steinzellen, in chemischer Beziehung durch einen geringen Chiningehalt und ein eigenartiges Alcaloïd, welches Arnaud nachgewiesen und Cinchonamin benannt hat.

Chemie: Die Chinarinden enthalten 1. Alcaloide, von welchen die practisch wichtigsten das Chinin, Chinidin, Cinchonin und Cinchonidin mit ihren Salzen sind; 2. Säuren: die Chinagerbsäure, Chinovasäure und Chinasäure; 3. einen Bitterstoff, das Chinovin; 4. einen Farbstoff, das Chinaroth; 5. von allgemeiner im Pflanzenreich verbreiteten Stoffen: Stärkemehl, Harz, Wachs (Cinchocerotin), Calciumoxalat und 3 pc. Asche. Der Gehalt an Pflanzenbasen, welcher den Werth der Chinarinde bestimmt, unterliegt bei den verschiedenen Rinden sehr grossen Schwankungen und wechselt selbst bei ein und derselben je nach Klima, Bodenbeschaffenheit und Höhenlage. In der Regel sind die Wurzelrinden reicher an Pflanzenbasen, als die Stamm- und Astrinden. Die letzteren enthalten gewöhnlich vorwiegend Cinchonin, während in den Stammrinden das Chinin vorherrscht. Sitz der Alcaloide ist hauptsächlich das Parenchym der Aussenrinde und der äussere Theil des Bastes. Der Alcaloidgehalt der cultivirten Rinden ist schon allein deshalb inconstant, weil es bisher nicht gelungen ist, die Hybridenbildung auf die Dauer zu verhüten. Am reichsten an Alcaloiden ist jedenfalls Ledgeriana. Ihre Rinde lieferte auf Java bis 12,5 pc. Alcaloide und darunter bis 8 pc. Chinin. Cinchona succirubra aus Britisch-Indien kann nach Flückiger 6—11 pc. Alcaloide, darunter oft nur 1—4 pc. Chinin, ergeben. Rinde derselben Cinchona-Art aus javanischen Pflanzungen lieferte im Jahre 1881 nur 3,9—8,9 pc. Alcaloide mit 0,4—2,5 pc. Chiningehalt. Daher das richtige Bestreben der Holländer, die Calisaya Ledgeriana an die Stelle aller anderen Culturen zu bringen. Die **R. Ph.** verlangt von den officinellen Chinarinden einen Gehalt von mindestens 3,5 pc. Alcaloiden und darunter jedenfalls so viel Chinin, dass schon 0,1 g Rindensubstanz bei trockner Destillation im Proberöhrchen den charakteristischen rothen Theer — die Grahe'sche Reaction — ergibt.

a. Alcaloide: Chinin, $C^{20}H^{24}N^2O^2$, ist die wichtigste und wirksamste Pflanzenbase. Es krystallisirt mit $3H^2O$, schmeckt sehr bitter, ist in Wasser sehr schwer, gut dagegen löslich in absolutem Weingeist, in 2 Theilen siedendem Weingeist von 0,82 spec. Gew., in Aether, Chloroform, Benzol, Petroleumäther, Schwefelkohlenstoff. Die Lösungen sind linksdrehend. Mit Säure bildet es krystallisirende Salze. Das Chininsulfat, Chininum sulfuricum, $2C^{20}H^{24}N^2O^2$,

$SH^2O^4 + 8H^2O$, krystallisirt in zarten, seideglänzenden Nadeln, welche an der Luft verwittern. Vorsichtig erhitzt schmilzt das Salz und zersetzt sich in höherer Temperatur unter Bildung carminrother Dämpfe. In 800 Theilen Wasser und 115 Theilen Weingeist von 0,852 spec. Gew. ist es löslich. Die Lösung schmeckt sehr bitter; auch in Glycerin löst es sich, aber nicht in Chloroform. Fünf Theile einer kalt gesättigten, wässrigen Lösung des Sulfats mit 1 Theil Chlorwasser versetzt, wird durch vorsichtig zugetröpfelten Liquor Ammonii caust. grün — Thalleiochinreaction. Die Lösung des Sulfats in Wasser zeigt nach Zusatz von Schwefelsäure intensiv blaue Fluorescenz. Bei Tageslicht ist dieselbe noch in Lösungen von 1 : 500 000 und im Kerner'schen Fluoreskop (je nach der Stärke des Inductors) in Lösungen von 1 : 2 000 000 bis 1 : 8 000 000 wahrnehmbar. — Salzsaure Lösungen fluoresciren nicht. — Das Chininbisulfat, Chininum bisulfuricum, $C^{20}H^{24}N^2O^2 . SH^2O^4 + 7^1/_2 H^2O$, krystallisirt, verwittert leicht, reagirt sauer und schmeckt bitter. Es löst sich in 11 Theilen Wasser, die Lösung fluorescirt. Auch in Weingeist ist es reichlich löslich. Versetzt man eine Lösung von 100 Theilen des Bisulfats in 1920 Theile Essigsäure von 1,042 spec. Gew. und 480 Theile Weingeist von 0,837 spec. Gew. mit 60 Theilen gesättigter weingeistiger Jodlösung, so scheidet die Mischung in der Kälte Krystalle von schwefelsaurem Jodchinin (Herapathit) ab, die im durchfallenden Lichte blassgrün, im reflectirten metallglänzend und cantharidengrün sind und sich in kochendem Wasser, Weingeist und Essigsäure lösen. — Das Chininhydrochlorat, Chininum hydrochloricum, $C^{20}H^{24}N^2O^2 . HCl + 2H^2O$, krystallisirt in sternförmig gruppirten Nadeln und löst sich in etwa 3 Theilen Weingeist und bei 15° in 34 Theilen Wasser. Die wässrige Lösung gibt die Thalleiochinreaction. Das Eisenchinincitrat, Chininum ferrocitricum, bildet glänzende, durchscheinende, dunkelrothe, nicht krystallinische Blättchen von eisenartigem und bitterem Geschmack und ist in Wasser reichlich, in Weingeist wenig löslich.

Chinidin, $C^{20}H^{24}N^2O^2 + 2^1/_2 H^2O$, neuerdings von Hesse Conchinin getauft, ist dem Chinin isomer und wesentlicher Bestandtheil des officinellen Chinioïdin, krystallisirt, schmeckt sehr bitter, ist sehr schwer löslich in Wasser, leichter in Weingeist, in 3—4 Theilen kochendem, absolutem Alcohol und in 35 Theilen Aether. Die alcoholische Lösung ist rechtsdrehend. Seine sauren Lösungen fluoresciren wie die entsprechenden Chininlösungen. Das Chinidin bildet auch neutrale und saure Salze.

Hydrochinidin, $C^{20}H^{26}N^2O^2 + 2^1/_2 H^2O$, krystallisirt in Nadeln oder Tafeln, schmilzt bei 167° C., ist leicht löslich in Alcohol und Chloroform, schwer in Aether. Seine Lösung ist rechtsdrehend, gibt Thalleiochinreaction und die saure schwefelsaure Lösung fluorescirt.

Cinchonin, $C^{19}H^{22}N^2O$, krystallisirt in Nadeln, schmeckt auf der Zunge allmählich bitter, ist sehr schwer löslich in Wasser, leichter in Weingeist. Die weingeistige Lösung ist rechtsdrehend, die saure wässrige fluorescirt nicht. Es bildet neutrale und saure, meistens krystallisirende Salze.

Hydrocinchonin, $C^{19}H^{24}N^2O$, auch Cinchotin genannt, krystallisirt, schmilzt bei 277°, ist schwer löslich in Wasser, leichter in Alcohol und Aether, die Lösung ist rechtsdrehend. Ein amorphes, gelbes Hydrocinchonin hat Hesse aus China cuprea isolirt.

Cinchonidin, $C^{19}H^{22}N^2O$, krystallisirt in wasserfreien Prismen, schmeckt bitter, löst sich schwer in Wasser, in 20 Theilen Weingeist und in 76—77 Theilen

Aether. Die Lösungen sind linksdrehend. Es bildet neutrale und saure Salze, die meistens in Wasser, sehr gut in Weingeist, kaum in Aether löslich sind.

Homocinchonidin, $C^{19}H^{22}N^{2}O$, in rothen, südamerikanischen Chinarinden nachgewiesen, ist angeblich nur unreines Cinchonidin.

Cinchamidin, $C^{20}H^{26}N^{2}O$, soll Begleiter des Cinchonidin sein, krystallisirt und ist löslich in Alcohol, Chloroform und Aether. Seine Lösungen sind linksdrehend.

Aricin, $C^{23}H^{26}N^{2}O^{4}$, in einzelnen peruanischen Rinden aufgefunden, krystallisirt in wasserfreien Nadeln, schmeckt nicht bitter, schmilzt bei 188°, ist kaum in Wasser, schwer in Weingeist und Aether löslich. Die Lösungen sind linksdrehend. Es bildet meist krystallisirbare, neutrale und saure Salze.

Cusconin, $C^{23}H^{26}N^{2}O^{4} + 2H^{2}O$, begleitet das Aricin, krystallisirt in Blättchen oder Prismen, schmilzt bei 110°, löst sich kaum in Wasser, leichter in Alcohol und Aether, die Lösungen sind linksdrehend. Mit Säuren bildet es meist amorphe Salze.

Concusconin, $C^{23}H^{26}N^{2}O^{2}$, in China cuprea nachgewiesen, krystallisirt, schmilzt bei 114°, löst sich in Alcohol und diese Lösung ist linksdrehend.

Cusconidin, Cuscamin und Cuscamidin sind Alcaloide, welche Hesse in Cusco-Rinden aufgefunden hat.

Concusconidin, $C^{23}H^{26}N^{2}O^{2}$, ein amorphes, gelbes Alcaloid aus China cuprea.

Javanin ist ein Alcaloid aus einer javanischen Calisayarinde.

Paricin, $C^{16}H^{18}N^{2}O$, ein blassgelbes, amorphes Alcaloid, unter anderen auch in C. succirubra aufgefunden, schmilzt bei 136°, ist schwer löslich in Wasser, leichter in Alcohol und Aether. Es bildet amorphe Salze.

Cinchamin, $C^{19}H^{24}N^{2}O^{2}$, kommt in südamerikanischen und in cultivirten Rinden (C. Ledgeriana), aber auch in der Remijia-Rinde vor. Es krystallisirt, ist schwer löslich in Wasser, Alcohol und Aether, die Lösungen sind rechtsdrehend.

Conchinamin, $C^{19}H^{24}N^{2}O^{2}$, gleichfalls in der Remijia-Rinde enthalten, krystallisirt, ist wenig löslich in Wasser, leicht in Alcohol, Chloroform, Benzol, Schwefelkohlenstoff. Die Lösungen sind rechtsdrehend.

Homochinin, $C^{19}H^{22}N^{2}O^{2}$, auch Bestandtheil der Remijia-Rinde, krystallisirt, ist leicht löslich in Alcohol und Chloroform, schwer löslich in Aether. Die Lösungen sind linksdrehend und die saure schwefelsaure Lösung fluorescirt.

Cinchonamin, $C^{19}H^{24}N^{2}O$, in der Rinde von Remijia Purdieana nachgewiesen, krystallisirt in Prismen, schmilzt bei 195°, löst sich nicht in Wasser, wohl aber in Alcohol und Aether. Die Lösungen sind rechtsdrehend. Es bildet Salze, von welchen das Hydrochlorat schwer löslich ist.

Chinioïdin ist ein Alcaloidgemenge und stellt eine braune oder schwarzbraune, harzartige, leicht zerbrechliche Masse dar, welche bitter schmeckt, in Wasser wenig, aber in angesäuertem Wasser, Weingeist und Chloroform leicht löslich ist. Es enthält neben etwas Chinin, Cinchonidin, Chinidin, amorphe Umwandelungsproducte der Chinabasen und darf nicht mehr als 0,5—0,7 pc. Asche hinterlassen.

Quinetum ist ein gelblichweisses oder hellbräunliches, pulveriges Gemenge von Alcaloiden, welches durch Fällung des sauren, wässrigen Rindenauszuges mit Natron erhalten wird und Cinchonin, Cinchonidin, Chinin, amorphe Alcaloide und Farbstoff enthält.

b. Säuren: Die Chinagerbsäure ist eine hellgelbe, sehr hygroskopische Masse, schmeckt säuerlich und herbe, aber nicht bitter. Sie fällt Ferrisalze grün, löst sich leicht in Aether, Weingeist und Wasser. Die letztere Lösung röthet sich an der Luft unter Sauerstoffaufnahme und scheidet beim Eindampfen mit Alkalien oder mit Säuren rothe Flocken ab. Die Chinagerbsäure ist in den Chinarinden wahrscheinlich an Alcaloide gebunden.

Die Chinasäure, $C^7H^{12}O^6$, kommt in allen echten Chinarinden vor und ist theils an Calcium, theils an Alcaloide gebunden. Die freie Säure krystallisirt in grossen, farblosen Tafeln, die bei 161° schmelzen, in 2 Theilen Wasser, in verdünntem Weingeist leichter als in absolutem und kaum in Aether löslich sind. Die wässrige Lösung ist linksdrehend. Bei trockner Destillation gibt die Chinasäure neben anderen Producten Hydrochinon, $C^6H^6O^2$. Sie besitzt keine besondere Wirkung auf den Organismus, wird im thierischen Körper aber in Hippursäure umgesetzt und erscheint als solche im Harn.

Die Chinovasäure, $C^{24}H^{38}O^4$, ist ein Spaltungsproduct des Chinovin. Sie krystallisirt in mikroskopischen Blättchen, ist geschmacklos, schwer löslich in Weingeist und Aether, unlöslich in Wasser und Chloroform, löst sich in fixen und flüchtigen Alkalien und deren Carbonaten. Ihre ammoniakalische Lösung ist linksdrehend. Die Säure bildet amorphe Salze, von welchen die Alkalisalze in Wasser löslich sind.

c. Der Bitterstoff: Chinovin, $C^{30}H^{48}O^8$, ist eine in allen Chinarinden vorkommendo harzartige Masse, die sich zu einem weissen Pulver verreiben lässt, beim Erwärmen schwach balsamisch riecht, anfangs kaum, hinterher stark und unangenehm bitter schmeckt. Chinovin löst sich kaum in kaltem, etwas mehr in kochendem Wasser, auch in Aceton, Aether und Weingeist mit neutraler Reaction und ist rechtsdrehend. Es vereinigt sich mit Alkalien und alkalischen Erden zu sehr bitter schmeckenden, in Wasser und Weingeist löslichen Verbindungen. Wird seine weingeistige Lösung mit Salzsäuregas behandelt, so spaltet es sich nach der Formel $C^{30}H^{48}O^8 + H^2O = C^{24}H^{38}O^4 + C^6H^{12}O^5$ in Chinovasäure und Chinovinzucker, eine zerfliessliche Zuckerart, die nur in concentrirter Lösung alkalisches Kupferoxydtartrat reducirt.

d. Der Farbstoff, das Chinaroth, aus dem rothbraunen ammoniakalischen Auszug der Rinde mit Salzsäure gefällt, ist eine dunkelrothe bis braunrothe, geruch- und geschmacklose Masse, die in Wasser fast unlöslich, leicht löslich ist in Weingeist, Aether, verdünnten Alkalien, Ammoniak und concentrirter Essigsäure.

Handel: Die südamerikanischen Chinarinden führen im Handel sehr verschiedene Namen. Bald sind sie nach ihrer Stammpflanze, bald nach ihrem Aussehen, bald nach den Districten, in welchen sie gesammelt oder nach den Häfen, in welchen sie verladen werden, benannt. Die Rinden aus Bolivia — China Calisaya, Ch. flava plana oder regia sine epidermide, Pararinde u. a. m. — werden theils auf dem Amazonenfluss nach Para, theils zu Land nach den peruanischen Häfen Arica und Monedo gebracht. Peru exportirt China de Cusco, Jaën, Huanuco, Carabaya, Huamalies, Lima, Ch. rubra u. a. nicht nur aus seinen eignen Häfen, sondern benutzt ausserdem wie Ecuador für seine China rubra de Cuenca, Ch. de Quito und seine Guajaquillrinde u. a. m. den Hafen von Guajaquill. Columbien verschifft Ch. flava de Carthagena, de Bogota, Popayan und Pitayo, sowie die Remijiarinde s. China cuprea von Ciudad de Bolivar, Carthagena und Baranquilla aus. Venezuela endlich bringt China Tucujensis und Maracaiborinde u. a. m. in Porto Cabello oder im Hafen von Maracaibo zur See. Die meisten südamerikanischen und zum Theil auch die in Asien cultivirten Rinden finden in Chininfabriken und nur ein verhältnissmässig kleiner Theil in Apotheken Verwendung. Zu letzterem Zwecke werden Rinden von gutem Aussehen bevorzugt. Die Fabriken bestimmen den Werth der Droge ohne Rücksicht auf Abstammung und Aussehen nur nach dem Alcaloidgehalt, den sie gewöhnlich von Proben, welche aus mehreren (bis sechs) Colli zusammengemischt werden, chemisch quantitativ feststellen lassen. Im Grossen und Ganzen werden jährlich etwa 6 000 000 kg getrocknete Chinarinden zur Darstellung von Chinaalcaloiden und etwa 1—2 Millionen zu pharmaceutischen Zwecken in den Handel gebracht. Unter dieser Gesammtmasse war im Jahre 1880 die auf Java cultivirte Rinde mit nahezu 124 000 kg und die aus Britisch-Indien und Ceylon stammende Rinde mit 734 400 kg vertreten. Nimmt man nur 2 pc. Chinasulfat als Durchschnittsgewinn aus getrockneter Rinde an, so würden jene 6 000 000 kg einem jährlichen Verbrauch von 120 000 kg Chininsulfat entsprechen. Von dieser Gesammtproduction liefern die fünf Fabriken Deutschlands zu Frankfurt, Mannheim, Oppenheim, Stuttgart und Braunschweig etwa 25 pc., die beiden italienischen zu Mailand und Genua 36 pc., die beiden amerikanischen zu Philadelphia 17 pc. und zwei englische zu London etwa 12 pc. Der Rest entfällt auf vier französische und eine holländische Chininfabrik. — Hamburg allein importirte im Jahre 1880 nahezu 109 800 kg, im Jahre 1882 etwa 182 200 kg Rinde und von Alcaloiden 1881 nahezu 7950 kg und 1882 etwa 4530 kg Chinin. Der Werth des Chininsulfats, welcher in der letzteren Zeit (Gehe & Co. Bericht, April 1884) in Folge von Ueberproduction von 250 Mark auf 175 gesunken war, ist neuerdings durch die Mailänder Fabrik auf 150 Mark herabgedrückt worden.

Verwendung: Die Chinarinden und Chinasalze werden vielseitig verwerthet als Antipyretica, Antitypica, Antimycotica, Neurotica und Tonico-amara.

Präparate: Chininum ferro-citricum, Chininum bisulfuricum, hydrochloricum, sulfuricum, Chinioïdinum, Extractum Chinae aquosum und spirituosum, Tinctura Chinae und T. Ch. composita, T. Chinioïdini, Vinum Chinae sind officinell.

c. Blätter, Folia.

Folia Juglandis.

Wallnussblätter.

Stammpflanze der Folia Juglandis ist der schon von den alten Römern benutzte Wallnussbaum, *Juglans regia* L., aus der Familie der Juglandaceae; Bschr. Lrs. Pf. 368; Abb. Bg. u. S. VIII. b; Ha. XIII. 17; N. v. E. 96; Pl. 672. Sein Verbreitungsbezirk erstreckt sich über Asien, wo er heimisch ist, und über Europa bis nach Scandinavien.

Aussehen: Die Blätter stehen zu drei bis vier, bisweilen zu fünf und ausnahmsweise zu sieben Paaren mit einem grösseren Endblatt an einem starken Stiel, welcher über 30 cm Länge erreichen kann. Jedes höhere Blattpaar besteht aus grösseren Blättern als das tiefer stehende und die einzelnen Fiederblätter, welche sich zu je zwei nicht genau gegenüber stehen, werden bis 15 cm lang und 5 cm breit, sind derb und kaum gestielt, während das grössere Endblatt an einem längeren Stiele sitzt. Die Blattspreite ist von länglich ovalem Umriss, besitzt eine kurz aufgesetzte Spitze, eine in den Stiel ungleich verjüngte Basis und einen leicht geschweiften, ungezähnten Rand. Der starke Primärnerv tritt auf der unteren, matter gefärbten Seite stärker hervor, als auf der gesättigt glänzend grünen Oberseite. Von ihm gehen jederseits in einem Winkel von etwa 45° zehn bis zwölf Secundärnerven ab, welche tertiäre Nerven in fast rechtem Winkel aussenden und nahe am Blattrande bogenförmige Anastomosen eingehen. In den spitzen Winkeln, welche die unterseits stärker hervortretenden Secundärnerven mit dem primären bilden, stehen auf der Blattunterseite Büschel von Haaren, während beide Blattflächen mit Drüsen, ähnlich denen der Labiaten, besetzt sind. Im Uebrigen ist das ausgebildete Blatt kahl und nur die jungen, bräunlichgrünen Blätter erscheinen reichlich behaart. Die Droge besitzt nur geringe Spuren des aromatischen Geruchs, der den frischen Blättern eigen ist. Ihr Geschmack ist kratzend und kaum aromatisch. Bei unvorsichtigem Trocknen werden die Wallnussblätter leicht schwarz und sind dann nach der **R. Ph.** nicht mehr zulässig.

Anatomie: a. Lupenbild. Ein Querschnitt, den man an der Grenze des unteren und mittleren Drittheils eines in Wasser aufgequellten oder besser eines frischen Blattes anlegt, zeigt im Primärnerven einen markhaltigen, abgerundet-halbmondförmigen Holzkern, dessen convexe Seite der unteren Blattfläche zugekehrt ist und dessen Gefässporen ringsum in radiären Reihen stehen. Etwas nach aussen von dem Holzkern liegt ein schmaler, abgestumpft dreieckiger Ring, auf welchen das Parenchymgewebe mit der Epidermis folgt. Letztere trägt kurzgestielte Drüsen. Im Querschnitt der Blattspreite sind im Mesophyll Gefässbündel und hie und da Calciumoxalatdrusen sichtbar.

b. Mikroskopie. Das ganze Blatt ist von einer Epidermis umhüllt, welche von einer dünnen Cuticula bedeckt ist. Von der Fläche gesehen erscheinen die Epidermiszellen beider Blattseiten sechs- bis achteckig und etwas buchtig, im Querschnitt viereckig, mit schwach gewölbter, etwas verdickter Aussenwand. Die Blattunterseite trägt in den Spitzen der Winkel, welche die Secundärnerven mit dem Hauptnerven bilden, Büschel von spitzen, einzelligen Haaren und über die ganze Fläche ziemlich gleichmässig vertheilt zahlreiche Spaltöffnungen. Sowohl auf der Ober- wie Unterseite begegnet man kürzer und länger gestielten Drüsen mit mehrzelligem Kopf. — Unter der Epidermis der Blattoberseite liegt zunächst eine zweireihige Schicht von Pallisadenzellen, welche Chlorophyll und vielfach Krystalldrusen enthalten. Daran schliesst sich ein lakunöses Gewebe, welches an die Epidermis der Unterseite grenzt. — Der primäre Nerv ist von einer Epidermis überzogen, deren Elemente in der Richtung der Nerven gestreckt sind. Auf dieser Epidermis stehen gleichfalls gestielte Drüsen. Unter derselben liegt an der Oberseite eine mehrreihige Collenchymschicht, deren Zellen ebenfalls in der Richtung des Hauptnerven gestreckt sind. Eine ähnliche Schicht findet sich auf der Unterseite. Unterhalb jeder Collenchymschicht liegt ein Parenchym, dessen Zellen zum Theil Calciumoxalatdrusen umschliessen. Die Mitte des Nerven nimmt das Gefässbündel ein. Sein markhaltiger Holzkern, aus Netz-, Spiral- und Tüpfelgefässen aufgebaut, hat im Querschnitt in der Nähe der Blattbasis die Form eines Halbmonds, dessen concave Seite nach oben gerichtet ist. Die Gefässe sind in Radialreihen ringsum so geordnet, dass die engeren an das centrale Mark stossen, welches in seinen Zellen grosse Krystalldrusen von Calciumoxalat und einen amorphen Inhalt birgt. Zwischen den Gefässreihen liegen etwas radial gestreckte, zum Theil verholzte Zellen. Diese durchsetzen auch den Siebtheil und enthalten hier zahlreiche Calciumoxalatdrusen. Der ansehnliche Siebtheil, dessen Siebröhren eng sind und dessen Zellinhalt durch Kaliumhydroxyd roth gefärbt wird, ist umgeben von einem mehrreihigen, abgerundet dreieckigen Ring aus dicht gestellten, sclerotischen, im Querschnitt polygonalen, dickwandigen, getüpfelten, verholzten, sehr langgestreckten Stützzellen.

Im oberen Theil des primären Nerven bildet das Gefässbündel nur einen kurzen Bogen von wenigen, radialen Gefässreihen, an dessen offener Oberseite noch vereinzelte, kurze Gefässreihen sich erhalten haben. Die verholzten Stützzellen sind nicht mehr zu einem Ringe vereinigt, haben auch an Zahl sehr abgenommen, lassen sich aber bis zur Spitze des Blattes verfolgen. Die Secundärnerven besitzen an der Basis sowohl nach unten wie oben eine Collenchymschicht. Die Gefässe sind häufig wie im oberen Theil des primären Nerven angeordnet. In den tertiären Nerven schwindet das Collenchym an der oberen Seite. Sclerotische Stützzellen finden sich, wenn auch spärlich, beiderseits von dem Gefässbündel, welches aus wenigen Gefässreihen und einem Siebtheil besteht. Den quartären Nerven fehlt das Collenchym und nur einzelne Gefässe mit dem Siebtheil und schwach verholzten Stützzellen kommen ihnen noch zu, bis bei weiterer Verzweigung nur noch Tracheen übrig bleiben.

c. Präparation. Frische Wallnussblätter lassen sich ohne besondere Vorbereitung gut schneiden; die Blattspreite und die feineren Nerven unter Benutzung von Hollundermark. Feine Schnitte können mit den verschiedensten Reagentien behandelt werden, um sie nöthigenfalls aufzuhellen, zu bleichen und zu entfärben und den Inhalt der verschiedenen Zellen festzustellen. Die Verholzung lässt sich am exquisitesten vermittelst alcoholischer Phloroglucinlösung und concentrirter Salzsäure constatiren. — Sehr harte Stiele und Blätter bedürfen einer Maceration in Ammoniakwasser oder Spiritus oder in Salzwasser. Dasselbe ist meist auch bei getrockneten Blättern der Fall. — Sehr saftige und weiche Blätternerven schneiden sich oft weit besser, wenn man sie vorgängig in starkem Alcohol erhärtet. Siebröhren sind nur mit starken Objectiven zu erkennen.

Chemie: Die Wallnussblätter enthalten ein Alcaloid Juglandin, ferner Inosit und Spuren eines ätherischen Oels. Ob eine besondere Gerbsäure, Nucitannsäure, und ein chinonartiger Körper, Juglon genannt, welche beide in der grünen Fruchtschale nachgewiesen sind, auch den Blättern angehören, ist fraglich.

Juglandin krystallisirt, ist leicht löslich in Wasser, Alcohol, Aether, Chloroform und an der Luft leicht zersetzbar.

Inosit, Muskelzucker, krystallisirt mit 2 Atomen Krystallwasser in langen Tafeln und schmilzt bei 210° C., schmeckt süss, löst sich leicht in Wasser, wenig in verdünntem Weingeist, gar nicht in Aether und Alcohol und ist inactiv.

Nucitannsäure ist amorph, wird bei Behandlung mit Mineralsäuren in Zucker, Essigsäure und Rothsäure zerlegt. Die letztere bildet mit Alkalien dunkelrothe Salze.

Juglon (Nucin oder Regianin) krystallisirt in rothgelben Nadeln, welche bei 90° unzersetzt sublimiren, ist nicht in Wasser, wenig in Weingeist, leicht in Aether, Chloroform, Benzol und Schwefelkohlenstoff, auch in wässrigen Alkalien löslich. An der Luft verwandelt es sich in wenig Stunden in eine amorphe, schwarz gefärbte Säure, Regiansäure, welche mit Alkalien lösliche, rothe Salze giebt. Das Juglon ist bis jetzt nur in der grünen Schale der Wallnuss aufgefunden, in welcher es von einem amorphen, der Pyrogallussäure verwandten Körper begleitet wird.

Verwendung: Die Folia Juglandis werden bei scrophulösen Leiden und bei Verdauungsstörungen nach althergebrachter Sitte von manchen Aerzten noch angewendet.

Folia Lauri.

Lorbeerblätter.

Der ursprünglich im mittleren Asien heimische Lorbeerbaum, *Laurus nobilis* L., Bschr. Lrs. Pf. 391; Abb. Bg. u. S. V. f; Btl. a. Tr. 221; Ha. XII. 18; N. v. E. 132; Pl. 215, hatte sich schon im Alterthum über die Grenzländer des Mittelmeeres verbreitet und kommt jetzt auch weiter nördlich, selbst in England und Schottland vor.

Aussehen: Die getrockneten Lorbeerblätter sind länglich oder lanzettförmig, werden 10 cm lang und 5 cm breit, sind meist spitz und am Grunde in einen kurzen Stiel verschmälert, kahl, starr und zerbrechlich. Ihr schwach welliger Rand ist ungezähnt, etwas verdickt und umgebogen. Die Blattspreite ist oberseits glänzend grün, unterseits heller grün und matt. Von dem beiderseits hervortretenden, gelben Primärnerven zweigen sich unter spitzem Winkel 6—8 derbe Secundärnerven ab, deren weitere Verzweigungen ein feines Maschennetz bilden. Oeldrüsen sind bei durchfallendem Lichte nur undeutlich zu erkennen. Die Blätter schmecken und riechen wie die Lorbeeren. Siehe diese unter Fructus Lauri.

Anatomie: Unter der Cuticula zeigt die Blattspreite auf beiden Seiten tafelförmige Epidermiszellen, die in der Flächenansicht oberseits kaum buchtige Wandungen besitzen, unterseits zahlreiche Spaltöffnungen zwischen sich lassen. Das Mesophyll besteht aus zwei Reihen von Pallisadenzellen, welche sich an die Epidermis der Oberseite anlegen und aus Schwammgewebe, welches von jenen bis zur unteren Fläche reicht. Grosse, rundliche, gelbe Oelzellen treten überall im Mesophyll auf. Den Primärnerven durchzieht ein im Querschnitt planconvexer Holzkern, welcher aus Radialreihen von Spiral-, Ring- und Tüpfelgefässen und von Holzfasern zusammensetzt und an seiner convexen Seite vom

Siebtheil umgeben ist. An diesen letzteren legen sich ebenso wie an die flache Seite des Holzkerns dickwandige, polygonale, verholzte Stützzellen. Wenige Parenchymzellen verbinden die letzteren mit der folgenden, an der Blattbasis sehr breiten Collenchymschicht, welche an die Epidermis grenzt und auch Oelzellen von derselben Form wie im Mesophyll enthält. An der Blattspitze ist das Collenchym schon sehr reducirt und schwindet in den feineren Nervenverzweigungen ganz, während die Stützzellen in den Tertiärnerven reichlich und auch in den Quartären noch vorhanden sind.

Chemie: Die Blätter liefern etwa 0,33 pc. ätherisches Oel, über welches bei den Fructus nähere Angaben folgen.

Handel: Hamburg importirte im Jahre 1882 aus Italien und über England etwa 116 600 kg Lorbeerblätter.

Verwendung: Die Droge dient heute fast nur mehr technischen und öconomischen Zwecken.

Foliae Theae.

Theeblätter.

Der chinesische Thee ist nach Europa zuerst in dem zweiten und in deutsche Apotheken zu Anfang des dritten Viertheils des 17. Jahrhunderts gekommen. Als Genuss- und Nahrungsmittel fand er in Europa erst im 18. Jahrhundert allgemeinere Verbreitung. Die Stammpflanze *Camellia Thea* LINK, Familie der Ternströmiaceae, Bschr. Lrs. B. II. 646; Abb. Btl. a. Tr. 34; Ha. VII. 27—29; N. v. E. 426—428; Pl. 426 u. 427, wächst wild in Bengalen (Assam) und ist vielleicht nach China eingeführt, wo sie jetzt in grösster Ausdehnung, ausserdem aber auch in Japan, englisch Ostindien, auf Java, Australien, auf Reunion, in Afrika (Capland) und selbst in Südamerika (Brasilien) und den Vereinigten Staaten (Carolina, Mississippi, Californien) cultivirt wird.

Aussehen: Die Blätter sind mehr oder weniger länglichoval, dicklich, lederartig, glänzend, grün, 6—10—15 cm lang und bis 5 cm breit, nach unten in den Stiel verschmälert und oben mit kurzer Spitze versehen. Der etwas umgerollte Rand trägt kurze Sägezähne, welche gewöhnlich am unteren Viertheil fehlen. Von dem unterseits stärker hervortretenden Mittel- oder Hauptnerv gehen 5—7 Secundärnerven bei Thea bohea in nahezu rechtem, bei Thea viridis in spitzem Winkel ab und bilden unter sich bogenförmige Anastomosen. Ein Netz aus tertiären Nerven füllt sowohl den Raum zwischen jenen Anastomosen und dem Blattrand, wie denjenigen zwischen den Secundärnerven aus. Ausgebildete Blätter sind beiderseits fast kahl, bei jungen dagegen ist die Unterseite grau behaart. Einen besonderen Geruch und Geschmack besitzen die Theeblätter nicht.

Anatomie: Im Querschnitt des Primärnerven an der Basis chinesischer und ostindischer Theeblätter erkennt man schon mit der Lupe einen abgerundet dreieckigen Holzkern, welcher ein centrales Mark einschliesst. Hier im botanischen Garten gezogene Theesträucher zeigen dagegen im unteren Dritttheil des Primärnerven nur einen im Querschnitt planconvexen Holzkern. In demselben sind die Gefässe in radialen Reihen geordnet und von Holzfasern und spärlichem Parenchym umgeben. Die Markzellen im Primärnerv der ostasiatischen Blätter schliessen vielfach Calciumoxalatdrusen ein. Den Holzkern umgibt der Siebtheil und in der Nähe desselben, sowie an der flachen Seite des Holzkerns von *Thea bohea* und *viridis* liegen innerhalb eines lockeren Parenchyms zu einem weitläufigen, durch Parenchym vielfach unterbrochenen Ring geordnet, mehrfach verzweigte, unregelmässig geformte, grosse, dickwandige und weitlichtige, grobgetüpfelte Steinzellen. Ebensolche erstrecken sich an vielen Stellen quer durch das Mesophyll der Blattspreite von der Epidermis der Oberseite, deren Zellen von der Fläche gesehen polygonal sind, durch die Pallisadenschicht und das Schwammgewebe bis zur unteren Epidermis, zwischen deren in der Flächenansicht buchtigen Zellen zahlreiche Spaltöffnungen liegen. Die für das echte Theeblatt charakteristischen Steinzellen treten auf dem Querschnitt des Nerven und der Blattspreite nach der Behandlung mit Phloroglucin und concentrirter Salzsäure durch ihre rothe Färbung besonders schön hervor. — Die Haare der jüngeren Blätter sind einzellig, dickwandig, lang und spitz. Kurzgestielte Drüsen finden sich besonders auf der Unterseite ostasiatischer Theeblätter reichlich vertheilt.

Chemie: Hauptbestandtheil ist das Theïn. Neben diesem Alcaloid kommt Eichengerbsäure zu 10—12 pc., vielleicht noch eine eigenthümliche Säure, Bohea-Säure genannt, ferner etwa 0,6—0,9 pc. ätherisches Oel und 3—6 pc. Asche, welche sich zur Hälfte in Wasser löst, in echten Theeblättern vor.

Das Theïn, identisch mit Coffeïn, $C^8H^{10}N^4O^2$ = Trimethylxanthin, $C^5H(CH^3)^3N^4O^2$ = Methyltheobromin, $C^7H^7(CH^3)N^4O^2$, ist in den verschiedenen Theesorten zu 0,44 bis 3,49 pc. enthalten, krystallisirt in langen, weissen, seideglänzenden Nadeln, gewöhnlich mit 1 Molecul H^2O, aber auch wasserfrei, schmilzt bei 224°—228° und sublimirt bereits bei 180°, schmeckt schwach bitter, löst sich in 9—10 Theilen siedendem und in 58 Theilen Wasser von 20° mit neutraler Reaction. Bei letzterer Temperatur ist es in 21 Theilen Spiritus von

0,825 spec. Gew. und in 9 Theilen Chloroform löslich. Es bildet wenig beständige Salze mit starken Säuren, aus verdünnten krystallisirt es unverändert aus.

Theesorten: Dem kolossalen Theeverbrauch dienen sehr zahlreiche Sorten, welche vor allem in China und anderwärts nach chinesischem Muster präparirt werden, sich aber auf drei Hauptsorten: den schwarzen, den grünen und den Ziegel-Thee zurückführen lassen. Der letztere kommt nicht nach Europa. Der schwarze Thee wird nur aus Blättern durch eigenthümliche Behandlung vor, während und nach dem Trocknen hergestellt. Er besitzt ausser seiner dunklen Farbe ein eigenthümliches Aroma und wird besonders in den Provinzen Nganhwuy, Hupe, Honan, Kuangton, Yünan, Kuangsi und Fukian producirt. Von den sehr zahlreichen Sorten des schwarzen Thees sind die werthvollsten: a. Pecco, von schwärzlich brauner Farbe, aus jungen Blättern und Blattknospen hergestellt; b. Souchong, schwarzbraun, auch aus jüngeren Blättern bereitet und wie der vorhergehende oft parfümirt; c. Congu, von gleicher Farbe, aber meist aus grossen Blättern bestehend. Der grüne Thee wird durch eine etwas abweichende Behandlung vor und während des Trocknens, das in eisernen Pfannen über freiem Feuer geschieht und bisweilen auch durch nachträgliches Färben mittelst Berliner Blau oder Indigo und Gyps dargestellt. Ihn liefern hauptsächlich die Provinzen Nganhwuy, Tschekiang und Kiangsi. Wichtige Handelssorten sind: a. der bläulichgrüne Haysan und b. der Young Haysan, welche aus Frühlingsblättern gewonnen werden; c. der Imperial- oder Perl-Thee — Gun powder, Schiesspulver der Engländer — von gleicher Farbe und aus Blättern fabricirt, welche zu rundlichen Körnern von 3—5 mm Durchmesser zusammengerollt sind. Haysan skin ist eine geringe Sorte. Schlechte Sorten sowohl des schwarzen wie des grünen Thees werden Thee Bou genannt. Japanischer Thee ist dem Haysan am ähnlichsten. Java liefert guten schwarzen und grünen. In Indien erzielen die Engländer nur schwarzen Thee. Reunion-Thee gleicht dem Congu und der brasilianische Thee ist dem japanischen sehr ähnlich.

Verfälschungen und **Surrogate** des Thees werden in China und auch in Europa hergestellt. Viel gebräuchlicher ist aber die Vermischung guter Sorten mit schlechten oder geringwerthigen. In grossen Städten wird auch gebrauchter Thee getrocknet und zum Verkauf ausgeboten. Einheimische Blätter, welchen man unter verfälschtem Thee begegnet, sind Weiden-, Rosen-, Schlehen-, Erdbeeren- und Eschenblätter. In einzelnen Ländern, wie nach Vogl in Böhmen, dienen die Blätter von *Lithospermum officinale* L., in Russland die Blätter von *Epilobium angustifolium* L. als Surrogat der Theeblätter. In diesen und allen vorhergenannten Blättern finden sich keine verzweigten Steinzellen, welche, wie es scheint, ausser den Camelliaceen nur wenigen Familien zukommen. Statt des Thees werden als entsprechende Genussmittel in Form von Aufgüssen benutzt: im Capland die Blätter verschiedener Cyclopia-Arten aus der Familie der Papilionaceen unter dem Namen des Buschthees, in Nordost-Afrika die Blätter von Coffea-Arten aus der Familie der Rubiaceen, siehe *Folia Coffeae,* im Norden und Westen von Afrika die Früchte von Cola-Arten aus der Familie der Sterculiaceen, siehe *Fruct. Colae,* in Südamerika die Blätter zahlreicher Ilex-Arten aus der Familie der Aquifoliaceen als Maté, siehe *Folia Maté,* ferner die Früchte einer Sapindacee, *Paulinia sorbilis* Martius in Form der Guarana, siehe *Semina Pauliniae.* Endlich werden die Samen der in Süd- und Mittelamerika einheimischen *Theobroma Cacao* L. in der ganzen Welt benutzt und hie und da bilden auch deren Samenschalen einen wenig wohlschmeckenden, dürftigen, aber billigen Ersatz des Thees und Kaffees. Siehe unter *Sem. Cacao.*

Handel: China producirt die grösste Menge und vorwiegend schwarzen und Ziegelthee. Der letztere wird zu Lande den nordasiatischen Völkern zugeführt und von ihnen ausschliesslich consumirt. Die Theeausfuhr zur See betrug im Jahre 1880 etwa 150 Millionen kg. Der schwarze Thee wird zum grössten Theil nach England gebracht, welches jährlich 80—90 Millionen kg Thee verbraucht. Der grüne Thee gelangt hauptsächlich nach Amerika. — Japan exportirte 1880 etwa 6 Millionen kg Thee nach Amerika. Englisch Indien lieferte 1880/81 etwa 20 Millionen kg schwarzen Thee nach England, und Australien etwa 2—3 Millionen kg. Java exportirte von schwarzem und grünem Thee im Jahre 1881 etwa 2 200 000 kg. — Hamburg importirte im Jahre 1881 nahezu 2 600 000 kg Thee im Werthe von etwa 5 600 000 Mark.

Verwendung: Therapeutisch wird der Thee als Excitans gebraucht. Seine Hauptverwerthung findet er aber, wie bekannt, als Nahrungs- und Genussmittel.

Folia Malvae.

Malvenblätter.

Die in Deutschland officinellen, schon im Alterthum zu medicinischen und öconomischen Zwecken verwertheten Malvenblätter können von *Malva vulgaris* Fries und *M. silvestris* L. gesammelt werden. Beide

Malvaceen sind über Europa, Asien, Nord- und Südafrika verbreitet und jetzt auch in Nordamerika eingeführt. Bschr. Lrs. 436; Abb. Ha. II. 27; N. v. E. t. 414; Pl. 540 u. 541.

Aussehen: Die Blätter der M. vulgaris sind langgestielt, von rundlich-herzförmigem Umriss, bis 8 cm breit, undeutlich fünf- bis siebenlappig, mit ungleich gekerbtem Rande und beiderseits nicht sehr dicht behaart. Von der Basis des Blattes gehen 5—7 Nerven aus. Malva silvestris hat bis 10 cm breite, nierenförmig rundliche, beiderseits behaarte Blätter, welche bis fast zur Mitte in 5—7 spitze Lappen getheilt sind, deren Rand ungleich gekerbt ist. Die Basis des Blattes erscheint am Stielansatz häufig dunkelroth gefärbt. — Die geruchlosen Blätter beider Arten sind durch ihren schleimigen Geschmack ausgezeichnet.

Anatomie: Die Malvenblätter sind beiderseits von einer Epidermis überzogen, deren Zellen in der Flächenansicht buchtige Wandungen zeigen und zwischen welchen ober- wie unterseits Spaltöffnungen, kurz gestielte Drüsen und spitze, dickwandige, einzellige, etwas gekrümmte Haare mit kolbig verdickter Basis mehr oder weniger reichlich vorkommen. Auf dem Querschnitt des Blattstiels erkennt man 5—6 collaterale, in einem Ringe, aber getrennt stehende Gefässbündel in ein parenchymatöses Grundgewebe eingelagert, welches von der Epidermis durch ein 4—6reihiges Collenchym getrennt ist. In dem Hauptnerven bilden die radialen Gefässreihen einen engen und steilen Bogen mit Siebtheil und nicht verholztem Stützgewebe. Auf letzteres folgt Parenchym und mehrreihiges Collenchym. Im Parenchym und Siebtheil liegen im Querschnitt getrennt Calciumoxalatdrusen.

Verwendung: Die Malvenblätter finden wegen ihres Schleimgehaltes Anwendung als ein reizmilderndes Mittel hauptsächlich in Form von Theeaufgüssen und machen auch einen Bestandtheil der Species emollientes aus.

Folia Althaeae.

Eibischblätter.

Aussehen: Die Blätter von *Althaeae officinalis* L. (siehe bei Radix Althaeae S. 25) sind von herzförmigem oder eiförmig länglichem Umriss, frisch dicklich derb, getrocknet spröde, graugrün, beiderseits durch dicht stehende, grosse Sternhaare sammtartig filzig, bis 8 cm lang und 3—6 cm breit, 3—5lappig, mit vorgezogenem, spitzem Endlappen, handnervig, mit ungleich kerbig gesägtem Rande und entweder abgerundetem oder herzförmigem Grunde. Die Blätter schmecken schleimig und sind geruchlos.

Anatomie: Die von einer Cuticula überzogene Epidermis ist beiderseits aus in der Flächensicht buchtigen Zellen und Spaltöffnungen zusammengefügt und mit grossen Sternhaaren, zwischen welche gestielte Drüsen eingestreut sind, dicht besetzt. Unterhalb der Epidermis liegt oberseits Pallisaden-, unterseits Schwammgewebe. Der Querschnitt des oberseits flachen Blattstiels wird durch einen Kranz von fünf getrennten Gefässgruppen in ein ansehnliches Mark und die Rinde getheilt. Die längste Gruppe ist parallel der flachen Stielseite, ihr gegenüber die nächst grösste und zwischen beiden auf jeder Seite eine kürzere und eine etwas längere eingelagert. Jede dieser Gefässgruppen ist durch eine breite Parenchymlage von der nächstliegenden getrennt und besteht aus einer grösseren Anzahl radialer Gefässreihen, welche selbst durch je einen schmalen Markstrahl von Parenchymzellen von einander geschieden sind. Jede Gefässgruppe besitzt nach aussen zu einen Siebtheil und eine mehrschichtige Lage von im Querschnitt concentrisch verdickten, in verticaler Richtung langgestreckten, schwach verholzten Stützzellen. Grosse, dünnwandige, rundliche Parenchymzellen füllen den Raum zwischen letzteren und dem mehrreihigen Collenchym aus, welcher mittelst zweier Reihen chlorophyllhaltiger Zellen an die mit Sternhaaren und kurzgestielten Drüsen besetzte Epidermis grenzt. Die Basis der Sternhaare wird durch Phloroglucin und concentrirte Salzsäure wie die Gefässe weinroth, die Stützzellen werden dagegen nur rosaroth gefärbt. Die Parenchymzellen des Marks und der Rinde, aber auch der Siebtheil enthalten zahlreiche Calciumoxalatdrusen. Im Primärnerv ist der Holzkern auf dem Querschnitt in Form eines Halbrings aus radialen Gefässreihen, dem Siebtheil und aus derbwandigen polygonalen, langgestreckten Zellen, welche sowohl längs der convexen Seite wie vor der Oeffnung des Bogens liegen, aufgebaut. Parenchymzellen verbinden den Gefässbündelbogen mit dem Collenchym, welches an der Oberseite besonders reichlich ausgebildet ist und hier jederseits an die Pallisadenzellen sich anlegt. Auf der Unterseite grenzen an die Epidermis zwei Reihen chlorophyllhaltiger Zellen. Parenchym und Siebtheil des Primärnerven enthalten ebenfalls Calciumoxalatdrusen.

Verwendung: In deutschen Officinen werden vorzugsweise die Blätter cultivirter *Althaea officinalis* wie die Malvenblätter wegen ihres hohen Schleimgehaltes benutzt und gleichfalls zur Bereitung der Species pectorales verwerthet.

Folia Rutae.

Rautenblätter.

Ruta graveolens L., die Raute, wurde von Hippocrates häufig als Arzneimittel benutzt. Bschr. Lrs. B. 682; Abb. Bg. u. S. XXIV. f; Btl. a. Tr. 44; Ha. VI. 8; N. v. E. 376. Sie wächst wild in Südeuropa von Spanien und Portugal durch Südfrankreich, Italien und Griechenland bis zur Krim. Cultivirt wird sie in Indien, aber auch in mittleren und nördlicheren Ländern Europas; so in England und Norwegen. Im botanischen Garten zu Christiania bringt sie jedes Jahr Samen zur Reife. Die erste **R. Ph.** liess die Blätter vor dem Blühen der Pflanze sammeln, die jetzige hat sie nicht mehr aufgenommen.

Aussehen: Der Umriss der etwa 10 cm langen, doppelt und zum Theil fast dreifach fiedertheiligen Blätter ist breitdreieckig. Die einzelnen Blättchen sind bis 2 cm lang, das Endblättchen gewöhnlich etwas stärker als die übrigen, alle spatelförmig oder verkehrt-eiförmig, am oberen Ende ausgerandet oder abgerundet, nur selten kurz zugespitzt, ganzrandig und zum Theil feingekerbt, gelbgrün, dicklich, kahl, glatt, drüsig-durchscheinend punktirt. Ein Hauptnerv theilt die Endblättchen in zwei gleiche oder fast gleiche, die anderen Blättchen fast stets in zwei ungleiche Hälften und gibt in sehr spitzem Winkel undeutliche Secundärnerven ab. Der Geruch der Raute ist eigenthümlich und ziemlich stark, der Geschmack gewürzhaft, scharf und bitter.

Anatomie: Unter einer dünnen Cuticula umgibt sämmtliche Blättchen eine Epidermis, welche aus im Querschnitt viereckigen Zellen mit etwas verdickter, tangentialer Aussenwand besteht. In der Flächenansicht zeigen die Epidermiszellen ober- wie unterseits buchtige Wandungen und umschliessen längliche Spaltöffnungen, die auf der Unterseite weit zahlreicher sind und deren Schliesszellen Amylumkörner enthalten. Rundliche Oeldrüsen schimmern an zahlreichen Stellen durch die Epidermis. Unter derselben liegt oberseits eine doppelte Reihe von Pallisadenzellen, zwischen denselben unter der Epidermis und selbst dicht unter der Cuticula sind rundliche, lysigene Oeldrüsen eingelagert. Auch der Epidermis der Blattunterseite sind chlorophyllhaltige, längliche Zellen senkrecht angelagert. Sie lassen aber zahlreiche Lücken zwischen sich und bergen gleichfalls rundliche Oeldrüsen. Den mittleren Theil des Mesophylls nimmt ein lockeres Gewebe aus verzweigten Zellen ein. In demselben liegen Gefässbündel und vereinzelte Calciumoxalatdrusen. — Auf dem Querschnitt des oberseits leicht rinnig vertieften Blattstiels erkennt man drei grosse, in einem nach der Unterseite zu convexen Bogen getrennt liegende Gefässbündel aus je 10—15 Radialreihen von Spiralgefässen und Holzfasern mit Siebtheil und längsgestreckten Stützzellen, deren Wände etwas verdickt und im mittleren Gefässbündel gewöhnlich schwach verholzt sind. Mehrere kleinere Gefässbündel liegen in der Verlängerung des Bogens der drei grossen Gefässbündel. Unter der Epidermis des Stiels, deren Zellen, von der Fläche gesehen, längsgestreckt und polygonal erscheinen, liegt eine Reihe Collenchymzellen und daran reiht sich beiderseits eine Schicht chlorophyllhaltiger Pallisadenzellen, zwischen welchen wieder runde Oeldrüsen auftreten. Schlaffes Parenchym trennt die Pallisadenschicht von den Stützzellen. Letzteren sind grössere, Oeltropfen enthaltende Zellen angelagert. Der Querschnitt der Blattspindel zeigt einen bogenförmigen Holzkern mit Siebtheil und Stützzellen und ist im Uebrigen wie der des Blattstiels gebildet. Im Hauptnerv der Blättchen halten die Gefässe eine ganz ähnliche Anordnung ein.

Chemie: Der wirksame Bestandtheil ist das ätherische Rautenöl, neben welchem ein Glycosid, Rutin, vorkommt, welchem irriger Weise auch eine Wirkung auf den thierischen Organismus zugeschrieben worden ist.

Das Rautenöl ist farblos oder schwach gelblich, von angenehmem Geruch und intensiv scharfem Geschmack, hat bei 15° das spec. Gewicht 0,837, löst sich in gleichen Theilen Alcohol von 90 pc., besteht aus einem Terpen und einem sauerstoffhaltigen Antheil, welcher identisch ist mit Methylnonylketon, $CH^3 - CO - C^9H^{19}$, einem farblosen Oel von angenehmem Geruch und blauer Fluorescenz. Es siedet bei 224° C. und besitzt bei 17,5° das spec. Gew. von 0,829.

Das Rutin, $C^{25}H^{28}O^{15}$, krystallisirt in gelben, etwas glänzenden, geruchlosen Nadeln, welche sich kaum in kaltem, leicht und zwar mit gelber Farbe und neutraler Reaction in siedendem Wasser und siedendem Weingeist, nicht in Aether lösen. In Ammoniak, wässrigen Alkalien und ihren Carbonaten, in Baryt und Kalkwasser löst es sich leicht. Die wässrigen und weingeistigen Lösungen werden durch Bleiacetat gefällt und durch Eisenchlorid grün gefärbt. Durch verdünnte Schwefelsäure wird es in Quercetin und Isodulcit gespalten.

Quercetin, $C^{24}H^{10}O^{11}$, ist ein krystallinisches, gelbes Pulver ohne Geruch und Geschmack, schmilzt bei 250°, löst sich wenig in kochendem Wasser, besser in kaltem und leicht in siedendem Alcohol, wenig in Aether. Wässrige Alkalien und Ammoniak lösen es leicht. Neutrales Bleiacetat fällt die alcoholische Lösung roth, Eisenchlorid färbt sie grün und beim Erwärmen roth. Beim Erhitzen mit Salpetersäure wird Oxalsäure und etwas Pikrinsäure gebildet. Durch Schmelzen mit Kali werden je nach der kürzeren oder längeren Einwirkung des letzteren verschiedene Producte gewonnen, wie Phloroglucin, Quercetinsäure, Quercimerinsäure und Protokatechusäure.

Isodulcit, eine mit dem Dulcit, $C^6H^8(OH)^6$, isomere Zuckerart, krystallisirt, löst sich in Wasser und Alcohol, ist rechtsdrehend, schmeckt süss, gährt nicht mit Hefe, schmilzt bei 93°, verliert bei 100° ein Molecul H^2O und geht in Isodulcitan über, $C^6H^{12}O^5$.

Dulcit, $C^6H^8(OH)^6$, ist eine Zuckerart, welche in vielen Pflanzen, z. B. Melampyrum-Arten, Evonymus europaeus, am reichlichsten in der Dulcitmanna aus Madagascar vorkommt und grosse, farblose, monokline, süssschmeckende Krystalle bildet. Dulcit löst sich in Wasser, ist inactiv, reducirt alkalische Kupferlösung nicht, geht bei 200° in Dulcitan über und gibt bei Behandlung mit Salpetersäure schliesslich Schleimsäure.

Verwechselung: *Ruta montana* L., in den Ländern des Mittelmeeres zu Hause, soll noch viel schärfer wirken als R. graveolens.

Verwendung: Die Raute wurde früher häufig, wie auch das ätherische Oel, äusserlich als scharf reizendes Mittel und innerlich bei Krämpfen, Störungen der Menstruation und gegen Eingeweidewürmer gebraucht. Jetzt ist die medicinische Anwendung sehr beschränkt.

Folia Jaborandi.

Jaborandiblätter.

Die officinellen Jaborandiblätter, welche erst im Jahre 1873 dem europäischen Arzneischatz zugeführt wurden, sind die Fiederblätter von *Pilocarpus pennatifolius* Lemaire, einem etwa 3 m hohen Strauche Brasiliens, Bschr. Lrs. Pf. 448; Abb. Btl. a. Tr. 48, der zur Familie der Rutaceen gehört.

Aussehen: Die einzelnen Fiederblätter sind lederartig-steif, eiförmig länglich oder lanzettlich, 6—16 cm lang und in der Mitte 3—7 cm breit, ganzrandig, oben abgestumpft oder ausgerandet, am Grunde in einen kurzen Stiel steil zusammengezogen, gewöhnlich kahl, bisweilen unterseits weich behaart, dunkelgrün und sehr reichlich durchscheinend punctirt. Der Primärnerv tritt unterseits stärker hervor, bildet oberseits eine flache Rinne und sendet in fast rechtem Winkel Secundärnerven ab, welche bogenförmig anastomosiren und ein gröberes Maschennetz aus tertiären Nerven zwischen sich tragen. Die Blätter schmecken mehr scharf als gewürzhaft und entwickeln beim Zerreiben einen aromatischen Geruch.

Anatomie: Eine wellig gestreifte Cuticula umgibt das ganze Blatt. Die Epidermiszellen der Oberseite sind von der Fläche gesehen derbwandig, 5—6eckig und zeigen einen braunen, krümeligen Inhalt. Die Oberhaut der Unterseite trägt zerstreute, einzellige, spitze, warzige Haare. Die Wandungen ihrer Zellen sind leicht gebogen und etwas buchtig. Ovale und bisweilen rundliche Spaltöffnungen mit zwei bis vier Nebenzellen sind unterseits zahlreich eingelagert. Im Querschnitt des Primärnerven liegt ein abgerundet dreieckiger Gefässring mit centralem Mark und zwischen den radiär gestellten Gefässreihen verholzte derbwandige Zellen. Der Siebtheil umgibt den Gefässring und wird von einem mehrreihigen, mehr oder weniger dicht geschlossenen Kranz stark verdickter, polygonaler, axial gestreckter und schwach verholzter Zellen eingefasst. Diese Stützzellen erhalten sich bis in die Spitze des Blattes. Die nun folgenden Parenchymzellen grenzen oberseits im Primärnerven an die chlorophyllhaltige Pallisadenschicht, zwischen deren Zellen unter der Epidermis und selbst dicht unter der Cuticula grössere, rundliche Oelräume liegen. Die Pallisadenschicht setzt sich in diejenige beider Blatthälften fort. In das lacunöse Gewebe des Mesophylls sind gleichfalls kugelige Oelräume eingelagert. Die Parenchymzellen enthalten theils Calciumoxalatdrusen, theils Gerbstoff. Auch die Gefässbündel der secundären und tertiären Nerven sind reich an verholzten Stützzellen, wenn sie auch hier in abnehmender Mächtigkeit auftreten.

Chemie: Die Blätter enthalten etwa 0,5 pc. ätherisches Oel und zwei Alcaloide, das Pilocarpin und das Jaborin.

Das ätherische Oel besteht zum grössten Theil aus Pilocarpen, einem farblosen Terpen, welches rechtsdrehend ist, ein spec. Gew. von 0,852 zeigt, mit 2HCl eine krystallinische Verbindung eingeht und wahrscheinlich mit Carven (siehe bei Fructus Carvi) identisch ist.

Pilocarpin krystallisirt schwer, ist in Wasser, Alcohol, Aether und Chloroform löslich und rechtsdrehend. Das officinelle, salzsaure Salz krystallisirt in weissen Nadeln, welche sich in Wasser und Alcohol lösen.

Jaborin ist amorph und in Wasser schwerer, in Aether leichter löslich als Pilocarpin; auch die Salze sind amorph.

Verwechselungen: Mit dem Namen Jaborandi werden in Südamerika auch Blätter von einzelnen anderen Rutaceen und von gewissen Piperaceen belegt. Von den letzteren kommen ganz ausnahmsweise Sendungen nach Europa. Durch die angeführten Kennzeichen sind die officinellen Blätter leicht zu unterscheiden.

Handel: Hamburg importirte im Jahre 1882 nach Flückiger 19 600 kg Jaborandiblätter, welche hauptsächlich zur Darstellung des Pilocarpin in chemische Fabriken wanderten.

Verwendung: Die Blätter werden als secretionsbeförderndes Mittel, vorzugsweise als Diaphoreticum benutzt. Das Pilocarpin findet theils in gleicher Absicht, theils aber auch als Myoticum und als angebliches Gegengift bei Atropinvergiftungen Anwendung. Jaborin ist therapeutisch noch nicht versucht.

Folia Aurantii.

Pomeranzenblätter.

Der ursprünglich im östlichsten Theile Asiens einheimische Pomeranzenbaum, *Citrus vulgaris* Risso, Bschr. Lrs. Pf. 450; Abb. Bg. u. S. XXXI. e; Btl. a. Tr. 50; Ha. XI. 28; N. v. E. 425, aus der Familie der Rutaceae-Aurantiaceae, gelangte wahrscheinlich durch die Araber nach dem Westen von Asien, dem Norden von Afrika und nach den südlichen Ländern Europas. Jetzt wird er in allen wärmeren Ländern cultivirt und liefert die in Deutschland nicht mehr officinellen Pomeranzenblätter.

Aussehen: Die getrockneten Blätter haben einen eiförmig länglichen Umriss, sind steif und zähe, bis 15 cm lang, oben spitz oder zugespitzt, am Grunde durch ein Gelenk mit einem 2 cm langen Stiel verbunden, welcher letztere an seinen beiden Seiten einen verkehrt herzförmigen, 5—8 mm breiten Flügelansatz zeigt. Der Rand des Blattes ist entweder ganz und nur etwas ausgeschweift oder sehr schwach entfernt-gekerbt. Die Oberseite ist glänzend dunkelgrün, die Unterseite heller grün. Die Blattspreite ist durchscheinend-drüsig-punctirt. Von dem Hauptnerv gehen Secundärnerven ab in spitzem Winkel, die sich zu Schlingen verbinden. Der Geruch ist angenehm und gewürzig, der Geschmack gewürzhaft, etwas herbe und bitter.

Anatomie: Die Epidermis ist beiderseits von kleinen, polygonalen Tafelzellen gebildet. Zwischen denselben liegen oberseits grössere Zellen, welche je einen grossen Krystall von Calciumoxalat enthalten. Unterseits finden sich ähnliche Einzelkrystallzellen, ausserdem aber sehr reichlich kleine Spaltöffnungen. Der Querschnitt der Blattspreite zeigt die gewöhnliche Trennung in Pallisaden- und Schwammgewebe. In jenem sowohl wie in diesem liegen dicht unter der Epidermis rundliche Oeldrüsen und zahlreiche Zellen, welche je einen grossen, von einer besonderen Haut umhüllten monoklinen Krystall enthalten. Diese Krystallzellen dringen vielfach bis zur Cuticula vor. Auch im mittleren Theil des Mesophylls liegen reichlich Zellen mit Einzelkrystallen. Der Primärnerv zeigt auf dem Querschnitt nahe der Blattbasis einen abgerundet dreieckigen Holzkern, welcher Mark einschliesst. Radialreihen von Gefässen und Holzfasern bilden den Holzkern, welcher von dem Siebtheil und einem schmalen Ring verholzter, polygonaler, axil langgestreckter Sclerenchymzellen umgeben ist. Parenchymzellen verbinden ihn mit dem Collenchym, welches an die Epidermis grenzt. Zellen des Marks, des Siebtheils und Parenchyms enthalten vielfach Einzelkrystalle.

Chemie: Die Blätter führen in den erwähnten rundlichen Höhlungen ätherisches Oel, welches nicht genauer untersucht ist.

Verwechselungen: Die Blätter von *Citrus Aurantium* Risso, Bschr. Lrs. Pf. 450; Abb. Btl. a. Tr. 51, und von *Citrus Bergamia* Risso, Abb. Btl. a. Tr. 52, haben weniger breit geflügelte Stiele, und die Blätter von *Citrus Limonum* Risso, Bschr. Lrs. Pf. 451; Abb. Bg. u. S. XXX. f; Btl. a. Tr. 54; Ha. XI. 27; N. v. E. 424; Pl. 579, und von *Citrus medica* Risso, Abb. Btl. a. Tr. 53, besitzen ungeflügelte Blattstiele.

Verwendung: Die aus den südlichen Ländern importirten Blätter werden als Geschmacks- und Geruchscorrigentien gebraucht.

Folia Toxicodendri.

Giftsumachblätter.

Die Blätter des Giftsumach haben im letzten Jahrzehnt des vorigen Jahrhunderts Eingang in Europas Arzneischatz gefunden. Die Stammpflanze *Rhus Toxicodendron* L., aus der Familie der Anacardiaceen, Bschr. Lrs. B. II. 706; Abb. Bg. u. S. XVI. d; Ha. IX. 1; N. v. E. 353 u. 354, ist in Nordamerika von Virginien bis Canada verbreitet und wird in Europa vielfach selbst noch im südlichen Scandinavien in Gärten gezogen.

Aussehen: Die dreizähligen Blätter sind langgestielt, die Blättchen 10—15 cm lang und bis 10 cm breit, das etwas grössere mittlere ist langgestielt, eiförmig, oben kurz zugespitzt oder in eine lange Spitze ausgezogen, am Grunde gleichhälftig abgerundet oder verschmälert, die beiden seitlichen sind kurz gestielt oder sitzend, oben zugespitzt und am Grunde ungleichhälftig abgerundet oder verschmälert. Die Blattspreite ist oberseits dunkelgrün, unterseits heller und hier mit Haaren mehr oder weniger besetzt, ihr Rand ist entweder ungezähnt oder ausgeschweift oder ungleich kerbig gezähnt oder fast gelappt. Von dem Primärnerven gehen unter spitzem Winkel Secundärnerven ab, welche wie jener unterseits stärker hervortreten und in schwach gekrümmtem Bogen gegen den Rand ziehen, wo sie sich verbinden. Zarte Tertiärnerven bilden in den Zwischenräumen ein feines Maschennetz. Die Blätter sind geruchlos und schmecken herb zusammenziehend.

Anatomie: Der oberseits abgeflachte, lange Blattstiel wird im Querschnitt durch einen abgeflachten Holzring in ein starkes Mark und die Rinde geschieden. Jenen setzen 10—12 kaum durch Markstrahlen getrennte Gefässbündel zusammen. Jedes derselben ragt mit kegelförmig abgerundetem Ende in das Mark vor und besteht aus radialen Reihen von Spiral-, Netz- und Tüpfelgefässen und einem nach aussen convexen Siebtheil, dessen peripherischer Theil einen im Querschnitt runden Secretbehälter einschliesst und welcher von einer mehrreihigen Schicht verholzter, axil langgestreckter Sclerenchymfasern begrenzt ist. Diese Sclerenchymschicht bildet im Zusammenhang mit denjenigen der anderen Gefässbündel einen welligen Kranz um den ganzen Gefässbündelring und ist nach aussen von tangential gedehnten Parenchymzellen eingefasst, welche durch ein mehrreihiges Collenchym von der Epidermis getrennt bleiben. Letztere ist hier aus axil verlängerten, im Querschnitt quadratischer Zellen zusammengefügt und trägt gestielte Drüsen.

Chemie: Wesentliche Bestandtheile des Giftsumachs sind Toxicodendronsäure, eine flüchtige, auf der Haut Ausschläge hervorrufende, von der Ameisensäure verschiedene Säure, und Rhuxgerbsäure, eine gelblichgrüne, firnissartige Substanz, welche sich in Wasser leicht löst und Eisenchlorid dunkelgrün fällt. Sie soll mit Gallusgerbsäure identisch sein.

Verwendung: Nur die frischen Blätter gelten als wirksames Irritans und deshalb hat die **R. Ph.** mit Recht die Blätter nicht wieder aufgenommen.

Folia Erythroxyli.

Cocablätter.

Cocablätter lernten die Spanier zwar schon im 16. Jahrhundert in Peru kennen, jedoch werden dieselben erst etwa seit 1877 regelmässig nach Europa gebracht. In den letzten Jahren sind sie auch zu medicinischen Zwecken benutzt worden. Die Stammpflanze *Erythroxylon Coca* LAMARCK aus der Familie der Erythroxyleen ist im westlichen Südamerika heimisch und wird besonders in Peru und Bolivia in sehr grossen Mengen angebaut.

Aussehen: Die Blätter sind länglich elliptisch, bis 6 cm lang und etwa halb so breit. Nach oben enden sie gewöhnlich in eine Spitze, können aber auch abgerundet und mit einem kurzen Stachelspitzchen versehen sein, nach unten verjüngen sie sich in einen kurzen, 5 mm langen Stiel. Sie sind ganzrandig und der Rand etwas umgebogen, oberseits schmutziggrün, unterseits blasser, kahl, dünn, steif und zerbrechlich. Von dem starken Mediannerven gehen unter fast rechtem Winkel feine Secundärnerven ab, welche bis zum äusseren Dritttheil jeder Blatthälfte etwas gebogen und hin- und hergekrümmt verlaufen, sich dann gabelig theilen, Schlingen bilden, sowohl nach dem Rande, wie in entgegengesetzter Richtung feinere Verzweigungen aussenden und ein ziemlich enges Maschennetz bilden. Charakteristisch für die Cocablätter ist eine auf jeder Blatthälfte symmetrisch zum Primärnerven liegende feine Falte, welche vom Blattgrunde in einem nach dem Blattrande zu flach convexen Bogen bis in die Blattspitze hinzieht. Nur selten fehlen die beiden Falten, sind häufig auf der Unterseite deutlicher ausgebildet und können auf den ersten Blick leicht für Seitennerven gehalten werden. Der Geschmack der Blätter ist bitter und etwas brennend scharf, der Geruch etwas gewürzhaft.

Anatomie: Die Epidermis des Cocablattes bilden in der Flächenansicht polygonale Tafelzellen, welche im Querschnitt oberseits etwas tangential gedehnt viereckig, an der Unterseite eine nach unten warzig vorspringende Aussenwand besitzen. Hier kommen auch feine Spaltöffnungen vor. Das Mesophyll zeigt die gewöhnliche Pallisaden- und Schwammschicht und enthält in seinen mittleren Zellen neben Gefässbündeln Calciumoxalatkrystalle und nicht sehr reichlich Oeltropfen. Im Querschnitt des Blattstiels liegt ein halbkreisförmiger Holzkern aus radialen Gefässreihen, der an der convexen Seite den Siebtheil trägt und ringsum von verholzten Sclerenchymzellen in mehreren Reihen eingeschlossen ist. Parenchym und unter der Epidermis Collenchym füllen den übrigen Raum des Querschnitts aus. Im Primärnerv bildet der Holztheil nur einen flachen, aus radialen Gefässreihen bestehenden Bogen, der Siebtheil ist von verholzten Sclerenchymzellen begrenzt, aber auch an der concaven Bogenseite liegen polygonale, axil langgestreckte, verholzte Sclerenchymzellen. Dann folgt beiderseits Parenchym und Collenchym, welches letztere an der Oberseite sich an die Pallisadenzellen jeder Blatthälfte anlegt.

Chemie: In den Cocablättern kommen zwei Alcaloide, das Cocaïn und Hygrin, ferner Gerbsäure, Wachs und andere Nebenbestandtheile vor.

Cocaïn, $C^{17}H^{21}O^{4}$, krystallisirt in klinorhombischen, farblosen Prismen, schmeckt etwas bitter und hinterlässt auf der Zunge ein flüchtiges Gefühl von Betäubung, schmilzt bei 98°, löst sich in ca. 700 Theilen Wasser, leicht in Weingeist und Aether mit alkalischer Reaction. Mit Säuren verbindet es sich zu meistens krystallisirenden Salzen. Das chlorwasserstoffsaure Cocaïn ist in Wasser und Weingeist löslich. Durch Erhitzen mit concentrirter Salzsäure spaltet sich das Cocaïn in Benzoësäure, Methylalcohol und eine neue Base, Ecgonin, $C^{9}H^{15}NO^{3}$. Letzteres krystallisirt in klinorhombischen Prismen, schmilzt bei 198°, schmeckt süsslich bitter, löst sich leicht in Wasser mit neutraler Reaction, schwieriger in absolutem Alcohol, gar nicht in Aether.

Das Hygrin ist ein dickflüssiges, hellgelbes Fluidum, schmeckt brennend, riecht etwa wie Trimethylamin, löst sich leicht in Wasser mit stark alkalischer Reaction, ebenso in Weingeist und Aether. Das chlorwasserstoffsaure Salz krystallisirt, ist aber sehr zerfliesslich.

Die Cocagerbsäure ist als braunrothe Masse gewonnen worden, welche durch Alkalien roth, durch Eisenchlorid braungrün wird.

Das Coca-Wachs hat die Formel $C^{32}H^{36}O^{2}$, scheidet sich aus heissem Alcohol beim Erkalten in weissen Körnern ab, schmilzt bei 70° und ist leicht löslich in Aether.

Verwendung: In ihrer Heimath sind die Blätter ein hochgeschätztes Genussmittel. Sie werden theils mit der Asche von *Chenopodium Quinoa* gemischt und gekaut und sollen so genossen das Hunger- und Durstgefühl beseitigen und zur Ueberwindung grösserer Anstrengungen befähigen, theils werden sie im Aufguss als Thee getrunken. Therapeutisch sind sie wie Folia Theae empfohlen worden.

Folia Maté.

Paraguaythee.

In den letzten Jahren ist vielfach, aber mit wenig oder gar keinem Erfolg versucht worden, eine Theesorte in Europa zu verwerthen, welche in Südamerika von verschiedenen, dort einheimischen Ilex-Arten, Familie der Aquifoliaceen, gesammelt wird und besonders im südlichen Brasilien und den angrenzenden Ländern Paraguay, Uruguay, Argentinien und Bolivia, aber auch in Chili sehr beliebt ist. Nicht nur *Ilex paraguayensis* Saint Hilaire, sondern eine grössere Anzahl anderer Arten, deren Verbreitungsbezirk zwischen dem 28° und 10° südlicher Breite und von dem Westen Südamerikas bis zu den Ostabhängen seiner Cordilleren sich ausdehnt, liefern die Blätter, welche in Paraguay unter dem Namen Maté, in Uruguay und der brasilianischen Provinz Parana gewöhnlich Cauna und im übrigen Brasilien meistens Congonha genannt und als Genussmittel in verschiedener Zubereitung ähnlich dem chinesischen Thee massenhaft verbraucht werden. Bschr. von 63 Ilexarten, welche zum Theil das Material für Maté liefern, bei Reisseck Flor. Brasil. XI. I. fol. 37—74 und Abb. von zahlreichen Ilexblättern ebenda auf T. 11—14 und von *Ilex psammophila* Mart. T. 15, *I. loranthoides* Mart. T. 16, *I. theezans* Mart. T. 17, *I. cerasifolia* Reisseck T. 18, *I. paraguayensis* St. Hilaire *latifolia* T. 19 und *longifolia* T. 20, *I. chamaedrifolia* Reiss. T. 21.

Aussehen: Die immergrünen Blätter von *Ilex paraguayensis* zeigen einen ovalen oder ovallänglichen Umriss, werden bis 10 cm lang und

4 cm breit, sind oben stumpf und ausgerandet, am Grunde in einen Stiel verschmälert. Die hell- oder dunkelgrüne, bisweilen auch braungrüne Blattspreite ist kahl, lederigsteif, ihr Rand etwas umgerollt und mit ziemlich entfernt stehenden, stachelspitzigen Kerbzähnen besetzt. Von dem Primärnerv gehen unter weitoffenem spitzen Winkel Secundärnerven ab, die bogig dem Rande zustreben und durch ihre Anastomosen, sowie durch tertiäre Nerven und deren Verzweigungen ein polygonales Maschennetz bilden. Die Blätter haben frisch einen schwachen eigenthümlichen Geruch, der erst nach dem Trocknen etwas gewürzhaft wird. Ihr Geschmack ist mehr oder weniger herbe.

Anatomie: Frische Blätter aus dem hiesigen botanischen Garten zeigten in der Flächenansicht eine beiderseits aus starkbuchtigen Zellen zusammengefügte Epidermis. Oberseits enthalten manche Zellen Sphärokrystalle und nur unterseits liegen zahlreiche Spaltöffnungen. Der Querschnitt des Primärnerven besitzt nahe der Blattbasis einen Holzkern in Form eines sehr in die Quere gezogenen Dreiecks, dessen Siebtheil von verholzten Sclerenchymzellen umgeben ist. Der Blattstiel enthält einen im Querschnitt abgerundet dreieckigen Holzring mit centralem Mark und peripherem Siebtheil. Die Zellen des Marks und des umgebenden Parenchyms schliessen vielfach Calciumoxalatdrusen ein. Die Epidermiszellen zeigen eine im Querschnitt stark vorgewölbte Aussenseite und sind zum Theil zu kurzen, einzelligen, spitzen Haaren ausgewachsen.

Einer besonderen Behandlung werden die frisch gesammelten Blätter stets unterworfen. Im südlichen Brasilien und in Paraguay zieht man die abgeschnittenen Zweige mit den Blättern durch die Flamme und trocknet die Blätter mit ihren Stielen auf Hürden über freiem Feuer. Dann werden sie grob gepulvert und nach längerer oder kürzerer Aufbewahrung, wodurch sie zum Gebrauche geeigneter werden, gelangen sie in 60—120 kg schweren Seronen auf den Markt. In anderen Gegenden werden die Blätter in eisernen Pfannen geröstet und schliesslich auf Mühlen zerkleinert, bevor sie in den Handel gelangen oder zu Thee-Aufgüssen gebraucht werden. Zugemischt werden den Matéblättern des Aromas wegen bisweilen Blätter von Myrtaceen.

Chemie: In dem Maté ist Coffeïn nachgewiesen, was in der Waare von den verschiedenen Untersuchern zu 0,13—1,85 pc. gefunden worden ist, also jedenfalls im Durchschnitt nicht so reichlich wie in den Theeblättern vorkommt. Gerbsäure ist auch in sehr schwankender Menge vorhanden. Ihr Gehalt schwankt zwischen 5 und 20,8 pc. Ferner werden bis 9 pc. Proteïnstoffe, etwas ätherisches Oel, ein aromatisch riechendes Stearopten, ein höchst ungenau untersuchtes Glycosid,

Wachs und 4—10 pc. Asche als Bestandtheile der verschiedenen Handelssorten aufgeführt.

Handel: Die von verschiedenen Ilex-Arten gesammelten und zur Herstellung von Maté benutzten Blätter werden auf jährlich 20 Millionen kg geschätzt, bleiben aber zum allergrössten Theile in Südamerika und gelangen nur in verschwindend kleinen Sendungen nach Europa. Maté des deutschen Handels besteht aus grob zerkleinerten Blättern, welchen grössere und kleinere Theile von Stielen und Zweigen beigemengt sind.

Folia Eucalypti.

Eucalyptusblätter.

Eucalyptus globulus Labillardiere, eine der vielen Eucalyptusarten aus der Familie der Myrtaceen, welche nach R. Brown etwa $^3/_4$ der australischen Wälder ausmachen, erreicht nach H. R. Göppert 130 m Höhe, ist vorzugsweise im östlichen Australien und Tasmanien zu Hause. Der Riesenbaum wird, weil er in ungesunden und namentlich sumpfigen Gegenden durch sein ausserordentlich rasches Wachsthum und wahrscheinlich auch durch andere Einflüsse rasch sehr wohlthätig auf Boden und Luft einwirkt, zur Verbesserung der klimatischen Verhältnisse in Istrien, gewissen Districten von Italien, Südfrankreich und Spanien und ausserhalb Europa in Aegypten, Algerien und Südamerika (Brasilien) vielfach und in sehr grosser Ausdehnung cultivirt. Die Blätter und deren wirksame Bestandtheile sind zu medicinischem Gebrauche seit 1869 vielseitig empfohlen worden. Bschr. u. Abb. F. v. Müller Eucalyptographia 1879 mit zahlr. Tafeln.

Aussehen: Eucal. glob. besitzt dimorphe Blätter. Die jüngeren sind zugespitzt-eiförmig, gegenständig und an dem vierkantigen Stengel sitzend, ganzrandig, am Grund gleich oder mehr oder weniger herzförmig, oberseits graugrün, unterseits durch ausgeschiedenes Wachs bläulichgrau. Der starke Primärnerv ist häufig röthlich gefärbt, tritt namentlich auf der Unterseite stark hervor und von ihm gehen in nahezu rechtem Winkel Secundärnerven ab, welche sich nahe am Blattrande zu Schlingen verbinden. Die älteren Blätter, welche vorzugsweise medicinisch gebraucht werden, stehen zerstreut und senkrecht, sind sichelförmig, schmal-lanzettlich, 15—20 cm lang, in eine Spitze langausgezogen, am Grund abgerundet stumpf oder kurz in den 2 bis 3 cm langen Stiel verlängert, dicklich, steif und in trockenem Zustand zerbrechlich, mattgraugrün, durchscheinend punctirt, ganzrandig mit etwas umgebogenem, knorpelig verdicktem Rande, beiderseits dicht kleinwarzig und ausserdem mit zerstreuten Korkwärzchen besetzt. Der 2—3 cm lange Stiel ist gewöhnlich um seine Axe gedreht und geht in einen Primärnerven über, von welchem in sehr spitzem Winkel Secundärnerven abgehen. Nahe am Blattrande vereinigen sich letztere zu einem welligen, dem Rande parallelen Nebennerven. Die Blätter verbreiten einen gewürzhaften Geruch und schmecken gewürzhaft bitter und etwas brennend.

Anatomie: Unter einer starken Cuticula besitzen die sichelförmigen Blätter eine Epidermis, welche auf beiden Blattseiten aus kleinen, in der Flächenansicht polygonalen Zellen sich zusammenfügt. Zwischen den letzteren liegen beiderseits zahlreiche Spaltöffnungen. Unter der Epidermis finden sich gleichfalls beiderseits je zwei bis drei Reihen von chlorophyllhaltigen Pallisadenzellen. Innerhalb der Pallisadenschichten sind in der Nähe jeder Epidermis zahlreiche, rundliche Oelräume eingelagert, welche mit einem etwas verjüngten Pole an den Blattoberflächen hervorragen und dadurch die erwähnte warzige Beschaffenheit der Aussenflächen veranlassen. Die gleichfalls von den Pallisadenschichten aus sich entwickelnden Korkwärzchen setzen sich aus theils farblosen, theils braunen Korkzellen zusammen, verdrängen allmählich die über ihnen liegenden Epidermiszellen und ragen dann über die Blattoberfläche hervor. Das zwischen den beiden Pallisadenschichten liegende Mesophyll umschliesst neben Oelbehältern die Gefässbündel der secundären und feineren Nerven und führt in seinen Parenchymzellen Gerbstoff, Calciumoxalatdrusen und klinorrhombische Einzelkrystalle als Inhalt. Der Primärnerv enthält in seinem unteren Theil einen wellig-bogenförmigen Holzkern aus radialen Gefässreihen und innen und aussen Weichbast, der an seiner Peripherie mehrere Reihen im Querschnitt rundlicher, bis auf ein punktförmiges Lumen verdickter, in axiler Richtung langgestreckter, verholzter Sclerenchymzellen besitzt. Innerhalb des nach der Oberseite zu gelegenen Basttheils treten öfters noch zwei getrennte, im Querschnitt dreieckige Gefässplatten auf. Derbwandiges Parenchym folgt auf den Ring verholzter Zellen und geht in Collenchym über, welches an die von einer Cuticula überzogene Epidermis grenzt. — Die eiförmigen, sitzenden, jungen Blätter sind ringsum von einer Epidermis überzogen, welche auf beiden Seiten Spaltöffnungen zwischen (in Flächensicht) polygonalen Tafelzellen enthält und Oelräume und Calciumoxalatkrystalle durchscheinen lässt. Der Querschnitt der Blattspreite besteht aus dem gewöhnlichen Pallisaden- und Schwammgewebe und enthält zahlreiche Oelräume. Der Primärnerv besitzt einen Gefässstrang von ähnlichem Bau, wie derjenige der sichelförmigen Blätter. Der vierkantige Stengel junger Pflanzen zeigt auf dem Querschnitt einen viereckigen Holzkern aus radialen Gefässreihen, dessen Seiten entsprechend den Aussenflächen des Stengels einen flachen, nach innen convexen Bogen beschreiben. Sowohl an der Aussen- wie Innenseite der Gefässe liegt Weichbast. Der äussere ist von einem doppelten Kranz aus im Querschnitt rundlichen, bis auf ein punktförmiges Lumen verdickter und verholzter, in verticaler Richtung langgestreckter Sclerenchymfasern begrenzt. Der nach innen von den Gefässen gelegene Weichbast ist durch einen einfachen, unterbrochenen Ring gleicher Sclerenchymzellen von dem centralen Mark getrennt. Das an die Epidermis grenzende Parenchym zeigt in seinem äusseren Theile zahlreiche, runde und ovale Oelräume.

Chemie: Ein farbloses, dünnflüssiges, nach Campher riechendes, bei 170° siedendes ätherisches Oel, welches aus einem sauerstoffhaltigen Antheil, Eucalyptol, und aus zwei Kohlenwasserstoffen, Eucalypten und Eucalyptolen, besteht, ist der wesentliche Bestandtheil der Fol. Euc. globul.

Das Eucalyptol, $C^{12}H^{20}O$, siedet bei 175°, löst sich leicht in Weingeist und ist rechtsdrehend. Durch Salpetersäure wird es in eine krystallisirende Säure verwandelt und mit Salzsäuregas geht es eine krystallisirende, aber leicht zersetzliche Verbindung ein.

Das Eucalypten, $C^{12}H^{18}$, siedet bei 165° und hat das spec. Gew. 0,836, während das Eucalyptolen erst bei 300° siedet.

Handel: Verschiedene Sorten von Eucalyptusöl kommen vor, welche in Australien zum Theil jedenfalls aus den Blättern und auch aus dem Holze anderer Eucalyptusarten destillirt werden. Sie unterscheiden sich durch verschiedene Zusammensetzung und differenten Siedepunkt und anderen Geruch. Zum Theil enthalten sie Cymol und einen Campher, $C^{10}H^{16}O$.

Verwendung: Eucalyptusblätter, eine daraus dargestellte Tinctur, das ätherische Oel und das Eucalyptol sind als Antipyretica und Antimycotica und als Antiseptica von den verschiedensten Seiten zeitweise auf das Dringendste empfohlen worden. In den letzten Jahren ist der Verbrauch der Droge sehr zurückgegangen.

Folia Laurocerasi.

Kirschlorbeerblätter.

Der Kirschlorbeerbaum scheint erst im 16. Jahrhundert aus der Umgebung von Trapezunt in Kleinasien nach Italien und bald darauf auch nach Deutschland gekommen zu sein, blieb aber zunächst nur als Zierpflanze geschätzt. Erst nachdem das daraus dargestellte Kirschlorbeerwasser in der ersten Hälfte des 18. Jahrhunderts zu Vergiftungen geführt hatte, wurde man auf die Wirksamkeit der Blätter aufmerksam und gebrauchte sie dann auch zu therapeutischen Zwecken. Die Stammpflanze *Prunus Laurocerasus* L., aus der Familie der Rosaceae, Bschr. Lrs. B. II. 854; Abb. Btl. a. Tr. 98; Ha. IV. 41; N. v. E. 318, ist jetzt in den gemässigten Gegenden Europas heimisch und kommt selbst an Norwegens Küsten unter 60° n. Br. fort, muss aber in rauheren Gegenden während des Winters gegen Frost geschützt werden. Nach der ersten Ausgabe der **R. Ph.** mussten die Blätter im Juli und August gesammelt werden.

Aussehen: Die immergrünen Blätter sind von elliptischem oder länglich lanzettlichem Umriss, werden 5—15, selten bis 20 cm lang und in der Mitte etwa 2—7 cm breit. Das frische Blatt ist 0,5 mm dick, lederig, glänzend, kahl, kurz und breit zugespitzt, am Grunde breit abgerundet, kurz und derb gestielt. Der etwas umgebogene Rand trägt weitläufig stehende, scharfe, harzabsondernde Zähne. Die Blattspreite durchzieht ein starker Mittelnerv, der unterseits besonders deutlich hervortritt und in jede Seitenhälfte 8—12 Secundärnerven in spitzem Winkel aussendet. Die letzteren ziehen bogenförmig zum Rande, um sich hier zu verbinden. Auf der Unterseite liegen nicht weit vom Blattgrunde dicht an dem Mittelnerv mehrere, an frischen Blättern blassgrüne, an getrockneten rothbraune Drüsen, sog. Nectarien. Die geruchlosen, frischen Blätter entwickeln beim Zerreiben einen Geruch nach Bittermandelwasser. Nach völligem Trocknen geben sie beim Aufweichen in Wasser denselben Geruch nur in sehr geringem Grade aus. Der Geschmack der Blätter ist etwas bitter und zugleich herbe und gewürzhaft.

Anatomie: Die von einer Cuticula überzogene Epidermis ist auf beiden Flächen von (in der Flächenansicht) polygonalen Tafelzellen, unterseits ausserdem aus Spaltöffnungen zusammengesetzt. Der Primärnerv enthält im Querschnitt nahe am Blattgrunde einen flachbogenförmigen Holzkörper aus radialen Gefässreihen. Zwischen letzteren liegen schmale und einzelne breitere Markstrahlen, deren Zellen mit einer formlosen, braunen Masse angefüllt sind. An die convexe Seite des Holzkerns lehnt sich ein schmaler Siebtheil, mit welchem eine breite Schicht derbwandiger, polygonaler, in verticaler Richtung langgestreckter Stützzellen verbunden ist. Zwischen denselben liegen grössere Zellen mit braunem Inhalt. Die Zellen des folgenden Parenchyms enthalten auch vielfach braune Massen und gehen in ein Collenchym über, dessen Zellen auch gelbbraune Ablagerungen einschliessen.

Auch an der concaven Seite des Holzkörpers liegen Stützzellen und an sie schliesst sich dasselbe Gewebe wie an der entgegengesetzten Seite. Der Querschnitt der Blattspreite ist aus Pallisaden- und Schwammgewebe zusammengesetzt und enthält besonders in seinem mittleren Theil viele Zellen mit braunem, formlosem Inhalt.

Chemie: Die Kirschlorbeerblätter enthalten Laurocerasin, Emulsin, ätherisches Oel, Blausäure, Phyllinsäure, Zucker, eisenbläuenden Gerbstoff, Fett, Wachs und 5—7 pc. Asche.

Laurocerasin, $C^{40}H^{67}NO^{30}$, ist amorph, von bitterem Geschmack, löst sich in Wasser und in Alcohol, nicht in Aether, ist linksdrehend. Unter Einwirkung von Emulsin zerfällt es in Benzaldehyd und Blausäure. Es besteht möglicher Weise aus entwässertem Amygdalin, $C^{20}H^{27}NO^{11}$, Amygdalinsäure, $C^{20}H^{28}O^{13}$ und 6 Molecülen Wasser.

Emulsin ist eine weissliche, pulverige Masse, welche sich mit saurer Reaction in Wasser löst und durch Weingeist, aber nicht durch Säure ausgefällt wird. Auch Bleiacetat fällt vollständig. Die wässrige Lösung auf 90° erwärmt, scheidet 10 pc. ihres Emulsingehaltes ab und dieser Niederschlag enthält bis 60 pc. Asche und wirkt auf Amygdalin nicht mehr ein.

Das ätherische Oel der Kirschlorbeerblätter besteht aus Benzaldehyd, $C^6H^5 . COH$, welcher stets Blausäure bis zu 2 pc. und wahrscheinlich auch Benzylalcohol enthält. Das von Blausäure befreite, völlig reine Oel ist farblos, dünnflüssig, von eigenthümlichem Geruch und gewürzhaft brennendem Geschmack, siedet bei 180° und hat ein spec. Gew. von 1,04 bei 15° C. Es löst sich in 300 Theilen Wasser, leicht und in jedem Verhältniss in Alcohol, Aether, fetten und ätherischen Oelen. An der Luft geht es in Benzoësäure, $C^6H^5 . CO . OH$, über. Concentrirte Schwefelsäure löst den Benzaldehyd mit rother Farbe, welche durch Erwärmen schwarz wird.

Phyllinsäure, $C^{72}H^{64}O^{16}$, stellt weisse Körner dar, welche bei 170° schmelzen und über 180° sich zersetzen unter Entwickelung aromatischer Dämpfe.

Verwechselungen: Die Blätter des Faulbaums, *Prunus Padus* L., Bschr. Lrs. B. 854, Abb. Ha. IV. 40; N. v. E. 317, sind länglich-verkehrt-eiförmig oder elliptisch, dünn, zugespitzt, meist doppelt gesägt, auf der Unterseite ohne Drüsengrübchen. Die Blätter des nordamerikanischen, bei uns angepflanzten Strauches *Prunus virginiana* L. sind oval oder verkehrt eiförmig, zugespitzt, auf der Unterseite in den Aderachseln meist bartig, der Rand mit oft angedrückten Sägezähnen, Bschr. Lrs. B. 854. Ein anderer nahe verwandter Zierstrauch Nordamerikas, *Prunus serotina* Ehrh., dessen Rinde in den Vereinigten Staaten officinell ist, hat lederartige, ovale bis länglich lanzettliche Blätter, welche zugespitzt, oberseits glänzend, unterseits kahl oder längs der Mittelrippe behaart sind, Bschr. Lrs. B. 854. Endlich sind die Blätter des Pfirsichstrauches, *Prunus Persica* Jess., Abb. Ha. IV. 38, durch ihre lanzettliche Form, ihre papierdünne Spreite mit dem stachelspitzig gesägten Rande gut zu unterscheiden.

Verwendung: Die Fol. Laurocerasi dienen zur Herstellung der *Aqua Laurocerasi,* an deren Stelle jetzt zu Folge der **R. Ph.** stets die Aqua amygdalarum amararum zu dispensiren ist.

Folia Sennae.

Sennesblätter.

Die bei uns gebräuchlichen, von den arabischen Aerzten des Mittelalters in den Arzneischatz eingeführten Sennesblätter sind die Fiederblättchen von *Cassia acutifolia* Delile und *Cassia angustifolia* Vahl aus der Familie der Caesalpiniaceae, Bschr. Lrs. Pf. 541 u. 542; Abb. Bg. u. S. VIII. f. u. IX. a; Ha. IX. 40 u. 41; Btl. a. Tr. 90 u. 91; N. v. E. t. 345 u. 346; Pl. 326. Die erstere Stammpflanze ist im mittleren Gebiet des Nils, die letztere hauptsächlich in den Küstenländern des rothen Meeres heimisch, wird aber auch in Vorderindien im Bezirk von Tinnevelly mit gutem Erfolge cultivirt.

Aussehen: Die Blättchen von C. acutifolia sind länglich oval, 1,5—3 cm lang und 9 mm breit, kurz stachelspitzig, am Grunde ungleich verjüngt, fast sitzend, ganz randig, steif, bläulich oder gelblich grün, oberseits glatt, unterseits feinbehaart. Von dem Primärnerv treten in spitzen Winkeln die Secundärnerven ab und bilden dicht am Blattrand bogenförmige Anastomosen. Die Blättchen von C. angustifolia sind 2—6 cm lang und 1—2 cm breit, länglich eiförmig bis lineal-lanzettlich, zugespitzt und am Grunde gleichfalls ungleich verjüngt, ganz kurzgestielt oder sitzend, im Uebrigen wie die Blätter von C. acutifolia gebildet. Der Geschmack der Sennesblätter ist schleimig, süsslich und nachträglich etwas bitter und kratzend, der Geruch schwach, aber eigenthümlich.

Anatomie: Auf dem Querschnitt des Primärnerven erkennt man (im unteren Theil und ähnlich auch im secundären Nerven) einen nach der Unterseite des Blatts zu convexen Holzkern, dessen Gefässe in radiären, fächerartig gestellten Reihen angeordnet sind. Diese radiären Gefässreihen sind bei C. acutifolia durch breitere Markstrahlen getrennt, bei C. angustifolia liegen sie dichter oder ganz dicht aneinander. Ein schmaler Siebtheil umgibt den convexen Rand des Holzkerns. Er führt einen in Kalilauge mit rothbrauner Farbe löslichen Inhalt und wird von einer mehrreihigen Schicht polygonaler, derbwandiger, verholzter, in axiler Richtung gestreckter Stützzellen in Gestalt eines Halbringes, dessen beide Enden sich verschmälern, begrenzt. Diesem Stützzellenring sind Zellen mit je einem rhomboëdrischen Krystall von Calciumoxalat angelagert, welche in axiler Richtung Krystallschläuche bilden. Die darauf folgenden buchtigen Parenchymzellen gehen in ein Collenchym über, welches von der Epidermis und

Cuticula bedeckt ist. Auch nach der oberen Blattseite zu ist dem Holzkörper eine mehrreihige, im Querschnitt planconvexe oder elliptische Platte polygonaler, verholzter Stützzellen fast direct angelagert. An diese schliesst sich eine Schicht aus chlorophyllhaltigen Pallisadenzellen, welche der Epidermis anliegen und sich in die entsprechenden Schichten beider Blatthälften fortsetzen. Im Mesophyll der Blattspreite trennt ein mittleres, lockeres Gewebe, welches Gefässbündel, Calciumoxalat in klinorhombischen Krystallen und Morgensterndrusen enthält, die breitere mehrreihige Pallisadenschicht der oberen von der schmäleren Pallisadenschicht der unteren Seite. Die Zellen der Epidermis sind beiderseits polygonal und die obere wie untere Blattoberfläche ist mit Spaltöffnungen und einzelligen, dickwandigen, spitzen, warzenreichen Haaren versehen.

Chemie: Der wirksame Bestandtheil der Sennesblätter ist wahrscheinlich ein sauer reagirendes Glycosid, welches Cathartinsäure genannt, aber noch nicht rein dargestellt worden ist. Ein krystallisirender Bitterstoff, Sennapikrin, und eine krystallisirbare Zuckerart, Cathartomannit, ferner Chrysophansäure, Aepfel-, Wein- und Oxalsäure, welche neben Schleim, etwas Gerbsäure und Spuren eines ätherischen Oels in den Blättern vorkommen, sind vielleicht bei der purgirenden Wirkung der Droge betheiligt. Die Asche beträgt 9 bis 12 pc. und besteht aus Calcium-, Kalium- und Magnesiumcarbonaten.

Verunreinigungen: Nur selten trifft man heut zu Tage unter der officinellen Senna Blättchen von *Cassia obovata* Colladon, Bschr. Lrs. B. 897. Abb. Bg. u. S. 96; Btl. a. Tr. 89; Ha. 42 u. 43. Sie sind 2—4 cm lang und höchstens 1 cm breit, verkehrt eiförmig oder verkehrt herzförmig, vorn stumpf abgerundet mit kurzem Stachelspitzchen oder ausgerandet. Im Bau stimmen sie mit den beschriebenen Cassiaarten überein. — Eine häufiger vorkommende Verunreinigung bilden die Blätter der afrikanischen Asclepiadacee *Solenostemma Arghel* Hayne Bschr. Lrs. B. 1064; Abb. Ha. IX. 38; N. v. E. suppl. I. 13. Diese etwa 2,5 bis 4 cm lange und bis 1 cm breite Blättchen, sind frisch fleischig, getrocknet dicklich-lederig, steif, graugrün, feinfaltig runzelig und so fein behaart, dass nur der Primärnerv deutlich hervortritt. Auf dem Querschnitt des letzteren bildet der Holzkern einen flachen, nach der Blattunterseite convexen Bogen aus engen Gefässen, welche in sehr kurzen, getrennten radialen Reihen stehen. Auf den angrenzenden Siebtheil folgt, ohne dass verholzte Stützzellen dazwischen treten, ein Parenchym aus buchtigen Zellen, welche nach aussen zu reichlich Calciumoxalatdrusen enthalten und Harzzellen einschliessen. Daran reiht sich zunächst eine Collenchymschicht und endlich die Epidermis mit einer im Querschnitt gekräuselten Cuticula. Die Epidermis der Ober- und Unterseite des Blattes bilden polygonale Zellen, Spaltöffnungen und mehrzellige, warzige Haare. Im Querschnitt der Blattspreite lehnen sich an die beiderseitigen Epidermen chlorophyllhaltige Pallisadenzellen, zahlreiche Harzgänge mit rothbraunem Inhalt. Zwischen beiden

Pallisadenschichten liegt ein lockeres Gewebe mit Gefässbündeln, Calciumoxalatkrystallen und Harzzellen.

Handel: Die Sennesblätter unserer Officinen stammen hauptsächlich aus Nubien, wo sie in den Monaten Juli, August und September, zum kleineren Theil im März und April von *Cassia acutifolia* geerntet werden. Sie gelangen theils auf dem Nil, theils über das rothe Meer nach Bulack bei Cairo und von hier über Alexandrien in den europäischen Handel. Diese alexandrinische Senna ist jetzt viel weniger als früher durch Arghelblätter verunreinigt. Eine zweite Sorte, die tripolitanische Senna, wird durch Karawanen aus dem Sudan zu Lande nach Tripolis gebracht, ist in Folge des langen Transports meist sehr beschädigt und ausserdem mit Blättern, Früchten und Stengeln von *C. obovata* vermischt. Aus Dschiddi, dem Hafen von Mekka, gelangt eine dritte Sorte, die arabische oder Mekka-Senna, welche von *C. angustifolia* abstammt, über Aegypten oder Bombay nach England, aber selten nach Deutschland. Die schönste und reinste Handelssorte ist die südindische Tinnevelly-Senna, welche von cultivirter *C. angustifolia* sorgfältig gesammelt, nur aus Fiederblättchen besteht und sehr reichlich in verschiedenen Qualitäten in dem Hafen Tuticori verschifft wird.

Verwendung: Wegen ihrer zuverlässig purgirenden Wirkung stehen die Sennesblätter in grossem Ansehen, wenn auch ihr Gebrauch gegen früher abgenommen hat.

Präparate: Senna ist der wesentliche Bestandtheil von Electuarium e Senna, Infusum Sennae compositum, Pulvis Liquiritae compositus, Syrupus Sennae, Species laxantes und wird auch zur Bereitung des Decoctum Sarsaparillae comp. fort. benutzt.

Folia Uvae ursi.

Bärentraubenblätter.

Die Blätter der Bärentraube sind erst im vorigen Jahrhundert in den deutschen Arzneischatz aufgenommen worden. Die Stammpflanze *Arctostaphylos Uva ursi* Sprengel, Bschr. Lrs. 557; Abb. Bg. u. S. XX e; Btl. a. Tr. 163; Ha. IV. 20; N. v. E. 215; Pl. 320, gehört zur Familie der Ericaceen und ist fast über die ganze nördliche Halbkugel und zwar in den nördlicheren Theilen durch Haiden und Nadelwälder der Niederungen, in den mittleren und südlicheren Gebieten (im südl. Norwegen 1500 m über d. Meer) auf Gebirgen sehr reichlich verbreitet.

Aussehen: Das Bärentraubenblatt zeigt eine verkehrt eiförmige oder spatelförmige Gestalt, erreicht nur die Länge von höchstens 2 cm und in seiner oberen Hälfte die Breite von 8 mm. Die Blattspreite ist beiderseits glänzend dunkelgrün oder nach dem Trocknen öfters bräunlichgrün, lederig dick und starr, brüchig, oben abgerundet oder durch Zurückbiegung der stumpflichen Spitze scheinbar ausgerandet, am Grunde rasch in den nur etwa 3 mm langen Blattstiel verschmälert und ringsum ganzrandig und kahl oder bisweilen an dem etwas umgebogenen, kaum verdickten Rande spärlich bewimpert. Von dem oberseits rinnig tief liegenden, unterseits stärker hervortretenden Primärnerven gehen in spitzem Winkel Secundärnerven ab, welche durch weitere Verzweigungen am Rande Schlingen und auf jeder Blatthälfte ein besonders unterseits deutliches Maschennetz bilden. Die Blätter sind frei von Geruch und besitzen einen sehr herben und etwas bitterlichen Geschmack.

Anatomie: Die das Blatt überziehende Epidermis ist beiderseits aus polygonalen Tafelzellen gebildet und nur auf der Unterseite mit Spaltöffnungen versehen. Im Querschnitt zeigt die Blattspreite Pallisaden- und Schwammgewebe. Der Querschnitt des Primärnerven enthält im unteren Theil einen fächerförmigen Holzkern aus radialen Gefässreihen und dazwischen liegenden Parenchymzellen mit braunem Inhalt. Oberseits grenzt fast unmittelbar daran ein bis zur Epidermis reichendes Collenchym, während an der Unterseite erst ein Gewebe aus dünnwandigen Zellen vielfach mit braunem Inhalt und dann auch Collenchym folgt.

Chemie: Die Folia Uvae ursi enthalten ausser Harz, Gerbstoff und etwas ätherischem Oel und 3 pc. Asche, ein bitterschmeckendes, krystallisirendes Glycosid, Arbutin, daneben etwas Methylarbutin, ferner ein amorphes, bitterschmeckendes Glycosid, Ericolin und einen krystallisirenden, indifferenten Körper Urson.

Das Arbutin, $C^{25}H^{34}O^{14}$, krystallisirt in seideglänzenden Nadeln, welche sehr bitter schmecken und hygroscopisch sind, bei 170° schmelzen und amorph erstarren, sich schwer in kaltem, leicht und mit neutraler Reaction in heissem Wasser und in Weingeist, nicht in Aether lösen. Die wässerige Lösung wird durch Eisenchlorid blau gefärbt. Unter dem Einfluss von Emulsin und ebenso durch Kochen mit verdünnter Schwefelsäure spaltet es sich in Zucker, Hydrochinon und etwas Methylhydrochinon. Im thierischen Organismus wird es gleichfalls zerlegt und erscheint im Harn zum Theil unverändert, zum Theil als Hydrochinonschwefelsäure und Methylhydrochinonschwefelsäure.

Das Methylarbutin, $C^{13}H^{18}O^{7}$, krystallisirt in seideglänzenden Nadeln, welche bitter schmecken, bei 169° schmelzen, sich leicht in Wasser und Weingeist, schwer in Aether lösen und bei Behandlung mit verdünnter Schwefelsäure in Glykose und Hydrochinonmethyläther zerfallen.

Das Ericolin, $C^{26}H^{30}O^{3}$, ist ein bräunliches Pulver von sehr bitterem Geschmack, welches sich in Aetherweingeist löst und bei Behandlung mit verdünnter Schwefelsäure in Glykose und Ericinol zerfällt.

Das Ericinol, $C^{20}H^{26}O$, ist ein farbloses Oel von angenehmem Geruch, welches an der Luft durch Sauerstoffaufnahme rasch braun wird.

Das Urson, $C^{20}H^{32}O^{2}$, krystallisirt in seideglänzenden, farblosen Nadeln, welche geruch- und geschmacklos sind, bei 198—200° schmelzen, unlöslich sind in Wasser, verdünnten Säuren und Alkalien, schwer löslich in Weingeist und Aether. Conc. Schwefelsäure löst es mit orangegelber Färbung.

Verwechselungen: Die Blätter der Preisselbeere *Vaccinium vitis Idaea* L., Abb. Ha. IV. 19, sind verkehrt eiförmig, lederartig, ihr Rand ist etwas umgebogen und entfernt-klein gesägt. Die Blattspreite ist oberseits etwas runzelig, unterseits glatt und mit braunen Pünktchen besetzt. Die Nerven treten auf der Unterseite deutlich vor, während sie auf der Oberseite eingesunken sind. Die Blätter von *Vaccinium uliginosum* L. sind auch verkehrt eiförmig, aber nicht lederartig und jedenfalls dünner, ihr Rand ist umgerollt, das obere Ende bald abgerundet, bald ausgerandet, die Unterseite heller grün oder blaugrün. *Vaccinium Myrtillus* L. Abb. Ha. II. 7, hat ei- oder länglich-eiförmige, spitze, am Rande kleingekerbt-gesägte, hellgrüne, häutige Blätter. *Buxus sempervirens* L., eine Eupharbiacee, Bschr. Lrs. B. II. 753, hat fast rundliche oder länglich-eiförmige oder lanzettliche, immergrüne, glänzende, ganzrandige, stumpfe oder gestutzt bis ausgerandete, kurz gestielte Blätter, welche oberseits dunkelgrün mit hervorragenden Nerven, unterseits heller grün sind und das Buxin $H^{18}H^{21}NO^{3}$ enthalten. Nach den Untersuchungen von Flückiger ist dieses amorphe Alcaloid identisch mit dem Bibirin aus der Rinde von *Nectandra Rodiaei* Schomb. aus der Familie der Laurineen, ferner mit Pelosin aus der Wurzel von *Botryopsis platyphylla* St. Hil., Familie der Menispermeae, und mit dem Alcaloid aus der Wurzel von *Cissampelos Pareira* L., welche zu derselben Familie gehört. Vielleicht ist das Buxin auch identisch mit dem unter den Chinarinden erwähnten Paricin. *Gaultheria procumbens* L., Bschr. Lrs. B. 931, eine nordamerikanische Ericacee, hat rundlich- bis verkehrt eiförmige, kurz-stachelspitzige und kurzgestielte Blätter, die bis 4 cm lang werden können und deren Rand etwas knorpelig verdickt, zurückgebogen und flach- und entfernt gesägt ist. Jeder Zahn trägt eine kurze Borste. Das Oel der Gaulth. proc., Wintergrünöl, hat einen angenehmen Geruch und süsslich gewürzhaften Geschmack und ist ein Gemenge von Methylsalicylsäure und etwas Gaultherilen. *Arctosphylos alpina* Spr. hat dünnere Blätter, welche am Rande scharfe, aber ungleiche Sägezähne tragen und gegen den Stiel zu lang gewimpert sind. Die Blätter der Apocynee *Vinca minor* L. sind eirund oder länglich, lederartig, immergrün, glatt und glänzend, starr, ganzrandig. Die vom Hauptnerv abgehenden Secundärnerven sind oberseits deutlicher. Die Blätter schmecken bitter und etwas herb.

Verwendung: Die Bärentraubenblätter werden vorzugsweise als Adstringens und Antisepticum bei Leiden der Harnorgane gebraucht.

Präparate besitzt die **R. Ph.** nicht.

Folia Belladonnae.

Belladonnablätter.

Die Stammpflanze der Belladonnablätter ist *Atropa Belladonna* L., aus der Familie der Solanaceae, Bschr. Lrs. 584; Abb. Bg. u. S. XX. c; Btl. a. Tr. 193; Ha. I. 43; N. v. E. 191; Pl. 125. Sie war vielleicht schon den alten Griechen und Römern bekannt. Im Mittelalter wird sie in Deutschland unter dem Namen Tollkraut und Tollwurzel unter den medizinisch verwertheten Pflanzen aufgeführt. Ihr Verbreitungsbezirk erstreckt sich über das südliche und namentlich das mittlere Europa, so wie über West- und Mittelasien. In den nördlichen Ländern kommt sie wild nicht vor, wird aber in England und Nordamerika cultivirt.

Aussehen: Die Blätter sind spitz eiförmig, die unteren bis 20 cm lang und 10 cm breit, die oberen kürzer und verhältnissmässig breiter. Alle verjüngen sich in einen längeren oder kürzeren Blattstiel und sind ganzrandig, auf der oberen Seite mit weissen, punktförmigen Körnchen besetzt und öfters hie und da von rundlichen, bis 1 cm weiten Löchern durchbohrt. Von der breiten Hauptrippe gehen unter spitzem Winkel Secundärnerven ab, welche bogenförmig bis zum Rande verlaufen, wo sie sich zu Schlingen verbinden. Die unteren, grösseren Blätter sind nur im Verlauf der Nerven unterseits spärlich, die jüngeren Blätter reichlicher behaart. Sie tragen ausserdem auch kleine, gestielte Drüsen. Frisch sind sie oberseits dunkelgrün, unterseits blassgrün und von narcotischem Geruch, getrocknet dagegen geruchlos, sehr dünn und zerbrechlich, oberseits bräunlichgrün, unterseits graugrün und von bitterlich unangenehmem Geschmack.

Anatomie: Obere und untere Seite sind mit einer Epidermis aus buchtigen Zellen und Spaltöffnungen versehen. Im Querschnitt zeigt die Blattspreite die gewöhnliche Trennung in Pallisaden- und Schwammgewebe. Im Mesophyll sind zahlreiche Zellen mit Krystallsand gefüllt und bedingen dadurch die äusserlich sichtbaren, weissen Körnchen der Blattoberfläche. Auch grössere Krystalle von Calciumoxalat sind hier abgelagert. Die rundlichen Lücken in der Blattspreite sind von Korkgewebe eingefasst. Der Primärnerv enthält im Querschnitt einen Holzkörper in Gestalt eines sehr flachen, schmalen Bogens, der sich aus zahlreichen, radialen Gefässreihen zusammensetzt und mit einem Siebtheil ohne verholzte Stützzellen versehen ist. Parenchym- und Collenchymgewebe füllen den übrigen Raum bis zur Epidermis aus, deren

Zellen vielfach zu mehrzelligen, ziemlich langen Haaren ausgewachsen sind und ausserdem kleine gestielte Oeldrüsen tragen.

Chemie: Die Blätter, wie auch alle übrigen Theile der Tollkirsche enthalten an wirksamen Bestandtheilen vorwiegend Atropin neben wenig Hyoscyamin (siehe Herb. Hyoscyami) und etwas Belladonnin. Ausserdem wurden Asparagin und 14—15 pc. Asche darin gefunden.

Atropin, $C^{17}H^{23}NO^3$, kommt zu 0,4—0,8 pc. in den Blättern vor, krystallisirt in glänzenden Nadeln, ist geruchlos, von bitterem Geschmack, schmilzt bei 114°, sublimirt bei vorsichtigem Erhitzen zum Theil unzersetzt, löst sich in 300 Theilen kaltem Wasser mit alkalischer Reaction, in 58 Theilen kochendem Wasser, in 3 Theilen Chloroform, 30 Theilen Aether und 40 Theilen Benzol, sehr leicht in Amyl- und Aethylalcohol und ist linksdrehend. Mit rauchender Salpetersäure auf dem Wasserbade abgedampft und dann mit alkoholischer Kalilauge behandelt, färbt es sich zuerst violett und dann tief kirschroth. Wird 1 mg Atropin im Proberöhrchen bis zur Entwickelung weisser Nebel erhitzt, dann mit 1,5 g conc. Schwefelsäure bis zu beginnender Bräunung erwärmt und darauf sofort mit 2 g Wasser versetzt, so entwickelt sich ein sehr angenehmer Geruch nach Schlehenblüthe oder nach Spiraea ulmaria, der auf Zusatz von etwas Kaliumpermanganat und Erwärmung in den Geruch von Bittermandelöl übergeht. Von den Salzen des Atropin ist nur das Sulfat officinell, welches in feinen weissen Nadeln krystallisirt, mit gleich viel Wasser und mit der dreifachen Menge Weingeist neutrale Lösungen gibt und dieselben Reactionen wie die reine Base zeigt. Durch längeres Erwärmen mit concentrirter Salzsäure auf 120—130° oder durch längeres Erwärmen mit Barytwasser bei 58° spaltet sich das Atropin unter Wasseraufnahme in Tropasäure, $C^9H^{10}O^3$, und Tropin $C^8H^{15}NO$, und bei weiterer Einwirkung in Atropasäure $C^9H^{10}O^3$ und Isoatropasäure. Tropasaures Tropin $C^8H^{15}NO.C^9H^{10}O^3$ längere Zeit mit verdünnter Salzsäure im Wasserbade erwärmt, verwandelt sich unter Austritt von Wasser wieder in Atropin. Verbindung des Tropins mit Salicylsäure, Mandelsäure und anderen aromatischen Säuren verhalten sich wie das tropasaure Tropin; bei Behandlung mit verdünnter Salzsäure spalten sie Wasser ab und bilden sogenannte Tropeïne. Mandelsaures Tropin $C^8H^{15}NO,C^8H^8O^3$ gibt bei solcher Behandlung Homatropin $C^{16}H^{21}NO^3$ (Oxytoluyltropeïn), eine nur schwierig kristallisirende, ölige Flüssigkeit, deren Sulfat in seidenglänzenden Nadeln, deren Hydrobromid in farblosen Warzen krystallisirt, sich in Wasser löst und wie Atropin auf den Organismus wirkt.

Belladonnin ist eine weisse oder schwach gelbliche, amorphe Masse, schmeckt brennend scharf und etwas bitter, löst sich kaum in Wasser, leicht und mit alkalischer Reaction in Weingeist und Aether und bedarf noch genauerer Untersuchung.

Verwechselungen: Die Blätter von *Solanum nigrum* L., Abb. Ha. II. 40, sind weit kleiner mit buchtig gezähntem Rande.

Verwendung: Das Atropin wird als Mydriaticum und die peripherischen, sensiblen und secretorischen Nerven vorübergehend lähmendes Mittel und auch als Antidotum bei Opiumvergiftung gebraucht.

Präparate: Nur das Extractum B. ist neben dem Atropinsulfat officinell. Ersteres soll aber nicht aus den Blättern, sondern aus frischem, blühendem Belladonnakraut bereitet werden.

Folia Stramonii.

Stechapfelblätter.

Die Blätter von *Datura Stramonium* L., einer Solanee, von welcher es streitig ist, ob sie dem klassischen Alterthum bekannt war, sind in Deutschland erst im vorigen Jahrhundert als Arzneimittel allgemeiner in Gebrauch gekommen. Die einjährige Stammpflanze, Bschr. Lrs. Pf. 585; Abb. Bg. u. S. XX d; Btl. a. Tr. 192; Ha. IV. 7; N. v. E. 193; Pl. 96, ist in dem Ländergebiet des schwarzen Meeres und des Caspisees ursprünglich heimisch, jetzt aber längst in Europa, Afrika und Amerika ganz verwildert.

Aussehen: Die Folia Str. sollen nach der **R. Ph.** zur Blüthezeit gesammelt werden. Sie sind von spitzeiförmigem Umriss, die grössten bis 20 cm lang und 10 cm breit und gehen oben in eine breite, kurze Spitze und abwärts keilförmig oder herzförmig oder gerade abgeschnitten in den bis 10 cm langen und 1—2 mm dicken Stiel über. Der Blattrand ist ungleich buchtig gezähnt und den grösseren Zahnlappen sind 1 oder 2 kleinere stachelspitzige Zahnpaare aufgesetzt. Die Blattspreite ist glatt und fast kahl, jedenfalls nur mit sehr zerstreut stehenden Haaren besetzt. Frisch erscheinen die Blätter weich, oberseits glänzend und dunkelgrün, unterseits blasser. Von dem Primärnerven gehen unter spitzem Winkel Secundärnerven ab und theilen sich in der Nähe des Blattrandes in je zwei Aeste, von welchen einer einem Blattzahn zustrebt, während der andere mit dem des benachbarten Nerven anastomosirt. Tertiärnerven stellen Zwischenverbindungen her. Die Blätter müssen vorsichtig aufbewahrt werden. Sie ziehen leicht Feuchtigkeit an und verderben, verlieren beim Trocknen ihren narcotischen Geruch und schmecken unangenehm bitter und salzig.

Anatomie: Die Epidermis besteht beiderseits in der Flächenansicht aus buchtigen Tafelzellen und Spaltöffnungen, trägt Drüsenhaare und auch einfache mehrzellige Haare. Der Holzkern des Primärnerven ist im Querschnitt hufeisenförmig gebildet, und mit Bast- und Stützzellen ausgerüstet. Parenchym und Collenchym verbinden ihn mit der Epidermis. Der Querschnitt der Blattspreite lässt Pallisaden- und Schwammgewebe unterscheiden und birgt namentlich in seinem mittleren Theile reichlich Calciumoxalatdrusen.

Chemie: Die Stechapfelblätter sollen mehr Atropin als Daturin enthalten. Letzteres ist nach neueren Untersuchungen identisch mit Hyoscyamin (siehe unter Herb. Hyoscyami).

Verwechselungen: Sehr ähnlich sind die Blätter der blaublühenden *Datura Tatula* L., unterscheiden sich aber durch einen bläulichen oder violetten Stiel. Die hin und wieder in Gärten cultivirte, wohlriechende *Datura Metel* L. hat grössere und einfachere Blätter, welche mit grauen, weichen Haaren besetzt sind. Die Blätter von *Chenopodium hybridum* L., einer mit Dat. Str. gesellig vorkommenden Chenopodiacee, hat kahle Blätter, welche auch buchtig gezähnt, aber in eine lange Spitze ausgezogen sind, an einem oberseits tiefrinnigen Stiele sitzen und im Mesophyll viel grössere Calciumoxalatdrusen führen.

Verwendung: Die Blätter werden bei uns sehr wenig und fast nur äusserlich angewendet.

Folia Duboisiae.

Duboisiablätter.

Duboisia myoporoides R. Brown, eine Solanacee von der Ostküste Australiens, Abb. Miers Illust. of south americ. plants II. 87; Bschr. ebend. II. Append. 40, liefert Blätter, welche seit 1877 in Europa als Heilmittel besonders in der Augenheilkunde Anwendung gefunden haben. Officinell sind dieselben bis jetzt nicht.

Aussehen: Die ganz glatten, in frischem Zustande etwas dicklichen Blätter sind bis 15 cm lang und in der Mitte bis 2,5 cm breit, von oblong-lanzettlicher Form mit stumpflicher Spitze, von der Mitte an allmählich in den ziemlich langen, schlanken und oberseits längsgefurchten Stiel sich verjüngend, ganzrandig und der Rand bei der Droge etwas umgerollt. Von dem beiderseits, besonders aber am Rücken stärker hervortretenden Primärnerven gehen unter fast rechtem Winkel Secundärnerven ab. Die letzteren theilen sich nahe am Blattrande in zwei Zweige, welche Verbindungen mit dem nächst unteren und oberen Nerven eingehen und in den Zwischenräumen ein feineres Maschennetz tertiärer und quartärer Nerven einschliessen. Aehnlich den Belladonnablättern sind auch diese häufig von rundlichen, aber viel engeren, mit Korkrand versehenen Löchern durchbohrt. Die getrockneten Blätter sind dünn und zerbrechlich, geruchlos und von bitterlich scharfem Geschmack.

Anatomie: Die Epidermis ist beiderseits aus polygonalen Tafelzellen, aber nur auf der Unterseite auch aus Spaltöffnungen gebildet. Der Primärnerv enthält im Querschnitt einen hufeisenförmigen Holzkern aus radialen Gefässreihen, die durch Parenchym von einander getrennt werden. Den Gefässstrang umgibt an der convexen Seite eine breite Schicht sehr dickwandiger Zellen und ähnliche Zellen liegen auch an der concaven Seite des Holzkerns in Gestalt zweier dreieckiger

Platten, welche durch weitlichtige Parenchymzellen mit bräunlichen Wandungen von einander getrennt werden. Sowohl an der Ober- wie Unterseite liegt eine breite Collenchymschicht unter der Epidermis, welche von einer im Querschnitt fein gekräuselten Cuticula überzogen ist.

Chemie: Aus den Blättern ist ein krystallinisches Alcaloid, Duboisin, dargestellt, welches sehr hygroscopisch ist und qualitativ wie Atropin, aber weit stärker wirkt. Nach Ladenburgs Untersuchungen ist es identisch mit Hyoscyamin, linksdrehend und gibt ein krystallisirendes Sulfat.

Verwechselungen: Eine andere Art, *Duboisia Hopwoodii*, die sog. Pituri-Pflanze, die in trocknen, wüsten Gegenden Australiens zwischen dem Flusse Darling und West-Australien, aber nur spärlich vorkommt, liefert Samen, welche nach Bancroft von denjenigen der Dub. myop. nur schwer zu unterscheiden sind. Ihre Blätter dagegen sind schmal linear, ganzrandig, glatt und kahl, 5—10 cm lang, mit feiner, oft zurückgebogener Spitze und einer in einen kurzen Stiel verjüngten Basis. Sie werden von den Eingeborenen als excitirendes Genussmittel benutzt und enthalten ein flüssiges Alcaloid, Piturin, welches identisch zu sein scheint mit Nicotin.

Verwendung hat in Europa bis jetzt das Extract von Dub. myoporoides und das Duboisin in der Augenheilkunde gefunden.

Folia Nicotianae.

Tabakblätter.

Den Tabak lernten die Spanier 1492 auf westindischen Inseln kennen und brachten ihn später nach Europa. Hier wurde er bereits im 16. Jahrhundert als Arzneimittel gerühmt, während er jetzt viel weniger als solches, um so mehr aber als Genussmittel zum Rauchen, Schnupfen und Kauen gesucht ist. Die Stammpflanze, *Nicotiana Tabacum* L., aus der Familie der Solanaceen, Bschr. Lrs. Pf. 587; Abb. Bg. u. S. XII. d; Btl. a. Tr. 191; Ha. XII. 41; N. v. E. 194; Pl. 99, ursprünglich im tropischen Amerika heimisch, wird jetzt nicht nur in der neuen, sondern auch in der alten Welt, wo sie innerhalb der gemässigten Zone gedeiht, aber ein minder geschätztes Blatt liefert, in grosser Ausdehnung cultivirt. Sie trägt ihren Namen nach Jean Nicot, einem französischen Gesandten in Portugal, der um 1560 Tabaksamen nach Paris schickte. Die **R. Ph.** verlangt mittelgrosse Blätter, welche ohne weitere Behandlung an der Luft getrocknet werden sollen.

Aussehen: Die Fol. Nicotianae sind länglich- oder breitelliptisch oder länglich-lanzettlich, stets lang zugespitzt, die unteren, bis 60 cm lang, verschmälern sich in einen kurzen Stiel, während die oberen ungestielt oder selbst halbstengelumfassend sind. Durch die Cultur ändern sie in verschiedener Weise, besonders an der Basis, ab, bleiben aber immer ganzrandig. Von dem Hauptnerven gehen unter spitzem Winkel Secundärnerven ab, welche gegen den Rand zu sich nach oben umbiegen und Schlingen bilden. Die Blattspreite ist im frischen Zustande mehr oder weniger dunkelgrün, etwas klebrig durch die reichlich vorhandenen Drüsenhaare und von eigenthümlich narcotischem Geruch. Getrocknet verlieren die Blätter immer die grüne Farbe und werden braun. Ihr Geschmack erhält sich scharf und bitter.

Anatomie: Die Epidermis der Tabaksblätter ist auf der Oberseite (in Flächensicht) aus wenig buchtigen, auf der Unterseite aus buchtigen Tafelzellen zusammengesetzt, zwischen welchen beiderseits Spaltöffnungen liegen. Mehrzellige Haare mit mehrzelligem, verdicktem Kopfende und kurzgestielte Drüsen sind charakteristisch für die Tabaksblätter. Im Querschnitt zeigt die Blattspreite die gewöhnliche Trennung in ein Pallisadengewebe, welches sehr breit ausgebildet ist, und in Schwammgewebe. Im mittleren Theil des Mesophylls liegen Gefässstränge und einzelne Zellen enthalten hier Krystallsand, andere Amylum. Der Primärnerv besitzt im Querschnitt einen Holzkern, welcher dem der Folia Belladonna ähnlich gebildet ist.

Chemie: Der Tabak enthält ausser Gerbstoff, Harz, Gummi, Schleim, Eiweiss, das flüssige, flüchtige, höchst giftige Alcaloid Nicotin, gebunden an Aepfel- und Citronensäure, ferner geringe Mengen von Tabakscampher, Nicotianin genannt, und 18—27 pc. Asche, welche bis 10 pc. Kaliumnitrat geben kann.

Nicotin, $C^{10}H^{14}O^{2}$, kommt in sehr schwankender (0,5—9 pc.) Menge in den verschiedenen Tabakssorten vor. Gute Rauchtabake enthalten gewöhnlich höchtens 2 pc. des Alcaloids. Völlig gereinigt stellt dasselbe eine farblose, klare Flüssigkeit von 1,027 spec. Gew. bei 15° C. dar, welche bei —10° noch nicht erstarrt, einen starken Tabakgeruch und einen scharf brennenden Geschmack besitzt, linksdrehend ist und sich mit Wasser, Weingeist und Aether in allen Verhältnissen mischt. Die Lösungen reagiren stark alkalisch und sättigen Säure vollständig. Die einfachen Salze krystallisiren sehr schwer, besser die Doppelsalze. An der Luft und am Lichte wird das Nicotin unter theilweiser Verharzung braun. Mit sehr wenig Salzsäure von 1,12 spec. Gew. gelinde erwärmt, färbt sich reines Nicotin violett und diese Farbe geht auf Zusatz von concentrirter Schwefelsäure in orange über.

Nicotianin krystallisirt in weissen Blättchen, schmeckt bitter und gewürzhaft, riecht nach Tabak, löst sich kaum in Wasser, leicht und mit neutraler

Reaction in Weingeist und Aether und verdampft an der Luft innerhalb kurzer Zeit vollständig. Mit Kalilauge destillirt gibt es Nicotin, ist daher vielleicht eine Verbindung des letzteren mit einer flüchtigen Säure.

Verwechselungen: Die breiteiförmigen Blätter von *Nicotiana Tabacum* L. *β macrophylla* unterscheiden sich dadurch, dass ihre Secundärnerven in nahezu rechtem Winkel von den Primärnerven abgehen. Die allgemein cultivirte *Nicotiana rustica* L. hat gestielte, eiförmige oder fast rundliche, unterseits glänzende, dickliche Blätter.

Handel: Im Jahre 1882 führte Hamburg allein an rohem Tabak 25 014 900 kg ein, während die Quantität des fabricirten Tabaks und der Cigarren sich kaum etwas geringer stellte.

Verwendung: Die medicinische Verwendung der Tabakblätter beschränkt sich jetzt fast ganz auf den äusserlichen Gebrauch in Form von Clysmata.

Folia Digitalis.

Fingerhutblätter.

Die Blätter des rothen Fingerhutes sind dem klassischen Alterthum wahrscheinlich unbekannt geblieben. Im Mittelalter wird die Pflanze in England vielfach erwähnt. In Deutschland ist sie als Arzneimittel erst im 17. und 18. Jahrhundert in Aufnahme gekommen. Die Stammpflanze *Digitalis purpurea* L., Bschr. Lrs. 593; Abb. Bg. u. S. XXI. b; Btl. a. Tr. 195; Ha. I. 45; N. v. E. 155; Pl. 506, aus der Familie der Scrophulariaceen, ist im westlichen Europa von Sardinien und Corsica durch Portugal und Spanien bis nach Norwegen und Schweden, in Deutschland östlich noch durch Sachsen, Thüringen und im Harz heimisch, findet sich aber in diesem ganzen Gebiet sehr ungleich verbreitet. Die Blätter sollen zur Blüthezeit von der wild wachsenden Pflanze gesammelt werden.

Aussehen: Sie sind länglich eiförmig, scharf zugespitzt und erreichen bis 30 cm Länge und 15 cm Breite. Die unteren laufen in den kurzen Blattstiel aus, welcher dadurch geflügelt erscheint. Die oberen sind kurz gestielt oder sitzend. Ihr Rand ist ungleich gekerbt und jeder Kerbzahn an der Spitze mit einem hellen Drüschen versehen. Die runzelige Blattspreite ist oberseits dunkelgrün und flaumig, unterseits mehr oder weniger dicht mit Haaren besetzt und dadurch graugrün. Von dem auf der Unterseite stark hervortretenden Primärnerv gehen in spitzem Winkel Secundärnerven ab, welche Schlingen bilden und zwischen welchen tertiäre und quaternäre Nerven ein unterseits stärker hervortretendes Maschennetz herstellen. Die Fingerhutblätter riechen frisch eigenthümlich unangenehm, getrocknet haben sie kaum noch einen Geruch. Beim Infundiren entwickelt sich derselbe wieder. Der Geschmack ist bitter und scharf.

Anatomie: Die von der Cuticula überzogene Epidermis ist auf der Oberseite aus polygonalen Tafelzellen, unterseits aus starkbuchtigen Zellen zusammengefügt. Die untere Seite besitzt reichlich Spaltöffnungen, die obere deren nur sehr wenige. Dagegen sind mehrzellige, warzige Haare mit abgerundeter Spitze auf beiden Blattflächen vorhanden. Die einzelnen Zellen dieser Haare haben grosse Neigung, sich an ihren Verbindungsstellen um die Axe zu drehen und auch gänzlich zusammenzufallen. Dadurch erhalten namentlich die Haare der Droge ein sehr verschiedenes Aussehen. Oft ist die äusserste Zelle ganz zusammengefallen und bildet einen liniendünnen Fortsatz der breiten, unteren Haarzellen oder nur die untere Zelle oder die mittlere ist allein zusammengesunken, während die anderen ihre normale Breite zeigen. Einzelne Epidermiszellen tragen kleine, gestielte Drüsen, deren zweizellige, runde Köpfchen eine gelbliche, harzige Masse enthalten. Im unteren Theil des Primärnerven liegt ein Holzkern von flach bogenförmiger Gestalt aus radialen Gefässreihen und einem Siebtheil gebildet, welcher letztere von mehreren Reihen polygonaler, in verticaler Richtung verlängerter Zellen mit mässig verdickten und verholzten Wandungen begrenzt wird. Grosse Parenchymzellen und schliesslich Collenchym füllen den Raum zwischen Gefässstrang und Epidermis aus. In der Mitte des Blattes sind die verholzten Stützzellen dürftiger ausgebildet und gegen die Spitze des Blattes lässt sich mittelst Wiesner's Reagens keine Verholzung derselben mehr nachweisen.

Chemie: Der Gehalt an wirksamen Bestandtheilen ändert ab mit dem Standort. Digitalisblätter aus dem schwäbischen Schwarzwalde übertreffen im Harz gesammelte an Wirksamkeit bedeutend. Als Träger der letzteren gilt das im Handel cursirende Digitalin, welches aber kein chemisch reiner Körper ist. Schmiedeberg hat aus demselben vier verschiedene Substanzen isolirt: das amorphe Digitonin und Digitaleïn, das krystallisirende Digitalin und Digitoxin. Ausserdem sind in der Droge zwei Säuren, Digitalsäure und Antirrhinsäure, ein Stearopten, Digitalosmin, Inosit und 10,5 pc. Asche nachgewiesen.

Digitonin, $C^{31}H^{52}O^{17}$, ein weisses Pulver, welches sich leicht in Wasser, wenig in Alcohol, nicht in Aether, Chloroform und Benzin löst. Die wässrige Lösung schäumt wie die des Saponin. Concentrirte Salzsäure löst Digitonin beim Kochen violett. Längere Zeit mit verdünnten Säuren gekocht, spaltet es sich in

Zucker und zwei amorphe Körper: das Digitoresin, welches in Chloroform und Aether sich löst, und das Digitoneïn, welches in Aether unlöslich ist. Digitonin in alcoholischer Lösung mit Salzsäure gekocht gibt Digitogenin, welches sich leicht in Chloroform, schwer in Alcohol, Aether und Benzol löst. Durch Gährung geht das Digitonin über in Paradigitonin.

Digitaleïn ist leicht löslich in kaltem, absolutem Alcohol, in Aether und in Wasser. Durch kochende Salzsäure wird es nicht violett.

Digitalin, $C^5H^8O^2$, krystallisirt, löst sich kaum in Wasser, schwer in Aether, leicht in Alcohol. Wird die alcoholische Lösung mit Säuren erhitzt, so spaltet sich Zucker und Digitaliresin ab.

Digitoxin, $C^{21}H^{32}O^7$, krystallisirt in Nadeln, löst sich in Chloroform und in heissem Alcohol, weniger in kaltem und auch weniger in Aether, gar nicht in Wasser oder Benzin. In alcoholischer Lösung mit verdünnten Säuren gekocht gibt es, ohne Zucker zu spalten, Toxiresin, einen amorphen Körper, der sich leicht löst in Aether, Chloroform und Alcohol, schwerer in Wasser und Benzin. Das Digitoxin ist der giftigste Bestandtheil.

Das Digitalin des Handels aus deutschen Fabriken ist ein amorphes Pulver, welches sich in Wasser und in Alcohol, schwer in Aether und in Chloroform löst. Die schwefelsaure Lösung wird bei längerem Stehen kirschroth und auf Zusatz von wenig Brom violett. Dieses deutsche Digitalin besteht nach Schmiedeberg vorwiegend aus reinem Digitaleïn. Das käufliche Digitalin französischer Provenienz ist krystallinisch, löst sich leicht in Chloroform, schwer in Wasser und Alcohol. Die Lösung in Schwefelsäure färbt sich allmählich carminroth. Dieses französische Digitalin besteht nach Schmiedeberg aus Digitoxin und Digitogenin.

Die Digitalsäure krystallisirt in weissen Nadeln, besitzt einen eigenthümlichen Geruch, schmeckt und reagirt sauer, löst sich leicht in Wasser und Weingeist. Von ihren Salzen lösen sich die Alkali- und Erdalkalisalze in Wasser. An der Luft zersetzt sich die Säure leicht.

Die Antirrhinsäure ist eine flüchtige Säure, welche vielleicht identisch ist mit Valeriansäure.

Digitalosmin ist eine gelblichweisse, perlglänzende, stark nach Digitalisaufguss riechende, ekelhaft und anhaltend kratzend schmeckende Masse, welche sich leicht in Alcohol und Aether löst, schwer in heissem Wasser. Sie scheidet sich aus letzterem beim Erkalten in Schuppen aus.

Verwechselungen: Die Blätter von Verbascumarten unterscheiden sich leicht durch ihre Sternhaare, welche mittelst der Lupe deutlich zu erkennen sind. Die Blätter von *Inula Conyza* DC., F. d. Compositen, sind nicht gekerbt, sondern entweder ganzrandig oder gesägt und mit mehrzelligen, einfachen, aber spitzen Haaren besetzt.

Verwendung: Die Digitalisblätter werden vorzugsweise wegen ihrer Einwirkung auf die Circulationsorgane verwerthet. In etwas grösseren Dosen wirken sie als Herzgift.

Präparate sind Acetum, Extr. und Tinctura Digitalis.

Folia Menthae piperitae.

Pfeffermünzblätter.

Cultivirte Pfeffermünze war zu Anfang des 18. Jahrhunderts in England schon als Arzneimittel geschätzt und wurde bald darauf auch in deutsche Officinen eingeführt. Die Stammpflanze *Mentha piperita* L., aus der Familie der Labiaten, Bschr. Lrs. 598; Abb. Bg. u. S. XXIII. c; Btl. a. Tr. 203; Ha. XI. 37; N. v. E. 163; Pl. 468, wird heute in Deutschland zu Cölleda und Erfurt, in Frankreich bei Sens und bei Gennevilliers in ansehnlicher Menge gezogen. England baut zwei Spielarten zu Mitcham in Surrey, Hitchin in Herfordshire, Market Deeping in Lincolnshire, Wisbeach in Cambridge und neuerdings auch in Vorderindien. Amerika betreibt die Cultur im grössten Massstabe in Wayne County im Staate New-York, ferner in Mitchigan und im Staate Ohio.

Aussehen: Die **R. Ph.** verlangt spitzeiförmige, kurzgestielte Blätter, die bis 7 cm Länge erreichen, am Grunde sich in den 8—10 mm langen Stiel verjüngen und am Rande besonders gegen die Spitze hin scharf gesägt sind. Die Blattspreite erscheint meist kahl, bisweilen längs der Nerven etwas behaart, oberseits dunkelgrün, unterseits blässer, beiderseits dicht mit kleinen gelblichen Oeldrüsen besetzt und von einem starken Mittelnerven durchzogen, von welchem unter spitzem Winkel Secundärnerven abgehen und im Bogen nach dem Blattrand ziehen, wo sie Schlingen bilden. Feinere Verzweigungen bilden in den Zwischenräumen ein engeres Maschennetz. Ein stark gewürziger Geruch, welcher den in Europa wild wachsenden Menthaarten gänzlich abgeht, zeichnet die cultivirte Pfeffermünze aus. Sie besitzt ausserdem einen brennend gewürzhaften, hinterher kühlenden Geschmack, der deutlich bemerkbar wird, wenn man bei geöffnetem Munde Luft einathmet.

Anatomie: Die Epidermis, welche das ganze Blatt umgibt, ist von einer Cuticula überzogen und setzt sich beiderseits aus in der Flächenansicht buchtigen Tafelzellen und Spaltöffnungen zusammen. Sie trägt ausserdem grössere und kleinere Oeldrüsen. Die letzteren bestehen aus einer sehr kurzen Stielzelle, einer Anzahl kleiner in einer Rosette vereinigter Grundzellen und der grossen mit Oel gefüllten Zelle. Den Stiel der kleineren Drüsen bildet eine cylindrische Zelle, auf welcher zwei oder vier kleine Zellen sich zu einem runden Köpfchen vereinigen. Der Querschnitt der Blattspreite enthält ein oberes Pallisaden- und ein gleich breites unteres Schwammgewebe. Der Querschnitt des Primärnerven trägt im unteren Theil einen schmalen, bogenförmigen, quergestellten Gefässstrang und auf beiden Seiten von demselben in der Verlängerung der Bogenlinie je zwei kleine, runde, durch Parenchym getrennte Gefässstränge. Parenchym und Collenchym füllen auch hier den Raum bis zur Epidermis aus.

Chemie: Das ätherische Oel, welches auch officinell ist, kommt in dem Kraute zu 0,5 bis 1,25 pc. vor. Frisch ist es farblos oder schwach grünlich und dünnflüssig. Es bedingt den eigenthümlichen Geruch und Geschmack der Blätter, hat ein spec. Gew. von 0,90 bis 0,91, mischt sich klar in gleichen Theilen Alcohol von 90 pc., löst Jod, ohne dass Erwärmung eintritt, ist linksdrehend, reagirt gewöhnlich sauer und ist ein Gemenge von einem flüssigen Kohlenwasserstoff und einem Campher, Menthol genannt, der sich aus amerikanischem Oele schon bei 0° bis —8°, aus deutschem erst bei —20° abscheidet. Werden 50—60 Tropfen frischen Oels mit 1 Tropfen Salpetersäure von 1,2 spec. Gew. gemischt, so entsteht eine grünliche oder blauviolette Färbung.

Der Kohlenwasserstoff des Pfeffermünzöls besteht aus isomeren und polymeren Terpenen, welche bei 165°—260° sieden.

Das Menthol, $C^{10}H^{20}O$, aus Weingeist umkrystallisirt, bildet wasserklare, glänzende, nach Pfeffermünze riechende und schmeckende Prismen, welche zwischen 27°—36° schmelzen und bei 208°—213° sieden. Sie lösen sich nicht oder kaum in Wasser, leicht und mit neutraler Reaction in Weingeist, ebenso in Aether, Schwefelkohlenstoff und ätherischen Oelen. An der Luft färbt sich siedendes Menthol gelb bis braun. Mit concentrirter Schwefelsäure gibt es eine rothe Mischung, aus welcher es Alkali unzersetzt abscheidet. Brom färbt es unter Entwickelung von Bromwasserstoff roth, ebenso färbt concentrirte Salpetersäure schon in der Kälte. Wird geschmolzenes Menthol mit wasserfreier Phosphorsäure behandelt, so entsteht Menthen. Mit Kaliumdichromat, Schwefelsäure und Eisessig bei 120° im zugeschmolzenen Rohre behandelt, liefert der Pfeffermünzcampher Menthon, welches vielleicht auch schon im Pfeffermünzöl vertreten ist.

Menthen, $C^{10}H^{18}$, ist ein farbloser Kohlenwasserstoff von 0,81 spec. Gew. bei 10° C., der bei 167,4° siedet und einen sehr angenehmen Geruch besitzt.

Menthon, $C^{10}H^{18}O$, siedet bei 204—206°, ist rechtsdrehend und hat bei 10° C. 0,9084 spec. Gew.

Handel: Die zu medicinischer Benutzung gelangenden Folia Menthae pip. sind theils inländisches Product, theils Importwaare. Letztere dient aber vorzugsweise zur Gewinnung von ätherischem Oel, welches selbst in sehr bedeutenden Quantitäten aus England, Amerika, China und Japan eingeführt wird. Die feinste Sorte Ol. Menth. pip. gewinnt England, die grössten Mengen producirt Nordamerika. Das amerikanische Pfeffermünzöl ist aber schon deshalb nie so rein, weil auf den ausserordentlich ausgedehnten Culturflächen sich der Pfeffermünze Unkräuter, wie *Mentha arvensis* L., *Erigeron canadensis* L., *Erechthites hieracifolia* Raf., beimischen, welche, da sie nicht entfernt werden können, mit dem geernteten Kraut zur Destillation gelangen und so zur Verunreinigung des Destillats führen. Auch aus Japan und China gelangt Pfeffermünzöl nach Europa und dieses Oel ist ausgezeichnet durch einen hohen Gehalt an Menthol, welches aus diesen Sorten häufig spontan auskrystallisirt.

Verwendung: Die Blätter und vorzugsweise das ätherische Oel dienen in der Medicin als Digestivum und Carminativum, aber auch als excitirendes und antalgisches Neuroticum. Dem Menthol wird ausserdem auch eine antimycotische Wirkung zugeschrieben.

Präparate: Die Folia sind vorgeschrieben zur Bereitung von *Acetum aromaticum* Aqua Menthae pip., Spec. aromaticae und Syrupus Menthae. Das Oel dient zur Herstellung der Rotulae und des Spiritus Menthae piperitae.

Folia Menthae crispae.

Krausemünzblätter.

Mentha crispa ist eine durch Cultur entstandene Abart der *Mentha aquatica* L. Sie wird schon im 16. Jahrhundert vor anderen Münzarten gepriesen und bevorzugt. Ob sie dem klassischen Alterthum bekannt war, lässt sich nicht mit Sicherheit entscheiden. Im nördlichen Europa (Norddeutschland, Skandinavien, England) und in Nordamerika wird sie in verschiedenen Varietäten cultivirt. Bschr. Lrs. 598; Abb. Bg. u. S. XXIII d; Ha. XI. 38; N. v. E. 163 u. Pl. 467.

Aussehen: Die Krausemünzblätter haben einen rundlich eiförmigen oder herzförmigen Umriss und etwa 3 cm Durchmesser, sind sitzend oder sehr kurz gestielt, scharf und kurz zugespitzt, am Rande wellenförmig kraus verbogen, scharf und unregelmässig gezähnt, mit ungleich geformten und gekrümmten Zähnen. Die Blattspreite ist blasig runzelig, kahl oder unterseits etwas behaart und beiderseits reichlich mit Oeldrüsen besetzt. Von dem Hauptnerven gehen unter spitzem Winkel Secundärnerven ab, die unterseits viel stärker hervortreten, bogenförmig aufwärts zum Rande verlaufen und hier anastomosiren und zugleich feinere Aeste abgeben. Die Blätter sind durch einen angenehmen, eigenthümlich gewürzhaften Geruch und Geschmack ausgezeichnet.

Chemie: Das ätherische Oel der Krausemünze ist dünnflüssig, hellgelblich oder grünlichgelb, hat 0,92—0,94 sp. G. bei 15° C., löst sich leicht in 90 pc. Alcohol, ist stark linksdrehend und besteht aus Terpenen und etwa 30 pc. Carvol, $C^{10}H^{14}O$, welches aber linksdrehend ist und sich dadurch von dem Carvol des Kümmelöls unterscheidet.

Handel: Ausser der officinellen Droge finden sich unter der Handelswaare bisweilen auch Blätter von anderen Varietäten. So von *Mentha silvestris* L. *var.* *η crispa* Bentham. Sie sind ungestielt, meist länglich eirund mit herzförmig halbstengelumfassendem Grunde und an der Unterseite durch stärkere Behaarung weissfilzig. Ferner von *Mentha viridis* L. *var.* *γ crispa* Bentham, sie unterscheiden sich durch ihre eilängliche Form und den meist völligen Mangel jeglicher Behaarung. Endlich begegnet man auch Blättern von *Mentha arvensis* L. *var.* *ϑ crispa* Benth., welche in der Form den officinellen sehr ähnlich, aber beiderseits rauhaarig und durch ihren an Melisse erinnernden Geruch kenntlich sind.

Verwendung: Die Krausemünzblätter werden wie Pfeffermünzblätter, aber selten benutzt. Ihr Oel ist nicht mehr officinell.

Von **Präparaten** hat die **R. Ph.** nur Aqua Menthae crispae behalten.

Folia Rosmarini.

Rosmarinblätter.

Der von den alten Griechen und Römern wegen seines eigenthümlichen Geruches sehr hoch geschätzte Rosmarinstrauch, *Rosmarinus officinalis* L., aus der Familie der Labiaten, Bschr. Lrs. 602; Abb. Bg. u. S. XVII f; Btl. u. Tr. 206; Ha. VI. 1; N. v. E. 161, gehört den Ländern des Mittelmeeres an und wird in unseren Gegenden vielfach als Topfpflanze gezogen. Die erste Ausgabe der **R. Ph.** gab aber den Blättern von dem im südlichen Europa wild wachsenden Strauche den Vorzug.

Aussehen: Die gegenständigen Blätter sind linienförmig, bis 3 cm lang und 2—4 mm breit, oben stumpf, am Grunde durch eine Querlinie verbunden, dicklich, frisch lederartig, getrocknet spröde und zerbrechlich, oberseits hell- oder dunkelgrün und etwas runzelig. Der Rand ist stark umgerollt und dadurch die Oberseite gewölbt und durch den tief liegenden Hauptnerv längsrinnig. Die Unterseite erscheint grau- oder weissfilzig und namentlich unter dem ungerollten Rande mit Oeldrüsen versehen und längs der Mitte durch den vorspringenden Primärnerven wie gekielt. Geruch und Geschmack sind campherartig.

Anatomie: Die Epidermiszellen der Oberseite haben derbe Wandungen von buchtigem Umriss. Die stärker buchtigen Zellen der Unterseite fassen zahlreiche Spaltöffnungen zwischen sich. Beide Blattflächen sind mit grösseren und kleineren Oelzellen besetzt, besonders reichlich sind dieselben auf der unteren Seite da wo der Blattrand umgebogen ist vertreten. Der Querschnitt des Blattes zeigt unter der Epidermis der Oberseite Pallisadenzellen, welche aber zu fächerförmigen Gruppen vereinigt sind. Zwischen je zwei Gruppen liegt ein Gefässstrang mit verholzten Sclerenchymzellen und Collenchym, welches an die Epidermis grenzt. Ein lockeres Gewebe an der Unterseite des Blattes zeigt in der Mitte des Querschnitts verzweigte Zellen. Der Primärnerv besitzt im Querschnitt einen planconvexen Gefässstrang aus fächerförmig angeordneten Gefässreihen und aus einem Basttheil, der von mehreren Reihen polygonaler, axil verlängerter, verholzter Sclerenchymzellen begrenzt wird. Auch an der flachen Seite des Holzkerns liegen verholzte Sclerenchymzellen. Mehrreihiges Parenchym und drei Reihen Collenchym verbinden den Gefässstrang mit der Epidermis.

Chemie: Der Hauptbestandtheil ist das officinelle ätherische Oel von dem eigenthümlichen Geruche der Blätter. Frisch ist es farblos und dünnflüssig, siedet bei 166°, hat 0,88—0,89 spec. Gewicht, ist linksdrehend, mischt sich mit Alcohol von 90 pc. in jedem Verhältniss und besteht aus einem linksdrehenden Terpen, $C^{10}H^{16}$, welches bei 165°—167° siedet und aus einen Stearopten, $C^{10}H^{16}O$, dem Rosmarincampher, welcher selbst aus einem rechts- und einem linksdrehenden Campher zusammengesetzt sein soll. Wird Rosmarinöl mit sehr verdünnter Salpetersäure gemischt, so scheiden sich Krystalle aus, welche identisch mit Terpin zu sein scheinen.

Handel: Die Rosmarinblätter kommen aus Südeuropa in unsere Officinen. Das ätherische Oel, welches auf den dalmatinischen Inseln gewonnen wird, kommt über Triest jährlich zu 20 000 kg in den Handel. Oel aus Südfrankreich ist nach Flückiger höher geschätzt.

Verwechselungen: Die Blätter des im nördlichen Europa, Asien und Nordamerika vorkommenden wilden Rosmarin, *Ledum palustre* L. Bschr. Lrs. B. II. 932; Abb. Ha. III. 21; N. v. E. 218, einer Ericacee, sind auf der Unterseite rothbraun-filzig. *Andromeda polyfolia* L., eine Ericacee des mittleren Europas und Nordamerikas, Bschr. Lrs. B. 931; Abb. Ha. III. 22, besitzt linien-lanzettförmige, stachelspitzige Blätter, deren Unterseite bläulichweiss erscheint durch die reichlich vorhandenen einzelligen Haare. Die Blätter von *Teucrium montanum* L., einer Labiate, sind linienlanzettförmig, der Rand ist umgerollt und die Unterseite weissfilzig durch lange, einfache Haare, zwischen welchen gestielte Oeldrüsen stehen.

Verwendung finden Rosmarinblätter fast nur äusserlich zu Fomenten. Das Rosmarinöl ist als Krätzmittel empfohlen.

Präparate: Das Oleum Rosmarini dient zur Bereitung des *Acetum aromaticum*.

Folia Melissae.

Melissenblätter.

Bereits im klassischen Alterthum war die Melisse hochgeschätzt. In Deutschland wurde sie schon frühzeitig und jedenfalls im Mittelalter vielfach cultivirt, während der Verbreitungsbezirk der wildwachsenden Stammpflanze *Melissa officinalis* L. aus der Familie der Labiaten, Bschr. Lrs. Pf. 600; Abb. Bg. u. S. XXVII. c; Ha. VI. 32; N. v. E. 180; Pl. 500, sich über Südeuropa und in Asien nach Syrien erstreckt.

Aussehen: Die Blätter sind breiteiförmig oder herzförmig, 4 cm lang und 3 cm breit, stumpf zugespitzt und am Grunde abgerundet oder wie die blüthenständigen keilförmig in den langen, oberseits rinnenförmigen und zottigen Blattstiel verschmälert. Der Blattrand ist kerbig gesägt. Die dünne, fast runzelige Blattspreite erscheint oberseits grün und mit abstehenden Haaren versehen, unterseits kahl oder an den Nerven behaart und mit kleinen, glänzenden Oeldrüsen besetzt, von einem Mittelnerven durchzogen, der in spitzem Winkel Secundärnerven aussendet. Die letzteren ziehen in schwachem Bogen zum Rande zu, verbinden sich hier untereinander und schicken jedem Blattzahn einen besonderen Zweig zu. Die Blätter haben einen feinen Zitronengeruch und einen etwas bitteren Geschmack.

Anatomie: In der Flächenansicht buchtige Tafelzellen bilden beiderseits die Epidermis, welche nur auf der unteren Blattfläche Stomata enthält, aber ober- wie unterseits ein- und mehrzellige Haare, letztere besonders längs den Nerven trägt. Der Querschnitt des Blattes zeigt Pallisaden- und lockeres Gewebe und zahlreiche, einzellige, kurze, spitze Haare. Der Gefässstrang des Primärnerven stellt im Querschnitt einen sehr flachen Bogen aus radialen Gefässreihen mit Siebtheil ohne Sclerenchymzellen dar. Derselbe ist durch Parenchymzellen mit dem unter der Epidermis liegenden Collenchym verbunden.

Chemie: Die trocknen Melissenblätter geben nur sehr wenig ätherisches Oel. Dasselbe ist farblos, von schwachem Zitronengeruch, schwach saurer Reaction, von 0,85—0,92 spec. Gewicht, löst sich in 6 Theilen Weingeist und besteht aus einem Kohlenwasserstoff und einem Campher.

Verwechselungen: Die Blätter der cultivirten *Melissa officinalis* L. *var. β. hirsuta* Benth. sind auf beiden Seiten rauhhaarig, grösser und haben einen schwächeren Geruch. Die Blätter der Katzenmünze, *Nepeta Cataria* L. *var. citriodora* Abb. Ha. IV. 8 sind etwas herz- oder eiförmig, oberseits weichbehaart, unterseits graufilzig und am Rande tiefgesägt und gekerbt.

Handel: Die Melisse wird theils bei Cölleda und benachbarten Ortschaften, theils im Gleissethal, ferner bei Jena und Loberschütz, in Frauenpriesnitz, ebenso bei Erfurt und den Ortschaften Ringleben, Herbsleben, endlich auch am Harz in der Umgebung und den Nachbarorten von Quedlinburg vielfach cultivirt.

Verwendung: Die Melissenblätter dienen jetzt fast nur noch als Geruchscorrigens.

Von **Präparaten** hat die **R. Ph.** nur den Spiritus Melissae compositus behalten.

Folia Salviae.

Salbeiblätter.

Salbei stand schon bei Hippokrates und seinen Schülern als Arzneimittel in Ansehen. Indess gebrauchten dieselben höchst wahrscheinlich verschiedene in Griechenland einheimische Arten. In Deutschland wurde Salbei jedenfalls schon im frühen Mittelalter reichlich cultivirt. Die Stammpflanze der jetzt officinellen Folia Salviae ist die Labiate *Salvia officinalis* L. Bschr. Lrs. Pf. 601; Abb. Bg. u. S. XVII. f.; Btl. a. Tr. 206; Ha. VI. 1; N. v. E. 161; Pl. 19. Sie gehört eigentlich den südeuropäischen Ländern an, wird aber durch Europa bis nach Skandinavien vielseitig cultivirt und findet sich auch häufig verwildert vor.

Aussehen: Die Form der Salbeiblätter ändert durch Cultur mannigfaltig ab. Im Allgemeinen sind am häufigsten die von der **R. Ph.** angeführten Blätter mit eiförmigem Umrisse. Sie werden bis 10 cm lang und 5 cm breit, kommen aber auch sehr viel kleiner vor. Am oberen Ende sind sie entweder zugespitzt oder stumpf, am Grunde in den meist rinnigen Stiel verschmälert oder abgerundet oder herzförmig oder geöhrt mit feingekerbtem Rande. Die dickliche und runzelige Blattspreite zeigt ein engmaschiges Adernetz und ist entweder beiderseits weiss- oder graufilzig behaart oder fast kahl und dann häufig gelblichgrün. Von dem Primärnerven zweigen sich Secundärnerven in spitzem Winkel ab und bilden undeutliche Schlingen. Die Zwischenräume sind von dem erwähnten engmaschigen Netz feinerer Nervenverzweigungen eingenommen. Ein starker gewürzhafter Geruch und ein zusammenziehender etwas bitterer Geschmack, welcher bei dem wildwachsenden Salbei stärker entwickelt ist, zeichnet die Droge aus.

Anatomie: Die Epidermis des Blattes ist auf beiden Seiten von Zellen mit buchtigem Umriss gebildet und trägt beiderseits Spaltöffnungen, mehrzellige, spitze, feingekörnte Haare und grössere und kleinere Oeldrüsen. Das Mesophyll des Blattes zerfällt in die obere Pallisaden- und die untere Schwammschicht. Der Primärnerv zeigt auf dem Querschnitt einen breiten, fächerförmigen Holzkern aus radialen Gefässreihen und dem Siebtheil zusammengesetzt. Parenchym umgibt denselben und verbindet ihn mit dem Collenchym, das der Epidermis anliegt.

Chemie: Hauptbestandtheil ist das Salbeiöl, ein grünlich gelbes, ätherisches Oel von dem Geruch und Geschmack des Salbeis, welches in Alcohol von 90 pc. sich in jedem Verhältniss löst, schwach rechtsdrehend ist und ein spec. Gew. von 0,893—0,92 bei 15° C. besitzt. Es besteht aus Terpenen von der Formel $C^{10}H^{16}$, aber von verschiedenem Siedepunct, ferner aus einem Terpen von der Formel $C^{15}H^{24}$ und 260° Siedepunct, und ausserdem aus einem sauerstoffhaltigen Oel, Salviol genannt, $C^{10}H^{18}O$, welches bei 200° siedet und aus einem Campher, $C^{10}H^{16}O$, welcher mit dem Laurineencampher identisch, aber optisch inactiv ist. Das Vorkommen von Gerbsäure in den Salbeiblättern ist bestritten.

Handel: Salvia wird an denselben Orten wie Melissa cultivirt und gelangt von hier durch die Drogenhandlungen in unsere Officinen.

Verwendung: Die Salbeiblätter werden vielfach bei leichten Anginen besonders in Form von Species gebraucht.

Präparate besitzt die **R. Ph.** nicht mehr.

Folia Trifolii fibrini.

Bitterklee.

Der Bitterklee, früher Biberklee genannt, ist vielleicht, obgleich er in Südeuropa nicht vorkommt, schon von Theophrast angewendet worden. Die Botaniker des Mittelalters beschreiben die Pflanze und bilden sie auch ab. Sehr gebräuchlich scheint damals die Droge in Deutschland nicht gewesen zu sein. Die Stammpflanze, *Menyanthes trifoliata* L., aus der Familie der Gentianaceen, Bschr. Lrs. 571; Abb. Bg. u. S. X. d; Btl. a. Tr. 184; Ha. III. 14; N. v. E. 204; Pl. 87, ist ein Moor- und Sumpfbewohner Europas, Central-Asiens und Nord-Amerikas.

Aussehen: Ein bis 10 cm langer, runder Stiel trägt das dreitheilige Blatt, dessen Abschnitte rundlich eiförmig, gegen 8 cm lang und halb so breit, kahl, ganzrandig oder grob gekerbt, wenig oder gar nicht ausgeschweift und mit breiter Spitze versehen sind. Die letztere ist von einem stumpfen, weissen Höckerchen gekrönt und ebensolche sind auch an der Spitze der Kerbzähne angebracht. Ein am Grunde breiter, rinnig eingesunkener und längsfaltiger Hauptnerv durchzieht jeden Blattabschnitt und gibt zahlreiche Secundärnerven ab, welche bogenförmig zum Blattrand streben und Schlingen bilden. Die frischen Blätter sind etwas dicklich, fallen beim Trocknen sehr zusammen, behalten aber ihren rein bitteren Geschmack.

Anatomie: Oberseits ist die Epidermis aus polygonalen Tafelzellen und Spaltöffnungen gebildet, während auf der Unterseite die letzteren zwischen buchtigen Zellen eingelagert sind. Der Querschnitt der Blattspreite zeigt die gewöhnliche Theilung in Pallisadengewebe und lockeres Schwammgewebe, letzteres ist stärker als jenes entwickelt. Der Primärnerv enthält in seinem Querschnitt fünf bis sieben ovale, collaterale Gefässstränge, welche in einem nach der Unterseite convexen Bogen angeordnet sind und in einem Grundgewebe liegen, welches gleich demjenigen des Rhizoma Calami Seite 71 grosse Saftlücken besitzt, die durch einreihige Stränge von Parenchymzellen auseinander gehalten werden. In den Secundärnerven ist dieses lückige Gewebe durch lockeres Parenchymgewebe ersetzt.

Chemie: Der wichtigste Bestandtheil ist das Menyanthin, $C^{30}H^{46}O^{14}$ (?), ein amorphes Pulver von bitterem Geschmack, welches sich in Wasser und Weingeist, nicht in Aether löst. Beim Kochen mit verdünnten Mineralsäuren spaltet es sich in Zucker und Menyanthol, ein farbloses Oel von Bittermandelöl-Geruch und von saurer Reaction, das sich bei Behandlung mit Kali in eine krystallinische Säure umsetzt.

Verwendung: Der Bitterklee wird als Digestivum amarum gebraucht.

Präparate: Nur das Extractum Trifolii fibrini ist officinell.

Folia Coffeae.

Kaffeeblätter.

Die Stammpflanze des Kaffees, ein immergrüner Baum und Strauch, ist heimisch in Abyssinien und dessen südlichen Grenzländern, zwischen dem 12° und 6° nördl. Br., wo sie auch jetzt noch wild wächst und im Gebirge selbst bis 2500 m ü. d. M. angetroffen wird. Ausser *Coffea arabica* L., Bschr. Lrs. Pf. 624; Abb. ebend. 625 u. Btl. u. Tr. 144; Ha. IX. 32; Pl. 130, kommen noch zahlreiche andere Arten derselben Gattung weiter südlich im Inneren und an der

Westküste Afrikas von Niger bis zum Senegal und in Angola vor. Die Araber brachten die Kaffeefrucht zuerst nach Asien und von hieraus verbreitete sich mit dem Genuss des Kaffees die Cultur der Stammpflanze ausserordentlich rasch und ist jetzt längst über alle Tropengegenden der alten und neuen Welt ausgedehnt. Ausser den Samen (siehe Semen Coffeae) werden auch die Blätter wie diejenigen des Theestrauches und des Maté zu Aufgüssen als Nahrungs- und Genussmittel gebraucht.

Aussehen: Die Blätter von *Coffea arabica* L., einem 6—8 m hohen immergrünen Baume, sind eiförmig länglich, bis 18 cm lang und 6 cm breit, mit schlanker, fast geschwänzter Spitze und am Grunde in den 1 cm langen Stiel verschmälert. Die Blattspreite ist lederig, kahl, oberseits glänzend dunkelgrün, unterseits matt und hellgrün, ganzrandig, aber der Rand mehr oder weniger stark wellig. Von dem unterseits stärker hervortretenden Primärnerven zweigen sich in spitzem Winkel Secundärnerven ab und zeigen an ihrem Ursprung oberseits — frische Blätter deutlicher als getrocknete — eine kleine, rundlich warzenförmige Erhöhung der Epidermis. Sie verlaufen zunächst in ziemlich gerader Richtung und einander parallel, schräg aufwärts gegen den Rand und bilden in einiger Entfernung von demselben Anastomosen. Zwischen letzteren und dem Blattrande und ebenso zwischen den Secundärnerven stellen tertiäre Nerven mit ihren Verzweigungen ein engeres Maschennetz her. Die Blätter besitzen frisch und getrocknet keinen besonderen Geruch. Der Geschmack der frischen Blätter ist bitter und herb.

Anatomie: Die Epidermiszellen sind beiderseits in der Flächenansicht buchtig begrenzt, umschliessen auf der unteren Blattseite zahlreiche Spaltöffnungen. Der Querschnitt der Blattspreite zeigt Pallisaden- und lockeres Schwammgewebe. Der Primärnerv enthält in seinem unteren Theil einen im Querschnitt querovalen Holzkern aus radialen Gefässreihen, der ein centrales Mark einschliesst und von dem Siebtheil umgeben ist. An der Grenze des Letzteren liegen vereinzelte, im Querschnitt polygonale, vertical verlängerte, verholzte Sclerenchymzellen. Nach der Oberseite des Nerven zu sind dem Siebtheil angelagert zwei kleinere rundliche Gefässstränge und seitlich von diesen durch Parenchymgewebe getrennt liegen je ein oder zwei unvollständig kreisförmige Gefässstränge. In der Mitte des Blattes ist der Holzkern des Primärnerven gewöhnlich kreisrund, an der Spitze dagegen im Querschnitt planconvex und hier liegt an seiner flachen Seite eine chlorophyllhaltige Pallisadenschicht, welche mit denjenigen beider Blatthälften zusammenhängt. Parenchym und unter der Epidermis gelegenes Collenchym füllt den übrigen Raum des Nerven aus. Der Gefässstrang der Secundärnerven erscheint im Anfang kreisrund und nimmt in ähnlicher Weise wie im Hauptnerven ab.

Chemie: Die Kaffeeblätter enthalten bis 1,25 pc. Coffeïn und auch Kaffeegerbsäure. Siehe unter Sem. Coffeae.

Handel: Härär, die Handelsmetropole der Galla-Länder, betreibt ausgedehnten Handel mit Kaffeeblättern.

Verwendung: Die Blätter werden geröstet und dann in Afrika wie Theeblätter und auch auf Sumatra als Surrogat derselben benutzt, geben aber ein sehr bitteres Getränke.

Folia Taraxaci.

Löwenzahnblätter.

Die ganze Stammpflanze, *Taraxacum officinale* Wiggers, soll im Frühjahr vor der Blüthezeit gesammelt und getrocknet werden. Die Beschreibung der Wurzel siehe S. 49.

Aussehen: Die Blätter sind grundständig, haben einen verkehrt lanzettförmigen Umriss, werden 10—20—40 cm lang und im letzteren Fall an der breitesten Stelle bis 12 cm breit, enden mit einer stumpfen Spitze und verjüngen sich nach unten in den langen, meist violett gefärbten oder gefleckten Blattstiel, welcher an seinem Wurzelansatz scheidenartig verbreitert ist. In der oberen Hälfte sind die Blätter grob schrottsägeförmig ungleich gelappt und mit einem dreieckigen, zugespitzten Endlappen versehen. Die seitlichen Lappen nehmen nach unten zu an Grösse ab, sind ganzrandig oder unregelmässig gezähnt. Die untere Hälfte des Blattes, die sich verjüngend fast flügelförmig an dem Blattstiel lang herabzieht, ist nur ungleich gezähnt und die Zähne öfters lang zugespitzt. Die Blattoberseite ist dunkler grün und kahl oder auch bisweilen etwas wollig behaart, die Unterseite heller grün und glänzend. Der breite Primärnerv frischer Blätter ist häufig violett gefleckt oder grünlich glänzend gefärbt, mit einem Stich ins Violette, auch öfters etwas stärker behaart. Von ihm gehen beiderseits Secundärnerven, theils in rechtem, theils in spitzem Winkel ab und verlaufen theils bogenförmig, theils ziemlich gerade oder bald eckig hin- und hergekrümmt, bis sie in der Nähe des Blattrandes sich theilen und Schlingen bilden. Die frischen Blätter milchen stark, getrocknete sind geruchlos und von rein bitterem Geschmack.

Anatomie: Ober- und Unterseite ist von buchtigen Epidermiszellen mit Spaltöffnungen überzogen. Der Querschnitt der Blattspreite theilt sich in die gewöhnliche Pallisadenschicht und lacunöses Gewebe. Den Querschnitt des Blattstiels nimmt ein parenchymatöses Grundgewebe ein. In demselben lagern in einem der Unterseite des Stiels parallelen Bogen gewöhnlich sieben breit ovale, durch Parenchym von einander getrennte, grössere, collaterale Gefässbündel. Jedes derselben ist an seiner Peripherie ringsum von einer grösseren Anzahl von Milchsaftschläuchen eingefasst. Entsprechend der oberen abgeflachten Seite des Stengels liegen im Grundgewebe in gerader Linie 6—7 oder mehr kleinere Gefässbündel und jedes ist von einem oder von zwei Milchsaftgängen begleitet. Nach der Spitze des Blattes zu nimmt die Zahl der Gefässbündel ab, so dass schliesslich nur noch ein grösseres übrig bleibt. Die Haare des Stengels sind mehrzellig und an den Verbindungszellen etwas eingeschnürt.

Chemie und **Verwendung** siehe unter Radix Taraxaci.

Folia Farfarae.

Huflattigblätter.

Die Blätter des Huflattigs wurden schon von Hippokrates und seiner Schule innerlich und äusserlich angewendet. Die Stammpflanze, *Tussilago Farfara* L., eine Anfangs Frühjahr blühende Composite, ist in den mittleren und nördlichen Ländern der alten Welt sehr gemein und auch bereits in Nordamerika eingebürgert. Bschr. Lrs. Pf. 690; Bg. u. S. VII. d; Ha. II. 16; N. v. E. 237; Pl. 629.

Aussehen: Die Blätter werden bis 10 cm lang und ebenso breit, haben einen langen, filzig behaarten, oberwärts rinnigen Stiel, einen rundlich herzförmigen Umriss mit wenig hervortretender Spitze, mehr oder weniger herzförmigem Grunde und eckigem, ausgeschweift gezähntem Rande. Jeder Zahn trägt eine kurze, dicke, knorpelige Spitze. Die dickliche Blattspreite ist oberseits gesättigt grün und kahl, unterseits durch lange Haare weissfilzig. Der auf der Oberseite bei entwickelten Blättern meist violette, bei jüngeren grüne Hauptnerv tritt ebenso wie die Secundär- und Tertiärnerven auf der Unterseite stärker hervor. Die Blätter sind geruchlos und schmecken frisch etwas säuerlich herb und kaum bitter, getrocknet entbehren sie jedes hervortretenden Geschmackes.

Anatomie: Die Oberseite der Blätter ist von polygonalen Epidermiszellen und Spaltöffnungen, die Unterseite von buchtig begrenzten Zellen und zahlreichen Stomata überzogen. Ausserdem ist letztere Seite mit langen, mehrzelligen, verschlungenen Haaren dicht besetzt. Der

Querschnitt der Blattspreite ist von einer dreieckigen Schicht Pallisadengewebe und nach unten von polygonalen Zellen in Form von lacunösem Gewebe eingenommen. Den Primärnerven durchziehen fünf durch Parenchym weit von einander getrennte, im Querschnitt ovale Gefässbündel. Sie stehen in einem nach der oberen Seite zu offenen Halbkreis. Jedes Bündel setzt sich aus einem im Querschnitt planconvexen Holzkern, einem breiten bandförmigen Phloëm und einem planconvexen Theil stark verdickter Sclerenchymzellen zusammen. Auch an der convexen Seite des Holzkerns liegen etwelche Sclerenchymzellen. Das parenchymatöse Grundgewebe ist durch eine oder zwei Reihen Collenchym mit der Epidermis verbunden.

Chemie: Pflanzenschleim, Gerbstoff und angeblich ein nicht näher untersuchter Bitterstoff werden als Bestandtheile angeführt.

Verwechselungen: Die sehr ähnlichen Blätter von *Petasites officinalis* Mönch, Abb. Ha. VI. 17. 18; Pl. 680, werden sehr viel grösser, haben einen mehr nierenförmigen und nicht eckigen, sondern rundlichen Umriss und sind auf der Unterfläche nur fein behaart. *Petasites tomentosus* DC. hat grosse und unterseits weissfilzige Blätter, die aber nierenförmig sind.

Verwendung: Die Blätter werden für sich allein wohl nur noch in der Volksmedicin benutzt.

Präparate: Als Bestandtheil der Species pectorales findet die Droge medicinische Anwendung.

d. Kräuter, Herbae.

1. Kräuter aus der Abtheilung der Gymnospermen.

Herbae s. Summitates Sabinae.

Sabinakraut.

Das Kraut des Sadebaums oder Sevenbaums galt schon den alten Römern als Arzneimittel. Die Stammpflanze, ein diöcischer Baum oder Strauch, *Juniperus Sabina* L., aus der Familie der Coniferen-Cupressineen, gehört eigentlich der alten Welt an und ist in den Ländern der nördlichen Halbkugel zwischen dem 37.° und 50.° nördl. Breite in der Ebene und auch auf Gebirgen (bis 2800 m über d. M.) heimisch. Bschr. Lrs. Pf. 219; Abb. Bg. u. S. XXX.a; Btl. a. Tr.

254; N. v. E. 87. Schon Karl der Grosse veranlasste ihre Cultur und jetzt wird sie in viel nördlicheren Gegenden, selbst in Scandinavien, gezogen und ist auch in Amerika eingebürgert. Die **R. Ph.** lässt die Zweigspitzen sowohl der wild wachsenden wie der cultivirten Pflanze zu.

Aussehen: Dieselben tragen gegenständige, kleine, 1,5—5,0 mm lange, lanzettförmige oder lineal-lanzettliche oder rhombisch-längliche, dickliche, zugespitzte, aussen convexe, innen concave Blättchen, welche auf der Mitte des Rückens eine länglich-vertiefte Oeldrüse zeigen, in vierzeiliger Anordnung. Bald sind die Blättchen sehr dicht gestellt und angedrückt, so dass die Spitze des unteren einen Theil des oberen Blättchens bedeckt, bald sind sie weiter auseinander gerückt und dann erscheint die Blattspitze fast stachelig zugeschärft und etwas abstehend. Zweige der weiblichen Pflanze tragen häufig auch Früchte, welche einzeln an einem kurzen, gekrümmten Stiele sitzen und rundlich-eiförmige, unregelmässig-höckerige Zapfenbeeren von höchstens 5 mm Durchmesser und schwarzblauer oder bräunlicher und grau bereifter Oberfläche darstellen. Sie enthalten 1—4 Samenknospen. Früchte und Blättchen besitzen einen eigenthümlichen, nicht gerade angenehmen, stark gewürzhaften Geruch und Geschmack. Die Rinde der Zweige ist kaum aromatisch und das Holz ist frei von Harz und von ätherischem Oel.

Anatomie: Die von einer starken Cuticula überzogene, kahle Epidermis ist auf der Rücken- oder Unterseite der Blätter aus in der Flächenansicht gestreckt-polygonalen, derbwandigen, porösen Zellen und zwei Reihen von Spaltöffnungen, welche zur Seite der Mittellinie liegen, zusammengefügt. Die Epidermiszellen der Innen- oder Oberseite sind wellig begrenzt, dünnwandiger und auf jeder Blatthälfte von zwei Spaltenreihen unterbrochen. Auf dem Querschnitt sind die Epidermiszellen klein und derbwandig und nach aussen gewölbt. Nach innen von der äusseren Epidermisschicht folgt eine Lage Sclerenchymzellen, welche aber da fehlt, wo der Oelbehälter die Epidermis vorwölbt. Dieser im Querschnitt ovale Oelbehälter liegt mit seiner Längsaxe senkrecht zur Epidermis und ist zunächst von mehreren Lagen kleiner Zellen eingefasst. Der hypodermatischen Sclerenchymschicht ist kurzes Pallisadengewebe angelagert. Ein ganz flacher Bogen aus wenigen Radialreihen von Gefässen liegt vor dem Oelbehälter und ist jederseits von einer Anzahl verholzter, bis auf ein punktförmiges Lumen verdickter, polygonaler, axil gestreckter Sclerenchymzellen begrenzt. Der Querschnitt des Zweiges zeigt einen runden, ganz geschlossenen, markhaltigen Holzring, dessen Siebtheil durch einen zweireihigen Ring stark verdickter und verholzter Sclerenchymzellen von der Aussenrinde getrennt wird.

Chemie: Die Zweige sammt Blättchen und Früchtchen enthalten neben Gerbstoff, Harz, Zucker etwa 2—4 pc. ätherisches Oel, welches farblos oder gelblich und dünnflüssig ist, das spec. Gew. 0,895—0,92 bei 17,5°, einen eigenthümlichen, widerlichen Geruch und brennend bitteren Geschmack besitzt. Es löst sich in 2 Theilen Weingeist von 90 pc., ist rechtsdrehend und besteht zum allergrössten Theil aus einem Terpen, $C^{10}H^{16}$, welches zwischen 155° und 160° siedet. Die Früchte sollen bis 10 pc. Oel geben.

Verwechselungen: Die Zweigspitzen des in Nordamerika von Florida bis nach Canada verbreiteten *Juniperus virginiana* L. besitzen häufig längere (12 mm) Blättchen, welche weiter auseinander gerückt sind, mit längerer, scharf zulaufender und abstehender Spitze. Ihre Früchte sitzen an einem aufrechten, nicht gekrümmten Zweiglein. Die Spitze hier cultivirter Sträucher sind übrigens nicht immer mit Sicherheit von denjenigen cultivirter Sabina zu unterscheiden. Das ätherische Oel des amerikanischen Juniperus ist weniger stark rechtsdrehend, scheint auch in chemischer Hinsicht Unterschiede darzubieten, besitzt einen weniger starken Geruch und kommt in Blättern auch nur spärlicher vor. Anatomisch bieten die Blätter keine Unterschiede dar. *Juniperus phoenicea* L., welcher im Mittelmeergebiet neben Sabina vorkommt, hat rundliche Aestchen und kleinere, angedrückte, stark gewölbte, bisweilen sechszeilig angeordnete Blättchen, die einander gewöhnlich gar nicht decken. Zweige des weiblichen Strauches bringen dunkelrothe, an aufrechtem Stiele sitzende Früchte zur Reife. Die Blättchen unterscheiden sich anatomisch durch das Vorkommen von Steinzellen im Mesophyll. Jüngere Zweige von *Thuja occidentalis* L., dem in Nordamerika von Canada bis Virginien und Carolina einheimischen, bei uns in Gärten vielfach gezogenen Lebensbaume, sind flach und mit gegenständigen, vierzeilig gestellten, kleinen, angedrückten, verkehrt eiförmigen Blättchen, welche auf dem Rücken unter der Spitze eine erhabene, rundliche Oeldrüse tragen, dicht besetzt. An den flachen Seiten decken die Blättchen mit ihrer Spitze die nächst höheren, an den Kanten sind die Blättchen kahnförmig zusammengedrückt, meist ohne Rückendrüse, kürzer, erreichen die nächst höheren mit ihrer Spitze nicht und geben dadurch den Zweigen ein gegliedertes Ansehen. Die Früchte sind eiförmig, 9—13 mm lang, hängend, zimmtbraun, mit unteren grösseren, ovalen und oberen linealischen Schuppen. Sie enthalten ein scharf schmeckendes, eigenthümlich riechendes, ätherisches Oel, welches aus zwei sauerstoffhaltigen Oelen von der Zusammensetzung $C^{10}H^{16}O$ und von entgegengesetzter Wirkung auf den polarisirten Lichtstrahl und aus etwa 10 pc. Terpen, $C^{10}H^{16}$, besteht und nach Art des Camphers auf den thierischen Organismus einwirkt. Die Zweigspitzen des in China und Japan heimischen, in Mittelasien angepflanzten und verwilderten, bei uns in Gärten gezogenen, orientalischen Lebensbaumes, *Thuja orientalis* = *Biota orientalis* Endlicher, Bschr. Lrs. B. II. 100, sind nicht zusammengedrückt, erscheinen nicht so stark gegliedert, haben kleinere, eiförmige, stumpfliche Blätter, welche auf der Mitte des Rückens eine rinnig-vertiefte Oeldrüse besitzen. Ihr ätherisches Oel ist noch nicht genauer untersucht. Die Zweige des Cypressenbaumes, *Cupressus sempervirens* L., Bschr. Lrs. B. II. 101, sind häufig zusammengedrückt, vierkantig, die Blättchen vierzeilig-dachziegelig angeordnet, mit der grösseren unteren Hälfte angewachsen, an der Spitze dicklich, aussen gewölbt und mit einer mehr oder minder deutlichen Oeldrüse versehen.

Verwendung: Die Summitates Sabinae stehen im Rufe, eine besondere Einwirkung auf die weiblichen Geschlechtsorgane zu besitzen und werden deshalb bei Menostasie gebraucht und zu abortiven Zwecken vom Volke missbraucht. Aeusserlich dienen sie zur Beseitigung von krankhaften Wucherungen und zu Einspritzungen in Aufgussform.

Präparate: Das Extractum und Unguentum Sabinae sind noch officinell, während das Oleum Sabinae keine Aufnahme in die **R. Ph.** gefunden hat.

2. *Kräuter aus der Abtheilung der Dicotyledonen.*

Herba Matico.

Matico.

Zu Ende der dreissiger Jahre wurden die Maticoblätter in Europa als Arzneimittel empfohlen und neuerdings wieder von Frankreich aus in pomphafter Weise angepriesen. Die Stammpflanze, *Arthante elongata* Miquel = *Piper angustifolium* Ruiz et Pavon, eine Piperacee, Bschr. Lrs. B. 514; Abb. Btl. a. Tr. 242, ist in Columbien, Venezuela, Brasilien, Peru und Bolivia, auch auf Cuba heimisch. Blätter gemengt mit Blüthenkolben und Stengelresten, meist in stark zertrümmerter Form, bilden die Handelswaare.

Aussehen: Die Blätter sind länglich-eiförmig, 10—20 cm lang und 4 cm breit, dicklich, starr und zerbrechlich, oben zugespitzt, am Grunde ungleich herzförmig oder ungleich abgerundet, kurz und dick gestielt. Die Blattspreite ist am Rande stumpf gekerbt, oberseits dunkelgrün, gewölbt, kleinrunzelig und rauh durch kurze, spitze Haare, unterseits graufilzig. Im durchfallenden Lichte erscheint sie drüsig punktirt. Von dem Primärnerv gehen unter spitzem Winkel Secundärnerven ab, welche wie jener namentlich unterseits stark hervortreten und bogenförmig meist zum Blattrande streben. Die beiden obersten verlaufen bis in die Blattspitze. Zwischen den Secundärnerven bilden tertiäre und quartäre, welche unterseits scharf hervortreten, kleine polygonale oder fast quadratische Maschen. — Die meist in kleine Stücke zerbrochenen Blüthenkolben sind cylindrisch, 12—15 cm lang, bis 3 mm dick und sitzen häufig noch an Bruchstücken des flaumigen Stengels.

Anatomie: Die von der Cuticula bedeckte Epidermis ist auf der Oberseite aus polygonalen Tafelzellen ohne Spaltöffnungen zusammengesetzt und trägt starre, knotige Haare. Die Unterseite ist kurzfilzig, mit langen, mehrzelligen, an den Querwänden etwas aufgetriebenen Haaren besetzt. Die Epidermiszellen sind auch hier polygonale Tafelzellen, zwischen welchen zahlreiche Spaltöffnungen eingestreut liegen. Das Blatt besitzt keine Hautdrüsen. Auf dem Querschnitt des Blattes erkennt man unter der oberen Cuticula eine zweireihige Epidermis, an welche sich eine Pallisadenschicht anlegt, in welcher zahlreiche, ovale, mit der Längsaxe senkrecht zur Oberfläche gerichtete Oelräume dicht unter der Epidermis eingebettet sind. Den unteren Theil des Mesophylls nimmt Schwammgewebe ein. Im Querschnitt des Primärnerven liegen 8—9 keilförmige Fibrovasalstränge, welche durch Parenchym mehr oder weniger von einander getrennt sind. Der Holztheil ist aus radialen Gefässreihen aufgebaut und grenzt mit dem zugespitzten Ende an das Mark, in welchem vereinzelte dickwandige, verholzte Zellen zwischen dem Parenchym auftreten. Auf der entgegengesetzten, breiteren Seite liegt der Siebtheil, welcher durch zwei Reihen derbwandiger, polygonaler, axil gestreckter und verholzter Zellen von dem umgebenden Parenchym der Rinde getrennt wird. In diesem Parenchym liegen meist noch einzelne oder zu 2—4 vereinigte, grössere Zellen mit verdickter, verholzter Wand. Mehrreihiges Collenchym verbindet das Parenchym mit der Epidermis.

Chemie: Matico liefert im Durchschnitt 2,7 pc. ätherisches Oel, welches sich nach Flückiger in einen unter 200° überdestillirenden, flüssigen Bestandtheil und ein in langen Nadeln krystallisirendes Stearopten trennen lässt. Letzteres entspricht der Formel $C^{12}H^{20}O$, ist geruch- und geschmacklos, löst sich nicht in Aetzkali, schmilzt je nach dem Grade seiner Reinheit bei 94°—103° C. Schwefelsäure löst es mit gelber Farbe, die allmählich in violett übergeht und durch Zusatz einer Spur Salpetersäure schön blau wird. Salzsäuregas löst den Campher zu einer violetten Flüssigkeit, welche allmählich blau wird, aber nicht krystallisirt. Ein Bitterstoff und eine krystallisirende Arthantasäure und endlich Gerbsäure sind ausserdem in den Blättern nachgewiesen.

Handel: Matico wird aus Bolivia und Peru, hauptsächlich aus dem Hafen von Arica und über Panama, fest zusammengepresst in Ballen exportirt.

Verwendung: In ihrem Vaterland gelten die Blätter als blutungstillendes Medicament, während sie in Europa neuerdings von Frankreich aus gegen Syphilis empfohlen worden sind.

Herba Cannabis indicae.

Indischer Hanf.

In Asien, besonders Indien und China, ist neben dem technischen auch der medicinische Gebrauch des Hanfs vermuthlich seit den ältesten Zeiten geübt worden. Von hier aus gelangte die Kenntniss der Pflanze und namentlich auch diejenige ihrer Verwerthung zu Gespinnsten und ihres Gebrauches als berauschendes Genussmittel nach Afrika und auf verschiedenen Wegen nach dem Abendlande. Jedenfalls war das klassische Alterthum mit der Benutzung der Hanfpflanze nach den verschiedensten Richtungen hin völlig vertraut. Im deutschen Mittelalter scheint nur der Hanfsamen medicinischen Zwecken gedient zu haben und die gleiche Verwerthung des indischen Hanfs hat hier erst im 17. Jahrhundert begonnen. Die Stammpflanze, *Cannabis sativa* L., eine einjährige, diöcische Urticacee, ist ursprünglich im westlichen und centralen Asien heimisch, wo sie auch jetzt noch wild angetroffen wird. Jetzt bauen dieselbe fast alle Culturländer wegen ihrer werthvollen Bastfaser im Grossen an. Bschr. Lrs. Pf. 375; Abb. Bg. u. S. XIXb; Btl. a. Tr. 231; Ha. VIII. 35; N. v. E. 102. Die **R. Ph.** verlangt zu medicinischer Verwendung die unter dem Namen Bhang zu Anfang der Fruchtreife gesammelten Zweigspitzen der weiblichen Stengel oder die davon abgestreiften Blätter der ostasiatischen Varietät, welche eine Zeit lang als *Cannabis indica* Lamarck für eine besondere Art angegeben wurde.

Aussehen: Der aufrechte, angedrückt behaarte Stengel der weiblichen Pflanze trägt zusammengesetzte und einfache Blätter. Die unteren sind gestielt und handförmig-fünf- bis neuntheilig, weiter nach oben nur dreitheilig und die obersten sind ungetheilt. Die Theilblättchen sind lanzettlich, oben spitz und unten verschmälert. Das unpaarige, mittlere übertrifft die anderen in der Grösse. Alle sind am Rande grob und scharf gesägt. Der Mittelnerv der rauhaarigen Blattspreite sendet in spitzem Winkel Secundärnerven ab, welche scharf aufwärts zu je einem Blattzahn hinziehen und unterseits stärker hervortreten.

Der weibliche Blüthenstand stellt eine achselständige, beblätterte Scheinähre vor, deren paarweise stehenden Blüthen von einem behaarten, lanzettlichen Deckblatt gestützt werden. Die einzelne Blüthe bildet ein oberständiger, eirunder, einfächeriger und eineiiger Fruchtknoten mit zwei langen, fadenförmigen Narben, welcher zur Hälfte von einem häutigen Perigon dicht umgeben und von einem ovalen, lang zugespitzten, stark behaarten und drüsigen Deckblatt scheidenförmig so vollständig umschlossen ist, dass nur die Narben vorschauen. Abb. Lrs. Pf. 253. Die Frucht ist ein glattes, ovales, etwas zusammengedrücktes, auf den Kanten gekieltes, grünlichgraues Nüsschen. (Siehe Fr. Cannabis.)

Der männliche Blüthenstand besteht aus einer unterwärts belaubten, achselständigen Rispe, deren Einzelblüthen aus einem fünfblättrigen, gelblichgrünen Perigon und fünf hängenden Staubfäden zusammengesetzt sind.

Anatomie: Die Blattoberseite zeigt wellig-polygonale Tafelzellen, die Unterseite buchtig begrenzte Epidermiszellen und zahlreiche Spaltöffnungen. Beide Blattseiten tragen einzellige, etwas gekrümmte, anliegende, derbwandige, am oberen Ende stachelspitzige, am unteren blasig aufgetriebene Haare, zwischen Epidermishügel eingesenkt. Oberseits sind diese Haare kürzer, unterseits länger, fast alle enthalten in dem blasigen Hohlraum einen von der Seitenwand herabhängenden Cystolithen aus Calciumcarbonat oder geschichtete Ablagerungen des Calciumsalzes. Ausserdem sind kleine Drüsenhaare mit einzelligem Stiel und zwei- bis vierzelligem Kopfe und grosse Oel- oder Harzdrüsen mit kurzer Stielzelle, 8—16 rosettenartig gestellten Drüsenzellen und der durch den Inhalt schirmartig emporgehobenen Cuticula sehr reichlich vorhanden. Der Querschnitt des Blattes enthält ein Pallisadengewebe, das doppelt so stark ist, als das Schwammgewebe; jenes sowohl wie dieses ist reich an Calciumoxalatdrusen, die auch in den Blattnerven reichlich abgelagert sind. Im Querschnitt des Primärnerven liegt ein hufeisenförmiger Holzkern aus radialen Gefässreihen ohne besondere Stützzellen. Mit der Epidermis verbindet Collenchym das den Gefässstrang umgebende Parenchym. Der Stengel besitzt einen markhaltigen, geschlossenen Holzring, dessen radialgereihte Gefässe weiter sind als die dickwandigen, radial gerichteten Holzfasern. Der Siebtheil wird von einem unterbrochenen, zweireihigen Ring verholzter, langer Sclerenchymzellen begrenzt. Collenchym ist auch hier der Epidermis angelagert. Das Deckblatt der weiblichen Blüthe trägt ausser den oben genannten beiden Arten von Drüsen noch lange, dünnwandige Haare, welche leicht zusammenfallen. In seinem Mesophyll sind zahlreiche Krystalldrusen abgesondert. Die Wand des Fruchtknotens ist mit grösseren Drüsenhaaren und die Narbenlappen sind mit langen, dünnwandigen, haarartigen, collabirenden Papillen besetzt.

Chemie: Der indische Hanf, besonders die weibliche Pflanze, schwitzt ein gelblichgrünes Harz aus, welches gesammelt und getrocknet unter dem Namen Charas oder Churus als Berauschungsmittel einen vielgesuchten Artikel des indischen Binnenhandels ausmacht. Der nach Europa gelangende indische Hanf enthält bis 20 pc. Harz; der in Europa und Amerika gezogene ergibt viel weniger. Ein aus dem Harze dargestelltes alcoholisches, braunes Extract wird von England aus unter dem Namen Cannabin als der wirksame Bestandtheil, den man aber noch nicht genau kennt, in den Handel gebracht. Aus demselben ist in den fünfziger Jahren ein in Alcohol, Aether und ätherischen Oelen löslicher, harziger Bitterstoff isolirt worden, welcher bei Behandlung mit Salpetersäure das krystallisirende Oxycannabin, $C^{20}H^{20}N^2O^7$, liefern soll. Neuerdings ist aus den Blättern des indischen Hanfs ein flüchtiges Alcaloid dargestellt worden, welches über Schwefelsäure getrocknet einen gelben, durchsichtigen Firniss darstellt, mit Säuren Salze bildet und den Namen Cannabinin erhalten hat. Das Tannat dieses Alcaloids, welches E. Merck in Darmstadt fabrikmässig darstellt, hat in ärztlichen Kreisen rasch Anklang gefunden.

Handel: Aus Indien gelangen in den europäischen Handel zwei Sorten Hanf. Die eine wird unter der Bezeichnung Bhang oder Siddhi eingeführt und besteht aus den zur Blüthezeit abgestreiften und zerkleinerten Blättern. Die zweite Handelssorte heisst Ganjah und stellt die nach dem Abstreifen der Blätter zurückgebliebenen Spitzen der weiblichen Pflanze dar, welche aus den weiblichen Scheinähren und Deckblättern besteht.

Verwendung: Der indische Hanf und die daraus dargestellten Präparate werden als anodyne und hypnotische Narcotica gebraucht, haben sich aber im Grossen und Ganzen bis jetzt keine grosse Anerkennung errungen.

Präparate: Das Extractum und die Tinctura Cannabis indicae sind officinell.

Herba Cochleariae.

Löffelkraut.

Das Löffelkraut, dessen die medicinischen Schriften der Alten keine Erwähnung thun, wurde im 16. Jahrhundert als Heilmittel gegen Scorbut empfohlen. Es stammt ab von *Cochlearia officinalis* L., einer Crucifere, welche vorzugsweise an den Ufern der Ost- und Nordsee und an den nordöstlichen Küsten von Nordamerika bis Labrador vorkommt. Nur sehr spärlich wächst sie im Innern des europäischen Continents auf salzreichem Boden, so in der Umgebung von Soden bei Frankfurt, in der Nähe von Aachen in der Rheinprovinz, in Westphalen bei Dissen und bei Brilon, im Lippeschen bei Salzufeln, in Steiermark bei Mariazell, ferner in der Umgebung von Wien und in einzelnen Gegenden der Schweiz und der Pyrenäen. In Gärten wird das Kraut hie und da cultivirt. Bschr. Lrs. Pf. 412; Abb. Bg. u. S. XIe; Ha. V. 28; N. v. E. 399; Pl. 512. Die **R. Ph.** verlangt das zur Blüthezeit gesammelte Kraut, sowie auch die sehr langgestielten Blätter der noch nicht zur Blüthe gelangten Pflanze.

Aussehen: Der kantig geriefte, hellgrüne und kahle Stengel, welcher 15—30 cm hoch wird, besitzt fleischige, 2—3 cm messende Blätter, von welchen die grundständigen lang gestielt, breit-eiförmig, am oberen Ende stumpf oder abgerundet, am Grunde schwach herzförmig, am Rande ganz oder ausgeschweift sind, während die kleineren Stengelblätter von spitzeiförmigem Umrisse, mit herz- oder herz-pfeilförmigem Grunde, sitzend und stengelumfassend sind.

Der Blüthenstand ist eine reichblüthige Traube. Die einzelne Blüthe besitzt eiförmig-stumpfe, oft roth überlaufene, weisshäutig gerandete Kelchblätter und doppelt so lange, weisse, verkehrt-eiförmige Kronblätter. Die äusseren Staubgefässe sind wenig kürzer als die inneren, die Antheren gelb. Der rundlich-eiförmige Fruchtknoten ist etwas länger als sein Griffel und enthält in jedem Fache 2—5 Samenknospen. Die Frucht ist ein zweifächeriges Schötchen. — Das Löffelkraut schmeckt in frischem Zustand scharfsalzig und bitter und verbreitet beim Zerstossen einen schwach senfartigen Geruch. Getrocknet ist das Kraut geruchlos und schmeckt kaum bitter.

Anatomie: Die wellig-polygonalen Epidermiszellen der Blattoberseite umschliessen Gruppen von 4—8 Spaltöffnungen. Auf der Unterseite sind die Spalten sehr zahlreich und gleichmässig vertheilt. Der Querschnitt des Blattes zeigt unter der feingekräuselten Cuticula oberseits ein dichtes und unterseits ein lakunöses Gewebe. Im Mediannerv begegnet man auf dem Querschnitt mehreren Gefässsträngen mit nicht verholzten, derbwandigen Stützzellen, welche an das lockere Parenchym grenzen und durch dieses mit dem subepidermidalen Collenchym zusammenhängen. Der Querschnitt des Blattstiels weist einen hufeisenförmigen Holzkern auf, welcher sich aus einer Anzahl ovaler Gefässstränge mit Weichbast und einer breiten Schicht mässig verdickter Zellen aufbaut und von lockerem Parenchym begrenzt ist. Im Stengel sind nach Ad. Meyer (Anat. Characteristik offic. Blätter und Kräuter S. 5) die primären Gefässbündel durch Sclerenchym zu geschlossenen Ringen verbunden. Seine Kanten führen Collenchym unter der Epidermis. Die Kelchblätter sind beiderseits mit polygonalen Epidermiszellen und Spaltöffnungen ausgekleidet. Die Blüthenblätter tragen auf der Aussenseite gestreckte, im oberen Theil polygonale Epidermiszellen. Auf der Innenseite sind sie papillär mit zarten Leistchen.

Chemie: Frisches Löffelkraut gibt 0,25—0,5 pro Mille ätherisches Oel, C^5H^9NS, welches bei 159⁰—160⁰ siedet, das spec. Gew. 0,944 besitzt und wesentlich aus Isobutyl oder Isosulfocyanat des secundären Butylalcohols besteht.

Verwendung: Das Löffelkraut wird nur zur Bereitung des officinellen Spiritus Cochleariae benutzt und dieser dient zu Collutorien und Gargarismen und zu Bepinselungen des Zahnfleisches.

Herba Violae tricoloris.

Stiefmütterchen.

Wenn die alten Griechen und Römer dies fast über ganz Europa, Nordasien und Nordamerika verbreitete Unkraut gekannt haben, erwähnen doch die uns erhaltenen Schriften derselben nichts von seiner medicinischen Verwerthung. *Viola tricolor* L., aus der Familie der Violaceen, Bschr. Lrs. Pf. 418; Abb. Bg. u. S. XVIc; Ha. III. 4 u. 5; N. v. E. 387; Pl. 641, findet sich im 16. Jahrhundert in Deutschland als Arzneipflanze beschrieben und abgebildet. Die **R. Ph.** verlangt das blühende Kraut mit dem hohlen, kantigen Stengel der wildwachsenden Pflanze.

Aussehen: Der einfache oder vom Grunde an ästige, aufrechte oder niederliegende Stengel wird bis 20 cm lang, ist dreikantig, kahl oder rauh flaumhaarig und trägt verschieden gestaltete Blätter. Die untersten sind gestielt, rundlich-eiförmig oder fast herzförmig, die oberen länglich-eiförmig, vorn stumpf und am Grunde in den Stiel verschmälert, am Rande gekerbt. Zwei grosse leierförmige, fiedertheilige Nebenblätter, welche länger als der Blattstiel sind und aus linealen Seitenzipfeln und einem fast das Blatt an Grösse erreichenden Endlappen bestehen, begleiten die Blätter. Jede Blattspreite wird von einem unterwärts stärker hervortretenden Mediannerv durchzogen, welcher unter spitzem Winkel schlingenbildende Secundärnerven aussendet. Die Blüthen sitzen einzeln an je einem bis 10 cm langen, achselständigen, am oberen Ende hakenförmig gekrümmten Stiele. Ihr Kelch besteht aus fünf fast gleichgrossen, am Grunde mit einem nach rückwärts gerichteten Anhängsel versehenen Blättern. Die Blumenkrone, welche bei *Viola tricolor* var. *arvensis* Koch kleiner als der Kelch und hellgelb oder violett gefleckt ist, setzt sich aus fünf ungleichgrossen, verschieden gestalteten Blättern zusammen, von welchen das unpaarige, untere am grössten und am Grunde mit einem hohlen Sporn versehen ist. Bei der seltner vorkommenden *Viola tricolor* var. *vulgaris* Koch ist die Blumenkrone grösser als der Kelch und ihre beiden oberen Blumenblätter sind sammtartig dunkelviolett, die drei unteren im Grunde gelb, dann weiss und vorn violett gestreift. In frischem Zustande schmeckt das Kraut schleimig und süsslich, getrocknet ist es geschmack- und fast geruchlos.

Anatomie: Die Oberfläche des Blattes besitzt oberseits polygonale, unterseits wellige Epidermiszellen und beiderseits Spaltöffnungen, am Rande und an der Unterseite der Rippen einzellige, kurze, stumpfkegelförmige, starkwandige, warzige Haare. Die Zahnspitzen der Haupt- und Nebenblätter sind durch keilförmige, grössere Epidermiszellen ausgezeichnet, welche Gummischleim enthalten. Unterhalb der Spitze endigen im Zahn mit pinselartiger Ausbreitung drei Nervenäste unter einer Gruppe von Spaltöffnungen. Abb. Reinke l. c. S. 291. Das Mesophyll der Blätter ist reich an Krystalldrusen. Der Stengel zeigt auf seiner Epidermis die Haare der Blätter und sein Querschnitt weitgetrennte Gefässstränge ohne Stützzellen und Krystalldrusen in der Rinde. Der Kelch ist von wellig-polygonalen, an der Basis und der Spitze von gestreckten Epidermiszellen überzogen und birgt in seinem Parenchym zahlreiche Krystalldrusen. Die Epidermiszellen der Blumenblätter sind polygonal und auf der Innenseite papillär verlängert. Die beiden seitlichen Blumenblätter sind am Schlunde mit dünnwandigen, keuligen, gestreiften, einzelligen Haaren versehen, während die Haare des unteren Blattes in ihrem oberen Theile knotig verdickt und unten mit Leisten versehen sind. Abb. Reinke l. c. S. 230.

Präparation. Blattstückchen in absolutem Alcohol entfärbt und dann kurze Zeit mit verdünnter Kalilauge behandelt, erscheinen glasartig durchsichtig, so dass sich der Verlauf und die Ausbreitung der Gefässstränge leicht verfolgen lässt.

Chemie: Das Kraut enthält nach neueren Untersuchungen Salicylsäure.

Verwendung: Unter dem Namen Freisamkraut und Herba Jaceae ist das Kraut besonders bei Hautausschlägen der Kinder seit langer Zeit beliebt. Der Gehalt an Salicylsäure berechtigt vielleicht zu dieser rein empirischen Anwendung, die jetzt fast ausschliesslich der Volksmedicin nagehört.

Herba Conii.

Schierling.

Der Schierling war den alten Griechen und Römern bekannt und diente ersteren zur Bereitung eines Gifttrankes, wie ihn unter Anderen Socrates nach seiner Verurtheilung trinken musste. Die römischen Schriftsteller nennen die Pflanze *Cicuta,* verstehen darunter aber nicht unsere Sumpfflanze *Cicuta virosa* L. Auch in Deutschland wurde während des Mittelalters häufig mit Cicuta die Stammpflanze des Schierlings, *Conium maculatum* L., eine Umbillifere, bezeichnet, welche über Europa mit Ausnahme des hohen Nordens, über Kleinasien und Syrien, über Nordafrika und Nord- und Südamerika, aber überall sehr ungleichmässig verbreitet ist. Bschr. Lrs. Pf. 496; Abb. Bg. u. S. XXIVe; Btl. a. Tr. 118; Ha. I. 31; N. v. E. 282 u. Pl. 183. Die Blätter und blühenden Spitzen sind officinell.

Aussehen: Die im zweiten Jahre oft über 2 m hohe, jeder Behaarung entbehrende Pflanze besitzt einen runden, gerillten, bis auf die Knoten hohlen, bläulichgrünen, leicht bereiften, unten meist braunroth gefleckten Stengel. Derselbe treibt röhrige Aeste, welche an ihrem Grunde den Stengel mit einer häutigen Scheide umfassen und unten zerstreut, weiter oben gegenständig oder wirtelig stehen, sich gewöhnlich gabelig theilen, mit doppelt zusammengesetzten Dolden enden und ebensolche auch aus ihren Gabeln entwickeln. Die Blätter sind drei- und zweifach fiedertheilig. Die bodenständigen von 40 cm Länge und breiteiförmigem Umriss, an langem, rundem, röhrigem Stiel sind dreifach gefiedert und zeigen an der runden, oberseits etwas kantigen Blattspindel bis acht Paare tief fiedertheiliger Blattabschnitte, von welchen das unterste oft entfernter von dem nächsten Paare steht als dieses und die übrigen von einander getrennt bleiben. Diese Abschnitte sind von ähnlichem Umriss wie das ganze Blatt und vier- bis fünfpaarig gefiedert und enden mit einem grob und tief gesägten oder gefiederten Endlappen. Die Fiederabschnitte dritter Ordnung sind aus nicht mehr so regelmässigen Paaren länglich eiförmiger, am Grunde zusammenfliessender und am vorderen Ende gesägter und zugleich abgerundeter, aber stachelspitziger Zipfel gebildet. Die oberen Blätter nehmen immer mehr an Umfang ab, sind kürzer gestielt und immer weniger gefiedert. Jeder Blattzipfel zeigt einen deutlichen Mediannerv, von welchem in spitzem Winkel nur undeutliche Secundärnerven sich abzweigen. Die Blüthen stehen in 10—20 strahligen, doppelt zusammengesetzten Dolden. Die Hülle (Involucrum) der Dolde bilden meist fünf lanzettliche, zurückgeschlagene, fast 1 cm lange, randhäutige, abfallende Blättchen, während das Hüllchen (Involucellum) der Döldchen halbirt ist und aus 3—4 ovalen, zugespitzten, randhäutigen, am Grunde verwachsenen Blättchen besteht, welche kürzer als das Döldchen sind. Die einzelne Blüthe besitzt einen undeutlichen Kelch und fünf verkehrt-eiförmige Kronblätter mit kurzem, stumpfem, eingebogenem Spitzchen, fünf Staubgefässe, welche auf einwärts gekrümmten Filamenten ovale, intrors mit Längsspalten sich öffnende Antheren tragen. Der Fruchtknoten hat 10 wellig gekerbte Längsrippen, ist zweifächerig und zeigt in jedem Fache eine aus der Spitze des Innenwinkels herabhängende Samenknospe. Zwei völlig getrennte Griffel tragen jeder eine kopfige Narbe auf einem polsterförmigen Discus. — Das Kraut riecht, besonders wenn es zerrieben oder mit Kalilauge getränkt wird, nach Mäuseharn und schmeckt bitterlich scharf und salzig.

Anatomie: Die kahlen Blätter sind von einer Epidermis bedeckt, welche oberseits aus polygonalen Zellen und wenigen Spaltöffnungen besteht. Auf jedem Blattzahn bilden letztere eine Gruppe, unter welcher ein pinselartig ausgebreiteter Gefässstrang endigt. Unterseits sind zwischen den wellig begrenzten Epidermiszellen zahlreiche grosse Spaltöffnungen eingestreut. Manche Zellen der Epidermis enthalten Krystallablagerungen, die Ad. Meyer l. c. S. 7 für Hesperidin erklärt. Im Querschnitt des Blattes erscheinen die Epidermiszellen gewölbt und bedecken oberseits ein mehrschichtiges Pallisadengewebe, nach unten ein Schwammparenchym. Die Mittelrippe der Fiederblättchen zeigt getrennte Gefässbündel ohne Harzgang. Im Blattstiel und Stengel, welche im Kreis gelagerte, getrennte Gefässstränge enthalten, liegt vor jedem Siebtheil ein Harzgang, auf welchen ein an die Epidermis grenzendes Collenchymgewebe folgt.

Chemie: Das Kraut enthält etwa 12,8 pc. Asche und als wirksame, giftige Bestandtheile Coniin, Methylconiin und Conydrin.

Das Coniin, $C^8H^{17}N$, ist ein stark giftiges, farbloses, unangenehm riechendes, scharf und bitter schmeckendes Alcaloid. Es siedet zwischen 167°—170°, zersetzt sich an der Luft unter Braunfärbung und Freiwerden von Ammoniak und wird harzig. Bei 15° C. hat es 0,88—0,89 spec. Gew. Es löst sich leicht in Alcohol, Aether, Aceton, flüchtigen und fetten Oelen, weniger gut in Chloroform und Schwefelkohlenstoff und erst in 90 Theilen kaltem Wasser. Beim Erwärmen trübt sich die wässrige Lösung, weil das Alcaloid in heissem Wasser weniger löslich ist als in kaltem. Die Lösungen sind rechtsdrehend. Chlorwasserstoffgas färbt das Coniin zunächst purpurroth, dann tief Indigoblau. Die Coniinsalze sind zum Theil schwer krystallisirbar und leicht löslich in Wasser und Alcohol, unlöslich in Aether.

Methylconiin, $C^8H^{16}(CH^3)N$, ist ein farbloses, öliges Fluidum, welches zwischen 169°—180° C. siedet.

Conydrin, $C^8H^{19}NO$, kommt etwa zu 0,006 pc. neben Coniin und Methylconiin im Kraute vor und krystallisirt in farblosen, perlmutterglänzenden, schwach nach Coniin riechenden Blättchen, welche bei 120° C. schmelzen, unter 100° C. sublimiren und bei 224° C. sieden. Sie lösen sich leicht in Alcohol, ziemlich leicht in Wasser, schwieriger in Aether und gehen durch Behandlung mit Phosphorsäureanhydrid bei 200° in Coniin über.

Verwechselungen: Grossen Werth legte man früher auf die Verwechselung mit *Aethusa Cynapium* L. Abb. Ha. I. 35 u. Bschr. Lrs. B. 769. Diese jetzt als ungiftig erkannte Umbellifere besitzt lebhaft glänzende Blätter an einem nicht hohlen Blattstiel. Ihre Dolde entbehrt das Involucrum, während die Döldchen ein halbirtes Involucellum aus drei linienförmigen, spitzen, zurückgebogenen Blättchen zeigen, welche die Stiele der Döldchen an Länge erreichen oder übertreffen. *Chaerophyllum bulbosum* L., der knollige Kälberkropf, Bschr. Lrs. B. 785; Abb. Ha. I. 32, ist leicht zu unterscheiden sowohl durch den Stengel, welcher unten steif behaart, oben kahl und an den Knoten etwas verdickt ist, wie durch die Blätter, welche zerstreut borstig behaart und am oberen Theil der Pflanze linealisch sind, endlich auch dadurch, dass das Involucrum fehlt, die Hüllchen vielblättrig und die Früchte länglich-linealisch sind. *Chaerophyllum silvestre* L. = *Anthriscus silvestris* Hoffm., grosser Klettenkerbel, Bschr. Lrs. B. 785; Abb. Ha. I. 33, hat unterseits an den Nerven behaarte, am Rande bewimperte Blätter. Die Dolde entbehrt der Hülle, die Hüllchen sind nicht halbirt und 5—8 blättrig, die Früchte glänzend, länglich, glatt oder selten zerstreut-knotig.

Verwendung: Die Folia Conii werden als Antispasmodicum innerlich und äusserlich, aber im Ganzen doch selten gebraucht.

Präparate hat die **R. Ph.** nicht mehr aufgenommen.

Herba Meliloti.

Steinklee.

Der im klassischen Alterthum schon viel gebrauchte Melilotus soll nach unserer Pharmacopoe von *Melilotus officinalis* Desrousseaux, Bschr. Lrs. Pf. 530; Abb. ebenda u. Ha. II. 33; N. v. E. suppl. I. 12; Pl. 567, und von *Melilotus altissimus* Thuillier = *M. officinalis* Willdenow, Bschr. Lrs. l. c.; Abb. Bg. u. S. XXVIf; Ha. II. 31, gesammelt werden. Der Verbreitungsbezirk beider einheimischen Papilionaceen erstreckt sich über Mittelasien und über ganz Europa mit Ausschluss des hohen Nordens. Die Blätter und blühenden Zweige sind als officinell vorgeschrieben.

Aussehen: Der aufrechte, 1—2 m hohe Stengel der zuletzt genannten Art ist stumpfkantig-holzig, hohl, hat feinbehaarte Aeste, welche an feinbehaarter Blattspindel gestielte, gefiedert dreizählige Blätter tragen. Die oberseits matt-dunkelgrünen, unterseits blaugrünen Blättchen sind länglich, fast gestutzt, scharf, stachelspitzig-gezähnt und kahl. Die

Nebenblättchen pfriemförmig, am Grunde angewachsen und ganzrandig. Die Blüthen der aufrechten, end- und achselständigen, 7,5 cm langen, einseitswendigen Blüthentrauben sind an der kantigen, feinbehaarten Blattspindel mittelst eines kurzen, dünnen, röthlichen, feinseidenhaarigen Stielchens herabhängend befestigt und von kleinen, pfriemlichen, röthlichen, gewimperten Deckblättchen unterstützt. Ihr bleibender, feinbehaarter Kelch ist fünfzähnig, die Zähne sind linienpfriemförmig, fast gleich lang, etwas kürzer als die Röhre. An der goldgelben Schmetterlingsblüthe sind Fahne, Flügel und Kiel meist gleich lang. Die Fruchthülle ist etwas spitzig, zusammengedrückt, beiderseits netzgrubig und feinseidenhaarig. Beim Reifen färbt sie sich schwarz.

Der Stengel von *M. offic.* Desr. wird bis 1 m hoch. Die dreizähligen Blätter setzen sich aus einem mehr eiförmigen Endblättchen und einem Paar lanzettlicher Blättchen zusammen, alle drei sind spitz gezähnt, kahl oder unterseits längs der Nerven behaart. Die gelbe Blüthe hat einen Kiel, welcher kürzer ist als die Flügel. Die Hülsen mehr querfaltig als netzrunzelig. Im Uebrigen stimmen beide Arten überein und beide besitzen auch getrocknet einen starken, angenehmen Geruch nach Cumarin und schmecken bitterlich salzig.

Anatomie: Die Blättchen sind unter der Cuticula oberseits mit wellig polygonalen, unterseits mit welligen Epidermiszellen und beiderseits mit Spaltöffnungen überzogen und mit dreizelligen Haaren besetzt. Die Endzelle der letzteren ist lang, derbwandig und mit Cuticularknötchen versehen, die mittlere dünnwandig und die unterste ist kurzcylindrisch einer von radialgeordneten Epidermiszellen umgebenen Fusszelle aufgesetzt. Im Querschnitt sind die Epidermiszellen beiderseits wellenförmig gewölbt und bedecken oberseits Pallisaden-, unterseits Schwammgewebe. Die Gefässstränge der Nerven begleiten sehr reichlich Calciumoxalatkrystalle. Den Stengel durchzieht ein markhaltiger, geschlossener Ring von radialen Gefässreihen und dünnwandigen Holzzellen. Der Siebtheil wird durch einen unterbrochenen Ring von Sclerenchymfasern von dem Parenchym der Rinde getrennt. Den Kelch bedecken beiderseits wellig-polygonale Epidermiszellen mit Spaltöffnungen, ferner Haare wie an den Blättern und endlich Drüsenhaare mit mehrzelligem, cylindrischem Stiele und mehrzelligem keuligem Köpfchen. Seine Gefässstränge umgeben sehr reichlich Krystallschläuche. Die Blumenkrone ist mit gestreckt-polygonalen, etwas wellig-begrenzten Epidermiszellen versehen, während die Epidermis der Antheren mit langen Cuticularstacheln bewaffnet ist. Der Fruchtknoten trägt einfache und drüsige Haare wie der Kelch und ist unter der inneren Epidermis mit einer Schicht kleiner, sclerosirter Zellen und zahlreichen

Einzelkrystallen ausgerüstet. Die Narbe ist an dem absteigenden Rande mit wenig Papillen versorgt.

Chemie: Der Steinklee enthält als wesentlichen Bestandtheil Cumarin, daneben Cumarsäure, Melilotsäure und Leucin (siehe S. 7).

Cumarin, $C^9H^6O^2$, krystallisirt in farblosen, glänzenden Prismen, welche sehr angenehm riechen, bei 67° C. schmelzen, bei 291° C. sieden, sich wenig in kaltem, besser in heissem Wasser, leicht in Alcohol und Aether lösen.

Cumarsäure, $C^9H^8O^3$ = Ortho-Oxyzimmtsäure, krystallisirt in farblosen Nadeln, welche bitter schmecken, bei 207° C. schmelzen und sich leicht in heissem Wasser und in Alcohol lösen. Die Lösung ihrer Alkalisalze fluorescirt. Mit Kalihydrat geschmolzen gibt die Säure Salicylsäure und Essigsäure.

Melilotsäure, $C^9H^{10}O^3$, krystallisirt in farblosen Prismen, welche bei 82° schmelzen und sich in 20 Theilen Wasser lösen.

Verwechselungen: *Melilotus albus* Desr. hat weisse Blüthen, kahle Hülsen und entwickelt nur wenig Geruch.

Verwendung: Herba Meliloti dient jetzt nur als Geruchscorrigens und findet für sich allein keine Anwendung mehr.

Präparate hat die **R. Ph.** nicht mehr aufgenommen.

Herba Hyoscyami.

Bilsenkraut.

Theile des Bilsenkrautes wurden schon in alter Zeit medicinisch verwerthet. Die Stammpflanze *Hyoscyamus niger* L., aus der Familie der Solanaceen, Bschr. Lrs. Pf. 586; Abb. Bg. u. S. XVIf; Btl. a. Tr. 194; Ha. I. 28; N. v. E. 192; Pl. 97, ist über Asien bis Nordindien und über fast ganz Europa verbreitet. Selbst in den südlichen und niedrigeren Gegenden Norwegens und Schwedens bis 63,5° wächst sie ziemlich allgemein wild und wird in verschiedenen Gegenden Englands cultivirt. Die Blätter und blühenden Stengel sind bei uns officinell.

Aussehen: Der einjährige, einfache und der zweijährige, ästige Stengel, welcher bis 60 cm Höhe erreicht, ist undeutlich fünfseitig, weisszottig behaart, daher klebrig anzufühlen und innen hohl. Seine bodenständigen Blätter haben einen eilänglichen Umriss, werden bis 30 cm lang und — die Zähne abgerechnet — 10 cm breit. Sie sind oben in eine Spitze ausgezogen oder nur zugespitzt und verlaufen nach unten in einen bis 5 cm langen Stiel, tragen am buchtigen Rande auf beiden Hälften 3—6 grosse Kerbzähne und sind beiderseits reichlich mit Drüsenhaaren besetzt, fühlen sich deshalb im frischen Zustand weich, dicklich und klebrig an. Die trübgrüne Spreite wird von einem breiten, weisslichen Mittelnerv durchzogen, von welchem unter spitzem Winkel Secundärnerven sich abzweigen. Die stengelständigen Blätter sind kleiner, sitzend und halbstengelumfassend, tragen am buchtigen Rande jeder Blatthälfte nur vier grosse Zähne und enden mit einem spitz ausgezogenen Endlappen. Die obersten Blätter sind noch kleiner, haben an jeder Hälfte des Blattrandes nur zwei Zähne und sitzen stengelumfassend an der Blüthentraube. Die frischen Blätter riechen stark narcotisch, verlieren beim Trocknen den Geruch, werden graugrün, behalten aber den bitteren, etwas scharfen und salzigen Geschmack. — Der Blüthenstand ist eine einseitswendige, abwärts gekrümmte, beblätterte Aehre. Ihre unteren Blätter sind den oberen Laubblättern gleich, die übrigen allmählich kleiner und ganzrandig. Die fast sitzenden Blüthen bilden monopodiale Wickel. Die einzelne Blüthe besitzt einen krugförmigen, schiefgestutzten, zottigen, fünfzähnigen Kelch. Von seinen aufrechten, eiförmig-stachelspitzigen Zähnen sind die drei Zähne der Oberlippe kleiner als die beiden der Unterlippe. Nach dem Verblühen wächst der Kelch zu einer an der Basis aufgetriebenen, fast kahlen, am Rande schief-fünfzähnigen Röhre aus, welche die Frucht einschliesst. Die Blumenkrone ist trichterförmig, mit becherförmig erweiterter Röhre, an der verschmälerten Basis fast farblos und kahl, sonst gelb und violettnetzadrig, am Schlunde erweitert, dunkelviolett und weichhaarig. Ihr Saum ist ungleich und schief und lässt eine kürzere Ober- und eine längere Unterlippe unterscheiden. Letztere endet mit drei abgerundeten, jene mit zwei durch einen tiefen Einschnitt getrennten Lappen. Das Androeceum bilden drei längere und zwei kürzere Staubgefässe, welche etwas aus dem Schlunde hervorragen. Ihre länglichen, an beiden Enden ausgerandeten, violetten Staubbeutel sind zweifächerig und über der Basis der Rückenfläche den pfriemlichen Filamenten angewachsen. Die Letzteren sind weisslich, eingebogen und tragen bis zur Mitte ihres freien Endes Härchen. Das Gynaeceum besteht aus einem eilänglichen, kahlen, oberhalb der Mitte etwas eingeschnürten, zweifächerigen Fruchtknoten, einem fadenförmigen, eingebogenen Griffel, der so lang wie die Staubgefässe, am unteren Ende behaart, oben kahl, violett und von einer niedergedrückten, kopfförmigen Narbe gekrönt ist.

Anatomie: Die Blätter haben auf beiden Seiten Spaltöffnungen, welche oberseits zwischen wellig und unterseits zwischen buchtig begrenzten Epidermiszellen vortreten. Im Querschnitt fallen zwischen der Pallisadenschicht und dem Schwammgewebe zahlreiche Zellen mit Einzelkrystallen auf. Einfache kegelförmige, glatte, dünnwandige, gebogene, 3—5zellige Haare, ferner ebensolche mit kugeliger Endzelle und Drüsenhaare mit mehrzelligem, keulenartigem Kopfe und solche mit mehrzelligem Stiele und breitkugeligem, vielzelligem Kopfe sind auf den Blattflächen vertheilt. Im Querschnitt des Hauptnerven stellt der Holzkern einen flachen und schmalen Bogen aus radialen Gefässreihen dar. Der Kelch ist aussen von grossen buchtig begrenzten, derbwandigen, grobporösen Epidermiszellen, Spaltöffnungen und den Haaren der Blätter, innen nur von den gleichen Epidermiszellen, sehr vereinzelten Spaltöffnungen ohne Trichome bekleidet. Seine Gefässstränge sind von einem starken Bündel verdickter Holzfasern umlagert. Der Fruchtknoten ist gleichfalls von buchtigen Zellen bekleidet, während die Epidermis der Blumenkrone aus polygonalen Zellen sich zusammenfügt. Das Androeceum und Gymnaeceum bieten anatomisch keine Besonderheiten. Der grüne Deckel der unreifen Frucht besitzt eine Aussenepidermis aus welligbegrenzten Zellen und zeigt im Querschnitt eine Innenwand, welche sich aus zwei Reihen englichtiger, fast quadratischer, starkwandiger, verholzter, kurzer Sclerenchymzellen und zwei ferneren Reihen grösserer, weitlichtiger, rundlicher, derbwandiger und verholzter Zellen zusammensetzt.

Chemie: Das Kraut enthält 0,34—0,39 pc. Hyoscyamin und bis 2 pc. Kaliumnitrat.

Verwechselung: Von der officinellen Art unterscheidet sich *Hyoscyamus pallidus* Kitaibel durch weniger buchtige Blätter und einfarbig-blassgelbe Blumenkronen. *Hyoscyamus albus* L. ist durch seine weissen Blüthen und seine durchweg gestielten Blätter gekennzeichnet.

Verwendung: Das Bilsenkraut wird in ähnlicher Weise wie die Belladonnablätter benutzt.

Präparate: Das Extractum Hyoscyami soll aus frischem, blühendem Kraute hergestellt werden, bei Oleum Hyoscyami ist dies nicht verlangt.

Herba Thymi.

Thymian.

Thymian diente schon den Griechen und Römern als Arzneimittel und vielgebrauchtes Gewürz. In Deutschland war er jedenfalls im Mittelalter, wenn nicht schon früher, in den Arzneischatz aufgenommen. Die Stammpflanze, *Thymus vulgaris* L., aus der Familie der Labiaten, ist in den europäischen Grenzländern des Mittelmeeres heimisch und wird im mittleren und nördlichen Europa vielfach in Gärten gezogen. Hier wie auch in Norwegen und Schweden und selbst auf Island unter

66° n. Br. gedeiht er noch gut, gelangt aber nie zu der vollen, südlichen Entwickelung. Bschr. Lrs. Pf. 599; Abb. Bg. u. S. XVIIIe; Btl. a. Tr. 205; Ha. XI. 2; N. v. E. 182; Pl. 489. Die beblätterten und blühenden Zweige des wildwachsenden und des cultivirten Thymian sind von der **R. Ph.** vorgeschrieben.

Aussehen: Der höchstens 40 cm hohe Strauch besitzt verholzte Stämmchen von 0,5 cm Dicke, welche zahlreiche, mehr oder weniger deutlich vierkantige Aestchen treiben. Die jüngeren der letzteren sind reichlich mit kurzen, abwärts gebogenen, starren Haaren besetzt und tragen gegenständige und in den Blattwinkeln büschelig stehende, kleine, kurzgestielte Blätter von länglich-eiförmigem oder schmal-lanzettlichem Umriss und 8—12 mm Länge bei 3—4 mm Breite. Sie sind dicklich, oben stumpf, unten in den Blattstiel verlaufend, ganzrandig, am Rande umgeschlagen. Die Blattspreite oberseits dunkelgrün, unterseits heller grün, beiderseits kurz behaart, durchscheinend drüsig punktirt, von einem oberseits rinnig vertieft liegenden, unterseits stärker hervortretenden Primärnerv durchzogen, von welchem oberseits undeutliche, unterseits stärkere Secundärnerven in spitzem Winkel abgehen. Den Blüthenstand bilden achselständige, 6—20blättrige Scheinquirle, von welchen die unteren entfernt stehen, die obersten kopfig oder ährig zusammengerückt sind. Die kleinen, polygamischen Blüthen sind an einem Blüthenstielchen befestigt, das so lang oder länger als der Kelch ist. Der glockenförmige, 10—13nervige Kelch besitzt eine ausgebreitete, etwas zurückgeschlagene, dreizähnige Oberlippe, deren Zähne kurz, breit und gewimpert sind, und eine schmalere, zweizähnige Unterlippe, deren Zähne pfriemförmig zugespitzt und behaart sind. Sein Schlund ist (zur Fruchtzeit) durch einen weissen, zu einem Kegel zusammengestellten Haarring geschlossen. Die hellrothe, bis weissliche, aussen behaarte, abfallende Blumenkrone zeigt eine Röhre von der Länge der Kelchunterlippe, mit engem Schlund, einer aufrechten, flachen, ausgerandeten Oberlippe und einer grösseren, abwärts gerichteten, dreilappigen Unterlippe mit grösserem, ausgerandetem Mittellappen. Das Androeceum wird von vier didynamischen oder gleichlangen Staubgefässen gebildet, deren fadenförmige, blasslila gefärbte Staubfäden die zweifächerigen, durch ein dreiseitiges Connectiv in zwei Hälften getheilten Antheren tragen. Das einfächerige Gynaeceum wird von einer grünen, am Rande gekerbten Scheibe getragen und ist aus vier Karpellen und einem fadenförmigen, oben zweispaltigen Griffel gebildet. — Das Thymiankraut besitzt einen stark gewürzhaften Geruch und Geschmack.

Anatomie: Die Epidermiszellen der Blätter sind in der Flächenansicht oberseits wellig polygonal, unterseits wellig und beiderseits untermischt mit Spaltöffnungen. Zu einzelligen, kegelförmigen, derbwandigen, warzigen Haaren sind vielfach die Epidermiszellen vorzugsweise auf der Oberseite ausgewachsen, während 2—3 zellige, kurze, derbwandige, warzige, an den Querwänden verdickte Haare zahlreicher auf der Unterseite sich finden. Eine dritte Form von Haaren ist durch die knieartig gebogene Endzelle ausgezeichnet. Oelhaltige Klein- und Grossdrüsen sind in die Blattoberfläche eingesenkt. Der Querschnitt des Blattes zeigt unter der von derber Cuticula überzogenen Epidermis die gewöhnliche Trennung in Pallisaden- und Schwammgewebe, ferner Gefässstränge, deren Siebtheil von Sclerenchymfasern begrenzt wird. Den Stengel durchzieht ein schmaler, geschlossener Holzring, der aus engen Gefässen und derbwandigen Holzfasern nebst einreihigen Markstrahlen gebildet und von einem Siebtheil mit Sclerenchymfasern begrenzt ist. Der Kelch hat beiderseits polygonale Epidermiszellen und aussen die Haare der Blätter, auch reichlich Drüsenhaare. In gleicher Weise ist die Röhre der Blumenkrone ausgerüstet, besitzt aber ausserdem am Röhrenausgang papilläre Epidermiszellen.

Chemie: Der wesentliche Bestandtheil des Thymians ist das officinelle Oleum Thymi, welches zu 1 pc. in dem Kraute vorkommt.

Das rectificirte ätherische Thymianöl ist farblos und dünnflüssig, von Thymiangeruch und brennend-campherartigem Geschmack und 0,88—0,89 spec. Gewicht. Es löst sich in 1 bis 2 Theilen Alcohol von 90 pc. und ist schwach linksdrehend. Es besteht aus einem Kohlenwasserstoff, $C^{10}H^{16}$, welcher bei 165° C. siedet, schwach linksdrehend ist und Thymen genannt wird, ferner aus Cymol, $C^{10}H^{14}$, und aus Thymol, $C^{10}H^{14}O$.

Cymol ist eine farblose Flüssigkeit von angenehmem Geruch und 0,867 spec. Gew. bei 12° C., welche bei 175°—176° siedet.

Thymol, $C^{10}H^{14}O$, oder Thymiancampher, wird in grossen, farblosen, hexagonalen Krystallen erhalten, welche bei 45° C. schmelzen, schon bei 100° C. verdampfen, mit Wasserdämpfen überdestilliren und bei 230° C. sieden, nach Thymian riechen und brennend gewürzhaft schmecken. Thymol löst sich in 1200 Theilen Wasser und sehr leicht in Alcohol, Aether, Chloroform, Schwefelkohlenstoff und Petroleumäther. Die alcoholische Lösung reagirt neutral, wird durch Eisenchlorid nicht gefärbt und ist inactiv. Concentrirte Schwefelsäure färbt Thymol bei Gegenwart von sehr wenig Zucker roth-violett.

Verwendung: Das Kraut wird vorzugsweise äusserlich als reizendes Aromaticum und ebenso das Oel gebraucht.

Präparate: Der Thymian ist Bestandtheil der Species aromaticae, das Thymianöl des Linimentum saponato-camphoratum, Linimentum saponato-camphoratum liquidum und der Mixtura oleoso-balsamica.

Herba Serpylli.

Quendel.

Der Quendel war wie der Thymian den Alten bekannt, aber nicht so wie dieser bevorzugt. Die Stammpflanze, *Thymus Serpyllum* L., eine mehrfach variirende Labiate, ist sehr verbreitet und gehört der alten wie neuen Welt an. Bschr. Lrs. 599; Abb. Bg. u. S. XVIIIf; Ha. XI. 1; N. v. E. 181; Pl. 490. Beblätterte und blühende, 1 mm starke Zweige schreibt die **R. Ph.** als officinelle Droge vor.

Aussehen: Der kleine Halbstrauch treibt aus seinen aufsteigenden oder liegenden und am Grunde wurzelnden Stengeln zahlreiche röthliche, mit kurzen weissen, zurückgebogenen Haaren besetzte Aeste und diese entwickeln kurze, mehr oder weniger deutlich vierkantige, behaarte, aufsteigende, beblätterte und an der Spitze blühbare Zweige. Die gegenständigen Blätter kommen an Grösse denen des Thymians gleich, ändern aber von rundlicher und ovaler oder obovaler bis zu elliptischer, schmal-lanzettlicher und selbst linealischer Form ab. Sie sind am oberen Ende abgerundet oder stumpf, nach unten allmählich oder plötzlich in den kurzen Stiel verschmälert, ganzrandig, am Rande schwach umgerollt, durchscheinend-drüsig-punktirt und an der Basis borstig gewimpert oder rauhaarig oder fast kahl. Von dem Mittelnerven gehen Nerven zweiter Ordnung in spitzem Winkel ab, welche oberseits undeutlich bleiben, unterseits stärker hervortreten.

Der Blüthenstaub besteht aus armblüthigen Scheinquirlen, von welchen die unteren entfernt, die oberen kopfig zusammengedrängt stehen. Die polygamischen Blüthen mit zehnstreifigem, röthlichem oder grünlichem, drüsig behaartem Kelche und blaupurpurner oder weisslicher Blumenkrone sind den Thymianblüthen sehr ähnlich. Die durch zahlreiche Uebergänge sich sehr nahe stehenden Spielarten zu differenziren, hat für pharmaceutische Zwecke keinen Werth. — Das Kraut des Quendels schmeckt und riecht angenehm gewürzhaft. Eine Spielart, *Thymus citriodorus* Schreber, mit fast kahlen Blättern, ist ausgezeichnet durch einen angenehmen Citronengeruch.

Anatomie: Das Blatt des Quendels stimmt in der Bildung der Epidermis, des Mesophylls und seinen Gefässsträngen mit dem Thymianblatt überein. Auch die Behaarung ist wesentlich dieselbe, nur finden sich zum Theil viel längere Haare. Im Stengel ist das Mark umgeben von einem geschlossenen, breiten Holzring aus radialen Gefässreihen, derbwandigen Holzzellen und einreihigen Markstrahlen. Weitlichtige Sclerenchymzellen trennen den Siebtheil von dem umgebenden Parenchym, welches an den Kanten in Collenchym übergeht. Kelch und Blumenkrone sind anatomisch ganz wie die entsprechenden Theile des Thymians gebaut.

Chemie: Der Quendel enthält gleichfalls ein wohlriechendes ätherisches Oel, welches hauptsächlich aus Cymen besteht, aber auch etwas Carvacrol und Thymol enthält.

Verwendung findet der Quendel in gleicher Weise wie der Thymian und dient wie dieser auch zur Bereitung der Species aromaticae.

Herba Centaurii.

Tausendgüldenkraut.

Das Centaurium des Dioscorides ist ohne Zweifel die von Brunschwig zuerst als Tausendgüldenkraut bezeichnete Pflanze *Erythraea Centaurium* Persoon, aus der Familie der Gentianaceen, welche in Persien, Kleinasien, in Europa bis zum 60.° n. Br. und in Nordamerika verbreitet ist. Bschr. Lrs. Pf. 570; Abb. Bg. u. S. XXIVa; Ha. I. 29; N. v. E. 203; Pl. 157. In Deutschland wurde sie schon im frühesten Mittelalter medicinisch gebraucht und jetzt sind die zur Blüthezeit gesammelten oberirdischen Theile der Pflanze officinell.

Aussehen: Ein einfacher, bis 35 cm hoher, gerader, vierkantiger, hohler Stengel oder seltner statt dessen mehrere Seitenstengel sind am Grunde mit rosettenartig gehäuften, 4 cm langen und 2 cm breiten, obovalen, am oberen Ende stumpfen und kurzgespitzten, am unteren in einen sehr kurzen Stiel verschmälerten Blättern versehen. Die Stengelblätter werden nach oben zu allmählich kleiner, länglich-eiförmig bis lineallanzettlich, sind decussirt gegenständig, sitzend und etwas am Stengel flügelartig herablaufend, kahl wie die ganze Pflanze. Die Blattspreite erscheint etwas dicklich, ganzrandig, glänzendgrün und fünf- bis dreinervig.

Den Blüthenstand bilden entständige, dichasiale Trugdolden mit rosenrothen Blüthen. Der bleibende, fünfkantige und fünfspaltige Kelch der Blüthe ist etwas kürzer als die Blumenröhre und seine Zipfel sind gekielt, linienpfriemförmig, randhäutig, glatt und fast doppelt so lang als die Kelchröhre. Die rosarothe Blumenkrone hat eine fast farblose, walzenrunde Röhre und einen fünflappigen Saum, welcher vor dem Blühen und nach demselben (über der Kapsel) gedreht ist. Die während des Blühens abstehenden fünf Lappen des

Saums sind ovallänglich und stumpf, am Grunde hell gefleckt. Das Androeceum bilden fünf Staubgefässe, deren kurze, fädige Filamente mit der Kronröhre verwachsen, im Schlunde frei sind und längliche, am Grunde ausgerandete, oben kurz zugespitzte, auf dem Rücken über dem Grunde angeheftete, zweifächerige, nach dem Stäuben schraubenförmig gedrehte Antheren tragen. Das Gynaeceum besteht aus einem länglich-linealischen, seitlich etwas zusammengedrückten, nach oben verschmälerten Fruchtknoten, welcher durch die stark nach innen vortretenden Placenten halbzweifächerig erscheint und aus einem fadenförmigen Griffel mit zweilappiger Narbe, die mit Papillen besetzt ist. — Das Tausendgüldenkraut ist ohne besonderen Geruch und schmeckt rein bitter.

Anatomie: Auf der kahlen Blattoberseite sind die Epidermiszellen wellig-polygonal mit stark verdickten, hügelig erhobenen Wänden, an welchen radiäre Leistchen herablaufen. Spaltöffnungen sind hier weniger zahlreich als auf der Unterseite, welche zartwandige, wellig begrenzte, weniger gewölbte und zarter gestreifte Epidermiszellen aufweist. Im Querschnitt liegen unter der oberen Epidermis zwei Reihen von Pallisadenzellen und nach unten Schwammgewebe. Der hohle Stengel birgt einen geschlossenen Holzring, dessen verholzte Zellen auffallend dickwandig sind ohne deutliche Markstrahlen. Die dünne Rinde ist von gewöhnlichen Parenchymzellen aufgebaut. Die Aussenseite der Kelchblätter bekleiden derbwandige Epidermiszellen mit hohen Ausstülpungen, welche wie an den Blättern Leistchen zeigen. Zwischen diesen Zellen treten Spaltöffnungen auf, die auf der Innenseite fehlen. Die Blumenkrone besitzt gleichfalls Epidermiszellen mit Papillen und Cuticularleistchen, die besonders am Schlundausgang und an den Lappen des Saumes deutlich ausgebildet sind.

Chemie: Ausser einem nicht genauer untersuchten Bitterstoff, Harz, Wachs und 6 pc. Asche enthält das Kraut Erythrocentaurin.

Das Erythrocentaurin, $C^{27}H^{24}O^{8}$, kommt in getrocknetem Kraute zu 0,33 pro mille vor, gibt grosse und geschmacklose Krystalle, welche bei 136° schmelzen, sich in 35 Theilen siedendem und 1630 Theilen kaltem Wasser, 245 Theilen Aether, 48 Theilen Alcohol und 13 Theilen Chloroform lösen. Am Lichte färben sich die Krystalle lebhaft roth, geben aber eine farblose Lösung, aus der sie bei Abschluss des Lichtes farblos auskrystallisiren. Rothe Krystalle auf 132° C. erhitzt werden farblos.

Verwechselungen: Sehr ähnlich der officinellen Art ist *Erythraea angustifolia* Wallroth, jedoch bleibt diese vielstengelig, hat sehr feine und scharfgewimperte Zweige, schmälere Blätter und einen rispenartigen Blüthenstand. *Erythraea ramosissima* Persoon ist ebenso verbreitet wie E. Cent., bleibt aber niedriger, hat keine grundständigen Blätter und ist rispig verzweigt.

Verwendung: Das Kraut wird als Digestivum amarum gebraucht.

Präparate: Nur zur Bereitung der Tinctura amara wird unter anderen Drogen auch das Tausendgüldenkraut benutzt.

Herba Lobeliae.

Lobelienkraut.

Die zur Blüthezeit gesammelten oberirdischen Theile von *Lobelia inflata* L., einer amerikanischen Lobeliacee, sind seit 1829 in Europa als Arzneimittel in Gebrauch. Bschr. Lrs. Pf. 607; Abb. Bg. und S. Ia; Btl. a. Tr. III. 162; N. v. E. 206. Die Droge kommt zusammengepresst in Packeten von der Form eines Backsteines in den Handel und besteht aus Bruchstücken des Stengels, der Aeste und Blätter nebst Blüthen und Früchten der in Amerika cultivirten Stammpflanze.

Aussehen: Die Bruchstücke lassen einen kantigen, an den Kanten behaarten, markigen und oft hohlen Stengel erkennen. An der lebenden Pflanze ist derselbe krautartig, aufrecht, fünf- oder mehrkantig, mit convexen Flächen, bis 60 cm hoch, gewöhnlich einfach, röthlich schimmernd, durch abstehende, steife Haare rauhaarig, oben fast kahl, bei Verwundung stark milchend. Die zerknitterten und zerbrochenen Blätter der Handelswaare sind in frischem Zustande oberseits gesättigt grün und matt, unterseits heller und etwas glänzend, bis 7 cm lang; die unteren länglich, nach vorn etwas breiter und am Grunde in den kurzen Blattstiel verschmälert, am Rande ungleich kerbig-gesägt und mit sehr kleinen, weisslichen Drüsen besetzt. Die beiderseits zerstreut behaarte Spreite wird von einer Mittelrippe durchzogen, welche in beide Blatthälften drei bis vier nach unten hervortretende Nerven zweiter Ordnung aussendet. Die mittleren und oberen Blätter sind sitzend eiförmig-länglich, am Rande ungleich kerbig-gezähnt und zerstreut behaart, die obersten endlich werden lanzettförmig, ganzrandig und stellen blüthentragende Deckblätter vor.

Blüthen kommen in der Waare seltener vor als Früchte. Die ersteren sind klein, 7 mm bis 1 cm lang, gestielt, die unteren sowohl am Stengel wie an den Aesten blattwinkelständig, die oberen in endständiger Traube vereinigt und von Deckblättern unterstützt. Der Fruchtknoten ist halbunterständig, neunrippig, eiförmig, zweifächerig und trägt auf dem kegelförmigen Scheitel den fadenförmigen Griffel, dessen zweilappige Narbe in der Knospe zusammengeneigt und mit einem abstehenden Haarring umkränzt, später ausgebreitet ist, den Haarring bedeckt und oberseits kleine Papillen aufweist. Der Kelch besitzt fünf linealisch-pfriemliche Abschnitte, welche einnervig, kahl und abstehend und etwas kürzer als die Blume sind. Die Blumenkrone ist blassblau mit sehr blasser Röhre, welche aussen kahl, innen bis zum Schlunde behaart und auf dem Rücken bis zur Basis gespalten ist. Ihre gespaltene Oberlippe streckt ihre lanzettförmigen, spitzen Lappen vor. Die Unterlippe endet in drei kurzgespitzte, eiförmige, abstehende Lappen, deren mittlerer an der Basis eine gelbe Schwiele trägt. Das Androeceum bilden fünf Staubgefässe, welche kürzer als das Perigon, unten frei und gewimpert, oben verwachsen sind. Von den fünf graublauen Antheren sind die zwei unteren kürzer und an der Spitze borstig, die drei anderen auf dem Rücken kurz behaart, alle fünf zu einer etwas vorn übergebogenen Röhre verwachsen. Die Früchte bilden kugelig-eiförmige, 5 mm dicke, zehnstreifige, gelblichbraune, zweifächerige, vom Kelche gekrönte, vielsamige Kapseln.

Anatomie: Unter der Cuticula sind auf der oberen Blattfläche die Epidermiszellen scharf polygonal, auf der unteren wellig begrenzt und hier liegen zwischen denselben zahlreiche Spaltöffnungen. Die aus welligen Zellen gebildete Epidermis jedes Blattzahns umschliesst eine grössere Anzahl von grossen Spaltöffnungen, unter welchen ein Gefässstrang pinselartig sich ausbreitet. Der hohle Stengel ist von einem geschlossenen Holzring durchzogen, dessen Gefässe nur wenig weiter als die derbwandigen Holzfasern und dessen Markstrahlen einreihig sind. Im Siebtheil und zwar ganz nahe dem Cambium, liegen die mit einer braunen Masse angefüllten Milchsaftgefässe. Auf dem Längsschnitt begleiten sie in Gestalt röhrenförmiger Schläuche die Gefässe und bilden, indem sie rings um den Stengel durch besondere Verzweigungen miteinander communiciren, ein völlig geschlossenes Netz, das nach Hansteins Untersuchungen wie ein Mantel das Cambium und den Holzkörper der Aeste und Gezweige umgiebt und sich durch die gesammten Blattorgane seitlich ohne Unterbrechung ausbreitet. In den Kelchblättern verhalten sich die Milchsaftgefässe wie im Stengel und das gleiche ist auch bei den Strängen der Laubblätter der Fall. Die Blumenkrone besitzt an ihrer Innenseite Epidermiszellen mit gestreiften Papillen. Die Antheren tragen am oberen Ende einen Büschel dünnwandiger, einzelliger, warziger Haare. In den Blüthentheilen sind die Milchsaftgänge verhältnissmässig weit. In der Wand des Fruchtknotens werden die Gefässe durch ansehnliche Bündel sclerosirter Fasern gefestigt und eine reichliche Verästelung der Milchsaftgefässe ist zumal in den Placenten nachweisbar. Abb. der Milchsaftgefässe bei Hanstein „die Milchsaftgefässe“, Berlin 1864. T. X. F. 1—5.

Präparation: Die Verzweigung der Milchsaftgefässe im Stengel bringt man am besten zur Anschauung, wenn man kleine Stückchen desselben oder vom Holz befreite Rindenstückchen mit verdünnter Kalilauge ganz kurze Zeit kocht. Läppchen davon befreit man unter dem Präparirmikroskop möglichst von anhängendem Zellgewebe und tingirt mit Jod- oder Chlorzinkjodlösung. Durch die verschiedene Färbung der Gewebe wird das Präparat noch anschaulicher und deutlicher.

Chemie: Aus dem Lobeliakraut ist ein giftiges, flüssiges Alcaloid, Lobelin, von stark alkalischer Reaction, stechend scharfem Geschmack isolirt, welches sich in Wasser, Alcohol, Chloroform, Aether, Benzol, Amylalcohol, Schwefelkohlenstoff löst, angeblich krystallisirende Salze bildet und in der Pflanze an Lobeliasäure gebunden ist. Der früher unter dem Namen Lobelacrin beschriebene Körper wird jetzt für ein Gemenge von Lobelin und Lobelinsäure gehalten.

Verwendung: Das Lobeliakraut ist besonders bei asthmatischen Beschwerden empfohlen worden.

Präparate: Die Tinctura Lobeliae ist das fast ausschliesslich gebrauchte Präparat.

Herba Lactucae virosae.

Giftlattichkraut.

Der Lattich war dem klassischen Alterthum, in dessen Mythen seiner narcotischen Wirkung schon gedacht wird, wohl bekannt. In Deutschland ist seine medicinische Verwerthung sehr jungen Datums und reicht nicht über das letzte Viertheil des vorigen Jahrhunderts zurück. *Lactuca virosa* L., der Giftlattich, aus der Familie der Compositen, Bschr. Lrs. Pf. 647; Abb. Bg. u. S. XXX.c; Btl. a. Tr. 180; Ha. I. 47; N. v. E. 250; Pl. 594, ist im südlichen und westlichen Europa, besonders Frankreich und Grossbritanien heimisch, in der Schweiz und Deutschland kommt er nur in einzelnen Gebieten vor und wird an der Mosel bei Zell cultivirt. Auch in Frankreich und England werden die Stammpflanze und nah verwandte Arten zur Gewinnung des Lactucariums im Grossen gezogen. Die erste Ausgabe der **R. Ph.** liess das zweijährige Kraut mit den blühenden Aestchen der wildwachsenden und auch der angebauten Pflanze zur Bereitung des Lactucariums sammeln.

Aussehen: Der gerade, aufrechte, runde Stengel wird bis 2 m hoch. Er verholzt nur in seinem unteren Theile, wo er mit abstehenden

Borsten besetzt und häufig roth gefleckt erscheint, während er nach oben zu sich zu einer ästigen Rispe verzweigt. Aus jeder Verwundung entleert die Pflanze weissen Milchsaft. Die grundständigen Blätter sind bläulichgrün, fast horizontal abstehend, verkehrt eiförmig-länglich, mit buchtigen, stachelspitzig-gezähntem Rande, oben stumpf und nach unten in den Blattstiel verschmälert, von einem starken Mittelnerv durchzogen, der unterseits borstig erscheint und unter fast rechtem Winkel Nerven zweiter Ordnung abzweigt, welche nahe dem Rande Commissuren bilden. Die Stengelblätter sind von gleicher Gestalt, aber sitzend und mit herzförmiger Basis stengelumfassend. Nach oben nehmen sie allmählich die Gestalt pfeil-lanzettlicher Deckblätter an.

Den rispigen Blüthenstand bilden walzig-kegelförmige, arm- und nur strahlenblüthige Köpfchen, deren Blüthenboden fast flach, feingrubig punktirt und kahl ist. Der gleichfalls kahle Hüllkelch ist aus ziegeldachförmigen, äusseren kürzeren und inneren schmäleren und längeren Deckblättchen gebildet. Die Blüthen sind alle zwitterig und zungenförmig. Ihr Kelch umschliesst in Gestalt eines weissen, langhaarigen Pappus die gelbe Blumenröhre, welche mit einer etwas längeren, linealen, fünfzähnigen Zunge endet. Ihr Androeceum besteht aus fünf Staubgefässen, deren freie Staubfäden kaum aus der Röhre hervortreten und deren linienförmige, zweifächerige Staubbeutel zu einer Röhre verwachsen, oben in eine stumpfe Spitze, unten in zwei, der Basis einer Pfeilspitze ähnliche Anhängsel verlängert sind. Das Gynaeceum ist aus dem unterständigen, länglich-eiförmigen einfächerigen und eineiigen, kurz geschnäbelten Fruchtknoten mit dem fadenförmigen, behaarten Griffel nebst Narben zusammengesetzt. — Das frische Lattichkraut riecht narcotisch und erinnert an Opium. Sein Geschmack ist stark und anhaltend bitter.

Anatomie: Das Blatt ist beiderseits von einer Epidermis aus wellig-polygonalen Zellen mit Spaltöffnungen überzogen. Am Blattrande sind die Epidermiszellen zahnartig erhoben und hier tragen junge Blätter Drüsenhaare mit mehrzelligem Stiele und kugeligem, einzelligem Köpfchen. Die stärkeren Rippen der Unterseite sind mit vielzelligen, stachelartigen Borsten bewaffnet. Der Querschnitt des Primärnerven zeigt drei grosse ovale Gefässstränge mit einem Holzkern aus radialen Gefässreihen und Holzfasern, und mit einem Siebtheil, der von einem Kranze dichtstehender Milchsaftgefässe begrenzt wird. Collenchym liegt zwischen dem Rindenparenchym und der Epidermis. Der Stengel enthält ein grosszelliges, oft lückiges Mark und Gefässstränge, welche durch Parenchym getrennt, in einem Kreis geordnet, von markständigen Milchsaftgefässen begleitet und von rindenständigen begrenzt sind.

Chemie: Der eingetrocknete Milchsaft stellt das unter den Pflanzenstoffen genauer besprochene Lactucarium dar, aus welchem verschiedene, dort aufgeführte Körper isolirt worden sind.

Verwechselungen: *Lactuca Scariola* L., Abb. Ha. I. 46, unterscheidet sich durch die senkrecht gestellten, stark buchtig-gelappten Blätter, welche ihre Ränder nach oben und unten kehren, und ferner dadurch, dass die Achaenen nicht wie bei L. vir. schwarz, sondern graubräunlich und etwa so lang als ihr Schnabel sind. Eine Varietät dieser Art, die sehr viel stärkere, bis 3 m hohe *Lactuca altissima* Bieberstein wird in Frankreich cultivirt. *Lactuca sativa* L., der in Gärten allgemein als Salat gezogene Lattich, ist verschieden durch die herzförmig den Stengel umfassenden Blätter, durch den doldentraubigen Blüthenstand und die braunen Achaenen. *Lactuca saligna* L. hat linealische, zugespitzte Blätter, von welchen die untersten schrottsägezähnige Ränder haben. Ihre braunen Achaenen sind mit einem doppelt so langen Schnabel bewaffnet. *Lactuca quercina* L. besitzt unterseits kahle Blätter, welche schrottsägezähnig-leierförmig und nach oben leierförmig-fiederspaltig sind, ferner einen doldentraubigen Blüthenstand und Achaenen mit einem kurzen, schwarzen Schnabel. *Lactuca perennis* L. hat kahle, fiedertheilige Blätter, blaue Blüthen und Achaenen, welche durch eine einzelne Mittelrippe ausgezeichnet sind.

Verwendung: Herba Lactucae virosae, sativae und altissimae werden zur Gewinnung des Lactucarium in verschiedenen Ländern in grösserer Ausdehnung gezogen.

Herba Cardui benedicti.

Cardobenedictenkraut.

Das Cardobenedictenkraut ist wahrscheinlich schon von Dioscorides benutzt worden. Gesammelt wird es von der in Asien von Syrien an durch das ganze Gebiet der Mittelmeerländer verbreiteten, einjährigen Distel, *Cnicus benedictus* L., aus der Familie der Compositen und Unterfamilie der Centaureen. Bschr. Lrs. Pf. 645; Abb. Bg. u. S. XXIIa; Ha. VII. 34; N. v. E. 223; Pl. 634. Für medicinische Zwecke wird die Pflanze bei Cölleda cultivirt, gedeiht aber im Freien ausgesäet noch zu Alten in Norwegen unter 70° n. Br. Officinell sind die Blätter und blühenden Zweige.

Aussehen: Der aufrechte, 20—40 cm hohe, krautige, gerillte, bräunlichrothe und grünliche, oberwärts gespreizt-ästige Stengel besitzt gestielte und sitzende, eigenthümlich geformte Blätter. Die bodenständigen Blätter werden 15—25 cm lang, zeigen einen länglich-lanzettlichen Umriss mit buchtig-fiederspaltigem Rande und sind nach unten in den dicken, rinnig dreikantigen Blattstiel verschmälert. Die gerade abstehenden Fiederlappen nehmen nach unten und oben an

Stärke ab, sind breiteilänglich und buchtig, abgestumpft, aber mit einer Stachelspitze versehen, an der Basis zottig behaart und mit den Haaren der Blattspreite verfilzt. Von dem Primärnerven gehen unter kaum spitzem Winkel unterwärts stärker hervortretende Secundärnerven ab, welche gegen den Rand zu Commissuren bilden und jedem Blattzahn einen Strang zusenden. Die zerstreut stehenden Stengelblätter nehmen nach oben an Länge ab, werden sitzend und mit breitem Grunde am Stengel halb herablaufend, sind nur buchtig-stachelspitzig gezähnt und gehen endlich in breit-herzförmige Deckblätter über, welche das Blüthenköpfchen einhüllen und überragen.

Die Blüthenköpfchen sind einzeln-endständig, fest, eiförmig, bis 3 cm lang und 1,5 cm dick. Ihr Hüllkelch ist dachziegelförmig aus eiförmigen und eilänglichen Blättchen gebildet, welche am Rande spinnewebartig behaart in einen Stachel auslaufen. Letzterer ist bei den mittleren und innersten bis 2 cm lang, fast rechtwinkelig zurückgebogen und mit vier bis fünf kurzen Stachelpaaren wie fiedertheilig besetzt. Der Blüthenboden ist flach, etwas grubig und dicht mit glänzenden, weissen, borstenförmigen Spreublättchen bedeckt. Die Blüthen sind schön gelb; die wenigen Randblüthen geschlechtslos aus einem verkümmerten Fruchtknoten, einer engen Röhre mit dreispaltigem Saum, dessen Zipfel linienförmig erscheinen, zusammengesetzt. Die zahlreichen gelben Scheibenblüthen besitzen je einen unterständigen Fruchtknoten, welcher fast walzenrund, gestreift, an der Basis der inneren Seite genabelt und doppelt so breit ist als die Blumenröhre. Der oberständige Kelch besteht aus einem schüsselartigen äusseren Kelch mit zehnzähnigem Rande und aus einem zweireihigen Pappus, dessen innere Borsten halb so lang sind wie die äusseren. Die epigynische Blumenkrone zeigt eine enge Röhre, welche doppelt so lang ist als die längsten Pappusborsten und sich in eine Glocke erweitert, deren gelber Saum in fünf längliche Zipfel gespalten ist. Die fünf Staubgefässe des Androeceums sind unten mit ihren Filamenten der Blumenröhre angewachsen, oben frei und hier mit zahlreichen, gestielten Drüsen besetzt. Die zweifächerigen, unten pfeilförmig gezipfelten, oben in eine runde, etwas gebogene, ansehnliche Spitze verlängerten Antheren sind zu einer Röhre verwachsen. Das Gynaeceum ist aus dem Fruchtknoten, dem stielrunden, oben unterhalb der Narben verdickten und hier ringsum behaarten Griffel mit zwei, anfangs zusammengeneigten, später auseinanderweichenden und innen oben mit Papillen besetzten Narbenlappen aufgebaut. Das Cardobenedictenkraut hat einen stark bitteren Geschmack.

Anatomie: Die älteren, grossen Blätter tragen nur lange, vielzellige, stumpf endende Gliederhaare von sehr verschiedener Grösse, die jüngsten, blüthenständigen ausser diesen auch Drüsenhaare, deren Kopf aus acht bis zehn Zellen sich aufbaut. Im Primärnerv sind im Querschnitt ovale Gefässstränge eingebettet, deren Xylem aus radialen Gefässreihen und Holzfasern besteht und vor deren Siebtheil ein halbmondförmiges Bündel derbwandiger, langer, verholzter Sclerenchymfasern lagert. Die Nerven zweiter Ordnung bilden in einiger Entfernung vom Blattrand Commissuren und von diesen zieht zu jedem Stachel ein Strang, der mit Sclerenchymzellen endigt. Im Stengel umgeben ringförmig gelagerte, durch Parenchym getrennte, im Querschnitt ovale Gefässbündel ein oft zerklüftetes oder geschwundenes Mark. Vor dem Siebtheil jedes Stranges liegt wie im Primärnerv ein im Querschnitt halbmondförmiges Bündel verholzter, langer Sclerenchymzellen. Unter der Epidermis grenzt Collenchymgewebe an das Parenchym. Die Blätter des Hüllkelchs haben nur zum Theil Drüsenhaare auf der von polygonalen, dickwandigen Zellen gebildeten Epidermis und unter derselben zwei bis drei Lagen dickwandiger Sclerenchymzellen. Die Blumenkrone und der Pappus sind ausgezeichnet durch besonders grosse Drüsenhaare.

Chemie: Das Kraut der Spinnendistel enthält reichlich äpfelsaures Kalium und Magnesium, ferner Calciumoxalat und als Träger des bitteren Geschmacks das Cnicin.

Das Cnicin, $C^{42}H^{56}O^{15}$, krystallisirt in seideglänzenden Nadeln, ist geruchlos, aber von sehr bitterem Geschmack, kaum in Wasser, leicht und mit neutraler Reaction in Weingeist, wenig in Aether löslich. Die Lösungen sind rechtsdrehend. Concentrirte Schwefelsäure löst das Cnicin roth, Zusatz von Wasser bewirkt Uebergang in violett, welches durch Ammoniak in gelb sich ändert. Concentrirte kalte Salzsäure löst das Cnicin mit grüner Farbe.

Verwendung: Das Cardobenedictenkraut wird als bitteres Digestivum gebraucht.

Präparate: Das Extractum Cardui benedicti ist allein officinell.

Herba Absynthii.

Wermut.

Der Wermut ist schon in dem 16 Jahrhunderte vor unserer Zeitrechnung verfassten Papyrus Ebers unter den Arzneimitteln der alten Aegypter aufgeführt. Den alten Griechen war Absynth bekannt, jedoch ist es fraglich, ob sie nicht eine andere als unsere Pflanze darunter verstanden haben. In Deutschland muss der Wermut schon seit dem frühesten Mittelalter medicinisch gebraucht worden sein. Die Stammpflanze, *Artemisia Absynthium* L., eine Composite, ist durch Nordafrika, West- und Nordasien bis Kamschatka, durch Europa, wo sie in Griechenland jetzt fehlt, bis Finnland, besonders im Gebirgsland, verbreitet und in Süd- und Nordamerika eingeführt. Sie wird in verschiedenen Gegenden, bei uns in der Umgebung von Cölleda in der Provinz Sachsen und von Quedlinburg am Harz, im Grossen cultivirt. Officinell gebraucht werden Blätter und blühende Spitzen der wildwachsenden und der cultivirten Stammpflanze.

Aussehen: Die grundständigen Blätter des oben krautigen, graufilzigen und rispig verzweigten Stengels zeigen einen ovalen Umriss, sind langgestielt, dreifach fiedertheilig und auf beiden Seiten graufilzig behaart. Ihre untersten Blattabschnitte stehen etwas ab von den oberen, welche dichter gerückt mit ihren letzten spatelförmigen, drei- bis fünftheiligen, abgerundeten oder kurz bespitzten Fiederlappen ineinandergreifen. Die Stengelblätter sind ein- und zweifach fiedertheilig, allmählich kürzer gestielt und kleiner, aber wie die vorigen behaart. Die blüthenständigen Blätter endlich sind ungestielt, lanzettförmig und durch die Behaarung wie die anderen oben graugrün und unterseits weisslich. Die Blattspreiten sind beiderseits reichlich mit kurzgestielten Oeldrüsen besetzt und von einem Hauptnerv durchzogen, der unter spitzem Winkel Nerven zweiter Ordnung aussendet und bei der cultivirten Pflanze deutlicher ist, weil dieselbe weniger stark behaart bleibt.

Der rispig-traubige Blüthenstand wird von halbkugeligen, gestielten, nickenden Blüthenköpfchen, deren Stiel ein bis zwei kleine Deckblättchen besitzt, gebildet. Ihr Blüthenboden ist halbkugelig und durch lange, weisse Haare zottig. Der glockige Hüllkelch ist von äusseren lanzettförmigen und inneren länglich abgerundeten, weichbehaarten, dachziegelförmig angeordneten Blättchen mit trockenhäutigem, durchscheinendem Rande gebildet. Die sehr spärlich vorhandenen, kleinen, weiblichen Randblüthen bestehen aus einer engen, röhrigen Blumenkrone mit ungetheiltem, selten zwei- bis dreizähnigem Saum. Ihr unterständiger Fruchtknoten ist länglich, einfächerig und eineiig und unter der Blume eingeschnürt. Der fadenförmige Griffel ist am Grunde verdickt, ragt nur mit seinen beiden langen, fast keulenförmigen, stumpfen, fein behaarten, auseinanderstehenden Narben hervor. Die zahlreich vorhandene, gelbe, kelchlose Scheibenblüthe ist 2,5 mm lang; ihre trichterförmige Röhre endet mit einem fünflappigen, zurückgebogenen Saume, umschliesst die nur wenig hervorragenden Staubgefässe, deren längliche Staubbeutel oben in eine lanzettpfriemliche Spitze auslaufen und zu einer Röhre verwachsen sind. Der nicht vorragende, fadenförmige Griffel trägt zwei auseinander weichende, zurückgekrümmte, lineale Narbenlappen, deren oberer Querrand mit Papillen besetzt ist. Das wild wachsende Wermutkraut riecht eigenthümlich und schmeckt gewürzhaft-scharf und bitter. Die cultivirte Pflanze hat viel weniger Geruch und Geschmack.

Anatomie: Auf der in der Flächenansicht aus wellig begrenzten Tafelzellen zusammengefügten Blattepidermis finden sich beiderseits Spaltöffnungen, ferner T-förmige Haare, deren Stiel aus vier bis sechs tonnenförmigen Zellen gebildet ist und eine lange, dünnwandige, an beiden Enden zugespitzte Querzelle trägt. In das Blattgewebe beider Seiten eingesenkt sind Drüsenhaare, welche aus einer Stielzelle und aus zwei bis vier Paaren übereinander gelagerter Zellen aufgebaut sind. Der Stengel zeigt im Querschnitt einen markhaltigen Holzring von rundlichen Gefässbündeln, Gefässreihen, verholzte Markstrahlen und Holzfasern setzen deren Xylem zusammen und vor dem Siebtheil jedes Bündels liegt eine halbmondförmige Gruppe langer Sclerenchymzellen. Unter der Epidermis liegt Collenchym, welches in den Kanten mächtiger entwickelt ist. — Die Epidermis der Blätter des Hüllkelchs besitzt zwischen derbwandigen, polygonalen Tafelzellen beiderseits Spaltöffnungen und auf der Aussenseite dieselben Trichome wie die Blätter. Der Blüthenboden ist von Haaren mit vier- bis sechszelligem Stiele und einer doppelt keilförmigen, in der Mitte breiten Endzelle eingenommen. Die Blumenkrone ist reich an Drüsenzellen.

Chemie: Wermut enthält bis 0,5 pc. ätherisches Oel, einen Bitterstoff, Absinthin genannt, Gerbstoff, Aepfel- und Bernsteinsäure und 7 pc. Asche, welche reich an Salpetersäure ist.

Das Wermutöl ist dunkelgrün, vom Geruch und Geschmack des Krautes und von 0,90—0,92 sp. Gewicht. Es siedet zwischen 180—205° C., löst sich leicht in 90 pc. Alcohol, ist rechtsdrehend und besteht aus einem Kohlenwasserstoff, $C^{10}H^{16}$, der bei 150° und einem zweiten, der bei 170°—180° siedet, ferner aus Absinthol, $C^{10}H^{16}O$, welches bei 195° und aus einem dunkelblauen Oele, das bei 240°—300° C. siedet.

Absinthin, $C^{40}H^{28}O^{8}.HO$ (?), ist ein krystallinisches Pulver von bitterem Geschmack und aromatischem Geruch, welches bei 120°—125° schmilzt, sich nur wenig in heissem Wasser, leicht und mit neutraler Reaction in Weingeist und Aether löst.

Verwechselungen: Das Kraut der *Artemisia vulgaris* L., Abb. Bg. u. S. XXII c, besitzt auch fiedertheilige Blätter. Dieselben sind aber oberseits dunkelgrün und kahl und unterseits weissfilzig mit lanzettförmigen, meist eingeschnittenen oder gesägten Fiederlappen und am Grunde geöhrtem Blattstiel. Ihre Blüthenköpfchen sind eilänglich und sitzend oder fast sitzend, deren Blüthenboden kahl und die röhrige Blumenkrone aussen mit kleinen Oeldrüsen besetzt.

Verwendung: Wermut wird als aromatisch-bitteres Digestivum benutzt.

Präparate: Das Extractum und die Tinctura Absinthii sind officinell.

Herba Tanaceti.

Rainfarnkraut.

Der vielleicht schon von den Alten gebrauchte Rainfarn wurde bereits zu Karls des Grossen Zeiten in Deutschland angepflanzt. Die Stammpflanze *Tanacetum vulgare* L., Bschr. Lrs. B. 1142; Abb. Bg. u. S. XXIId; Ha. II. 6; N. v. E. 236; Pl. 611, ist eine in der alten Welt bis zum 70.° nördl. Br., auch in Amerika verbreitete Composite, deren Blätter und blühende Zweige in den vereinigten Staaten Nordamerikas officinell sind und bei uns vielfach gebraucht werden, obgleich die **R. Ph.** sie nicht aufgenommen hat.

Aussehen: Der aufrechte, einfache, fast runde, gestreifte und kahle Stengel ist oben doldentraubig verästelt und wird bis 1,5 m hoch. Er trägt zerstreut stehende Blätter. Die unteren sind gestielt, bis 20 cm lang und 12 cm breit, unpaarig-doppelt-fiedertheilig, nur in der Jugend etwas flaumig, später kahl und glatt. 10—14 Paare dunkelgrüner Fiederabschnitte sitzen an der nach vorn geflügelten und eingeschnitten-gesägten Blattspindel. Sie sind dunkelgrün, linienlanzettförmig, beiderseits mit Oeldrüsen versehen, nehmen nach unten und oben an Grösse ab und zeigen länglich-spitze, scharf gezähnte Zipfel, deren Sägezähne in eine knorpelige Spitze auslaufen. Die oberen Blätter werden allmählich kleiner, sitzend, halbstengelumfassend, einfach-fiedertheilig bis sägezähnig und ihre scharfen Zähne enden wieder mit einer knorpeligen Spitze.

Der Blüthenstand ist eine fast ebene, gipfelständige, vielköpfige Doldentraube. Sie setzt sich zusammen aus scheibenförmig-halbkugeligen, goldgelben Köpfchen mit kahlem, gewölbtem, feingrubigem Blüthenboden und einem halbkugeligen Hüllkelch, dessen dachziegelförmig angeordnete, gestielte, etwas spitze Blättchen länglich, etwas behaart und trockenhäutig gerändert sind. Die kleinen, kaum 4 mm langen Blüthen sind goldgelb, röhrig und aussen mit kleinen Drüsen besetzt. Die spärlichen Randblüthen besitzen einen länglichen, gestreiften, einfächerigen Fruchtknoten, einen oberständigen, sehr schmalen, schüsselförmigen Kelch mit gekerbtem Rande. Die röhrenförmige Blume endet in einen dreilappigen, aufrechten Saum, welcher von den aufrechten, etwas auseinanderstrebenden, linienförmigen, stumpfen und behaarten Narbenlappen überragt wird. Staubgefässe fehlen. Die zahlreichen gelben Scheibenblüthen zeigen eine trichterförmige Röhre mit fünflappigem Saume. Sie schliesst fünf Staubgefässe ein, deren längliche, unten zweizipfelige, oben in eine stumpfe Spitze verlängerte, zweifächerige Staubbeutel zu einer Röhre verwachsen sind. Der Griffel ragt mit den auseinanderstrebenden, auswärts gekrümmten, etwas ruinenförmigen, vorn abgestutzten und gebarteten Narbenlappen aus der Blumenröhre hervor und steht mit verdickter Basis auf dem unterständigen, länglichen, aussen gestreiften, einfächerigen und eineiigen Fruchtknoten. Die Achaenen sind kaum 2 mm lang, fünf- bis sechsrippig und mit einer Scheibe und dem gekerbten Kelche gekrönt. — Das Rainfarnkraut hat einen eigenthümlichen Geruch und schmeckt bitter und scharf.

Anatomie: Unter der Cuticula zeigt die Blattspreite auf beiden Seiten wellig begrenzte Tafelzellen mit Spaltöffnungen. Einzellige Haare und vielzellige, mit lang zugespitzter, dünnwandiger Endzelle sind auf beiden Seiten zerstreut. Oeldrüsen sind in die Ober- wie Unterfläche eingesenkt. Der Querschnitt des Blattes lässt Pallisaden- und Schwammgewebe unterscheiden und derjenige des Primärnerven der Fiederabschnitte ein Gefässbündel, welches aus radialen Gefässreihen mit einreihigen Markstrahlen, einem Siebtheil mit verholzten Stützzellen und eben solchen an der Oberseite der Holztheile sich zusammensetzt. Die Blattspindel enthält drei durch Parenchym getrennte, in gleicher Weise aufgebaute Gefässstränge in parenchymatösem Grundgewebe, welches durch Collenchym mit der Epidermis verbunden bleibt. Letztere trägt dieselben Trichome wie die Blätter. Im Stengel umgibt das hohle Mark ein geschlossener Holzring aus zahlreichen Gefässsträngen, welche dieselben Elemente wie jene enthalten und durch derbwandige Holzfasern mit einander verbunden sind. Die Blüthentheile bieten anatomisch nichts besonders Charakteristisches dar.

Chemie: Das Rainfarnkraut und seine Blüthen enthalten ätherisches Oel, einen Bitterstoff, Tanacetin, Tanacetumgerbsäure, Gallussäure, Weinsäure, Citronensäure, Aepfelsäure, Zucker, Eiweiss, Schleim, Gummi und Harz.

Das ätherische Oel kommt in den Blättern zu 0,66 pc., in den Blüthen zu 1,5 pc. vor, ist grünlichgelb, von brennend bitterem Geschmack, eigenthümlichem Geruch und 0,99 spec. Gew. Es löst sich leicht und mit neutraler Reaction in Weingeist und besteht aus einem Terpen, $C^{10}H^{16}$, welches bei 155°—160° siedet, aus Tanacetylhydrür, welches bei 0,918 spec. Gew. seinen Siedepunkt bei 196° hat, ferner aus Aldehyd, $C^{10}H^{16}O$, und aus einem Alcohol, $C^{10}H^{18}O$. Es ist giftig und kann schon zu $1^1/_2$ Theelöffeln auf Menschen tödtlich wirken.

Das Tanacetin, $C^{11}H^{16}O^{4}$, ist amorph, braun, sehr hygroscopisch, stickstofffrei und von bitterem Geschmack, löst sich leicht in Wasser und Weingeist, nicht in Aether. Concentrirte Schwefelsäure löst es zuerst mit gelbbrauner Farbe, welche bald in Roth übergeht.

Die Tanacetumgerbsäure, $C^{23}H^{29}O^{31}$ (?), ist ein dunkelbraunes, etwas herb schmeckendes Pulver, welches sich in Wasser mit schwachsaurer Reaction löst, mit Eisensalzen grüne Niederschläge gibt und durch Kochen mit verdünnten Säuren in Zucker und Catechin gespalten wird.

Verwendung: Das blühende Kraut wird als Anthelminticum gebraucht und die Früchte kommen als ungarischer Wurmsamen in den Handel.

Herba Millefolii.

Schafgarbenkraut.

Das Kraut der *Achillea Millefolium* L., einer Composite, ist jedenfalls schon vor unserer Zeitrechnung medicinisch verwerthet worden. In Deutschland wird die Stammpflanze schon im frühesten Mittelalter unter dem Namen Garbe aufgeführt und bereits angepflanzt. Ihr Verbreitungsbezirk erstreckt sich über Asien, Europa und Nordamerika. Sie wird auch jetzt noch angepflanzt und in der Nähe von Jena für den pharmaceutischen Gebrauch gezogen. Bschr. Lrs. B. 1139; Abb. Bg. u. S. XIXe; Btl. a. Tr. 153; Ha. IX. 45; N. v. E. 246. Die erste Ausgabe der **R. Ph.** verlangte die im Juni gesammelten Blätter, während die Pharmacopoeen anderer Länder das vollblühende Kraut vorschreiben.

Aussehen: Der einjährige, aufrechte, kantig-gefurchte, einfache, mehr oder weniger behaarte, oben doldentraubig verästelte Stengel trägt bis 15 cm lange, doppelt- oder dreifach-fiedertheilige, vieljochige Blätter. Die grundständigen sind gestielt und ihr Stiel am Grunde häutig verbreitert; die Stengelblätter sind sitzend. Der Umriss der Blätter ist lanzettlich oder linealisch mit meist zwei- bis fiedertheilig fünfspaltigen Abschnitten, welche in länglich lanzettliche bis linealische fein-stachelspitzige Zipfel zerrissen sind. Die sämmtlichen Blätter sind bald mehr, bald weniger behaart, durchscheinend-drüsig punktirt und ihre Blattspindel rinnig, nach der Spitze zu einzeln gezähnt und unterhalb zottig.

Den Blüthenstand bilden endständige, flache, wenig beblätterte, dreifach zusammengesetzte, gedrängte Doldenrispen, welche aus kleinen, strahligen Blüthenköpfchen zusammengestellt sind. Ihr Hüllkelch ist aus länglichen, angedrückten, grünlichen, randhäutigen, haarig bewimperten Blättchen aufgebaut. Ihr kleiner Blüthenboden ist gewölbt und spreublättrig. Die vier bis sechs strahligen, weiblichen Randblüthen haben einen unterständigen, länglich-zusammengedrückten, einfächerigen, kahlen, grünlichweissen Fruchtknoten. Die kelchlose Blumenkrone besteht aus einer grünlichen Röhre, welche länger als der Fruchtknoten und aussen mit kurzgestielten Drüsen besetzt ist, sich nach oben zu etwas verengt und in eine rundliche weisse oder röthliche, stumpf-dreizähnige, zuerst abstehende, später aber zurückgeschlagene Zunge endigt. Ihr fadenförmiger Griffel ragt mit schmalen, etwas rinnenförmigen, zurückgekrümmten und bebarteten Narben aus der Röhre hervor. Die zahlreichen, zwitterigen Scheibenblüthen zeigen eine weisse, mit Drüsen besetzte Röhre, welche sich nach oben glockenförmig erweitert und in einen fünflappigen Saum ausläuft. Die Lappen desselben sind eiförmig, ausgebreitet und zurückgekrümmt. Das Androeceum bilden fünf epipetale Staubgefässe, deren freie Staubfäden unter den Antheren knotig verdickt sind. Die linienförmigen, zweifächerigen Antheren enden oben mit einer länglichen, conischen Spitze und sind zu einer gelben Röhre verwachsen, welche nur wenig aus der Blumenkrone hervorschaut. Das Gynaeceum ist dem der Randblüthen gleichgeformt. — Die Blätter riechen nur wenig und schmecken salzigherb und etwas bitterlich. Die Blüthen entwickeln einen gewürzhaften Geruch und einen bittern, wenig gewürzhaften Geschmack.

Anatomie: Wellig begrenzte Tafelzellen mit Spalten bilden beiderseits die Epidermis. An den Blattzähnen liegen die Spaltöffnungen in Reihen angeordnet. Haare aus einem Stiel von vier bis sechs dünnwandigen, tonnenförmigen Zellen und aus einer cylindrischen, derbwandigen Endzelle sind an allen Blättern vorhanden. Drüsenhaare, ähnlich denen des Wermuth, sind auf beiden Seiten der Blattspreiten eingesenkt. Der Querschnitt des Blattes zeigt oben ein mehrreihiges Pallisadengewebe und nach unten Schwammgewebe. Der Stengel besitzt in einem Kreise stehende Gefässbündel, welche ein grosszelliges Mark einschliessen und aus radialen Gefässreihen mit Holzfasern, einem Siebtheil und daran gelagerten verdickten und verholzten Sclerenchymfasern bestehen. Die Epidermis des jungen Stengels trägt ausser den einfachen Haaren der Blätter auch Drüsenhaare. Alte Stengel sind von einem geschlossenen Holzring durchsetzt. Die Hüllkelchblätter sind auf ihrer Aussenseite mit einfachen und mit Drüsenhaaren besetzt und unter der Epidermis mit einer Schicht derbwandiger Sclerenchymzellen versorgt. Die Blüthen sind mit Drüsenhaaren versehen.

Chemie: Die Blätter der Schafgarbe liefern nur halb so viel ätherisches Oel wie die Blüthen und enthalten ausserdem ein bitter schmeckendes

Alcaloid, Achilleïn, ferner Achilleasäure, welche als identisch mit Aconitsäure erkannt ist, und Gerbsäure, Harz und 13,4 pc. Asche.

Das ätherische Oel der Blätter ist dunkelblau, hat ein spec. Gew. von 0,85—0,91 und in der Kälte fast Butterconsistenz. Die Blüthen geben viel mehr, aber doch nur 0,12 pc. Oel von blauer oder grüner Farbe, 0,92 spec. Gew. und saurer Reaction.

Das Achilleïn, $C^{20}H^{38}N^{2}O^{15}$ (?), stellt eine zerfliessliche, braunrothe Masse von bitterem Geschmack und eigenthümlichem Geruch dar, welche sich leicht in Wasser mit weingelber Farbe und alkalischer Reaction, schwieriger in Alcohol und Aether löst. Durch Kochen mit verdünnter Schwefelsäure spaltet es sich in Zucker und Achilletin, $C^{11}H^{17}NO^{2}$, ein braunes, wenig in Alcohol, gar nicht in Wasser lösliches Pulver.

Die Achilleasäure ist identisch mit der in den Blättern von *Aconitum Napellus* L. an Calcium gebundenen Aconitsäure, $C^{6}H^{6}O^{6}$. Sie ist dreibasisch, krystallisirt in farblosen Nadeln oder Warzen, schmilzt bei 186°, schmeckt und reagirt stark sauer, löst sich gut in Wasser, leicht in Alcohol und Aether. Aconitsaures Calcium, $C^{6}H^{3}Ca^{3}O^{6}$, krystallisirt und geht bei der durch Caseïn eingeleiteten Gährung in bernsteinsaures Calcium über.

Verwechselungen: *Achillea nobilis* L., die nahe bei Witzenhausen an der Göttinger Chaussee, auch in Thüringen bis zum Harz häufig vorkommt, unterscheidet sich durch die wollig-weichhaarigen oder fast kahlen, doppelt-fiedertheiligen Blätter an der schmalen, von der Mitte bis zur Spitze gezähnten Spindel. — Die als Ivakraut im Handel cursirenden *Achillea moschata* L., *A. atrata* L., *A. nana* L. sind kleine alpine und hochalpine Achilleaarten, welche sich auch durch ihren eigenthümlichen, an Pfeffermünze erinnernden Geruch unterscheiden.

Verwendung: Das Schafgarbenkraut wird als bitter-gewürzhaftes Digestivum bisweilen im Aufguss gebraucht.

---

e. Blüthen, Flores und Blüthentheile.

1. Blüthentheile aus der Abtheilung der Monocotyledonen.

Crocus.

S a f r a n.

Der Safran ist wegen seines durchdringenden Geruchs und eigenthümlich gewürzhaften Geschmacks als Gewürz und wegen seines prächtigen Farbstoffs als Färbemittel seit den ältesten Zeiten hochgeschätzt. Zu medicinischer Verwendung gelangte er erst in späterer Zeit und wird jetzt nur selten noch gebraucht. Die Stammpflanze, *Crocus sativus* L., aus der Familie der Irideen, Bschr. Lrs. Pf. 310; Abb. Bg.

u. S. Id; Btl. a. Tr. 274; Ha. VI. 25; N. v. E. 58; Pl. 32, ist wahrscheinlich in Vorderasien, vielleicht auch in Griechenland und Italien ursprünglich einheimisch. Jedenfalls gelangte sie sehr frühzeitig nach Afrika und Europa und wurde in den Mittelmeerländern schon in alter Zeit cultivirt. Heutzutage betreibt den Anbau des Crocus, soweit derselbe für unseren Handel in Betracht kommt, in grösster Ausdehnung Spanien im südlichen Theil von Neu-Castilien, im nördlichen von Murcia, im Süden von Valencia bei Alicante und auf Majorka in der Umgebung von Palma. Beschränkter ist die Safranzucht in Frankreich, wo sie nordöstlich von Orleans im Arrondissement Pithiviers en Gâtinois sehr sorgfältig gepflegt wird. In Deutschland wurde in früheren Jahrhunderten vielfach Safran gebaut. Jetzt hat hier dieser Industriezweig ganz aufgehört. In Oesterreich, wo das Gleiche der Fall war, ist der Safranbau jetzt auch nur von sehr geringer Bedeutung. Deutsche Auswanderer haben neuerdings die Cultur des Safrans in Pennsylvanien unternommen, ohne bis jetzt nennenswerthe Ernten zu erzielen.

Der Anbau des Safrans erfordert grosse Aufmerksamkeit und Ueberwachung. Die Einsammlung der bald verwelkenden Blüthen muss mit grosser Sorgfalt innerhalb weniger Wochen geschehen. Aus den frisch gesammelten Blüthen werden die Narben herausgebrochen, in lockeren Haufen auf Sieben über schwachem Feuer vorsichtig kurze Zeit getrocknet und dann verpackt. Nach Dumesnil's Berechnung sind bis 40 000 Blüthen erforderlich zu 500 g getrocknetem Safran.

Die **R. Ph.** verlangt die gesättigt braunrothen Narben mit der Bedingung, dass denselben die blassgelben Griffelenden nur in geringer Menge beigemischt sind.

Aussehen: Die locker auf- und ineinander gehäuften einzelnen und zum Theil noch mit dem oberen Griffelende vereinigten, braunrothen Narben der Safranblüthe stellen die Handelswaare dar. Der fadenförmige, lange Griffel ist unten farblos, oben gelb und trägt drei Narben, welche 3 cm lang, röhrenförmig eingerollt, nach oben allmählich erweitert und zugleich etwas zusammengedrückt, an der Innenseite längsgespalten und am oberen, 3—4 mm breiten Rande unregelmässig gekerbt erscheinen, an der Basis gelblich und weiterhin braunroth gefärbt sind. Sie fühlen sich fettig an, riechen eigenthümlich stark und schmecken gewürzhaft bitter.

Anatomie: Die Narben sind von einer Epidermis bekleidet, deren axil gestreckte Zellen mit vorstehenden Papillen versehen sind. Zwischen den beiden Oberhäuten liegt ein Parenchym aus dünnwandigen Prosenchymzellen, welche braunrothen Farbstoff und Oeltropfen enthalten. Dies Parenchym wird von Gefässsträngen durchzogen, welche sich nach oben dichotom theilen und mit je einem Ast den einzelnen Kerbzähnen des oberen Randes zustreben. Die Kerbzähne selbst sind mit randständigen, walzenrunden Papillen bewehrt.

Chemie: Der Safran enthält einen Farbstoff, Polychroit oder Crocin genannt, etwas ätherisches Oel, Zucker und nach dem Trocknen bei 100° C. 4,5—7 pc. Asche.

Polychroit (nach Weiss) oder Crocin (nach Quadrat), $C^{48}H^{60}O^{18}$, stellt ein rothes, geruchloses, schwach süsslich schmeckendes Pulver dar, welches unter dem Einfluss des Lichtes sich langsam verändert, in Wasser mit rothgelber, in wässrigen Alkalien mit gelber Farbe, leicht in wässrigem Weingeist, sehr schwer in absolutem Weingeist und Aether sich löst. In der wässrigen Lösung erzeugen Kalk- und Barytwasser gelbe, Bleiessig rothe und Kupfersulfat grüne Niederschläge. Mit verdünnten Mineralsäuren gekocht spaltet es sich in Crocetin, was Weiss Crocin nennt, Zucker und ätherisches Oel.

Das Crocetin, $C^{16}H^{18}O^{6}$, ist ein rothes Pulver, welches sich wenig in Wasser, leicht in Weingeist und in wässrigen Alkalien löst. Durch concentrirte Schwefelsäure wird es erst tiefblau, dann violett und endlich braun gefärbt.

Das ätherische Oel ist gelb, von dem Geruch des Safrans. Es siedet bei 210°, ist in Spuren im Safran vorhanden und hat nach Weiss die Zusammensetzung $C^{10}H^{14}O$, so dass die Spaltung des Crocins nach der Formel $C^{48}H^{60}O^{18} + H^{2}O = 2(C^{16}H^{18}O^{6}) + C^{10}H^{14}O + C^{6}H^{12}O^{6}$ erfolgen würde.

Verfälschungen des Safrans werden wegen seines hohen Preises sehr vielfach, aber hauptsächlich nach zwei Richtungen ausgeführt. Einerseits suchen gewissenlose Händler das Gewicht ihrer Waare durch mineralische Zusätze, wie Kreide, Kalk, Gyps, Baryt zu erhöhen. Diese Stoffe werden fein gepulvert und vermittelst Syrup oder Honig, Glycerin oder Oel an den Pflanzentheilen befestigt. Anderseits werden dem echten Safran Blüthen und Blüthentheile anderer Pflanzen oder auch sonstige organische Substanzen beigemischt. So sind von verschiedenen Autoren gefunden worden: 1. Blüthen der südeuropäischen, bei uns in Gärten als Zierpflanze beliebten Composite *Calendula officinalis* L., Abb. Ha. IX. 47. 2. Blüthen des Safflors, *Carthamus tinctorius* L., Bschr. Lrs. B. 1148; Abb. N. v. E. 228, welche einen zuerst gelben, später orange-feuerrothen Farbstoff enthält. 3. Blüthentheile von *Arnica montana* L., siehe S. 99. 4. Die goldgelben Randblüthen von *Pulicaria dysenterica* Gärtner und von *Pulicaria vulgaris* Gärtn., Bschr. Lrs. B. 1132; Abb. Ha. VI. 46. 5. Zerschnittene Blumenblätter von *Punica Granatum* L., Bschr. Lrs. Pf. 507; Abb. ebenda 508 und Bg. u. S. IIIa. b; Btl. a. Tr. 113; Ha. X. 35; N. v. E. 301; Pl. 376. 6. Die Narben und Griffel von *Crocus vernus* L., Bschr. Lrs. B. 441; Abb. Ha. VI. 26. 7. Gefärbte, junge Blätter von Carex- und Gramineenarten und 8. Gefärbte Griffel von *Crocus sativus* L. 9. Sogar mit Crocustinctur gefärbte Fleischfasern. Nach Vogl l. c. 156 importirte England unter der Bezeichnung Cap-Safran die Blüthen von *Lyperia crocea* Eckl., einer am Cap heimischen Scrophularinee, welche ähnlich wie echter Safran riecht und auch im Geschmack daran erinnert. Die etwa 2,5 cm lange, röhrige Blumenkrone ist schwarzbraun und gibt an Wasser einen gelbbraunen bis braunröthlichen Farbstoff ab. Sie besitzt einen fünfspaltigen, flachen Saum mit ausgerandet-zweispaltigen, eingerollten Zipfeln und ist mit Drüsen ähnlich wie die Labiatenblüthen besetzt.

Handel: Abgesehen von schlechten verwerflichen Sorten ist nur der französische und spanische Crocus für den Gebrauch in unseren Officinen zu empfehlen. Frankreich producirt im Arrondissement von Gâtinois jährlich etwa 4000 kg, bezieht aber aus Spanien viel grössere Quantitäten, die es zum Theil auch wieder exportirt, da seine Ausfuhr nach Flückiger im Jahre 1880 etwa 58 000 kg erreichte. Der Preis beträgt für das Kilogramm gewöhnlich 70—80 frcs., ist aber in ungünstigen Jahren auch schon auf 200 frcs. gestiegen. Unter der spanischen Waare, die im Allgemeinen der französischen nachsteht, kommt sehr verfälschtes Product vor. Namentlich soll dies bei dem Safran von Alicante der Fall sein. Hamburg importirte im Jahre 1881 im Ganzen 3664 kg, darunter aus Frankreich direct nur 130 und aus Spanien 1280 kg. Der Rest wurde über England, die Niederlande und aus anderen Bezugsquellen zugeführt. Im Jahre 1882 betrug die Gesammteinfuhr 3222 kg im Werthe von 176 380 Mark.

Prüfung: Nach der Forderung der **R. Ph.** soll der Safran mit 10 Theilen Wasser eine gelbrothe, nicht süss schmeckende Flüssigkeit geben, welche mit 10 000 Theilen Wasser verdünnt noch gelb aussieht. Ferner muss gute Waare bei 100° C. weniger als 14 pc. Wasser verlieren und darf so getrocknet beim Verbrennen nicht über 8 pc. Asche liefern. Um die Beimischung fremder Pflanzentheile festzustellen, weicht man Proben der Waare in Wasser auf und durchmustert die einzelnen Theile mit Lupe und Mikroskop. Die Beschwerung echter Narben oder beigemischter anderer Pflanzentheile lässt sich in der Weise constatiren, dass man verschiedene Proben in warmem Wasser digerirt, bis die mineralischen Bestandtheile sich loslösen. Nachdem sie am Boden des Gefässes sich abgesetzt haben, können sie gesammelt und chemisch auf ihre Bestandtheile untersucht werden. In der Flüssigkeit lässt sich, falls es darauf ankommt, direct oder indirect nach bekannten Methoden Zucker nachweisen, wenn Syrup oder Honig zugesetzt war. Oeltropfen geben sich schon makroskopisch auf der wässrigen Flüssigkeit zu erkennen. Der Nachweis von Glycerin dürfte, abgesehen von seiner Umständlichkeit, meistens überflüssig sein, könnte sonst nach dem von Nessler und Barth angegebenen Verfahren (Zeitschr. für anal. Chem. 1883. XXII. 2) geschehen.

Verwendung: Der Crocus wird jetzt kaum noch wegen seiner angeblichen Einwirkung auf die weiblichen Sexualorgane benutzt und ist als Färbemittel und Gewürz in den Officinen vollständig entbehrlich.

Präparate: Die Droge wird zur Bereitung der Tinctura Croci und der Tinctura Opii crocata benutzt.

2. *Blüthen und Blüthentheile aus der Abtheilung der Dicotyledonen.*

Flores Cassiae.

Zimmtblüthen.

Die getrockneten Blätter von *Cinnamomum Cassia* Blume (siehe S. 125) kommen aus dem südlichen China in verhältnissmässig grossen Mengen nach Hamburg.

Aussehen: Sie sind von kreiselförmiger Gestalt, höchstens 1 cm lang, gestielt, hart, schwarz- oder graubraun, aussen grobrunzelig und bestehen aus einem röhrigen Unterkelch, welcher in einen sechslappigen, einwärts gebogenen Saum endigt. Die Saumlappen sind schwach ausgerandet und decken etwas den einfächerigen, mit einer Griffelnarbe versehenen braunen Fruchtknoten. Abb. Vogl l. c. S. 149 u. 150.

Anatomie: Der kurz behaarte Stiel ist unter der Cuticula von kleinen Epidermiszellen umgeben, an welche sich ein Parenchym aus weitlichtigen Zellen anlegt. Diese Schicht ist reichlich versorgt mit Oel- und Schleimzellen und wird durch einen Ring aus langen und kurzen Sclerenchymzellen von dem Siebthteil gerennt. Der markhaltige Holzkern besteht aus Spiral- und Treppengefässen, Holzfasern und Parenchym. Die Parenchymzellen der Aussen- und Innenrinde und des Marks enthalten rothbraune, in Aetzkali lösliche Massen und Gerbsäure, aber kein Stärkemehl. Der Kelch und der Fruchtknoten sind in ihrem Grundgewebe, abgesehen von den Gefässsträngen, reichlich von Oel- und Schleimzellen durchsetzt.

Chemie: Die Zimmtblüthen enthalten ein braunes, ätherisches Oel von starkem, gewürzhaftem Geruch und scharfem Geschmack, von saurer Reaction und 1,053 spec. Gew.

Handel: Die Flores Cassiae werden aus den chinesischen Provinzen Kuangsi und Kuangton jährlich bis zu 120 000 kg exportirt. Hamburg importirte 1882 nahezu 670 000 kg im Durchschnittswerth von 59 000 Mark.

Verwendung: Die Zimmtblüthen werden als Gewürz und nach Vogl l. c. 150 auch als Arzneimittel verwerthet.

Flores Rhoeados.

Klatschrosen.

Die Stammpflanze der Flores Rhoeados wird von Aristoteles' Schülern beschrieben, ist im klassischen Alterthum medicinisch gebraucht worden und findet sich in Verbindung mit Myrthen- und Acacienblüthen auch auf pompejanischen Wandgemälden. In Deutschland wird sie unter dem Arzneischatz des Mittelalters allgemein aufgeführt. Linné hat sie *Papaver Rhoeas* genannt. Sie ist ursprünglich in Asien, Afrika und wahrscheinlich auch in Südeuropa einheimisch und jetzt als treuer, aber unerwünschter Begleiter des Getreidebaues in der alten und neuen Welt ausserordentlich verbreitet. Bschr. Lrs. Pf. 407; Abb. Bg. u. S. XV. f; Btl. a. Tr. 19; Ha. VI. 38; N. v. E. 406; Pl. 418. Officinell sind die Klatschrosen bei uns nicht mehr, werden aber in allen Officinen immer noch geführt.

Aussehen: Die in der Knospe ganz kraus zusammengefalteten Blüthen besitzen zwei grössere und zwei kleinere, ganz glatte, sehr zarte Blumenblätter, welche bei verkehrt-eiförmigem Umrisse breiter als lang sind, höchstens 5 cm im grössten Durchmesser erreichen, frisch schön scharlachroth und am Grunde schwarz-violett gefleckt, ganzrandig, oben abgerundet, ausgeschweift, etwas fettglänzend und von zahlreichen Nerven strahlig durchzogen sind. Die letzteren theilen sich gabelig und bilden ein feines Netz aus polygonal-länglichen Maschen. Frische Blumenblätter haben einen schwach narcotischen Geruch, welcher beim Trocknen verloren geht, während zugleich die scharlachrothe Farbe in schmutzig-violett sich umwandelt. Der Geschmack ist schleimig und etwas bitter.

Anatomie: Die Epidermis der Klatschrosenblüthen ist aus längsgestreckten, wellig begrenzten Tafelzellen zusammengefügt und das dazwischen liegende Gewebe von zarten, verzweigten Spiralgefässen durchzogen.

Chemie: Den Farbstoff der Blüthenblätter bilden angeblich zwei Säuren, die Rhoeadinsäure und die Klatschrosensäure. Ausserdem kommt vielleicht auch etwas Rhoeadin in den Blumenblättern vor. In den übrigen Theilen der Pflanze, namentlich in den Samenkapseln, ist dasselbe ebenso wie im Milchsaft des wilden Mohns und im Opium mit Sicherheit nachgewiesen (siehe unter Opium).

Rhoeadinsäure stellt eine dunkelrothe, glänzende, amorphe Masse dar, welche sich in Wasser mit saurer Reaction und rother Farbe, ferner in wässrigem und in absolutem Weingeist, nicht in Aether löst. Alkalische Flüssigkeiten, wie

Kalk- und Barytwasser, Ammoniak und Alkalicarbonate, färben die rothe Lösung violett. Die Säure bildet amorphe Salze von blauer oder blaugrauer Farbe, von welchen sich die der Alkalien in Wasser lösen.

Klatschrosensäure unterscheidet sich von der vorhergehenden dadurch, dass sie zerfliesslich ist und sich nicht in absolutem Alcohol löst. Aus der wässrigen Lösung wird sie durch Blei- und Kupferacetat, durch Silbernitrat und Eisenchlorid gefällt.

Verwechselungen: Die rothen Blumenblätter der Klatschrosen könnten mit denjenigen anderer Papaver-Arten verwechselt werden, doch sind die Blüthen von *Papaver Argemone* L., Abb. Ha. VI. 37, *P. dubium* L., Abb. Ha. VI. 39, und *P. hybridum* L. kleiner. Die gleichfalls rothen Blüthen der Pfingstrose, *Paeonia officinalis* L., Abb. Ha. V. 26, unterscheiden sich äusserlich durch das verschiedene Roth und anatomisch durch die dicht-längsstreifige Cuticula, welche ein aus viel grösseren Zellen zusammengesetztes Gewebe überzieht.

Verwendung: Die Klatschrosen dienen nur als Färbemittel und zu gleichem Zwecke wird der Syrupus Rhoeados gebraucht.

Flores Tiliae.

Lindenblüthen.

Während im Alterthum Blätter und Rinde des Lindenbaums medicinisch und technisch gebraucht wurden, sind die Lindenblüthen und daraus gewonnene Präparate in Deutschland seit dem Mittelalter therapeutisch verwerthet worden. Gesammelt werden die letzteren jetzt von verschiedenen Lindenarten aus der Familie der Tiliaceen, als deren Hauptrepräsentanten *Tilia grandifolia* Ehrhart (= *T. platyphyllos* Scopoli = *T. pauciflora* Hayne), Bschr. Lrs. Pf. 429 u. Abb. Ha. III. 48, und *Tilia parvifolia* Ehrh. (= *T. ulmifolia* Scop. = *T. microphylla* Ventenat), Bschr. Lrs. Pf. 428; Abb. Bg. u. S. XVIII. b; Ha. III. 46 u. 47; N. v. E. 429; Pl. 424, von der **R. Ph.** genannt werden, während die Blüthen von *T. tomentosa* Mönch (= *Tilia argentea* Desfontaines) nicht gestattet sind. Die erstere Art ist die Sommerlinde, welche im Juni etwa 14 Tage früher als die zweite Art blüht und eigentlich dem Südosten Europas angehört, aber jetzt sehr weit verbreitet ist. T. parvifolia, die Steinlinde, Winter- oder Spätlinde, ist in Europa von Griechenland, Italien und Spanien bis zum 63.° n. Br. und auch in Asien vom Kaukasus bis in den Norden zu Hause.

Aussehen: Der Blüthenstand von Tilia parvifolia ist eine fünf- bis elfblüthige, aufwärts gerichtete Trugdolde mit 5—10 cm langem, blattachselständigem Stengel, welcher bis zu seiner Hälfte mit einem länglich-lanzettförmigen, 6—8 cm langen, stumpfen, ganzrandigen, grünlichgelben, einnervigen, netzadrigen, häutigen Deckblatt verwachsen ist.

Die einzelne Blüthe besitzt einen abfallenden Kelch, dessen fünf Blättchen länglich-eiförmig und am Rande und innen filzig behaart sind. Die fünf Blumenblätter sind spatelförmig, weisslichgelb, kahl, etwas länger als die Kelchblätter. Das Androeceum besteht aus zahlreichen, freien Staubgefässen, deren stielrunde Filamente schildförmig am Rücken einem zweispaltigen Connectiv angeheftete, längliche, zweifächerige, mit einer Längsspalte sich öffnende Staubbeutel tragen. Der rundliche, filzig behaarte, oberständige Fruchtknoten des Gynaeceums ist fünffächerig und mit einer fünflappigen Narbe auf einem langen, stielrunden, kahlen Griffel versehen. — Die Blüthen von Tilia grandifolia besitzen zwei- bis fünfblüthige, hängende Trugdolden mit zusammengeneigten Narbenlappen. — Die getrockneten Blüthen besitzen nur wenig von dem angenehmen Geruch der frischen Blüthen. Ihr Geschmack ist nicht unangenehm und etwas schleimig.

Anatomie: Die Epidermis des kahlen Deckblattes ist beiderseits von buchtig begrenzten Tafelzellen und unterseits ausserdem aus Spaltöffnungen zusammengesetzt. Der mit dem Deckblatt verwachsene Blattstiel ist von einem markhaltigen, eigenthümlich geformten Holzkern durchzogen. Derselbe zeigt im Querschnitt die Form eines Hufeisens, dessen beide Schenkel auf einem der Blattoberseite parallel laufenden und nach beiden Blatthälften hin die Schenkel überragenden Holztheil ruhen. Der gekrümmte und der flache Holztheil werden aus radialen Gefässreihen mit ein- und zweireihigen Markstrahlen gebildet. Der ringsum laufende Siebtheil enthält zahlreiche Oxalatkrystalle und wird von mehreren Reihen stark verdickter, in axiler Richtung gestreckter und verholzter Sclerenchymzellen umschlossen. In den Rinden liegen ringsum grosse, lysigene Schleimzellen, welche durch dünnwandiges Parenchym mit dem unter der Epidermis liegenden Collenchym verbunden sind. Die Epidermis ist von einer im Querschnitt gekräuselten Cuticula überzogen. Im Mark liegen auch Schleimhöhlen und viele seiner grobgetüpfelten Parenchymzellen und auch diejenigen der Rinde führen Calciumoxalatkrystalle in Drusenform und als Einzelkrystalle. Das Parenchym des Kelches, der Blumenblätter, sowie des Fruchtknotens enthält zahlreiche Schleimhöhlen und viele Calciumoxalatkrystalle.

Chemie: Eine geringe Menge ätherischen Oels, kaum 0,05 pc., etwas Schleim, Harz und Zucker machen neben Asche die Bestandtheile der Blüthen aus.

Verwechselungen: Die von der **R. Ph.** nicht gestatteten Blüthen der *Tilia tomentosa* sind leicht kenntlich an den Sternhaaren der Kelchblätter. In Anlagen gezogene nordamerikanische Lindenarten, wie *T. pubescens* Aiton und *T. nigra*

Borkhausen, besitzen grössere Blätter, als die Stammpflanzen der officinellen Blüthen.

Verwendung: Infuse von Lindenblüthen dienen als billige diaphoretische Thees verschiedenen Zwecken.

Präparate hat die **R. Ph.** nicht aufgenommen.

Flores Malvae.

Malvenblüthen.

Die Blüthen der *Malva silvestris* L., deren Folia auf S. 163 zu vergleichen sind, besitzen einen fünfspaltigen, behaarten Kelch und einen dreiblätterigen, gleichfalls behaarten Aussenkelch. Die fünf verkehrteiförmigen Blätter der Blumenkrone sind drei- bis viermal länger als der Kelch und erreichen etwa 2 cm Durchmesser, oben sind sie tief ausgerandet, am Grunde in einen Nagel verlängert und von purpurvioletter Farbe mit dunkleren Streifen durchzogen. Das Androeceum bilden zahlreiche Staubgefässe, deren Staubfäden dem Nagel der Blumenblätter angewachsen und zu einer Röhre verwachsen sind, und zahlreiche, nierenförmige, einfächerige Staubbeutel tragen. Der Fruchtknoten des Gynaeceums ist kreisrund, etwas flachgedrückt, vielfächerig und von zahlreichen Griffeln gekrönt, welche mit ihren Narben aus der Röhre der Staubgefässe hervorschauen. Die Blüthen sind geruchlos und schmecken schleimig.

Anatomie: Die Epidermis der Malvenblüthen ist aus Zellen mit buchtig-begrenzten Tafelzellen gebildet und trägt am Grunde einzellige, gerade, starre Trichome. Das Zwischengewebe wird von dunkler gefärbten Gefässsträngen, die sich verzweigen, durchsetzt. Der innere Kelch ist mit Sternhaaren, die Hüllblätter und Blüthenstiele sind mit abstehenden Borsten besetzt.

Chemie: Dem geringen Schleimgehalt verdanken die Malvenblüthen ihre Aufnahme in die Pharmacopoe.

Verwechselungen: Die Flores Malvae arboreae stammen von *Althaea rosea* Caventou, Bschr. Lrs. B. 666; Abb. Bg. u. S. XXI. c; Ha. II. 26; N. v. E. 416; Pl. 542, einer im Orient einheimischen Malvacee, die als Zierpflanze bei uns in Gärten gezogen wird. Die grossen Blüthen sind sehr verschieden von hellroth bis schwarzbraun gefärbt, stehen in einer endständigen Traube und besitzen Deckblätter, welche zu oberst klein und mit geschlitzten Nebenblättern versehen sind. Der äussere Kelch ist häufig sechsspaltig und seine ei-lanzettförmigen Zipfel werden von dem inneren Kelch überragt. Der letztere hat fünf eiförmige, spitze Zipfel, welche ebenso wie die äusseren mit sternförmigen Haaren besetzt sind. Die Kronenblätter der cultivirten Pflanze sind gewöhnlich zahlreich und gross, fast umgekehrt herzförmig, etwas wellig, oben stumpf und ab- oder ausgestutzt, am Grunde genagelt und hier zottig behaart. Die zahlreichen Staubgefässe sind in der unteren Hälfte ihrer oben freien Staubfäden zu einer Röhre verwachsen. Die einfächerigen, nierenförmigen Staubbeutel springen zweiklappig auf und breiten sich zuletzt aus. Der 20—40fächerige, kreisrunde und niedergedrückte Fruchtknoten ist behaart und trägt eine der Zahl der Fächer entsprechende Menge von Griffeln, welche bis über die Mitte verwachsen, oben frei und fadenförmig sind und in einfache, an der Innenseite mit Papillen besetzte Narben endigen. Die Blüthen von *Malva vulgaris* L. sind kaum doppelt so gross wie der Kelch und werden nicht gesammelt.

Verwendung: Die Blüthen werden wie die Blätter als Mucilaginosa benutzt.

Präparate liefern die Blüthen nicht mehr.

Flores Aurantii.

Pomeranzenblüthen.

Die frischen Blüthen von *Citrus vulgaris* Risso (siehe S. 170) liefern das officinelle Oleum Aurantii Florum.

Aussehen: Die gestielten Blüthen haben einen fünfzähnigen, drüsigen, kleinen, napfförmigen Kelch und fünf längliche, in frischem Zustande fleischige, weisse, etwa 1,2 cm lange, durchscheinend-punktirte Blumenblätter. Ihre zahlreichen Staubgefässe sind mit den Staubfäden zu mehreren, flachen, weissen Bündeln verwachsen und tragen längliche, gelbe, zweifächerige Staubbeutel, welche am Grunde pfeilförmig, oben stumpf zugespitzt und auf dem Rücken angeheftet sind. Der Stempel ruht auf einer drüsigen, strahlig-gestreiften Scheibe. Sein Fruchtknoten ist eilänglich, 10—12 fächerig und trägt an der Mittelsäule zwei Reihen hängender, gegenläufiger Eichen. Der walzenrunde, oben dickere Griffel endet mit einer kopfförmigen Narbe. Die frischen Blüthen riechen angenehm und schmecken gewürzhaft und etwas bitter.

Anatomie: Das Gewebe zwischen den aus länglich polygonalen Zellen gebildeten Oberhäuten enthält unter der Epidermis schizogene, kugelige Oelbehälter und verzweigte Spiralgefässe. Das Gewebe des Kelches führt kein ätherisches Oel, aber Stärkemehl.

Chemie: Das Pomeranzenblüthenöl oder Neroliöl, durch Destillation aus frischen Blüthen gewonnen, stellt eine bräunliche Flüssigkeit dar, welche eine schöne, violette Fluorescenz zeigt, wenn man sie mit gleichviel Weingeist überschichtet und langsam hin- und herneigt. Es besteht aus einem festen Stearopten, genannt Aurade, welches bei 55° schmilzt, und aus einem flüssigen Theil, welcher fluorescirt, bei 185°—195° überdestillirt und durch Monontriumsulfat purpurroth gefärbt wird.

Handel: Das Pomeranzenblüthenöl wird in Frankreich in beschränkter Qualität producirt, so dass jährlich nach Flückiger etwa 2000 kg gewonnen werden.

Verwendung: Das Oel wird wegen seines lieblichen Wohlgeruchs pharmaceutisch und technisch verwerthet.

Präparate: Aqua Florum Aurantii, Mixtura oleoso-balsamica, Syrupus Aurantii Florum sind die jetzt officinellen Präparate.

Caryophylli.

Gewürznelken.

Die Gewürznelken waren schon Jahrhunderte vor unserer Zeitrechnung in China als Gewürz und Heilmittel in Gebrauch. In Europa werden sie im vierten Jahrhundert unserer Zeitrechnung unter kostbaren, kaiserlichen Geschenken genannt. Ihrer medicinischen Benutzung und der allgemeineren Verwerthung als Gewürz stellte sich der hohe Preis hindernd entgegen. Verfälschungen der Handelswaare wurden in Deutschland schon im Mittelalter gesetzlich verfolgt. Die Stammpflanze, *Eugenia caryophyllata* Thunberg (= *Caryophyllus aromaticus* L. = *Myrtus caryophyllus* Sprengel = *Eugenia aromatica* Baillon), gehört zu den Myrtaceen, Bschr. Lrs. Pf. 504; Abb. ebend. 505 u. Bg. u. S. III. d; Btl. a. Tr. 112; Ha. X. 38; N. v. E. 299; Pl. 422, und ist ursprünglich auf den Molukken und Philippinen zu Hause. Sie wird jetzt hauptsächlich auf Amboina, Zanzibar und Pemba, auf Réunion und in franz. Guyana cultivirt. Die Droge stellt die nicht geöffneten Blüthenknospen dar.

Aussehen: Dieselben bestehen aus einem stumpf-vierkantigen, dunkelbraun gefärbten, stielartigen, 10—15 mm langen und bis 4 mm dicken Unterkelch, welcher sich nach unten zu etwas verjüngt und nach oben in vier abstehende, eiförmige, stumpfe, dickliche, innen convexe Kelchlappen endigt. Innerhalb des letzteren sitzt die kugelig-runde, gelbbraune, geschlossene Blumenkrone, welche sich aus vier rundlichen Blumenblättern convex zusammenwölbt und sehr zahlreiche, vertrocknete Staubgefässe und einen pfriemförmigen, auf einer abgerundet vierseitigen Scheibe sitzenden Griffel umhüllt. Der obere Theil des Unterkelchs enthält den zweifächerigen Fruchtknoten, während sein unterer

Theil dicht und fest ist. Der Geruch der Gewürznelken ist angenehm aromatisch und der Geschmack brennend gewürzhaft.

Anatomie: Der Querschnitt durch den soliden Theil des Unterkelches (Hypanthium) hat einen stumpf-kantigen Umriss und zeigt von aussen nach innen zunächst eine starke Cuticula und darunter eine Epidermis aus kleinen Zellen. An diese legt sich ein dichtes Parenchym aus getüpfelten, rundlichen Zellen, welches zwei bis drei Kreise von zahlreichen, gewöhnlich etwas radial gestreckten Oelzellen einschliesst. Diese letzteren sind schizogene Behälter, werden von mehreren Reihen kleiner, flacher, tafelförmiger Zellen ausgekleidet und enthalten ein dickflüssiges, gelblichbraunes, ätherisches Oel. Am inneren Rande des dichten Parenchyms findet sich ein Kreis von im Querschnitt rundlich-ovalen Gefässsträngen eingelagert, welche sich aus Spiralgefässen, Holzfasern, Krystalldrusenschläuchen und peripher stehenden Bastfasern zusammensetzen. Weiter nach innen folgt ein sehr lückiges, an den Querschnitt der Calmuswurzel erinnerndes Parenchymgewebe. Das Centrum des letzteren nimmt ein markhaltiger Ring von Gefässbündeln ein, welche ähnlich wie jene gebaut sind, keine Bastfasern, dafür aber um so reichlicher Krystallschläuche führen. Die Lappen des Kelches schliessen gleichfalls Parenchym mit Oelbehältern ein. Das Gewebe der Blumenblätter, welches von kleinen, rundlich polygonalen Epidermiszellen mit Spaltöffnungen begrenzt wird, enthält ebenso wie die Staubgefässe und der Griffel reichlich Oelzellen. In den verschiedenen Gewebselementen der Gewürznelken kommt Gerbsäure, aber nirgends Stärkemehl vor.

Chemie: Die Gewürznelken enthalten ätherisches Oel, welches aus einem Kohlenwasserstoff und aus Eugenol besteht, ferner Eugenin, Caryophyllin und Pflanzenschleim.

Das ätherische Oel ist officinell und kommt in der Droge bis zu 25 pc. vor. Es ist von gelblicher bis brauner Farbe, dickflüssig, vom Geruch und Geschmack der Gewürznelken, hat ein spec. Gew. von 1,041—1,060 und bleibt noch bei — 25° C. flüssig. Mit gleichviel Ammoniak von 0,93 spec. Gew. kalt geschüttelt, erstarrt es zu einer weichen, gelben Krystallmasse. Ein Tropfen des Oels auf einer Glastafel ausgebreitet, wird durch Bromdampf blau oder violett gefärbt. Ein Tropfen Nelkenöl in 4 g Weingeist gelöst wird durch einen Tropfen (1 : 20) verdünnten Liquor Ferri sesquichl. blau gefärbt. Mit heissem Wasser geschütteltes Oel soll letzterem keine saure Reaction ertheilen. Das officinelle Oleum caryophyllorum soll sich schon mit der gleichen Menge Weingeist klar mischen. Es besteht aus einem Kohlenwasserstoff, $C^{10}H^{16}$, welcher bei 254° siedet, das spec. Gew. 0,905 besitzt und in Weingeist löslich ist, und aus Eugenol.

Das Eugenol, $C^{10}H^{12}O^{2}$ (= Eugensäure oder Nelkensäure), macht den Hauptbestandtheil des Nelkenöls aus und ist ein farbloses, an der Luft sich bräunendes Oel, welches bei 247° C. siedet, 1,068—1,079 spec. Gew. hat, sich inactiv gegen polarisirtes Licht verhält, wenig in Wasser, gut in Weingeist und Aether löslich ist, sauer reagirt und mit Alkalien und schweren Metallen z. Th. krystallisirende Salze bildet.

Das Eugenin, $C^{10}H^{12}O^{2}$, dem Eugenol isomer, scheidet sich aus dem über Caryophylli destillirten Wasser in weissen, durchsichtigen, glänzenden, geschmackfreien Blättchen von schwachem Nelkengeruch ab. Dieselben lösen sich in allen Verhältnissen in Alcohol und Aether und werden durch kalte Salpetersäure roth gefärbt.

Caryophyllin, $C^{20}H^{32}O^{2}$, krystallisirt in weissen Nadeln, welche sich meistens zu Kugeln zusammenlegen, geschmack- und geruchfrei sind, bei 330° C. schmelzen und bei 280°—290° C. sublimiren. Sie sind unlöslich in Wasser und kaltem Weingeist, löslich mit neutraler Reaction in kochendem Wasser und ebenso in Aether. Verdünnte Säuren und Alkalien lösen das Caryophyllin nicht. Concentrirte Schwefelsäure löst es dagegen mit blutrother Farbe. Durch rauchende Salpetersäure wird es zu Caryophyllinsäure oxydirt, welche krystallisirt und sich schwer in Wasser, leicht in Eisessig, Alcohol und Aether löst.

Verfälschungen: Sie bestehen einmal in der Beimischung solcher Nelken, die extrahirt und dadurch ihres ätherischen Oels beraubt sind; dann in dem Zusatz von Nelkenstielen, Festucae oder Fusti oder Stipites Caryophyllorum, welche einen sehr beträchtlichen und zugleich sehr billigen Handelsartikel ausmachen. Hamburg importirte im Jahre 1882 etwa 208 000 kg Stiele im Werthe von etwa 46—47 Mark pro 100 kg. Die Nelkenstiele enthalten höchstens 6,5 pc. Oel und zeigen auf dem Querschnitt eine Rinde, welche einen Ring von Oelräumen und zahlreiche Steinzellen enthält. Der Holzring umschliesst ein Mark, in welchem Bastfasern und Steinzellen auftreten. Gepulverte Gewürznelken werden auch mit dem Pulver der unreifen Nelkenfrüchte, der sog. Mutternelken, Anthophylli, versetzt. Sie stellen eine bräunlichgraue, harte Beere von 2,5 cm Länge und etwa 1 cm Dicke dar, welche sich in einen kurzen Stiel verjüngt und oben vom Griffel und Kelche gekrönt wird. Auf dem Querschnitt umgibt die Epidermis ein schlaffes Parenchym, welches zwei Kreise von Oelbehältern und nach innen davon einen weitläufigen Kreis von Gefässbündeln einschliesst. Der Same enthält ein amylumreiches Gewebe.

Handel: Der deutsche Markt erhält die Droge vorzugsweise von den ostafrikanischen Inseln Zanzibar und Pemba. Diese Sorte besteht aus dunkelbraun gefärbten und durchschnittlich nicht ganz so kräftigen Blüthenknospen, wie die höher geschätzte Waare von Amboina und den Uliasserinseln. Bourbon und Cayenne liefern die geringste Handelssorte. Hamburg importirte in der letzten Zeit jährlich über 300 000 kg Gewürznelken im Durchschnittswerth von 183 Mark pro 100 kg.

Prüfung: Die Beimischung grösserer Mengen von extrahirten oder geringwerthigen, ganzen Nelken lässt sich durch Hagers's Schwimmprobe entdecken. Etwa 10 g der Waare schüttelt man in einem hohen weiten Cylinderglas mit destillirtem Wasser von 15°—20° einige Male tüchtig durch und lässt es dann ruhig stehen. Gute Nelken sinken zu Boden oder schwimmen in senkrechter Lage, das Köpfchen nach oben, schlechte schwimmen wagerecht oder in schiefer Lage an der Oberfläche des Wassers. Die letzteren gesammelt und zwischen Fliesspapier abgetrocknet und gewogen, dürfen nicht mehr als 8 pc. der Waare betragen, andernfalls liegt eine Verfälschung vor. — Um zu unterscheiden, ob die zu leicht befundenen Nelken extrahirte oder nur geringwerthige, sog. taube Nelken sind, bestimmt man die Menge des durch Schwefelkohlenstoff aus der Waare erhältlichen Extractes. Extrahirte Nelken liefern höchstens 5 pc., manchmal nur 2 pc. Extract, während geringwerthige Sorten 4—10 pc. und gute Amboina-Nelken 30—34,5 pc., Zanzibar-Nelken 28—32 pc. ergeben. Schwieriger festzustellen sind Verfälschungen des Gewürznelkenpulvers. Dasselbe wird mit gepulverten Nelkenstielen, gepulverten Mutternelken, gepulverten extrahirten und mit fettem Oel eingeriebenen, sog. feuchten Nelken, mit zerriebener Brodkruste, Eichelkaffee, gepulvertem Oelkuchen u. a. m. versetzt. Beigemischte Stiele verrathen sich bei der mikroskopischen Untersuchung durch die Anwesenheit von Steinzellen. Amylumkörner können durch Mutternelken, Eichelkaffee, Brodkrume bedingt sein. Mit fettem Oel eingeriebene Nelken oder ihr Pulver gibt, wenn man eine Probe zwischen feinem Postpapier drückt, rasch einen Fettfleck, der nicht verschwindet, während der allmählich entstehende Fleck reiner Nelken und ihres Pulvers bald verdunstet.

Verwendung: Die Gewürznelken werden als Digestivum aromaticum gebraucht, finden aber als Gewürz in den Haushaltungen weit grösseren Absatz.

Präparate: Die Caryophylli werden benutzt zur Bereitung der Species aromaticae, des Spiritus Melissae compositus, der Tinctura aromatica, T. Opii crocata. Das Oleum Caryophyllorum ist Bestandtheil des Acetum aromaticum und der Mixtura oleoso-balsamica.

Flores Rosae.

Rosenblüthen.

Unter der Bezeichnung Rosenblätter versteht die **R. Ph.** die blassröthlichen, wohlriechenden Blumenkronblätter der *Rosa centifolia* L., Bschr. Lrs. Pf. 516; Abb. Bg. u. S. XXXIV. f; Btl. a. Tr. 105; Ha. XI. 29; N. v. E. 302; Pl. 402. Der ursprünglich im Orient einheimische Strauch aus der Familie der Rosaceen wird bekanntlich in sehr vielen, gefüllten Spielarten als beliebteste Zierpflanze in unseren Gärten gezogen.

Aussehen: Die blassrothen Blumenblätter sind gewöhnlich breiter als lang, convex und am Rande häufig etwas zurückgebogen, die inneren kleiner als die äusseren, welche oft verkehrt eiförmig erscheinen, beide von zarten Gefässsträngen an der Basis deutlich durchzogen, sehr dünn, von schwachem, lieblichem Geruch und herbem Geschmack.

Anatomie: Die Epidermis der Blumenblätter ist aus in der Flächenansicht polygonalen Zellen mit papillöser Vorwölbung zusammengesetzt. Diese Zellen enthalten Stärkemehlkörnchen, Oeltropfen und besonders an der Aussenseite einen röthlichen, in Alcohol und Aether löslichen Farbstoff. In dem farblosen Zwischengewebe verlaufen zarte Gefässstränge und in den Zellen ist gleichfalls Stärkemehl und ein farbloser, durch Eisensalze sich grün färbender Gerbstoff abgelagert.

Chemie: Die Kronblätter enthalten als wesentlichen Bestandtheil ätherisches Oel (siehe unter Pflanzenstoffe Oleum Rosae). Daneben sind Gerbstoff, Amylum, Zucker, Fett und Harz nachgewiesen.

Handel: Die Blumenblätter werden besonders in Holland, in den Vierlanden, in Frankreich und auch in Deutschland gesammelt und namentlich in Frankreich zur Bereitung von Rosenwasser benutzt, während die **R. Ph.** letzteres durch Mischung von Rosenöl und Wasser herstellen lässt.

Verwendung: Die Rosenblüthen werden als Corrigentia des Geruchs und der Farbe benutzt und dienen ausserdem zur Bereitung des Mel rosatum, des einzigen officinellen Präparates, welches mit Hülfe der „Rosenblätter“ angefertigt werden soll.

Flores Koso.

Kosoblüthen.

Der medicinische Gebrauch der Kosoblüthen ist in Europa im vorigen Jahrhundert bekannt geworden, hat aber erst nach 1850 allgemeinere Anerkennung gefunden. Die Stammpflanze, *Hagenia abyssinica* Willdenow, aus der Familie der Rosaceen, ist in Abyssinien 2500 bis 3500 m über dem Meere heimisch und dort allseitig gegen Bandwurm gewiss seit langen Zeiten benutzt. Bschr. Lrs. Pf. 519; Abb. ebend. 520 u. Bg. u. S. XXV. f; Btl. a. Tr. 102. Die **R. Ph.** verlangt die nach der Blüthezeit gesammelten weiblichen Blüthen, statt deren auch die vielverzweigten Blüthenrispen nach Entfernung der Stiele verwendbar sind.

Aussehen: Die Blüthenrispen sind achselständig, die weibliche sehr gedrängt reichblüthig, die männliche locker und weniger reichblüthig, bis 50 cm lang, mit hin- und hergebogener, verästelter, zottigbehaarter Spindel. Von den abwechselnd stehenden, dichotom verzweigten Aesten sind die unteren von kleinen, am Rande scharf gesägten, zottig gewimperten, oberseits fast kahlen, fein runzeligen, etwas drüsigen, unterseits sehr drüsenreichen Blättern unterstützt, welche nach oben allmählich in häutige, ganzrandige Deckblätter übergehen. Die Blüthen sind durch Fehlschlagen diklinisch. Die kurzgestielte weibliche Blüthe ist von zwei grossen, runden, häutigen, netzartigen, zuletzt purpurrothen, bleibenden Vorblättern gestützt. Das kreiselförmige Receptaculum kurz, häutig, aussen zottig behaart, mit verengertem Schlunde. Der doppelte Kelch ist acht- oder zehnblättrig. Die Blättchen des Nebenkelches ebenso lang wie die des Kelches, oval, häutig, netzaderig, grünlich, nach der Blüthezeit zu etwa dreifacher Länge auswachsend und sich purpurn färbend. Die vier bis fünf Blätter des Kelches sind oval, häutig, netzaderig, zuerst abstehend und grünlich, später aufrecht und zusammengeneigt und purpurn gefärbt. Die 4—5 Blumenblätter sind schmal-lanzettlich bis lineal, klein, weiss und sehr hinfällig. Das Androeceum enthält etwa 20 Staubgefässe mit sterilen Antheren auf kurzen Filamenten. Das Gynaeceum ist aus zwei oder drei freien Carpellen gebildet; sein Fruchtknoten länglich-eiförmig mit hängender Samenknospe und der terminale Griffel behaart, zuletzt meist auswärts gebogen und mit breiter, fast spatelförmiger, stark warziger, gelappter Narbe versehen. Die durch Fehlschlagen meist einsamige Frucht stellt ein von der Griffelbasis kurz geschnäbeltes, eiförmiges Nüsschen dar. — Die männliche Blüthe zeigt ein Receptaculum wie die weibliche, aber einen Nebenkelch, dessen lanzettliche oder länglich-lanzettlichen grünliche Blättchen viel kürzer und schmäler als die zurückgeschlagenen, grün bleibenden Kelchblätter sind. Die vier bis fünf Blumenblätter sind klein, lanzettförmig, zurückgeschlagen. Die 10—25 Staubgefässe tragen auf den fadenförmigen Filamenten rundliche, an beiden Enden ausgerandete, in der Mitte des Rückens angeheftete, der Länge nach aufspringende Antheren. Das Gynaeceum ist verkümmert. Die männliche Blüthe ist an ihrem kurzen Aussenkelch von der mit purpurnem Kelche versehenen weiblichen leicht zu unterscheiden. Die weibliche Blüthenrispe, das sogenannte rothe Koso, ist wirksamer als die männliche. Die Kosoblüthen schmecken anfänglich schleimig, dann kratzend bitter und zusammenziehend. Ihr Geruch ähnelt dem der Holunderblüthen.

Anatomie: Die Blüthenspindel und ihre Verästelungen tragen einzellige, dickwandige, lange, starre, theils bräunlich gefärbte, theils farblose Haare. Auf den Deckblättern stehen kurze, einzellige, gerade, weisse

Haare. Ebenso sind die Kelchblätter behaart, besitzen aber ausserdem mehrzellige Drüsen auf kurzem, zweizelligem Stiele.

Chemie: Der wirksame Bestandtheil des Koso ist das von E. Merck dargestellte Kosin, $C^{31}H^{38}O^{10}$, welches in schwefelgelben Prismen krystallisirt, bei 142° schmilzt und sich mit neutraler Reaction in Alcohol, Aether, Benzol, Chloroform und Schwefelkohlenstoff in der Wärme leicht löst. Die kalt hergestellte Lösung in concentrirter Schwefelsäure färbt sich erst gelb, dann braun und schliesslich scharlachroth. Wachs, Harz, Gummi, Zucker, Gerbsäure und 6 pc. Asche sind ausserdem in den Kosoblüthen nachgewiesen.

Handel: Die weiblichen Blüthenstände, einzeln oder zu mehreren zusammengerollt, kommen in Bündeln von 30—40 cm Länge, 5 cm Durchmesser und 100—120 g Gewicht verpackt über Aden oder über Bombay oder über Livorno nach Europa.

Verwendung: Gute, frische Waare ist ein zuverlässiges Anthelminticum, das gegen Bandwurm angewendet wird.

Präparate besitzt die Pharmacopoe nicht.

Flores Verbasci.

Wollblumen.

Stammpflanzen der Wollblumen sind bereits im Alterthum zu Heilzwecken benutzt worden und finden sich im deutschen Arzneischatz des Mittelalters schon vollständig eingebürgert. Die **R. Ph.** fordert die Blumenkronen von *Verbascum phlomoïdes* L. mit Einschluss von *Verbascum thapsiforme* Schrader. Beide Scrophularineen sind durch Europa, wo sie nur dem hohen Norden fehlen, durch Nordafrika und Nordasien verbreitet. Bschr. Lrs. Pf. 591 u. 592; Abb. Bg. u. S. XXI. a; Ha. XII. 39 u. 40; N. v. E. 159 u. 160.

Aussehen: Die kurzgestielten, filzigen, gelben Blüthen stehen in den Winkeln der unteren und mittleren Deckblätter zu drei- bis fünfbüschelig gehäuft, nach oben einzeln. Die radförmige Blumenkrone hat eine sehr kurze, nur 2 mm weite Röhre, welche sich in einen starken, schön gelben Saum ausbreitet. Dieser letztere ist bis über die Mitte in fünf umgekehrt-eiförmige, ungleichgrosse, bis 1,5 cm lange, unterseits dicht behaarte, oberseits kahle und gelbe, von einem feinen, bräunlichen Adernetz durchzogene Lappen getheilt. Die beiden oberen derselben sind etwas kleiner als die drei unteren und von den letzteren ist der mittelste grösser als die beiden seitlichen. Die fünf ungleichen Staubgefässe sind entsprechend den Einschnitten des Saums mit der Blumenröhre verwachsen. Die zwei grösseren sind wie ihre Staubbeutel kahl oder oberwärts spärlich behaart und stehen zur Seite des unteren mittleren Saumlappen. Die drei kürzeren Staubgefässe sind in ihrer oberen Hälfte dicht behaart und vor den Einschnitten der beiden oberen Saumlappen der Röhre aufrecht angeheftet. Die Blüthen sind sehr hygroskopisch und müssen deshalb rasch getrocknet und gut verschlossen aufbewahrt werden, sonst werden sie missfarbig braun und dürfen alsdann nicht mehr benutzt werden. Frische Blüthen riechen unangenehm, durch geeignetes Trocknen erhalten sie einen angenehmen, an Veilchen erinnernden Geruch. Ihr Geschmack ist schleimig-süsslich.

Anatomie: Die Blumenblätter tragen eine Epidermis aus rundlichen, buchtig begrenzten Tafelzellen und sind auf der Aussenseite mit mehrzelligen, verästelten Haaren versehen. Das Zwischengewebe setzen zarte Spiralgefässe und rundlich-polygonale, stärkemehlhaltige Parenchymzellen zusammen. Die Haare an den drei kürzeren Staubgefässen sind einfache, bandförmige, abgerundet endende, höckerige Haare.

Chemie: Die Wollblumen enthalten Gummi, Zucker, etwas ätherisches Oel, einen gelben Farbstoff und 4—5 pc. Asche.

Verwechselungen: Die kleinen Wollblumen von *Verbascum Thapsus* L. mit trichterförmiger Blumenkrone und weisswolligen Staubfäden und von *Verbascum nigrum* L. mit violettwolligen Staubfäden sind von den officinellen grossblättrigen Wollblumen leicht zu unterscheiden.

Verwendung: Die Wollblumen werden in Speciesform hin und wieder verordnet.

Präparate: Die Droge ist Bestandtheil der Species pectorales.

Flores Lavandulae.

Lavendelblüthen.

Die Stammpflanze der officinellen Lavendelblüthen, die Labiate *Lavandula vera* DC. (= *L. Spica α.* L., *L. vulgaris α.* Lamarck, *L. officinalis* Chaix, *L. angustifolia* Mönch), ist nicht in Griechenland einheimisch und scheint auch den alten Griechen erst in späterer Zeit bekannt geworden zu sein. Die in Griechenland einheimische *Lavandula Stoechas* L., welche auch Nordafrika angehört, wurde im Mittelalter neben *Lavandula Spica* Chaix (= *L. latifolia* Villars) und der *Lavandula vera* DC. in Deutschland angebaut. Wild kommt die letztere in Nordafrika, Spanien, Frankreich und Italien vor und wird namentlich in England in grösserer Ausdehnung cultivirt. Bschr. Lrs. Pf. 596; Abb. Bg. u. S. XXVI. b; Btl. a. Tr. 199; Ha. VIII. 37; N. v. E. 178. Die **R. Ph.** fordert die Blüthen von *L. vera* ohne Stiele und Blätter.

Aussehen: Der Blüthenstand ist eine cylindrische, einfache oder unten verzweigte, unterbrochene Aehre mit sechs- bis zehnblüthigen Scheinquirlen. Der Kelch der Blüthe ist cylindrisch-glockenförmig, 5 mm lang, von 13 Längsrippen durchzogen, von vier kleinen, gleichgrossen, weissgerandeten Zähnen und einem fünften, grossen, dunkelblauen, der Oberlippe der Blumenkrone entsprechenden Zahne gesäumt, aussen flockig-behaart und mit Drüsen besetzt und von stahlblauer oder bräunlicher Farbe. Die blaue Blumenkrone ist 10—12 mm lang, ragt mit der runden Röhre über den Kelch hervor und endet in zwei auseinanderfahrende Lippen, eine grössere, zweilappige Oberlippe und eine dreilappige Unterlippe. Die Lappen sind eiförmig und stumpf. Aussen ist die Blumenkrone überall behaart und mit Drüsen besetzt, innen nur von der Mitte an, wie auch der Schlund sehr kurz und zerstreut behaart. Das Androeceum ist von der Röhre umschlossen, besteht aus vier zweimächtigen Staubgefässen, deren Filamente der Blumenröhre entspringen und nierenförmige, blassviolette, später braune, einfächerige, mit bogenförmiger Spalte queraufspringende, an den Furchen mit violetten Haaren besetzte Staubbeutel tragen. — Auf dem bis zum Grunde viertheiligen Fruchtknoten, der auf einer runden, abgestutzten Scheibe ruht, erhebt sich ein stielrunder, behaarter Griffel, der zwei längliche, gegeneinander geneigte Narbenlappen zeigt. Die Lavendelblüthen riechen angenehm und schmecken gewürzhaft bitter.

Anatomie: Der Kelch enthält in seinen polygonalen Epidermiszellen einen blauen Farbstoff und trägt Klein- und Grossdrüsen und an seinem Rande einzellige Haare. Seine Rippen bergen Gefässbündel. — Die Blumenblätter zeigen eine Epidermis aus polygonalen Zellen, welche ästige, feinwarzige Haare und spärliche Oeldrüsen trägt. Auch der Griffel ist mit ästigen Haaren bewehrt.

Chemie: Die Lavendelblüthen liefern bis 1,5 pc. ätherisches Oel, welches officinell ist und sich durch einen sehr lieblichen Wohlgeruch auszeichnet. Es schmeckt brennend-gewürzhaft und bitterlich. Sein spec. Gew. beträgt 0,81—0,89. Mit Alcohol von 90 pc. mischt es sich in jedem Verhältniss und besteht aus einem Kohlenwasserstoff, der bei 200°—210° C. siedet und aus zwei sauerstoffhaltigen, flüssigen Verbindungen von der Formel $C^{10}H^{16}O$ und $C^{10}H^{18}O$. Das Oel englischer Provenienz soll reicher an Terpen sein als das französische und wird höher geschätzt.

Verwechselungen: Selten kommen im Handel die Blüthen von *Lavandula Stoechas* L. vor. Bschr. Lrs. Pf. 597; Abb. Pl. 472. Sie sind purpurroth und getrocknet braun und bilden 3—4 cm lange, sehr kurzgestielte, dichte, von einem Schopfe grosser, violetter, steriler Hochblätter gekrönte Aehren. Das ätherische

Oel derselben erinnert in seinem Geruch an Campher; es wird bis jetzt fabrikmässig im Grossen nicht dargestellt. *Lavandula Spica* Chaix, die bei uns nicht ausdauert, höchstens im Kalthaus überwintert, wird namentlich in Südfrankreich zur Gewinnung des sog. Spiköls gebaut. Bschr. Lrs. Pf. 596; Abb. Ha. VIII. 38; Pl. 471. Sie hat einen kürzeren, gedrängteren, am Grunde unterbrochenen Blüthenstand. Der Kelch der Blüthe ist mit zarten Sternhaaren besetzt und reich an Oeldrüsen, die Blumenkrone kleiner und heller als bei der officinellen Art.

Handel: In Südfrankreich werden jährlich nach Flückiger 100 000 kg Ol. Lavandulae und etwa 25 000 kg Spiköl producirt.

Verwendung: Lavendelblüthen werden hauptsächlich ihres Wohlgeruchs wegen gebraucht.

Präparate: Die Droge ist Bestandtheil der Species aromaticae und dient zur Bereitung des Spiritus Lavandulae. Das ätherische Oel ist Ingredienz des Acetum aromaticum und der Mixtura oleoso-balsamica.

Flores Sambuci.

Holunderblüthen.

Im alten Griechenland wurden wahrscheinlich verschiedene Holunderarten medicinisch verwerthet. Die Stammpflanze der officinellen Blüthen, *Sambucus nigra* L. aus der Familie der Caprifoliaceen, war in Deutschland bereits im frühen Mittelalter anscheinend sehr beliebt und wurde vielseitig benutzt. Der 3—9 m hohe Strauch ist in Asien bis Südsibirien und im südlichen und mittleren Europa heimisch, gedeiht aber weiter nördlich in Scandinavien noch unter dem 67.^{0} n. Br. Bschr. Lrs. Pf. 630; Abb. Bg. u. S. XV. d; Btl. a. Tr. 137; Ha. IV. 16; N. v. E. 266; Pl. 229. Die **R. Ph.** verlangt die Blüthenstände, deren Blüthen aber auch nach dem Trocknen nicht braun aussehen dürfen.

Aussehen: Die gestielten, aufrechten, vollständig kahlen Trugdolden sind endständig aus einem mittelständigen und vier um diesen quirlig gestellten, ebenso langen Aesten gebildet, 10—15 cm breit, flach und sehr reichblüthig. Die Verzweigungen erster Ordnung erfolgen in gleicher Weise, die weiteren meist wiederholt gabelspaltig. Das Endästchen ist gewöhnlich dreiblüthig, mit einer mittleren sitzenden, zuerst aufblühenden und zwei seitlichen, gestielten, später sich entfaltenden Blüthen. Diese zwitterigen, aufrechten Blüthen werden von einem bis drei kleinen, abfallenden Deckblättchen unterstützt. Ihre Blumenkrone ist radförmig, weissgelblich, mit sehr kurzer, ziemlich weiter Röhre und fünf eiförmigen, stumpfen, abstehenden Lappen. Das Androeceum bilden fünf Staubgefässe, deren pfriemliche Staubfäden mit den Saumlappen abwechselnd der Blumenröhre angewachsen, von der Länge der Blume sind und ovale, gelbliche Staubbeutel tragen. Die letzteren sind über dem Grunde des Rückens angeheftet, an beiden Enden ausgerandet, nach aussen gewendet, zweifächerig, jedes Fach der Länge nach mit einer Spalte nach aussen aufspringend. Das Gynaeceum besteht aus einem zwei- bis dreifächerigen, länglich-eiförmigen Fruchtknoten, dessen kegelförmiger, oberständiger Scheitel die dreiknöpfige, kurze, sitzende, abgerundete, mit Papillen besetzte, gelbe Narbe trägt. Der Kelch ist klein, halboberständig und mit vier bis fünf abstehenden Zähnen versehen. — Die frischen Holunderblüthen haben einen unangenehmen Geruch, welcher sich beim Trocknen in einen eigenthümlichen, nicht unangenehmen ändert. Ihr Geschmack ist etwas schleimig-süsslich.

Anatomie: Die Epidermis des Kelches ist aus polygonalen Zellen und Spaltöffnungen zusammengefügt, trägt kurze, einzellige Trichome und ist von einer feingefältelten Cuticula überzogen. Die Blumenblätter sind von einer ähnlichen Epidermis überzogen, welche spärliche Spaltöffnungen einschliesst. Im Zwischengewebe verlaufen verzweigte Spiralgefässe.

Chemie: Die Holunderblüthen geben etwa 0,05 pc. ätherisches Oel von gelber Farbe und dem Geruch der Blüthen. Bei gewöhnlicher Temperatur ist es krystallinisch. Ausserdem enthält die Droge etwas Gerbstoff, Harz und Asche.

Verwechselungen: *Sambucus Ebulus* L., Bschr. Lrs. B. II. 1113; Abb. Ha. IV. 15; N. v. E. 265, hat am Grunde dreitheilige Trugdolden, weisse, aussen röthliche Blüthen mit röthlichen Staubbeuteln. *Sambucus racemosa* L. besitzt dicht behaarte, eiförmige Trugdolden und erst grünliche, dann gelblichweisse Blüthen und später scharlachrothe Früchte. *Sambucus canadensis* L., Bschr. u. Abb. Btl. a. Tr. 138, wird in den Vereinigten Staaten Nordamerikas statt unseres Hollunders gebraucht und ist demselben sehr ähnlich. Die fünfstrahlige Trugdolde zeigt hie und da Deckblättchen und fast geruchlose Blüthen.

Verwendung: Die Holunderblüthen werden zu diaphoretischen Thees gebraucht.

Präparate: Die Blüthen sind Bestandtheil der Species laxantes, vielleicht weil ihnen eine cathartische Wirkung zugetraut wird, welche der frischen Rinde des Strauches zukommt.

Flores Cinae.

Wurmsamen.

Die Wurmsamen waren den alten Griechen und Römern bekannt und wurden von ihnen auch gegen Eingeweidewürmer benutzt. Im deutschen Arzneischatz des Mittelalters findet sich der Wurmsamen bereits eingebürgert und wurde namentlich durch italienische Kaufleute aus Asien eingeführt. Die Stammpflanze dieses sog. Wurmsamens ist *Artemisia maritima* L. var. *α. Stechmanniana* Besser., Bschr. Lrs. Pf. 642; Abb. Btl. a. Tr. 157; eine Composite, welche in Turkestan und westwärts bis zum unteren Wolga- und Don-Gebiete verbreitet ist, auch in Westeuropa, in Südengland und an den Küsten des baltischen Meeres vorkommt. Unter Wurmsamen versteht die **R. Ph.** die Blüthenköpfchen der genannten Artemisiaart.

Aussehen: Diese meist gestielten Blüthenköpfchen sind eiförmiglänglich, höchstens 3 mm lang, nach unten und oben verschmälert, etwas höckerig, kahl, glänzend grünlichgelb und bei längerem Aufbewahren bräunlichgelb. Sie sind aus 12—18 Blättchen zusammengesetzt, welche etwas entfernt dachziegelförmig angeordnet sind. Die unteren Blättchen erscheinen eiförmig und etwas kleiner als die mehr länglichen oberen, welche bis 2 mm Länge erreichen. Diese Blättchen sind alle nach aussen gewölbt und gekielt und zu beiden Seiten des Kiels dicht mit grossen glänzenden Oeldrüsen besetzt, am Rande und an der Spitze häutig durchscheinend. Diese Deckblättchen schliessen oben zusammen und umhüllen drei bis fünf unentwickelte Blüthenknöspchen, welche auf einem nackten Blüthenboden stehen und häufig noch keine deutlich ausgebildete Blumenkrone erkennen lassen. Die officinellen Blüthenköpfchen riechen eigenthümlich aromatisch und haben einen gewürzhaften und bitterlich-unangenehmen Geschmack.

Anatomie: Die Deckblättchen zeigen eine Epidermis aus axil gestreckten Zellen und Spaltöffnungen, welche zerstreute, lange, geschlängelte, farblose Haare und sehr zahlreiche Oeldrüsen vom Bau der Grossdrüsen der Labiaten trägt. In der Umgebung der Drüsen liegen auch grössere und kleinere Krystalle, die sich in Wasser nicht, wohl aber in Alkohol und Aether lösen. Der Rückenkiel der Blättchen ist von sehr engen Spiralgefässen durchzogen, in deren Umgebung langgestreckte Sclerenchymzellen und chlorophyllhaltiges Parenchym liegt.

Chemie: Die „Wurmsamen“ enthalten etwa 3 pc. eines nur ungenau untersuchten ätherischen Oels, welches dünnflüssig und gelb, von intensiv unangenehmem Geruch und brennendem Geschmack ist, bei 175° siedet, sich im gleichen Gewicht von 0,85 spec. Gew. löst, ein spec. Gewicht von 0,925—0,945 besitzt und entweder nur aus Kohlenwasserstoffen oder nach Anderen aus einem Kohlenwasserstoff und einem sauerstoffhaltigen Oele besteht. Der eigentliche Träger der Wirksamkeit ist das officinelle Santonin, das unter den Pflanzenstoffen näher geschildert ist.

Handel: Der sog. Wurmsamen wird in der Kirgisensteppe hauptsächlich in dem District von Semipolatinsk gesammelt und auf die Messe von Nischnei Nowgorod gebracht und gelangt von hier über Moskau, Reval und Petersburg nach dem Westen von Europa. Hamburg allein importirte im Jahre 1881 circa 368 200 kg und im Jahre 1882 sogar 655 000 kg im Werthe von 275 500 Mark.

Verwendung: Die Blüthenköpfchen werden nur selten als Anthelminticum, besonders gegen Spulwürmer gebraucht.

Präparate hat die **R. Ph.** nicht aufgenommen.

Flores Chamomillae.

Kamillenblüthen.

Die in Griechenland und Italien heimische, durch ganz Europa bis in das südliche Scandinavien, durch Vorderasien und jetzt selbst in Australien verbreitete gemeine Kamille war den Alten durchaus bekannt. Die Aerzte des Mittelalters benutzten sie vielfach in den verschiedensten Arzneiformen. Selbst das blaue Oel wurde im 16. Jahrhundert bereits verordnet. Die Stammpflanze *Matricaria Chamomilla* L., Bschr. Lrs. Pf. 644; Abb. Bg. u. S. XVIII f.; Btl. a. Tr. 155; Ha. I. 3; N. v. E. 241; Pl. 617, gehört zur Familie der Compositen. Sie findet sich so allgemein verbreitet, dass ihre Cultur anscheinend nirgends in grösserem Maassstabe betrieben wird. Die **R. Ph.** schreibt die Blüthenköpfchen vor.

Aussehen: Die Blüthenköpfchen sind strahlig, polygamisch, einzeln endständig, aufrecht und langgestielt. Ihr Hüllkelch besteht aus länglichen, stumpfen, grünen, trockenhäutig-weisslich berandeten und ziegeldachförmig angeordneten Blättchen. Dieselben umhüllen einen anfangs wenig gewölbten, während des Blühens kegelförmig auswachsenden, hohlen, nackten, nach dem Abfallen der Früchte feingrubigen Blüthenboden. Auf demselben stehen 12—18 weibliche, schneeweisse, bis 1 cm lange Strahlenblüthen, welche anfangs ausgebreitet, später zurückgeschlagen sind und ausserdem zahlreiche, gelbe, zwitterige, 3 mm lange Scheibenblüthen. Die Strahlenblüthen besitzen einen unterständigen, einfächerigen, eineiigen, länglichen, einwärtsgekrümmten, längsgestreiften Fruchtknoten ohne Kelch. Ihre Blüthenröhre ist walzenrund, so lang wie der Fruchtknoten, aussen mit Oeldrüsen besetzt und in eine längliche, viernervige, am oberen Rande dreizähnige bis 1 cm lange Zunge ausgezogen. Das Androeceum fehlt. Das Gynaeceum besteht aus dem Fruchtknoten mit einer epigynischen Scheibe, auf welcher der fadenförmige, am Grunde verdickte Griffel ruht. Der letztere ragt aus der Röhre hervor und endet mit zwei auseinanderstrebenden, linealischen, stumpfen, am Ende bebarteten Narbenlappen. Die gelben Scheibenblüthen sind trichterförmig, mit einer unten bauchigen Röhre und einem glockenförmigen, am Rande fünfspaltigen Saume, dessen Zipfel nach aussen gebogen sind. Sie ist aussen mit Oeldrüsen besetzt. Die fünf Staubgefässe des Androeceums sind in der Blumenkrone eingeschlossen oder ragen nur wenig hervor, ihre fadenförmigen Staubfäden werden erst am Schlunde frei, und unter den Antheren gegliedert und tragen zweifächerige, längliche Staubbeutel, welche oben in eine stumpfe Spitze verlängert, unten zweizipfelig ausgezogen und sämmtlich mit einander zu einer Röhre verwachsen sind. Das Gynaeceum ist wie bei den Strahlenblüthen gebildet. — Die Kamillenblüthen verbreiten einen starken, eigenthümlichen Geruch und schmecken etwas bitter.

Anatomie: Die Epidermis der Strahlenblüthen trägt an dem Fruchtknoten und der Blumenröhre mehrzellige Drüsen, darunter auch solche, welche aus 2—3 Gruppen etagenförmig übereinander gelagerter Zellen bestehen. Das Gewebe der Zunge unter den papillös gewölbten Epidermiszellen ist von vier feinen Gefässbündeln durchzogen, welche an den oberen Randzähnen Schlingen bilden. Die Scheibenblüthen sind auf ihrer Epidermis, welche auf der unteren Seite aus wellig begrenzten, auf der oberen aus mehr rundlichen Zellen gebildet ist, reicher an Oeldrüsen. Die Epidermis der Fruchtknoten bedeckt ein Gewebe, welches zahlreiche Oxalatdrusen enthält und im Querschnitt nach innen zu einen Kreis von 10—12 ansehnlichen Oelräumen zeigt.

Chemie: Die Kamillenblüthen liefern, wenn sie frisch getrocknet sind, bis 0,45 pc. ätherisches Oel von dunkelblauer Farbe und saurer Reaction. Es riecht stark nach Kamillen, schmeckt gewürzhaft brennend, hat 0,92—0,94 spec. Gew., löst sich in 8—10 Theilen Weingeist von 0,85 sp. Gew., erstarrt bei -12^0 bis -20^0 C., siedet bei 240^0 bis 300^0 C. und besteht aus einem Terpen, einem bei 150^0—165^0 C. siedendem sauerstoffhaltigen Oele, $C^{10}H^{16}O$, und ferner aus einem blauen, flüssigen, isomeren Theile, der bei 270^0—300^0 C. siedet. Das blaue Kamillenöl gibt im Spectralapparat drei Absorptionsstreifen im Roth und Orange. Ausser dem ätherischen Oele sind in der Droge Gummi, Gerbstoff, ein Bitterstoff, Extractivstoff und Asche nachgewiesen.

Verwechselungen: Unter der Handelswaare findet sich bisweilen *Anthemis arvensis* L., die Ackerhundskamille, Bschr. Lrs. B. II. 1142; Abb. Ha. I. 5. Sie hat weisse Randblüthen, aber einen innen markigen Blüthenboden, der mit Spreublättchen besetzt ist. *Anthemis Cotula* L., Bschr. ebend. Abb. Ha. I. 6; N. v. E. suppl. IV. 6. die Hundskamille hat einen grösseren Blüthenkopf, verbreitet einen sehr unangenehmen Geruch, und hat einen markigen, mit Spreublättchen besetzten Blüthenboden. *Chryanthemum leucanthemum* L., die weisse Wucherblume, hat zwei bis drei Mal grössere Blüthenköpfchen, geruchlose Blüthen, einen nackten, aber nicht hohlen Blüthenboden. Die Flores Chamomillae romanae, deren Stammpflanze *Anthemis nobilis* L., in Italien nicht vorkommt, dagegen in Spanien, Frankreich, Südengland heimisch ist, werden von cultivirten Pflanzen in Sachsen, in Belgien und England gesammelt. Bschr. Lrs. B. 1141; Abb. Bg. u. S. XXIII c.; Btl. a. Tr. 154; Ha. X. 47; N. v. E. 245; Pl. 619. Die Blüthenköpfchen sind 2,5—3 cm breit, ihr kegelförmiger Blüthenboden ist markig, dicht mit Spreublättchen besetzt, welche spaltförmig, trockenhäutig gerandet und gesägt, nach aussen an der Spitze behaart sind. Der Hüllkelch ist halbkugelig, kurz behaart, seine zahlreichen Blättchen sind eilänglich, am Rande trockenhäutig- durchscheinend, fein gewimpert und mit Sägezähnen versehen. Die polygamischen Blüthen sind einzeln von einem Spreublättchen unterstützt, besitzen 12—18 schneeweisse, weibliche Strahlenblüthen und zahlreiche, gelbe, 4,5 mm lange Scheibenblüthen. Die römische Kamille schmeckt stark gewürzhaft bitter und hat einen starken eigenthümlichen Geruch. Getrocknet gibt sie 0,8 pc. ätherisches Oel von röthlichbrauner Farbe. Es besteht aus Kohlenwasserstoffen und Isobuttersäure, welche bei 147° bis 148° C. überdestilliren, ferner aus Angelica-Isobutylester, welcher bei 177° C., aus Angelica-Isamylester, welcher bei 200° C. und aus Isamylester der Methylcrotonsäure, welcher bei 204° und 205° C. siedet, ferner aus einem Hexylalcohol $C^6H^8OH^3$ und einem Alcohol $C^{10}H^{15}OH$. Einen krystallisirenden, in Aether löslichen Bitterstoff von saurer Reaction enthalten die Blüthen neben Traubenzucker und 6 pc. Asche.

Handel: Die Blüthen der gemeinen Kamille werden in Sachsen, Baiern und Böhmen gesammelt, während die ehemals officinellen römischen Kamillen in Belgien und Sachsen cultivirt und von dort in den Handel kommen.

Verwendung: Die Kamillenblüthen werden in Form von Species als Digestivum, Carminativum, Sedativum, Diaphoreticum innerlich und als erweichendes und schmerzlinderndes Mittel auch äusserlich in Form von feuchten und trockenen Umschlägen benutzt.

Präparate: Die gemeinen Kamillen sind Bestandtheil der Species aromaticae.

Flores Arnicae.

Arnicablüthen.

Die Stammpflanze der Arnicablüthen wurde erst im Mittelalter in allgemeineren Gebrauch gezogen und im 18. Jahrhundert sogar als Fiebermittel zum Ersatz der Chinarinde empfohlen. Sie ist jetzt wie einstens vorzugsweise Liebling der Volksmedicin. *Arnica montana* L., aus der Familie der Compositen, ist über die nördliche Halbkugel der alten und neuen Welt verbreitet. Bschr. Lrs. Pf. 644; Abb. Bg. u. S. XIII d.; Btl. a. Tr. 158; Ha. 47; N. v. E. 239; Pl. 623. Officinell sind nur die Blüthenköpfchen.

Aussehen: Die gesättigt gelben, endständigen Blüthenköpfchen besitzen einen an der Basis grünen, dicht behaarten Hüllkelch, welcher aus 20—24 in zwei Reihen geordneten Blättchen gebildet ist. Dieselben sind lanzettförmig, spitz, bis 1,5 cm lang, ganzrandig, dicht mit langen einfachen und kürzeren eine Drüsenzelle tragenden Haaren besetzt. Der Blüthenboden ist bis 6 mm breit, gewölbt, fein grubig und mit kurzen, weissen Haaren und langen steifen Borsten versehen. Derselbe trägt 14—20 weibliche Strahlenblüthen und zahlreiche, zwitterige Scheibenblüthen. Die Strahlenblüthen bestehen aus einem unterständigen, linienförmigen, bis 6 mm langen Fruchtknoten, welcher unten kahl, weiter aufwärts aufrecht angedrückte, farblose Haare und oben einen blassgelben, haarigen Pappus trägt, ferner aus einer oberständigen Blume, deren blassgelbliche Röhre fast so lang wie der Pappus, innen kahl, aussen behaart ist und in eine bis 13 mm lange und bis 6 mm breite, goldgelbe, lineale, neunnervige, vorn dreizähnige Zunge endet. Der fadenförmige, an der Basis verdickte Griffel ragt aus der Röhre hervor und läuft in zwei auseinander strebende, abgestumpfte Narbenlappen aus. Die Scheibenblüthen besitzen gleichen Fruchtknoten und Pappus. Ihre gelbe, röhrige Blumenkrone erweitert sich becherförmig und endet mit einem fünflappigen Saume. Die Lappen sind dreieckig und so wie die behaarte Blumenröhre mit gestielten Drüsen reichlich besetzt. Die fünf Staubgefässe sind mit ihren Antheren zu einer bräunlichen Röhre verwachsen und ragen aus der Blumenkrone hervor. Ihre fadenförmigen Staubfäden sind oben frei und unter den Staubbeuteln gegliedert. Der vorstehende Griffel endet in zwei auseinander strebende und zurück gerollte, an der Spitze kopfförmige und mit Papillen besetzte Narbenlappen. — Die Arnicablüthen schmecken bitter und gewürzhaft, und haben einen eigenthümlichen aromatischen Geruch.

Die **R. Ph.** beschreibt, wohl zur Sicherung gegen Verwechselungen, auch die nicht officinellen Früchte. Sie sind linealisch und 6 mm lang, gelblichgrau bis schwärzlich, etwas zusammengedrückt, undeutlich fünfseitig, kurz behaart und von einem aus weissen, scharfen und starren, bis 8 mm langen Haarbündeln bestehenden Pappus gekrönt.

Anatomie: Die Blumenröhre ist von mehrzelligen an ihren Querwänden aufgeblähten, steifen Haaren und von Oeldrüsen besetzt, während der Fruchtknoten nur einzellige Haare und dazwischen Oeldrüsen trägt.

Chemie: Die Arnicablüthen enthalten ein nicht genauer untersuchtes, gelbröthliches oder grünliches, sauer reagirendes ätherisches Oel in sehr geringer Menge, ferner einen gelben amorphen Körper, von scharfem Geschmack, welcher sich wenig in Wasser, leicht in Alcohol und Aether, auch in wässerigen Aetzalkalien und Ammoniak löst, nach der Formel $C^{10}H^{30}O^{4}$ zusammengesetzt und Arnicin genannt worden ist. Aus der Arnicatinctur ist eine in Chloroform lösliche, nicht näher bekannte Substanz gewonnen worden, welche auf die äussere Haut wie Canthariden wirken soll. Ein flüchtiges Alcaloid enthalten die Blüthen nicht, dagegen ist noch Harz, Fett, Wachs, Gerbsäure und ein gelber Farbstoff daraus dargestellt worden. Eine Zeitlang hat man die giftige Wirkung, welche die Arnicablüthen in grösseren Mengen hervorbringt, auf die Anwesenheit einer glänzend schwarzen, 3 mm langen Larve der Bohrfliege, *Trypeta arnicivora* Löw, geschoben. Da die Larve den Blüthenboden bisweilen fast ausfüllt, lässt die **R. Ph.** nur die vom Kelche und Blüthenboden befreiten Blüthen zum Gebrauche zu.

Verwechselungen: Die goldgelben Blüthenköpfchen der *Calendula officinalis* L., Abb. Ha. IX. 47, besitzen viernervige Zungenblüthen ohne Pappus und mit einem nach innen gekrümmten Fruchtknoten. Ihre Achaenen sind eingekrümmt-stachelig, die meisten kahnförmig, wenige von den inneren länglich-pfriemlich. *Inula britannica* L. hat auch goldgelbe Blüthenköpfchen mit 1 cm langen und 1,5 mm breiten, viernervigen Zungenblüthen und 4—5 mm langen Scheibenblüthen. Die Blättchen des Hauptkelches sind linealisch-lanzettlich, die äusseren so lang als die inneren und die Scheibenblüthen etwas überragend. Die gelben Blüthen der gemeinen Gemswurz, *Doronicum Pardalianches* L., Bschr. Lrs. B. II. 1125; Abb. Ha. VI. 21, besitzt vier- bis fünfnervige Zungenblüthen von 1 cm Länge und liefert randständige Erüchte ohne Pappus. Aehnlich verhält sich *Doronicum scorpioïdes* Willd., Abb. Ha. VI. 22. *Pulicaria dysenterica* Gaertner, Abb. Ha. 46, hat viel kleinere Blüthenköpfchen, deren goldgelbe Randblüthen viel länger sind als die Scheibenblüthen und einen zehnkantigen Fruchtknoten besitzen. *Anthemis tinctoria* L. hat gelbe Randblüthen mit 1,3 cm langer und 2—2,5 mm breiter Zunge ohne Pappus. Die Blüthen von *Hypochoeris glabra* L., *H. radicata* L. und *H. maculata* L., Abb. Ha. VI. 43, sind gelb, aber alle zungenförmig und ihre Achaenen kürzer oder länger geschnäbelt.

Verwendung: Die Arnicablüthen galten früher als excitirendes Nervinum und wurden vielfach innerlich gebraucht. Jetzt werden sie hauptsächlich äusserlich zu Fomenten und Einreibungen benutzt. In grösseren Dosen können sie tödtliche Vergiftungen veranlassen.

Präparate: Nur die Tinctura Arnicae ist noch officinell.

Flores Chrysanthemi seu Pyrethri.

Insectenblüthen.

Chysanthemum-Arten aus dem Kaukasus und aus Persien, welche in ihrem Vaterland zur Vertreibung und Tödtung von Insecten wahrscheinlich schon seit langen Zeiten in Gebrauch sind, gelangten zu Anfang dieses Jahrhunderts nach Deutschland. Die Verwerthung ihrer Blüthen als Antiparasiticum ist aber erst vor etwa 50 Jahren im Abendland bekannt geworden. Statt der persischen und kaukasischen Insectenblüthen, welche zuerst 1846 auf den wiener Markt kamen, werden jetzt die kräftiger wirkenden Blüthen von *Pyrethrum cinerariaefolium* Treviranus (= *Chrysanthemum cinerariaefolium* Bentham und Hooker), einer Composite aus Dalmatien, der Herzegowina und Montenegro bevorzugt. Bschr. Vogl, l. c. 142 u. f. In neuerer Zeit sind auch Culturen persischer und dalmatiner Chrysanthemumarten in Europa und in Nordamerika mit Erfolg unternommen worden.

Aussehen: Die etwa 0,5 cm hohen Blüthenköpfchen aus Dalmatien haben einen breitovalen Hüllkelch, der bis 1 cm an Durchmesser erreichen kann. Von seinen 4—6 mm langen, aussen hellbräunlichen, innen glänzend strohgelben, an dem Rande und der Spitze weisslich-trockenhäutigen Hüllblättchen sind die äusseren lanzettlich stumpf und stark gekielt, die inneren länglich-verkehrt-lanzettlich. Der Blüthenboden ist nackt und trägt höchstens 20 weisse Strahlenblüthen und zahlreiche, gelbe Scheibenblüthen. Die Strahlenblüthen sind weiblich, bis 1,5 cm lang und 4 mm breit und in ihrer Zunge von zahlreichen, zarten Gefässbündeln durchzogen. Ihre Blumenröhre ist von zahlreichen Oeldrüsen besetzt. Der fünfrippige, bräunliche Fruchtknoten ist nach oben keulenförmig verdickt und trägt einen glockigen, weisslichen Pappus mit häutigem, unregelmässig gezähntem Saume. Die Röhre der zwitterigen, 6 mm langen Scheibenblüthen ist so lang wie der kurze Pappus und geht in einen fünfzähnigen Saum über. Die fünf Staubgefässe sind mit ihren Staubbeuteln zu einer Röhre verwachsen, durch welche der Griffel mit seinen beiden rinnenförmigen, oben abgestutzten, papillösen Narbenlappen aus der Blumenröhre etwas hervorragt. Der Fruchtknoten und die Röhre der Blumenkrone sowohl der Strahlen-, wie der Scheibenblüthen ist reichlich besetzt mit Oeldrüsen. — Der Geruch der Blüthen ist eigenthümlich gewürzhaft und ihr Pulver erregt leicht Niessen. Ihr Geschmack ist bitter und kratzend.

Anatomie: Der Fruchtknoten der Blüthen trägt auf der Epidermis, welche aus wellig begrenzten Tafelzellen zusammengefügt ist und in denselben Oeltropfen und Farbstoff enthält, zahlreiche grosse, kurzgestielte, blasige Oeldrüsen. Das Parenchym unter der Epidermis schliesst zahlreiche Calciumoxalatdrusen ein. Ebenso sind auch die Blumenkronen aussen reichlich mit Oeldrüsen besetzt, während ihr Parenchymgewebe kleine Oxalatkrystalle enthält.

Chemie: Die Blüthen enthalten jedenfalls ein aetherisches Oel, das bislang aber nicht genauer untersucht ist. Die bisherigen chemischen Untersuchungen betreffen die persischen Chrysanthemumarten und bedürfen jedenfalls auch der Bestätigung.

Verwechselungen: Statt der dalmatinischen kamen früher fast ausschliesslich, jetzt nur in geringer Menge, kaukasische und persische Insectenblüthen von *Pyrethrum roseum* Riebust und *Pyrethrum carneum* Riebust auf den deutschen Markt. Erstere Composite hat Köpfchen mit einem niedergedrückt kreiselförmigen Hüllkelch von höchstens 1 cm Durchmesser. Seine dachziegelförmig angeordneten Hüllblättchen sind eiförmig-länglich, aber stumpf, grün und nur am Rande und an der Spitze trockenhäutig und dunkelrothbraun gefärbt. Der Blüthenboden trägt bis 30 weibliche Strahlenblüthen, deren Röhre in eine 1,5 cm lange, längsfaltige, siebennervige, vorn dreizähnige, rosenrothe oder weisse Zunge übergeht. Die zwittrigen, gelben Scheibenblüthen sind 5 mm lang; ihre Röhre geht in einen fünfzähnigen Saum über und ihr Fruchtknoten ist 2 mm lang, bräunlich gefärbt und zehnstreifig und trägt einen sehr kurzen, häutigen, stumpfgezähnten Pappus. Die fünf Staubgefässe ihres Androeceums sind mit ihren Antheren zu einer Röhre verwachsen, welche nicht aus der Blumenröhre hervorragt, während der Griffel mit seinen beiden rinnenförmigen, abgestutzten und mit Papillen besetzten Narbenlappen aus der Blumenkrone hervorschaut. *Pyrethrum carneum* hat etwas kleinere Scheibenblüthen, deren zehnrippiger, 1 mm langer Fruchtknoten bräunlich gefärbt und von einem häutigen, undeutlich kerbig gezähnten Pappus gekrönt ist. — Verfälschungen unterliegt namentlich die gepulverte Waare und diese Verfälschungen sind schwer nachzuweisen. Auf chemischem Wege lassen sich Färbungen des Pulvers durch Zusatz von gelben Chromsalzen constatiren, während der Zusatz von Curcumapulver oder von Gelbholz schwieriger festzustellen bleibt.

Handel: Die Dalmatiner Insectenblüthen werden hauptsächlich nach Triest gebracht. Aus der Ernte des Jahres 1883 kamen nach Gehe & Co., Handelsbericht vom Sept. 1884, rund 741 000 kg Insectenblüthen nach Triest. Geschlossene wilde Blüthen sind besonders geschätzt und erringen weit höhere Preise. Die persischen Blüthen erfahren nur wenig Nachfrage, da die Waare groben Verfälschungen unterliegt. Sie gelangte meist über Poti am schwarzen Meer in den europäischen Handel und in früheren Zeiten erreichte nach Flückiger die Ausfuhr dieses Hafens jährlich 2750 Pud = 44 701,4 kg.

Verwendung: Die gepulverten Insectenblüthen und eine daraus hergestellte Tinctur werden wie bekannt gegen gewisse Epizoen und andere den Menschen und Thiere belästigende Insecten allgemein gebraucht.

---

f. Früchte, Fructus.

1. Früchte aus der Abtheilung der Gymnospermen.

Fructus Juniperi.

Wachholderbeeren.

Der Wachholder, *Juniperus communis* L., aus der Familie der Coniferen, Abtheilung der Cupressineen, Bschr. Lrs. Pf. 217; Abb. Bg. u. S. VIII. e; Btl. a. Tr. 255; N. v. E. 86, welcher über ganz Europa bis in den hohen Norden, selbst auf Nova Semlja und in Mittel- und Nordasien bis Kamtschatka verbreitet ist, war im Alterthum weniger geschätzt, als in späteren Zeiten. Während des Mittelalters wurden die Wachholderfrüchte in Deutschland sehr viel zu Räucherungen und zu medicinischen Zwecken benutzt und haben sich seitdem auch immer noch einen gewissen Ruf bewahrt. Die **R. Ph.** verlangt die kugeligen Beeren.

Aussehen: Die Früchte des Wachholders sind Beerenzapfen, welche durch Verwachsung dreier Fruchtblätter oder Fruchtschuppen entstehen, im ersten Jahre eiförmig und grün und erst im zweiten kugelig werden, einen Durchmesser von 6—9 mm erreichen und im reifen Zustand dunkelbraunschwarz und durch ausgeschiedenes Wachs blau bereift erscheinen. Auf dem Scheitel sind sie mit drei strahlig zusammenstossenden, abwärts bis zu einem Drittheil des Umfangs herablaufenden, scharfen oder bisweilen verwischten Furchen versehen, welche die Verwachsungsstellen der Fruchtschuppen verrathen. Zwischen je zwei Furchen trägt unterhalb des Scheitels jede Schuppe ein kurzes, stumpfes Spitzchen oder einen in die Quere gezogenen, bald stumpfen, bald scharfen Wulst. Am Grunde wird jede Frucht von zwei dreizähligen

Wirteln kleiner, brauner Bracteen unterstützt. Das Innere ist im frischen Zustande der Beere ein markiges, braungrünes Fleisch. Es enthält drei (selten einen bis zwei) grosse, länglich-eiförmige, durch die Mikropyle stumpf gespitzte Samen, welche stumpf-dreikantig oder nur mit je einem starken, bauch- und rückenständigen Kiele versehen sind. Diese harten Samen liegen aufrecht mit ihren Bauchflächen frei- und dicht aneinander. Mit ihrem Rücken und häufig auch noch etwas seitlich bis etwas über die halbe Höhe sind sie mit den Fruchtblättern verwachsen. Jeder Samen besitzt in seiner Schale an der Basis der Bauchseite eine bis zwei und auf der convexen Rückenfläche vier bis acht ungleich grosse, 2 mm lange, elliptische, nach aussen blasig vorgewölbte Oeldrüsen. Die Wachholderbeeren schmecken gewürzhaft und süss und verbreiten einen gewürzhaften Geruch.

Anatomie: Die Epidermis der Beeren ist von einer starken Cuticula überzogen. Unter jener folgen zunächst mehrere Lagen dickwandiger Zellen, welche körnigbraune Massen enthalten und in ein schlaffes, lockeres Parenchym übergehen, dessen rundliche, dünnwandige Zellen Chlorophyll, Harz und Gerbsäure führen und zahlreiche, im Querschnitt runde oder ovale grosse Harzbehälter und Gefässstränge umschliessen. Die Samenschale ist aus dickwandigen, kurzen Sclerenchymzellen zusammengefügt. Die dünnwandigen Zellen des Endosperms und des Embryos sind mit Aleuronkörnchen und Oeltröpfchen angefüllt. Die reifen Beeren enthalten in ihren verschiedenen Gewebstheilen kein Amylum, während dasselbe in den unreifen Früchten noch vertreten ist. Bg. A. T. 44. F. 117.

Chemie: Die reifen Früchte enthalten 0,7—1,2 pc. ätherisches Oel, Juniperin, reichlich Zucker, ferner Fett, Harz, Proteïnsubstanz und 3—4 pc. Asche.

Das ätherische Oel ist ziemlich dickflüssig, von hellgelber oder grünlicher Farbe, starkem Wachholdergeruch und Geschmack. Es hat das spec. Gew. 0,86 bis 0,88, destillirt zwischen 150° und 280°, löst sich wenig in Weingeist, leicht in absolutem Weingeist mit neutraler Reaction und ebenso in Aether, ist linksdrehend und besteht aus Kohlenwasserstoffen von der Formel $C^{10}H^{16}$. An der Luft verharzt es und scheidet nach längerer Zeit ein Stearopten von der Formel $C^{10}H^{14}O$ ab, welches aus heissem Weingeist krystallisirt erhalten werden kann. Das Wachholderöl ist officinell.

Juniperin stellt ein hellgelbes Pulver dar, welches sich in 60 Theilen Wasser, leichter in Alcohol und Aether löst. Von concentrirter Schwefelsäure wird es hellgelb, von Ammoniak goldgelb gelöst. Auf dem Platinblech verbrennt dieser Farbstoff mit heller Flamme und unter Entwickelung von Wachholdergeruch.

Verwechselungen: Statt der Beeren des gemeinen Wachholders sind in Italien viel häufiger die Beeren des in Südeuropa heimischen *Juniperus Oxy-*

cedrus L., welche braunroth und bis 1,5 cm dick sind und schon von Dioscorides als Arzneimittel erwähnt werden. Die Früchte von *Juniperus macrocarpa* Sibthorp, welcher in Südeuropa, Asien und Californien verbreitet ist, sind rothbraun und blau bereift und von der Grösse unserer Kirsche, schmecken sehr süss und werden in Südcalifornien nach Flückiger in ungeheurer Menge genossen.

Handel: Wachholderbeeren werden in Deutschland, in Oesterreich, Frankreich und Oberitalien gesammelt. Die ungarische Waare ist reicher an ätherischem Oel als die deutsche. Im Jahre 1880 exportirte nach Flückiger Deutschland allein nach Frankreich 90000 kg.

Verwendung: Die Wachholderbeeren werden hauptsächlich als Diureticum gebraucht. Aeusserlich in Form von Kräuterkissen und von Räucherungen sind sie bei schmerzhaften Affectionen namentlich in der Volksmedicin sehr beliebt.

Präparate: Die Früchte dienen zur Bereitung des Spiritus Juniperi, Spiritus Angelicae compositus und des Succus Juniperi inspissatus. Das ätherische Oel ist ein Bestandtheil des Acetum aromaticum.

2. *Früchte aus der Abtheilung der Monocotyledonen.*

Fructus Cardamomi.

Cardamomen.

In Indien, ihrem Vaterlande, sind die Cardamomen gewiss seit ältester Zeit in Gebrauch und gelangten von hier aus nach dem Abendlande. Griechen und Römer benutzten sie als Gewürz und Arzneimittel. Während des Mittelalters erscheinen sie besonders durch italienische Händler auf dem deutschen Markt, fanden aber damals anscheinend keinen sehr ausgedehnten Absatz. Die officinellen Cardamomen stammen von *Elettaria Cardamomum* White et Maton, einer auf der südwestlichen Küste Vorderindiens wild wachsenden Zingiberacee. Bschr. Lrs. Pf. 341; Abb. Bg. u. S. XXXIV. c; Btl. a. Tr. IV. 267; N. v. E. 66; Pl. 3. Die **R. Ph.** verlangt die hellgelblich-grauen Kapselfrüchte der malabarischen Cardamomensorte, welche auch als kleine Cardamomen bezeichnet werden.

Aussehen: Die geruch- und geschmackfreie Fruchtkapsel der Malabar- oder kleinen Cardamomen ist strohgelb oder bräunlichgelb, eirund und 1 cm oder länglich-eirund bis elliptisch und 1,5—2 cm lang und 6 mm bis 1 cm dick, stumpf-dreikantig, am Grunde abgerundet und öfters kurzgestielt, am entgegengesetzten Pol in einen Schnabel kurz zugespitzt. Aussen durch vortretende Gefässstränge dicht längsgestreift, dünn und lederartig zähe. Jede Kapsel ist dreifächerig und bisweilen sind die drei Fächer nach aussen vorgewölbt. Ihre Scheidewände sind dünn. Jedes Fach enthält meist nur fünf graubraune, 4—5 mm lange und etwa 3 mm dicke Samen. Dieselben erscheinen durch gegenseitigen Druck unregelmässig kantig, mit meist gestutztem Scheitel und vertieftem Nabel. Ihre Seitenflächen sind grob-quergerunzelt, die Bauchfläche mit einem rinnigen Nabelstreifen versehen. Jeder Samen ist von einem in der lebenden Pflanze schleimigen, später äusserst zarthäutigen, nur in aufgeweichtem Zustande deutlich unterscheidbaren, fast farblosen Samenmantel, welcher am Nabel und auf dem Scheitel sackartig vorspringt, umhüllt. — Die Samen besitzen einen brennend gewürzhaften Geschmack und einen aromatischen, an Campher erinnernden Geruch.

Anatomie: a. Lupenbild. Der Querschnitt der Frucht zeigt drei weissliche, vom Centrum zur Aussenwand radienförmig hinziehende Linien, die Durchschnitte der Fachwände, zwischen welchen die Samen liegen. Auf dem Querschnitt des Samens lässt sich eine mehrschichtige Samenschale, ein nierenförmiges Perisperm, in welches die Raphe tief eindringt und ein viel kleineres, flach nierenförmig gebogenes Endosperm mit einem je nach der Höhe des Schnittes querovalen oder rundlichen Embryo unterscheiden. Im Längsschnitt erscheint das Perisperm am Nabel offen, das um etwa ein Drittheil kürzere, oben breitere, unten keilförmig verjüngte Endosperm liegt daher hier frei und das Wurzelende des keulenförmigen Embryo tritt gegen den Nabel hier vor.

b. Mikroskopie. Die Epidermis der Fruchtkapsel wird auf der Aussen- und Innenseite aus polygonalen Tafelzellen gebildet. Das dazwischen liegende Gewebe besteht in der Mitte aus grösseren, nach beiden Seiten hin aus kleineren Parenchymzellen. In demselben liegen zahlreiche Gefässstränge, welche aus wenigen Spiralgefässen und zahlreichen Holzfasern bestehen. Nach innen zu sind in ziemlich gleichmässigen Abständen rundliche Harzbehälter mit gelbem oder bräunlichem Inhalt eingelagert. — Der Samenmantel ist nach aussen zu aus mehreren Reihen im Querschnitt tangential gestreckter Zellen, nach innen aus einer Reihe etwas grösserer Zellen, welche zum Theil Krystalle enthalten, zusammengesetzt. Die Samenschale selbst lässt im Querschnitt eine äussere und eine innere Samenhaut und jede derselben wieder zwei Schichten unterscheiden. Jene besitzt eine periphere Lage aus kleineren, im Querschnitt fast quadratischen Zellen und eine innere aus drei bis vier Mal grösseren, im Querschnitt theils quadratischen, theils etwas tangential gedehnten, meist ölhaltigen Zellen. Den äusseren Theil der inneren Samenhaut machen mehrere Reihen zusammengesunkener, in tangentialer Richtung gestreckter Zellen aus und auf diese folgt als innere Schicht eine Reihe von radial gestreckten, pallisadenartig dicht aneinander gelagerten Zellen, deren innere und seitlichen Wände so stark verdickt sind, dass nur nach aussen zu eine geringe Lichtung frei bleibt. — Das Perisperm (Ausseneiweiss) ist ein Gewebe aus strahlig-radiär angeordneten, polyedrischen Zellen, welche Aleuronkörner und kleine, eckige Stärkekörner mit deutlicher Kernhöhle enthalten. Die kleinen, rundlichen Zellen des Endosperm und des Keims führen als Inhalt fettes Oel und Proteïnkörner. Abb. Bg. A. T. 44. F. 115.

Chemie: Die Cardamomen liefern bis 5 pc. ätherisches Oel, welches blassgelb ist, den Geruch und Geschmack der Früchte, neutrale Reaction, 0,92—0,94 spec. Gew. besitzt und aus einem Kohlenwasserstoff besteht, welcher Terpinkrystalle, $C^{10}H^{20}O^2$ H^2O, gibt. Ausserdem enthalten sie 10 pc. fettes Oel, ferner Harz und Asche, welche nach Flückiger manganhaltig ist.

Verwechselungen und **andere Sorten:** Statt des Cardamomum minus s. malabaricum werden unter der Bezeichnung Cardamomum majus bisweilen Ceylon-Cardamomen angeboten. Sie stammen von *Elettaria major* Smith und sind bis 4 cm lang und bis 8 mm dick, gekrümmt-kantig und dunkelgrau. Ihre Samen geben etwas weniger ätherisches Oel, welches nicht so fein aromatisch riecht und schärfer schmeckt. Es setzt ein Stearopten von der Zusammensetzung des Camphers ab und ist rechtsdrehend. Unter dem Namen *Cardamomum majus* kamen früher häufig, jetzt nur ausnahmsweise afrikanische Cardamomen nach Europa. Die Stammpflanze der einen Sorte ist in den Galläländern heimisch, aber nicht näher bekannt. Ihre Früchte haben die Gestalt einer kleinen Feige, erreichen die Länge von 4 cm bei einer Dicke von 2,5 cm und schmecken nach Campher. In ihrem Vaterlande werden sie Korarima genannt. Die zweite afrikanische Sorte besteht aus den Früchten von *Amomum Melegueta* Roscoe von der Westküste Afrikas, deren Samen als Melegueta-Pfeffer oder Paradieskörner, Grana Paradisii, häufiger nach Europa kommen. Die letzteren sind von kreiselförmiger Gestalt, kantig und oben abgestutzt, wo sie fast so breit wie lang sind. Ihre harte, braune, runzelige und feinwarzige Samenschale umschliesst einen weissen, mehligen Inhalt. — Die enthülsten Samen von *Amomum xanthioïdes* Wallich, einer in Siam heimischen Art, sind den officinellen Samen sehr ähnlich und gelangten früher unter dem Namen der wilden oder Bastard-Cardamomen über Bangkok häufig nach Europa. Seitdem aber der Ankauf von Cardamomensamen den Officinen nicht mehr gestattet ist, gehen sie hauptsächlich nach China. — Die Früchte des in Siam, auf Java und Sumatra heimischen *Amomum Cardamomum* L. kommen als runde oder javanische Cardamomen auf den europäischen Markt. Sie sind kugelig-dreikantig, aussen grau und weniger gestreift. Ihre braungrauen Samen liegen zu 9—12 in jedem Fach. In früheren Zeiten kam diese Sorte als ganzer Fruchtstand unter der Bezeichnung *Cardamomum racemosum* in den Handel.

Nur in ihrer Heimath gebraucht werden zwei geflügelte Cardamomensorten. Die Früchte des in britisch Sikkim wachsenden *Amomum subulatum*

Roxburgh, als bengalische oder Nepal-Cardamomen bekannt, sind eiförmig-dreikantig, 2,5 cm lang, grob-längsgestreift, dunkelbraun und ausgezeichnet durch 9 gekerbte, ihrer oberen Hälfte angewachsenen Flügel, welche in Wasser stark aufquellen. Ihr süsses Fruchtfleisch umschliesst etwa 80 campherartig schmeckende Samen. Sie gelangen nicht in unseren Handel. Gleiches ist der Fall mit den Java-Cardamomen, welche von *Amomum maximum* Roxburgh abstammen und bei 4 cm Durchmesser in ihrer ganzen Länge mit 9—10 etwa 3 mm breiten Flügeln versehen sind.

Handel: Die Cardamomen von der Südwestküste Vorderindiens werden zum allergrössten Theil nach Bombay gebracht und gelangen von hier aus nach Europa. Hamburg importirte im Jahre 1881 über 25 000 kg und 1882 und 1883 fast eben so viel im Durchschnittswerth von 14—15 Mark pro kg.

Verwendung: Die kleinen Cardamomen werden für sich und in verschiedenen zusammengesetzten Arzneiformen als Digestivum aromaticum gebraucht.

Präparate: Die Droge ist Bestandtheil des Decoctum Sarsaparillae compositum mitius, der Tinctura aromatica und der T. Rhei vinosa.

Fructus Vanillae.

Vanille.

Die Früchte von *Vanilla planifolia* Andrews, einer Orchidee, Bschr. Lrs. Pf. 355; Abb. Bg. u. S. XXIII. a und b; Btl. a. Tr. 272; Ha. XIV. 22; Pl. 646, welche in den feuchten Wäldern der ostmexikanischen Küstenländer heimisch ist und dort auch cultivirt wird, kamen durch die Spanier nach Europa und wurden hier im 17. Jahrhundert bereits in verschiedenen Ländern als kostbares Gewürz hoch geschätzt. Auf Java und Réunion wird die Cultur der Stammpflanze vermittelst künstlicher, durch Menschenhand besorgter Befruchtung seit den vierziger Jahren unseres Jahrhunderts erfolgreich betrieben. Die **R. Ph.** schreibt die nicht ausgereiften, in eigenthümlicher Weise getrockneten Schotenfrüchte vor.

Aussehen: Die cultivirte Vanillenschote wird in Mexico von Ende März bis zum Juli, wenn ihre grüne Farbe in braun überzugehen beginnt, gesammelt und in umständlicher Weise theils an der Sonne, theils über gelindem Feuer getrocknet oder wie auf Bourbon erst in 90° heisses Wasser getaucht, dann der Sonne ausgesetzt und endlich für mehrere Wochen in besondere Trockenräume gebracht. Bei solcher Behandlung erhält sie eine dunkelschwarzbraune, fettglänzende Farbe und bedeckt sich, je besser die Sorte ist, um so reichlicher mit kleinen, weissen Prismen von Vanillin. Die lufttrockene Schote wiegt bis 5 g, wird über 20 cm lang und 6 mm bis 1 cm dick, ist tieflängsfurchig, nach beiden Enden hin verschmälert, zäh und biegsam, an der Basis öfters etwas umgebogen und bisweilen um ihre Axe gedreht. Das ausgezeichnet liebliche Aroma und der angenehm gewürzhafte Geschmack der Vanille ist allgemein bekannt.

Anatomie: a. Lupenbild. Der Querschnitt der aufgeweichten Frucht zeigt einen abgerundet dreieckigen Umriss. Von den etwas welligen Seitenwänden geht die flachere Wand mit deutlicher ausgebildeten Winkeln in die beiden anderen etwas gewölbten über und diese letzteren treffen in einem abgerundeten Winkel zusammen. Von jeder Seitenwand ragt ein zweischenkeliger und an jedem Schenkel in zwei auseinander strebende und zurückgebogene Endlappen getheilter Samenträger in die einfächerige Höhlung der Frucht hinein. Sehr zahlreiche, dicht gedrängte, kleine, rundliche, etwa 0,25 mm dicke, glänzendschwarze Samen und ein sehr wohlriechendes balsamisches Secret füllen die Lichtung des Faches völlig aus. Der aufgeweichte Querschnitt des Fruchtfleisches birgt in seiner inneren Hälfte einen weitläufigen Kreis dunklerer Punkte, die Querschnitte von Gefässsträngen, und lässt ausserdem an den beiden seitlichen Kanten je eine von der Peripherie schräg und radiär zur Höhlung verlaufende Linie dichteren Gewebes erkennen. Diese letzteren deuten die Richtung an, in welcher die völlig reife Schote von der Spitze der Frucht aus aufspringt.

b. Mikroskopie. Die Epidermis der Schote ist aus (in der Flächensicht) mehr oder weniger axil gestreckten Tafelzellen mit grobgetüpfelten Wänden und aus spärlichen Spaltöffnungen zusammengefügt. Im Querschnitt erscheinen die Epidermiszellen tangential gestreckt und enthalten braunkörnige Massen und öfters grössere Oxalatkrystalle. Das Parenchym des Fruchtfleisches ist aus grossen, dünnwandigen Zellen aufgebaut, welche im peripheren Theil eckig-längsgestreckt und mit spindelförmigen, spiral angeordneten Tüpfeln oder Spiralleistchen versehen sind. Die Gefässbündel in der inneren Hälfte des Fruchtfleisches sind aus Netz- und Spiralgefässen, Holzfasern und meist central gelegenem Weichbast zusammengesetzt. Nach innen zu sind die Parenchymzellen des Fruchtfleisches enger und wellig begrenzt. Alle Parenchymzellen enthalten Oeltröpfchen, körnigbraune Klümpchen, vielfach auch Raphidenbündel und Octaeder von Calciumoxalat und Prismen von Vanillin. Die Samenträger sind von dünnwandigen Zellen bekleidet. Die Innenwand des Fruchtfleisches zwischen den Trägern ist mit dicht gedrängten, langen, dünnwandigen, cylindrischen Papillen ausgestattet, welche Oeltropfen und gelbe Körnchen enthalten und den wohlriechenden Balsam secerniren sollen. Die Samen werden von einer blauschwarzen äusseren und einer kleinzelligen, zarten, inneren Samenhaut umhüllt und schliessen einen gelblichen Keim ein.

c. Präparation. Die lufttrockene Schote gestattet ohne weitere Vorbereitung Quer- und Längsschnitte. Die spiralig-getüpfelten Zellen, welche nur bei der mexikanischen Vanille vorkommen sollen, werden am besten im Tangentialschnitt zur Anschauung gebracht. Abb. Bg. A. T. 44. F. 116.

Chemie: Ausser Vanillin, dem Träger des Aromas, enthält die Droge 11—12 pc. Fett und Wachs, 4 pc. Harz, 4,5 pc. Zucker und Gummi und 4—5 pc. Asche.

Das Vanillin, $C^8H^8O^3$, kommt in mexikanischer Vanille zu 1—2 pc., in cultivirter Waare aus Java zu 2,75 pc., in der Droge von Réunion zu 2,5 pc. vor. Es ist Methylprotocatechualdehyd, krystallisirt in sternförmig zusammengelagerten Nadeln, riecht und schmeckt wie die Frucht, schmilzt bei 81° C., siedet bei 285° C. und sublimirt schon bei niedrigerer Temperatur. Es löst sich schwer in kaltem, leicht in heissem Wasser, in Alcohol, Aether und Chloroform. Von concentrirter Schwefelsäure wird es mit gelber Farbe gelöst, welche durch Salpetersäure in roth übergeht. Seine wässrige Lösung wird durch Eisenchlorid blau. Durch nascirenden Wasserstoff geht es in Vanillealcohol, $C^8H^{10}O^3$, durch Oxydationsmittel in Vanillinsäure, $C^8H^8O^4$, über, welche beide in Nadeln krystallisiren. Schmelzendes Kalihydrat verwandelt es in Protocatechusäure. Das Vanillin wird auch künstlich erhalten durch Zerlegung des Coniferin, durch Oxydation des Eugenol und durch Einwirkung von Chloroform und Kalilauge auf Guajacol.

Handel: Nach ihrer Herkunft lassen sich drei Hauptsorten unterscheiden. Amerika liefert die eine, Bourbon und Mauritius die zweite und Java die dritte. Unter der amerikanischen ist die mexikanische Waare, die Frucht der cultivirten *V. planifolia,* die werthvollste. Sie gelangt aus den Häfen von Vera-Cruz und Tampico jährlich zu 17 000—20 000 kg auf die verschiedenen Grossmärkte. Andere mexikanische Sorten, die Frucht der wild wachsenden *V. planifolia,* die Cimarrona-Vanille und die nur 15 cm lange und 2 cm breite Frucht von *V. pompona* Schiede, die sog. Vanillon, sind von viel weniger feinem Aroma. Die letztere Sorte kommt auch aus Brasilien über Bahia, wo ausserdem hauptsächlich die Frucht von *V. palmarum* Lindley geerntet wird, nach Europa. Die Vanillenschoten aus Venezuela, die in La Guayra verschifft werden, und ebenso die aus Surinam und Guiana, welche von *V. guianensis* Splitgerber abstammen, stehen weit unter der mexikanischen Sorte. In Brasilien und Peru liefert die sehr wohlriechend blühende *V. aromatica* Swartz geruchlose Schoten. — Die Hauptmenge der Vanille des europäischen Marktes macht zur Zeit die von Bourbon und Mauritius nach Marseille gelangende französische Vanille aus. Sie kommt von feinsten Qualitäten in Bündeln von etwa 30 Stück auch in den deutschen Handel. Dass Bourbon mitunter auch zu früh geerntete, durch Insectenstich und zu frühe Verpackung verdorbene Waare exportirt, hat A. Tschirch dargethan. Pharm. Zeitung 1884, No. 22. Hamburg importirte im Jahre 1882 etwa 8000 kg Vanille und darunter nur einen verschwindend kleinen Theil aus Mexiko.

Verwendung: Die Droge wird als Digestivum aromaticum und als Corrigens des Geruchs und Geschmacks vielseitig gebraucht.

Präparate hat die **R. Ph.** nicht mehr.

3. Früchte und Fruchttheile aus der Abtheilung der Dicotyledonen.

Cubebae.

Cubeben.

Die Cubebenfrüchte gelangten durch die Araber nach Europa, wurden im 12. Jahrhundert bereits in Italien gebraucht, waren im folgenden wohl über ganz Europa verbreitet und wurden während des Mittelalters vorzugsweise als Gewürz, seltner als Arzneimittel benutzt. Erst seit etwa 1820 gewannen sie in Deutschland ausschliesslich medicinische Bedeutung. Die Stammpflanze, *Cubeba officinalis* Miquel, Bschr. Lrs. Pf. 370; Abb. ebenda 371 u. Bg. u. S. XXIXa; Btl. a. Tr. 243; Ha. XIV. 8, gehört zur Familie der Piperaceen und wächst auf Java, Sumatra und Borneo. Auf den beiden ersteren Inseln wird sie auch cultivirt. Die **R. Ph.** verlangt die unreifen Früchte.

Aussehen: Die Cubeben stellen kugelrunde, bis 5 mm starke, mit einem 6 mm langen Stiele versehene, am Scheitel etwas zugespitzte, aussen grobnetzrunzelige, graubraune, harte Körner dar, welche einen gewürzhaften und zugleich etwas bitteren Geschmack mit einem schwach aromatischen Geruch vereinigen.

Anatomie: a. Lupenbild. Auf dem Querschnitt der Frucht erscheint das Fruchtgehäuse dünn, lässt aber eine schwarzbraune Mittelschicht und eine pergamentartige, innen glänzende Innenschicht unterscheiden. Meistens ist der Samen nicht entwickelt und statt seiner füllt eine schwarzbraune Masse die Fruchthöhle nur zum Theil aus. Die reife Frucht umschliesst einen abgeflacht runden, glatten Samen, der an seiner Basis mit der Innenschicht des Fruchtgehäuses verwachsen und rundlich genabelt ist. Sein Perisperm ist weiss bis bräunlich gefärbt und trägt an seinem oberen Pole das im Längsschnitt dreieckige Endosperm mit dem sehr kleinen Embryo. Abb. Lrs. Pf. 371. F. E.

Mikroskopie. Unter der aus im Flächenschnitt polygonalen Tafelzellen zusammengesetzten Epidermis liegt eine einfache Schicht kleiner, im Querschnitt fast quadratischer Steinzellen. Innerhalb dieses nicht überall geschlossenen Steinzellenringes füllt ein Grundgewebe aus Parenchymzellen den Raum bis zur Steinschale. Seine dünnwandigen Zellen enthalten Stärkekörner und Oeltröpfchen und zwischen ihnen sind zahlreiche grössere Oelzellen eingestreut. Nach Innen zu erkennt man einen etwas dunkler gefärbten Ring von Gefässbündeln. Die Steinschale ist aus einer Reihe radiär gestellter und in gleicher Richtung gestreckter Steinzellen zusammengefügt. — Den entwickelten Samen umhüllt eine rothbraune Samenhaut aus dünnwandigen, etwas tangential gestreckten Zellen. Das Eiweiss des Samens setzt sich aus radial gestreckten und ebenso angeordneten dünnwandigen Zellen zusammen, welche Stärkekörnchen, Oeltropfen und vielfach Krystalle von Cubebin enthalten. Zwischen den Zellen liegen zahlreiche, grössere, ovale Oelzellen. Abb. Bg. A. T. 43. F. 112.

Chemie: Frische Cubeben ergeben über 14 pc. ätherisches Oel und etwa 6,5 pc. Cubebenharz, welches ein Gemenge von Cubebin, Cubebensäure und indifferentem Harz darstellt. Ausserdem enthalten die Früchte etwa 8 pc. Gummi, etwa 1 pc. fettes Oel, ferner Farbstoff und Asche.

Das ätherische Cubebenöl, auch Cubebén genannt, ist farblos oder blassgrünlich und dickflüssig, riecht nach Cubeben und schmeckt brennend campherartig, ist linksdrehend, hat bei 15° ein spec. Gewicht von 0,915—0,929 und löst sich in 27 Theilen Alcohol von 90 pc. Es besteht aus einem Gemenge von Kohlenwasserstoffen der Formel $C^{15}H^{24}$, von welchen ein Antheil bei 210° C. siedet und bei 15° C. das spec. Gewicht 0,915 hat, der andere dagegen bei 280° C. siedet und ein etwas höheres spec. Gewicht von 0,937 hat. Mit dem Aelterwerden der Cubeben geht das leichtere immer mehr in das schwerere Oel über und aus altem Cubebenöl scheidet sich bei starker Abkühlung Cubebencampher $C^{15}H^{24} + H^{2}O$ in farblosen, durchsichtigen Krystallen ab, welche bei 65° schmelzen und bei längerer Aufbewahrung über Schwefelsäure in Wasser und Kohlenwasserstoff zerfallen. Das Cubebenöl verbindet sich mit trocknem Chlorwasserstoffgas zu einem in Nadeln krystallisirenden Dichlorhydrat, $C^{15}H^{24} + 2HCl$, welches bei 118° C. schmilzt.

Cubebin, $C^{10}H^{10}O^{3}$, krystallisirt in weissen, geruchlosen Nadeln, welche bei 125° bis 126° C. schmelzen, bitter schmecken, sich kaum in Wasser, ziemlich gut in (75 Theilen) Alcohol und in 30 Theilen Aether, auch in Chloroform und in Eisessig lösen, linksdrehend sind und durch concentrirte Schwefelsäure mit blutrother Farbe gelöst werden.

Cubebensäure stellt eine harzartige, weissliche, amorphe, schwach sauer reagirende Masse dar, welche bei 56° C. schmilzt, unlöslich in Wasser, leicht löslich ist in Alcohol, Aether, Chloroform und in Ammoniak und Aetzalkalien. Von concentrirter Schwefelsäure wird sie mit rother Farbe gelöst.

Verwechselungen: Die Fructus Rhamni catharticae, welche 4samig, und die Fructus Amomi, welche ungestielt, vom Kelch gekrönt und 1—2samig sind, lassen sich leicht unterscheiden.

Handel: Cubebenfrüchte kommen von Java und Sumatra. Sie werden von Batavia aus meist über Singapore nach Europa gebracht. Im Jahre 1881 exportirten die beiden Inseln nahezu 260 000 kg und im Jahre 1882 mehr als die doppelte Menge.

Verwendung: Die Cubeben werden jetzt ausschliesslich bei Erkrankungen der Harnwege gebraucht.

Präparate: Nur das Extractum Cubebarum ist officinell.

Piper nigrum et album.

Schwarzer und weisser Pfeffer.

Der schwarze Pfeffer ist in Indien wohl seit den ältesten Zeiten in Gebrauch. Wahrscheinlich wurde er von Persien aus den Griechen und Römern bekannt und bald ein hochgeschätztes Gewürz, das auch arzneiliche Verwerthung fand. Schon früh im Mittelalter wurde er von Italien und später auch von Portugal aus über Europa verbreitet. Fast zur selben Zeit gelangte auch der weisse Pfeffer in den deutschen Handel. Die Stammpflanze der beiden Pfefferarten ist *Piper nigrum* L., Bschr. Lrs. B. II. 517; Abb. Btl. a. Tr. 245; Ha. XIV. 6; N. v. E. 21; Pl. 25, eine rebenartig kletternde Piperacee der Malabarküste, welche dort und noch viel reichlicher auf den Inseln Penang und Riouw, ferner im Süden der Halbinsel Malakka und auf Sumatra, Java, Borneo, neuerdings selbst in Westindien und Südamerika gezogen wird.

Aussehen: Die rundlichen Beerenfrüchte, welche anfangs grün, dann roth und schliesslich gelb sind, werden vor der völligen Reife gesammelt und erhalten durch geeignetes Trocknen eine schwarzbraune Farbe und eine grobrunzelige Oberfläche. Die schwarzen Pfefferkörner sind bis 5 mm dick, ungestielt und oben mit den Narbenresten gekrönt. Jedes Korn enthält einen Samen, welcher mit dem Fruchtgehäuse verwachsen ist, dasselbe vollständig ausfüllt, in der Mitte hohl ist und an seinem Scheitel eine kleine Höhlung mit wenig entwickeltem Keimrest zeigt. Der schwarze Pfeffer hat einen eigenthümlichen Geruch und einen brennend scharfen Geschmack. Der weisse Pfeffer besteht aus den etwas grösseren, reifen Früchten von *Piper nigrum*, welche durch Reiben und Waschen von der äusseren Hälfte der Fruchtschale befreit sind und daher eine graulich- bis gelblichweisse und glatte Oberfläche erlangt haben. Die einzelnen Körner sind stärker als die des schwarzen Pfeffers, kugelig, aber oben meist etwas abgeplattet, unten kurz zugespitzt und ringsum mit 10—12, von unten nach oben verlaufenden Gefässbündeln versehen. Geruch und Geschmack des weissen Pfeffers gelten für feiner als derjenige des schwarzen.

Anatomie: Das Fruchtgehäuse ist unter der Cuticula mit einer einfachen Schicht von meist radiär gestellten, harzhaltigen Steinzellen ausgestattet. An diese schliesst sich ein Parenchym, dessen dünnwandige Zellen Stärkekörner und Oeltropfen enthalten und zerstreute, grössere Oelzellen umschliessen. Nach Innen zu wird dieses Gewebe von Spiralgefässen durchzogen und grenzt weiter hin an tangential gestreckte, grössere Zellen, welche sehr ölreich sind. Eine Reihe von Steinzellen, deren tangentiale Innenwand stark verdickt ist, bildet die innere Grenzschicht des Fruchtgehäuses. Den Samen umhüllt eine bräunliche Samenhaut, deren Zellen tangential gedehnt und zusammengefallen sind. Sein Perisperm bilden dünnwandige, polyedrische, Stärkemehl und Oel enthaltende Zellen, zwischen welchen wieder grössere Oelzellen auftreten. Abb. Vogl l. c. 174 u. Baillon l. c. III. 469. Im. anatomischen Bau entspricht der weisse Pfeffer den entsprechenden Theilen des schwarzen vollkommen.

Chemie: Der schwarze Pfeffer enthält ein brennend scharf schmeckendes Harz, dessen in Aether, Weingeist und Petroleumäther löslicher Theil Chavicin genannt worden ist, ferner 2,2 pc. ätherisches Oel, 8 pc. Piperin, 11—12 pc. Proteïnstoffe, 7—8 pc. Fett und durchschnittlich 4—5 pc. Asche. Der weisse Pfeffer liefert etwas weniger ätherisches Oel, aber meist etwas mehr Piperin und weit weniger (nicht ganz 2 pc.) Asche.

Das ätherische Oel ist gelblich, dünnflüssig, vom Geruch des Pfeffers, hat bei 15° C. das spec. Gewicht 0,865, dreht die Ebene des polarisirten Lichts nach links, siedet zwischen 150° bis 250°. Seine Lösung in Schwefelkohlenstoff wird durch einen Tropfen eines Gemisches von concentrirter Schwefelsäure und Salpetersäure erst grünlich, dann blau gefärbt.

Das Piperin, $C^{17}H^{19}NO^{3}$, krystallisirt in farblosen, vierseitigen Prismen des monoklinischen Systems, schmilzt bei 100° C. zu einem gelblichen Oele, löst sich in 30 Theilen kaltem und in gleichen Theilen kochendem Weingeist, ferner in 60—100 Theilen Aether, auch in ätherischen Oelen, Benzol, Chloroform und Kreosot, aber kaum in Wasser und ebensowenig in verdünnten Säuren. Die Lösungen sind fast geschmacklos und reagiren neutral. Es bildet keine einfachen Salze, wohl aber einige Doppelsalze. Von concentrirter Salpetersäure wird es verharzt und ist dann in Kalihydrat mit blutrother Farbe löslich. Concentrirte Schwefelsäure löst das Piperin mit gelber Farbe, die bald in dunkelbraun und nach 20 Stunden in grünbraun übergeht. Bei langsamem Erhitzen mit weingeistigem Kaliumhydroxyd spaltet es sich nach der Formel $C^{17}H^{19}NO^{3} + H^{2}O = C^{5}H^{11}N + C^{12}H^{10}O^{4}$ in Piperidin und piperinsaures Kalium.

Das Piperidin, $C^{5}H^{11}N$, ist eine farblose, nach Pfeffer riechende, stark alkalisch reagirende Flüssigkeit, welche bei 106° siedet und sich mit Alcohol und mit Wasser in jedem Verhältniss mischt. Mit Säuren vereinigt es sich zu krystallisirenden Salzen. Im Piperidin kann ein Atom Wasserstoff durch Alcohol oder Säureradicale ersetzt werden; so erhält man leicht Methylpiperidin, $C^{5}H^{10}N.CH^{3}$, welches bei 107° C. und ferner Aethylpiperidin, $C^{5}H^{10}N.C^{2}H^{5}$, welches bei 128° C. siedet. Benzoylpiperidin, $C^{5}H^{10}N.C^{7}H^{5}O$, krystallisirt. Durch Oxydation wird Piperidin in Pyridin, $C^{5}H^{5}N$, und umgekehrt das Pyridin durch Reduction in Piperidin verwandelt. Piperin ist als Piperidin aufzufassen, in welchem ein Atom Wasserstoff durch das Radical der Piperinsäure ersetzt ist: $C^{5}H^{10}N.C^{12}H^{9}O^{3} = C^{17}H^{19}NO^{3}$.

Piperinsäure, $C^{12}H^{10}O^{4}$, krystallisirt in gelben Nadeln, welche bei 217° C. schmelzen, fast unlöslich in Wasser sind und sich schwer in kaltem, besser in kochendem Alcohol lösen. Bei der Oxydation mittelst Kaliumpermanganat gibt die Piperinsäure Piperonal oder Methylen-Protocatechualdehyd, welches in farblosen, nach Heliotrop riechenden Nadeln krystallisirt, bei 37° C. schmilzt und sich sehr leicht in Alcohol, weniger gut in heissem Wasser löst. Bei weiterer Oxydation geht Piperonal in Piperonylsäure oder Methylenprotocatechusäure über, welche in farblosen Nadeln krystallisirt und bei 228° C. schmilzt.

Verwechselungen: Die unzerkleinerten Pfefferkörner dürften schwer zu verwechseln sein und auch als Handelswaare kaum verfälscht werden. Dagegen wird gepulverter Pfeffer mitunter verfälscht durch Zusätze von gepulverten Eicheln, Leguminosensamen und Kartoffelschalen. Auch die gepulverten Fruchtstände von *Piper officinarum* DC. (= *Chavica officinarum* Miq.), Abb. Ha. XIV. 21. und von *Piper longum* L. (= *Chavica Roxburghii* Miq.), Abb. Ha. XIV. 20, wurden bisweilen zu gleichem Zwecke benutzt. Die Stammpflanzen sind auf den Philippinen, den Sundainseln und in Ostindien und auf Ceylon heimisch. Die erstere wird auf Java cultivirt. Bschr. Lrs. B. II. 518; Abb. Btl. a. Tr. 244; Ha. XIV. 21; N. v. E. 23; Pl. 26. Der schon den Alten bekannte lange Pfeffer besteht aus den unreif gesammelten und getrockneten Fruchtkolben, welche mit dichtgedrängten Beeren besetzt sind. Die walzenrunden Kolben sind 2—5 cm lang und 6—8 mm dick, an beiden Enden abgerundet. Die Aussenfläche ist durch vorspringende Narbenreste der dicht gedrängten Beeren uneben und rauh und grau gefärbt, nach dem Waschen aber dunkelrothbraun. Auf dem Querschnitt erscheint die Spindel hohl und ringsum von 8—10 Früchtchen umgeben. Das Perisperm (Eiweiss) der letzteren enthält keine Oelzellen und ihre Fruchtwand zeigt im Querschnitt zu Gruppen vereinigte und zerstreute Steinzellen.

Handel: Unter den verschiedenen Sorten des schwarzen Pfeffers macht der Sumatra-Pfeffer die grösste Menge im europäischen Handel aus, gilt aber, ebenso wie der Penang-Pfeffer, für gewöhnliche Waare und stellt sich deshalb billiger als der höher geschätzte Pfeffer der Malabarküste. Auch der weisse Pfeffer von Telicherry auf derselben Küste ist feiner als die nämliche Waare aus Hinterindien und von Penang. Hamburg importirte im Jahre 1881 etwa 1 200 000 kg, im Jahre 1882 über 2 000 000 kg und 1883 nahezu 1 700 000 kg im Durchschnittswerthe von etwa 110—129 Mark für 100 kg.

Prüfung: Der gepulverte Pfeffer zeigt unter dem Mikroskop, wenn er unverfälscht ist, nur auffallend kleine Stärkekörner. Weitere Anhaltspunkte zur Beurtheilung der Waare gibt die quantitative Bestimmung des alcoholischen Extracts an die Hand. Von reiner, vorher gut getrockneter Waare beträgt dasselbe etwa 6—7,6 pc. Endlich kann auch der Aschengehalt verwerthet werden. Derselbe soll nicht unter 4 pc. und nicht über 5,7 pc. der Trockensubstanz ausmachen.

Verwendung: Die Anwendung des Piperins zum Ersatz des Chinin ist jetzt ganz aufgegeben. Dagegen wird der Pfeffer wohl noch als scharfreizendes Kaumittel und ausserdem allgemein als Gewürz verwerthet.

Fructus Mori.

Maulbeeren.

Der im alten Testament erwähnte diöcische Maulbeerbaum, *Morus nigra* L. aus der Familie der Urticaceen, Abtheilung der Moreen, Bschr. Lrs. B. II. 523; Abb. Btl. a. Tr. 229; Ha. XIII. 16; N. v. E. 100, stammt aus dem südlicheren Mittel- und Vorderasien und dürfte etwa um 500 vor Chr. im südlichen Europa angesiedelt worden sein. Diesseits der Alpen liess ihn bereits Karl der Grosse anpflanzen. Seine Früchte wurden genossen und medicinisch schon von Hippocrates verwerthet. Jetzt wird er durch ganz Europa bis nach Norwegen und Schweden in Anpflanzungen und Gärten gezogen. Seine frischen Früchte waren bei uns officinell und werden, obgleich die **R. Ph.** sie nicht aufgenommen hat, auch immer noch gebraucht.

Aussehen: Die Maulbeere entwickelt sich aus dem weiblichen Blüthenstand, welcher ein aus zahlreichen einzelnen Blüthen zusammengesetztes Köpfchen darstellt. Jede einzelne Blüthe besteht aus einem vierblätterigen Perigon, welches ein Pistill mit zwei medianstehenden Griffelschenkeln umschliesst. Zur Reifezeit wandelt sich jedes Pistill zu einem Nüsschen um, die 4 Perigonblätter werden fleischig, umhüllen das Nüsschen als falsche Fruchthülle und bilden dadurch ein falsches Steinfrüchtchen. Eine grössere Anzahl solcher Früchtchen sind dichtgedrängt zu einer Sammelfrucht, der eigentlichen Maulbeere, vereinigt. Die gebräuchliche Maulbeere zeigt einen ovalen Umriss, wird bis 2,5 cm lang und etwa 2 cm breit, ist sehr kurz gestielt und schwarz gefärbt.

Die einzelnen Früchtchen sind verkehrt eiförmig, 7—8 mm lang, an den Rändern der Perigonblätter behaart, blauschwarz gefärbt und mit einem purpurrothen, säuerlichsüssem Safte angefüllt.

Chemie: Die schwarze Maulbeere enthält zwischen 9 und 10 pc. Zucker, Aepfelsäure, vielleicht auch Weinsäure, Albumin-, Pectin- und Farbstoffe, Gummi und etwas über 0,5 pc. Asche.

Verwendung: Die frischen Früchte dienen zur Bereitung des früher auch bei uns officinell gewesenen Syrupus Mori.

Caricae.

Feigen.

Der wild wachsende Feigenbaum, Caprificus, den schon das Alterthum ganz gut kannte, liefert ungeniessbare Früchte. Der essbare Fruchtstände tragende Feigenbaum, *Ficus Carica* L., aus der Familie der Artocarpeen wird in Asien von China und Indien westwärts bis Kleinasien, ferner im Norden von Afrika und im Süden von Europa, endlich auch in Süd- und Mittelamerika cultivirt. Aus fossilen Resten ergibt sich nach Solms-Laubach, dass *Ficus Carica* schon in vorgeschichtlicher Zeit über den ganzen Westen seines Culturgebietes der alten Welt verbreitet war und auch dem östlichen Gebiete, namentlich Griechenland, nicht gefehlt hat. Bschr. Lrs. B. II. 525; Abb. Bg. u. S. XIXa; Btl. a. Tr. 228; Ha. IX. 13; N. v. E. 97. Seine getrockneten Fruchtstände, die Feigen, Caricae, waren im frühen Mittelalter bereits im mitteleuropäischen Handel eingebürgert und die Stammpflanze finden wir im 16. Jahrhundert in einzelnen Gegenden Deutschlands unter den Culturpflanzen aufgeführt. Officinell sind die Feigen zur Zeit bei uns nicht mehr, werden aber noch allgemein gebraucht.

Aussehen: Die Feige ist eine Scheinfrucht. Sie wird gebildet von dem meist birnförmigen, bisweilen rundlichen, fleischigen, an einem scharfen Milchsaft reichen, aussen glatten und grünen, innen hohlen Blüthenboden, welcher in seiner Höhlung vorwiegend weibliche Blüthen und meist nur in dem engen, an seinem Scheitel gelegenen Ausgang der Höhlung einen Kranz männlicher Blüthen trägt. Zur Zeit der Fruchtreife wandeln sich die Fruchtknoten der weiblichen Blüthen in kleine länglich runde Steinfrüchte um und der Blüthenboden wird fleischiger und saftiger, verliert den dünnflüssigen, scharfen Milchsaft, färbt sich innen gelblich bis röthlich und aussen je nach der Spielart grün oder bräunlich oder violett bis blauschwarz oder bunt gestreift und stellt nun einen süssschmeckenden Fruchtstand dar, welcher nach dem Trocknen die Handelswaare bildet.

Das Trocknen geschieht an der Luft und dabei schrumpft der Fruchtboden stark ein, erhält eine grobrunzelige Oberfläche von graugelblicher oder bräunlichgelber Farbe und bedeckt sich allmählich mehr oder weniger mit Zuckerkrystallen. In Folge verschiedener Behandlung und Verpackung zeigen die getrockneten Feigen Abweichungen in ihrer Gestalt, welche im Allgemeinen scheibenförmig ist und ferner je nach der Varietät Unterschiede in der Grösse (2—6 cm Durchmesser) und in der Süsse des Geschmacks. Ihr eigenthümlicher Geruch ist nur schwach entwickelt.

Anatomie: Das Grundgewebe der Feige ist ein schlaffes Parenchym, dessen dünnwandige Zellen nach aussen zu kleiner werden, dichter gelagert sind und reichlich Calciumoxalatdrusen führen, nach innen zu weiter erscheinen und hier reichlich Gefässbündel und Milchsaftschläuche, wie solche auch in den Blättern und Knospen des Feigenbaums von Hanstein (Die Milchsaftgefässe, Preisschrift 1844) beschrieben und (T. I, 12—15 u. T. II, 1 u. 2) abgebildet sind, umschliessen. Die Oberfläche der Höhlung trägt zwischen den Früchtchen derbwandige, spitze Haare.

Chemie: Der Hauptbestandtheil der Droge ist Traubenzucker, welcher bis zu 45 und selbst 70 pc. ausmacht. Unreife Feigen enthalten auch Stärkemehl, in den reifen fehlt dasselbe. Geringe Mengen von Fett, Schleim und Proteïnstoffen sind ohne Bedeutung.

Handel: Die geschätzteste Handelssorte machen die kleinasiatischen oder smyrnaer oder türkischen Feigen aus. Sie sind auffallend durch ihre Grösse, ihren honigartigen, schleimig-süssen Geschmack und ihre dünne gelbliche Oberhaut. Die grössten und fleischigsten aus dem District von Aïdin werden in Holzkistchen schichtenweise aufeinander gepresst und gelangen so unter dem Namen der Eleme- (d. h. mit der Hand gepflückte) Feigen über Smyrna nach Europa. Geringere türkische Feigen werden Erbegli genannt und gewöhnlich auch in Schachteln verpackt. Die billigste Sorte, die sog. Roba mercantile wird in Fässern verpackt zum grössten Theil nach Triest verschifft. Weniger süss, ziemlich gross, aber derbhäutig sind die griechischen Feigen, welche von Calamata in Messenia und von einigen der Cycladeninseln, Andros oder Andro und Syros oder Syra zu runden Scheiben zusammengedrückt und auf Cyperushalme oder Schilfblätter gereiht als Caricae in coronis, Kranzfeigen, in Fässer verpackt gleichfalls nach Triest gebracht werden. Sehr verschieden in der Grösse sind die italienischen Feigen. Ganz kleine, von dem Umfang einer Haselnuss werden nicht exportirt. Die süditalienischen Feigen aus Cosenza sind kleiner und weicher als die griechischen und daher weniger haltbar. In Körbchen verpackt kommen sie als calabrische Feigen in den Handel. Auch die sicilianischen, pugliser und genueser stehen den türkischen nach. Zu den kleinsten Feigen des Grosshandels zählen die dalmatiner Feigen. Sie werden in Fässern als sog. Fassfeigen über Triest und Fiume importirt, sind zwar sehr süss, aber auch sehr weich und wenig haltbar. Tyrol liefert Feigen aus der Gegend von Trient und Roveredo. Sie cursiren besonders in Oesterreich und sind nach ihrer Verpackung in Lorbeer- und Rosmarinblättern bekannt als Laub- und Rosmarinfeigen. Französische Feigen versorgen zum grössten Theil von Marseille aus den europäischen Bedarf. Sie gleichen den calabrischen und sind sicherlich nicht nur französisches Product, da Frankreich nach Flückiger sehr viel grössere Mengen importirt als exportirt. Auch portugiesische Feigen, welche gewöhnlich in Körben aus Palmblättern verpackt sind, werden in den beiden Hafenstädten Faro und Lagos an der Südküste Portugals verladen und nach Frankreich geführt. Endlich liefert auch Spanien Feigen, welche aber klein und weich und von geringer Haltbarkeit sind. Hamburg importirte im Jahre 1882 im Ganzen 460 600 kg Feigen im Durchschnittswerth von 239 490 ℳ, und darunter 270 600 kg direct aus Spanien und 36 100 kg aus Portugal, von türkischen Feigen dagegen indirect über Grossbritannien etwa 48 000 kg. Im Jahre 1883 erreichte die Einfuhr nahezu 600 000 kg.

Verwendung: In ihrem Vaterland werden die Caricae als Nahrungsmittel in kolossalen Quantitäten verzehrt und auch bei uns sind sie weniger Arznei- als Genussmittel.

Präparate: Früher waren sie Bestandtheil der Species pectorales cum fructibus der ersten Reichspharmacopoe.

Fructus Cannabis.

Hanffrüchte.

Die reife Frucht von *Cannabis sativa* L. (siehe S. 212), im Handel gewöhnlich Hanfsamen genannt, stellt eine Schliessfrucht von 5 mm Länge und durchschnittlich 4 mg Gewicht dar. Sie ist eirund, etwas zusammengedrückt und an den dadurch entstehenden beiden Rändern weisslich gekielt, im Uebrigen glänzend grünlich-grau gefärbt, glatt und ringsum mit einem vom Grunde ausgehenden, zarten Netz verzweigter

Gefässbündel geziert. Der Geschmack guter Waare ist süsslich-ölig, wird aber leicht ranzig.

Anatomie: Die nicht aufspringende Frucht ist von dem Samenkorn vollständig ausgefüllt. Ihre Fruchtschale ist sehr dünn und zerbrechlich und trägt unter der Epidermis eine Schicht kleiner, braunrother Zellen, an welche sich radial gestellte, im Querschnitt keilförmige Sclerenchymzellen anreihen, deren wellige, poröse Wände sehr stark verdickt sind und nur ein geringes Lumen frei lassen. Die braungefärbte Samenhaut setzt sich aus dünnwandigen, Gerbstoff und Chlorophyllkörner enthaltenden Parenchymzellen und zahlreichen, verästelten Gefässbündeln zusammen. Der Keimling ist einfach gebogen, sein Würzelchen dem Rücken des einen Keimblatts anliegend. Sein kleinzelliges Gewebe enthält Oeltropfen und Proteïnkörner. Abb. Bg. A. XLIII. 113.

Chemie: Die „Hanfsamen" liefern etwa 35 pc. fettes, grünlichgelbes, leicht trocknendes Oel, welches erst unter —20° C. erstarrt, ein spec. Gewicht von 0,927 bei 15° C. zeigt, einen milden Geschmack und Hanfgeruch besitzt.

Handel: Hamburg's Import an Hanfsaat betrug im Jahre 1882 über 2 200 000 kg im Durchschnittswerthe von 22,1 Mk. pro 100 kg. Im Jahre 1883 wurden nur 1 850 000 kg im Durchschnittswerthe von 24,6 Mk. pro 100 kg eingeführt.

Verwendung: Der Hanfsamen wird hauptsächlich zur Gewinnung des fetten Oels benutzt und letzteres dient zur Bereitung von Schmierseife. Der schlecht schmeckenden Hanfsamen-Emulsion wurden früher exquisit beruhigende Wirkungen zugeschrieben. Ferner wurden zerstossene Früchte auch mit warmem Wasser oder mit heisser Milch zu erweichenden Cataplasmen empfohlen und werden auch jetzt noch bisweilen in dieser Weise benutzt.

Glandulae Lupuli.

Hopfendrüsen.

Der dem Alterthum gänzlich unbekannt gebliebene Hopfen wurde in der Mitte und zweiten Hälfte des 9. Jahrhunderts bereits in Deutschland in Hopfengärten gezogen. In den folgenden Jahrhunderten verbreitete sich der Hopfenbau immer weiter und wurde die Verwerthung der Fruchtstände zur Gewinnung eines haltbaren Bieres immer allgemeiner. Jetzt ist die Stammpflanze *Humulus Lupulus* L. Bschr. Lrs. Pf. 374 mit Abb. u. Bg. u. S. XXVIIb; Btl. a. Tr. 230; Ha. VIII. 36; N. v. E. 101, aus der Familie der Urticaceen, Abtheilung der

Cannabineen in ganz Europa an Hecken, Flussufern und Waldrändern verwildert anzutreffen. Sie wird auf dem Continent vorzüglich in Böhmen und bairisch Franken, ausserhalb desselben besonders in England und jenseits des Oceans in Amerika in ausgedehntestem Maasse und bester Qualität gezogen, während der Osten Europas nur wenig und geringeren Hopfen producirt. Die medicinische Verwendung desselben fand in C. Linné einen eifrigen Verfechter. Officinell sind bei uns nur die Drüsen der Fruchtstände.

Der ovale, bis 3 cm lange Fruchtzapfen ist zusammengesetzt aus ziegeldachförmig angeordneten, häutigen, netzadrigen, grünlichgelben Deckblättern, von welchen jedes zwei ähnliche Deckblättchen unterstützt und aus kleinen, 2 mm grossen, rundlichen Früchtchen, deren jedes von dem häutigen Perigon bleibend umschlossen ist. Diese Früchtchen und ihre Stielchen, ihr Perigon sowie die Deckblättchen, weniger die Deckblätter, sind besonders in ihrem mittleren und unteren Theile mit gelben Drüschen reichlich besetzt.

Aussehen: Die letzteren bilden die officinelle Droge und stellen so wie sie mittelst Durchsieben von den Fruchtzapfen gewonnen werden ein gröbliches, ungleiches, im Anfang klebendes Pulver, von grünlichgelber Farbe, gewürzhaftem Geruch und bitterem Geschmack dar. Im Handel führt es den Namen Hopfenmehl. Ganz unzweckmässig und unwissenschaftlich ist die amerikanische, von Ives in New York herrührende Bezeichnung Lupulin. Die **R. Ph.** lässt die Droge vor Licht geschützt und nicht länger als ein Jahr aufbewahren, weil sie sich leicht dunkler färbt, übelriechend und unbrauchbar wird.

Anatomie: Das Pulver oder Hopfenmehl besteht aus Drüsen. In ausgebildeter Form zeigen diese Glandulae Lupuli die Gestalt eines Kreisels, an welchem das Mikroskop zwei, durch eine horizontale Linie getrennte, fast gleichgrosse, übereinander gelagerte Hälften unterscheiden lässt. Die untere Hälfte ist aus kleinen, polygonalen Tafelzellen zusammengefügt, die obere dagegen wird nur von der homogenen, durch den Drüseninhalt abgehobenen Cuticula gebildet. Letztere trägt öfters noch die Abdrücke der Tafelzellen, welchen sie vorher dicht angelagert war und kann daher das Bild einer aus Tafelzellen zusammengesetzten Membran vortäuschen. Die ausgebildeten Drüsen, welche fast 250 mkm Durchmesser erreichen können, verändern ihre Form wenn ihr Inhalt schwindet oder verringert wird. Die vorgewölbte Cuticula kann dann völlig zusammensinken, sodass die Drüse in Folge dessen den Umriss einer flachen Schale darbietet. Von oben gesehen erscheinen die völlig entwickelten Drüsen kugelrund und aus mehr oder weniger radialgeordneten Zellen zusammengesetzt. Bei verändertem Inhalt können sie auch mehr oder weniger eckig aussehen. Neben den fertigen Drüsen findet man, besonders wenn Theile ganz frischer Fruchtzapfen zur Untersuchung benutzt werden, Drüsen von verschiedener Ausbildung, welche die Entwickelung derselben verfolgen lassen. Jedes Drüschen entsteht aus einer Epidermiszelle, welche sich ausstülpt und eine Quertheilung erfährt. Die obere Theilzelle wird während ihres weiteren Wachsthums durch radiale Wände allmählich in eine grössere Anzahl von Tafelzellen getheilt, welche von der Cuticula überdeckt bleiben. Sobald dann die Zellen ihr Secret liefern, hebt sich die letztere ab und wölbt sich immer mehr vor bis endlich die Kreiselform erreicht ist. Abb. Vogl l. c. 376. Die Abbildung bei Bg. A. T. 49. F. 134 ist nicht ganz richtig.

Chemie: Das Hopfenmehl enthält vorwiegend Wachs und ergibt ausserdem 2 pc. ätherisches Oel, 3 pc. Traubenzucker, etwas über 0,1 pc. Hopfenbitter und Harz. Auch zwei nicht näher bekannte Alkaloide werden als Bestandtheile genannt.

Das ätherische Oel ist wasserhell und dünnflüssig, von scharfem Geschmack, 0,91 spec. Gewicht. Es siedet bei 125—135° C. und besteht aus einem Terpen, $C^{10}H^{16}$, und einem sauerstoffhaltigen Körper, $C^{10}H^{18}O$. Bei Behandlung mit Salpetersäure gibt es Valeriansäure und unter der Einwirkung von schmelzendem Kali valeriansaures und kohlensaures Kalium.

Der Hopfenbitterstoff ist ein amorpher, hellgelber Körper, welcher sich in Wasser, Alkohol, Benzol, Schwefelkohlenstoff und Aether löst und bei Behandlung mit verdünnter Schwefelsäure zerfällt in Lupuliretin und Lupulinsäure. Ersteres ist ein braunes, aromatisch riechendes Harz, letztere gibt mit Baryum ein krystallisirbares Salz.

Verwendung: Das Hopfenmehl wird bei Urethralleiden empfohlen und soll ein Hypnoticum sein. Seine Wirkung nach jener wie dieser Richtung ist durchaus unsicher.

Präparate kennt die **R. Ph.** nicht.

Fructus Lauri.

Lorbeeren.

Die Früchte des dem Apollo geheiligten Lorbeerbaums, *Laurus nobilis* L. (S. 159) dienten zu Dioscorides' Zeiten schon medicinischen Zwecken, waren während des Mittelalters in Deutschland in gleicher Richtung gebräuchlich und haben seitdem in unserem Arzneischatz immer noch ihre Stelle behauptet. Officinell sind die Steinfrüchte und ihr fettes Oel.

Aussehen: Die getrockneten Früchte sind länglichrund oder kugelig, erreichen einen Durchmesser von 1,5 cm und ein Gewicht von 0,75 g. An ihrem Scheitel sind sie leicht zugespitzt und am Grunde mit dem Stielrest oder dessen Narbe versehen. Ihre Oberfläche ist braunschwarz, runzelig und glänzend. Sie haben einen aromatischen Geruch und einen gewürzhaften, bitteren und herben Geschmack.

Anatomie: a. Lupenbild. Auf dem Querschnitt erkennt man ein kaum 0,5 mm dickes, braunes Fruchtgehäuse, welches sehr zerbrechlich und mit der Samenhaut verwachsen ist. Der Samenkern füllt dasselbe vollständig aus und ist selbst aus zwei braunen, dicken, halbkugeligen, gegen die Spitze schildförmigen Keimlappen zusammengesetzt, welche dem nach oben gerichteten Würzelchen angewachsen sind. Abb. Baillon l. c. II. 443.

Mikroskopie. Die Epidermis des Fruchtgehäuses ist aus engen, rundlich polygonalen Zellen zusammengefügt. Sie bedeckt ein lockeres Gewebe von rundlichen, weitlichtigen, dünnwandigen Zellen, deren braunrother, theils formloser, theils körniger Inhalt aus Harz, Gerbstoff, Chlorophyll und Farbstoff besteht. Zwischen diesen Parenchymzellen liegen mehrere Reihen grosser Oelzellen. Nach Innen wird das Gehäuse von einer Schicht grosser Steinzellen begrenzt. Diesen ist die zarte Samenhaut dicht angelagert. Sie besteht aus dünnwandigen, braunen, tangential gestreckten Parenchymzellen, zwischen welchen feine Gefässbündel verlaufen. Das Gewebe der Keimlappen wird von polyedrischen, dünnwandigen Zellen gebildet, welche krystallinisches Fett und Amylumkörner sehr reichlich enthalten. Auch Zellen mit grünlichgelben Oeltropfen sind in dieses Grundgewebe eingestreut.

Chemie: Die Lorbeeren liefern besten Falles etwa 1 pc. ätherisches Oel und 31,5 pc. fettes Lorbeeröl, ferner Zucker, Gummi und 4—5 pc. Asche.

Das ätherische Oel ist farblos oder gelblich, schmeckt bitter und riecht nach Lorbeeren, hat 0,88 spec. Gewicht und soll bei 0° erstarren. Es ist linksdrehend und besteht aus Kohlenwasserstoffen, welche bei 164° C. und 240° C. sieden.

Das officinelle Oleum Lauri wird durch Auskochen und Auspressen der zerkleinerten Früchte in Oberitalien und in Griechenland dargestellt. Es ist ein Gemenge von Fett, ätherischem Oel und Chlorophyll, hat eine gelblichgrüne Farbe, körnige oder dicköllige Consistenz und den Geruch und Geschmack des ätherischen Oels. In Aether ist es völlig löslich, nur theilweise in Weingeist. Letzterer entzieht ihm bei Siedhitze vorwiegend Laurostearin. Es enthält aber neben anderen Fetten ausserdem auch Laurin, welches in farb- und geruchlosen, orthorhombischen Krystallen von bitterem, scharfem Geschmack aus alkoholischer Lösung anschiesst und auch in Aether löslich ist.

Das Laurostearin oder Laurinsäureglycerid krystallisirt in weissen stern- oder baumförmig zusammengelagerten Nadeln, welche bei 44°—46° schmelzen und leicht in Aether, schwer in kaltem, leichter in heissem Weingeist, gar nicht in Wasser löslich sind.

Die Laurinsäure krystallisirt in büschelig vereinigten, glänzenden, farb-, geruch- und geschmacklosen Nadeln. Sie schmilzt bei 44° C., verflüchtigt sich mit den Dämpfen siedenden Wassers, hat 0,883 spec. Gewicht bei 20° C., ist unlöslich in Wasser, leicht und mit saurer Reaction löslich in Weingeist und Aether.

Verwechselung: Statt des echten Lorbeeröls wird im Handel mitunter ein künstliches angeboten. Es soll durch Digestion grüner Pflanzentheile und gepulverter Lorbeeren und Mischung mit Talg, Schweinefett und Oleum Olivarum hergestellt werden. Schon im 16. Jahrhundert wird diese Verfälschung erwähnt.

Verwendung: Die Lorbeeren wurden früher als Digestivum benutzt und das Ol. Lauri wurde und wird auch jetzt noch zu reizenden Einreibungen empfohlen.

Fructus Cocculi.

Kokkelskörner.

Die Kokkelskörner scheinen nicht vor Anfang des 16. Jahrhunderts in deutschen Apotheken gebraucht worden zu sein. Ihre Stammpflanze *Anamirta Cocculus* Wight et Arnott, Beschr. Lrs. B. II. 576; Abb. Bg. u. S. XIV. a, Fig. M bis Q; Btl. a. Tr. 14; N. v. E. 365 u. 366, gehört zur Familie der Menispermeen und ist auf Ceylon, Vorderindien, Java, Celebes, Timor und den Molukken heimisch. Die getrockneten Früchte kommen grösstentheils über England auf das europäische Festland.

Aussehen: Die getrockneten, fast kugeligen und schwach nierenförmigen Früchte sind etwa 1 cm stark, ihre Fruchtschale ist aussen graubraun und grobrunzelig. Unterhalb der an der Bauchseite gelegenen, sehr seichten Einschnürung liegt die runde, etwa 3 mm im Durchmesser haltende, ebene Stielnarbe. Von ihr aus zieht aufwärts durch die Einsenkung die oft kielartig vortretende, etwa 4 mm lange Bauchnaht zu der etwas vorspringenden Fruchtspitze. Von letzterer aus verläuft über den gewölbten Rücken bis zur Stielnarbe die mitunter kaum wahrnehmbare Rückennaht. Die Fruchtschale ist geruch- und geschmacklos und nur der Samen, den sie einschliesst, schmeckt intensiv bitter.

Anatomie: a. Lupenbild. Ein Querschnitt, der zwischen Stielnarbe und Fruchtspitze die Frucht halbirt, lässt eine Schale erkennen, welche aus einer dünnen, äusseren, dunkelbraunen und einer etwas stärkeren, hellgraugelben, inneren Schicht besteht und im Ganzen kaum 1 mm stark erscheint. Die innere Schicht, das Endocarp, schickt von der Bauchnaht aus zwei dicht aneinander liegende, keulenförmige Ausstülpungen in die Frucht hinein. Die beiden aneinander stossenden Wände dieser Fortsätze des Endocarps sind nur in ihrem untersten Theile mit einander verwachsen. Legt man einen Längsschnitt in der Rückennaht durch die Frucht, so zeigt dieser nur eine der beiden Ausstülpungen und zwar in dem Umriss eines gestielten Hutpilzes, welche der hellbräunliche Samen, falls er gut ausgebildet ist, vollständig umschliesst. Den Samen selbst umgibt eine dünne, gelb gefärbte Samenhaut und ein häutiges Leistchen heftet ihn an seinen Träger, die doppelte keulenförmige Ausstülpung. In dem Sameneiweiss lagert der Keimling, welcher parallel der Oberfläche der Frucht gekrümmt ist und dessen Würzelchen dicht unter der Fruchtspitze liegt, während seine Keimlappen besondere Spalten des Eiweisses einnehmen. Abb. Baillon l. c. III. 15.

b. Mikroskopie. Die äussere, braune Schicht des Fruchtgehäuses, das Pericarp, zeigt unter den cubischen Zellen der Epidermis ein Gewebe aus tangential gestreckten, dünnwandigen Zellen mit braunem, amorphem Inhalt. Die innere Schicht des Fruchtgehäuses ist die Steinschale, das Endocarp, welche aus stark verdickten, dicht aneinander gelagerten und untereinander verflochtenen Steinzellen sich zusammensetzt. Die dünnwandigen Zellen des Sameneiweisses enthalten fettes Oel und Proteïnkörner und vielfach auch nadelförmige, in Alcohol und Aether lösliche Krystalle.

Chemie: Die Fruchtschale der Kokkelskörner enthält zwei ungiftige Alkaloide, das Menispermin und Paramenispermin, der Samenkern dagegen das stark giftige Picrotoxin und das noch wenig gekannte Anamirtin.

Das Menispermin krystallisirt in farblosen, vierseitigen Prismen, welche ganz geschmackfrei und unlöslich in Wasser sind, sich in warmem Weingeist und Aether und in verdünnten Säuren leicht lösen. Das Menisperminsulfat krystallisirt in Nadeln, welche bei 105° C. schmelzen. Auch das Paramenispermin krystallisirt.

Das Picrotoxin krystallisirt in farblosen, sternförmig angeordneten Nadeln, welche geruchlos, aber von bitterem Geschmack sind, bei 200° C. schmelzen, sich in 150 Theilen kaltem und 25 Theilen siedendem Wasser mit neutraler Reaction, ferner schon in 3 Theilen siedendem Weingeist, in 280 Theilen Aether, auch in Amylalcohol und Chloroform lösen. Die weingeistige Lösung ist linksdrehend. Auch in verdünnten Säuren (Essigsäure) und in wässerigen Alkalien ist es löslich und verhält sich starken Basen gegenüber wie eine schwache Säure. Mit Alkaloiden (Chinin, Morphin, Strychnin u. a.) gibt es gut krystallisirende, mit Alkalien, alkalischen Erden und Bleioxyd nur gummiartige Verbindungen. Von kalter concentrirter Schwefelsäure wird es mit goldgelber Farbe gelöst, welche durch eine Spur Kaliumpyrochromat in Violett übergeht. Ein Gemisch von 1 Theil Picrotoxin und 3 Theilen Salpeter mit concentrirter Schwefelsäure durchfeuchtet und dann mit starker Natronlauge im Ueberschuss versetzt, färbt sich vorübergehend ziegelroth. Aus dem Picrotoxin des Handels lassen sich durch fractionirte Krystallisation aus Benzol zwei weitere Körper abscheiden, so dass neben reinem Picrotoxin noch ein Picrotin und ein Picrotoxinin auftritt.

Das Picrotoxinin, $C^{15}H^{16}O^{6}$, krystallisirt mit einem Molecül $H^{2}O$, schmilzt bei 201° C., ist sehr schwer löslich in Wasser, leichter in Benzol und wird durch concentrirte Schwefelsäure orangeroth gefärbt.

Das Picrotin krystallisirt, schmilzt bei 250° C., ist in Wasser nur etwas löslicher als das Picrotoxinin, aber weit weniger löslich in Benzol. Durch concentrirte Schwefelsäure wird es erst in der Wärme orangegelb gefärbt.

Das Fett, welches durch warmes Auspressen des Samenkerns gewonnen wird, ist weiss, geruchlos und von mildem Geschmack, schmilzt zwischen 22° bis 25° C., löst sich wenig in kochendem Alcohol, leicht dagegen in Aether, aus dem es sich krystallinisch ausscheidet. Es besteht aus Glyceriden der Oelsäure, Palmitinsäure und Stearinsäure neben freier Stearinsäure.

Handel: Kokkelskörner gelangen meist über Calcutta und Bombay nach London, sollen in England nur wenig, dagegen vorzugsweise auf dem europäischen Continent gebraucht werden.

Verwendung: Die Kokkelskörner werden hier und da als Surrogat des Hopfens dem Biere zugesetzt und ausserdem auch zum Betäuben von Fischen missbraucht. Therapeutisch ist das Picrotoxin bei verschiedenen Erkrankungen der Nervencentra empfohlen worden, ohne sich grosser Anerkennung zu erfreuen.

Fructus Anisi stellati.

Sternanis.

Der in China, seinem Vaterlande, seit den ältesten Zeiten gebräuchliche Sternanis ist erst zu Ende des 16. Jahrhunderts in Europa bekannt geworden. Im folgenden Säculum wurde er allmählich regelmässiger zugeführt, so dass die Früchte anfangs des 18. Jahrh. bereits in die Taxen der deutschen Apotheken Aufnahme gefunden haben. Die Stammpflanze, *Illicium anisatum* L., Bschr. Lrs. B. II. 583; Abb. Bg. u. S. XXXf; Btl. a. Tr. 10; Ha. XIV. 19; N. v. E. 371; Pl. 440, gehört zur Familie der Magnoliaceen und wächst in China's südlichen Provinzen Jünnan, Kuangsi, Kuangtung und Fokian. Die Früchte gelangen in grossen Mengen nach Europa, waren früher bei uns officinell und werden, obgleich die **R. Ph.** sie nicht wieder aufgenommen hat, immer noch ziemlich viel gebraucht.

Aussehen: Die oft noch mit einem Stiele versehene Frucht besteht aus 8 in einem einfachen Quirl einer kurzen, centralen Fruchtsäule von 4—5 mm Länge sternförmig angewachsenen Carpellen. Die letzteren erreichen eine Länge von 10—18 mm und eine Höhe von 6—11 mm, sind kahnförmig, aber von der Seite zusammengedrückt, holzig hart, aussen rothbraun und runzelig, nach vorn in eine etwas eingedrückte Spitze verlängert und auf der oberen Seite längs der Bauchnaht klaffend. Die innen glatten, glänzendrothbraunen Carpelle sind am Grunde mit einem von dem Nabelstrang herrührenden Kanal versehen, weiterhin bauchig vertieft für den flachovalen, 6—8 mm langen, glänzend rothbraunen Samen, welcher unten angewachsen, am Grunde schief abgestutzt, unter dem Nabel mit einer Samenschwiele ausgestattet und am oberen Rande scharf gekielt ist. Der Sternanis schmeckt gewürzhaft nach Fenchel und Anis. Sein Geruch ist ähnlich gewürzhaft.

Anatomie: Die Carpelle besitzen an der Aussenseite unter einer mächtigen Cuticula eine Epidermis, deren Zellen in der Flächensicht wellig polygonal begrenzt sind und Spaltöffnungen zwischen gelagert zeigen. An dieselbe reiht sich ein Parenchym, welches besonders an der Rückenseite stark entwickelt ist und gegen die Ränder der Bauchnaht zu schwächer wird. Es besteht aus rundlich-polygonalen Zellen mit schlaffen, braunen Wänden. In dasselbe sind reichlich Oelzellen, ferner unregelmässig gestaltete, stark verholzte Sclerenchymzellen und nach innen zu feine Gefässstränge eingelagert. An den auseinander weichenden Flächen der Bauchnaht folgt auf jenes Parenchym eine starke Schicht verholzter Prosenchym- und Parenchymzellen, welche parallel den Carpellrändern gestreckt sind und als innerste Lage eine Reihe grosser Steinzellen tragen. In der Fruchthöhle dagegen grenzt an das Oelbehälter, Steinzellen und Gefässstränge enthaltende Gewebe eine Lage dünnwandiger, langer, senkrecht zur Innenwand gestellter verholzter Zellen. — Die sehr zerbrechliche Samenschale zeigt unter der Cuticula eine Lage radialgestreckter Steinzellen, auf welche einwärts ein Parenchym aus tangentialgestreckten, dünnwandigen, braunen Zellen folgt.

Die polyedrischen Zellen des Samengewebes enthalten Oeltropfen, Proteïnkörnchen und hie und da prismatische Krystalle. Sie werden von einer dunkelbraunen Samenhaut umhüllt. Die Fruchtsäule enthält wie der Fruchtstiel einen geschlossenen, markhaltigen Holzring, dessen braunzelliger Siebtheil von mehreren Reihen langer Sclerenchymzellen begrenzt wird. Im Mark und zwischen dem braunzelligen Parenchym der Rinde liegen grosse, zum Theil ganz unregelmässig geformte stark verdickte Steinzellen mit verzweigten Tüpfelgängen, welche an die ähnlichen Zellen der Folia Theae erinnern. Abb. Bg. A. XLI. 97.

Chemie: Die Droge liefert 4—5 pc. ätherisches Oel von 0,97 spec. Gew., welches wasserhell ist, nach Anis riecht und schmeckt, sich leicht in Weingeist und Aether löst und aus Anethol (siehe bei Fruct. Anisi vulg.) und einem Kohlenwasserstoff besteht. Ausserdem enthält der Sternanis auch fettes Oel, Zucker, Schleim und einige Procent Asche.

Verwechselungen: Unter chinesischem Sternanis kam im Jahre 1880 auch japanischer nach Hamburg und veranlasste hier Vergiftungen. Der Sternanis aus Japan, in seinem Vaterlande Skimi genannt, stammt von *Illicium religiosum* Siebold. In seiner äusseren Erscheinung ist er den Früchten von *I. anisatum* durchaus ähnlich. Angefeuchtet und auf blaues Lakmuspapier gelegt röthet er letzteres sofort intensiv, während chinesische Waare eine nur sehr schwache Röthung veranlasst. Der Geschmack des giftigen Sternanis ist bitterlich und sein Geruch erinnert an Lorbeeren oder Sassafras und Campher, aber nicht an Anis. *Ill. religiosum* enthält ätherisches Oel, ferner 52 pc. fettes Oel und einen stickstofffreien Körper Skimin genannt, welcher amorph ist, aber mit Salzsäure eine krystallinische, bei 175° schmelzende Verbindung gibt. Es wirkt irretirend und zugleich nach Art des Picrotoxin auf den thierischen Organismus. Ausser den beschriebenen beiden Arten unterscheidet Holmes noch folgende vier: *Illicium parviflorum* Mich., einheimisch in den Vereinigten Staaten von Georgia bis Carolina, besitzt kleine Blüthen mit 9—12 gelben, eiförmigen oder fast runden Blumenblättern und Früchte mit 8 kurz geschnäbelten Carpellen, deren Geschmack an Sassafras erinnert. *Illicium floridanum* Ellis ist auf der Küste Florida's einheimisch, hat 27—30 schwarzrothe Blumenblätter und reift Früchte mit 13 Carpellen, welche im Geschmack den chinesischen Sternanis ähnlich sind. Seine Blätter gelten in Alabama für giftig und die Stammpflanze wird daselbst Giftlorbeer genannt. *Illicium Griffithii* Hooker fil. et Thomson, Abb. *Pharm. Journ.* a. *Trans. Dec.* 1880. p. 490. Fig. 3, wächst in Ost-Bengalen auf den Rhotan- und Khasia-Hügeln, 1300—1600 m ü. d. M. Die Früchte besitzen 13 Carpelle, die weder frisch noch getrocknet den Geruch des Anis, aber einen sehr bittern Geschmack besitzen. *Illicium majus* Hooker fil. et Thomson, Abb. l. c. pag. 490 Fig. 4, ist in Tenasserim, 1800 m ü. d. M. zu Hause. Seine schwarzbraunen Früchte zeigen 11—13 meist vollkommen ausgebildete Carpelle. Sie schmecken nach Macis und werden in Singapore unter dem Namen Bunga lawang gegen Fieber gebraucht.

Handel: Der chinesische Sternanis gelangt zum grössten Theil nach Hamburg, jedoch hat die Zufuhr in den letzten Jahren abgenommen. Im Jahre 1879 betrug dieselbe 348 200 kg, im Jahre 1882 nur 10 200 kg und 1883 sogar nur 6100 kg. Das ätherische Oel, welches in China destillirt wird, importirte Hamburg 1880 zu 31 500 kg, 1882 nur zu 19 916 kg und 1883 zu 18 423 kg.

Verwendung: Der Sternanis wird zu Species benutzt und war früher Bestandtheil der officinellen Species pectorales.

Fructus Papaveris immaturi.

Unreife Mohnköpfe.

Die Stammpflanze *Papaver somniferum* L. ist schon in ältester Zeit in Asien angebaut worden. Das klassische Alterthum kannte und benutzte sie und diesseits der Alpen wurde sie schon im frühen Mittelalter cultivirt. Bschr. Lrs. Pf. 406; Abb. Bg. u. S. XVe; Btl. a. Tr. 18; Ha. VI. 40; N. v. E. 404; Pl. 417. Heut zu Tage wird der Mohn in den gemässigten und wärmeren Ländern der alten und neuen Welt gezogen. Die **R. Ph.** verlangt die vor der Reife gesammelten und getrockneten Früchte, welche vor der Verwendung von den Samen zu befreien sind.

Aussehen: Die Kapselfrucht soll gesammelt werden, wenn sie die Länge von 3 bis 3,5 cm erreicht hat. Stammt sie, wie gewöhnlich, von *Papaver somniferum* var. *glabrum,* so ist sie kugelig und springt bei der Reife unter der Narbenscheibe löcherig auf. Von *Papaver somniferum* var. *album* entnommen, ist sie länglich-eiförmig und bleibt bei der Reife geschlossen. Die Kapsel ist in frischem Zustande blaugrün und weisslich bereift, getrocknet grau-grünlich oder hellbräunlichgelb. Bei beiden Varietäten wird sie von 10—15 und bisweilen noch mehr Carpellen gebildet, welche unten und oben schmäler als in der Mitte sind, in rinnig vertieften, von der Basis zum Scheitel verlaufenden, hellergefärbten Nähten zusammenstossen und von hier aus in die Höhlung der Frucht senkrechte, fast bis zur Axe vordringende Scheidewände als Placenten aussenden. Durch diese Wände wird die einfächerige Kapsel in zahlreiche, centralwärts offene Kammern getheilt. An der Basis ist die Frucht in einen wenige Millimeter dicken, runden, kurzen, stielartigen Theil verengt, welcher sich ringsum da wulstig verdickt, wo er in den Fruchtstiel eingelenkt ist. Der Scheitel der Frucht wird von einer runden, dachförmig abfallenden oder horizontalen und ringsum etwas vorstehenden Scheibe bedeckt. Von ihrem (erhöhten) Mittelpunkt aus ziehen radiäre Leistchen zum Rande. Jedes derselben entspricht einer Scheidewand im Inneren der Kapsel. Zwischen je zwei Leistchen liegt eine vertiefte Rinne, welche mit je einem Carpell correspondirend an ihrem vortretenden Rande buchtig eingeschnitten ist. Dicht unterhalb jeder Rinne biegt sich zur Fruchtreife bei *Pap. somnif. glabrum* das oberste, abgerundete Ende jedes Carpells nach aussen um und bildet ein eckig-rundliches Loch, durch welches der reife Samen entleert werden kann. Abb. Bg. u. S. l. c. und Baillon hist. d. pl.

III. 109 u. 110. Der eigenthümliche Geruch des Mohns geht beim Trocknen fast ganz verloren. Sein Geschmack ist unangenehm bitter.

Anatomie: Die äussere Epidermis der Kapselfrucht ist aus kleinen, im Flächenschnitt polygonalen Tafelzellen und sehr vielen Spaltöffnungen zusammengesetzt. Zwischen ihr und der inneren Epidermis liegt ein Parenchym, dessen Zellen nach aussen zu kleiner und enger, nach innen zu grösser und rundlich werden und deutliche Intercellularräume zeigen. In dieses, Amylum, Chlorophyll und auch Calciumoxalatkrystalle enthaltende Parenchym ist ein Kreis von grösseren und kleineren Gefässbündeln eingelagert. Jedes derselben ist aus Spiralgefässen, Milchsaftgängen, Siebröhren und Cambiumgewebe aufgebaut und sendet Verzweigungen sowohl nach vorn bis in die Nähe der Epidermis wie nach rückwärts in die samentragenden Scheidewände. Die innere Epidermis ist aus im Querschnitt tangentialgestreckten, spiralig getüpfelten, mehr oder weniger verholzten Zellen und aus spärlichen Spaltöffnungen gebildet. Die Samenträger bestehen aus einem lockeren Parenchym, welches von Gefässbündeln durchzogen wird.

Chemie: Die unreifen Kapseln enthalten die wesentlichen Bestandtheile des Opiums wie Morphin, Narcotin, Codeïn, Narceïn, Rhoeadin, Meconsäure. Ausserdem sind Wachs, Schleim, verschiedene organische Säuren wie Weinsäure und Citronensäure, ferner Ammoniumsalze und Verbindungen der gewöhnlichen Mineralsäuren nachgewiesen. Reife Mohnkapseln liefern nach Flückiger 14,28 pc. Asche.

Verwendung: Die Mohnköpfe werden zu schmerzlindernden Breiumschlägen und in Abkochung als schwaches Narcoticum benutzt.

Präparate: Der Syrupus Papaveris ist das einzige officinelle Präparat.

Fructus Aurantii immaturi.

Unreife Pomeranzen.

Die unreifen, von selbst abgefallenen und getrockneten, harten Früchte des Pomeranzenbaumes, *Citrus vulgaris* Risso (siehe S. 170), stellen die officinelle Droge dar.

Aussehen: Die kugeligen Früchte haben 0,5—1,5 cm Durchmesser und eine graugrüne oder bräunlichgrüne, grobkörnige oder runzelige Oberfläche. Am Scheitel sind sie kurz gespitzt und tragen am Grunde einen runden, kaum vertieften, heller gefärbten Nabel. Ihr Geruch ist gewürzhaft und ihr Geschmack aromatisch, aber zugleich bitter.

Anatomie: a. Lupenbild. Ein durch die Mitte der Frucht angelegter Querschnitt lässt eine ansehnliche Fruchtaxe erkennen, um welche ringsum 8—12 Samenfächer gelagert sind. Der Raum zwischen letzteren und der Aussenwand wird von einem bräunlichgelben, 2—5 cm breiten Fruchtfleisch ausgefüllt. Unter der dünnen Epidermis sind im Kreise Oelräume und nach innen von diesen Gefässstränge eingelagert. Auch die Mittelsäule durchzieht ein Ring von Gefässen. Ein die Frucht halbirender Längsschnitt legt leicht zwei der Samenfächer frei, welche annähernd die Gestalt je einer Ellipse darbieten. Von der Innenwand hängen in jedem Fach die Samenknospen in zwei Reihen herab.

b. Mikroskopie. Die Epidermis bilden kleine, polygonale Tafelzellen und Spaltöffnungen. Sie bedeckt englichtige Parenchymzellen, welche nach innen an Grösse zunehmen. In diesem Parenchym liegen nahe der Epidermis, meistens in zwei Kreisen, grosse, im Querschnitt ovale Oelbehälter, deren Wandungen von mehreren Reihen tangential gestreckter, kleiner Zellen ausgekleidet werden. Auch zahlreiche Gefässbündel durchziehen das Grundgewebe. Die Zellen des letzteren enthalten gelbe Massen, welche sich in Kalilauge mit gelber Farbe lösen und führen ausserdem vielfach Calciumoxalatkrystalle. Von der convexen Wand der Samenfächer ragen zahlreiche, papillöse Ausstülpungen der die Fächer auskleidenden Zellen in die Höhlung jedes Faches hinein. Durch weiteres Wachsthum werden in der ausgebildeten Pomeranze diese pupillösen Bildungen grösstentheils zu saftigem Fruchtfleisch. Die Fachwände sind aus gestreckten Zellen aufgebaut. Abb. Bg. A. XLV. 119.

Chemie: Die unreifen Pomeranzen enthalten ätherisches Oel und bis 10 pc. Hesperidin, ferner Salze der Citronen- und Apfelsäure und andere allgemeiner verbreitete Bestandtheile.

Das Hesperidin, $C^{22}H^{26}O^{12}$, krystallisirt in geruch- und geschmackfreien Nadeln, welche bei 251° C. schmelzen, sich sehr schwer selbst in siedendem Wasser, leichter in verdünnten Alkalien und alkalischen Erden lösen, dagegen unlöslich sind in Benzol, Aether, Aceton, Chloroform und Schwefelkohlenstoff. Mit concentrirter Schwefelsäure gelinde erwärmt wird es intensiv roth, mit verdünntem Kaliumhydroxyd eingetrocknet und mit verdünnter Schwefelsäure versetzt zeigt es rothe, in violett übergehende Färbung. Mit Wasser und etwas Natriumamalgam vorsichtig erwärmt und filtrirt gibt es mit Chlorwasserstoffsäure einen in Alcohol mit rothvioletter Farbe sich lösenden Niederschlag. Mit verdünnten Säuren behandelt spaltet es sich in Hesperetin und Glycose. Mit Kali geschmolzen liefert es Protocatechusäure.

Das Hesperetin, $C^{16}H^{14}O^{6}$, krystallisirt in Blättchen von süssem Geschmack, welche bei 226° C. schmelzen, kaum in Wasser, schwer in Aether und Benzol, aber leicht in Alcohol löslich sind. Eisenchlorid färbt sie braun.

Verwendung: Die unreifen Früchte gelten als Digestivum aromaticum, werden aber kaum für sich allein gebraucht.

Präparate: Die Droge ist ein Bestandtheil der Tinctura amara.

Cortex Fructus Aurantii.

Pomeranzenschale.

Die reifen Früchte des Pomeranzenbaumes erreichen bei fast kugelrunder Gestalt etwa 5 cm Durchmesser. Ihre Rinde wird gewöhnlich in vier spitz elliptischen Längsstücken abgeschält und diese bilden getrocknet die officinelle Droge.

Aussehen: Die spitz elliptischen Stücke der Pomeranzenschale sind etwa 5 mm dick, schwach bogenförmig gekrümmt und an den Rändern nur wenig aufwärts zurückgebogen. Ihre Aussenfläche ist gelbroth gefärbt und warzig runzelig und vielfach grubig vertieft, ihre Kehrseite grobrunzelig, weiss und von gelblichen Gefässsträngen durchsetzt. Geschmack und Geruch ist derselbe wie bei den unreifen Früchten.

Anatomie: a. Lupenbild. Getrocknete Schalen sind sehr brüchig und quellen in Wasser stark auf. Auf dem Querschnitte lassen sie unter der Oberhaut eine gelbrothe Schicht mit einer einfachen oder doppelten Reihe grosser Oelbehälter und eine stärkere, gelblich weisse, schwammige Schicht erkennen, welche von Gefässsträngen durchzogen ist.

b. Mikroskopie. Die aus kleinen polygonalen Zellen und Spaltöffnungen zusammengefügte Oberhaut überzieht ein Parenchym, welches zunächst aus kleinen, rundlichen Zellen besteht. Dieselben enthalten gelbrothe Körnchen und ätherisches Oel, manche Zelle dagegen einen rhomboedrischen Krystall von Calciumoxalat. Weiterhin werden die Parenchymzellen grösser und umfassen grosse, im Querschnitt ovale oder ellipsoidische, bis 1 mm weite Oelbehälter, welche mit kleinen, tangential gestreckten Zellen in mehreren Schichten ausgekleidet sind. Diese kleinen Zellen enthalten wie die Behälter verharztes Oel, welches sich auch über die benachbarten Zellen verbreitet hat. Der fast doppelt so breite, weisse, innere Schalentheil ist aus weitlichtigeren, verästelten, fast sternförmigen Zellen, welche Calciumoxalatkrystalle einschliessen, locker zusammengefügt. Zwischen diesen Zellen bleiben grössere, unregelmässig gestaltete Zwischenräume frei. Dieses Gewebe enthält Hesperidin und wird deshalb durch Alkalien lebhaft gelb gefärbt.

Chemie: Die Pomeranzenschalen enthalten ätherisches Oel, welches aus frischen Schalen in Messina und Palermo und in Südfrankreich gewonnen wird. Dasselbe hat einen bitteren Geschmack, riecht sehr angenehm und besteht aus einem rechtsdrehenden Kohlenwasserstoff, welcher eine krystallisirende Verbindung mit Chlorwasserstoff von der Formel $C^{10}H^{16} + HCl$ eingeht. Es war früher officinell. Neben dem Oele kommt Hesperidin, Gerbsäure und Citronensäure relativ reichlicher als in den unreifen Früchten vor.

Handel: Neben den officinellen Pomeranzenschalen kommen aus Frankreich und Spanien auch getrocknete grüne Schalen in den Handel, welche entweder von unreifen Früchten oder, wie Flückiger vermuthet, von einer grünfrüchtigen Spielart gesammelt werden. Diese grüne Sorte wird irriger Weise oft als curassavische Pomeranzenschale angeboten. In früheren Jahren kamen von der Insel Curaçao grüne, sehr dünne und sehr gewürzhafte Schalen einer dort cultivirten Varietät von *Citrus vulgaris* Risso nach Europa und waren sehr gesucht. Jetzt ist diese Handelssorte fast ganz von unserem Markte verschwunden. Die Schale der Apfelsine oder süssen Orange, *Citrus Aurantium* Risso, ist nach dem Trocknen nicht so runzelig, aber lebhafter gelbroth, höchstens 1 mm dick, weniger gewürzhaft und nicht so bitter wie die Pomeranzenschale. Hamburg importirte im Jahre 1882 von Curaçao nur 7700 kg, aus Spanien 80 400 kg, aus Italien 17 610, aus Frankreich etwa 26 000 kg Pomeranzenschalen im Werthe von ca. 58—59 Mk. pro 100 kg. Im Jahre 1883 stellte sich die Einfuhr aus Curaçao nur auf 5500 kg, aber auch aus allen anderen Productionsländern wird sie niedriger angegeben, so dass der Gesammtimport im Jahre 1883 nur 117 400 kg gegen 131 500 kg des vorhergehenden Jahres betrug.

Verwendung: Die Pomeranzenschalen werden als Digestivum aromaticum selten für sich, meistens nur in Gestalt officineller Präparate gebraucht. Immer müssen sie vor dem Gebrauche von dem inneren, weissen, schwammigen Gewebe, welches nicht gewürzhaft und nur wenig bitter schmeckt, befreit und der zurückbleibende Theil, die sog. Flavedo Fructus Aurantii allein benutzt werden.

Präparate: Die Droge ist Bestandtheil des Elixir Aurantiorum compositum, Syrupus Aurantii corticis, der Tinctura amara, T. Aurantii, T. Chinae composita und der T. Rhei vinosa.

Cortex Fructus Citri.

Citronenschalen.

Nicht die Schalen der echten Citrone, der Frucht von *Citrus medica* Risso, Abb. Btl. a. Tr. 53, sondern die Schalen von *Citrus*

Limonum Risso, der Limone versteht die **R. Ph.** unter Citronenschalen. Die Limone Bschr. Lrs. Pf. 451; Abb. Bg. u. S. XXXIf.; Btl. a. Tr. 54; Ha. XI. 27; N. v. E. 424, gehört wie die Pomeranze zur Familie der Rutaceen-Aurantiaceen. Sie ist in Ostindien, wo sie am südlichen Himalaya noch wild wächst, ursprünglich heimisch und wahrscheinlich erst durch die Araber nach Italien, Spanien und Portugal gekommen. Hier wird sie jetzt vorzugsweise cultivirt, während wirkliche Citronenbäume daselbst weit seltener angetroffen werden. Die officinellen Citronenschalen sollen von ausgewachsenen Früchten der *Citrus Limonum* Risso entnommen werden.

Aussehen: Die Limonen sind eiförmig, am Scheitel und oft zugleich am Grunde mit einem kurzen, zitzenförmigen Fortsatz versehen, gewöhnlich 10—11 cm lang und 6 cm dick. Ihre Schale wird meistens in Spiralbändern abgeschält und erscheint getrocknet höchstens 2 mm dick, an den Rändern umgebogen, aussen gelb, runzelig-höckerig, innen weiss und schwammig-uneben. Der Geschmack ist gewürzhaft und zugleich etwas bitter.

Anatomie: In ihrem Bau stimmt sie mit der Pomeranzenschale überein.

Chemie: Die sog. Citronenschalen enthalten das officinelle ätherische Citronenöl, Oleum Citri, und Hesperidin. Die Citronen enthalten ausserdem Citronensäure, Limonin, Gummi, Zucker und wenig Asche.

Das Oleum Citri, auch Oleum de Cedro genannt, wird in Sicilien, an der Riviera und in Süditalien auf verschiedene Weise und mit verschiedenen Apparaten (deren Abbildung in New Remedies 1879. S. 75 zu finden sind) auf mechanischem Wege gewonnen. Es ist blassgelb, von angenehmem Geruch und brennendem Citronengeschmack, reagirt neutral, hat ein spec. Gew. von 0,84—0,86, ist rechtsdrehend, löst sich in 2 Thl. Alcohol von 95 Vol. pc. und in 10 Thl. Alcohol von 90 Vol. pc. Mischt sich in allen Verhältnissen mit absolut. Alcohol, mit Aether, Schwefelkohlenstoff, Petroleumäther, fetten und ätherischen Oelen. Es besteht hauptsächlich aus Citren, $C^{10}H^{16}$, einem Kohlenwassersauerstoff, der bei 176° C. siedet und aus einem sauerstoffhaltigen Antheil $C^{10}H^{18}O$. Bei längerer Aufbewahrung scheidet das Citronenöl einen Campher in säulenförmigen Krystallen ab, der vielleicht identisch ist mit Bergapten, $C^{9}H^{6}O^{3}$. (Siehe Bergamotöl.) Mit Chlorwasserstoffgas verbindet sich das Citren zu einer krystallisirenden Verbindung $C^{10}H^{16} + 2HCl$, welche bei 44° C. schmilzt und ausserdem zu einer flüssigen Verbindung von gleicher Zusammensetzung. Mit Wasser verbindet es sich wie das Terpentinöl zu einem krystallisirenden Hydrate, $C^{10}H^{16} + 2H^{2}O$ (Terpin). An der Luft wird es dunkelgelb, dickflüssig, sauer und schwerer, so dass das spec. Gew. auf 0,88 steigt.

Die Citronensäure krystallisirt in rhombischen Prismen mit 1 Mol. Wasser, $C^{6}H^{8}O^{7} + H^{2}O$, schmilzt bei 100° C., löst sich leicht in Wasser und Alcohol von 90 pc., weit schwerer in Aether. Auf 175° C. erhitzt geht sie in Aconitsäure über: $C^6H^8O^7 = H^2O + C^6H^6O^6$. Conc. Salpetersäure oxydirt die Citronensäure zu Oxalsäure und Essigsäure. Als dreibasische Säure bildet sie drei Reihen von Salzen. Die Alkalicitrate sind in Wasser leicht, die Citrate der schweren Metalle darin schwer und theilweise gar nicht löslich.

Limonin, $C^{12}H^{25}O^{13}$ (?), ist ein weisses, feines Krystallpulver von bitterem Geschmack, neutraler Reaction, welches bei 244° schmilzt, sich in Wasser und Aether wenig, gut dagegen in Weingeist, Essigsäure und in Kalilauge löst. Conc. Schwefelsäure gibt eine blutrothe Lösung, aus welcher Wasser das L. unverändert ausfällt. Gerbsäure und Pikrinsäure fällen es aus der alkoholischen Lösung.

Verwechselung: Die Schale der echten Citrone ist viel dicker und kommt meist nur in Zucker eingekocht als Citronat in den Handel.

Handel: Hamburg importirte im Jahre 1882 über 14 000 kg Schalen im Durchschnittswerth von Mk. 80,42 pro 100 kg und im Jahre 1883 allerdings 42 500 kg, aber im Durchschnittswerth von nur Mk. 44,5 pro 100 kg.

Verwendung: Die Citronenschalen werden weit mehr zu culinarischen als zu medicinischen Zwecken benutzt. Sie dienen in letzterer Beziehung ebenso wie das ätherische Oel hauptsächlich als Corrigens des Geruchs und Geschmacks und werden gewöhnlich nur in Form officineller Präparate gebraucht.

Präparate: Die Schalen werden zur Herstellung des Decoctum Sarsap. comp. mitius und des Spiritus Melissae comp. benutzt. Das Oel ist Bestandtheil des Acetum aromaticum und der Mixtura oleoso-balsamica.

Fructus Belae.

Belafrüchte.

Seit 1850 werden die Belafrüchte (oder indischen Quitten) in Europa, besonders in England, als Arzneimittel gebraucht. Ihre Stammpflanze ist ein 12—14 m hoher Baum, *Aegle Marmelos Correa*, aus der Familie der Aurantiaceen, Bschr. u. Abb. Btl. a. Tr. 55, der in Ostindien sehr verbreitet wild wächst und daselbst, sowie auf den Sundainseln vielseitig gezogen wird. Die Früchte sind in ihrer Heimath seit alter Zeit als Heil- und Genussmittel sehr geschätzt. Völlig ausgebildet gleichen sie einer Apfelsine und erreichen 10 cm Durchmesser. Zu medicinischen Zwecken werden kleinere, halbreife, runde und ovale Früchte benutzt. Sie kommen in Längs- und Querscheiben geschnitten und getrocknet auf den europäischen Markt.

Aussehen: Die halbreifen Früchte sind rund oder oval, aussen gelblichgrün oder gelbgrau, glatt und doch fein-höckerig. Die eingetrockneten Stücke der Handelswaare sind sehr hart und fest und quellen im Wasser stark auf. Die graugelbe, etwa 2 mm dicke Aussenwand liegt auf einem rothen oder gelbrothen harten Fruchtfleisch, welches auf dem Bruche farblos weiss erscheint und Samenfächer mit etwas flachgedrückten, 8—12 mm langen, hellgelben, von zottigen Trichomen bedeckten Samen einschliesst. Die Droge schmeckt schleimig und etwas säuerlich, aber weder gewürzhaft noch adstringirend.

Anatomie: Unter einer starken Cuticula ist die Epidermis aus polygonalen Zellen und Spaltöffnungen gebildet. Sie überzieht ein Gewebe aus dünnwandigen, im Querschnitt tangential gestreckten Zellen, zwischen welchen grössere, ovale Oelräume eingelagert sind. Daran schliessen sich mehrere Reihen von kurzen Sclerenchymzellen, die nach innen zu grösser werden und Gefässstränge umschliessen. Das auf dem Bruche farblose, aussen rothe Fruchtfleisch ist aus rundlichen, dünnwandigen, amylumhaltigen Zellen aufgebaut und von Gefässsträngen durchzogen. Die letzteren bestehen aus Spiralgefässen, Holzparenchym und Prosenchym und peripherisch gelagerten, axil gestreckten und verholzten Sclerenchymzellen. Die Epidermiszellen der Samenhaut sind zu zahlreichen, in Wasser schleimig aufquellenden, zottigen Trichomen ausgewachsen.

Chemie: Die Untersuchung der Frucht hat zu keinem befriedigenden Resultat geführt. Während nach den Angaben älterer Chemiker Gerbsäure, ätherisches Oel, ein Bitterstoff und eine an Perubalsam erinnernde Substanz in den frischen Früchten vorkommen sollen, vermochten neuere deutsche und englische Untersuchungen nichts als Amylum und vielleicht Pectin darzuthun.

Verwechselungen: Unter der Handelswaare finden sich bisweilen Rindenstücke der Früchte von *Garcinia Mangostana* L., welche aber leicht zu unterscheiden sind, da die Farbe der Rinde dunkler, die Rinde selbst dicker und nicht mit Fruchtfleisch verbunden ist. Früchte von *Feronia Elephantum* Correa, welche auch zu Verfälschungen dienen, weil sie den Belafrüchten sehr ähneln, sind einfächerig und enthalten in der fünftheiligen Höhlung sehr viele Samen. Die Rinde der Früchte von *Punica Granatum* L. siehe unter Fructus Granati.

Verwendung: In ihrem Vaterland werden die halbreifen, frischen Früchte sehr geschätzt als Arzneimittel bei Dysenterie, Diarrhoe und ähnlichen Zuständen. Der getrockneten Frucht scheint keine besondere Wirkung zuzukommen.

Fructus Anacardii.

Elephantenläuse.

Die sogenannten Elephantenläuse sind Früchte zweier Bäume aus der Familie der Anacardiaceen. Der eine *Semecarpus Anacardium*

L. fil., Bschr. Lrs. B. 710; Abb. Ha. I. 1; ist in Ostindien heimisch und liefert die schon von Paulus Aegineta im 6. Jahrhundert nach Chr. erwähnten und von den arabischen Aerzten benutzten ostindischen Elephantenläuse. Der andere, *Anacardium occidentale* L. ist in Westindien und Südamerika zu Hause, Bschr. Lrs. B. II. 709; Abb. Baillon l. c. V. 275; Pl. 319 u. Tussac l. c. III. 13, wird in Ostindien und Afrika cultivirt und seine Früchte sind die westindischen Elephantenläuse oder Acajou-Nüsse unseres Handels. Der birnförmig verdickte, fleischige, schön roth und gelbe, süss säuerlich schmeckende Stiel der letzteren wird in Amerika frisch genossen. Während die Samenkerne essbar sind, enthalten die Fruchtschalen beider Arten ein scharf reizend, nach Art der Canthariden wirkendes braunes Oel, welches in dem Vaterland der Bäume zu verschiedenen Zwecken benutzt wird, in Deutschland auf die Befürwortung von Bartels und v. Frerichs eine Zeit lang statt der Canthariden versucht worden ist, aber keine dauernde Anerkennung gefunden hat.

Aussehen: Die westindischen Früchte sind nierenförmig, durchschnittlich 4—5 g schwer, 3 cm lang, nahe der stärkeren, stumpfen Basis 2 cm breit und 1,2 cm dick, nahe dem dünneren, abgerundet stumpfen Scheitel 1,2 cm breit und 0,8 cm dick, in der Mitte der vorderen Seite tief eingezogen und von hier bis zu der rundlichen Stielnarbe gekielt, an der Rückenseite convex. Die Oberfläche ist graubraun, glänzend und sehr fein grubig-punctirt. Geruch besitzt die Frucht nicht. Der Samenkern erinnert im Geschmack an Mandeln, die Fruchtschale oder das Oel derselben schmeckt ätzend scharf.

Anatomie: a. Lupenbild. Der die Frucht halbirende Längsschnitt zeigt einen weissen, halbmondförmigen Samenkern mit einem kleinen, eiweisslosen Keim, welcher mit seinem kurzen, abwärts gekrümmten Würzelchen an der gekielten Seite nahe der Basis gelegen und in der nicht aufspringenden Frucht von den beiden dicken, planconvexen Cotyledonen eingeschlossen ist. Die etwa 2—2,5 mm breite Fruchtwand ist von einer äusseren heller gefärbten Epidermis umgeben, an welche sich ein dunkelbraunes Mittelgewebe anlegt. In letzterem sind rundliche Hohlräume eingelagert, die ein braunes, dickflüssiges und klebriges Oel enthalten. Die Innenwand der Fruchtschale wird von einer heller gefärbten, harten, etwa 0,25 mm dicken Steinwand gebildet. Den Samen umhüllt eine röthlichbraune Samenhaut.

b. Mikroskopie. Auf dem Querschnitt erscheint die Fruchtwand zu äusserst von senkrecht zur Oberfläche gestellten, dickwandigen, in radialer Richtung vielmal länger als breiten, im Tangentialschnitt rundlich polygonalen Sclerenchymzellen begrenzt. Das Mittelgewebe ist ein lockeres Parenchym, dessen braunwandige Zellen die rundlichen Oelräume umgibt und sich an die innere Wand der Fruchtschale anlegt. Die letztere setzt sich aus zwei Reihen dicht aneinander gelagerter, radial gestreckter Sclerenchymzellen zusammen. Die zunächst dem Mittelgewebe liegenden Zellen sind etwa von der Länge und Breite der gleichgebildeten Zellen der Aussenwand. Die Zellen der innersten Reihe dagegen sind gut doppelt so lang. Die Samenhaut zeigt im Querschnitt eine äussere und eine innere glashelle Schicht. Das zwischen beiden gelegene Gewebe ist in seiner äusseren Hälfte aus schlaffen Parenchymzellen und zarten Gefässbündeln, in dem inneren Theil dagegen aus fast quadratischen Zellen mit gelben Wandungen aufgebaut.

Aussehen: der Früchte von *Semecarpus Anacardium* L. f. Diese wiegen durchschnittlich 2,5—3,0 g und sind fast herzförmig, plattgedrückt und meistens ungleich dreiseitig, 2—2,5 cm lang, an der Basis 1,5—2 cm breit und 1,0—1,3 cm dick, gegen die verjüngte, stumpf abgerundete Spitze etwa 0,5—0,8 cm dick, unten von einem harten bis 1 cm langen und ebenso breiten, matt graugefärbten längsgefurchten Stempelträger unterstützt. Die Aussenfläche der Frucht ist glänzend schwarz, sehr fein grubig punctirt, durch das Eintrocknen schwach längsfurchig und hie und da etwas quergerunzelt.

Anatomie: a. Lupenbild. Der Querschnitt zeigt eine Fruchtwand ähnlich derjenigen der westindischen Früchte und einen weissen Samen, welchen auch eine röthlichbraune Samenhaut umschliesst.

b. Mikroskopie. Die Fruchtwand trägt auf ihrer Aussenfläche reichlicher Spaltöffnungen als die Acajou-Nüsse und ihre Innenwand ist aus drei Reihen von Sclerenchymzellen, zwei äusseren kurzzelligen und der innersten langzelligen aufgebaut. Das Mittelgewebe und die Samenhaut unterscheiden sich anatomisch nicht wesentlich von den entsprechenden Theilen der westindischen Elephantenläuse.

Chemie: Die Elephantenläuse enthalten in ihrer Fruchtwand eine ölige, braune Masse, aus welcher Cardol und Anacardsäure isolirt worden sind und in ihrem Samenkern ein blassgelbes, süss schmeckendes, fettes Oel von 0,916 spec. Gew.

Das Cardol, $C^{21}H^{30}O^{2}$, stellt eine gelbliche bis röthliche, ölige Flüssigkeit von 0,978 spec. Gew., neutraler Reaction und eigenartigem, aber schwachem Geruch dar, welche sich an der Luft allmählich braun färbt. Es löst sich nicht in Wasser, leicht in Aether und Alcohol, lässt sich nicht unzersetzt verflüchtigen, wird von conc. Schwefelsäure mit blutrother, von conc. Kalilauge mit gelber, an der Luft sich röthender Farbe gelöst. Es wirkt blasenziehend ähnlich wie Canthariden.

Die Anacardsäure, $C^{44}H^{64}O^{7}$, erscheint in völlig reinem Zustande, weiss, geruchlos und krystallinisch, schmilzt bei 20° C., macht auf Papier Fettflecken, löst sich leicht und mit saurer Reaction in Alcohol und Aether, nicht in Wasser und bildet amorphe Salze.

Handel: Ausser den Früchten liefert der Handel zwei Sorten Cardol. Die eine wird Cardol vesicans genannt und soll aus Anacardium occidentale, das andere Cardol pruriens soll aus Semecarpus Anacardium dargestellt sein. Beide Präparate scheinen aber nur ätherische Extracte der Fruchtschalen darzustellen.

Verwendung: Bei uns wurde früher das Cardol statt der Canthariden hin und wieder gebraucht, hat sich aber trotz der Empfehlung klinischer Autoritäten keine allgemeine Anerkennung zu erwerben vermocht.

Fructus Rhamni catharticae.

Kreuzdornbeeren.

Rhamnus cathartica L., der Kreuzdorn, Bschr. Lrs. Pf. 463; Abb. Bg. u. S. XVI e; Btl. a. Tr. 64; Ha. V. 43; N. v. E. 360; Pl. 140, welcher fast ganz denselben Verbreitungsbezirk wie *Rhamnus Frangula* L. (S. 130) behauptet, reift bei uns im September und October seine Früchte, welche anscheinend im 16. Jahrhundert zuerst Aufnahme in deutsche Apotheken gefunden haben. Die **R. Ph.** verlangt für den allein gebräuchlichen Syrupus Rhamni catharticae frische, reife Kreuzdornbeeren.

Aussehen: Dieselben sind kugelig, 8—10 mm stark, glänzend schwarz, am Scheitel von dem kurzen Griffelrest gekrönt und am Grund von der kleinen Scheibe des Unterkelchs gestützt. Sie schmecken anfangs süsslich und hinterher unangenehm bitter und liefern einen Saft von unangenehmem Geruch.

Anatomie: a. Lupenbild. Jede Beere umschliesst, wenn sie vollständig entwickelt ist, in ihrem bräunlichgrünen, saftigen Fruchtfleisch vier einsamige, pergamentartige Steinfächer, deren gerade innere Wände auf dem Querschnitt vier im Centrum zusammenstossende rechte Winkel bilden und deren äussere, gewölbte Seiten mit je einer Längsfurche versehen sind. Jedes Fach füllt ein einzelner, aufrechter, eiweisshaltiger Samen aus, welcher im Querschnitt fast ringförmig erscheint, weil seine Ränder sich nach aussen zusammenkrümmen und einrollen. Der gelbliche Keimling liegt aufrecht im Eiweiss. Sein kurzes Würzelchen ist nach unten gekehrt, während die blattartigen Keimlappen wie der Samen zusammengebogen sind und daher auf dem Querschnitt die Form eines Hufeisens darbieten.

b. Mikroskopie. Die Epidermis setzt sich aus kleinen, in der Flächenansicht tafelförmigen Zellen zusammen. Unter derselben liegt eine einreihige Schicht im Querschnitt quadratischer Zellen, an welche sich tangential gestreckte, chlorophyllhaltige Zellen in mehreren Reihen anlegen. Auf letztere folgt das dünnwandige, grosszellige Fruchtfleisch, das von den Steinfächern durch kleinzelliges, an Calciumoxalat reiches Gewebe getrennt wird. Das Fruchtfleisch ist von Gefässbündeln durchzogen und enthält in vielen seiner Zellen sackartige, hohle Gebilde, welche die Form der sie einschliessenden Zelle zeigen, in unreifen Früchten hellgelb, in reifen rothviolett sind und in letzteren durch Kaliumhydroxyd blaugrün, durch Eisenchlorid dunkelblau gefärbt werden. Die Wand der Steinschale ist aus verholzten Sclerenchymzellen gebildet.

Chemie: Die frischen, reifen Früchte enthalten einen grünen Saft von saurer Reaction, welcher durch Alkalien gelb, durch Säuren roth, durch Eisenchlorid grau gefärbt wird und mit Alaun einen dunkelgrünen als Farbstoff dienenden Niederschlag, das sog. Saftgrün gibt. Ausserdem ist in den Beeren Rhamnogerbsäure, Rhamnin und Rhamnetin nachgewiesen.

Die Rhamnogerbsäure ist amorph, grünlichgelb, von bitterem und herbem Geschmack, löst sich kaum in Wasser, leicht in Weingeist und Aether, ebenso, aber mit gelber Farbe, in Kalilauge, Kalkwasser und verdünntem Ammoniak. Sie fällt Eisenoxydsalze olivengrün, Bleisalze orangegelb, Brechweinstein gelb. Auf Leimlösung wirkt sie nicht ein.

Das Rhamnin krystallisirt in gelblichen, prismatischen Tafeln oder Prismen, ist geruch- und geschmackfrei, löst sich leicht und mit neutraler Reaction und gelber Farbe in Wasser und Weingeist, schwerer in absolutem Alcohol, fast gar nicht in Aether, Chloroform, Benzol und Schwefelkohlenstoff. Die Lösungen werden an der Luft braun.

Das Rhamnetin krystallisirt in goldgelben Tafeln oder Schuppen, ist fast geschmacklos, löst sich kaum in Wasser, etwas besser in heissem Weingeist und in Aether, leicht und mit gelber Farbe in Alkalien. Es reducirt Fehling's Lösung in der Kälte. Durch Eisenchlorid wird es braungrün gefärbt und durch Bleiacetat, Kalk- und Barytwasser gefällt.

Verwechselungen: Der Droge sind bisweilen die reifen, schwarzen Früchte von *Rhamnus Frangula* L. beigemengt. Sie enthalten aber zwei, seltner drei flache Fruchtkerne mit geraden Keimblättern und sind daran leicht zu erkennen.

Verwendung: Die frischen, reifen Früchte dienen zur Bereitung des als Purgans gebräuchlichen, officinellen Syrupus Rhamni catharticae s. Spinae cervinae.

Kamala.

K a m a l a.

Die in ihrem Vaterlande seit den ältesten Zeiten zum Färben von Seide und anderen Stoffen und vielleicht ebenso früh auch als Arzneimittel benutzte Kamala wird in Europa erst seit etwa 1850 als Anthelminticum angewendet. Sie überzieht als dichter, rother Ueberzug die bis 1 cm dicken, runden Früchte der baum- und strauchartigen Euphorbiacee *Mallotus philippensis* Müller Argoviensis (= *Rottlera tinctoria* Roxburgh), welche im südöstlichen China, in Hinter- und Vorderindien, auf Ceylon, den Sundainseln, Philippinen und Liukiuinseln, endlich auch auf Neuholland heimisch ist. Bschr. Lrs. Pf. 472; Abb. Btl. a. Tr. 236 und Roxburgh Plants of Coromandel 1798. II. t. 168. Nach der **R. Ph.** soll die officinelle Kamala nur aus den röthlichgelben Drüsen und beigemischten Büschelhaaren bestehen, aber von Stengel- und Blattstückchen gereinigt sein.

Aussehen: Die von den Früchten abgeriebene und durch Sieben gereinigte Kamala des Handels stellt ein leichtes, graurothes, nicht klebendes Pulver dar, welches häufig mit Stückchen von Blättern und Stielen verunreinigt und fast immer durch irgend welche Zusätze verfälscht ist. Es besitzt weder Geruch noch irgend auffallenden Geschmack.

Anatomie: Das Pulver besteht hauptsächlich aus rothen Körnchen. Unter dem Mikroskop erscheint jedes derselben als durchsichtiges, gelbes, kugeliges, etwas abgeplattetes Drüschen von 0,05—0,1 mm Durchmesser mit welliger Oberfläche. Die durchsichtige, dünne, gelbe, membranöse Hülle jedes Drüschens umschliesst einen gelben, structurlosen Inhalt, der sie vollständig ausfüllt. In den letzteren sind zahlreiche, 40—60 keulenförmige Zellen, welche rothes Harz enthalten, um einen Mittelpunkt strahlig eingelagert. — Neben den Drüschen finden sich immer dickwandige, leicht sichelförmig gebogene, farblose, ein- oder mehrzellige Haare, welche in der Regel zu einem Büschel vereinigt, aber auch vereinzelt vorkommen. — Entzieht man dem Drüschen durch Alcohol und Kaliumhydroxyd den Inhalt möglichst vollständig, so zerreisst die äussere Hülle schon auf geringen Druck des Deckgläschens und aus der faltig zusammensinkenden Haut treten die keulenförmigen Zellen aus. Nur die letzteren, nicht die Drüsenhülle, geben mit conc. Schwefelsäure und Jod die bekannte Cellulosereaction. Abb. Bg. A. IL. 135.

Chemie: Die Kamaladrüschen, auch *Glandulae Rottlerae* genannt, enthalten bis 80 pc. Harz, etwas Rottlerin, ferner Proteïnstoffe, bis 7 pc. Cellulose und beinahe 3 pc. Asche.

Das Harz ist in Alcohol, Aether, Amylalcohol, Schwefelkohlenstoff, Eisessig und auch in Alkalien mit rother Farbe löslich und stellt ein Gemenge von zwei Harzen dar. Das eine derselben löst sich reichlich in kaltem Alcohol und schmilzt bei 80° C., das andere ist viel schwerer löslich und schmilzt erst bei 190° C. Die alkoholische Lösung des Harzes wird durch Eisenchlorid grün gefällt.

Das Rottlerin, $C^{22}H^{20}O^{6}$, krystallisirt in gelben, glänzenden Nadeln, welche sich leicht in Aether und kochendem Alcohol, wenig in Wasser, leicht in wässrigen Alkalien mit rother Farbe lösen.

Verwechselungen und **Verfälschungen:** Als neue Kamala hat Flückiger 1867 ein dunkelrothes Pulver beschrieben, welches im südwestlichen Arabien (Yemen) und in Ostafrika (Harrar) von den Früchten einer unbekannten Pflanze gesammelt und daselbst unter dem Namen Wars zu gleichen Zwecken wie die Kamala in Ostindien gebraucht wird. Dieses Pulver wird bei Erwärmung auf 94—100° C. unter Verlust von 5,6 pc. Wasser schwarz, während echte Kamala bei dieser Temperatur unverändert bleibt. Es besteht auch aus Haaren und Drüsen. Die letzteren sind aber länglich-eiförmig oder cylindrisch, bis 0,2 mm lang und 0,07—0,1 mm breit. Alcohol und verdünntes Kaliumhydroxyd entzieht denselben ein rothbraunes Harz, so dass sie durchsichtig und hellgelb erscheinen. Die Drüsenhülle umschliesst 3—4 Reihen zahlreicher, länglicher, senkrecht übereinander gestellter Zellen. — Verfälscht wird echte Kamala anscheinend schon in ihrem Vaterland mit Oker, Eisenoxyd, Sand und ähnlichen Dingen bis zu einem Aschengehalt, der 50—80 pc. ausmachen kann. Die **R. Ph.** betrachtet jede Waare, die mehr als 6 pc. Asche liefert, für verfälscht, stellt damit aber eine Forderung, welche (nach Gehe u. C. Handelsbericht, April 1884. S. 36) alle aus London auf unseren Markt gelangende Waare für unzulässig erklärt.

Verwendung: Die Kamala wird als Anthelminticum gegen Bandwurm gebraucht.

Präparate besitzt die Pharmacopoe nicht.

Fructus Petroselini.

Petersilienfrucht.

Petersilie ist in vorchristlicher Zeit als Gewürz und Arzneimittel benutzt worden. In Deutschland war sie im 8. Jahrhundert unserer Zeitrechnung schon als Arzneimittel geschätzt und wurde seit jener Zeit auch cultivirt. Die Stammpflanze, *Petroselinum sativum* Hoffmann, Bschr. Lrs. B. II. 763; Abb. Bg. u. S. XXIV. d; Ha. VII. 23; N. v. E. 283, gehört zu den orthospermen Umbelliferen, ist in Südeuropa, im westlichen und östlichen Asien heimisch und wird jetzt in ganz Europa vorzugsweise als Küchenkraut in Gärten gezogen.

Medicinischen Zwecken dienen nur die nicht mehr officinellen, trocknen Früchte.

Aussehen: Dieselben sind eiförmig, graugrün und kahl, etwa 2 mm lang, von der Seite etwas zusammengedrückt, oben von dem kurzkegelförmigen Griffelpolster mit den beiden zurückgebogenen Griffeln gekrönt, an der Commissurenfläche beiderseits etwas klaffend und daher leicht in beide Mericarpien zerfallend. Jedes Theilfrüchtchen zeigt auf der gewölbten Rückenfläche fünf linienförmige, heller gefärbte, gleichweit voneinander abstehende Rippen und zwischen denselben vier braungrüne Thälchen mit je einem vorgewölbten Oelstriemen. Zwei weitere Oelbehälter liegen in der von der Spitze zur Basis leicht concaven Fugenfläche jedes Früchtchens. Die Droge riecht und schmeckt eigenartig gewürzhaft.

Anatomie: a. Lupenbild. Auf dem Querschnitt des Theilfrüchtchens wird das gleichgestaltete, grosse Sameneiweiss von einer verhältnissmässig schmalen Fruchtschale umhüllt. Die letztere zeigt unter der Epidermis ein Mittelgewebe, welches in jeder Rippe ein rundliches Gefässbündel und in jedem Thälchen einen tangential gedehnten, planconvexen Oelbehälter einschliesst. Im Längsschnitt erscheint das Eiweiss fast planconvex, aber am Grunde breiter als an der Spitze, in welcher nahe dem Nabel der kleine Keimling eingelagert ist.

b. Mikroskopie. Die Epidermis ist in der Flächensicht aus polygonalen Tafelzellen und ovalen Spaltöffnungen zusammengefügt. Die Oelstriemen sind schizogene Secretbehälter, kehren ihre convexe Seite dem Samen zu und werden von zwei Reihen tangential gestreckter, brauner Zellen begrenzt. Im Längsschnitt zeigen sie oft noch vielfache, zum Theil zerrissene Querwände. Die Gefässbündel setzen sich aus Spiral- und Tüpfelgefässen und mässig derben, verholzten Fasern zusammen. Eine Schicht dünnwandiger, tangential gestreckter Zellen trennt die Oelstriemen von der inneren Fruchtwand, welche aus fast quadratischen Zellen mit derben, gelbbraun gefärbten Wandungen besteht. Die braune Samenhaut ist aus zusammengesunkenen, tangential gestreckten Zellen aufgebaut und die polyedrischen Zellen des Eiweisses und des Keimlings sind mit Oeltropfen und Proteïnkörnern angefüllt. Abb. Bg. A. XLII. 103.

c. Präparation. Die trockenen Früchte lassen sich zwischen Hollundermark schneiden. Frische sind aber für das Studium der einzelnen Gewebselemente vorzuziehen.

Chemie: Die Petersilienfrüchte geben fast 3 pc. ätherisches Oel und 22 pc. fettes Oel. Weitere Bestandtheile sind Apiin, Apiol und Asche.

Das ätherische Oel ist farblos oder grünlichgelb, löst sich in etwa 10 Th. Weingeist von 0,90 pc. und hat das spec. Gew. von 0,95—1,14. Es besteht aus einem Terpen und dem sauerstoffhaltigen Petersiliencampher. Ersteres siedet bei 164°, hat 0,865 spec. Gew., ist linksdrehend und gibt mit Chlorwasserstoff eine krystallisirende Verbindung.

Der Petersiliencampher krystallisirt in feinen, weissen, seideglänzenden Nadeln von 1,1015 sp. Gew. und Geruch und Geschmack der Petersilie. Es schmilzt bei 30° C., siedet bei 300° C., löst sich wenig in Wasser, gut in Weingeist, Aether, fetten und ätherischen Oelen.

Das fette Oel besteht aus den Glyceriden der Palmitin-, Stearin- und Oelsäure.

Das Apiin, $C^{27}H^{32}O^{16}$, ist aus dem Petersilienkraut dargestellt, kommt aber vielleicht auch in den Früchten vor. Es krystallisirt in feinen, seideglänzenden Nadeln, welche bei 228° schmelzen, sich leicht in siedendem Wasser lösen und beim Erkalten gallertartig erstarren. In wässerigen Alkalien und ihren Carbonaten löst es sich und wird daraus durch Säuren gallertig gefällt. Auch die heisse, alcoholische Lösung gelatinirt beim Erkalten. Die wässrige Lösung wird durch Eisenchlorid roth gefärbt. Durch conc. Schwefelsäure wird es orangeroth gelöst und durch Wasser aus dieser Lösung in Flocken gefällt. Bei längerem Erhitzen mit Salzsäure von 1,04 sp. Gew. spaltet es sich in krystallisirendes, bei 295° C. schmelzendes Apigenin und in Zucker.

Das Apiol ist kein chemisch reiner Körper, stellt eine ölige Flüssigkeit von 1,078 sp. Gew. dar, welche nach Petersilie riecht und brennend scharf schmeckt und selbst bei —12° C. noch nicht erstarrt. Es reagirt sauer und ist stark linksdrehend, löst sich in Weingeist, Aether, Chloroform, auch in Essigsäure, aber nicht in Wasser. Durch conc. Schwefelsäure wird es schön roth gefärbt.

Verwendung: Die Droge soll die Harnsecretion anregen und wird deshalb diuretischen Species zugesetzt.

Fructus Carvi.

Kümmel.

Der Kümmel war den Alten bekannt, wurde von den Römern überall gezogen und ist in Deutschland schon seit dem frühen Mittelalter gebraucht und angepflanzt worden. Die Stammpflanze, *Carum Carvi* L., Bschr. Lrs. Pf. 485; Abb. Bg. u. S. XXV. c; Btl. a. Tr. 121; Ha. VII. 19; N. v. E. 276; Pl. 214, ist eine zweijährige, orthosperme Umbellifere. Sie wird in Asien, Afrika und Europa wild wachsend angetroffen, aber zugleich in vielen Ländern der alten Welt im Grossen angebaut. Die **R. Ph.** verlangt die meistens in ihre beiden Hälften getrennten, braunen Früchte.

Aussehen: Die Kümmelfrucht ist länglich eirund, 4—5 mm lang, seitlich zusammengedrückt und in der Fugenfläche etwa 1 mm breit, nach oben und unten verschmälert, am Scheitel von den kegeligen

Griffelpolstern und den zurückgebogenen Griffeln gekrönt, aussen braun, glatt und kahl. Sie trennt sich sehr leicht in ihre beiden Mericarpien, welche oft noch an dem bis zur Mitte gespaltenen Fruchtträger (Carpophorum) hängen. Das einzelne, trockene Theilfrüchtchen ist leicht sichelförmig gebogen. Seine Fugenfläche erscheint daher von oben nach unten etwas concav. Der stark gewölbte Rücken trägt fünf hervorstehende, strohgelbe, schmale Rippen. Zwischen denselben liegen vier, breitere, dunkelbraune Thälchen mit je einem convex vorgewölbten Striemen. Die Fugenfläche birgt zwei, durch eine schmale, helle Leiste getrennte Oelbehälter. Der Kümmel besitzt einen sehr kräftigen und eigenthümlichen Geruch.

Anatomie: a. Lupenbild. Der abgerundet fünfeckige Querschnitt des Theilfrüchtchens zeigt eine schmale Fruchtwand, welche in jeder vorspringenden Rippe einen Gefässstrang und in jedem Thälchen einen im Querschnitt ovalen, tangential gestreckten, biconvexen Oelgang einschliesst. Die innere Schicht der Fruchtwand wird durch die convexe Innenwand der sechs Oelstriemen so stark vorgewölbt, dass das Sameneiweiss im Querschnitt eine schwach sechslappige Form erhält.

b. Mikroskopie. Eine Epidermis aus im Flächenschnitt polygonalen Tafelzellen überzieht das schmale Mittelgewebe, welches aus tangentialgestreckten, englichtigen Parenchymzellen besteht. Die schmächtigen Gefässstränge setzen sich aus Tüpfelgefässen und verholzten Prosenchymzellen zusammen. Braune Wandungen umgeben die querelliptischen, biconvexen Oelbehälter und der nach innen von letzteren gelegene Theil der Fruchtwand erscheint aus zwei Reihen grosser, im Querschnitt rechteckiger, tangential gestreckter Zellen gebildet. Die Samenschale setzt sich aus Zellen zusammen, deren braune Aussenwand stärker verdickt ist. Das Gewebe des Eiweisses endlich ist ähnlich demjenigen der Fr. Petroselini gebaut. Abb. Bg. A. XLII. 106. und Baillon l. c. VII. 117.

c. Präparation. In verdünntem Spiritus macerirte Früchte schneiden sich besser als trockne.

Chemie: Der Kümmel deutscher Cultur liefert höchstens 7 pc., im Durchschnitt 5—6 pc. ätherisches Oel, ferner fettes Oel, Wachs, Gerbstoff, Schleim und Asche.

Das ätherische Kümmelöl, Oleum Carvi der **R. Ph.** ist dünnflüssig, farblos, von ausgesprochenem Geruch und Geschmack des Kümmels, hat 0,92 spec. Gew., mischt sich mit Alcohol von 90 pc. in jedem Verhältniss und ist rechtsdrehend. Es besteht aus etwa 30 pc. Kohlenwasserstoff und 70 pc. sauerstoffhaltigem Oel. Jener wird Carven genannt, hat die Formel $C^{10}H^{16}$, siedet zwischen 173° und 175° und gibt mit 2HCl ein krystallisirendes Dichlorhydrat, welches bei 50,5° C. schmilzt. Der sauerstoffhaltige Antheil, Carvol, $C^{10}H^{14}O$, getauft, ist gleichfalls dünnflüssig, farblos, von Kümmelgeruch, hat 0,950 spec. Gew., siedet bei 225° C. und ist rechtsdrehend. Mit Schwefelwasserstoff vereinigt es sich zu einer in glänzenden, farblosen Nadeln krystallisirenden Verbindung $(C^{10}H^{14}O)^2.SH^2$, welche geruchlos ist, bei 215° C. schmilzt und sich in kaltem Alcohol und in Aether schwierig löst. Bei längerem Erhitzen mit Phosphorsäure geht das Carvol über in das isomere Carvacrol, welches dickflüssig ist, erst bei 232° C. siedet, nach Kreosot riecht, bei —25° C. noch nicht erstarrt und optisch inactiv ist.

Handel: Kümmel wird in der Provinz Sachsen bei Halle, Erfurt und Merseburg und auch in Ostpreussen gebaut. Ausserdem kommt er aus Holland, Russland, England, Spanien und Nordafrica auf unseren Markt. Hamburg importirte im Jahre 1882 nahezu 620 000 kg und 1883 fast ebensoviel, während Deutschland im Ganzen jährlich nach Flückiger fast 1 200 000 kg einführt. Kümmelöl liefern allein die Leipziger Fabriken jährlich zu 30 000 kg.

Verwendung: Der Kümmel und das Kümmelöl dienen medicinisch als Carminativum. Das letztere wird aber hauptsächlich in Liqueurfabriken und Seifensiedereien abgesetzt.

Fructus Ajowan.

Ajowankümmel.

Die Früchte von *Carum Ajowan* Bentham et Hooker (= *Ptychotis Ajawon* DC) Bschr. Lrs. B. 765; Abb. Btl. a. Tr. 120, sind in ihrem Vaterland Indien, Persien und Aegypten wahrscheinlich seit den ältesten Zeiten in Gebrauch. Im 16. Jahrhundert gelangten sie in den europäischen Handel und neuerdings werden sie wegen ihres hohen Thymolgehaltes hochgeschätzt und auch in Europa fabrikmässig verarbeitet.

Aussehen: Die graubraunen Samen ähneln den Fructus Petroselini oder Carvi, deren Grösse sie auch erreichen und gleich denen sie gewöhnlich in ihre Theilfrüchtchen zerfallen. Jedes derselben trägt auf der gewölbten Rückenfläche fünf Rippen und in jedem der vier Thälchen einen Oelstriemen. Jede Fugenfläche ist mit zwei Oelstriemen versehen. Die Oberfläche der Früchtchen ist aber im Gegensatz zum Kümmel und der Petersilie nicht glatt, sondern mit kurzen Trichomen reichlich besetzt. Die Droge riecht stark nach Thymol und schmeckt brennend gewürzhaft.

Anatomie: Das Lupenbild des Querschnitts ist demjenigen der Kümmelfrüchte sehr ähnlich. Mikroskopisch betrachtet unterscheiden sich die Früchte durch die zahlreichen, grösseren und kleineren derbwandigen, abgerundeten Trichome der Epidermis.

Chemie: Die Früchte geben 5—6 pc. ätherisches Oel von hellbrauner Farbe, gewürzhaftem Geruch nach Thymian und einem spec. Gewicht von 0,896 bei 12° C. Es besteht aus einem Kohlenwasserstoff, der bei 172° C. siedet und aus Thymol.

Handel: Die Früchte werden in grossen Mengen nach Europa importirt und namentlich in Leipzig zur Gewinnung von Thymol verarbeitet.

Verwendung: Nur das aus der Droge dargestellte Thymol wird bei uns als Antisepticum verwerthet.

Fructus Anisi.

Anis.

Zu Aristoteles' Zeiten war Anis, der aus verschiedenen Ländern nach Griechenland gelangte, hochgeschätzt und viel gebraucht. Die Araber führten ihn nach dem Osten und Westen der alten Welt. Deutschland erhielt die Früchte zuerst von den südeuropäischen Ländern, cultivirte aber bereits im 16. Jahrhundert in grosser Ausdehnung die Stammpflanze *Pimpinella Anisum* L., Bschr. Brs. Pf. 486; Abb. Bg. u. S. XVIII. d; Btl. a. Tr. 122; Ha. VII. 22; N. v. E. 275; Pl. 223. Dieselbe gehört zu den orthospermen Umbelliferen, ist wahrscheinlich in Kleinasien und den angrenzenden Ländern heimisch, wird aber jetzt dort nicht mehr wild wachsend angetroffen. Angebaut wird Anis heutzutage in den meisten wärmeren Ländern der alten und neuen Welt und ist fast überall officinell.

Aussehen: Die matt graugrünen, ringsum kurz behaarten Früchtchen sind höchstens 5 mm lang, birnförmig, im unteren Theil bis zu 3 mm Durchmesser verdickt, seitlich etwas zusammengedrückt, nach der Spitze zu stark verschmälert und vom Stempelpolster und zwei kurzen Griffeln gekrönt. Jedes der meistens zusammenhaftenden Mericarpien ist mit kurzen Borsten besetzt und trägt fünf feine, heller gefärbte Rippen und dazwischen vier Thälchen ohne sichtbare Striemen. Die Frucht ist ausgezeichnet durch ihren eigenthümlichen, angenehmen gewürzhaften Geruch und Geschmack.

Anatomie: a. Lupenbild. Der Querschnitt jedes Theilfrüchtchens umschliesst ein nierenförmiges Eiweiss. Im Mittelgewebe der Fruchtwand liegen an der gewölbten Rückenseite und der Fugenfläche zahlreiche querovale Oelgänge und in jeder Rippe ein Gefässbündel.

b. Mikroskopie. Die Epidermiszellen sind sehr zahlreich zu kurzen, kegelförmigen, feinhöckerigen, schwach sichelförmig gekrümmten, meist einzelligen, am Grunde erweiterten, an der Spitze abgerundeten Härchen ausgewachsen. Das Mittelgewebe besteht aus tangential gestreckten Zellen; umschliesst innerhalb jeder Rippe ein im Querschnitt rundliches Gefässbündel aus Spiralgefässen und verholzten Stützzellen und in den Zwischenstrecken vier bis fünf kleine und grössere querovale, von braun gefärbten Zellen umgrenzte Oelstriemen, welche im Längsschnitt vielfach noch Querwände zeigen. Der innere Theil der Fruchtwand fügt sich aus mehreren Reihen tangential gestreckter Zellen zusammen. Eiweiss und Keim sind wie bei den anderen Umbelliferenfrüchten gebildet. Abb. Bg. A. XLII. 101.

Chemie: Der Anis enthält bis 3 pc. ätherisches, bis 4 pc. fettes Oel, Zucker, Gummi und Asche.

Das ätherische Anisöl, Oleum Anisi der **R. Ph.**, ist farblos oder blassgelblich, von angenehmem Anisgeruch, süssem Geschmack und 0,975—0,985 spec. Gewicht. In Alcohol von 90 pc. löst es sich leicht. Bei + 10° C. erstarrt es zu einer krystallinischen Masse, welche erst bei + 15°—18° C. flüssig wird. An der Luft verändert es sich und erstarrt schliesslich nicht mehr bei + 10° C. Es besteht aus 10—20 pc. eines linksdrehenden Terpen $C^{10}H^{16}$ und 80—90 pc. festem Anethol, von welchem ein geringer Theil in dem Kohlenwasserstoff gelöst ist.

Das Anethol, $C^6H^4 \left\{ \begin{matrix} CH^3O \\ C^3H^5 \end{matrix} \right.$, krystallisirt in weissen Blättchen, riecht nach Anis, hat bei 12° C. 1,044 spec. Gewicht, schmilzt bei + 20° C., siedet bei 231° C., löst sich leicht in Alcohol und in Aether, kaum in Wasser und ist optisch inactiv. Es kann als Methylphenyläther (Anisol), $C^6H^5.O.CH^3$, aufgefasst werden, in welchem ein Atom H durch die Allylgruppe C^3H^5 ersetzt ist. Durch concentrirte Schwefelsäure wird es roth gefärbt. Auf Zusatz von Wasser scheidet sich farbloses, harzartiges Anisoïn aus, welches wenig in Alcohol löslich und dem Anethol isomer ist In der vierfachen Menge concentrirter Schwefelsäure löst sich Anethol mit rother Farbe und Wasser scheidet ersteres nur zum Theil aus, während Anetholsulfosäure gelöst bleibt. Die Salze dieser Säure färben sich mit Eisenchlorür violett. Mit trocknem Chlorwasserstoff gibt Anethol ein flüssiges Chlorhydrat $C^{10}H^{12}O + HCl$, mit Brom ein krystallisirendes Tribromanethol $C^{10}H^9Br^3O$. Mit Kalihydrat geschmolzen geht Anethol in Allylphenol, $C^6H^4 \left\{ \begin{matrix} OH \\ C^3H^5 \end{matrix} \right.$, über, welches in glänzenden Blättchen krystallisirt und bei 92° C. schmilzt. Wird Anethol mit Salpetersäure von 1,26 spec. Gewicht gekocht, so setzt es sich um in Essigsäure, Anisaldehyd und Aniskampher.

Der Anisaldehyd, $C^6H^4 \left\{ \begin{matrix} OCH^3 \\ COH \end{matrix} \right.$, ist ein farbloses Oel von gewürzhaftem Geruch, welches bei 248° C. siedet.

Der Aniskampfer, $C^{10}H^{16}O$, ist eine farblose Flüssigkeit, welche bei 192° C. siedet und leicht zu Anissäure oxydirt werden kann.

Die Anissäure, $C^6H^4 \left\{ \begin{matrix} OCH^3 \\ CO.OH \end{matrix} \right.$, = Methylparaoxybenzoësäure, krystallisirt in farblosen Nadeln, welche sich sublimiren lassen, erst bei 184,2° C. schmelzen, sich leicht in heissem Wasser lösen und beim Schmelzen mit Kalihydrat in Paraoxybenzoësäure übergehen.

Handel: Anis wird im Grossen angebaut in Deutschland (Sachsen, Thüringen, Franken), in Oesterreich (Böhmen und Mähren), in Russland (Bezirken Orel, Tula, Woronesch und Charkow), in der Türkei (Kleinasien und am Balkan), in Griechenland, Italien (Apulien), Frankreich und Spanien. Alle diese Länder liefern das viel begehrte Gewürz- und Arzneimittel. Im Jahre 1882 bezog Deutschland nach Flückiger vom Auslande nahezu 800 000 kg und im Jahre 1883 importirte Hamburg allein 48 500 kg.

Verwendung: Die Samen und das officinelle Oel werden als Digestiva, Carminativa, Neurotica und Expectorantien gebraucht.

Präparate: Die Früchte sind Bestandtheil des Decoct. Sarsaparill. comp. fort., der Species laxantes und Species pectorales. Das ätherische Oel ist im Liquor Ammonii anisatus und in der Tinctura Opii benzoica enthalten.

Fructus Foeniculi.

Fenchel.

Der Fenchel scheint seit den ältesten Zeiten in Asien und Europa als Gewürz- und Arzneimittel benutzt zu sein. Er wird heutzutage in allen Welttheilen reichlich angebaut. Die Stammpflanze, *Foeniculum capillaceum* Gilibert (= *Anethum Foeniculum* L.), Bschr. Lrs. Pf. 488; Abb. Bg. u. S. XXVII. d; Btl. a. Tr. 123; Ha. VII. 18; N. v. E. 277, gehört zu den orthospermen Umbelliferen aus der Abtheilung der Seselineen. Die Früchte und das ätherische Oel sind bei uns officinell.

Aussehen: Die bräunlich grünen, fast stielrunden, 8 mm langen und 3 mm dicken, kahlen Früchte sind am Scheitel von dem Griffelfuss nebst kurzen Griffeln gekrönt. Sie zerfallen beim Trocknen leicht in die Mericarpien, deren jedes zwei stärker hervortretende Randrippen (juga lateralia) und drei weniger vorstehende auf dem Rücken trägt. Die Randrippen sind von den beiden Juga intermedia weiter entfernt als diese von dem jugum dorsale. Zwischen den heller gefärbten Rippen liegen die vier Thälchen mit je einem dunklen Oelstriemen. Jede der flachen Fugenseiten hat zwei Striemen. Die Früchte riechen eigenartig gewürzhaft und schmecken säuerlich aromatisch.

Anatomie: a. Lupenbild. Der Querschnitt jedes Theilfrüchtchens ist fünfeckig mit längerer Fugenseite, das Eiweiss abgerundet fünflappig und von einer braunen Samenhaut umgeben. Die Fruchtwand umschliesst mit ihrem Parenchym innerhalb jeder Rippe einen im Querschnitt abgerundet dreieckigen Gefässstrang und auf den Zwischenstrecken je einen im Querschnitt planconvexen Oelbehälter.

b. Mikroskopie. Die Epidermis wird von in der Flächensicht polygonalen Zellen und Spaltöffnungen gebildet. Die Gefässstränge sind aus Spiral- und Tüpfelgefässen und umgebenden Holzfasern aufgebaut. Etwas tangential gestreckte Zellen mit brauner, nach innen zu verdickter Wandung begrenzen die Oelstriemen. Die Fruchtwand wird nach innen von zwei Reihen tangential gestreckter Tafelzellen abgeschlossen. Die Samenhaut besteht aus kleinen, braunen Zellen und das Eiweiss ist wie bei den übrigen Umbelliferen zusammengesetzt. Abb. Bg. A. XLIII. 109.

Chemie: Der Fenchel gibt je nach seiner Herkunft 5—7 pc. ätherisches Oel von 0,96 spec. Gew., welches farblos ist, sehr aromatisch riecht, sich ohne Trübung mit Weingeist mischt, rechts polarisirt und in der Kälte Anetholkrystalle absetzt.

Handel: Ausser dem in Deutschland selbst gebauten Fenchel wird auch solcher aus Italien, Frankreich, Nordafrika und selbst aus Indien in Europa gebraucht. Hamburg führte im Jahre 1882 etwa 39 000 kg und im Jahre 1883 nahezu 34 000 kg ein. Eine besondere Sorte bildet der bei Nimes in Südfrankreich gezogene sog. römische Fenchel. Seine Früchte sind bis 12 mm lang, oft stark gekrümmt und mit breiten, heller gefärbten und gekielten Rippen versehen. Auf dem Querschnitt erscheinen die Oelgänge mehr rundlich und nur nach aussen von mehreren Reihen brauner korkartiger Zellen eingefasst. Das Mittelgewebe der Frucht besteht aus grossen, polyedrischen Zellen mit derben Wandungen, welche mit grossen Poren oder Netzbändern ausgerüstet sind.

Verwendung: Der Fenchel wird als Carminativum und Expectorans viel angewendet und gilt manchen Aerzten auch als ein die Milchsecretion beförderndes Mittel.

Präparate: Die Früchte werden benutzt zur Bereitung der Aqua Foeniculi, des Decoctum Sarsaparillae comp. fort., des Pulvis Liquiritiae comp., der Species laxantes, des Syrupus Sennae und des Elixir e succo Liquiritiae. Das Oleum Foeniculi ist Bestandtheil des Pulvis Magnesiae cum Rheo.

Fructus Phellandrii.

Wasserfenchel.

Die Stammpflanze des Wasserfenchels oder Rosskümmels, *Oenanthe Phellandrium* Lamarck, Bschr. Lrs. Pf. 488; Abb. Bg. u. S. XXV. d; Ha. I. 40; N. v. E. 281, gehört zu den orthospermen Umbelliferen, wächst als Sumpfpflanze in Asien und Mittel- und Südeuropa, ist aber dem Alterthum anscheinend unbekannt geblieben und erst im 16. Jahrhundert in den deutschen Arzneischatz aufgenommen worden. Die **R. Ph.** verlangt die ausgereiften Früchte.

Aussehen: Die gewöhnlich nicht in ihre beiden Hälften zerfallene grünlichbraune Frucht ist etwa 5 mm lang, fast stielrund, aber doch seitlich etwas zusammengedrückt mit 2 mm breiter Fugenfläche und verschmälerter Spitze, welche von dem fünfzähnigen Kelche, dem kegelförmigen Griffelfuss mit zwei gebogenen Griffeln gekrönt ist. Jede Fruchthälfte besitzt zwei stärker vorspringende, holzige Randrippen und drei stumpfabgerundete, breite Rippen, zwischen welchen vier schmale Thälchen mit je einem Oelstriemen liegen. Zwei weitere, bogenförmige, dunkle Striemen nehmen auf der flachen, gelblichweissen Fugenseite den schlanken, angewachsenen Fruchtträger zwischen sich. Die Früchte schmecken scharf gewürzhaft und riechen nicht gerade angenehm gewürzhaft.

Anatomie: a. Lupenbild. Der abgerundet dreieckige Querschnitt jedes Theilfrüchtchens wird von zwei welligen Seitenflächen, welche in dem abgerundeten Jugum dorsale zusammentreffen und von der etwas convexen, längeren Fugenfläche als Basis begrenzt. Die grössere Stärke der Randrippen tritt hier deutlich hervor. Nach innen von denselben, sowie auch unterhalb der stumpfen Rückenrippen liegt je ein im Querschnitt fast dreieckiges, die abgerundete Spitze nach aussen kehrendes Gefässbündel und zwischen je zweien derselben ein querovaler Oelstriemen. Auch zwischen den gleich-gestalteten Striemen der Fugenseite durchzieht ein Gefässstrang den Fruchtträger.

b. Mikroskopie: Die Epidermis besteht aus Spaltöffnungen und aus Tafelzellen, welche länger als hoch und von der fein gerillten Cuticula überzogen sind. Das Grundgewebe der Fruchtwand bilden tangential gestreckte Parenchymzellen. In dasselbe ist unterhalb jeder Rippe ein bogenförmiges, nach innen geöffnetes Gefässbündel aus wenigen Spiralgefässen und aus verholzten Fasern eingelagert. Die letzteren Fasern setzen sich nach beiden Seiten hin als schmale Streifen fort und bedecken die Aussenseite der ovalen Oelstriemen. Die Striemen selbst liegen an der inneren Fruchtwand, sind von einer Schicht tafelförmiger Zellen mit braunen Wandungen ausgekleidet und zeigen auf dem Längsschnitt vielfach Querwände. Die Zellen der inneren Fruchtwand sind klein, derbwandig und radial gestellt. Die Samenhaut besteht aus kleinen, englichtigen Zellen mit braunen Wandungen. Abb. Bg. A. XLIII. 108.

Chemie: Der Wasserfenchel enthält 1,5 pc. ätherisches Oel, auch fettes Oel, ferner angeblich ein Alkaloid, Phellandrin und das nach Art des Apiols dargestellte Phellandrol. Er liefert ausserdem 8 pc. Asche.

Das ätherische Oel ist gelblich gefärbt, riecht eigenthümlich, schmeckt gewürzhaft, hat das spec. Gew. 0,852 bei 19° C. und besteht hauptsächlich aus einem Kohlenwasserstoff, Phellandren, welcher bei 171° siedet, linksdrehend ist, das spec. Gew. 0,858 besitzt und mit Salzsäure angeblich zwei Verbindungen eingeht.

Verwechselungen: Die von einigen Seiten behauptete Giftigkeit des Wasserfenchels war, wo sie angeblich beobachtet worden ist, höchst wahrscheinlich durch Beimischung giftiger Umbelliferenfrüchte bedingt. Als solche kann die Frucht der im Nordwesten von Afrika und in den westlichen Ländern Europa's bis nach Schottland einheimischen *Oenanthe crocata* L., Abb. Btl. a. Tr. 124, Pl. 226, gelten, obgleich sie sicherlich höchst selten vorkommt. Die Frucht birgt unter den abgerundeten Rippen des Rückens im Querschnitt halbmondförmige Gefässbündel und nahe an der Innenwand der Fruchtschale zwischen den Rippen 4 und in jeder Fugenfläche noch 4 weitere ovale Striemen. Das Eiweiss erscheint auf dem Querschnitt mehr oder weniger deutlich achtlappig. Abb. des Querschnitts Baillon l. c. VII. 109 Fig. 103. Für giftig galten bis vor Kurzem die Früchte der gleichfalls in Gräben und auf sumpfigem Boden, aber auch in Gärten unter Petersilie wachsenden *Aethusa Cynapium* L. Bschr. Lrs. B. II. Abb. Btl. a. Tr. 125; Ha. I. 35; Pl. 202. Die Früchte sind von eirundlicher Gestalt, 3—4 mm lang, von den sehr kleinen Kelchzähnen und dem gewölbten Discus mit 2 kurzen, gekrümmten Griffeln gekrönt, grünlich gelb, kahl. Die 5 dicken Rippen jeder Fruchthälfte springen kielartig vor und lassen nur schmale, aber tiefe Furchen zwischen sich. Auf dem Querschnitt erscheint das Eiweiss planconvex, die Rippen breiteiförmig. Jede enthält ein grosses Gefässbündel. Die Oelstriemen sind sehr zusammengedrückt, mit braunem Harz gefüllt, 4 liegen dicht unter der Epidermis und zwei an der Fugenfläche. Die Epidermis ist aus kleinen, ziemlich verdickten Zellen und nicht sehr zahlreichen Spaltöffnungen zusammengesetzt. Die Cuticula zeigt feine Streifung. Das Grundgewebe besteht aus grossen, dünnwandigen Zellen, ist aber nur spärlich vorhanden, da die Rippen fast ganz von einem grossen Gefässbündel eingenommen sind. Die innere Wand der Fruchtschale ist aus dünnwandigen, tangential gestreckten Zellen zusammengefügt. Abb. Bg. A. XLI. 99. *Cicuta virosa* L. Bschr. Lrs. B. II. 763; Abb. Btl. a. Tr. 119, Ha. I. 37; N. v. E. 285, reift rundliche, seitlich zusammengedrückte, etwa 3—4 mm breite, braune, kahle Früchte. Sie sind von dem fünfzähnigen Kelch und dem gewölbten Griffelfuss mit den zurückgekrümmten Griffeln gekrönt. Die Fruchthälfte trägt zwei etwas zugespitzte Randrippen und drei stumpfe, einander genäherte Rückenrippen. Zwischen den Rippen liegen 4 Oelstriemen und ausserdem 2 an der flachen

Fugenseite. Die Gefässbündel haben auf dem Querschnitte eine ovale Form und bestehen aus Gefässen und Holzfasern. Die querovalen Oelbehälter sind wie bei den übrigen Umbelliferen gebildet. Der innere Theil der Fruchtwand ist aus tangential gestreckten Zellen zusammengefügt. Abb. Bg. A. XLII. 100. Die Früchte von *Sium latifolium* L. Bschr. Lrs. B. 768; Abb. Ha. I. 38 u. 39; Pl. 190, einer in stehendem Gewässer häufigen Umbellifere, sind länglich oval, bis 5 mm lang, seitlich zusammengedrückt, bräunlichgrün, kahl, vom Kelch, dem gewölbten Griffelfuss und den zurückgebogenen Griffeln gekrönt. Jedes Theilfrüchtchen trägt 5 stumpfe Rippen, dazwischen Thälchen mit 2 oder 3 oberflächlich gelegenen Oelstriemen. Die Fugenseite birgt gewöhnlich 4 Striemen. Die Früchtchen von *Berula angustifolia* Koch unterscheiden sich von den vorhergehenden durch die kurz-kegelförmigen Griffelpolster und die von der dicken, äusseren Fruchtschale verdeckten Oelstriemen.

Verwendung: Der Wasserfenchel ist zur Behandlung von Katarrhen der Luftwege empfohlen worden, wird jetzt aber fast nur mehr in der Thierheilkunde bei Pferden benutzt.

Präparate benutzt die **R. Ph.** nicht.

Fructus Dauci.

Mohrrübenfrüchte.

Die Früchte der schon von Hippocrates als Arzneimittel gebrauchten *Daucus Carota* L., Bschr. Lrs. B. II. 784; Abb. Btl. a. Tr. 135; Ha. VII. 2; N. v. E. 287; Pl. 175, waren früher auch in Deutschland bei Nierenleiden empfohlen, sind aber jetzt nirgends mehr officinell. Dagegen wird die zuckerhaltige Wurzel der durch ganz Europa, Nordafrika, Nordindien und Asien bis Kamtschatka verbreiteten und in Nordamerika eingeführten, in Gärten und auch im Grossen für ökonomische Zwecke gebauten Stammpflanze noch vielfach zur Herstellung eines Syrups benutzt. Die Samen sind durch ihre stachelige Fruchtwand ausgezeichnet.

Aussehen: Die graubraunen, ovalen Früchte sind 4—5 mm lang, in der Fugenfläche 2—2,5 mm breit, vom Rücken zusammengedrückt, am Scheitel von dem kegelförmig gewölbten Griffelfuss nebst kurzen, aufrechten Griffeln gekrönt. Sie lassen sich leicht in ihre beiden Mericarpien trennen, da die Frucht schon in der Jugend bis über die Hälfte deutlich in die beiden Hälften getheilt ist, so dass zur Reifezeit die Früchtchen, abgesehen von dem Corpophorum, nur durch wenige Zellenreihen zusammenhängen. Jedes Theilfrüchtchen trägt fünf heller gefärbte, fadenförmige Hauptrippen, welche auf dem Rücken mit je zwei Reihen kurzer Borsten bewehrt und vier Nebenrippen, welche mit je einer Reihe langer Stacheln ausgerüstet sind. Der Geschmack der trockenen Früchte ist zunächst ähnlich dem der Wurzel, hinterher etwas bitter. Geruch besitzt die trockene Waare nicht.

Anatomie: a. Lupenbild. Auf dem Querschnitt bietet jedes Theilfrüchtchen die Gestalt eines Trapezes dar, dessen vier Ecken mit je einem dreieckigen Oelstriemen und einem langen dünnen Stachel versehen sind, während jede der drei kurzen Seiten auf ihrer Mitte eine kurz behaarte, wenig vorstehende Rippe mit einem Gefässstrang, die lange Seite dagegen zwei solcher Rippen und zwischen diesen zwei ovale Oelstriemen trägt.

b. Mikroskopie: Die Epidermis bilden polygonale Tafelzellen, welche breiter als lang und auf der Aussenfläche fein gestrichelt erscheinen. Die Epidermiszellen des Fruchtstieles treten kegelartig hervor und lassen deshalb diese Rillenzeichnung (E. Bartsch, Breslauer Dissertation 1882, nennt sie „gekämmt“) besonders deutlich erkennen. Die einzelligen Haare der Hauptrippen besitzen eine etwas verdickte, aussen fein gekörnte, steife Wand. Ein Kranz etwas erhabener Epidermiszellen umgibt die Basis der Haare, welche auf den Hauptrippen des Rückens in zwei Reihen, auf den entsprechenden Rippen der Commissur nur in einer Reihe angeordnet sind. Die langen Emergenzen der Nebenrippen sind aus mehreren, langgestreckten, verholzten Zellen zusammengesetzt, von welchen die äusserste die anderen drei- bis viermal an Länge übertrifft, stark verdickt ist und mit einer gekrümmten Spitze endet. Unter der Epidermis der Hauptrippen tritt ein Collenchym aus kleineren, verdickten Zellen auf und geht in ein Parenchym aus isodiametrischen, abgerundeten, dünnwandigen Zellen über. welche grössere und kleinere Intercellularräume einschliessen. In den Gefässbündeln unter den Hauptrippen findet man nur sehr wenig Gefässe, umgeben von verholzten Prosenchymzellen. Die Oelstriemen erscheinen in der jungen Frucht oval, zur Reifezeit sind diejenigen des Rückens dreikantig. Im Bau unterscheiden sie sich nicht wesentlich von dem der vittae anderer Doldenfrüchte. Die Innenwand der Fruchtschale besteht aus gestreckten, einseitig etwas verdickten Zellen, welche die innere Epidermis darstellen. An diese reihen sich sehr zarte, tangential gestreckte Zellen, welche allmählich die Form der Parenchymzellen des Mittelgewebes der Fruchtwand annehmen. Die Zellen des Endosperms sind sehr ölreich. Abb. Bg. A. XLIII. 109.

Chemie: Die Früchte enthalten ätherisches und fettes Oel, welche beide nicht näher untersucht sind. Ob ersteres identisch ist mit dem der Wurzel und ob das in letzterer nachgewiesene Hydrocarotin auch in den Fructus vorkommt, bleibt zu untersuchen.

Verwendung finden die Früchte nur zur Aussaat für die Cultur der allerwärts als Nahrungsmittel und hier und da zur Bereitung des Syrupus Mororum benutzten Wurzel.

Fructus Cumini.

Mutterkümmel.

Die Stammpflanze des Mutterkümmels, der auch Kreuzkümmel oder gewöhnlicher römischer Kümmel genannt und schon im Alten Testament erwähnt wird, ist *Cuminum Cyminum* L., Bschr. Lrs. B. II. 783; Abb. Ha. VII. 11; N. v. E. 288, eine orthosperme Umbellifere, welche die Araber in den westlichen Mittelmeerländern eingebürgert haben. Die Früchte gelangten schon frühzeitig aus Italien und Spanien nach Deutschland und haben hier neben Fructus Carvi reichlich Verwendung gefunden. Auch heutzutage werden sie neben denselben und statt derselben als Küchengewürz und ausserdem als Arzneimittel in der Thierheilkunde gebraucht.

Aussehen: Die Frucht ist länglich spindelförmig, von den Seiten zusammengedrückt, 6 mm lang und in der Mitte der Fugenfläche 1,5 mm breit, am Scheitel von dem fünfzähnigen Kelche und dem kegelförmigen Griffelfuss mit zwei langen, zurückgebogenen Griffeln gekrönt, braun gefärbt und auf jeder Hälfte mit fünf grünlichgelben, fadenförmigen Hauptrippen und vier etwas breiteren Nebenrippen versehen und mit kurzen Borsten besetzt. Jede Fugenfläche der fest zusammenhaftenden Theilfrüchtchen besitzt zwei Oelbehälter. Die Früchte riechen und schmecken eigenthümlich gewürzhaft.

Anatomie: a. Lupenbild. Beim Anlegen des Querschnitts trennt sich der Samen leicht von der Fruchtwand. Das Mittelgewebe der letzteren enthält in jeder Hauptrippe einen Gefässstrang und in jeder Nebenrippe einen Oelstriemen. Das Eiweiss erscheint annähernd nierenförmig.

b. Mikroskopie. Die in der Flächensicht polygonalen Epidermiszellen sind vielfach zu kurzen, einzelligen, abgerundeten, derbwandigen Trichomen ausgewachsen. Das aus tangential gestreckten Parenchymzellen zusammengefügte Mittelgewebe umgibt die von brauner Wand eingefassten, im Querschnitt flach dreieckigen Oelstriemen und die rundlichen, aus Gefässen und Holzfasern zusammengesetzten Gefässstränge. Die innere Fruchtwand ist von zusammengefallenen, tangential gestreckten Zellen, die Samenhaut und das Eiweiss wie bei dem gewöhnlichen Kümmel gebildet. Abb. Bg. A. XLII. 107.

Chemie: Das ätherische Oel des Mutterkümmels beträgt nur 3—4 pc., ist verschieden von dem Kümmelöl, hellgelb, dünnflüssig, hat 0,975 spec. Gewicht und besteht aus Cymol und Cuminol.

Das Cymol, $C^{10}H^{14} = C^6H^4\left\{\begin{matrix}CH^3\\C^3H^7\end{matrix}\right.$, ist ein farbloser, stark lichtbrechender, flüssiger Kohlenwasserstoff von angenehmem Kamphergeruch, siedet bei 176° C., hat bei 12° C. das spec. Gewicht von 0,867, löst sich nicht in Wasser, aber leicht in Alcohol, Aether und fetten Oelen. Durch Salpetersäure wird Cymol zu Paratoluylsäure und Terephthalsäure oxydirt. Im thierischen Organismus geht Cymol in Cuminsäure über, welche zum grössten Theil als Cuminsäure ausgeschieden wird.

Das Cuminol, $C^{10}H^{12}O = C^6H^4\left\{\begin{matrix}C^3H^7\\COH\end{matrix}\right.$, ist eine farblose, nach Kümmel riechende, scharf und brennend schmeckende Flüssigkeit, welche bei 236,6° C. siedet, bei 13,4° C. ein spec. Gewicht von 0,972 hat, sich nicht in Wasser, aber leicht in Alcohol und Aether löst. Bei längerer Berührung mit Wasser geht es bei gewöhnlicher Temperatur unter Wasseraufnahme in Cuminolalcohol, $C^{10}H^{14}O$, und Cuminsäure, $C^6H^4\left\{\begin{matrix}C^3H^7\\CO.OH\end{matrix}\right.$, über.

Handel: Die Früchte werden aus Sicilien, von Malta und von Marokko aus dem Hafen Mogador über England nach dem europäischen Continent gebracht.

Verwendung: Der Mutterkümmel wird als Gewürz in den Haushaltungen, hauptsächlich aber als Medicament in der Veterinärmedicin benutzt.

Fructus Conii.

Schierlingsfrüchte.

Die giftigen Früchte des Schierlings, *Conium maculatum* L. (siehe S. 218) liefern hauptsächlich das Material zur Gewinnung des Coniins. In Frankreich, England und den Vereinigten Staaten von Nordamerika sind sie officinell.

Aussehen: Die getrockneten, breit-eiförmigen Früchte erreichen 3 mm Länge, sind seitlich zusammengedrückt, von brauner Färbung, kahl und von dem flachen Griffelfuss nebst kurzen Griffeln gekrönt. Die beiden Hälften der ungetheilten Frucht klaffen an den Rändern. Jedes Theilfrüchtchen trägt 5 starke, wellig gekerbte Rippen. Die randständigen sind von den beiden nächsten weiter entfernt als diese von dem Jugum dorsale. In den gestreiften Thälchen fehlen die vittae und auch auf der Fugenfläche sucht man sie vergebens. — Die Früchte schmecken ekelhaft und bitterlich. Bei Befeuchtung mit Kaliumhydroxyd entwickeln sie den characteristischen Geruch des Coniins.

Anatomie: a. Lupenbild. Der Querschnitt jedes Theilfrüchtchens ist fünfseitig, zeigt fünf scharf vortretende Rippen und die flache oder in der Mitte etwas eingesunkene Fugenfläche. Die Fruchtwand enthält unter jeder Rippe ein radial gestelltes, ovales Gefässbündel, aber nirgends Oelstriemen. Das Eiweiss ist an der Fugenseite mit einer tiefen Längsfurche versehen und bietet deshalb im Querschnitt die für alle campylospermen Umbelliferen characteristische Nierenform dar.

b. Mikroskopie. Die kleinzellige Epidermis ist von einer gerillten Cuticula überzogen. Das Mittelgewebe besteht aus tangential gestreckten Parenchymzellen, welche auch die in das Eiweiss von der Fugenseite her tief eindringende Längsleiste zusammensetzen. Die in den Rippen liegenden Gefässbündel bauen sich aus verholzten Fasern und wenigen Tüpfelgefässen auf. Die innere Fruchtwand ist aus zwei Reihen von Zellen hergestellt; die der Samenhaut anliegenden Zellen sind kubisch und weit grösser als die, welche mit ihrer etwas concaven Aussenwand das parenchymatöse Mittelgewebe berühren. Die Zellen der Samenhaut besitzen derbe, braungelbe, poröse Wände und das Eiweiss zeigt wie bei den übrigen Umbelliferenfrüchten ziemlich grosse, polygonale, strahlig geordnete und Oeltropfen und Aleuronkörner führende Zellen. Abb. Bg. A. XLII. 104.

Chemie: Die Samen des Schierlings enthalten Coniin, Conydrin und Methylconiin (siehe unter Herba Conii S. 219).

Verwechselungen: Von den Früchten der Hundspetersilie, *Aethusa cynapium* L., und des Wasserschierlings, *Cicuta virosa* L. (siehe unter Fr. Phellandrii S. 320) unterscheiden sich die Schierlingsfrüchte durch ihre wellig gekerbten Rippen, durch die Abwesenheit der Oelstriemen und durch das campylosperme Eiweiss.

Verwendung: Die Früchte werden bei uns nur technisch zu fabrikmässiger Darstellung des Coniin benutzt. In anderen Ländern dienen sie wie unsere Herbae Conii als Neurotica verschiedenen Zwecken.

Präparate haben nur ausländische Pharmacopoeen.

Fructus Coriandri.

Korianderfrüchte.

Der Koriander wird in den Büchern Moses' mehrfach genannt und dürfte nach Wulfsberg's Mittheilungen schon in viel älterer Zeit in Aegypten (vielleicht auch in China) als Arzneimittel und Gewürz benutzt worden sein. Griechen und Römer wandten und letztere pflanzten ihn auch vielfach an. Im Mittelalter war er in Deutschland in Gebrauch und wurde hier während des 16. Jahrhunderts bereits in verschiedenen Gegenden cultivirt. Die Stammpflanze, *Coriandrum sativum* L., Bschr. Lrs. B. II. 787; Abb. Bg. u. S. XIIIe; Btl. a. Tr. 133; Ha. VII. 13; N. v. E. 286; Pl. 204, gehört zu den coelospermen Umbelliferen, ist wahrscheinlich in den Mittelmeerländern und weiter in Asien bis nach Indien heimisch und wird jetzt in der alten Welt bis zum hohen Norden hinauf angebaut. Die zweite Ausgabe der **R. Ph.** hat den Koriander nicht wieder aufgenommen, dagegen ist er in allen anderen Culturstaaten officinell.

Aussehen: Die trocknen, ausgereiften Früchte sind fast kugelrund bei einem Durchmesser von 3 bis höchstens 5 mm, am Scheitel von dem fünfzähnigen Kelche und dem kegelförmigen Griffelfuss nebst den zwei Griffeln gekrönt, kahl, glatt, bräunlichgelb oder hellgelb. Die festverbundenen Theilfrüchtchen tragen je 5 geschlängelte, hellergefärbte, kaum erhabene Hauptrippen, welche in der Medianebene der 5 Kelchzähne liegen und noch je 6 etwas stärker hervortretende Nebenrippen, von welchen beiderseits zwei randständige dicht aneinander stossen. Die Früchte schmecken stark aromatisch und riechen trotz etwas Wanzengeruch angenehm gewürzhaft.

Anatomie: a. Lupenbild. Ein in der Mitte der Frucht angelegter Querschnitt zeigt eine kreisförmige Fruchtwand, welche zwei halbmondförmige, mit ihren concaven Seiten einander zugekehrte Eiweisskörper einschliesst und zwischen den beiden Fugenflächen einen schmalen elliptischen Hohlraum freilässt. Die Mitte des letzteren durchzieht die Säule des Fruchtträgers, welcher nur oben und unten mit der Frucht verbunden ist. Nur die beiden Fugenflächen enthalten je zwei Oelstriemen in einem Gewebe, welches in jeder Fruchthälfte von der concaven Seite des Eiweisses durch eine im Querschnitt dreieckige, lockere Gewebsschicht getrennt bleibt. Durch jede dieser beiden lockeren, dreieckigen Gewebspartieen zieht in verticaler Richtung ein Gefässstrang, welcher zwischen der Samenhaut und der inneren Fruchtwand liegt. In dem gewölbten Rückentheil der Fruchtwand jeder Fruchthälfte tritt eine dunkler gefärbte, im Querschnitt hufeisenförmige Gewebszone auf, welche nach aussen durch dünnwandige Parenchymzellen mit der Epidermis verbunden ist und nach innen durch ein gleiches Gewebe und die innerste Schicht der Fruchtwand von der braunen Samenhaut getrennt wird.

b. Mikroskopie. Die in der Flächensicht polygonalen, geradwandigen Tafelzellen der Epidermis sind von der fein gestrichelten Cuticula bedeckt. Das Gewebe unter der ersteren bilden etwas tangential gestreckte Parenchymzellen. Die im Querschnitt hufeisenförmige

Zone besteht aus dickwandigen, kurzen Prosenchymzellen, welche in ausgereiften Früchten durch Wiesener's Reagens intensiv roth werden und eine Anzahl schmächtiger Spiralgefässe eingestreut enthalten. Nach innen von diesem verholzten Gewebe liegen dünnwandige, ätherisches Oel führende Zellen, welche auch das Parenchym der Fugenwand herstellen. Die innerste Schicht der Fruchtwand besteht aus einer Reihe von Zellen, deren Wand gleichfalls durch Phloroglucin und Salzsäure geröthet wird. Diese innerste Fruchtwand ragt auf dem Querschnitt zwischen den beiden Oelstriemen der Fugenfläche mit spitzem Winkel in die elliptische Höhlung hinein. Zwischen ihr und der braunen Samenschale liegt hier das vorerwähnte lockere, dreieckige Parenchym mit dem vertical verlaufenden Gefässstrang. Oelstriemen und Eiweiss sind wie bei den vorhergehenden Umbelliferen gebaut. Abb. Bg. A. T. 41. Fig. 98 u. Baillon l. c. VII. p. 130 Fig. 135 u. 136.

Chemie: Der Koriander liefert über 1 pc. ätherisches und 13 pc. fettes Oel, welches letztere bei 28° C. klar schmilzt und bei 15° C. erstarrt.

Das ätherische Oel ist farblos oder blassgelb, dünnflüssig, von dem Geruch und Geschmack der Frucht und von 0,857 bis 0,871 spec. Gewicht bei 15° C. Es mischt sich mit Alcohol von 0,83 spec. Gewicht in jedem Verhältniss und ist linksdrehend. Der Destillation unterworfen giebt es bei 165°—170° C. ein Oel von der Formel $C^{20}H^{34}O$ und bei 190°—196° C. ein zweites von der Zusammensetzung $C^{10}H^{18}O$. Bei der Oxydation mit Kaliumpermanganat liefert es zunächst ein Keton von der Formel $C^{10}H^{16}O$ und bei weiterer Oxydation Kohlendioxyd, Essigsäure und wahrscheinlich Dimethylbernsteinsäure.

Handel: Hamburg bezog 1883 etwa 32 000 kg Koriander.

Verwendung: Früher war Koriander ein Bestandtheil des Electuarium Sennae und des Spiritus Melissae compositus. Jetzt wird er bei uns nur als Gewürz verwerthet.

Cortex Fructus Granati.

Granatapfelrinde.

Der Granatapfel ist mit der Mythologie der alten Völker Asiens, Afrikas und Südeuropas innig verbunden. Zu Cato's Zeiten war die Stammpflanze *Punica Granatum* L. (siehe S. 134) in Italien bereits allbekannt. Die Rinde der Frucht wurde hauptsächlich zum Gerben, aber auch wie bei den Griechen schon zu Hippokrates Zeiten als Medicament benutzt. Im Mittelalter war die Fruchtschale in Deutschland als Wurmmittel in Gebrauch, während dieselbe jetzt bei uns durch die Rinde der Wurzel und des Stammes ersetzt ist.

Aussehen: Die etwas abgeflacht kugelrunde, in frischem Zustande granatrothe Frucht erreicht bis 12 cm Durchmesser, ist von dem lederartig dicken, rothen Kelch gekrönt und besitzt eine ziemlich glänzende, in trocknem Zustande braungelbliche, harte, holzige, feinwarzige Fruchtwand. Die letztere kommt im Handel in 1,5—2,5 mm dicken, harten, gewölbten Stücken von verschiedener Grösse vor, welche innen gelb und von den Eindrücken der Samen sehr uneben und rauh erscheinen. Ihr Bruch ist kurzkörnig, der Geschmack herb zusammenziehend. Einen besonderen Geruch besitzt die Rinde nicht.

Anatomie: Die Epidermis bilden polygonale Tafelzellen mit geraden Wänden. Das Mittelgewebe ist ein grosszelliges Parenchym, in welches einzelne und zu Gruppen vereinigte, grosse, stark verdickte, getüpfelte Steinzellen in grosser Zahl und ausserdem auch Gefässbündel eingestreut sind. Die Parenchymzellen enthalten zum Theil Stärke, zum Theil Calciumoxalatkrystalle.

Chemie: Der wesentliche Bestandtheil ist Gerbsäure, welche mit Eisenchlorid einen dunkelblauen Niederschlag gibt. Daneben kommt Zucker, Gummi und bis 6 pc. Asche vor. Ob die Fruchtrinde auch die wurmwidrigen Alkaloide der Wurzel- und Stammesrinde enthält, ist nicht festgestellt.

Verwechselungen: siehe S. 304.

Verwendung: Die Rinde wird zum Gerben und in manchen Ländern auch als Stypticum bei Darmkatarrhen benutzt.

Fructus Pimentae.

Nelkenpfeffer.

Dieses westindische Gewürz ist Ende des 16. oder Anfang des folgenden Jahrhunderts zuerst nach Europa gekommen und war selbst zu Anfang des 18. Jahrhunderts in Deutschland nur sehr wenig bekannt. Heutzutage wird er in regelmässigen Zufuhren auf den deutschen Markt gebracht und unter verschiedenen Namen wie Piment, Nelkenpfeffer, neu Gewürz, Nelkenköpfe, Jamaicapfeffer verbraucht. Die Stammpflanze, *Pimenta officinalis* Lindley, Bschr. Lrs. B. II. 816; Abb. Btl. a. Tr. 111; Ha. X. 37; N. v. E. 298; Tussac l. c. IV. 12, gehört zu den Myrtaceen und ist heimisch auf den westindischen Inseln, im nördlichen Südamerika (Venezuela) und Mittelamerika (Costa Rica und Mexiko). Sie wird daselbst und jetzt auch in Ostindien und auf Réunion cultivirt. Geerntet werden überall die unreifen Früchte.

Aussehen: Dieselben sind graubraun, kugelig, 5—7 mm stark, tragen auf dem Scheitel einen kurzen Griffel in einer flachen Vertiefung, welche von dem vertrockneten, vierzähnigen Kelche eingefasst ist und zeigen am Grunde die heller gefärbte, rundliche Narbe des abgebrochenen Stieles. Die Aussenfläche ist feinwarzig und rauh. Im Geruch und Geschmack gleicht der Piment den Caryophylli (s. S. 253).

Anatomie: a. Lupenbild. Im Querschnitt erscheint die zerbrechliche Fruchtschale sehr dünn und zweifächerig. Jedes Fach enthält einen glänzend dunkelbraunen, eiweisslosen, annähernd nierenförmigen Samen mit einem schwarzvioletten, spiralig eingebogenen Keim.

b. Mikroskopie: Die Epidermis ist aus kleinen, polygonalen Tafelzellen und Spaltöffnungen zusammengesetzt und trägt hie und da einzellige, kurze, spitze Härchen. Unter derselben liegen ringsum grosse, rundliche, braungelbe Oelbehälter, ähnlich denen der Caryophylli, welche die Epidermis warzig vorwölben. Das Mittelgewebe der Fruchtschale bilden dünn- und braunwandige Parenchymzellen, welche reichlich mit Calciumoxalatkrystallen versorgt sind. In dasselbe sind nach aussen mehr vereinzelte, nach innen in Gruppen vereinigte, kurze Sclerenchymzellen und spärliche Gefässbündel eingestreut. Die innere Fruchtwand bilden langgestreckte Zellen. Die Fachscheidewand ist auffallend reich an Calciumoxalatkrystallen und enthält auch Spiralgefässe. Die Samen umhüllt eine Schicht zusammengefallener, braunwandiger Zellen. Nach innen von denselben sind rundliche Oelbehälter in eih Gewebe eingelagert, welches sich aus Stärke führenden und mit einem rothvioletten Farbstoff angefüllten Parenchymzellen aufbaut.

Chemie: Die unreifen, an der Sonne getrockneten Früchte enthalten als wichtigsten Bestandtheil 2—4 pc. ätherisches Oel von gelber Farbe, 1,03 spec. Gew. und dem Geruch des Nelkenöls, dessen Zusammensetzung es besitzt, obwohl es reicher an Kohlenwasserstoff ist. Neben dem ätherischen Oel ist Gerbsäure und nach Dragendorff ein dem Coniin ähnliches Alcaloid vertreten.

Handel: Den Nelkenpfeffer oder Piment des deutschen Marktes liefert fast ausschliesslich Jamaica, welches jährlich ungefähr 4 000 000 kg ausführt. Hamburg importirte im Jahre 1881 über eine Million kg, 1882 etwa 822 400 und 1883 fast 980 000 kg. Eine andere Sorte stammt aus Mexico (Tabasco). Sie unterscheidet sich durch etwas ansehnlichere Grösse und schwächeres Aroma. Auf einigen westindischen Inseln werden die birnförmigen, bisweilen auch rundlichen Früchte von *Pimenta acris* Wight benutzt. Sie sind nach Flückiger an ihrem fünfzähnigen Kelche kenntlich.

Verwendung: Piment wird nur als Gewürz verwerthet.

Fructus Mali.

Aepfel.

Pirus Malus L., der Apfelbaum, Bschr. Lrs. B. II. 833; Abb. Bg. u. S. IV. a; Ha. IV. 46; N. v. E. 304; Pl. 294, wurde schon im Alterthum in zahlreichen veredelten Spielarten gezogen. Karls des Grossen Capitulare schreibt auch Aepfelbäume verschiedener Art vor. Die zahllosen Sorten der heutigen Cultur werden auf zwei Varietäten der wilden Pflanze zurückgeführt. Von der einen, *P. Malus* var. *α. austera* Wallroth stammt die Formenreihe, welche süsssäuerliche Früchte liefert, von der zweiten *P. Malus* var. *β. mitis* Wallr. werden die Arten mit süssen Aepfeln abgeleitet. Zu pharmaceutischen Zwecken schreibt die **R. Ph.** saure Aepfel vor. Benutzt werden vorzugsweise Borsdorfer, Calville, Reinetten und ähnliche Sorten.

Aussehen: Der Apfel ist im Allgemeinen kugelrund oder eirund, niedergedrückt, an beiden Enden vertieft, am Scheitel vom fünfblätterigen Kelche gekrönt und stellt eine saftige Schliessfrucht dar. Er entwickelt sich dadurch, dass der Unterkelch mit dem anfangs oberständigen Stempel verwächst und ein saftiges Fruchtfleisch entwickelt. Die dünne Haut ist grünlich gelb oder grau, oder roth und gelb gefärbt, glatt und glänzend oder matt und fein filzig. Der Geruch ist je nach der Sorte verschieden, der Geschmack bei pharmaceutisch gebrauchten Früchten sauer.

Anatomie: Unter einem feinkörnigen Wachsüberzug erscheinen die Epidermiszellen klein und polygonal mit stark verdickter Aussenwand. Kleine Höcker auf der Oberfläche tragen Spaltöffnungen und öfters ist hier die Epidermis zerrissen und die Lücke von Korkgewebe begrenzt. Unter der Epidermis liegen zunächst enge, tangential gestreckte, chlorophyllhaltige Parenchymzellen, welche weiter nach innen grösser werden und endlich ausser Plasma und Kern nur farblosen Zellsaft enthalten. Die fünf Fächer des Kerngehäuses sind von einer starren Haut aus sehr stark verdickten Sclerenchymfasern aufgebaut. Die Testa der braunen Samen besitzen eine Epidermis, deren äussere, farblose Zellenlage quellbar, deren innere braun gefärbt ist. Darunter folgen zunächst polygonale und dann tangential gestreckte, bräunliche Zellen, welche eine weisse Fläche von dem Endosperm und dem Embryo trennt.

Chemie: Nach J. Koenig enthalten Aepfel im Durchschnitt: Wasser 84,79 pc., stickstoffhaltige Materie 0,36 pc., freie Säure 0,82 pc., Zucker 7,22 pc., sonstige stickstofffreie Substanz 5,81 pc., Holzfaser 1,51 pc. und Asche 0,94 pc.

Verwendung: Saure Aepfel, ob reife oder unreife bleibt zweifelhaft, verlangt die **R. Ph.** zur Bereitung des Extractum Ferri pomatum.

Fructus Cydoniae.

Quitten.

Der aus Asien stammende Quittenbaum mit seinen duftigen Früchten spielt in der Götterlehre und in dem staatlichen wie häuslichen Leben der alten Griechen eine grosse Rolle. Von Griechenland wurde er nach Italien verpflanzt und hier landwirthschaftlich viel gebaut und hoch geschätzt. Karl der Grosse hat die Stammpflanze *Cydonia vulgaris* Willdenow, aus der Familie der Rosaceen-Pomaceen, Bschr. Lrs. B. II. 834; Bg. u. S. IV. b. c.; Ha. IV. 47; N. v. E. 305, diesseits der Alpen angepflanzt und dadurch in Mitteleuropa eingeführt. Die Früchte des vielfach in Europa bis Südengland, auch im südlichen Russland gebauten Quittenbaumes wurden und werden weit mehr zu culinarischen als zu medicinischen Zwecken verwerthet, liefern aber die bis vor kurzem auch in Deutschland officinellen Semina Cydoniae.

Aussehen: Die Frucht ist bald apfelförmig mit gewölbten, bald birnförmig mit vertiefter Basis und stets vom ausgebreiteten, ansehnlichen, blattartigen Kelche gekrönt. Sie erreicht 10—12 cm Höhe und 8—10 cm Querdurchmesser. Die Aussenfläche ist grünlichgelb, punctirt, anfangs mit einem dichten Filz bedeckt, der sich später ablöst. Der Geruch der reifen Quitte ist sehr angenehm, der Geschmack herb und süsslichsauer.

Anatomie: a. Lupenbild. Die lederartige Fruchthaut umschliesst ein fleischiges Mittelgewebe, welches zähe und hart ist und von weissen Zellengruppen durchsetzt und von Gefässbündeln durchzogen ist. In seiner Mitte liegt ein fünffächeriges Samengehäuse. Die pergamentartigen Fächer schliessen je 8—14 länglich eiförmige, zusammengedrückte, braune, zusammenklebende, in zwei Reihen angeordnete Samen ein.

b. Mikroskopie: Das Mittelgewebe ist ausgezeichnet durch zahlreiche, grössere und kleinere Gruppen von Steinzellen, welche namentlich in der Nähe des Samengehäuses sehr dicht zusammengedrängt sind.

Chemie: Die Quitten enthalten bis 2 pc. Aepfelsäure. Ihr Aroma verdanken sie nach Wöhler der Anwesenheit von Oenanthäther.

Verwendung: Die Quitten werden frisch in manchen Ländern zur Bereitung eines Extractum Ferri cydoniati und getrocknet unter der Bezeichnung Cydonia exsiccata als Adstringens gebraucht. Ihre Samen (s. unter Semina) waren bei uns officinell und werden auch noch immer gebraucht. — Hauptsächlich sind die Quitten mit Zucker eingekocht als Quittenmus ein beliebtes Genussmittel.

Fructus Cerasi.

Kirschen.

Aus Asien soll der Kirschbaum *Prunus cerasus* L., Bschr. Lrs. B. II. 853; Abb. Bg. u. S. IV. e; Ha. IV. 42; N. v. E. 315 u. 316; Pl. 378, nach welchem die zwischen Sinope und Trapezunt gelegene Stadt Cerasus benannt war, durch den siegreichen Lucullus nach Italien verpflanzt worden sein. Von hier aus wanderte er durch das mittlere Europa und war zu Plinius' Zeiten schon nach Britannien gelangt, trug sogar an den Ufern des Rheins und in Belgien aromatischere Früchte als im südlichen Europa. Diätetisch wurden die Kirschen schon im Alterthum gebraucht, aber damals wie auch jetzt hauptsächlich als Nahrungs- und Genussmittel gegessen. Für pharmaceutische Zwecke werden zu Folge der **R. Ph.** saure, schwarze Kirschen mit den Kernen benutzt.

Aussehen: Die kugelige, gewöhnlich etwas niedergedrückte Frucht wird 2 cm stark, ist hell- bis schwarzroth, an der Basis vertieft und mit schwacher Längsfurche versehen. Ihr Geschmack ist süsslich sauer.

Anatomie: Das rothe oder weissliche Fruchtfleisch umschliesst einen schief rundlichen, kurz zugespitzten, glatten Stein, der vortretende Nähte trägt und meist (durch Verkümmerung) einsamig ist. Der weissliche Same ist rundlich eiförmig und eiweisslos. Seine Samenlappen sind fleischig und planconvex.

Chemie: Die Kirschen enthalten im Durchschnitt nach J. Koenig: Wasser 79,82 pc., stickstoffhaltige Substanz 0,67 pc., freie Säure 0,91 pc., Zucker 10,24 pc., sonstige stickstofffreie Substanz 6,07 pc. und an Asche 0,73 pc. Bei den sauren Kirschen kann aber der Gehalt an freier Säure bis zu 2 pc. steigen. Aus den Kirschkernen erhält man ein blausäurehaltiges Destillat.

Verwendung: Die **R. Ph.** verlangt schwarze, saure Kirschen mit den Kernen zur Bereitung des officinellen Syrupus Cerasorum.

Fructus Ceratoniae.

Johannisbrod.

Vielleicht ist das Johannisbrod schon 16 Jahrhunderte vor unserer Zeitrechnung im alten Aegypten als Arzneimittel gebraucht worden. Das klassische Alterthum benutzte besonders die unreifen Früchte zu medicinischen Zwecken, verwerthete aber die reife Siliqua dulcis landwirthschaftlich als Viehfutter. Nach Spanien kam die Frucht durch die Araber. In Deutschland war sie während des Mittelalters nicht besonders geschätzt, behauptete sich aber bis in die neueste Zeit in aller Welt Arzneischatz. Die Stammpflanze *Ceratonia Siliqua* L., Bschr. Lrs. B. II. 898; Abb. Ha. VII. 36; N. v. E. 341, ist in den östlichen Mittelmeerländern heimisch und wird dort und auch in den westlichen sehr reichlich cultivirt. Die neue **R. Ph.** hat die Droge nicht wieder aufgenommen.

Aussehen: Die flachgedrückte Hülsenfrucht wird 15—25 cm lang und 2—4 cm breit, ist an den aufgewulsteten Rändern 0,8—1,0 cm dick, während der Querdurchmesser zwischen den vertieften Breitseiten nur 0,5—0,7 mm beträgt. Getrocknet wiegt die nicht aufspringende, harte Frucht 30—40 g, ist gerade oder etwas über die Fläche gebogen, an den Seitenrändern dick gewulstet und an den beiden Schmalseiten mit je einer breiten, 2 mm tiefen Furche versehen. An der Bauchseite durchzieht eine feine Naht die Furche. Gegen die ganz kurz vorspringende Fruchtspitze und an der Basis gegen den 1 cm langen Fruchtstiel verflachen sich die Furchen. Die Aussenfläche der Frucht ist glänzend dunkelbraun. Auf beiden zwischen den wulstig verdickten Rändern eingesunkenen Breitseiten verlaufen dichtgedrängte, wellig geschlängelte, parallele Linien schräg von aussen und unten nach oben und innen und treffen so ziemlich in der Mittellinie jeder Breitseite in einem nach der Spitze der Frucht zu geschlossenen spitzen Winkel zusammen. An den wulstigen Rändern ist die Oberhaut grob längsgestreift, hier und da auch etwas blasig aufgetrieben und an solchen Stellen hellgelb gefärbt. Die getrocknete Frucht hat einen nicht gerade angenehmen, süsslichen Geruch nach Buttersäure. Ihr Geschmack ist schleimig süss.

Anatomie: a. Lupenbild. Legt man durch die Längsfurche jeder Schmalseite einen ziemlich tief eindringenden Längsschnitt, so lässt sich die Frucht leicht in zwei flach zusammengedrückte Hälften auseinander sprengen. Jede derselben zeigt dann in einem gelbbraunen, derben Fruchtfleisch 12—14 ziemlich dicht übereinander liegende, mit einer gelben Wand ausgekleidete, in der Quere der Frucht 1,5 cm lange und etwa 1 cm hohe, halbirte Samenfächer. Jedes ganze Fach ist, wie die Frucht, flach zusammengedrückt und enthält einen flacheiförmigen, glänzend braunen Samen, welcher mittelst eines 3 mm langen, dünnen Nabelstranges der Bauchnaht angewachsen ist und durchschnittlich 0,18 g wiegt. In jedem der vier wulstig verdickten Ränder liegen dicht und senkrecht übereinander durch die ganze Länge der Frucht grosse, ovale Hohlräume, die in horizontaler Richtung ihren grössten Durchmesser von 7 mm bei einer Höhe von 4 mm aufweisen und von glatten Wänden begrenzt sind.

b. Mikroskopie. Die Epidermis der Frucht ist aus im Flächenschnitt polygonalen, kleinen Tafelzellen nebst Spaltöffnungen zusammengefügt und von einer starken Cuticula bedeckt. Unter der Epidermis liegen zunächst 6—8 Reihen tangential gestreckter, derbwandiger Parenchymzellen mit körnigem, braunem Inhalt, welcher auf Gerbsäure reagirt. An diese Schicht angelagert, aber durch Parenchym von einander getrennt, liegen nach innen zu rundlich vorspringende Bündel von langen, verholzten, stark verdickten Sclerenchymfasern. Weiter einwärts treten in dem grosszelligen Parenchym Gefässbündel aus dünnwandigem Prosenchym und engen Spiroiden auf. Dann folgt ein Parenchym aus grossen, fast durchweg radialgestreckten, dünnwandigen, rothbraunen Zellen, sog. Schlauchzellen, mit eigenthümlichem Inhalt und diese gehen endlich wieder in rundliche, dünnwandige Parenchymzellen über, welche in den Schmalseiten polyedrisch werden und hier die Wandungen der ovalen Hohlräume bilden, während sie an den flachen Seiten sich an die innere Fruchtwand anlegen. Die letztere bildet die Samenfächer, besteht aus horizontal gelagerten, hellgelben, sclerosirten Prosenchymzellen und ist nach innen von einer in Wasser aufquellenden Epidermis überzogen. — Die langgestreckten Schlauchzellen umschliessen als Inhalt sackartige Gebilde von kupferrother bis violetter Farbe, welche Flückiger zuerst 1867 unter der Bezeichnung Zellsäcke beschrieben hat. „Jeder Sack entspricht in seiner Gestalt ungefähr der umhüllenden Zelle, sitzt jedoch nur lose in derselben und lässt sich in feinen Schnitten leicht aus derselben herausdrücken. Quetscht man sie, so zeigt sich bald, dass sie hohl sind und aus einer dünnen, fast spröden Haut bestehen, welche spiralige Streifen oder Risse trägt. Manche derselben erreichen eine Länge von 0,75—1 cm bei 0,1—0,15 mm Breite, sind aber von höchst unregelmässiger Gestalt.“ Jod in Jodkalium färbt diese nur gelb, auch wenn vorher conc. Schwefelsäure eingewirkt hat. Eisenvitriol oder Eisenchlorid bewirkt violett blaue Tinction. Auch Aetzlauge färbt sie blau, während Ammoniak sie nicht verändert. — Die Samenhaut zeigt auf dem Querschnitt unter der Cuticula eine Schicht dicht gedrängter, radial gestellter, verholzter Zellen und an diese reihen sich tangential gedehnte Zellen mit braunem, auf Gerbstoff reagirendem Inhalt. Die Keimlappen sind aus dünnwandigen, rundlichen Parenchymzellen, das Eiweiss aus derbwandigen, gestreckten Zellen aufgebaut. Der Inhalt der letzteren besteht aus Schleim und Proteïnkörnern.

Chemie: Die reife, getrocknete Frucht enthält über 50 pc. Rohrzucker, welcher bisweilen in den Samenfächern auskrystallisirt ist, ferner 0,6 pc. freie Isobuttersäure und geringe Mengen von Ameisensäure, Capronsäure und von Benzoësäure.

Handel: Das Johannisbrod wird in den Mittelmeerländern, einschliesslich Spanien und Portugal und auf den mittelländischen Inseln, namentlich Cypern, sehr reichlich cultivirt. Triest und Hamburg beziehen grosse Quantitäten. Letztere Hafenstadt erhielt im Jahre 1883 fast 300 000 kg im Durchschnittswerth von 20 ℳ pr. 100 kg.

Verwendung: Das Johannisbrod oder die Carobbe war früher Bestandtheil der Species pectorales cum fructibus, ist jetzt aber weit mehr Naschwerk als Arzneimittel. In einzelnen Ländern soll das Fruchtfleisch fabrikmässig dem Lakriz zugesetzt werden. In Griechenland und in Triest dient es zur Spiritusgewinnung.

Fructus Rubi Idaei.

Himbeeren.

Wenn auch vielleicht Dioscorides kleinasiatische Himbeeren gekannt hat, so haben doch die Alten keinen besonderen Werth auf die Frucht gelegt. Der medicinische Gebrauch scheint zuerst während des 16. Jahrhunderts in Deutschland durch Valerius Cordus aufgekommen zu sein. Die Stammpflanze *Rubus Idaeus* L. aus der Familie der Rosaceen und Unterfamilie der Potentilleen, Bschr. Lrs. Pf. 518; Abb. Bg. u. S. XXI. d; Ha. III. 8; N. v. E. 311; Pl. 407, ist möglicherweise japanischen Ursprungs, kommt in Asien und Europa selbst bis in den hohen Norden verbreitet, aber meist cultivirt vor und ist in Amerika durch sehr nahe stehende Arten wie R. occidentalis L. *R. strigosus* und *R. borealis* vertreten. Von pharmaceutischer Seite werden bei uns nur die frischen Himbeeren zur Bereitung des zuerst von Conrad Gesner im 16. Jahrh. dargestellten, auch heute nach der **R. Ph.** noch officinellen Himbeersyrups benutzt.

Aussehen: Die frische Himbeere ist aus 20—30 saftigen Steinfrüchtchen zusammengesetzt, welche dichtgedrängt einem kegelförmigen, schwammigen Fruchtboden aufgewachsen sind. Die ganze Frucht wird von dem fünfblättrigen Kelche unterstützt, lässt sich aber in reifem Zustande sehr leicht von dem Fruchtträger lösen und stellt alsdann eine hohle, glockenförmige, mattrothe, bis 1,5 cm hohe Scheinbeere dar. Das einzelne Steinfrüchtchen ist rundlich-eiförmig, mattroth, fein behaart, vom vertrockneten Griffel geschwänzt. Die Himbeere verbreitet einen angenehmen Geruch und besitzt einen säuerlich-süssen Geschmack.

Anatomie: Die Epidermis der Früchtchen ist aus polygonalen Tafelzellen zusammengesetzt und trägt zahlreiche, einzellige, kürzere und längere, geschlängelte Haare. Die letzteren sowohl wie die Epidermiszellen führen einen rothen Saft. Das Fruchtfleisch ist aus kugeligen, dünnwandigen Zellen aufgebaut, welche gleichfalls einen röthlichen Saft und kleine gelbe Körnchen enthalten. In dieses Fruchtfleisch ist eine knöcherne, einsamige Steinschale eingelagert.

Chemie: Die cultivirten Himbeeren ergeben bis 90 pc. Saft und enthalten an Wasser 85,74 pc., ferner stickstoffhaltige Substanz 0,40 pc., freie Säure 1,42 pc., Zucker 3,86 pc., sonstige stickstofffreie Substanz 0,66 pc., Faser 7,44 pc. und 0,48 pc. Asche. Spuren eines ätherischen Oels bedingen das Aroma.

Verwechselungen: Statt der cultivirten kann auch die wild wachsende Frucht benutzt werden, obgleich sie weniger Saft gibt und ärmer an Zucker ist. Ihr Aroma soll stärker entwickelt sein. Die gelblichweisse Varietät der cultivirten Himbeere wird natürlich nicht gebraucht. Ebenso wenig sind die Früchte von *Rubus saxatilis* L. zu pharmaceutischen Zwecken tauglich, da sie säuerlich schmecken und keinen Geruch besitzen. Sie unterscheiden sich leicht durch ihre grösseren, glänzendglatten, rothen Steinfrüchte, welche zu 3—7 zu einer Scheinbeere vereinigt sind.

Verwendung: Die Himbeeren werden wegen ihres Geruchs und Geschmacks sehr viel als Geschmackscorrigens gebraucht. Der ausgepresste Saft bildet für culinarische Zwecke einen vielbegehrten Handelsartikel.

Präparate: Officinell ist bei uns nur noch der aus frischen, wilden oder cultivirten Früchten bereitete Syrupus Rubi Idaei.

Fructus Cassiae Fistulae.

Röhrenkassie.

Die ursprünglich in Ostindien einheimische *Cassia Fistula* L. aus der Familie der Caesalpiniaceen, Bschr. Lrs. B. II. 895; Abb. Btl. a. Tr. 87; Ha. IX. 39; N. v. E. 344; Pl. 327; Tussac l. c. IV, 2, wird jetzt in ihrem Vaterland, aber auch im tropischen Afrika, Südamerika und Westindien cultivirt. Schriftsteller des 13. Jahrh. beschreiben die Früchte eingehend. Die arabischen Aerzte jener Zeit kannten, benutzten und verbreiteten sie auch in Spanien. In der folgenden Zeit gelangte die Droge auch im übrigen Europa zu Ansehen. Während des 16. Jahrh. war sie in England bereits ein sehr bekanntes Arzneimittel, wurde im 17. und 18. Jahrh. auch in Deutschland angewendet, ist aber jetzt bei uns fast ganz ausser Gebrauch. Dagegen führen die Pharmacopoeen der Niederlande und Belgiens, von Frankreich, England und der Vereinigten Staaten Nordamerikas die Röhrenkassie immer noch unter ihren Arzneimitteln auf. Gebraucht wird nur das Fruchtmus.

Aussehen: Die Frucht besteht aus einer cylindrischen nicht aufspringenden Hülse, welche oben ganz kurz gespitzt ist und unten sich in den Stiel rasch verschmälert. Sie erreicht 30—60 cm Länge und 2—2,5 cm Dicke, ist aussen dunkelbraun oder braunschwarz, etwas glänzend, dicht und fein quergestrichelt und mit zwei einander gegenüberliegenden, feinen, längsgestreiften, nicht aufspringenden Nähten versehen.

Anatomie: a. Lupenbild. Spaltet man die Hülse der Länge nach, so sieht man dieselbe durch zahlreiche, 5 mm von einander entfernte, hellgelbe, sehr dünne Querwände in zahlreiche Fächer getheilt, von welchen jedes ein zähes, schwarzes Mus von süssem Geschmack und in demselben einen eiförmigen, 0,8—1,0 cm langen, etwas zusammengedrückten, glänzend rothbraunen Samen enthält.

b. Mikroskopie. Die Epidermis der Frucht ist aus Spaltöffnungen und kleinen Tafelzellen gebildet, welche braune, auf Gerbstoff reagirende Körnchen enthalten. Die Fruchtwand selbst besteht im Querschnitt aus senkrecht zur Aussenfläche gelagerten, dickwandigen Sclerenchymzellen. Die Querwände, welche wie die Innenseite der Fruchtwand hellgelb gefärbt sind, setzen sich aus langgestreckten, verholzten Zellen zusammen. Die beiden Nähte der Fruchtwand umschliessen Gefässstränge, welche von verholzten Parenchymzellen begleitet sind. Das Fruchtmus endlich besteht aus einem lockeren Parenchymgewebe, dessen Zellen eine in Kalilauge lösliche, braune Masse enthalten.

Chemie: Das Mus enthält bis 70 pc. Zucker, Gummi, Gerbstoff.

Verwechselungen: Die Früchte der in Centralamerika und Brasilien wachsenden *Cassia brasiliana* Lam. unterscheiden sich leicht durch ihre viel stärkere und säbelförmig gebogene Gestalt, den ovalen Querschnitt und die hervortretenden Längsnähte. Das Mus derselben schmeckt bitter und herb. Die Früchte der in Columbien einheimischen *Cassia moschata* H. B. K. sind kürzer, nur 1,5 cm dick und stellenweise eingeschnürt. Sie enthalten ein hellbraunes Mus, welches süsslich herbe schmeckt und beim Erwärmen nach Moschus riecht.

Verwendung: Das Mus der Röhrenkassie wird wie Pulpa Tamarindorum gebraucht, aber zweckmässig durch letztere ersetzt.

Pulpa Tamarindorum.

Tamarindenmus.

Tamarinden werden in den Schriften des klassischen Alterthums nicht erwähnt, waren dagegen in Indien und Persien und wohl auch in Afrika seit den ältesten Zeiten als Nahrungs- und Arzneimittel in

Gebrauch. In Deutschland sind sie während des 15. Jahrhunderts bereits in die Apotheken eingeführt worden ohne aber grossen Werth zu erlangen. Die Stammpflanze *Tamarindus indica* L., Bschr. Lrs. Pf. 543; Abb. Bg. u. S. IX. c; Btl. a. Tr. 92; Ha. X. 41; N. v. E. 343; Pl. 31, ist in Afrika zwischen dem 24.° südl. und dem 14.° nördl. Breite vom Senegal im Westen bis Mozambique und bis zum rothen Meere im Osten heimisch, verbreitet sich durch Asien von Arabien bis Cochinchina, gedeiht auf den ostindischen Inseln von den Sundainseln bis zu den Philippinen, kommt im Norden von Australien vor und ist in Süd- und Centralamerika so wie auf den westindischen Inseln eingeführt. Benutzt werden jetzt fast nur cultivirte Früchte, deren Mus die officinelle Pulpa darstellt.

Aussehen: Die Droge bildet eine zähe, breiige Masse von dunkelbrauner bis schwarzer Farbe und saurem Geschmack und enthält beigemischt verschiedene Gewebstheile der Frucht und einzelne Samen. — Die Frucht selbst ist eine herabhängende nicht aufspringende Hülse, welche von den Seiten etwas zusammengedrückt, aber doch rundlich, aussen feinkörnig warzig und gelblich grau und gewöhnlich schwach säbelförmig gebogen erscheint. Sie erreicht eine Länge von 5—20 cm und lässt mehr oder weniger deutlich eine Bauch- und eine Rückennaht erkennen, welche 2,5—3 cm von einander entfernt sich gegenüber liegen. Nicht selten zeigt sie längs der gewölbten Seite mehrere sattelförmige Vertiefungen und birgt innerhalb der dadurch stärker vorgewölbten Zwischenstrecken je einen höchstens 1,8 cm langen und 0,8 cm breiten Samen. Zwischen den zusammengedrückten Seiten misst die Frucht 1,5—1,8 cm. Sie spitzt sich am Scheitel kurz und scharf zu, während sie am Grunde sich rasch in den 3 cm langen, ziemlich starken Stiel verjüngt.

Anatomie: a. Lupenbild. An dem Muse erkennt man mittelst der Lupe nichts besonders Auffallendes. Die dünne, kaum 0,5 mm im Querschnitt messende Aussenwand der Frucht deckt das Mittelgewebe, welches die Pulpa enthält und sich bis zu der die Samenfächer bildenden Innenwand erstreckt. Das Mus schrumpft beim Trocknen sehr stark ein, wird hart und füllt die getrocknete Frucht nicht mehr aus. Zwischen der Aussenwand und dem eingetrockneten Muse ziehen längs der Bauchnaht zwei sehr starke, rundliche, 1—2 mm dicke, und zwei schwächere Stränge und längs der Rückennaht ein noch stärkerer Strang von der Basis bis zur Spitze, geben während des Verlaufes zahlreiche Seitenzweige und diese wieder weitere Verzweigungen ab, welche zwischen die Pulpa eindringen. Die seitlich zusammengedrückten Samenfächer haben im Längsschnitt eine fast viereckig abgerundete Form. Der

Samen ist dunkelbraun, seitlich zusammengedrückt, an dem vom Nabelstrang durchzogenen Rande gekielt oder gefurcht, an den Breitseiten glatt oder gestreift und hie und da grubig vertieft. Der Querschnitt der Samenschale lässt eine äussere, dunkelbraune und eine innere, hellere Schicht erkennen. Der bräunlich gelbe Samenkern besteht aus zwei gelblich weissen, hornartig harten Samenlappen, welche am Nabel das dicke Würzelchen des halbgegenläufigen Keimes mit seiner kleinen gelben Knospe bergen.

b. Mikroskopie. In dem Mus des Handels erkennt man derbwandige Zellen, welche bräunliche Körner und Amylum enthalten. Nicht nur das letztere, sondern auch die Zellwand wird durch Jod gebläut. Auch Weinsteinkrystalle sind in vielen Zellen abgelagert. — Zwischen dem Mus und der äusseren Fruchtwand verlaufen die oben erwähnten starken Gefässbündel mit ihren Verzweigungen. Die starken Stränge sind äusserlich von einem Parenchym umgeben, welches in der trocknen Frucht vielfach abgetrennt ist. Wo es sich erhalten hat, enthält es verschieden gestaltete Sclerenchymzellen eingestreut und umschliesst den aus braunwandigen Zellen gebildeten Siebtheil. Das viel stärker entwickelte Xylem besteht aus einreihigen Markstrahlen und breiteren Holzstrahlen. Die letzteren sind aus verdickten Holzfasern und nicht sehr zahlreichen Gefässen aufgebaut und gehen, ebenso wie die ersteren, gewöhnlich von einem excentrisch gelegenen Puncte aus. — Die äussere Fruchtwand wird von rundlich polygonalen, grossen und kleinen dickwandigen Steinzellen gebildet, welche nach aussen zu von tangential gestreckten, rothbraunen Tafelzellen gedeckt sind. Die Innenwand, welche die Samenfächer herstellt, ist aus lang gestreckten Fasern zusammengefügt und nach innen zu von einer Lage stark verdickter Sclerenchymzellen gestützt. — Die Samenschale setzt sich aus zwei verschieden gebauten Gewebsschichten zusammen. Die äussere besteht aus zwei Lagen radial gestreckter, senkrecht zur Oberfläche gestellter, dicht gedrängter, dickwandiger, vielmals länger als breiter Sclerenchymzellen. Die der äusseren Lage sind braun gefärbt, die der zweiten dagegen glashell und farblos. An diese letzteren grenzt eine Reihe von Sanduhrzellen, zwischen welchen grosse Lücken frei bleiben. Darauf folgen mehrere Reihen buchtig begrenzter Zellen, an welche sich eine schmale Schicht tangential gestreckter Zellen anschliessen. Zwischen denselben verläuft das Gefässbündel der Raphe. Mehrere Lagen dünnwandiger Zellen, welche nach innen zu radial gestreckt sind, bilden eine breitere, sechste Schicht. Nach innen wird diese von einer im Querschnitt schmalen Membran begrenzt, die im Tangentialschnitt aus rundlich-polygonalen, dickwandigen Zellen zusammengefügt ist. — Der bräunlichgelbe Samenkern wird zu äusserst von einer Reihe fast quadratischer, derbwandiger Zellen begrenzt, während weiterhin die Zellen der Keimlappen sich vergrössern, in Wasser aufquellen und sich theilweise darin auflösen. Ihr Lumen schliesst Proteïnkörner ein und ihre Wandungen werden durch Jod und Schwefelsäure blau gefärbt.

Chemie: Das Tamarindenmus enthält Weinsäure, Citronensäure, Essigsäure und Aepfelsäure zum grössten Theil an Kalium gebunden, ferner Zucker, Amylum und Pectin.

Verwechselungen: Statt der echten Tamarinden werden westindische Tamarinden benutzt, deren hellbraunes Mus nur schwach sauer und etwas schleimig schmeckt und namentlich in England besonders gesucht ist.

Handel: Auf den europäischen Markt kommt die Droge aus Afrika, englisch und französisch Indien und aus Westindien.

Verwendung: Die Pulpa Tamarindorum ist ein mild wirkendes Purgans.

Präparate: Officinell ist Pulpa Tamarindorum depurata, welche zur Bereitung des Electuarium e Senna benutzt wird.

Fructus Capsici.

Spanischer Pfeffer.

Die Stammpflanze des spanischen Pfeffers gehört ursprünglich dem tropischen Amerika an, war aber in der zweiten Hälfte des 16. Jahrh. bereits in Europa sehr verbreitet und wird jetzt in der ganzen alten Welt in verschiedenen Varietäten sehr reichlich cultivirt. In Deutschland sind die langen Früchte von *Capsicum annuum* L. und von dem kaum specifisch verschiedenen *Capsicum longum* Fingerhut, aus der Familie der Solanaceen, Bschr. Lrs. Pf. 583 u. 584; Abb. Bg. u. S. XXa; Btl. a. Tr. 189; Ha. X. 24; N. v. E. 190; Pl. 107, in Gebrauch.

Aussehen: Diese Früchte sind auffallend leicht, länglich-kegelförmig und zugleich mehr oder wenig deutlich ungleich-dreiseitig, enden in eine stumpfe Spitze, erreichen an der Basis etwa 3—4 cm Durchmesser, sind hier von dem fünf- oder sechszähnigen, flach ausgebreiteten Kelche unterstützt und mit einem ziemlich starken, geraden oder gekrümmten Stiel versehen. Die Fruchtwand erscheint blasig-runzelig, aussen glänzend dunkelroth oder dunkelbraun, seltener gelb. Der Geschmack der geruchlosen Droge ist brennend scharf.

Anatomie: a. Lupenbild. Ein nahe unter der Spitze angelegter Querschnitt deckt einen ovalen oder ungleichseitig dreieckigen Hohlraum auf, dessen kaum 0,25 mm dicke Wandung eine dunkelbraune äussere und eine hellere, bräunlichgelbe innere Gewebsschicht unterscheiden lässt. Die letztere tritt in der Mitte jeder der drei Seitenflächen kurz spitzwinkelig in die Höhlung vor. Auf einem in der Mitte der Frucht angelegten Querschnitt hat sich jeder dieser kurzen Vorsprünge zu einem dünnen, scheidewandartigen Samenträger verlängert, welcher eine kurze Strecke frei in den Hohlraum hineinragt. Weiter abwärts nähern sich die drei Samenträger einander immer mehr und vereinigen sich im unteren Theil der Fruchthöhle zu einer sehr verstärkten, markigen Mittelsäule, so dass die Frucht unten drei-, im oberen Theil einfächerig gebaut ist. Die innere Fruchtwand ist wie die Samenträger bräunlich gelb, glänzend und meist mit zahlreichen, kleinen, blasigen Auftreibungen versehen. Jeder Samenträger ist auf beiden Seiten mit hellgelben, fast runden, scheibenförmig flachen Samen von 4—5 mm Durchmesser besetzt, deren Rand etwas verdickt und deren flache Seiten durch halbringförmige, der Gestalt des Embryos entsprechende Erhöhungen und durch die eigenthümlichen Epidermiszellen grubig uneben erscheint.

b. Mikroskopie. Die Epidermis setzen buchtig begrenzte, gelbe Tafelzellen mit derben, geschichteten und getüpfelten Wänden zusammen. Im Querschnitt folgen nach innen in mehreren Reihen tangential gestreckte, sehr dickwandige, poröse Zellen, welche im Tangentialschnitt tafelförmig und weitlichtig, im radialen Längsschnitt so englichtig sich zeigen, dass der Querdurchmesser ihres Lumens nicht die Dicke der Wände erreicht. Diese Zellen enthalten gelbrothe, feinkörnige Massen, auch grössere, rothe Klumpen und röthliche Oeltropfen. Die breitere und hellere Innenschicht ist von einem Gewebe aus tangential gestreckten, dünnwandigen Zellen gebildet, welches nach innen zu von Gefässbündeln aus engen Spiralgefässen und dünnwandigem Prosenchym durchsetzt und gegen die Fruchthöhle von einer der äusseren gleich gebildeten inneren Epidermis abgeschlossen ist. — Die Samenhaut ist von einer Epidermis bedeckt, deren Zellen im Querschnitt an die äusserste Zellenlage des Hyoscyamussamens erinnern. Ihre radialen Wände und die tangentiale Innenwand sind sehr stark geschichtet verdickt und bisweilen mit kürzeren, schmalen Fortsätzen versehen, während die tangentiale Aussenwand sich als dünne Membran von einer radialen Wand zur anderen ausspannt. In der Flächensicht zeigen diese Zellen sehr unregelmässige Formen und tiefbuchtige, geschichtet verdickte Wände. Unter diesen Zellen liegt ein zartwandiges Parenchym, welches durch eine sehr dünne Innenwand von den kleinen, polyëdrischen, derbwandigen Oel- und Proteïnkörner führenden Zellen des

Eiweisses getrennt wird. — Die Zellen der Kelchepidermis sind länger als breit, geschichtet-derbwandig und zierlich getüpfelt. Sie umschliessen ovale Spaltöffnungen. Der hohle Fruchtstiel zeigt im Querschnitt einen schmalen Markring, welcher von einem viel breiteren Holzring umgeben ist. Den letzteren durchsetzen einreihige Markstrahlen (mit einzeln grösseren Steinzellen), zwischen welchen weit breitere Holzstrahlen mit Gefässen liegen. Ein schmächtiger Siebtheil schliesst sich an das Holz an und wird von einem vielfach durch Parenchymzellen unterbrochenen Ring dickwandiger, verholzter, langer, weitlichtiger Sclerenchymzellen umschlossen.

Chemie: Der scharfwirkende Bestandtheil des spanischen Pfeffers ist nicht das braunrothe, flüssige, unreine Capsicol, sondern das in diesem enthaltene flüchtige Capsaïcin. Neben demselben enthält die Droge etwas ätherisches Oel, ein flüchtiges Alcaloid, einen rothbraunen Farbstoff und Asche.

Das Capsaïcin, $C^9H^{14}O^2$, krystallisirt in Nadeln, welche bei 59° C. schmelzen und vorsichtig erwärmt bei 115° C. sublimiren, sich in Alcohol, Aether, Benzol, Schwefelkohlenstoff und Eisessig lösen, bei der Oxydation Oxalsäure und Bernsteinsäure geben und auf die thierische Haut und die Schleimhäute scharfreizend wie Cantharidin wirken. Wegen seiner Flüchtigkeit verliert der spanische Pfeffer bei längerer Aufbewahrung seine Schärfe schliesslich vollständig.

Handel: Die Droge wird aus Ungarn, Asien, Afrika, Mittel- und Südamerika importirt.

Verwendung: Der spanische Pfeffer wird als Reizmittel und Digestivum medicinisch gebraucht, findet aber vorwiegend culinarische Anwendung.

Präparate: Nur die Tinctura Capsici ist officinell.

Fructus Colocynthidis.

Coloquinthen.

Die Früchte der in Asien von Indien bis zum rothen Meere und in Afrika vom Mittelmeere bis zum Somalilande und bis Senegambien wild wachsenden Coloquinthe, *Citrullus Colocynthis* Schrader, einer Cucurbitacee, Bschr. Lrs. Pf. 610; Abb. Bg. u. S. XXV. b; Btl. a. Tr. 114; N. v. E. 268; Pl. 699, wurden bereits im klassischen Alterthume arzneilich gebraucht. In späterer Zeit verdanken sie den Arabern ihre Verbreitung nach dem Westen von Europa. Schon frühzeitig fanden sie im deutschen Mittelalter therapeutische Anwendung. Die **R. Ph.** verlangt die geschälten Früchte mit den Samen.

Aussehen: Die von ihrer kaum 1 mm dicken, gelbgrauen Schale befreiten Früchte stellen sehr leichte Kugeln aus einem weissen, schwammigen, trockenen Fruchtfleisch dar, welches keinen Geruch besitzt, aber intensiv bitter schmeckt. Dasselbe schliesst zahlreiche Samen ein, von welchen durch das Schälen der Frucht öfters einzelne blossgelegt werden. Diese Samen sind flacheiförmig, 7,5 mm lang, 5 mm breit und 1—2 mm dick, von hellgelber bis graubrauner Farbe, am spitzen Ende auf jeder Seite mit zwei ziemlich scharf eingeschnittenen Vertiefungen versehen und von einer trockenen Haut bedeckt, die stellenweise fehlen kann und sich leicht ablöst.

Anatomie: a. Lupenbild. Halbirt man eine Coloquinthenfrucht durch einen Querschnitt, so erscheint derselbe fast völlig ausgefüllt, von einem grosszelligen, markigen, gelblich weissen Grundgewebe, in welchem nahe der Peripherie sechs abgerundet dreieckige Hohlräume mit zahlreichen Samen auftreten. Nicht selten zeigt der Querschnitt drei radiale, vom Centrum zur Peripherie ziehende Spalten, wodurch drei zweifächerige Abtheilungen begrenzt werden. Die Ränder dieser Spalten sind durch ein dichteres und glänzenderes Parenchymgewebe ausgezeichnet. In jedes der sechs Fächer dringt das Grundgewebe in Gestalt eines im Querschnitt bogenförmigen Fortsatzes ein und trägt an demselben sehr zahlreiche in zwei Reihen angewachsene Samen. Der Querschnitt des Samens lässt die Samenschale und den Embryo mit zwei grossen Cotyledonen erkennen.

b. Mikroskopie. Unter einer Cuticula deckt das Fruchtfleisch eine Epidermis, deren Zellen im Querschnitt ein weites Lumen zeigen, aber etwas radial gestreckt sind und stärker verdickte Aussenwände besitzen. Im Tangentialschnitt sind diese Zellen polygonal und zwischen denselben liegen ovale Spaltöffnungen. Kleine, tangential gestreckte Parenchymzellen reihen sich an die Oberhaut und bilden zunächst eine ziemlich breite Zone, welche durch einen Ring aus mehreren Reihen im Querschnitt viereckiger, dickwandiger, nicht grosser Steinzellen begrenzt wird. Die letzteren werden in centripetaler Richtung allmählich grösser und dünnwandig und gehen endlich in die grossen, dünnwandigen Parenchymzellen des Grundgewebes über. Diese Zellen sind an den gegenseitigen Berührungsflächen grob getüpfelt. In dieses Parenchym sind zwei durch Parenchym von einander getrennte Reihen von Gefässbündeln eingelagert. Abb. Bg. A. XLV. 118. — Die Samen sind von einer farblosen, dicken Schicht überzogen, welche aus polyëdrischen Zellen zusammengedrängt ist und nur nach Einwirkung von Quellungsmitteln in ihren Gewebselementen deutlich wird. Diese Schicht bildet ursprünglich das innere Epithel des Carpells. Die darunter folgende Epidermis ist aus viermal so langen wie breiten Zellen gewirkt, die im Tangentialschnitt rundlich polyëdrisch und deren Seitenwände mit leistenförmigen Verdickungen ausgerüstet sind. Die Zellen enthalten Gerbsäure und ihre Wände werden durch Chlorzinkjod blau gefärbt. Junge Samen enthalten Amylum in diesen Zellen, welche dann auch noch keine Verdickungsleisten besitzen. An die Epidermis lehnen sich mehrere Reihen stark verdickter Steinzellen mit winzigem Lumen und harzigem Inhalt. Als vierte Schicht schliesst sich daran eine Reihe von Zellen, die im Tangentialschnitt an den flachen Seiten des Samens stark verdickte Wände, ein unbedeutendes Lumen und am oberen und unteren Ende ausgebildete Verzweigungen zeigen. Eine fünfte Schicht besteht aus Zellen mit netzförmig verdickten Wänden. In der sechsten Schicht verläuft zwischen inhaltslosen, zusammengepressten Zellen ein Gefässbündel. Als siebente Schicht legt sich an diese eine Reihe von Zellen, die der langen Axe des Samen parallel gestreckt sind und sehr feine, spiralige Streifung erkennen lassen. Eine achte Schicht aus zusammengepressten Zellen des Perisperms und eine neunte aus mehrfachen Lagen von Zellen, die im Tangentialschnitt polyëdrisch erscheinen und aus der äusseren Schicht des Endosperms entstehen, werden beide durch Millon's Reagens roth gefärbt. Eine zehnte Schicht bilden in Gestalt einer ganz dünnen Linie Zellen des Endosperms. Besser sichtbar ist dieselbe zwischen beiden Cotyledonen, welche bei ihrem Wachsthum Theile des Endosperms einschliessen. — Das Zellgewebe des Embryo enthält Fett und Aleuronkörner mit Globoïden. Unreife Samen finden sich vielfach unter der Handelswaare und sind leicht daran zu erkennen, dass die Steinzellen der unter der Epidermis gelegenen Schicht nur wenig verdickte Wände und ein sehr grosses Lumen aufweisen. Abb. Hartwich Arch. Ph. 1882. S. 583 f.

Chemie: Der wirksame Bestandtheil der Droge ist das Colocynthin. Daneben sind fettes Oel, Harz, Gummi, Schleim und 13 bis 14 pc. Asche nachgewiesen.

Das Colocynthin stellt ein luftbeständiges, lockeres, hellgelbes Pulver dar, welches sehr bitter schmeckt, sich in 20 Th. kaltem und 16 Th. warmem Wasser mit neutraler Reaction löst, auch in Weingeist und absolutem Alcohol löslich ist und nach dem Verdunsten aus letzterer Lösung als spröde, colophoniumartige Masse zurückbleibt. Gelöst wird es ferner sehr leicht von Ammoniak und wässriger Chromsäurelösung. Conc. Schwefelsäure löst das Colocynthin in der Kälte mit tiefrother Farbe. Durch Erwärmen mit conc. Schwefelsäure wird es zerstört. Conc. Salpetersäure löst es mit hellrother Farbe, die durch Erwärmen dunkler wird. Aehnlich wirkt verdünnte Salpetersäure. Mit conc. Salzsäure gibt es in der Kälte eine hellgelbe, klare Flüssigkeit. Natron- und Kalilauge lösen es in der Wärme mit gelber Farbe. Unlöslich ist das Colocynthin in Chloroform, Aether, Benzol, Schwefelkohlenstoff und Petroleumäther. Aus alcoholischer Lösung fällt es auf Zusatz von Aether in weissen Flocken aus. Die wässrige Lösung gibt mit Gerbsäure einen sehr reichlichen, grossflockigen, weissen Niederschlag. Nicht gefällt wird es durch Bleiessig, Eisenchlorid, Silbernitrat, Sublimat und Eisensulfat. Colocynthin ist nicht stickstoffhaltig, es reducirt Fehling's Lösung schon in der Kälte, spaltet sich aber bei Behandlung mit verdünnten Säuren nicht in Zucker und einen anderen Körper wie irriger Weise von älteren Autoren angegeben wird. In dem Fruchtfleisch kommt Colocynthin etwa zu 0,6 pc. vor.

Handel: Die Droge kommt aus Marocco, aus Syrien und Spanien in den europäischen Handel.

Verwendung: Die Coloquinthen sind ein scharf wirkendes Drasticum.

Präparate: Das Extractum Colocynthidis und die Tinctura Colocynthidis sind officinell.

---

g. Sporen, Samen und Samentheile.

1. Sporen.

Lycopodium.

Bärlappsamen.

Die medicinische Anwendung des Bärlappsamens wird erst im 17. Jahrhundert erwähnt, obgleich die Botaniker des sechszehnten bereits die Stammpflanze, *Lycopodium clavatum* L., genau beschreiben und abbilden. Bschr. Lrs. Pf. 175; Abb. ebend. 174; Bg. u. S. XXXVIIIa; Btl. a. Tr. 299; Ha. VIII. 47; N. v. E. 13. Sie ist über alle Erdtheile verbreitet und kommt im Süden sowohl wie im Norden vor. Vier- bis fünfjährige Pflanzen entwickeln 5 cm lange Aehren, welche aus dachziegelförmig angeordneten, mit verlängerter Spitze versehenen Fruchtblättchen zusammengesetzt sind. Die letzteren tragen am Grunde ihrer Innenseite je ein nierenförmiges Sporangium, welches bei uns im Juli und August reift und spaltenförmig aufspringt. Der gelbe pulverige Inhalt dieser Sporenträger lässt sich durch Ausklopfen der reifen Aehren leicht entleeren. Beigemischte Bruchstücke von Aehren siebt man ab und gewinnt so die gereinigte, officinelle Droge, das Lycopodium.

Aussehen: Dies ist ein sehr feines, bewegliches, blassgelbes, geruch- und geschmackloses Pulver, hat bei 16° C. 1,062 spec. Gew., schwimmt aber auf dem Wasser und sinkt in demselben erst, nachdem es damit gekocht ist, unter. Es haftet leicht an nicht allzuglatten Flächen und verbrennt, wenn es in die Flamme geblasen wird, mit Explosion blitzartig schnell (Blitzpulver).

Anatomie: Mikroskopisch untersucht zeigt es sich aus fast gleichgrossen, etwa 0,035 mm messenden Sporenzellen zusammengesetzt, welche dreiseitige Pyramiden mit convex vorgewölbter Grundfläche darstellen. Die letztere ist vollständig, jede der drei Pyramidenflächen bis nahe an die Kanten von netzartig verbundenen Leistchen bedeckt, welche fünf- oder sechsseitige Maschenräume einschliessen und bei nicht ganz scharfer Einstellung den Saum der Spore stachelig erscheinen lassen. Die durchsichtige Zellenwand besteht aus einer derberen, äusseren Haut, dem Exosporium und einer zarteren, inneren, dem Endosporium, welche letztere sich mit Kali gelb färbt und wenn sie danach mit Schwefelsäure behandelt wird, auf Zusatz von Jod eine blaue Färbung annimmt. Unter starkem Druck zerreissen die Zellen längs ihrer Kanten und entleeren Oeltropfen.

Chemie: Den gut, am besten mit Glaspulver zerriebenen Sporen entzieht Aether und auch Schwefelkohlenstoff 20—47 pc. fettes Oel von mildem Geschmack, welches selbst bei —15° C. flüssig bleibt. Neben dem Oele kommt nach Flückiger ein flüchtiges Alcaloid in Spuren vor. Der Aschengehalt reiner Waare beträgt 4 pc. Aeltere Angaben führen mit Recht auch Zucker als Bestandtheil an.

Verfälschungen: Die Handelswaare wird durch Zusatz von Schwefel, Gyps, Calciumcarbonat, Baryumsulfat, Talk und Sand bis zu 40 pc. verfälscht. Auch Blüthenstaub, Pollen, von *Pinus sylvestris* L. u. a. Arten, von *Corylus Avellana* L. und von *Typha latifolia* L. werden dem Lycopodium beigemischt. Die Pharmacopoea norvegica benutzt auch die Sporen von *Lycopodium annotinum* und *L. complanatum* L. Die Sporen der ersteren Art sind kleiner und zeigen rundliche Maschenräume auf ihrer Oberfläche. Die zuletzt genannte Art liefert Sporen, welche unseren officinellen ganz ähnlich sind und enthält in ihrem Kraut das von Boedeker dargestellte, krystallisirbare Alcaloid Lycopodin. Es bildet monokline, farblose, bei 44° bis 45° C. schmelzende und bitter schmeckende Prismen, welche sich in Wasser, Alcohol, Aether, Chloroform, Benzol und Amylalcohol leicht lösen und nach der Formel $C^{32}H^{52}N^{2}O^{3}$ zusammengesetzt sind. Mit Salzsäure gibt es ein krystallinisches Salz, $C^{32}H^{52}N^2O^8$, 2 HCl + H^2O, und auch das Golddoppelsalz, $C^{32}H^{52}N^2O^8$, 2 HCl + 2 $AuCl^3$ + H^2O, krystallisirt. Die weit kleineren Arten *Lycopodium Selago* L., *L. undulatum* L. und *L. alpinum* geben keinen lohnenden Ertrag.

Handel: Nicht nur einheimischer, sondern auch russischer und schweizer Bärlappsamen gelangt auf den deutschen Markt.

Prüfung: Mineralische Beimischungen lassen sich leicht nachweisen, wenn man eine Probe der Handelswaare mit Chloroform schüttelt. Die Sporen schwimmen auf der Flüssigkeit, während Gyps, Calciumcarbonat, Baryumsulfat, Talkstein, Sand u. s. w. bei ruhigem Stehen zu Boden sinken und dann gesammelt und weiter geprüft werden können. Auch die Bestimmung des Aschengehaltes, der weniger als 5 pc. betragen soll, führt zur Entdeckung anorganischer Zusätze. Schwefel gibt sich beim Verbrennen durch die Bildung von schwefliger Säure zu erkennen. Pollen der genannten Phanerogamen entdeckt man mit Hülfe des Mikroskops. Das Pollenkorn von Pinus ist queroval und seine Aussenhaut an beiden Enden zu je einem grossen, halbkugeligen, blasigen, netzig gezeichneten Sack aufgetrieben. Abb. des Pollen von *Pinus sylvestris* L. bei Lrs. B. II. 32. *Corylus Avellana* besitzt gesättigt gelben Blüthenstaub. Das einzelne Korn ist kugelig, glatt und im Aequator mit drei gleichweit von einander liegenden, breiten, stumpfen Papillen versehen, auf deren Scheitel die Aussenhaut rundlich durchbohrt ist. Der Pollen von *Typha latifolia* besteht aus Gruppen zu vieren zusammenhängender Körner. Abb. in Hager's Commentar. 1884. II. S. 268 u. 269.

Verwendung: Das Lycopodium wird medicinisch und pharmaceutisch fast nur als Streupulver und technisch bei uns, ebenso wie nach den Berichten von Adam Olearius schon vor Jahrhunderten in Russland und Persien, zu Feuerwerkszwecken benutzt.

2. *Samen aus der Abtheilung der Monocotyledonen.*

Semen Colchici.

Zeitlosensamen.

Die Samen von *Colchicum autumnale* L. (S. 104) sind anscheinend erst im Anfang unseres Jahrhunderts zu therapeutischen Zwecken herangezogen worden. Sie erhalten bei der Aufbewahrung ihren wirksamen Bestandtheil weit länger unverändert als der Cormus s. Bulbus Colchici. Aus diesem Grunde hat die **R. Ph.** nur die Samen aufgenommen.

Aussehen: Die nahezu kugeligen Samen sind durch den Nabelwulst etwas zugespitzt, erreichen bis 3 mm Durchmesser, besitzen eine auffallende Härte und eine mattbraune, wenig runzelige, aber fein grubigpunctirte Samenschale. Im frischen Zustande fühlen sie sich, weil auf der Aussenfläche Zucker ausgeschieden ist, klebrig an, sind geruchlos und schmecken, auch getrocknet, sehr bitter und scharf.

Anatomie: a. Lupenbild. Ein durch die Nabelschwiele gelegter Längsschnitt zeigt eine schmale Samenschale, welche ein gelbgraues, hornartiges Eiweiss umschliesst. In letzterem liegt an der dem Nabel entgegengesetzten Seite, der Nabelschwiele fast direct gegenüber, der sehr kleine 0,5 mm lange und 0,2 mm dicke Keim.

b. Mikroskopie. Die Samenschale ist peripherisch aus weitlichtigen und dünnwandigen, nach innen zu aus engeren, tangential gedehnten Zellen mit bräunlichem Inhalt gebildet, welche in der Samenschwiele sich zu einem mächtigen, amylumreichen, von einem Gefässstrang durchsetzten Parenchym ausbreiten. Die Stärkekörner sind kugelig oder polygonal ohne deutliche Schichtung mit centraler Kernhöhle. Vielfach sind sie aus 2 oder 3 Theilen zusammengesetzt. Das Eiweiss baut sich aus derbwandigen, deutlich und stark porösen, polyëdrischen Zellen auf, welche von einem Mittelpunkt aus in radiärer Richtung strahlig angeordnet sind und als Inhalt Proteïnkörner und Oeltropfen erkennen lassen. Das Gewebe des Keims ist aus kleineren Zellen zusammengefügt. Die Aleuronkörner sind in 10 pc. Kochsalzlösung vollständig löslich.

c. Präparation: Die Samen von Colchicum lassen sich wie auch andere, wenn sie ganz frisch sind, zwischen Hollundermark bequem schneiden. Trockne, harte Samen kann man zweckmässig in Papierkästchen, wie sie zum Ausgiessen von Ceraten benutzt werden, in verschiedener Lage mittelst Paraffin einschmelzen. Die erhärtete Masse gestattet in jeder Richtung feinste Schnitte anzulegen. Das den Schnitten anhaftende Paraffin wird in Chloroform gelöst und der Schnitt zuerst unter Oel oder Spiritus oder reinem Glycerin betrachtet, um jede Veränderung der Gewebstheile zu vermeiden. Mehrschichtige Samenschalen müssen in der Regel mit Quellungsmitteln wie Kaliumhydrat oder Salpetersäure oder mit Schultze's Reagens behandelt werden, wenn es darauf ankommt, die einzelnen Zellschichten genauer zu verfolgen. Von den mikroskopisch nachweisbaren Bestandtheilen wird die Stärke in vielen Fällen erst deutlich, nachdem die Fette und Oele mittelst Aether und Alcohol entfernt sind. Bisweilen ist auch eine vorgängige Behandlung der Schnitte mit Kalilauge nöthig, um die Stärkekörner mit Jod blau zu färben. Böhm, Sitzgsb. d. Akad. z. Wien 1857. Bd. 22. S. 497.

Für die Eiweisskörper sind folgende Reactionen characteristisch: Salpetersäure und auch Pikrinsäure färbt sie gelb, ammoniakalische Carminlösung roth, alkalische Kupferlösung violett, Zucker und Schwefelsäure erst roth und dann violettroth, Jodlösung gelb. Mit Millon's Reagens erwärmt werden sie ziegelroth, während concentrirte Salzsäure sie beim Erwärmen blau oder violett und Goldchlorid sie bei Lichtzutritt violettblau färbt. Die Eiweisskörner lösen sich nicht oder nur wenig in kaltem Wasser. Enthalten sie aber relativ grosse Mengen von Kaliumphosphat, so wirkt dieses nach Wasserzusatz lösend ein. Solche Albuminate lassen sich zur Anschauung bringen, wenn man die feinen Schnitte mit 1 pc. Sublimat enthaltendem Alcohol 1—6 Stunden behandelt. Die von Aleuron eingeschlossenen Krystalloide lassen sich selten direct beobachten, werden aber durch Natriumphosphat, welches die Hüllmasse zuweilen, aber nie die Krystalloide löst, deutlich sichtbar.

Chemie: Die Samen enthalten das giftige Colchicin, Zucker, 8 pc. fettes Oel, etwas Gerbsäure und 2,66 pc. Asche.

Das Colchicin, $C^{17}H^{23}NO^{6}$ (?), ist eine gelblich weisse, amorphe Masse von sehr bitterem Geschmack, welche bei 145° C. schmilzt, sich leicht in Wasser, Alcohol und Benzol, nur wenig in Aether und kaum in Petroleumäther löst. C. ist optisch inactiv und bildet mit Säuren keine Salze. Concentrirte Salpetersäure von 1,4 spec. Gew. färbt das C. intensiv violett und dann rothbraun. Setzt man jetzt Wasser zu und macht mit Kalilauge alkalisch, so tritt eine orange Färbung ein. Chlorwasser bewirkt in wässriger Lösung des C. einen gelben Niederschlag, der durch Ammoniak mit röthlich gelber Farbe gelöst wird. Bei Behandlung mit verdünnten Säuren geht das Colchicin unter Abspaltung von Wasser in Colchiceïn über, wobei zugleich eine neue amorphe Base, das Apocolchiceïn, auftritt. Das Colchiceïn, $C^{17}H^{21}NO^{5} + 2H^{2}O$, krystallisirt in Blättchen oder Nadeln von bitterem Geschmack, welche bei 155° C. schmelzen, sich leicht in kochendem Wasser, Alcohol und Chloroform lösen. Feuchtes oder gelöstes Colchiceïn zersetzt sich an der Luft und im Licht unter Abgabe von Ammoniak und Wasser, wobei harzartige Körper — Colchicoresine — auftreten, welche conc. Salpetersäure violettblau färben. Colchiceïn mit starker Salzsäure auf 110—120° C. erhitzt, geht unter gleichzeitiger Bildung von Chlormethyl in Apocolchiceïn über.

Das Apocolchiceïn ist eine gelbe, amorphe Masse, welche sich sehr schwer in kaltem, etwas leichter in heissem Wasser, gut in Alcohol, in verdünnten Säuren und in ätzenden Alkalien löst. Die heisse, wässrige Lösung und ebenso die alcoholische erstarrt beim Erkalten zu einer Gallerte. Die sauren Lösungen trocknen zu gelben Firnissen ein. Die salzsaure Lösung wird nicht durch Gerbsäure, wohl aber durch Picrinsäure, Jodjodkalium, Platinchlorid, Bromwasser, Kaliumwismuthjodid, Phosphorwolfram- und Phosphormolybdänsäure flockig gefällt. Eisenchlorid bewirkt in neutralen Lösungen einen braungrünen Niederschlag, der sich in Chlorwasserstoffsäure mit grüner Farbe löst. Conc. Schwefelsäure löst das Ap. mit gelber Farbe. Durch Kaliumnitrat geht dieselbe in indigoblau, violett und endlich in rothgelb über. Zusatz von Alkali im Ueberschuss ruft dann eine Rothfärbung hervor.

Verwendung: Die Samen und ihre Präparate stehen in dem nicht begründeten Rufe bei innerlichem Gebrauche eine vermehrte Ausscheidung von Harnsäure zu veranlassen und sind deshalb bei acuten Gelenkleiden noch vielfach in Gebrauch. Erwiesen ist eine intensiv reizende Einwirkung auf Magen- und Darmschleimhaut.

Präparate: Die Tinctura und das Vinum Colchici sind officinell.

Semen Sabadillae.

Sabadillsamen.

Obgleich die giftigen Sabadillsamen bereits im 16. Jahrhundert nach Spanien gelangten, hat man in Deutschland dieselben erst in der zweiten Hälfte des 18. Jahrhunderts als Antiparasiticum angewendet. Die Stammpflanze *Veratrum officinale* Schlechtendahl = *Sabadilla officinarum* Brandt = *Schoenocaulon officinale* Asa Gray, Bschr. Lrs. B. II. 417; Abb. Bg. u. S. IX e; Btl. a. Tr. 287; Ha. XIII. 27; N. v. E. Suppl. H. 5. T. 2, gehört zur Familie der Melanthieen und ist im Norden von Südamerika (Venezuela) und in Mittelamerika (Guatemala und östlichem Mexico) heimisch. Früher kamen die Früchte mit den Samen in den Handel, jetzt werden nur die letzteren nach Europa gebracht. Sie liefern den chemischen Fabriken das Material zur Darstellung des officinellen Veratrin.

Aussehen: Die Samen, welche zu 2—4, höchstens zu 6 in je einem der drei Fruchtfächer dicht gedrängt liegen und durch gegenseitigen Druck eine sehr unregelmässige Gestalt annehmen, erreichen eine Länge von 8 oder 9 mm bei 2 mm Dicke, sind im Umriss länglich-lanzettlich und unregelmässig kantig, meist etwas gekrümmt und an der schnabelartig verlängerten Spitze oft etwas gedreht. Die Aussenfläche erscheint glänzend schwarzbraun, längsrunzelig oder durch das Trocknen leicht längsfaltig. Sie haben keinen Geruch, schmecken aber scharfbrennend. Ihr Pulver erregt heftiges Niesen.

Anatomie: a. Lupenbild. Auf dem Querschnitt des Samens umschliesst eine sehr dünne, braunschwarze Samenschale das weissliche, harte Eiweiss, in dessen Grunde der Längsschnitt den kleinen länglichen, in der Nähe des Nabels liegenden Embryo zeigt. Abb. Lrs. l. c. 417.

b. Mikroskopie. Die Epidermis der Samenschale bilden weite, im Querschnitt fast quadratische Zellen mit brauner, nach aussen verdickter Wandung, welche in einem graukörnigen Inhalt Oeltropfen zeigen. An sie schliessen sich gewöhnlich drei Reihen tangential gestreckter, sehr zusammengefallener, brauner, dünnwandiger Zellen, welche durch eine Lage von in der Flächensicht tafelförmigen, wellig begrenzten, gelben Zellen mit dem Sameneiweiss verbunden sind. Das Parenchym des letzteren ist aus strahlig geordneten, farblosen Zellen aufgebaut, welche getüpfelte Wände besitzen und Amylumkörner und Oeltropfen einschliessen. Die kleineren Zellen des Kerns enthalten Proteïnsubstanz und Oeltröpfchen.

Chemie: Der Sabadillsamen enthält verschiedene Alcaloide, von welchen das Veratrin allein officinell ist, während das von Weigelin dargestellte Sabadillin und Sabatrin ebenso wie die Sabadillsäure oder Cevadinsäure, das fette Oel und etwa 2—3 pc. Asche für uns von keiner Bedeutung sind.

Das Veratrin der **R. Ph.** stellt ein weisses, lockeres Pulver dar, welches an Wasser nur so viel abgibt, dass das Filtrat sehr langsam rothes Lackmuspapier bläut, aber scharf und nicht bitter schmeckt. Das Pulver erregt intensives Niessen, löst sich mit stark alkalischer Reaction in 4 Theilen Weingeist und in 2 Theilen Chloroform, weniger in Aether, leicht in verdünnter Schwefelsäure und Salzsäure. Diese letzteren Lösungen schmecken bitter und scharf. Kochende Salzsäure gibt eine rothe Lösung. Mit 100 Theilen Schwefelsäure verrieben, zeigt es eine grünlichgelbe Fluorescenz, welche bald in eine rothe Farbe übergeht. Wird die schwefelsaure Lösung in dünner Schicht ausgebreitet und mit Zucker bestreut, so tritt zuerst eine gelbe, dann grüne und zuletzt blaue Farbe ein.

Das officinelle Veratrin kommt zu 1 pc. in den Samen vor, wirkt stark giftig, schmilzt bei 150—155° zu einer gelblichen Flüssigkeit, welche harzartig erstarrt. Es besteht aus einem krystallisirbaren, in Wasser unlöslichen Theil, der Cevadin oder krystallisirtes Veratrin genannt wird und aus einem nicht krystallisirbaren, in Wasser löslichen, welcher Veratridin heisst. Sehr geringe Mengen des ersteren reichen, wie E. Schmidt nachgewiesen hat, hin, um das zweite in Wasser unlöslich zu machen und geringe Mengen des letzteren verhindern die Krystallisation des ersteren. Das krystallisirte Veratrin, $C^{32}H^{49}NO^{9}$, erhält man aus Alcohol in farblosen, durchsichtigen, concentrisch gruppirten Nadeln, welche bei 205° C. schmelzen und sich leicht in kochendem, schwerer in kaltem Alcohol lösen. Die Krystalle verwittern beim Aufbewahren. Von seinen Verbindungen mit Säuren krystallisirt nur das Golddoppelsalz in gelben Nadeln. Durch Kochen mit Baryumhydroxyd in verdünntem Alcohol spaltet sich das krystallisirte Veratrin in Angelicasäure, $C^{5}H^{8}O^{2}$, und in Cevidin oder Cevin.

Das Cevidin, $C^{27}H^{45}NO^{9}$, ist gelblich weiss und amorph, schmilzt bei 182—185° C., löst sich mit alkalischer Reaction in Wasser, Alcohol, Amylalcohol und Chloroform sehr leicht, weniger gut in Aether, Benzol, Schwefelkohlenstoff und Petroleumäther. Mit Zucker und Schwefelsäure gibt es eine röthlich-braune Färbung.

Das Veratridin, $C^{32}H^{49}NO^{9}$, ist gelblich-weiss und amorph, schmilzt bei 150—155° C., löst sich in 33 Theilen Wasser und nur sehr wenig in Aether. Sein Staub erregt intensives Niessen. Es gibt dieselben Reactionen wie das officinelle Veratrin mit conc. Schwefelsäure und conc. Salzsäure. Mit Schwefelsäure und Zucker färbt es sich nur röthlich-braun. Beim Erwärmen seiner wässrigen Lösung auf 100° geht es in veratrumsaures Veratroïdin $C^{55}H^{32}N^{2}O^{16}C^{9}H^{10}O^{4} + 2H^{2}O$ über.

Das Veratroïdin, $C^{55}H^{92}N^{2}O^{16}$, ist amorph und gelblich weiss, reizt zum Husten und Niessen, schmilzt bei 143—148° C., löst sich schwer in Wasser, leicht in Alcohol, Aether, Chloroform, Schwefelkohlenstoff, Benzol und Petroleumäther. Es gibt dieselben Reactionen wie das officinelle Veratrin. — Die Veratrumsäure, $C^{6}H^{3}\begin{cases}(OCH^{3})^{2}\\CO.OH\end{cases}$, oder Dimethylprotocatechusäure krystallisirt in farblosen Nadeln, welche sich schwer in Wasser, gut in Alcohol lösen, bei 179,5° C. schmelzen und bei Behandlung mit Baryumhydroxyd in CO^{2} und Veratrol, $C^{6}H^{4}(OCH^{3})^{2}$, ein farbloses, aromatisch riechendes, bei 205° C. siedendes Oel, zerfallen.

Handel: Der Sabadillsamen wird aus Caracas über La Guayra in jährlichen Mengen von etwa 130 000 kg nach Europa gebracht.

Verwendung: Die Droge dient vorzugsweise zur fabrikmässigen Darstellung des officinellen Veratrin, welches äusserlich und innerlich Anwendung findet, aber ein intensives Gift ist.

3. Samen und Samentheile aus der Abtheilung der Dicotyledonen.

Semen Quercus.

Eicheln.

Die Früchte von *Quercus robur* L. (Seite 116) waren im Alterthum als Nahrungs- und Arzneimittel in Gebrauch. Arabische Aerzte haben dieselben gleichfalls vielfach benutzt, während in Deutschland die Eicheln früher nie in besonderem Ansehen standen und höchstens als Viehfutter geschätzt waren. Erst seit etwa 100 Jahren finden die Samen als Ersatz des Kaffees Verwerthung und erfreuen sich in dieser Form als Diäteticum einer unverdienten Gunst. Gebraucht werden die gerösteten Samenlappen, welche als Eichelkaffee unter dem Namen Semen Quercus tostum auch bei uns officinell waren.

Aussehen: Die Handelswaare besteht entweder aus der nicht entschälten, aber von der Becherhülle befreiten Frucht oder häufiger nur aus den getrennten und von der Samenhaut befreiten Samenlappen. Jeder derselben zeigt eine länglich eiförmige und zugleich planconvexe Gestalt und ist bei einer Breite von 1,2 cm gewöhnlich 2,5 cm lang. Die blassbraune Aussenfläche ist auf der convexen Seite längsgefurcht. An der Spitze der flachen Seite, welche öfters leicht concav erscheint, liegt das Würzelchen oder eine demselben entsprechende kleine Grube.

Anatomie: a. Lupenbild. Auf dem Querschnitt der Frucht unterscheidet man eine 0,8—1,5 mm dicke Fruchtwand, eine dünne

Samenschale und die beiden planconvexen, dicht aneinander liegenden Samenlappen, welche von zahlreichen Gefässsträngen durchzogen sind.

b. Mikroskopie. Die Fruchtschale ist von einer Epidermis aus isodiametrischen Zellen mit stark verdickter Aussenwand überzogen. Unter derselben folgen 4—5 Reihen im Querschnitt polyëdrischer Sclerenchymzellen. Die Zellen der letzten dieser Reihen sind viel weitlichtiger als diejenigen der 3—4 vorhergehenden. An dieses Sclerenchymgewebe schliesst sich ein vielreihiges Parenchym, welches die Hauptmasse der Fruchtschale ausmacht und abwechselnd aus 5—10 Reihen grösserer und aus 1—2 Reihen engerer, tangential gestreckter und vertical verlängerter, dünnwandiger Zellen aufgebaut ist. Viele dieser Parenchymzellen schliessen Calciumoxatdrusen ein. Gefässstränge durchziehen das Parenchymgewebe, in welches ausserdem zahlreiche Gruppen von getüpfelten Sclerenchymzellen eingelagert sind. Nach innen zu wird die Fruchtschale von langgestreckten Prosenchymzellen begrenzt. Die Samenschale ist unter der einreihigen Epidermis aus 10—15 Reihen dünnwandiger, im Querschnitt etwas tangential gedehnter Zellen zusammengesetzt. Innerhalb dieser Gewebsschicht verlaufen zahlreiche Gefässbündel. Das Gewebe der Samenlappen bilden dünnwandige, polygonale Parenchymzellen, welche in der Peripherie ringsum kleiner und mit feinkörnigem Protoplasma angefüllt sind, weiterhin Gerbstoff, Stärkekörner, Eiweiss, Fetttröpfchen und hie und da auch einen braunen Farbstoff enthalten. Zerstreute Gefässbündel in grosser Zahl durchziehen dies Parenchym der Cotyledonen.

Chemie: Die Samenlappen enthalten bis 37 pc. Stärkemehl, etwa 7 pc. Quercit, wenig fettes und ätherisches Oel, Gerbsäure und 2,22 pc. Asche. Geschälte und gedörrte Eicheln ergeben nach J. König l. c. 12,85 pc. Wasser, 6,13 pc. Stickstoffsubstanz, 4,0 pc. Fett, 8,01 pc. Zucker, 62,0 pc. sonstige stickstofffreie Extractivstoffe, 4,98 pc. Holzfaser und 2,02 pc. Asche.

Der Quercit, $C^6H^{12}O^5$, Eichelzucker, ein fünfatomiger Alcohol, krystallisirt in klinorhombischen Prismen von süssem Geschmack und 1,58 spec. Gew., welche bei 225° schmelzen, sich in 8—10 Theilen Wasser und in verdünntem Spiritus, nicht in Aether lösen und rechtsdrehend sind. Von Hefe wird Quercit nicht beeinflusst, dagegen bewirken Spaltpilze bei Gegenwart von Kreide eine Umsetzung ohne Alcoholbildung unter Auftreten von Buttersäure.

Verwendung: Nach Vorschrift der ersten Reichspharmacopoe werden die vom Fruchtgehäuse und der Samenschale befreiten Cotyledonen in einem geschlossenen Hohlcylinder unter Umdrehen über freiem Feuer braungeröstet und grob gepulvert. Dieser sogenannte Eichelkaffee, welcher einen schwach brenzlichen Geruch und einen faden, kaum zusammenziehenden Geschmack besitzt, wird als Gesundheitskaffee im Aufguss wie Kaffeebohnen benutzt und als Diäteticum bei den verschiedensten Formen von Verdauungs- und Ernährungsstörungen der Kinder empfohlen.

Semen Githaginis.

Kornradesamen.

Agrostemma Githago L., die Kornrade oder Rade, ist in allen Erdtheilen die unerwünschte und unvertilgbare Begleiterin des Getreides. Bschr. Lrs. B. II. 552; Abb. Pl. 356. Samen und Wurzel dieser Caryophyllacee wurden in früheren Zeiten medicinisch gebraucht. Jetzt sind beide obsolet. Der Samen hat aber noch toxicologisches Interesse. Wenn er unter Getreidesamen Thieren verfüttert oder mit Mehl zu Brod verbacken von Menschen genossen wird, kann er tödtliche Vergiftungen herbeiführen und Gegenstand gerichtlich-chemischer und mikroskopischer Untersuchung werden.

Aussehen: Die eiförmige, einfächerige, bis 2,5 cm hohe Kapselfrucht enthält 30—40 Samen, welche etwa 4 mm lang, 3 mm breit und ebenso dick sind. Sie zeigen einen nierenförmigen Umriss, sind auf dem Rücken breit gewölbt, während sie sich nach innen zu keilig-pyramidenförmig verschmälern. Der Mikropylentheil ist schnabelförmig vorgezogen. Die Aussenseite des Samens ist schwarzbraun und grobrunzelig. Sein Geschmack ist bitter und zugleich brennend und kratzend.

Anatomie: a. Lupenbild. Ein den Samen halbirender Längsschnitt zeigt eine gelbbraune, aussen grobrunzelige Samenschale und ein reichlich entwickeltes Perisperm, in welches der kreisförmig gekrümmte Embryo peripherisch eingelagert ist. Die abgeflachten Keimlappen des letzteren sind fast doppelt so lang als sein Axentheil. Auf dem Querschnitt des Samens erscheint der im verschmälerten Abschnitt liegende Axentheil des Keims kreisrund, während die beiden Keimlappen an der gegenüberstehenden Seite zwei aneinander liegende, längliche Ellipsen bilden.

b. Mikroskopie. Im Querschnitt ist die Epidermis aus einer Reihe flaschenförmiger Zellen zusammengesetzt, deren kegelförmig vorgezogener Hals den fast viereckigen Bauch an Höhe meistens übertrifft. Die gelbbraunen Wandungen dieser charakteristischen Zellen sind mit alleiniger Ausnahme der tangentialen Innenwand sehr stark geschichtet verdickt und greifen mit spitzen Zähnen gegenseitig in einander. Die Cuticula trägt feine Erhöhungen, wodurch die Aussenwand der Zellen feinkörnig rauh erscheint. An die Epidermis schliessen sich mehrere

Reihen tangential gestreckter, sehr stark zusammengedrückter, dunkelbrauner Parenchymzellen und auf diese folgen 2 bis 3 Reihen ähnlich geformter, aber heller gefärbter Zellen. Das Perisperm ist aus dünnwandigen Parenchymzellen aufgebaut, welche in der Peripherie kleiner und etwas tangential gedehnt, im Inneren aber recht gross und von polygonaler Form sind. Ihr Lumen ist dicht mit zusammengesetzten, rundlich ovalen oder ovallänglichen Stärkekörnern und Aleuronkörnern angefüllt. Jedes Stärkekorn ist schwach gelblich gefärbt und aus kleinen, kugeligen oder kantigen, kaum 0,0008 mm messenden Theilkörnchen zusammengesetzt. Es erscheint deshalb äusserst feinkörnig gezeichnet. Auf etwas stärkeren Druck mit dem Deckglas zerfallen die Amylumkörner in diese feinen Körnchen, die sich durch Jod blaufärben. Das kleinzellige Gewebe des Embryo enthält Fett und Proteïnkörner, aber kein Amylum. Die Keimlappen sind von Stranganlagen durchsetzt und zeigen an ihren Berührungsflächen 2 oder 3 Reihen von Palissadenzellen. Abb. Harz l. c. 1077.

Chemie: Die Samen geben bei 100° C. 10,87 pc. Wasser ab und hinterlassen beim Verbrennen 3,68 pc. an Kali reiche Asche. Sie enthalten etwa 85,5 pc. organische Substanz und darin 15,62 pc. Proteïnstoffe, 6,73 pc. Fette und 63,5 pc. stickstofffreie Substanz. Zu letzterer gehört ausser Stärke das giftig wirkende Githagin oder Agrostemmin.

Das Githagin, $C^{32}H^{54}O^{18}$, = Agrostemmin stimmt in allen Eigenschaften mit dem Saponin überein. Es kommt zu 6,51 pc. in der Kornrade vor und ist ein gelblichweisses, geruchloses Pulver, welches auf die Nasenschleimhaut gebracht starkes Niessen veranlasst und auf der Zunge einen anfangs süssen, hinterher scharfen und kratzenden Geschmack hervorruft. In kleinen Dosen wirkt es nur local lähmend, in grossen aber durch Lähmung der Respiration und Circulation auf Thiere und Menschen tödtlich. Es löst sich in Wasser mit neutraler Reaction, schäumt beim Schütteln selbst sehr (1 : 1000) verdünnter Lösungen wie Seifenwasser. In kaltem Alcohol ist es schwer, leichter in kochendem, gar nicht in Aether löslich. Aus wässriger Lösung wird es durch Bleiacetat, aus Lösungen in ätzenden und kohlensauren Alkalien durch Säuren ausgefällt. Es reducirt Silbernitratlösung. Von concentrirter Schwefelsäure wird es mit gelber später in roth übergehender Farbe gelöst. Mit verdünnten Säuren gekocht spaltet es sich in Sapogenin und in Zucker.

Das Sapogenin, $C^{14}H^{12}O^{3}$, krystallisirt in Nadeln, löst sich in Alcohol, Aether, verdünnten wässrigen Alkalien, ferner in concentrirter Salpetersäure. In letzterer Lösung erwärmt, verwandelt es sich in Schleimsäure, Oxalsäure und Harz.

Prüfung: In ungebeuteltem Mehle ist Radesamen leicht nachzuweisen. Finden sich bei mikroskopischer Untersuchung undurchsichtige oder an den Kanten etwas braun durchscheinende Bruchstücke, so kocht man nach Arth. Meyer das Mehl mit etwas Salpetersäure und chlorsaurem Kali, spült den Rückstand, welcher aus den Ueberbleibseln der Getreidekernhüllen und Theilen der Radesamenschalen besteht auf ein kleines Filter und prüft ihn nach dem Auswaschen unter dem Mikroskop, indem man ihn mit der ebenso behandelten Samenschale der Rade vergleicht. Durch die Behandlung mit dem Schulze'schen Gemisch wird der Farbstoff der Schale zerstört und es treten die Einzelheiten der Structur deutlich hervor. Der Farbstoff der Radesamenschale lässt sich auch spectroskopisch nachweisen. Zu diesem Zwecke versetzt man das verdächtige Mehl oder zerkleinertes Brod mit verdünnter Natronlauge (100 ccm Wasser und 6 ccm Lauge von 1,33 spec. Gew.), rührt gut um und kocht. Ist Kornrade vorhanden, so nimmt die Flüssigkeit eine gelbe Farbe an, welche rasch in Kupferroth übergeht. Sowie sich diese rothe Farbe zeigt, kühlt man rasch ab und prüft die rothe Flüssigkeit spectroskopisch. Sie zeigt eine deutliche Absorption zwischen D. und E. Aether und Amylalcohol nehmen aus der alkalischen Flüssigkeit den Farbstoff nicht auf. Setzt man der rothen Flüssigkeit Salzsäure zu, so wird sie gelb und gibt nun an Aether oder an Amylalcohol den Farbstoff ab. Schon dieses letztere Verhalten sichert vor einer Verwechselung mit dem Farbstoff des Mutterkorns, welcher ausserdem ein anderes Spectrum besitzt. Macerirt man 100 g Brod, welches Mutterkorn enthält, mit 50 g verdünnter Natronlauge 2—3 Stunden lang und setzt dem rothen Filtrat concentrirte Salzsäure im Ueberschuss zu, so färbt sich dasselbe hell rosaroth. Aether entzieht der sauren Flüssigkeit den Farbstoff und die ätherische Lösung gibt, wenn sie sofort, d. h. innerhalb 5 Minuten spectroskopisch geprüft wird, zwei Absorptionsbänder, von welchen das eine zwischen D. und E., das zweite zwischen E. und F. liegt. — Ist das zu untersuchende Mehl von der Kleie befreit, so kommt es darauf an, die eigenthümlichen Stärkekörner des Perisperms der Kornrade im Mehle aufzufinden. Zu diesem Zwecke rührt man zunächst Proben des verdächtigen Mehls mit einem Gemisch aus Glycerin und Alcohol an. In demselben zerfallen die Stärkemassen der Kornrade weniger leicht. Mit einer 3 bis 400 fachen Vergrösserung sucht man in diesen Proben die eigenthümlich geformten Stärkekörner auf. Hat man dieselben in mehreren Präparaten entdeckt, so rührt man eine neue Probe des Mehls mit Wasser an, sucht die Körner auch hierin auf und lässt verdünntes Jodwasser hinzutreten. Sie färben sich dann intensiv blau, während die Kleberklumpen eine gelbe Färbung annehmen. Fällt die mikroskopische Untersuchung nicht befriedigend aus, so bleibt noch der chemische Nachweis des Saponin. Um diesen Körper zu erhalten werden etwa 500 g Mehl mit 1 l Weingeist von 85 pc. im Wasserbade erhitzt, filtrirt und das Filtrat mit absolutem Alcohol gefällt. Der abfiltrirte Niederschlag wird bei 100° getrocknet um das Eiweiss zu coaguliren und dann mit kaltem Wasser ausgezogen. Aus der wässrigen Lösung fällt absoluter Alcohol das Saponin, welches nach dem Trocknen ein gelblich weisses Pulver darstellt. Dasselbe muss in Wasser gelöst beim Schütteln Schaum geben. Seine Lösung darf durch Jod nicht gebläut und durch Gerbsäure nicht, wohl aber durch Bleiacetat gefällt werden. Sie muss Silbernitrat und nach Behandlung mit Salzsäure auch Fehling'sche Lösung reduciren. Eiweiss darf sie nicht coaguliren.

Semen Myristicae.

Muscatnuss.

Muscatnüsse hat das klassische Alterthum nicht gekannt. Wahrscheinlich sind dieselben durch die Araber nach dem Abendlande gekommen. Im Mittelalter wurden Muscatnüsse und Macis als kostbare Gewürze in Europa benutzt. Sie dienten aber auch zu Räucherungen und zur Bereitung pharmaceutischer Salben. Die Einfuhr der Waare unterlag damals in Deutschland einem sehr erheblichen Zoll. Während des 17. und 18. Jahrhunderts suchte Holland den Handel zu monopolisiren, indess gelang es den Franzosen auf Isle de France und den Engländern in Ostindien Culturen der Stammpflanze anzulegen. Die letztere, *Myristica fragrans* Houttuyn, Bschr. Lrs. Pf. 397; Abb. ebend. 398 und Bg. u. S. XIII a.; Btl. a. Tr. 218; Ha. IX. 12; N. v. E. 133 und Pl. 425, gehört zur Familie der Myristiceen und ist auf den kleinen Banda-Inseln heimisch. Sie wird daselbst sowie auch auf Sumatra im Grossen von den Holländern, ferner von den Engländern auf Penang und der Halbinsel Malacca und von den Franzosen auf Mauritius (= Isle de France) cultivirt. Anpflanzungen in Brasilien und Westindien sind für Europa von keiner Bedeutung. — Die Frucht von *Myristica fragrans* hat die Gestalt einer kleinen Birne von 6 cm Länge und 4—4,5 cm Dicke. Sie hängt an einem kurzen, runden und dünnen Stiel. Ihre kurz behaarte Oberfläche ist in frischem Zustande gelb, an älteren Spiritusexemplaren bräunlich. Von der einen Seite des Stiels verläuft senkrecht aufwärts zu der etwas seitlich gelegenen, ganz kurzwarzigen Fruchtspitze eine geradlinige Naht, welche sich von hier zur entgegengesetzten Seite des Stiels herabzieht. Längs dieser (Bauch- und Rücken-) Naht theilt sich zur Reifezeit die Fruchtwand in zwei gleich grosse Klappen von fleischig-lederiger Consistenz. Die 1 cm dicke Fruchtwand umschliesst eine eiförmige, etwa 3,5 cm hohe und 2,5 cm weite Höhlung. Letztere ist vollständig ausgefüllt von einem nussartigen Samen, welchen ein an getrockneten Früchten orangegelber, an frischen carminrother Mantel von der Basis bis zur Spitze fast vollständig umhüllt. Die reifen Früchte werden vorsichtig geerntet, von dem Fruchtfleisch befreit und der Samenmantel leicht und unverletzt von dem schwarzbraunen Samen entfernt. Jener bildet nach dem Trocknen die sogenannte Muscatblüthe des Handels, dieser wird zunächst mittelst eigner Vorrichtungen über Feuer Tag und Nacht getrocknet bis nach einigen Wochen beim Schütteln der Kern in der Samenschale klappert. Alsdann werden die Samenschalen vorsichtig zerschlagen, alle gut ausgebildeten Kerne in Kalkmilch getaucht, aber sogleich wieder herausgenommen und endlich in gut gelüfteten Baracken völlig ausgetrocknet. Officinell sind der Samenkern unter der Bezeichnung Muscatnuss, ferner die daraus gewonnene Muscatbutter und das ätherische Oel des Samenmantels.

Aussehen: Der trockne Samenkern ist von eiförmigem Umriss und zeigt bei einem Querdurchmesser von 2—2,5 cm eine Länge von 3,5 cm. Die braune, durch die Behandlung mit Kalkmilch grauweiss gefärbte Oberfläche ist in Folge des Eintrocknens mit zahlreichen, netzadrig verzweigten Runzeln versehen. Von dem an der Basis gelegenen, etwas heller gefärbten Nabel verläuft über die flacher gewölbte Seite der Nabelstreif zu der gegenüber liegenden, dunkler braunen Chalaza. — Der Samenkern riecht und schmeckt eigenthümlich und stark aromatisch. Die knöcherne Samenschale ist aussen fein warzig und glänzend dunkelbraun, nur am Nabel und der seitlichen Verwachsungsstelle des Samenmantels matt schwarzbraun und ringsum mit flachen Eindrücken des Samenmantels versehen. Auf der weniger gewölbten Seite verläuft der an der Basis breitere, gegen die etwas seitlich gelegene stumpfe Spitze zu verschmälerte Nabelstreif. Die Innenseite ist gleichfalls feinwarzig und heller matt graubraun. Auf ihr tritt ein von der Spitze ausgehendes verzweigtes Adernetz und zwischen Nabel und Spitze der Nabelstreif als eine bis 1 mm breite, etwas erhabene Leiste deutlich hervor. Die Samenschale besitzt keinen Geschmack.

Anatomie: a. Lupenbild. Quer- wie Längsschnitt des wie Wachs schneidbaren Samenkerns zeigt ein grauweisses Perisperm, welches durch mehr oder weniger tief buchtig eindringende Falten eines dunkelbraun gefärbten, mit der Samenhaut zusammenhängenden Gewebes eigenthümlich gestreift und marmorirt erscheint. In der Nähe des Nabels liegt in dem Eiweiss der röthlichbraun gefärbte, bis 1 cm grosse Keimling, welcher aus einem dem Nabel zugekehrten Würzelchen und zwei zusammengefalteten Keimblättern mit gekräuselten Rändern und einem Knöspchen besteht.

Durchschneidet man den Samen in Spiritus aufbewahrter Früchte, wie solche die hiesige Sammlung der Güte des Herrn Grafen Solms-Laubach verdankt, so sieht man hier den Kern mit seiner graubraunen Samenhaut der harten Samenschale fast ringsum dicht anliegen. Aus der letzteren herausgelöst, zeigt die Samenhaut nur flache Furchen, welche denjenigen der Samenschale entsprechen und lässt zwischen Nabel und Chalaza die flache Furche des Nabelstreifs erkennen.

Die harte Samenschale ist etwa 1 mm dick. Auf dem Querschnitt kann man eine dunkle, schmale äussere, eine helle mittlere und eine breitere, schwarzbraune innere Gewebsschicht unterscheiden.

b. Mikroskopie. Die braune innere Samenhaut ist aus engen, braun- und dünnwandigen Zellen aufgebaut. Ein ähnliches Gewebe bildet die buchtenartigen Falten zwischen dem Endosperm, ist aber reichlich von grösseren Oelzellen durchsetzt. In der Mittellinie der Buchten verläuft von der Peripherie her ein Gefässbündel. Die polygonalen Parenchymzellen des Perisperms enthalten zusammengesetzte Stärkekörner, welche in eine Fettmasse eingelagert sind und vielfach einen grossen, rhomboëdrischen Krystall umlagern. Auch krystalloïdische Proteïnkörner kommen hier vor. Zwischen die Parenchymzellen sind grössere Zellen, welche ausser Stärke dunkelbraunes Harz und ätherisches Oel als Inhalt führen, zahlreich eingestreut.

Die harte Samenschale wird von einer im Tangentialschnitt aus rundlich-polygonalen, im Querschnitt quadratischen und derbwandigen Zellen zusammengefügten Epidermis bekleidet. Diese Epidermiszellen enthalten Stärkemehlkörner. Unter der Epidermis folgen mehrere Lagen tangential gestreckter Zellen, welche mit Amylum und vielfach auch mit einer braunen, amorphen Masse angefüllt sind. Auf diese erste folgt eine zweite, heller gefärbte Schicht, deren blassgelbe Zellen dünnwandig und in radialer Richtung gestreckt, aber von sehr verschiedener Länge sind, so dass die innere Grenze dieser Zellenlage im Querschnitt eine ganz unregelmässige Wellenlinie beschreibt. Die dritte Schicht ist aus dicht aneinander gelagerten, schmalen, radial sehr lang gestreckten, braun gefärbten Zellen mit stark verdickten Wandungen und minimalem Lumen aufgebaut. Im Tangentialschnitt sind diese Zellen rundlich polygonal und von ihrem fast punctförmigen Lumen ziehen durch die verdickten Wandungen zahlreiche Tüpfelgänge.

Chemie: Ihren Werth verdankt die Muscatnuss ihrem Gehalt an etwa 8 pc. ätherischem Oel und 25 pc. Fett.

Das ätherische Oel ist blassgelb und dünnflüssig, riecht angenehm nach Muscatnuss und schmeckt brennend gewürzhaft, hat ein spec. Gew. von 0,925, ist rechtsdrehend und löst sich leicht in Schwefelkohlenstoff und in etwa 26 Theilen Alcohol von 90 pc. Es besteht aus mehreren Kohlenwasserstoffen und verschiedenen sauerstoffhaltigen Verbindungen. Unter den ersteren ist neben etwas Cymol vorwiegend ein Terpen $C^{10}H^{16}$, welches bei 164° C. siedet und in geringerer Menge ein zweites Terpen von gleicher Zusammensetzung, welches zwischen 173 und 179° C. siedet, vertreten. Die sauerstoffhaltigen Verbindungen sind: 1. Myristicol, $C^{10}H^{16}O$, eine ölige Flüssigkeit, welche bei 212 bis 218° C. siedet, durch Wasser entziehende Agentien in Cymol und durch Phosphorpentachlorid in eine Chlorverbindung von der Zusammensetzung $C^{10}H^{15}Cl$ verwandelt wird. 2. Verbindungen von der Formel $C^{10}H^{13}O^{2}$, welche bei 260—280° C. und 280—290° C. sieden. 3. Ein Harz, $C^{40}H^{56}O^{5}$, welches selbst bei 300° C. noch nicht flüchtig ist. Aus dem Muscatnussöl setzt sich bei längerer Aufbewahrung Myristinsäure, $C^{14}H^{28}O^{2}$, (nicht ein Stearopten, wie früher angegeben wurde) in Krystallen ab.

Die Muscatbutter, das Oleum Nucistae der **R. Ph.**, wird aus zerbrochnen und von Insecten angefressenen Muscatnüssen — sogenannten Rompennüssen — gepresst. Die Samen liefern 20—23 pc. Oel von der Consistenz der Butter, rothbrauner und hie und da weiss marmorirter Farbe und ausgesprochenem Muscatnuss-Geruch und -Geschmack. Es schmilzt bei ungefähr 45° C. zu einer rothbraunen, nicht ganz klaren Flüssigkeit, löst sich klar in 2 Theilen warmem Aether und in 4 Theilen warmem Alcohol. Sein spec. Gew. beträgt 0, 995. Das Oleum Nucistae besteht hauptsächlich aus dem Glyceride der Myristinsäure und enthält ausserdem 6—8 pc. ätherisches Oel, etwas freie Myristinsäure und Glyceride der Palmitinsäure und Oelsäure. Die Myristinsäure, $C^{14}H^{28}O^{2}$, krystallisirt aus Alcohol in seideglänzenden, weissen Nadeln, welche bei 53,8° C. schmelzen, sich nicht in Wasser und nur wenig in kaltem Alcohol und Aether lösen. In luftverdünntem Raume destillirt sie ungefähr bei 248° C. ohne Zersetzung. Bei trockner Destillation des myristinsauren Calcium entsteht Myriston $C^{13}H^{27}$—CO—$C^{23}H^{27}$, das Keton der Myristinsäure, eine feste, bei 75° C. schmelzende Substanz. Die Palmitinsäure krystallisirt aus heissem Alcohol in feinen Nadeln, welche bei 62° C. schmelzen und zu einer schuppigen Masse von Perlmutterglanz erstarren. Die Säure löst sich nicht in Wasser, leicht in heissem Alcohol, Aether und Eisessig. Sie bildet Salze, von welchen die Alkalisalze in Wasser und Alcohol löslich, die übrigen Metallsalze in Wasser unlöslich sind. Die Palmitinsäure destillirt bei vermindertem Luftdruck ungefähr bei 269° C. Bei trockner Destillation des palmitinsauren Calciums bildet sich Palmiton, $C^{15}H^{31}$—CO—$C^{15}H^{31}$, das Keton der Palmitinsäure, welches in kleinen Blättchen krystallisirt und bei 84° C. schmilzt.

Die Oleïnsäure, $C^{18}H^{34}O^{2}$ oder $C^{17}H^{33}$—CO.OH, ist als Glycerinäther, Trioleïn, der Hauptbestandtheil der nicht trocknenden, fetten Oele. Reine Oelsäure ist eine farblose, geruch- und geschmackfreie ölige Flüssigkeit, welche bei +4°C. krystallinisch erstarrt und wenn dies geschehen ist, erst bei +14° C. wieder schmilzt, sich nicht in Wasser, leicht aber in Alcohol und Aether löst. Die flüssige Säure nimmt an der Luft, besonders bei gleichzeitiger Erwärmung, begierig Sauerstoff auf, färbt sich braun, wird ranzig und röthet jetzt Lackmuspapier. In luftverdünntem Raume lässt sie sich mit gespannten Wasserdämpfen unzersetzt destilliren. Ihre Alkalisalze lösen sich leicht in Wasser. Von den übrigen Metallsalzen ist das Bleisalz in Aether löslich. Durch Schmelzen mit Kaliumhydrat zerfällt die Oelsäure in Palmitinsäure und Essigsäure. Bei Behandlung mit salpetriger Säure geht sie in die isomere Elaïdinsäure über, welche aus weingeistiger Lösung in perlmutterglänzenden Blättchen krystallisirt. Diese letzteren fühlen sich fettig an, schmelzen bei 44—45° C., lösen sich nicht in Wasser, wohl aber in Alcohol und in Aether. Die Elaïdinsäure reagirt stark sauer und gibt mit Alkalien wasserhelle Seifen. Mit Kaliumhydrat geschmolzen zerfällt sie wie die Oelsäure auch in Palmitinsäure und Essigsäure.

Die im Handel cursirende rohe Oelsäure ist eine gelbbraune, ölige Flüssigkeit von saurer Reaction, welche gewöhnlich noch andere Fettsäuren enthält. Von letzteren scheiden sich die festen leicht aus. Die rohe Oelsäure löst sich bei geringer Erwärmung in der doppelten Menge Alcohol von 90 pc. und gibt mit Sodalösung einen klaren Seifenleim.

Die officinelle Muscatbutter kommt theils von den Bandainseln über Holland in sogenannten Riegeln von 25 cm Länge, 6—7 cm Dicke und 750 g Gewicht, verpackt in Palmblätter zu uns, theils bringt sie England in Blechdosen von Penang nach Europa, woselbst sie aber jetzt auch in ansehnlichen Mengen dargestellt wird. Witte in Rostock bringt Muscatnussbutter in Riegeln von 750 g Gewicht verpackt in Papier auf den deutschen Markt. Auch amerikanische Muscatbutter kommt nach Europa. In Neu-Granada wird aus den Samen von *Myristica otoba* Humb., den sogenannten Muscatnüssen von Santa Fé, eine Muscatbutter gepresst. Dieses Otobafett ist gelblich gefärbt, von der Consistenz und dem Geruch des officinellen Oleum Nucistae. Beim Schmelzen entwickelt es einen unangenehmen Geruch, färbt sich bei längerem Aufbewahren schmutzigbraun, schmilzt bei 38° C. und besteht aus Myristin und Oleïn. In Brasilien wird aus den Samen von *Myristica becuhyba* Humb., Becuhybafett, eine Muscatbutter von dem Aussehen unserer officinellen gepresst. Sie riecht weniger gut und schmeckt scharf säuerlich, wird aber medicinisch gebraucht und technisch zur Kerzenfabrication benutzt. Westindien, Guiana und Carolina gewinnen eine ähnliche Fettmasse aus den haselnussgrossen Früchten von *Myristica sebifera* Swartz = *Virola sebifera* Aublet, welche bis 45 pc. Fett enthalten. Unter dem Namen Virolafett kommt dasselbe in gelblichen, länglich viereckigen Riegeln nach Europa, welche beim Liegen äusserlich glänzende Kryställchen ausscheiden, im Innern bräunlich gefärbt und von Kryställchen durchsetzt sind. Dieses Fett riecht, wenn es frisch ist, etwas nach Muscatnuss, löst sich in Aether und in Alcohol, hat das spec. Gew. 0,995 bei 15° C., schmilzt bei 45° C. und erstarrt bei 40° C. Es besteht aus Myristin, Oleïn und freien Fettsäuren und wird leicht ranzig. In Amerika und Europa (England und Frankreich) werden Kerzen und Seifen aus dem Virolafett dargestellt. Endlich liefert auch Afrika eine Muscatbutter aus den Samen von *Myristica angolensis* und *Myristica longifolia* Don., welche 60—70 pc. Fett enthalten sollen.

Die von der **R. Ph.** angegebenen Prüfungen sollen die Abwesenheit fremder Farbstoffe sicherstellen. Muscatbutter mit dem 10fachen Gewicht Weingeist erwärmt, soll nach dem Erkalten filtrirt werden und dann eine blassgelbliche Lösung geben, welche durch Ammoniak nur unerheblich bräunlich, aber nicht roth also nicht mit Curcuma gefärbt sein darf. Durch Eisenchlorid soll die Auflösung nur schmutzigbraun gefärbt werden.

Die einzigen Präparate der **R. Ph.** sind der Muscatbalsam, Balsamum Nucistae und das Ung. Rosmarini compositum.

Handel: Niederländisch Indien liefert jährlich etwa 1 500 000 kg Muscatnüsse. Die beste Sorte besteht aus Samenkernen von 5,25—6,25 g Gewicht. Hamburg importirte im Jahre 1883 etwa 30 000 kg im Durchschnittswerthe von M. 3,81 pro kg. Statt der officinellen kommen auch Samen von *Myristica fatua* Houttuyn auf den europäischen Markt. Diese Muscatnüsse sind aber fast von cylindrischer Gestalt und erreichen bei 2 cm Querdurchmesser eine Länge von 4 cm. Im Kleinhandel werden mitunter auch künstlich nachgeahmte Muscatnüsse namentlich auf dem Lande zum Verkauf gebracht.

Verwendung: Die Muscatnüsse werden medicinisch als Digestivum aromaticum und Corrigens des Geruchs und Geschmacks, weit mehr aber als Küchengewürz gebraucht.

Macis.

Macis oder Muscatblüthe.

Die schwarzbraune, äussere Samenschale von Myristica fragrans umhüllt ein fleischiges, im frischen Zustand carminrothes, etwa 1 mm dickes Gewebe, welches mit dem Grunde der Samenschale verwachsen ist und diesen vollständig umgibt, weiterhin in 2—4 mm breite, wellig aufwärts verlaufende und dabei mehr oder weniger auseinander weichende Bänder sich spaltet, an der Spitze des Samens aber wieder eine zusammenhängende Decke bildet. Auf den Längsseiten des Samens lassen die Bänder spitz-elliptische Lücken frei, durch welche die dunkle Samenschale sichtbar bleibt. Dieses Gewebe, welches fast ganz allgemein als Samenmantel, Arillus, angesehen wird, lässt sich leicht von der Samenschale loslösen. Nachdem dies geschehen, wird es der Länge nach zusammengelegt und getrocknet und bildet dann die 3—5 cm lange, sogenannte Muscatblüthe oder Macis des Handels, welche eine orangegelbe Farbe und matten Fettglanz zeigt, hornartig-brüchig und schwach durchscheinend ist. Geruch und Geschmack sind ähnlich gewürzhaft, aber feiner als bei Semen Myristicae.

Anatomie: Die Epidermis, welche die Macis ringsum bedeckt, ist unter einer Cuticula aus einer Reihe (nicht aus zwei, wie Berg's Atlas angibt) nur im Querschnitt tangential gedehnter, fast rechteckiger, im Längsschnitt vertical gestreckter Zellen gebildet. Das Mittelgewebe setzt sich aus kleinen, rundlichen Parenchymzellen mit körnigem, amylumfreiem Inhalt und aus zahlreich eingestreuten, im Querschnitt etwas grösseren, rundlichen Oelschläuchen zusammen. In seiner inneren Hälfte liegen nicht sehr starke Gefässbündel.

Chemie: Macis liefert 15—17 pc. ätherisches Oel, Harz, Zucker, Schleim, kein Amylum, aber 1,9 pc. Asche.

Das ätherische Macisöl ist bei uns officinell, es stellt eine farblose oder blassgelbe Flüssigkeit dar von Macis-Geruch und -Geschmack, hat 0,92—0,93 spec. Gew., löst sich in 5—6 Theilen Alcohol von 90 pc. und in gleichen Theilen Schwefelkohlenstoff, ist rechtsdrehend und besteht aus verschiedenen Terpenen und einem sauerstoffhaltigen Bestandtheil, welcher mit Myristicol identisch sein dürfte. Von den Terpenen siedet das Macen, $C^{10}H^{16}$, bei 160° C. und verbindet sich mit Chlorwasserstoff zu einem in Prismen krystallisirenden Chlorhydrat, $C^{10}H^{16} + HCl$, welches nach Campher riecht.

Verwechselungen: Statt der beschriebenen Macis kommt mitunter aus englisch Ostindien eine Sorte, welche im Aussehen und Bau Verschiedenheiten zeigt. Diese Bombay-Macis ist dunkelbraunroth von Farbe, mehr zerschlitzt, im Durchschnitt auch länger und trägt an der Innenfläche eine dünne, pergamentartige, zerknitterte Haut. Der Querschnitt zeigt eine Epidermis aus einer Reihe radial gestreckter Zellen, deren Aussenwand stark verdickt ist. In der Längsrichtung nähern sie sich der Form von Prosenchymzellen. Ihre Wandungen werden durch Jod und Schwefelsäure blau gefärbt. In dem Mittelgewebe liegen dicht unter den beiderseitigen Epidermen grosse Oelzellen in mehreren Reihen zusammengedrängt, während die Mitte des Parenchyms frei davon bleibt und dafür von vereinzelten Gefässbündeln durchsetzt ist. Bschr. u. Abb. von Tschirch, Pharmac. Zeitg. 1881. No. 74.

Handel: Hamburg importirte in der letzteren Zeit jährlich zwischen 20000 bis 40000 kg Macis.

Verwendung: Das bei uns allein officinelle Oel wird fast nur in officinellen Präparaten gebraucht.

Präparate: Das Oleum Macis ist Bestandtheil der Mixtura oleoso-balsamica.

Semen Staphisagriae.

Stephanskörner.

Die Stephanskörner benutzten schon die Alten wegen ihrer parasiticiden Wirkung. In Deutschland standen die Samen während des Mittelalters zu gleichen Zwecken in Gebrauoh und werden auch jetzt noch, wie die volksthümliche Benennung Läusesamen verräth, zur Vertilgung von Hautparasiten angewendet. Die Stammpflanze *Delphinium Staphisagria* L. ist eine Ranunculacee, Bschr. Lrs. B.

II. 595; Abb. Btl. a. Tr. 4; N. v. E. 394, welche Italien, Griechenland und Kleinasien, wie es scheint, ursprünglich angehört, jetzt aber so ziemlich im ganzen Ländergebiet des Mittelmeers und auf den canarischen Inseln angetroffen wird. Bei Puglia in Italien wird sie in einiger Ausdehnung cultivirt. Wegen ihrer hochgradig giftigen Wirkung hat die **R. Ph.** die Samen, obgleich dieselben namentlich in der Thierarzneikunde gebraucht werden, nicht aufgenommen.

Aussehen: Die graubraunen Samen zeigen die Gestalt einer sehr unregelmässig geformten, vierseitigen und scharfkantigen Pyramide, welche von einer gewölbten grösseren und drei kleineren, ebenen oder etwas vertieften Flächen und einer rauhen, grobnetzrunzeligen und grubigen Oberhaut begrenzt wird. Der Geschmack der geruchlosen Samen ist sehr bitter und hinterher brennend scharf.

Anatomie: a. Lupenbild. Auf dem Querschnitt unterscheidet man eine dunkelbraune, oberflächlich rauhe, zerbrechliche, dünne Samenschale, welche durch eine graulichweisse, innere Samenhaut von dem ölig-fleischigen Eiweiss getrennt wird. Im Grunde des letzteren liegt der kleine Keim.

b. Mikroskopie. Die Epidermis der Samenschale bilden grosse, im Querschnitt fast cubische Zellen, welche in einer einfachen Reihe aneinander liegen, aber entsprechend den hervortretenden Runzeln der Oberhaut in radialer Richtung stark verlängert sind. Die braunen Wände dieser kürzeren und längeren Epidermiszellen sind stark und deutlich geschichtet, verdickt und mit Tüpfelgängen reichlich versehen, umschliessen aber ein ansehnliches, vielfach mit braungefärbten Massen ausgefülltes Lumen. Die tangentiale Aussenwand dieser Zellen ist stärker verdickt und trägt auf der Aussenseite zahlreiche, farblose, kurzcylindrische, abgerundete Papillen. Unter der Epidermis liegen mehrere Reihen dünnwandiger, im Querschnitt tangential gestreckter und zusammengedrückter, in Kalilauge stark aufquellender Zellen, welche spärliche Amylumkörner enthalten. An diese Schicht reiht sich eine einfache Lage schmaler, radial gestreckter und spindelförmiger Zellen mit stark verdickter tangentialer Innenwand und körnigem Inhalt. Eine Reihe dünnwandiger, tangential gestreckter, fast rechteckiger Zellen bildet die innere Grenze der Samenschale. Die polygonalen, grossen, dünnwandigen Zellen des Eiweisses sind mit Proteïnkörnern und Fett angefüllt.

Chemie: Die Droge enthält neben Spuren von ätherischem etwa 27 pc. fettes Oel und als wirksame Bestandtheile Delphinin, Delphinoidin, Delphisin und Staphisagrin und hinterlässt beim Verbrennen 8—9 pc. Asche.

Das Delphinin, $C^{22}H^{35}NO^{6}$, krystallisirt in rhombischen Säulen, welche sich mit schwach alkalischer Reaction in 20—21 Theilen Alcohol von 98 pc., in 12 Theilen Aether und 16 Theilen Chloroform lösen. Das Alcaloid schmeckt zuerst rein bitter und erregt bald ein Gefühl der Betäubung auf der Zunge. Mit gleichen Mengen Aepfelsäure zusammengerieben und darauf mit 6 Tropfen concentrirter Schwefelsäure gibt es zuerst Orangefärbung, welche in rosa übergeht, dann dunkler wird und in schwachblau, endlich in cobaltblau übergeht.

Das Delphinoidin, $C^{42}H^{68}N^{2}O^{7}$, ist ein amorphes Pulver von bitterem Geschmack, welches zwischen 110 und 120° schmilzt, sich in Alcohol, Aether und Chloroform leicht, kaum in Wasser löst. Die Lösungen reagiren alkalisch und sind optisch inactiv. Concentrirte Schwefelsäure löst das Delphinoidin anfangs mit dunkelbrauner Farbe, welche in rothbraun übergeht. Fröhde's Reagens löst mit dunkelbrauner, rasch in Blutroth und Kirschroth übergehender Farbe. Mit dickflüssigem Zuckersyrup gemischt und mit einem Tropfen concentrirter Schwefelsäure verrieben, gibt es eine braune, bald in grün übergehende Mischung. Seine Lösung in concentrirter Schwefelsäure wird durch etwas Bromwasser zuerst violett, dann kirschroth und endlich blutroth gefärbt.

Das Delphisin, $C^{27}H^{46}N^{2}O^{4}$, krystallisirt in farblosen Warzen und zeigt im Uebrigen fast ganz dasselbe Verhalten wie das Delphinoidin.

Das Staphisagrin, $C^{22}H^{33}NO^{5}$, ist ein bitter schmeckendes Pulver, welches sich mit alkalischer Reaction in 200 Theilen Wasser, sehr leicht in absolutem Alcohol und in Chloroform, schwer in Aether löst. Die Lösungen sind optisch inactiv. Von concentrirter Schwefelsäure wird es kirschroth gelöst. Diese Farbe geht allmählich in violett über. Schwefelsäure und Zuckersyrup geben eine braune, keine grüne Färbung. Die Lösung in Schwefelsäure wird durch Bromwasser nur vorübergehend röthlich. Rauchende Salpetersäure färbt blutroth.

Handel: Die Samen werden über Triest importirt und auch aus dem südlichen Frankreich, wo sie bei Nismes, und aus Italien, wo sie bei Puglia cultivirt werden, eingeführt.

Verwendung: Die gepulverten Samen werden zur Vertilgung von Pediculi vielseitig, besonders in der Thierheilkunde benutzt. Das Delphinin ist zur Beseitigung von Neuralgien in Form von Salben empfohlen, aber nicht allgemein in Aufnahme gekommen.

Semen Nigellae.

Schwarzkümmel.

Der Schwarzkümmel, *Nigella sativa* L., eine einjährige Ranunculacee, Bschr. Lrs. B. 595; Abb. Ha. VI. 16; N. v. E. suppl. 2. 21, ist über Afrika, Asien und Europa verbreitet und wird vielfach, in Europa selbst bis zum 70°. n. Br. endlich auch in Amerika gezogen. Schon die Griechen und Römer und später auch die arabischen Aerzte benutzten die Samen. Nach deren Vorgang schrieb auch das Mittelalter und die neuere Zeit den letzteren verschiedene Heilwirkungen zu.

Jetzt sind die Samen freilich obsolet, werden aber trotzdem noch vom Volke gebraucht und hauptsächlich als Gewürz zu verschiedenen Zwecken verwerthet.

Aussehen: Die fünfkantige, drüsig-rauhe Kapselfrucht ist fünffächerig. Jedes Fach enthält zahlreiche, zweireihig angeordnete Samen. Die letzteren sind 2,5—3,0 mm lang, 2,0 mm dick und wiegen etwa 2,0—2,5 mg. Von eiförmigem Umriss erscheinen sie auf dem Rücken schwach gewölbt, nach innen und seitlich durch gegenseitigen Druck dreikantig abgeflacht. Am zugespitzten Ende liegt die Mikropyle, während das entgegengesetzte verbreitert und mit der Chalaza versehen ist. Die Aussenfläche ist schwarz oder schwarzbraun, netzig-querrunzelig und in den Maschen meist glänzend feinkörnig. Eine deutliche Raphe durchzieht die zerbrechliche Samenhaut der Länge nach. Beim Zerreiben riechen die Samen gewürzhaft nach Cajeputöl und Campher. Ihr Geschmack ist anfangs etwas bitter, dann aber ölig und angenehm aromatisch.

Anatomie: a. Lupenbild. Der durch die Raphe gelegte Längsschnitt zeigt eine schmale, dunkle Testa, welche deutlich zwei Gewebsschichten unterscheiden lässt. In dem reichlich entwickelten, gelblich weissen Endosperm liegt nahe dem spitzen Ende der etwa 1,2 mm lange Keim, dessen Axentheil die Keimlappen um das Doppelte an Länge übertrifft und dessen spitz ausgezogenes Würzelchen der Mikropyle zugekehrt ist.

b. Mikroskopie. Die äussere Schicht der Samenschale ist von einer Epidermis bedeckt, deren Zellen in der Flächenansicht isodiametrisch erscheinen, dicke, dunkelgefärbte Wände besitzen und einen schwarzbraunen Inhalt einschliessen. Im Querschnitt erscheint die tangentiale Aussenwand jeder Epidermiszelle in eine stumpf kegelförmige Papille verlängert. Unter der Oberhaut liegen mehrere Reihen tangential gedehnter, stark zusammengedrückter Parenchymzellen, die weit heller gefärbt sind. Die innere Schicht der Testa besteht im Querschnitt aus einer Reihe tafelförmiger, tangential gestreckter Zellen mit derben, netzig gestreiften Wandungen und braun gefärbtem Inhalt. Darunter folgt eine zweite Reihe von grösseren, dünnwandigen, farblosen, gleichfalls tangential gedehnten Zellen. Das Gewebe des Endosperms bilden farblose, ziemlich dickwandige Parenchymzellen, welche als Inhalt Fett und Aleuronkörner einschliessen. Abb. Harz, l. c. S. 1070.

Chemie: Der Schwarzkümmel enthält 0,62 pc. ätherisches und 27 pc. fettes Oel. Das erstere ist wasserhell und besteht aus einem Terpen und einem Körper von der Zusammensetzung $C^{20}H^{24}O$. Das fette Oel ist orangegelb, hat das spec. Gew. 0,92 und ist aus den

Glyceriden der Myristinsäure und Palmitinsäure zusammengesetzt. Ausserdem wurde in dem Samen ein brauner, amorpher Körper gefunden, der mit Salzsäure behandelt einen Geruch nach Ericinol entwickelt, sich leicht in Alcohol und alkalischen Flüssigkeiten, schwer in Wasser und verdünnten Säuren löst, ferner ein etwas zweifelhaftes Alcaloid und ein amorphes Glycosid, welches Melanthin genannt worden ist.

Das Melanthin, $C^{20}H^{33}O^{7}$, ist ein weisses, amorphes Harz, welches in Alcohol löslich ist und auf Wasserzusatz aus dieser Lösung ausgefällt wird. Es löst sich nicht in Benzin, Aether, Petroleumäther und in Schwefelkohlenstoff, schwer in Chloroform. Die Lösung färbt sich mit Eisenchlorid gelblich grün, trübt sich mit essigsaurem Blei und gibt mit Bleiessig einen im Ueberschuss löslichen Niederschlag. Concentrirte Schwefelsäure färbt dunkelviolettroth, Salpetersäure enthaltende Schwefelsäure erst gelb und beim Erhitzen dunkelviolettroth, durch Zinnchlorür verschwindet die Färbung. Beim Kochen mit Salzsäure spaltet es sich in Zucker und einen grauweissen, krystallinischen Körper Melanthigenin, $C^{16}H^{23}O^{2}$, welcher mit Wasser geschüttelt stark schäumt, sich schwer in Wasser, leicht in Alcohol löst und in wässriger Lösung durch Kochen mit verdünnten Säuren nicht geröthet wird.

Verwechselungen: Unter der Handelswaare sollen bisweilen die Samen von *Datura Stramonium* L. und von *Agrostemma Githago* L. vorkommen. Beide geruchlose Samen lassen sich, wie aus den betreffenden Beschreibungen ersichtlich ist, leicht unterscheiden. Selten kommen die Samen von *Nigella arvensis* L., dem Feldschwarzkümmel, vor. Abb. Ha. VI. 17. Sie sind gleichfalls schwarzbraun, etwa 2,2 mm lang und 1—1,3 mm breit mit 2—3 scharfen, fast flügelförmigen Längskanten versehen und auf ihrer Aussenfläche nur dicht und fein granulirt, aber nicht netzrunzelig gefeldert. Sie riechen beim Zerreiben ähnlich wie der Schwarzkümmel und stimmen im anatomischen Bau mit demselben überein. Statt der Samen von *N. sativa* erhält man im Handel sehr häufig die ähnlichen von *N. damascena* L., Abb. Ha. VI. 15, einer südeuropäischen Art, welche als beliebte Zierpflanze („Gretchen im Busch" oder „Jungfer im Grünen") viel in Gärten gezogen wird. Diese Samen sind fast ebenso gross wie diejenigen von *N. arvensis*, von eiförmigem Umriss, weniger spitz ausgezogen, aber am entgegengesetzten Ende stärker abgerundet. Die Aussenfläche ist weniger gesättigt schwarz, mehr graubraun, aber scharf netzig-querrunzelig. Beim Zerreiben riechen diese Samen sehr stark nach Erdbeeren und Ananas. Anatomisch unterscheiden sie sich einerseits durch spitzere Epidermiszellen, welche im Querschnitt fast gleichseitige Dreiecke darstellen und anderseits durch den Keim, dessen Axentheil kürzer als die Keimlappen ist. In chemischer Hinsicht zeichnen sie sich dadurch aus, dass der Petroleumauszug der Samen fluorescirt, während derjenige der Samen von *N. sativa* jeder Fluorescenz entbehrt. Dagegen sind die letzteren Samen viel reicher an Melanthin als jene. *Nigella indica* Roxburgh, eine Spielart von *N. sativa*, reift kleinere Samen von bitterem Geschmack.

Verwendung: Die Samen von *N. sativa* werden hauptsächlich als Gewürz gebraucht und nur die Volksmedicin bedient sich derselben als Arzneimittel. Aus den Samen von *N. damascena* wird eine Tinctur bereitet, welche in der Conditorei das Aroma der Erdbeeren ersetzt.

Semen Papaveris.

Mohnsamen.

Die Samen der Mohnfrüchte (S. 298), welche, wie schon die Alten hervorhoben, verschiedene Färbung zeigen, sind weiss oder grau oder dunkelviolett. Die **R. Ph.** verlangt die weisse Samensorte.

Aussehen: Der Samen entwickelt sich aus einer anfangs orthotropen Samenknospe, welche sich mit zunehmendem Wachsthum ihrer Integumente zu einer anatropen umbiegt. Er erhält dadurch einen nierenförmigen Umriss, ist von beiden Seitenflächen etwas zusammengedrückt und lässt eine convexe Rücken- und eine concave Bauchseite unterscheiden. Seine Länge beträgt 1—1,5 mm und das Gewicht des lufttrocknen Samens durchschnittlich 0,4—0,5 mg. Der die beiden Cotyledonen enthaltende Theil ist etwas stärker als das die Radicula umschliessende, entgegengesetzte Ende. Die weissliche Oberfläche des Samens erscheint unter der Lupe von gewöhnlich sechseckigen Grübchen eingenommen, welche gleichsam die Maschen zwischen netzartig verbundenen, erhabenen Leistchen darstellen. Der durch das Trocknen stark eingeschrumpfte Nabel quillt in Wasser als ein rundes Wärzchen auf, welches in der Einbuchtung an dem stärkeren Theil des Samens schnabelartig vorspringt. Das dünnere Ende des Samens biegt sich über die Einbuchtung fein schnabelartig gegen das stärkere hin um und ist mit demselben durch die schmale, leistenförmige Raphe verbunden, welche letztere die Einbuchtung in zwei Theile scheidet. Der geruchlose Samen schmeckt süsslich-ölig.

Anatomie: a. Lupenbild. Auf dem den Samen halbirenden Längsschnitt erkennt man eine dünne Samenschale mit wellig unebener Aussenseite. Sie umschliesst ein nierenförmiges Eiweiss, in welchem der annähernd hufeisenförmig gekrümmte, cylindrische Embryo so eingelagert ist, dass die Spitze der Radicula ganz nahe an die Samenschale herantritt.

b. Mikroskopie. Die Samenschale lässt, wenn sie mit starken Quellungsmitteln behandelt wird, fünf Schichten unterscheiden. Die Zellen der äussersten erkennt man im Querschnitt erst nach starker Quellung in erwärmter Kalilauge. In der Flächensicht sind diese Epidermiszellen tafelförmig, etwas längsgestreckt und buchtig begrenzt. Sie zeigen einen feinkörnigen, grauen Inhalt, in welchem fettes Oel und Protoplasma nachweisbar ist. Die zweite Schicht besteht aus prosenchymatischen, in der Längsaxe des Lumens gestreckten Zellen mit stark verdickten und getüpfelten und verkorkten Wandungen und sehr geringem Lumen. Diese Schicht ist wellig uneben und bildet, indem sie an den Wellenbergen die Epidermis nach aussen vordrängt, die netzartig verbundenen, äusserlich sichtbaren Leistchen. Die dritte Schicht setzen lufthaltige Parenchymzellen zusammen, deren Längsaxe im Querschnitt des Samens liegt und welche in der Flächensicht einen sechsseitigen Umriss erkennen lassen. Die Zellen der vierten Schicht enthalten Oeltropfen und eine feinkörnige Masse. Die fünfte Schicht ist aus tafelförmigen Zellen ohne Intercellularräume hergestellt. Um sie als solche zu erkennen, müssen die Schnitte mit Kalilauge erwärmt werden. — Bei den dunkel gefärbten Samensorten des Mohns sind die Zellen der zweiten, dritten und vierten Schicht mit braunrothem Farbstoff angefüllt, der durch die farblose Epidermis durchschimmert. — Die ziemlich weiten Parenchymzellen des Eiweisses schliessen ohne Intercellularräume aneinander, ihre dünnen Wände geben die Cellulosereaction. Ihr körniger Inhalt besteht aus Eiweiss und Oeltropfen. Die kleineren Zellen des Embryo umschliessen einen ähnlichen Inhalt.

Chemie: Mohnsamen liefert 50—55 pc. fettes Oel und enthält ausserdem 32—35 pc. organische Substanz, in welcher 16—18 pc. Proteïnstoffe nachgewiesen sind. Die Asche beträgt 3—4 pc. Der angegebene Morphingehalt hat sich nicht bestätigt.

Das fette Oel wird durch kaltes und warmes Pressen gewonnen. Ersteres Verfahren erzielt 33 bis 40 pc. bestes Mohnöl, welches auch officinell ist. Die zweite, warme Pressung liefert 22—25 pc. röthliches oder Fabriköl, welches nur zur Seifenfabrikation benutzt wird. Das officinelle Oleum Papaveris ist dünnflüssig und hellgelb, von angenehmem Geschmack und eigenartigem, schwachem Geruch, hat bei 15° C. 0,925 spec. Gew., erstarrt bei —20° C. zu einer weissen Masse, trocknet an der Luft weniger rasch als Leinöl ein, löst sich im gleichen Volumen Aether, in 25 Theilen kaltem und 6 Theilen siedendem Weingeist und besteht hauptsächlich aus dem Glycerid der Leinölsäure (S. Ol. Lini.), neben welchem auch Oleïn (S. 361), Palmitin und Stearin vorkommt. Durch Salpetersäure, welche salpetrige Säure enthält, wird Mohnöl gelblich roth, durch rauchende Salpetersäure mehr roth gefärbt. Schwefelsäure von 1,84 spec. Gew. veranlasst eine gelbe Färbung, welche in eine grünliche und bald in eine braune übergeht. Schwefelsäure mit Salpetersäure gibt eine hellgrünlich-gelbliche Färbung, welche rasch verschwindet und in eine röthlich-bräunliche übergeht.

Die Stearinsäure krystallisirt in glänzenden Blättchen, welche bei 69,2° C. schmelzen und beim Erkalten schuppig-krystallinisch erstarren. Sie sind in Wasser unlöslich, dagegen in heissem Alcohol und Aether leicht löslich. Die Alkalisalze der Stearinsäure lösen sich in Wasser und Alcohol, alle anderen Salze sind in Wasser unlöslich. Bei trockner Destillation des stearinsauren Calciums erhält man das Keton der Stearinsäure, Stearon, $C^{17}H^{35}—CO—C^{17}H^{35}$, welches in glänzenden Blättchen krystallisirt und bei 87,8° C. schmilzt.

Verwendung: Die Mohnsamen werden mitunter zur Bereitung einer Emulsion benutzt. Das Oel wird in gleicher Weise und zur Darstellung von Linimenten gebraucht. Technisch wird es in der Malerei, ferner zur Firniss- und Seifenfabrikation verwerthet. In den Haushaltungen dient es als Speise- und Brennöl. Die Presskuchen bilden ein gesuchtes Viehfutter.

Präparate: Das Mohnöl ist jetzt neben Olivenöl ein Bestandtheil des Linimentum ammoniatum.

Semen Sinapis.

Senfsamen.

Senfsamen diente schon im Alterthum als Medicament und als Gewürz. In Deutschland, Frankreich, Spanien und England ist die Cultur des Senfs bereits im Laufe des 8. bis 10. Jahrhunderts unserer Zeitrechnung eingeführt worden. Seine Stammpflanze, *Brassica nigra* Koch, Bschr. Lrs. Pf. 414; Abb. Bg. u. S. XXX e; Btl. a. Tr. 22; Ha. VIII. 40; N. v. E. 403, gehört zu den orthoploceen Cruciferen und ist wahrscheinlich im nordöstlichen Afrika, in Kleinasien und Mesopotamien einheimisch, gedeiht aber und wird im Grossen angebaut in Europa von Italien bis England und ebensowohl in Nord- wie in Südamerika. Die **R. Ph.** lässt die unzerkleinerten Samen und auch ihr Pulver zu.

Aussehen: Der Samen ist annähernd kugelrund und 1 mm stark. Die meistens rothbraune, etwas schülferige, bisweilen auch grauweissliche Oberfläche lässt das in der Rinne zwischen den dachig übereinander gefalteten Keimblättern heraufgebogene Würzelchen des Keims (Abb. Lrs. Pf. 410) erkennen und zeigt gewöhnlich an dem dunkleren Nabel einen kleinen, weissen Fleck. Die ganze Aussenfläche erscheint unter der Lupe fein netzgrubig. Beim Kauen schmeckt der Samen zuerst milde ölig und schwach sauer, alsbald aber brennend scharf. Geruch besitzt der trockne Samen und sein Pulver nicht. Wird letzteres mit kaltem Wasser angerieben, so entwickelt sich ein ätherisches Oel von eigenthümlichem, stechendem Geruch, welches zugleich auf die Schleimhaut der Augen stark reizend wirkt und scharf brennend schmeckt.

Anatomie: a. Lupenbild. Auf einem nahezu äquatorialen Querschnitt erkennt man eine sehr schmale, braunrothe, aussen wellig begrenzte Samenschale. Dieselbe schmiegt sich den dachig übereinander gelagerten, gelblich-weissen Keimlappen und dem in der Falte des inneren Keimlappens liegenden, im Durchschnitt kreisrunden Würzelchen dicht an.

b. Mikroskopie. Unter einer deutlich wahrnehmbaren Cuticula, die durch Chlorzinkjod braun gefärbt wird, liegt die Epidermis, deren grosse, tangential gestreckte, nach aussen etwas vorgewölbte Zellen, besonders nach dem Aufquellen, gallertig verdickte und deutlich tangential gestreifte Wandungen ohne nachweisbares Lumen zeigen. Von der Fläche betrachtet erscheinen diese Zellen als sechseckige Tafeln, die sich hie und da in kleinen, weissen Schüppchen oberflächlich abheben. Mit verdünnter Kalilauge behandelte Querschnitte lassen unter diesen Epidermiszellen eine Lage weiter Zellen erkennen, deren dünne Wände die Cellulosereaction geben und Intercellularräume zwischen sich und zwischen der Epidermis freilassen. Die tangentiale Innenwand dieser Zellen legt sich fest an die dritte, charakteristisch gebaute Stäbchen- oder Palissadenschicht. Ihre in getrockneten Samen zusammengeknitterte Zellen strecken sich bei Behandlung mit verdünnter Kalilauge und stellen dann radiär gerichtete, schmale Zellen dar, deren radiale Seitenwände in ihrem äusseren Theile wie die tangentiale Aussenwand dünn bleiben, während sie in ihrem inneren Theile ebenso wie die tangentiale Innenwand verdickt sind. Der innere Theil dieser Zellen enthält einen rothbraunen Farbstoff, welchen Eisenchlorid schmutzig blau färbt. Diese Stäbchenzellen liegen dicht aneinander, sind aber von verschiedener Länge und so angeordnet, dass die äussere Grenze der ganzen Schicht im Querschnitt eine wellig buchtige Linie darstellt. In der Flächensicht erscheinen die längeren Palissadenzellen als netzförmig zusammenhängende und vorspringende Leistchen, zwischen welchen die kürzeren Zellen die vertieften Maschen bilden. Dadurch, dass die verlängerten Zellen die beiden über ihnen liegenden Zellenlagen nach aussen vordrängen, entsteht das feingrubige Aussehen der Samen-Oberfläche. Nach innen zu reiht sich an die Stäbchenschicht die Pigmentschicht, eine einfache Lage unregelmässig polygonaler, ziemlich dickwandiger Zellen mit braunem, körnigem Inhalt, welcher durch Eisenchlorid schmutzigblau wird. Nur an der Radicula treten die Pigmentzellen in zwei Reihen auf. Eine fünfte Schicht bilden dickwandige, tafelförmige, polygonale Zellen, welche in einer einzigen Reihe dicht aneinander schliessen und einen feinkörnigen, plasmatischen Inhalt führen. Diese Plasmaschicht wird nach innen von der sechsten oder innersten Zellenschicht begrenzt. Farblose, ganz flach gedrückte, dünnwandige Zellen setzen sie zusammen und zeigen in der Tangentialebene einen polygonalen Umriss. Diese innerste Gewebsschicht ist an den Seiten der Radicula wulstig verdickt und sendet von hier aus zwei Lamellen nach innen, welche das Würzelchen und hypocotyle Glied umfassen, sich an der inneren Seite des Würzelchens wieder vereinigen und als eine dünne Haut in die Falte des inneren Keimlappens weiter eindringen. — Das Gewebe der Keimlappen ist aus dünnwandigen, polygonalen Zellen aufgebaut, die sich peripherisch zu Epidermiszellen mit verdickter Aussenwand verengen. Sie enthalten Oeltropfen und grössere Proteïnkörner. Die Zellen des Embryo sind weiter und führen einen ähnlichen Inhalt. Abb. Sempolowski, Leipz. Dissert. v. 1874 T. III. F. 28. u. Höhnel in Haberlands Untersuchungen 1875 p. 193.

Chemie: Der Senfsamen enthält bis 33 pc. fettes Oel, etwa 18 pc. Eiweiss, 19 pc. Schleim und 4—6 pc. Asche, ferner rhodanwasserstoffsaures Sinapin und das Glycosid Sinigrin = myronsaures Kalium, welches unter der Einwirkung eines Eiweisskörpers, der Myrosin genannt worden ist, und in Berührung mit Wasser sich in ätherisches Senföl, Rechtstraubenzucker und Monokaliumsulfat spaltet.

Das ätherische Senföl, Oleum Sinapis der **R. Ph.**, ist Isothiocyanallyl, $NCS.C^3H^5$, und stellt ein farbloses, wasserklares Oel von scharfem, zu Thränen reizendem Geruch und brennendem Geschmack dar, welches auf der Haut unter lebhaftem Schmerz Blasen zieht, bei 148° C. siedet und bei 15° C. ein spec. Gew. von 1,020 zeigt. Es löst sich in etwa 1000 Theilen Wasser, leicht in Alcohol, Aether und Schwefelkohlenstoff und ist optisch inactiv. Am Licht und an der Luft färbt es sich dunkelbraun und zersetzt sich allmählich. Der Samen von Br. nigra liefert 0,4 bis höchstens 0,9 pc. ätherisches Oel.

Das Sinigrin oder myronsaure Kalium, $C^{10}H^{18}KNS^2O^{10}$, krystallisirt in seideglänzenden, geruchlosen, bitterschmeckenden Nadeln oder in rhombischen Säulen, löst sich leicht und mit neutraler Reaction in Wasser, schwer in verdünntem Alcohol, gar nicht in Aether und Chloroform. Durch Myrosin, aber nicht durch Hefe, noch Emulsin, noch Speichel, wird es nach der Formel:

$$C^{10}H^{18}KNS^2O^{10} = C^6H^{12}O^6 + KHSO^4 + C^3H^5NCS$$

in Rechtstraubenzucker, Monokaliumsulfat und Allylsenföl gespalten.

Myrosin, das eiweissartige Ferment, coagulirt schon bei 60° C. und wird dadurch unwirksam.

Rhodanwasserstoffsaures Sinapin, $C^{16}H^{23}NO^5, CNSH$, krystallisirt in farb- und geruchlosen, glänzenden, sternförmig gruppirten Prismen von bitterem Geschmack, welche bei 130° C. schmelzen, sich in warmem Wasser und Alcohol leicht lösen, dagegen in Aether und Schwefelkohlenstoff nicht löslich sind. Die Lösungen werden durch Eisenoxydsalze roth gefärbt. Durch Kochen der wässrigen Lösung mit Aetzalkalien spaltet es sich in Neurin, $C^5H^{15}NO^2$ und Sinapinsäure, $C^{11}H^{12}O^5$, welche krystallisirt und in siedendem Alcohol leicht löslich ist.

Das Neurin, $C^5H^{15}NO^2$, ist seiner Zusammensetzung nach ein Ammoniumhydroxyd, in welchem ein Wasserstoff durch Oxäthyl $C^2H^4.OH$ und drei Wasserstoffe durch Methyl CH^3 ersetzt sind $= N.C^2H^4.OH.(CH^3)^3.OH$. Es stellt eine dickliche, farblose Flüssigkeit dar, reagirt stark alkalisch, löst sich leicht in Wasser und Alcohol, absorbirt Kohlensäure aus der Luft und bildet damit Carbonate. Das salzsaure Neurin krystallisirt in Nadeln, welche an der Luft zerfliessen und sich in Alcohol lösen. Das Platindoppelsalz des Neurins krystallisirt in rothgelben Tafeln, das entsprechende Goldsalz in gelben Nadeln. Die wässrige Lösung des Neurin zerfällt beim Kochen in Trimethylamin, $N(CH^3)^3$ und Aethylenglycol $C^2H^4(OH)^2$. Durch Oxydation geht es in Betaïn über. Das wasserfreie chlorwasserstoffsaure Salz wird bei Behandlung mit conc. Salpetersäure zu Muscarin, dem giftigen Alcaloid des Fliegenpilzes oxydirt. Neurin ist zuerst in der Galle gefunden und Cholin genannt, später als Spaltungsproduct des Lecithin, eines Körpers, der im Gehirn und Rückenmark, im Eidotter und in verschiedenen Pflanzen vorkommt, erkannt worden. Schmiedeberg und Harnack haben es im Fliegenpilz neben Muscarin und Böhm in Boletus luridus und Amanita pantherina, endlich auch in den Pressrückständen der Baumwollensamen nachgewiesen.

Das fette Oel des Senfsamens ist gelblich und dickflüssig, von 0,917 spec. Gew. bei 15° C. Es trocknet nicht aus und erstarrt bei —18° C., löst sich in 4 Theilen Aether, in 1000 Theilen Weingeist und besteht aus den Glyceriden der Stearinsäure, Oelsäure und Erucasäure. Auf Zusatz von 2—3 Tropfen conc. Schwefelsäure von 1,84 spec. Gew. färbt es sich blaugrün und später braun. Schwefelsäure von 1,72 spec. Gew. zu 2—3 Tropfen dem Oel zugemischt färbt dasselbe für einige Minuten blaugrün. Salpetersäure von 1,20 spec. Gew., welche etwas salpetrige Säure enthält, färbt das Oel bräunlich gelb und rauchende Salpetersäure röthlich. Die Elaïdinprobe bewirkt erst nach 18 Stunden Erstarrung. Chlorzink bedingt eine graugrüne Färbung. Die Erucasäure krystallisirt in langen, dünnen Nadeln, welche bei 34° C. schmelzen und beim Erwärmen mit verdünnter Salpetersäure in die isomere, bei 56° C. schmelzende Brassidinsäure übergehen.

Handel: Der Senfsamen unseres Handels stammt hauptsächlich aus Holland, wo er in grosser Ausdehnung und vorzüglicher Qualität gezogen wird. Geringere Mengen kommen aus England, Frankreich und Italien. Hamburg importirte im Jahre 1883 annähernd 300 000 kg allein aus den Niederlanden und im Ganzen betrug seine Einfuhr etwa 400 000 kg Senfsamen im Durchschnittswerth von M. 60,18 für 100 kg. Eine andere Senfsorte von gleich scharfem Geschmack liefert Russland in dem Sareptasenf. Dieser gelangt auf unseren Markt nur in Gestalt eines feinen, gelben Pulvers, welches aus den entschälten und entölten Samen von *Sinapis juncea* L., Abb. in N. J. Jacquin Hort. botanic. vindobon. 1772. II. 171., zu Sarepta im Gouvernement Saratow bereitet wird. Das fette Oel benutzen die Russen wie Olivenöl. Die Stammpflanze wächst nicht nur in nordwestlich vom Caspisee gelegenen Districten, sondern ist auch in Centralafrika heimisch und wird in Ostindien sehr reichlich cultivirt. England und Frankreich beziehen Samen von *Sinapis juncea* in bedeutenden Quantitäten. Diese Samenkörner sind meist fast kugelrund, rothbraun, fein netzgrubig, aber durchschnittlich etwas grösser als diejenigen von Br. nigra. In ihrem Bau stimmen sie mit demjenigen unseres schwarzen Senfs überein, wenn auch bei sehr alten Samen der Nachweis der einzelnen Schichten der Samenschale misslingt.

Die **Prüfung** der Handelswaare lässt sich am zuverlässigsten in der Weise ausführen, dass man nicht nur das Sinigrin und rhodanwasserstoffsaure Sinapin, sondern auch das fette Oel sowie das Myrosin und die Cellulose nebst dem Wasser und Aschengehalt quantitativ bestimmt. Feuchtigkeitsgrad und Asche werden in gewöhnlicher Weise festgestellt. Zur Bestimmung des fetten Oeles wird eine neue Probe Senfmehl bei 105° getrocknet und in einem Extractionsapparat mit Aether ausgezogen. Den Aether destillirt man aus dem vorher tarirten Sammelkölbchen, erwärmt das Kölbchen nebst Inhalt längere Zeit auf 100° und wägt. Die Gewichtszunahme gibt die Menge des fetten Oels an. Zur Feststellung des Sinigrin und des rhodanwasserstoffsauren Sinapin entfernt man aus dem mit Aether erschöpften Mehl den letzteren durch Verdunsten und behandelt nun die Probe im Extractionsapparat mit einer Mischung von gleichen Theilen Alcohol und Wasser. Der verdünnte Alcohol löst sowohl das rhodanwasserstoffsaure Sinapin wie auch das Sinigrin, während das Myrosin coagulirt wird und neben Cellulose ungelöst bleibt. Den Inhalt des Kölbchens spült man in eine gewogene Platinschale, verdampft, trocknet bei 150° C. und wägt. Hierauf glüht man und wägt abermals. Aus dem zurückbleibenden Kaliumsulfat berechnet man das myronsaure Kalium und erhält das rhodanwasserstoffsaure Sinapin aus der Differenz. Das mit verdünntem Alcohol erschöpfte, auf dem Filter befindliche Pulver enthält nur noch Myrosin und Cellulose nebst etwas Farbstoff. Durch zwei- bis dreimalige Behandlung mit einer 0,5 pc. Sodalösung entzieht man dem Pulver das Myrosin. Die zurückbleibende Cellulose wird auf dem Filter gesammelt, getrocknet, gewogen, geglüht und durch Abzug der Asche ihre Menge genau bestimmt. Die Sodalösung, welche das Myrosin enthält, wird mit Salzsäure annähernd neutralisirt, mit etwa 50 ccm der Ritthausen'schen Kupfervitriollösung versetzt und genau mit verdünnter Natronlauge neutralisirt. Den grünen Niederschlag der Kupfermyrosin-Verbindung sammelt man, nachdem er sich vollständig abgesetzt hat, auf einem gewogenen Filter, trocknet ihn bei 110° und wägt. Dann wird er verascht und aus der Differenz des Aschengehaltes und des Gewichtes des getrockneten Niederschlags das vorhanden gewesene Myrosin bestimmt. — Zur Controle dient die Bestimmung des Gesammtstickstoffs und die Gesammtmenge des Schwefels. Den Stickstoff findet man durch Verbrennung in bekannter Weise und den Schwefel durch Schmelzen mit kohlensaurem Natronkali und Salpeter und Bestimmung der Schwefelsäure. Die so gefundenen Mengen von Stickstoff und Schwefel sind dann zu vergleichen mit denjenigen Mengen, welche sich aus den vorher gefundenen Mengen des Sinigrin, des rhodanwasserstoffsauren Sinapin und des Myrosin durch Berechnung ergeben. Belege für diese Methode in der Zeitschr. f. analyt. Chemie 18. XXI. 3.

Verwendung: Therapeutisch wird der officinelle Senfsamen und auch das ätherische Senföl als hautreizendes Mittel benutzt. Innerlich genommen wirkt gepulverter Senfsamen emetisch. Das ätherische Oel hat in neuerer Zeit auch als Antisepticum Lobredner gefunden. Seine ausgedehnteste Verwerthung findet der Senf, wie bekannt, als scharfes Gewürz.

Präparate: Das Pulver des Senfsamens dient zur Herstellung der Charta sinapisata und das ätherische Oel in Weingeist gelöst gibt den Spiritus Sinapis.

Semen Sinapis albae.

Weisser Senf.

Sinapis alba L., Bschr. Lrs. B. II. S. 625; Abb. Btl. a. Tr. Ha. VIII. 39; N. v. E. 402; Pl. 524, die Stammpflanze des weissen Senfs, welche im westlichen Asien und in Südeuropa heimisch, aber weiterhin vielfach verwildert ist und neben *Brassica nigra* im Grossen gebaut wird, trägt borstige Schoten, Abb. Baillon l. c. III. 193, welche mit einem gleichlangen Schnabel versehen sind, 4—6 Samen enthalten und mit zwei fünfnervigen Klappen aufspringen. Die Samen werden wie der schwarze Senf, hauptsächlich aber als Gewürz benutzt.

Aussehen: Die Samen sind fast kugelrund und haben 2 mm Durchmesser. Ihre gelblich-weisse Aussenfläche ist sehr fein grubig-punctirt. Gekaut schmecken sie zuerst milde-ölig, alsbald aber brennend scharf. Geruch besitzen sie weder im trocknen Zustand noch nach dem Anreiben mit Wasser, obgleich sie im letzten Fall wie der schwarze Senf scharf reizend auf die Haut wirken.

Anatomie: a. Lupenbild. Auf dem Querschnitt erkennt man eine sehr dünne, gelblich gefärbte Samenschale, welche sich den gelblichen Samenlappen und dem Würzelchen dicht anschmiegt und in Wasser sich mit einer Schleimhülle umgibt.

b. Mikroskopie. Unter der Cuticula wird die Epidermis aus im Querschnitt länglichen, tafelförmigen, homogenen Zellen gebildet, welche in ihrem inneren, unteren Theile ein kleines Lumen zeigen, auf Wasserzusatz aufquellen und sich nach aussen vorwölben, wobei die Cuticula zerreisst und die gallertigen Verdickungsschichten heraustreten. In der Flächensicht erscheinen die Epidermiszellen fünf- oder sechseckig und zeigen unter Alcohol betrachtet deutlich concentrische Verdickungsschichten. Mit Jod und Schwefelsäure färben sich die Zellen blau, während die Cuticula braun wird. Unter der Epidermis liegt eine Schicht von 2—3 Reihen tangential gestreckter, sehr zusammengepresster

Zellen, welche erst durch verdünnte Kalilauge deutlich werden und Intercellularräume sehen lassen. Hierauf folgt die Stäbchenschicht von ähnlichem Bau wie bei Brassica nigra. Nach innen von dieser liegen 2—3 Reihen tangential gestreckter Pigmentzellen, deren gelber Inhalt auf Gerbstoff reagirt und in Kalilauge löslich ist. Darauf folgt die Plasmaschicht und endlich die innerste, stark entwickelte Schicht von tangential gestreckten Zellen, welche feinkörniges Plasma und Fetttröpfchen enthalten.

Chemie: Der weisse Senfsamen enthält etwa 23 pc. fettes Oel, bis 28 pc. Eiweisssubstanz und darunter mehr Myrosin als der schwarze Senf, ferner rhodanwasserstoffsaures Sinapin (S. 373) und das Glycosid Sinalbin.

Das Sinalbin, $C^{30}H^{14}N^2S^2O^{16}$, krystallisirt in glänzenden Nädelchen, welche sich leicht in Wasser, sehr schwer in kaltem, leicht in siedendem Weingeist von 85 pc. lösen, in absolutem Alcohol, Aether und Schwefelkohlenstoff unlöslich sind. Durch Alkalien wird das Sinalbin gelb, durch Salpetersäure vorübergehend roth gefärbt. Mit Wasser und Myrosin behandelt spaltet es sich nach der Formel $C^{30}H^{14}N^2S^2O^{16} = C^6H^{12}O^6 + C^{16}H^{23}NO^5.H^2SO^4 + C^7H^7O.NCS$ in Glycose, saures schwefelsaures Sinapin und Sinalbinsenföl.

Das Sinalbinsenföl, $C^7H^7O.NCS$, ist ein gelbes, scharf schmeckendes Oel, welches auf der Haut Blasen zieht, sich leicht in Alcohol und Aether, nicht in Wasser löst, durch Erhitzen zersetzt wird und nach dem Erwärmen mit Natronlauge die Rhodanreaction mit Eisenchlorid gibt.

Das fette Oel des weissen Senfs ist dem des schwarzen Senfs sehr ähnlich, besitzt bei 15° das spec. Gew. von 0,915, erstarrt bei −16° C. und besteht aus den Glyceriden der Stearinsäure, der Oelsäure, Erucasäure (S. 374) und Behensäure.

Die Behensäure, $C^{22}H^{44}O^2$ stellt eine weisse, krystallinische Masse dar, welche bei 76° C. schmilzt und sich in Alcohol und Aether löst.

Verwendung: Der weisse Senf kann wie der schwarze als Rubefaciens und Vesicans gebraucht werden, er dient aber hauptsächlich in Gemeinschaft mit dem schwarzen zur Bereitung des Tafelsenfs.

Semen Rapae.

Rübsamen.

Brassica Rapa L., Bschr. Lrs. Pf. **414**; Abb. Pl. **527**, lieferte früher in ihrer Wurzel eine schon von Celsius medicinisch benutzte, jetzt längst obsolete Droge. Die **R. Ph.** hat das fette Oel aus den Samen von *Brassica Rapa var. oleïfera* DC. aufgenommen. Die Samen sind in ihrer äusseren Erscheinung den Senfsamen sehr ähnlich.

Aussehen: Der Rübsamen, gewöhnlich Rübsen genannt, ist kugelig, etwa 1,5 mm stark, dunkelbraun bis braunschwarz, am Nabel meist weisslich gefleckt und unter der Lupe sehr fein grubig punctirt. Der Geschmack der geruchlosen Samen ist ölig und besitzt nur wenig Schärfe.

Anatomie: Im Bau stimmen die Samen im Ganzen mit dem Senfsamen überein. Die innerste Schicht der Schale ist ganz wie bei diesen gebildet. Die Plasmaschicht setzt sich über dem Würzelchen aus 2—3 Reihen, im übrigen Umfang wie beim Senf nur aus einer Reihe derbwandiger Tafelzellen zusammen. Die Pigmentschicht zeigt 2—4 Reihen flach zusammengedrückter, braunwandiger Zellen und ist dadurch von der entsprechenden Farbenschicht des Senfs verschieden. Die Palissadenzellen der Stäbchenschicht sind durch etwas stärker verdickte Radialwände ausgezeichnet, während die subepidermalen Zellen auch hier erst durch Kalilauge deutlich werden und die tangential gestreckten Zellen der Oberhaut nach der Behandlung mit Chlorzinkjod in der Flächensicht runde, dünnere Stellen in der Mitte ihrer Aussenwand erkennen lassen. Abb. bei Höhnel l. c. p. 188.

Chemie: Die Rübsamen geben bis 45 pc. fettes Oel. Wenn dasselbe kalt ausgepresst wird, ist es gelblich, wasserhell, von mildem Geschmack, fast geruchlos und ganz frei von schwefelhaltigem Oel. Das Rüböl, welches allem Anschein nach die **R. Ph.** meint und zur äusserlichen Anwendung vorschreibt, wird gewöhnlich unter Wasserzusatz heiss ausgepresst und darauf mit Schwefelsäure gemischt und mittelst heissem Wasser ausgewaschen. Dieses sogenannte raffinirte Oel ist dunkler gelb bis bräunlichgelb gefärbt, riecht unangenehm und schmeckt zugleich etwas scharf. Es erstarrt zwischen -1 bis -4^0C., zeigt bei 15^0 C. ein spec. Gew. von 0,913 bis 0,917 und enthält schwefelhaltiges Cruciferenöl.

Verwechselungen: Die Samen des Raps, *Brassica Napus* L. sind bisweilen grösser als die Rübsamen, aber keineswegs in jedem einzelnen Falle sicher zu unterscheiden, da zwischen beiden Stammpflanzen Uebergänge stattfinden. Bau und chemische Zusammensetzung der Samen stimmen bei beiden Brassica-Arten in allen wesentlichen Theilen überein und das Rüböl des Handels wird sowohl aus Rübsen wie aus Raps gewonnen.

Prüfung: Die **R. Ph.** lässt 20 Tropfen des Oels mit 5 ccm Schwefelkohlenstoff und 1 Tropfen Schwefelsäure zusammenschütteln und verlangt, dass die Mischung nicht blau oder violett werde, sondern zunächst blassgrünlich und hinterher bräunlich, was bei dem raffinirten Oele auch meist der Fall ist. Verfälschungen des Oels durch Paraffinöl und die Anwesenheit schwefelhaltigen Oels kann in derselben Weise wie bei Oleum Olivarum (siehe Pflanzenstoffe) nachgewiesen werden.

Verwendung: Das officinelle Rüböl wird in der Veterinärmedicin oft statt des Ol. Olivarum gebraucht, dient in manchen Gegenden als Brennöl, wird technisch zur Bereitung von Schmierseife, zum Einfetten von Leder und anderen Gegenständen verwerthet und wird pharmaceutisch nach Vorschrift der **R. Ph.** zur Herstellung des officinellen Oleum cantharidatum benutzt.

Semen Cacao.

Cacaosamen.

Cacaosamen und Chocolade sind in der ersten Hälfte des 16. Jahrhunderts aus Amerika nach Spanien gekommen und daselbst sehr bald als Nahrungs- und Arzneimittel beliebt geworden. Von hier verbreitete sich der Gebrauch der Chocolade zunächst nach Italien und Frankreich und war in diesen Ländern schon allgemeiner bekannt, bevor durch die Italiener der Cacao in Deutschland eingeführt wurde. Jetzt sind die Samen und die daraus bereitete Chocolade überall hochgeschätzt, wenn auch in Europa immer noch Spanien den relativ ausgedehntesten Verbrauch aufzuweisen hat. Die Stammpflanze *Theobroma Cacao* L., Bschr. Lrs. Pf. 431; Abb. Bg. u. S. XXXIII e, f; Btl. a. Tr. 38; Ha. IX. 35; N. v. E. 419; Pl. 578, welche neben einigen anderen Arten hauptsächlich den Cacaosamen des Handels liefert, gehört zur Familie der Sterculiaceen. Sie ist zwischen 30° nördlicher und 20° südlicher Breite in den wärmeren südwestlichen Ländern Nordamerikas, in Mittelamerika, Westindien und Südamerika heimisch und mehr oder minder reichlich verbreitet. Die Cultur derselben erzielt ergiebigere und werthvollere Ernten und wird deshalb sowohl in genannten Theilen Amerikas wie in der alten Welt auf den Philippinen, Sundainseln und auf Bourbon im Grossen mit gutem Erfolg betrieben.

Der bis 10 m hohe Baum treibt erst im 3. Jahre direct aus dem Stamme seine kleinen rosenrothen, geruchlosen Blüthen und bringt vom 8. Jahre an bis zum 30. und selbst bis zum 50. Früchte, welche hauptsächlich zweimal im Jahre geerntet werden, wenn sie auch das ganze Jahr hindurch reifen. Die Früchte zeigen einen spindelförmigen Umriss, sind grobrunzelig und dunkelrothbraun bis 20 cm lang und in der Mitte auf dem Querschnitt fünfeckig und 7,5 bis 8 cm stark, am Scheitel zugespitzt und am Grunde weniger stark verjüngt, eingezogen und kurz gestielt. Das Innere derselben wird durch 5 fleischige Scheidewände in 5 verticale Fächer getheilt, von welchen jedes in einem säuerlich-süssschmeckenden Fruchtmuss die zahlreichen, in horizontaler Richtung dicht aneinander gelagerten Samen enthält. Diese letzteren werden nach der Reife aus der aufspringenden oder aufgeschnittenen Frucht herausgenommen, von dem anhaftenden Fruchtfleisch befreit, in verschiedener Weise getrocknet und weiter behandelt und nach längerer, oft ein Jahr dauernder Lagerung in den Handel gebracht.

Aussehen: Die Samen sind von eiförmigem Umriss, meist seitlich mehr oder weniger zusammengedrückt und mit einer flacher und einer stärker gewölbten Kante versehen, 2,5 cm lang, 12—14 mm breit und 5—8 mm dick, mit etwas zugespitzter, stumpfer Spitze und abgerundeter Basis. An letzterer liegt der rundliche Nabel, von welchem aus über die stärker gewölbte Kante ein Nabelstreif zum entgegengesetzten Ende verläuft. Hier löst sich derselbe in eine Anzahl Gefässbündel auf, welche äusserlich erkennbar innerhalb der rothbraunen bis dunkelgrauen Samenschale ringsum hinab bis zum Nabel verlaufen. Je nach der Behandlung, welche die Samen erfahren haben, besitzen sie einen milde öligen, nachträglich süsslichen Geschmack, wie die gerottete Waare, oder einen herben und bitteren, wie die nicht gerottete. Der Geruch ist nicht sehr ausgesprochen und scheint sich erst während der längeren Lagerung stärker zu entwickeln.

Anatomie: a. Lupenbild. Auf dem Querschnitt unterscheidet man eine dünne, sehr zerbrechliche, rothbraune oder graubraune Samenschale, welche den eiweisslosen, lückigen Kern umschliesst. Der letztere füllt die Samenschale vollständig aus und besteht aus zwei grossen, bei den ungerotteten Samen dunkelviolett, bei den gerotteten dunkelbraun gefärbten Keimlappen und aus dem gegen den Nabel gerichteten Würzelchen. Zwischen der rothbraunen Samenschale und den Keimlappen liegt eine zarte, farblose, durchscheinende innere Samenhaut, welche in die beiden Samenlappen hineindringt und dieselben in zahlreiche, unregelmässig gestaltete, kantige Stücke zerklüftet. Stücke dieser Haut lassen sich zwischen den Stücken der Samenlappen leicht herausheben. Trennt man die Samenlappen vorsichtig in ihrer verticalen Berührungsfläche, so wird das etwa 5 mm lange, runde Würzelchen sichtbar und auf den tiefbuchtigen, ineinander greifenden Flächen jedes Keimlappens sieht man drei starke, aufwärts ziehende und verzweigte Leistchen verlaufen.

b. Mikroskopie. Die Samenschale bedeckt eine Epidermis, welche aus kleinen, tafelförmigen Zellen mit verdickten Aussen- und Seitenwänden zusammengesetzt ist. Nach innen davon liegen grosse, tangentialgestreckte, braunwandige, Schleim enthaltende Zellen, an welche sich ein Parenchym aus braunwandigen, buchtig begrenzten und ineinander eingreifenden Zellen anschliesst. Zahlreiche Gefässstränge verlaufen innerhalb dieses Parenchyms, welches nach innen von einem geschlossenen Ring kleiner, würfelförmiger Steinzellen begrenzt wird. Mehrere Reihen Parenchymzellen verbinden die Steinzellen mit den tafelförmigen, farblosen Zellen der inneren Samenhaut, welche letztere sich zwischen die Samenlappen einschiebt und besonders auf der Oberfläche dieser Falten cylindrische oder keulenförmige Trichome trägt. Diese von Mitscherlich zuerst beschriebenen Gebilde sind meistens durch dünne Querwände, bisweilen ausserdem auch noch in der Längsrichtung, in eine grössere Anzahl von Zellen eingetheilt und führen einen dunklen, ölig-harzigen Inhalt. — Die Keimlappen sind in den Samen der Handelswaare aus braunen, dünnwandigen, polygonalen Zellen aufgebaut. Sie enthalten Proteïnsubstanzen, Fett und kleine Stärkekörner. Viele Zellen sind auch mit einem dunkelvioletten oder rothen Farbstoff angefüllt. Das Stärkemehl ist ausgezeichnet durch die Kleinheit seiner Körner, welche nur 0,005 mm gross, eiförmig oder kugelig sind, eine unregelmässig zerrissene Kernspalte zeigen und häufig zu mehreren vereinigt erscheinen. Um dasselbe mittelst der Jodreaction nachzuweisen muss der Quer- oder Längsschnitt, oder das Cacaopulver vorher durch Benzol vollständig von Oel befreit sein.

Chemie: Die Cacaosamen geben, wenn sie entschält sind, bis 55 pc. Cacaobutter. Sie enthalten ausserdem 39—42 pc. organische Substanz und in dieser bis 18,3 pc. Stickstoffkörper. Zu den Stickstoff enthaltenden Bestandtheilen gehören die beiden Alcaloïde Theobromin und Coffeïn (S. 161), zu den stickstofffreien das Cacaoroth und Stärkemehl. Die Asche beträgt 3,8—4,5 pc.

Das Cacaofett, Oleum Cacao der **R. Ph.** wird aus den fein gemahlenen Samen warm ausgepresst und filtrirt. Die Pressrückstände werden bei einem Gehalt von 10—15 pc. Oel zu Chocolade verwendet. Das reine Fett ist weiss oder blassgelblich, erinnert im Geruch und Geschmack an Cacao, zeigt bei 15° C. eine harte, spröde Consistenz, bei einem spec. Gew. von 0,94 bis 0,95. Es schmilzt je nach der Art der vorhergehenden Abkühlung bei 21 bis 33,5° C., löst sich in 3 Theilen Aether, ferner in Essigäther, Chloroform und Terpentinöl. Aus heissem Alcohol scheidet sich beim Erkalten die Hälfte des gelösten Fettes wieder aus. Das Oleum Cacao besteht aus den Glyceriden der Stearinsäure (S. 370), Palmitinsäure, Laurinsäure, Arachinsäure (siehe bei Semen Arachidis) und Oelsäure (S. 361). Wegen seiner sehr geringen Neigung zum Ranzigwerden eignet es sich ganz besonders zur Bereitung pharmaceutischer Präparate.

Die Laurinsäure, $C^{12}H^{24}O^2 = C^{11}H^{23} - CO.OH$, krystallisirt aus 50 pc. Weingeist in weissen Schuppen oder Nadeln, welche bei 43,5° C. schmelzen und bei 20° ein spec. Gew. von 0,833 zeigen. Die Säure siedet unter 100 mm Druck bei 225° C., löst sich nicht in Wasser, leicht in Alcohol und Aether. Laurinsaures Calcium gibt bei trockner Destillation Lauron, $C^{11}H^{23} - CO - C^{11}H^{23}$, ein festes Keton, welches bei 66° C. schmilzt.

Das Theobromin, $C^5H^2(CH^3)^2N^4O^2$, oder Dimethylxanthin ist in den Samenkernen zu 1,5 pc. und in den Samenschalen zu 0,76 pc. enthalten. Es krystallisirt in feinen, kleinen Nadeln, welche bitter schmecken, bei 290° C. sublimiren, optisch inactiv sind und sich in 150 Theilen kochendem Wasser, 105 Theilen siedendem Chloroform und in siedendem Alcohol von 80 pc. viel leichter als in absolutem Alcohol mit neutraler Reaction lösen. Das Theobromin verbindet sich mit Säuren zu krystallisirenden, aber wenig beständigen Salzen. Wird 1 Theil Theobromin mit viel Chlorwasser auf dem Wasserbade rasch zur Trockne verdampft, so bleibt ein rothbrauner Rückstand, welcher durch Ammoniak violett wird.

Der Farbstoff, welcher in gerotteter Waare rothbraun (Cacaoroth), in ungerotteter dunkelblau violett erscheint, bildet sich in dem Gewebe der ursprünglich fast weissen Keimlappen erst während des Trocknens, wie Mitscherlich vermuthet, aus einem gerbstoffhaltigen Körper und beträgt etwa 3—5 pc. Das Cacaoroth wird durch Eisensalze dunkelblau gefärbt und von Schwefelsäure mit rother, von Essigsäure mit violetter, von Kalilauge mit grünlicher Farbe gelöst.

Verfälschungen der Cacaobohnen werden insofern versucht als man ungerotteter Waare durch Bestreichen mit Erde das Aussehen gerotteter zu geben weiss. Cacaopulver und Chocolade werden verfälscht durch Zusätze von gepulverter Cacaoschale, von Sago-, Bohnen-, Mais- und Kartoffelstärkemehl. Um eine bestimmte Färbung und ein höheres Gewicht zu erzielen, sollen mitunter selbst Zinnober, Mennige, Ocker und Ziegelsteinmehl zugesetzt werden. Cacaobutter wird durch Zumischung von Wachs, Stearin, Paraffin, Rindertalg u. ä. m. verfälscht.

Handel: Die amerikanischen Cacaosamen kommen gerottet und ungerottet auf den Markt. Die letzteren sind gleich nach der Ernte rasch getrocknet, sehen gewöhnlich hellrothbraun aus, sind innen dunkelblau violett und schmecken bitter und herb. Das Rotten besteht darin, dass die frisch geernteten Samen entweder während sie bei Tage in der Sonne trocknen bei Nacht in Haufen geschichtet und mit Blättern bedeckt einer Gährung unterworfen werden oder dass sie in Fässer verpackt in der Erde vergraben mehrere Tage liegen bleiben und in dieser Weise einen Gährungsprocess durchmachen. Durch diese Behandlung nehmen sie ein dunkelgraues oder rothbraunes Aussehen an, zeigen in ihren Keimlappen eine dunkelrothbraune Färbung und schmecken mild-ölig und etwas süsslich. Deutschland erhält den Cacao über Hamburg, welches im April und Mai die Haupternte, im October und November kleinere Sendungen vorzugsweise aus Caracas und Guajaquil empfängt. Caracassamen haben eine mittlere Grösse, sind gerottet und daher meist reichlich mit braunrothen, erdigen Massen bedeckt. Die Farbe ihrer Keimlappen ist braunroth. Die gleichfalls gerotteten Samen aus Guajaquil in Ecuador sind platt-eiförmig und braunroth. Die geschätzteste Sorte, welche aber kaum nach Europa gebracht wird, machen die kleinen Samen von Soconusco und von Esmeralda in Ecuador aus. Daran reiht sich der Cacao von Maracaibo und Guatemala. Der Caracas-Waare steht diejenige von Angustura nahe, welcher sich die Samen von

Trinidad und von Martinique anreihen. Weniger geschätzt werden die Samen aus britisch Gujana von den Ufern des Essequibo und Berbice. Das Gleiche gilt von dem holländischen Cacao aus Surinam, obgleich dieser wie alle vorgenannten Sorten gerottet in den Handel kommt. Ungerotteten Cacao liefert Brasilien in den Handelssorten von Maragnon, Para, Rio negro und Bahia, ebenso Cayenne und produciren endlich auch die Inseln Jamaica und Domingo. Hamburg importirte 1882 etwa 4 500 000 und 1883 über 5 300 000 kg Cacao.

Prüfung: Ungerotteter Cacao unterscheidet sich, wenn ihm auch erdige Massen anhaften, von dem gerotteten durch die dunkelviolette Farbe seiner Keimlappen und seinen bitteren Geschmack. Beigemischte Cacaoschalen lassen sich in gepulvertem Cacao mikroskopisch durch den Nachweis von Steinzellen erkennen. Die oben genannten Mehlsorten verrathen sich durch die Grösse ihrer Amylumkörner. Um das Amylum des Cacao durch die Jodreaction zu constatiren muss letzterer vorher durch Behandeln mit Benzol oder Aether vollständig entfettet sein. Die unter Umständen gefährlichen Zuthaten von Zinnober und Mennige sowie die von Ocker können in üblicher Weise chemisch festgestellt werden. Die vorher genannten Zusätze zur Cacaobutter verändern den Schmelzpunct, welcher nicht unter 25° C. und nicht über 30° C. betragen darf. Sind fette Oele beigemischt, so sinkt der Schmelzpunct unter 25° C., während Wachs, Talg und Paraffin, wenn sie zugesetzt werden, denselben über 30° erhöhen. Reines Cacaofett gibt, wenn es zu 1 g mit 2 g Aether geschüttelt wird, eine klare Lösung, enthält die Cacaobutter Talg oder Wachs, so bleibt die Lösung trübe und lässt beim Stehen einen weissen Bodensatz fallen. Stearinsäure erkennt man in Cacaobutter, wenn man letztere mit verdünnter Sodalösung kocht. Es geht stearinsaures Natrium in Lösung, aus welcher Schwefelsäure die Stearinsäure ausfällt.

Verwendung: Das entölte Cacaopulver dient mit Zucker vermischt pharmaceutisch, zur Herstellung von Trochisci und ähnlichen Arzneiformen. Mit Hülfe der Cacaobutter werden Suppositorien, Vaginalkugeln, Pillen und das Balsamum Nucistae geformt. Den ausgedehntesten Verbrauch finden die Cacaosamen als Nahrungs- und Genussmittel in Form von Chocolade und sogenanntem entölten Cacaopulver. Cacaoschalen werden zu billigen Theeaufgüssen benutzt.

Präparate: Die **R. Ph.** hat nur Balsamum Nucistae und Trochisci aufgenommen.

Gossypium.

Baumwolle.

Die Baumwolle besteht aus den Samenhaaren verschiedener Gossypiumarten, welche der alten und neuen Welt angehören. Die technische Verarbeitung dieser Samenhaare zu Geweben ist wahrscheinlich zuerst im östlichen Asien geübt worden. Das älteste Aegypten hat sie nicht gekannt, denn weder seine Hieroglyphenschrift, noch seine Wandgemälde, noch seine Grabstätten enthalten irgend eine Andeutung einer Kenntniss von Baumwolle. Dennoch waren lange vor unserer Zeitrechnung die Aegypter und alten Griechen nach Herodots Zeugniss mit der Cultur von Baumwolle tragenden Gewächsen und auch mit der Herstellung von Gewändern aus Baumwolle vertraut. Durch die Griechen wurden die Römer damit bekannt. Ob Gyssypiumarten von Asien oder Afrika nach Amerika gelangt sind oder ob, was wahrscheinlicher ist, Westindien und Südamerika von jeher einheimische Baumwollenpflanzen besessen haben, lässt sich nicht mehr entscheiden. Jedenfalls ist der Gebrauch von Baumwollengeweben in Südamerika, besonders in Peru, viel älter als die Entdeckung von Amerika. Im Handel von Mitteleuropa tritt rohe Baumwolle erst während der zweiten Hälfte des vorigen Jahrhunderts auf. Seit dieser Zeit hat sich die europäische Baumwollenindustrie rasch entwickelt. Ihr Rohmaterial bezieht sie aus den warmen Ländern aller Erdtheile zwischen dem 40.° südl. Br. (Chile) und dem 45.° nördl. Br. (Krim). Die Stammpflanzen, welche die sogenannte Baumwolle liefern, sind kraut- und strauchartige Malvaceen. Sie werden in zahlreichen Spielarten cultivirt. Zu den wichtigsten Arten gehören die folgenden: 1. *Gossypium herbaceum* L., ein wahrscheinlich in Ostindien einheimischer Strauch von 1—4 m Höhe, welcher aber als Culturpflanze sich nur zu einem einjährigen oder zweijährigen Kraut entwickelt. Diese Art wird in fast allen warmen Ländern gebaut und ist daher die verbreitetste Baumwollenpflanze. Sie wird auf den Inseln und dem Festlande des südöstlichen Asiens bis Persien, in Afrika sowohl im Norden (Algerien und Tripolis) wie im Süden (Capland), im Westen (Angola) wie im Osten (Aegypten) und auf den Inseln Réunion und Mauritius, ferner auf der europäischen Halbinsel Krim, in den europäischen Mittelmeerländern Griechenland und Italien und auf den Inseln Sardinien, Sicilien, Malta, Candia und Cypern, endlich auch in Mittel- und Südamerika in grosser Ausdehnung cultivirt. Bschr. Lrs. Pf. 438 und Parlatore Spec. d. Cot. 1866 p. 30; Abb. Parlatore t. II u. Pl. 544. — 2. *Gossypium arboreum* L., ein in wildem Zustande perennirender Strauch, der 2—4 m hoch wird, in Anpflanzungen höchstens 1—2 Jahre ausdauert und nur 0,5 bis 1 m Höhe erreicht. Sowohl im östlichen (Molukken, Ostindien, Ceylon) wie im südwestlichen Asien (Arabien), im mittleren Afrika zwischen dem 6. und 15.° nördl. Br. kommt diese Art vor und wird in allen genannten Ländern auch gebaut. Bschr. Lrs. Pf. 438 und Parlatore p. 23; Abb. Parlatore t. I. — 3. *Gossypium barbadense* L., ein sehr geschätzter Strauch, der muthmasslich ursprünglich Westindien angehört und daselbst auf den grossen und kleinen Antillen, den caraïbischen Inseln, auf der Ostküste von Centralamerika und im Süden von Nordamerika, aber auch in der alten Welt, im südlichen Spanien, Italien, im Norden und Osten von Afrika sowie in Ostindien und selbst in Australien sich einer sorgfältigen Cultur erfreut. Bschr. Lrs. Pf. 438 und Parlatore l. c. p. 48; Abb. Btl. a. Tr. 37; R. Wight Illust. Ind. bot. 1840 I. t. 28 a. b. c; Parlatore t. III. — 4. *Gossypium hirsutum* L., ein Strauch Mittelamerikas, der in Mexico, auf Jamaica, im Süden von Nordamerika, auf den Galopagos, den canarischen und capverdischen Inseln, auf der Westküste von Afrika und in Algerien, Aegypten, Abyssinien und auf den Mascarenen, ferner in China, Ostindien und auf den benachbarten Inseln, auch in Australien und endlich in Süditalien und auf Sicilien, Sardinien, Malta und Creta angepflanzt und gebaut wird. — 5. *Gossypium religiosum* L., ein Strauch, welcher gleichfalls der neuen Welt angehört und in Südamerika — Chile, Peru und Brasilien — auf den Antillen und in Centralamerika, aber auch in allen Erdtheilen, der alten Welt, besonders im östlichen Asien, cultivirt wird. Bschr. Lrs. Pf. l. c. und Parlatore p. 54 u. t. IV. Seine zweireihig angeordneten Samen haften selbst in getrocknetem Zustande noch sehr fest aneinander und sind durch gegenseitigen Druck bisweilen unregelmässig eiförmig gestaltet.

Die **R. Ph.** hat nur die Baumwolle aufgenommen. Benutzt werden ausserdem zu medicinischen Zwecken hauptsächlich in Amerika die Wurzelrinde und Blätter. Aus den Samen wird Oel gewonnen, welches zur Verfälschung des Oleum Olivarum missbraucht wird, und die Pressrückstände finden als Viehfutter und Dünger in der Landwirthschaft Verwerthung.

Aussehen: Die 3- bis 5fächerige, bis wallnussgrosse, fachspaltig aufspringende Fruchtkapsel enthält in jedem Fache 5—8 zweireihig angeordnete Samen, welche im Allgemeinen eine verkehrt eiförmige Gestalt mit abgerundeten Kanten zeigen. An dem mehr oder weniger scharf zugespitzten Ende des Samens liegt die Mikropyle, während das obere breit abgerundet ist. Die Länge der Samen beträgt bei Gossypium herbaceum 6—7 mm, bei G. arboreum 7—10 mm, bei G. hirsutum 8—10 mm, bei G. barbadense gewöhnlich 10 mm und bei G. religiosum 9—11 mm. Ringsum sind die Samen mit weissen, seideglänzenden Haaren dicht besetzt, welche bei G. herbaceum, arboreum und hirsutum 2—3 mal, bei G. barbadense und religiosum 3—4 mal länger als der betreffende Samen sind. Diese Samenhaare von ca. 2—4 cm Länge stellen die Baumwolle dar. Sie lassen sich bei G. barbadense und religiosum sehr leicht, bei den anderen genannten Arten etwas weniger gut lostrennen. Nach Entfernung derselben wird noch eine ganz kurzhaarige, nur einige Millimeter messende Grundwolle sichtbar, welche gewöhnlich, wie bei G. herbaceum, arboreum, barbadense und hirsutum, den ganzen Samen überzieht und meist schmutzigweiss bis bräunlich, nur bei G. hirsutum grün gefärbt ist. Gossypium religiosum bringt Samen hervor, welche, abgesehen von den 4—5 cm langen Haaren, nur an dem spitzen Ende einen kleinen Schopf von kurzen und hier zugleich etwas dunkler gefärbten Haaren tragen. Die von allen Haaren befreite Samenschale getrockneter Samen ist entweder glatt oder mehr oder weniger warzig uneben und meistens braun oder schwarz von Farbe, nur bei G. hirsutum ist sie dunkelgrün. Eine feine Naht, die Raphe, verbindet die oft seitlich umgebogene Spitze des Samens mit dem Nabel, welcher meist etwas zur Seite des abgerundeten Scheitels liegt und bei einzelnen Arten etwas vorspringt. Innerhalb der Samenschale verlaufen oft von aussen deutlich sichtbare Gefässbündel sowohl vom Nabel zum spitzen Ende wie von diesem gegen jenen. Die trocknen Samen sind geruchlos und von eigenartigem Geschmack.

Anatomie: a. Lupenbild. Auf dem unterhalb des Nabels durch den oberen Theil des Samens von G. herbaceum gelegten Querschnitt erkennt man eine schmale nur 0,4 mm dicke, braune Samenschale, welche drei verschiedene Gewebsschichten unterscheiden lässt. An diese schliesst sich eine dünne, weisse oder bei alten Samen bräunliche Samenhaut, welche die gelblich weissen Samenlappen dicht umschliesst. Die letzteren sind vielfach in einander geschlagen und zusammengefaltet und auf dem Querschnitt reichlich mit schwarzen, punktförmigen Drüsen versehen. Wird der gleiche Schnitt im unteren Theile des Samens angelegt, so wird, je nach der Höhe der Schnittlage der kreisrunde Querschnitt entweder des hypocotylen Gliedes oder des ziemlich dicken Würzelchens sichtbar. Jener ist von einem Kreis schwarzer, punktförmiger Drüsen eingefasst und wie auch der letztere von den Falten der Keimlappen umgeben. Entfernt man die zähe Samenschale eines in verdünntem Spiritus kurze Zeit macerirten Samens und breitet die blattartigen, höchstens 0,6 mm dicken Samenlappen vorsichtig aus, so zeigen sie bei einer Breite von etwa 1 cm einen nierenförmigen Umriss.

b. Mikroskopie. Von den drei Gewebsschichten der Samenschale ist die äussere aus drei verschiedenen Zellenlagen aufgebaut und von diesen sind die einreihig angeordneten Epidermiszellen im Querschnitt abgerundet viereckig und etwas höher als breit. Sie umschliessen mit ihren dicken, gelben Wänden einen dunkelbraunen Inhalt, verjüngen sich nach aussen und gehen in lange und kurze Samenhaare über. Im Tangentialschnitt erscheinen sie ziemlich gleichmässig rundlich. Ihnen schliessen sich mehrere Reihen tafelförmiger Parenchymzellen an, welche einen dunkelbraunen Inhalt führen. In der Gegend des Nabels bilden dieselben ein im Querschnitt breiteres Parenchym, in welchem Gefässbündel verlaufen. Nach innen zu wird diese mittlere Zellenlage durch eine oder zwei Reihen quadratischer Zellen mit körnigem Inhalt begrenzt. Die zweite Gewebsschicht der Samenschale setzt sich aus einer Reihe radial gestreckter, gelber Palissadenzellen zusammen, welche 10—15 mal länger als breit sind. Drei bis vier Reihen zusammengedrückter, derbwandiger Zellen bilden die dritte Gewebsschicht. Die oben erwähnte, weissliche Samenhaut, welche den Keim dicht umgibt, besteht meistens gleichfalls aus drei Zellenlagen. Die äusserste machen tafelförmige Zellen aus, deren tangentiale Aussenwand kurze, franzenartige Ausstülpungen zeigt. Unter diesen folgen in einfacher Reihe Zellen mit körnigem Inhalt und derben Wandungen, welche letzteren in Wasser gallertig aufquellen. Dünnwandige Parenchymzellen stellen die dritte Zellenlage dar. — Die membranartigen Keimlappen sind beiderseits von einer Reihe im Querschnitt nahezu quadratischer Epidermiszellen begrenzt. An die Zellen der inneren Epidermis reiht sich eine einfache Schicht von Palissadenzellen und das Gewebe zwischen diesen und der äusseren Epidermis wird von dünnwandigen Parenchymzellen gebildet, welche zahlreiche Oeltropfen und Aleuronkörner enthalten. In das Zwischengewebe eingestreut sind sehr reichlich rundliche Harzdrüsen von 0,15 mm Durchmesser, welche zugleich einen körnigen, schwärzlichen Farbstoff enthalten und dadurch schon makroskopisch auf dem Querschnitt sichtbar werden. Zahlreiche Gefässbündelanlagen durchziehen das Parenchym der Keimlappen. Aus ähnlichem Gewebe besteht das hypocotyle Glied und das Würzelchen, nur fehlen dem letzteren die Harzdrüsen. Abb. des Querschnitts v. G. herbac. bei Harz landw. Samenkunde 1885. II. S. 741.

Das einzelne Samenhaar, die Baumwollenfaser, stellt eine einzige, kegelförmige Zelle dar, welche zugespitzt oder abgerundet endet und nicht an ihrer Basis, sondern in ihrer unteren Hälfte, unterhalb der

Mitte ihren grössten Querdurchmesser aufweist. Nach Wiesner (Die Rohstoffe, S. 338) beträgt der letztere bei Fasern von G. herbaceum meistens 0,0189 mm, von G. arboreum 0,0299 mm, von G. barbadense 0,0252 mm und G. religiosum 0,0333 mm. Die Länge der Faser, die sogenannte Stapellänge, ist an einem und demselben Samen verschieden. Den längsten Haaren begegnet man an dem stumpfen, den kürzesten Baumwollenfasern an dem spitzen Ende des Samens. Die Stapellänge der verschiedenen Baumwollensorten schwankt zwischen 2,0 und 4,0 bis 6,0 cm. Die Fasern der Grundwolle erreichen etwa dieselbe Breite, sind aber nur wenige Millimeter lang. Die längsten dieser Fasern finden sich am spitzen Ende des Samens. Die Baumwollenfaser ist meistens mehr oder weniger flachgedrückt und gewöhnlich nicht durchweg gerade gestreckt, sondern mehrfach korkzieherartig um ihre Axe gedreht. Lässt man die Faser in verdünnten Säuren, am besten in verdünnter Salpetersäure, oder in Alkalien quellen, so streckt sie sich gerade. Im ovalen Querschnitt jeder Baumwollenfaser unterscheidet man ein lufthaltiges Lumen, eine verhältnissmässig starke Zellwand, deren Dicke $^1/_3$ bis $^2/_3$ des Zellendurchmessers beträgt und eine feine Cuticula. Letztere erscheint entweder als structurloses Häutchen oder lässt eine streifige oder ästige oder spiralige Zeichnung erkennen. In Kupferoxydammoniak quillt die weisse Baumwollenfaser auf, während die Cuticula sich entweder stückweise abhebt oder sich ringförmig zusammenschiebt und dadurch quere Einschnürungen der aufgequollenen Wandung bedingt. Bei längerer Einwirkung des Reagens löst sich die fast nur aus Cellulose bestehende Wandung auf und nur die Cuticula bleibt in Fetzen oder bisweilen in Schlauchform zurück.

Chemie: Lufttrockne Baumwolle verliert bei 100° C. etwa 6—7 pc. Wasser und hinterlässt beim Verbrennen 1—2 pc. Asche. Die Zellwand besteht fast ganz aus Cellulose, wird deshalb durch Jod und Schwefelsäure blau gefärbt und enthält nur wenig Eiweisssubstanz, Fett, Wachs, Asche, und in den farbigen Baumwollsorten, wie der Nankingbaumwolle, einen gelbbräunlichen Farbstoff, der durch Säuren röthlich und durch Alkalien grünlich wird. In einem Gemisch von conc. Schwefelsäure und Salpetersäure verwandelt sich die Baumwolle in Collodiumwolle und in Schiessbaumwolle. — Entschälte Samen geben neben 8—9 pc. Asche, 20—24 pc. fettes Oel, 62 pc. organische Substanz und darunter über 28 pc. stickstoffhaltige Körper. Die Pressrückstände der entschälten Samen, die sogenannten Baumwollensamenkuchen enthalten 7,5 pc. Fett, 51,0 pc. stickstofffreie Substanz und darunter einen besonderen Zucker, ferner Harz, Gummi und Cellulose. Stickstoffhaltige Sustanzen betragen 20,0 pc. Unter denselben haben Böhm 1883 Cholin (S. 373) und Ritthausen und Weger 1884 Betaïn aufgefunden. Die Asche, welche 8,5 pc. ausmacht, ist reich an Phosphorsäure (39,5 pc.) und Kieselsäure (20 bis 21 pc.), an Magnesia (13,5 pc.) und Kali (39,0 pc.), während der Kalkgehalt zwischen 3 und 4 pc. schwankt.

Die Collodiumwolle besitzt das Aussehen der Baumwolle mit einem Stich ins Gelbliche, fühlt sich etwas härter an und ist in Wasser, reinem Alcohol und reinem Aether nicht löslich, dagegen wird sie von Aether-Alcohol, Methylalcohol und Essigäther leicht gelöst. Sie verpufft zwischen 150—160° C., während die ähnlich aussehende Schiessbaumwolle bei 110—120° C., aber auch schon durch Stoss und Schlag explodirt.

Das fette Oel wird aus entschälten Samen theils kalt, theils unter Erwärmung ausgepresst. Das rohe Oel ist dickflüssig und bräunlich oder schmutzig gelb, riecht und schmeckt ähnlich wie Leinöl, hat bei 15° C. 0,930 spec. Gew., scheidet schon bei 10° Palmitin ab und erstarrt bei —3° C. Durch Klären, Reinigen mit Kalilauge, Bleichen und Kühlen erhält man daraus ein strohgelbes Oel von nussartigem Geschmack, 0,926 spec. Gew. bei 15° C., welches bei —1° C. erstarrt und aus Palmitin und Oleïn besteht. Mit Schwefelsäure von 1,76 spec. Gew. gemischt, färbt es sich rothbraun und gibt damit bei gelinder Erwärmung eine in Wasser lösliche Verbindung. Wird es mit conc. Schwefelsäure von 1,82 spec. Gew. gemischt, so erstarrt es in der Kälte nach 24 Stunden zu einer braunen, etwas olivengrünen Masse. Mit 4 pc. Schwefelsäurehydrat einige Stunden auf 100° erhitzt liefert es einen schwarzblauen Körper, welcher gereinigt, das Bauwollensamenblau, $C^{17}H^{24}O^{4}$, darstellt. Dieser Farbstoff löst sich in Alcohol und Aether leicht, in conc. Schwefelsäure mit purpurrother Farbe und wird durch Wasser aus letzterer Lösung unverändert ausgeschieden.

Der Zucker der Pressrückstände ist von Böhm 1883 dargestellt und Gossypose genannt, von Ritthausen 1884 mit Melitose, dem Zucker aus der Eucalyptusmanna identificirt worden. Tollens erklärt ihn für Raffinose, einen Zucker, welchen Loiseau 1876 aus Melasse dargestellt hat. Der Baumwollensamenzucker ist ausgezeichnet durch sein hohes Polarisationsvermögen, denn die specifische Drehung ist $(\alpha)_D$ = 103—104,5. Er schmeckt süsslich, löst sich leicht in 6 Theilen Wasser von 16° C., sehr wenig in absolutem, aber reichlich in 80 procentigem Weingeist bei 50—60° C. Aus wässriger Lösung krystallisirt der Zucker in feinen Nadeln. Er reducirt Fehling's Lösung erst nach Behandlung mit Schwefelsäure. Seine Zusammensetzung entspricht der Formel $C^{12}H^{22}O^{11} . 3H^{2}O$.

Das Betaïn, $C^{5}H^{11}NO^{6}$, identisch mit Lycin, dem Alcaloid aus *Lycium barbarum* L., ist seiner Zusammensetzung nach Trimethylglycocoll: $CH^{2}.N(CH^{3})^{3}.CO^{2}$. Aus alcoholischer Lösung schiesst es in grossen, farblosen Krystallen an, welche geruchlos sind, wenig süss schmecken, an der Luft zerfliessen, sich leicht in Wasser und Alcohol lösen und mit Salzsäure, Oxalsäure und Phosphorsäure krystallisirende Salze bilden. Mit Gold-, Platin-, Quecksilber-, Cadmium- und Zinkchlorid gibt es Doppelsalze.

Handel: In früheren Jahren versorgte Amerika fast ausschliesslich den europäischen Markt mit Baumwolle. Während und seit dem amerikanischen Bürgerkriege hat aber die Baumwollenproduction in Afrika, Asien und Australien so sehr zugenommen, dass Europa auch aus diesen Erdtheilen sehr grosse Mengen bezieht. Jedoch gilt immer noch die

Baumwolle aus den Südstaaten Nordamerikas, die sogenannte Sea-Island-Wolle wegen der Länge der Faser, dem Seidenglanz und der weissen Farbe für die vorzüglichste. Ihr stehen die besseren von den westindischen und südamerikanischen Baumwollensorten nahe. Afrikanische Baumwolle liefern in guter Qualität Réunion und Aegypten und sehr bedeutende Ernten erzielt Ostindien, dessen Baumwolle aber meistens nicht sehr fein, im Durchschnitt auch nicht sehr langstapelig und gewöhnlich selbst in den besten Sorten etwas gelblich weiss erscheint. Ostindische und chinesische Baumwolle von verschiedenen Spielarten des Gossypium religiosum, welche die Nankingwolle liefern, schwanken in der Farbe von rostbraun bis schwach lichtbraun. Sehr schöne Baumwolle producirt in neuester Zeit auch Australien, während die europäische Baumwolle, welche in Spanien, Italien, Macedonien und im südlichen Russland gewonnen wird, für den Handel von keiner grossen Bedeutung ist. Auf die einzelnen Handelssorten einzugehen dürfte unnöthig sein, da für den medicinisch-pharmaceutischen Gebrauch es nur auf eine weisse, von beigemengten Samenresten völlig gereinigte und von Fett möglichst freie Baumwolle ankommt. Um solche herzustellen wird die rohe Baumwolle mittelst verschiedener Maschinen von groben Unreinigkeiten befreit und schliesslich, nachdem sie mit fettem Oel besprengt ist, in eine besondere Karden- oder Krempelmaschine gebracht, in welcher die Baumwollenfasern eine parallele Lage erhalten und auch die letzten Unreinigkeiten entfernt werden. Solche gekrempelte Baumwolle muss zur Entfernung des anhängenden Oels mit einer 5 pc. Lösung von Natrium carbonicum behandelt werden und stellt, nachdem sie ausgewaschen, getrocknet und zerzupft ist, das Gossypium depuratum der **R. Ph.** dar.

Die Baumwollensamen werden durch besondere Maschinen — Egrenirmaschinen — von der Baumwolle befreit und bilden als solche einen hochgeschätzten Handelsartikel. Hamburg allein importirte im Jahre 1883 etwa 200 000 kg Samen. Aus den Samen wird das Baumwollensamenöl gepresst und auch durch Extraction gewonnen. Deutschland, Italien, Frankreich und England importiren zu diesem Zweck hauptsächlich Samen aus Aegypten, welches jährlich über 250 000 Tonnen (1 Tonne = 1000 kg) Samen exportirt. Die Vereinigten Staaten von Nordamerika produciren jährlich über 600 000 Tonnen Samen und pressen aus denselben, nachdem sie entschält sind, unter Erwärmung das Oel, welches zu 1 Million Hectoliter jährlich verhandelt wird. England lieferte im Jahre 1882 allein von Hull aus an die verschiedenen Staaten des europäischen Continents 8 851 000 kg Oel und Hamburg importirte 1883 nahezu 3 500 000 kg Oel. — Pressrückstände kommen von sehr verschiedener Güte auf den europäischen Markt. Sogenannte wollichte Kuchen, welche Samenschalen und viel Wollreste enthalten, sind unter den Namen Kuchen von Persien und von Catania bekannt. Sie werden nur zur Düngung benutzt. Ausserdem liefert vorzugsweise Aegypten Pressrückstände aus ungeschälten Samen. Kuchen aus gleichem Material, die aber angeblich möglichst von Samenschalen gereinigt sind, kommen aus Marseille. Sie sind gelb und durch Reste der Samenschalen schwarz punktirt. Vorzügliche Baumwollensamenkuchen sind die amerikanischen, welche beim Pressen des Oels aus geschälten Samen resultiren. Die Vereinigten Staaten liefern jährlich etwa 250 000 Tonnen solcher Kuchen und verkaufen die Samenschalen jährlich zu etwa 3 Millionen Kilogramm an Papierfabriken.

Prüfung: Die officinelle Baumwolle soll nicht nur von allen groben Beimischungen und von Fett möglichst gereinigt, sondern muss auch von Säuren und von Alkalien frei sein, darf demnach angefeuchtetes Lackmuspapier nicht verändern. Ihren Aschengehalt normirt die **R. Ph.** auf 0,6—0,8 pc. Für die differentielle Diagnose der Baumwollenfaser von anderen Verbandstofffasern gelten folgende Anhaltspuncte. Zeigt die Faser bei mikroskopischer Untersuchung ein Lumen, so hat man zu unterscheiden zwischen Baumwolle, Flachs, Hanf und Jute, fehlt der Faser jegliches Lumen, so kann es sich um Seide und Wolle handeln. Die Flachsfaser ist die Bastfaser des Leins (S. 394), welcher in zahlreichen Species cultivirt wird. Sie erreicht eine Länge von 1,5 m und durchschnittlich die Breite von 0,09 mm bis 0,225 mm. Die Faser des Reinflachses, des wirklich gut gehechelten Flachses, besteht nur aus sclerosirten Bastzellen. In weniger gut behandeltem Flachs begegnet man auch Bastparenchym und Epidermiszellen, selbst Ueberbleibseln des Holzgewebes. In Kupferoxydammoniak quillt die Flachsfaser zuerst stark auf, manchmal selbst blasenförmig wie die Baumwollenfaser, bald aber zerfliesst die Zellwand zu einer blauen, schleimigen Masse und nur die Innenwand widersteht dem Reagens etwas länger, zerfällt aber endlich auch. Jod und Schwefelsäure färben die Bastfaser blau, während Anilinsulfat keine Färbung bewirkt. Gemenge von Baumwollen- und Leinenfäden kann man unter Oel beobachten, in welchem nur die Leinenfaser durchsichtig wird oder man taucht sie kurze Zeit in eine verdünnte alkoholische Lösung von Anilinroth (0,5 g Fuchsin in 60 g Brennspiritus), spült mit Wasser ab und legt die Fasern feucht 1—3 Minuten in ein Schälchen mit Salmiak; die Baumwollenfäden erscheinen dann in kurzem weiss, die Leinenfäden rosa. — Die Hanffaser erreicht eine Länge von 2 m, eine afrikanische Sorte selbst von 3 m. Sie lässt sich nicht vollständig bleichen und besteht wesentlich aus langen Sclerenchymzellen des Stengels von *Cannabis sativa* L. In unvollkommen gehecheltem oder in gebrochenem Hanf zeigt die Faser auch noch andere Gewebselemente des Hanfstengels. Jod und Schwefelsäure färben die langen Sclerenchymzellen grünlichblau, die übrigen etwa vorhandenen Gewebstheile gelb bis braun. Auf dem Querschnitt erscheint die Hanfbastzelle nicht oval oder platt gedrückt, sondern rund, im Längsschnitt natürlich cylindrisch mit verjüngten, aber stumpfen, nur selten verzweigten Enden. Die maximale Breite der sclerosirten Zelle schwankt zwischen 0,015 und 0,025 mm. Ihr Lumen entspricht dem dritten Theil des Zelldurchmessers, ihre Wandungen färben sich mit Anilinsulfat gelblich und in Kupferoxydammoniak grünblau, quellen in letzterer Flüssigkeit auf und lassen eine zarte, parallele Streifung erkennen. Die Innenhaut wird gleichzeitig als spiralig oder ringförmig gestreifter Schlauch sichtbar und widersteht länger als die übrigen Wandschichten der auflösenden Wirkung dieses Reagens. Der beim Hecheln abfallende, kurzfaserige Hanf wird als W e r g benutzt. — J u t e ist die Bastfaser verschiedener Corchorusarten, einjähriger Kräuter aus der Familie der Tiliaceen, welche im östlichen Asien heimisch und daselbst sowie auf benachbarten Inseln, neuerdings auch in Algier, in Süd- und Nordamerika cultiviert werden. Frische Jutefaser ist weisslich oder gelblich, manche Sorten färben sich aber an der Luft allmählich dunkler bis tiefbraun. Zusammengesetzt ist die Faser nur aus Bastzellen, welche sich nach kurzer Behandlung mit verdünnter Chromsäure oder Kalilauge leicht mittelst der Nadel isoliren lassen. Die 0,8 bis 4,0 mm langen Zellen zeigen im Längsschnitt eine sehr ungleiche Verdickung ihrer Wandung; an manchen Stellen ist sie dünn, an anderen dagegen stark verdickt. Der Querschnitt durch mehrere Bastzellen der Jute zeigt daher zu gleicher Zeit Zellen mit weitem Lumen und wenig verdickten Wandungen neben solchen mit stark verdickten und punktförmigem Lumen. Jodlösung färbt alle Jutesorten goldgelb und auf Zusatz von Schwefelsäure dunkler gelb bis braun. Nach vorgängiger Behandlung mit Kalilauge wird die Faser durch Jod und Schwefelsäure blau. In Kupferoxydammoniak nimmt Jute unter schwacher Quellung eine blaue Farbe an. Mit Kalilauge behandelte Faser löst sich in Kupferoxydammoniak allmählich auf. Anilinsulfat färbt alle Jutesorten goldgelb bis orangegelb.

Von thierischen Fasern sind die aufgeführten pflanzlichen leicht zu unterscheiden. Die Schafwolle besteht aus Haaren von 0,04—0,32 m Länge und 0,014—0,06 mm Dicke, welche von verschieden geformten, dachziegelartig sich deckende Oberhautzellen (Epithelien) umhüllt sind und daher unter dem Mikroskop schuppig aussehen. Kupferoxydammoniak bewirkt nur schwache Quellung, während Baumwolle binnen

$^1/_2$ Stunde davon gelöst wird. Schwefelsäure und Salzsäure lösen die Wolle unter Rothfärbung. Durch Kochen mit Soda wird Wolle gelöst, Baumwolle nicht, ebenso wirkt unter gleichen Umständen Kalilösung von 1,040—1,050 spec. Gew. Wolle entwickelt beim Verbrennen einen Geruch nach verbrannten Federn, Baumwolle nicht. Fuchsin, Rosanilin färben Wolle roth. In Gemengen von Baumwolle und Wolle lassen sich beide Fasern mit Hülfe von Rosanilinlösung differenziren. Letztere bereitet man durch Kochen von einigen Gramm Fuchsin in 30 g Wasser, tropfenweises Zusetzen von Natronlauge zur kochenden Flüssigkeit, bis dieselbe farblos erscheint. In die filtrirte, warme Lösung taucht man das Untersuchungsobject und spült mit kaltem Wasser gut ab; die Wolle ist dann roth gefärbt, während Baumwolle keine Färbung zeigt. Seide aus den Cocons der Seidenraupe, *Bombyx mori* L., hergestellt, stellt homogene Fäden mit scharflinigen Conturen von 0,009 bis 0,021 mm Querdurchmesser dar. In Säuren und Alkalien quellen die Fäden auf. In conc. Schwefelsäure, in Salpetersäure, in Ammoniak, in conc. heisser Chlorzinklösung, löst sie sich leichter als Wolle. Kupferoxydammoniak löst Seide erst binnen 24 Stunden. In verdünnte, lauwarme Chromsäurelösung getaucht und dann abgewaschen erscheinen Seide- und Wollfäden gelb, Baumwolle dagegen ungefärbt.

Verwendung: Die Baumwolle dient in der Pharmacie zur Herstellung von Collodium und antiseptischen Verbandstoffen. Sie wird ferner vielfach zu chemischen Arbeiten und zum Verschluss aseptisch aufzubewahrender Flüssigkeiten benutzt. Ihre Hauptanwendung findet sie wie bekannt in der Baumwollenindustrie. Das aus den Samen gepresste und raffinirte Oel wird massenhaft zur Verfälschung des Olivenöls (bis zu 50 pc.) und anderer theurer Oele missbraucht. Geringere Sorten werden zu Beleuchtungszwecken, zur Seifenfabrikation und als Schmieröle verwerthet. Pressrückstände aus ungeschälten Samen werden, wie früher die unzerkleinerten Samen, vielfach, namentlich in Amerika, zur Düngung der Felder benutzt. Dagegen finden die von entschälten Samen stammenden Presskuchen als Viehfutter ausgedehnte Verwendung, obgleich hie und da bisher nicht aufgeklärte Vergiftungen von Wiederkäuern bei der Verfütterung der gemahlenen Kuchen beobachtet worden sind. Ob etwa Oxydationsproducte des von Boehm nachgewiesenen Cholins (vielleicht Muscarin) oder andere Schädlichkeiten dabei eine Rolle spielen, bleibt späteren Untersuchungen vorbehalten. Die Samenschalen wurden früher vielfach als Feuerungsmaterial verbraucht, in neuerer Zeit haben sie in Papierfabriken vortheilhafte Verwendung gefunden. Die Wurzelrinde von Gossypium barbadense u. a. A. wird in Amerika ähnlich wie Secale cornutum gebraucht und die frischen Blätter derselben Pflanzen sollen in Theeform genossen die Milchsecretion säugender Frauen befördern.

Präparate: Das Gossypium depuratum der **R. Ph.** dient zur Herstellung des Collodium, des Collodium elasticum und des Collodium cantharidatum.

Semen Lini.

Leinsamen.

Die Samen sowohl wie die Bastfaser des Flachses sind schon im alten Aegypten, 16 Jahrhunderte vor unserer Zeitrechnung und späterhin im klassischen Altertum allseitig zu öconomischen und medicinischen Zwecken benutzt und endlich fast über die ganze bewohnte Erde verbreitet worden. Jetzt wird die Stammpflanze, *Linum usitatissimum* L., aus der Familie der Linaceen, Bschr. Lrs. Pf. 441; Abb. Bg. u. S. XVIIIc; Btl. u. Tr. 39; Ha. VII, 17; N. v. E. 389; Pl. **244**, welche ursprünglich wahrscheinlich in den Mittelmeerländern einheimisch ist, in allen Erdtheilen sowohl im Süden wie im hohen Norden angebaut. Die **R. Ph.** hat die Samen, das ausgepresste Leinöl und die Presskuchen aufgenommen.

Aussehen: Die Samen sind von eiförmigem Umriss, 4—6 mm lang, 2—3 mm breit, 1—2 mm stark und 0,3—0,5 mg schwer, flachgedrückt und daher scharfrandig, an dem einen Ende abgerundet, an dem anderen etwas schief und stumpf zugespitzt und hier leicht ausgerandet und genabelt. Ihre glänzend braunen Breitseiten erscheinen unter der Lupe feingrubig punktirt. Der scharfe Rand ist heller gefärbt. In Wasser umgibt sich die Droge mit einer gallertigen Schleimhülle, welche sich leicht von dem Samen löst. Der letztere schmeckt unangenehm aber mildölig und ist, solange seine Bestandtheile keine Zersetzung erfahren haben, geruchlos.

Anatomie: a. Lupenbild. Ein die Breitseiten halbirender Längsschnitt zeigt innerhalb einer dünnen Samenschale, ein spärliches Eiweiss und von demselben umhüllt einen geraden Keim, dessen cylindrisches Würzelchen der Spitze zugekehrt ist und dessen Keimlappen einen oval- bis herzförmigen Umriss haben. Abb. Baillon V. 43. F. 75.

b. Mikroskopie. Die Epidermis des Samens ist unter einer Cuticula aus prismatischen, farblosen Zellen gebildet, welche auf Wasserzusatz gallertig aufquellen und eine feine, tangentiale Schichtung erkennen lassen. Unter der Epidermis liegt eine einfache, nur am Chalazaende und zu beiden Seiten der Raphe doppelte bis mehrfache Schicht im Querschnitt linsenförmiger Zellen. Die dritte Schicht wird von dickwandigen, senkrecht zur Oberfläche gestellten, mit Tüpfelgängen ausgestatteten, gelb gefärbten Sclerenchymzellen dargestellt. Die vierte Schicht macht eine Lage langer, enger, in der Richtung der Breite des Samens verlaufender Zellen aus. Die fünfte Schicht ist aus vielen Zellenlagen aufgebaut und tritt auf Querschnitten als farbloser, undeutlich tangential gestreifter Gürtel auf. Die innerste, einfache Schicht besteht aus tafelförmigen Zellen mit bräunlichem Inhalt. Bschr. u. Abb. in C. E. Cramer's bot. Beiträgen 1855 S. 2 u. t. 27. Das Perisperm wird von polygonalen, dünnwandigen Zellen gebildet, welche wie die ähnlichen Zellen des Keims mit Aleuronkörnern und Oeltropfen gefüllt sind. Die Aleuronkörner sind in 10 pc. Kochsalzlösung mehr oder weniger löslich. Sie schliessen Krystalloide ein, welche nach Behandlung mit Alcohol (nicht mit Aether) sich in conc. Kochsalzlösung auflösen.

c. Präparation: Feine Querschnitte sind zunächst in Alcohol zu betrachten, dann vorsichtig durch Wasserzusatz aufzuquellen, um die Schichtung in den Epidermiszellen sichtbar zu machen. Die vierte und fünfte Schicht tritt erst nach Behandlung mit Kalilauge deutlich hervor.

Chemie: Die Leinsamen liefern bis 6 pc. Schleim, 30—35 pc. Oel, 53—58 pc. organische Substanzen und darin bis 24 pc. Proteïnstoffe und hinterlassen beim Verbrennen 3,15 bis 4,19 pc. Asche. Die Leinölkuchen enthalten 8,63 bis 9,25 pc. Oel, 72—74 pc. organische Substanz und darin 27—28 pc. Eiweissstoffe. Die Asche beträgt 5,28 bis 8,61 pc. Nordamerikanische Leinölkuchen geben 5,28—6,03 pc. Asche, russische 6,20—8,61 pc. und rheinpreussische 6,37 pc. Asche. In derselben ist Phosphorsäure zu 42—45 pc. vertreten. Amylum fehlt in den Samen vollständig.

Der Schleim der Leinsamen gibt bei Behandlung mit Salpetersäure die der Zuckersäure isomere Schleimsäure und bei Behandlung mit verdünnter Schwefelsäure rechtsdrehenden Zucker. Er besitzt die Formel $C^{12}H^{20}O^{10}$, ist aber bislang noch nicht ganz aschenfrei dargestellt. Von Kupferoxydammoniak wird er nicht gelöst und durch Jod und Schwefelsäure nicht blau gefärbt.

Die Schleimsäure, $C^4H^4(OH)^4\left\{\begin{matrix}CO.OH\\CO.OH\end{matrix}\right. = C^6H^{10}O^8$, ist ein weisses, krystallinisches Pulver, welches in kaltem Wasser und in Alcohol fast unlöslich, in heissem Wasser schwer löslich ist. Sie schmilzt bei 210° C. und zersetzt sich bei stärkerer Erwärmung in Pyroschleimsäure, Isopyroschleimsäure, Kohlendioxyd und Wasser. Durch fortgesetztes Kochen mit Wasser geht die Schleimsäure in die isomere Paraschleimsäure über, welche in Wasser und Alcohol ziemlich leicht löslich ist und durch Kochen mit Salpetersäure zunächst in Traubensäure und endlich in Oxalsäure übergeht.

Die Pyroschleimsäure krystallisirt in farblosen Blättchen oder Nadeln, welche bei 34° C. schmelzen und sich ohne Zersetzung verflüchtigen. Die Isopyroschleimsäure schmilzt schon bei 82° C. und sublimirt bei etwas höherer Temperatur.

Das fette Oel, Oleum Lini der **R. Ph.**, kann dem Samen durch Schwefelkohlenstoff bis zu 33 pc. entzogen werden. Durch kaltes Pressen erhält man nur 20 bis 21 pc. und durch heisses Pressen 27 bis 28 pc. Das kalt geschlagene Leinöl ist gelb, von eigenthümlichem Geruch und Geschmack, das heiss gepresste ist bräunlich gelb, von stärkerem Geruch und süsslich bitterem und hinterher kratzendem Geschmack. Das Oel ist etwas dickflüssig, hat bei 15° C. 0,935 spec. Gew., siedet bei 130° und erstarrt bei −27° C. zu einer festen gelben Masse. Es löst sich leicht in Aether, Chloroform, Schwefelkohlenstoff, Terpentinöl, in 40 Theilen kaltem und 5 Theilen kochendem Weingeist von 90 pc. und in 5 Theilen absolutem Alcohol. Zum grössten Theile (80 pc.) besteht es aus Linoleïn, dem Glycerid der Leinölsäure und nur aus geringen Mengen von Oleïn (S. 361), Palmitin und Myristin (S. 361). In dünner Schicht trocknet es an der Luft unter Sauerstoffaufnahme und Gewichtszunahme zu einer durchsichtigen, harzartigen, mehr oder weniger elastischen Masse ein. Durch Kochen für sich an der Luft oder durch Kochen mit Bleioxyd, Mennige, Manganhyperoxyd wird die Fähigkeit des Leinöls, an der Luft einzutrocknen, sehr gesteigert. Derartig behandeltes Oel liefert die Leinölfirnisse und wenn es mit Bleiweiss oder Zinkweiss verrieben wird die weissen Oelfarben. Wird Leinöl fortgesetzt erhitzt bis es $^1/_6$ seines Gewichtes verloren hat, so wird das Oel noch dicker und liefert den Buchdruckerfirniss, welcher durch Vermischen mit Russ schwarz und durch Zusatz von Zinnober roth und von Berlinerblau oder Indigo blau gefärbt wird.

Die Leinölsäure, $C^{16}H^{28}O^2$, ist dünnflüssig, schwach gelb gefärbt, hat bei 15° C. ein spec. Gew. von 0,9206, reagirt schwach sauer, schmeckt erst milde und hinterher kratzend, löst sich nicht in Wasser, leicht in Weingeist und in Aether, und erstarrt etwa bei −28° C. An der Luft oxydirt sie sich begierig, es wird Oxyleinölsäure gebildet, welche aus alcoholischer Lösung durch Wasser als weisser Niederschlag ausgefällt wird. Letztere verliert an der Luft ihre saure Reaction und klebrige Beschaffenheit und verwandelt sich in Linoxin, einen neutralen, amorphen Körper, der schwerer als Wasser und weder in diesem noch in Alcohol oder Aether löslich ist. Linoxin löst sich in einem Gemisch von Alcohol und Chloroform, Schwefelkohlenstoff und Terpentinöl.

Verfälschungen unterliegen das officinelle Leinöl und die Presskuchen. Ersteres wird durch Zusätze von anderen Oelen, Rüböl, Mohnöl, Hanföl, Nussöl, Baumwollensamenöl oder von Harzen, wie Colophonium, verfälscht und die Leinölkuchen werden, da sie einen sehr wichtigen Handelsartikel für die Landwirthschaft bilden, nicht selten mit Sand, oder Rapskuchen, oder Kleie, oder Sägespänen mehr oder weniger reichlich versetzt.

Handel: Deutschland baut zwar selbst reichlich Lein, führt aber zu eigenem Bedarf noch Leinsaat ein aus England, englisch Ostindien, aus Polen, Russland, Belgien, Brasilien und Nordamerika. Leinöl wird hauptsächlich aus England importirt, kommt aber auch aus Holland, Belgien und Frankreich. Hamburg erhielt im Jahre 1883 nahezu 20 Millionen kg Leinöl. Die bei uns gebrauchten Leinölkuchen stammen, abgesehen von den inländischen, aus Russland und Amerika.

Prüfung: Leinöl wird durch Salpetersäure von 1,30 sp. Gew. schwefelgelb und wenn die Säure salpetrige Säure enthält, entsteht anfangs eine gelbgrünliche Färbung, welche bald in Rothbraun übergeht. Rauchende Salpetersäure auf Leinöl geschichtet, ruft eine rothbraune Berührungszone hervor, während das Oel sich grün färbt. Mischt man, so erhält man eine rothbraune Flüssigkeit. Concentrirte Salzsäure zu Leinöl gesetzt veranlasst eine gelbe Färbung, ist Hanföl zugegen, so wird dieselbe grüngelb. Schwefelsäure zu 3 Tropfen mit 10 Tropfen Leinöl verrieben gibt eine rothbraune Harzmasse. Ist das Oel mit Rüböl, Mohnöl, Nussöl, Baumwollensamenöl versetzt, so entsteht keine rothbraune Masse, sondern das verharzte Leinöl schwimmt in Form von Flocken in dem zugesetzten Oel. Zusätze von Cruciferenöl sind durch Kochen mit Bleiweiss, welches von den schwefelhaltigen Oele geschwärzt wird, leicht zu erkennen. Zugemischtes Harz entzieht man dem Oele durch Schütteln mit Weingeist und aus der weingeistigen Lösung fällt man dasselbe durch weingeistige Bleizuckerlösung. Um die Verfälschung der Presskuchen nachzuweisen, verreibt man dieselben mit Wasser, es setzt sich etwaiger Sand bald ab. Rapskuchen ebenso wie Sägespäne lassen sich mikroskopisch erkennen. Kleie gibt sich durch die Jod-Amylum-Reaction kund.

Verwendung: Pharmaceutisch wird der Leinsamen als schleimgebendes Mittel und der Leinsamenkuchen, die Placenta seminis lini, zu erweichenden Umschlägen, das Oel zu Linimenten und Clysmata gebraucht. Technisch dient es zur Herstellung von Firnissen (Oellackfirnissen und Trockenfirnissen), von Druckerschwärze, Oelfarben und zur Darstellung wasserdichter Stoffe u. a. m. Landwirthschaftlich werden die Presskuchen als Viehfutter und Düngemittel verwerthet.

Präparate besitzt die **R. Ph.** nicht mehr.

Semen Paulliniae.

Paulliniasamen.

Zu Anfang unseres Jahrhunderts findet man in Europa zum ersten Male eine aus Südamerika importirte Waare unter dem Namen Guarana erwähnt. Dieselbe wird aus den Samen von *Paullinia sorbilis* Martius, einer Sapindacee, Bschr. Lrs. B. 712; Abb. Btl. a. Tr. 67, von den Eingeborenen im Gebiete des Amazonenstromes, des unteren Madeira und des Tapajos als Genussmittel bereitet, indem sie die zerstossenen Samen mit heissem Wasser zu einem Teig anrühren und daraus dunkelbraune Cylinder von 10—20 cm Länge und 4 cm Durchmesser, oder auch Kuchen und Kugeln formen, welche bis zu steinharter Consistenz getrocknet werden. Die erste **R. Ph.** hatte diese Pasta Guarana aufgenommen, die neue Ausgabe hat sie weggelassen, obgleich Guarana noch vielseitig angewendet wird.

Aussehen: Die Samen sind kugelig oder eiförmig, von 6 mm bis 1 cm Durchmesser und durchschnittlich von 0,5 g Gewicht. Ihre glänzend dunkelbraune Samenschale ist am Grunde mit einem umfangreichen, weissen Nabel versehen. Der Geschmack der Samen ist herb und bitter und erinnert an ungerotteten Cacao.

Anatomie: a. Lupenbild. Ein den Samen halbirender Längsschnitt zeigt eine dünne, zerbrechliche Samenschale, welche von einem braunen, eiweisslosen Kern vollständig ausgefüllt wird. Dieser letztere besteht aus planconvexen Cotyledonen, welche ein sehr kleines Würzelchen einschliessen. Abb. Baillon V. 361 u. Zohlenhofer Arch. 1882. 641.

b. Mikroskopie. Unter der Cuticula zeigt die Epidermis in der Flächenansicht polygonale Tafelzellen, welche auf dem Querschnitt radial gestreckt, palissadenartig gegen die Oberfläche gerichtet sind und mit ihren verdickten und buchtigen Wänden in einander greifen. Unter dieser Oberhaut liegen in mehreren Reihen tangential gestreckte und zusammengesunkene Zellen. Der Samenkern ist von in der Flächensicht tafelförmigen, im Querschnitt fast quadratischen Zellen umgeben. Das Gewebe der Keimlappen enthält in polygonalen Zellen zusammengesetzte Amylumkörner und Fett. Entsprechend diesem Bau findet man bei mikroskopischer Untersuchung der gepulverten Guaranapaste stärkemehlführende, polygonale Zellen der Keimlappen, Steinzellen der Samenschale und kleine, zusammengesetzte, aber auch bereits getrennte Amylumkörner. Abb. der Gewebselemente: Zohlenhofer l. c. 642.

Chemie: Die Samen enthalten bis 4,8 pc. und die Samenschale 2,4 pc. Coffeïn, ferner bis 3 pc. Fett, 8,5 pc. Gerbsäure und 5,0—6,0 pc. Stärkemehl. Die Pasta Guarana gibt zwischen 3—5 pc. Coffeïn.

Verfälschungen: Die Pasta Guarana, welche allein nach Europa kommt, wird bisweilen mit Cassave-Stärkemehl und Cacaopulver versetzt. Beide Beimischungen lassen sich mikroskopisch erkennen. Die Cassavestärke ist durch ihre eigenartige Form leicht zu unterscheiden und die Bestandtheile der Cacaosamen lassen sich gleichfalls sicher nachweisen.

Verwendung: Wegen ihres Coffeïngehaltes ist die Guaranapaste einstweilen ein Modemittel.

Semen Ricini.

Ricinussamen.

Ricinussamen und Ricinusöl waren zu Herodots Zeiten (484 bis 408 v. Chr.) in Aegypten und Griechenland bekannt. Dioscorides empfahl die ersteren zum innerlichen und das letztere zum äusserlichen Gebrauch. Im Mittelalter und auch im 16. Jahrhundert wurde die Stammpflanze bereits in deutschen Gärten gezogen und importirtes Oel gegen Hautkrankheiten äusserlich angewendet. Sehr geschätzt war das letztere damals nicht. Erst in der 2. Hälfte des 18. Jahrhunderts lernte man in Europa seine purgirende Wirkung kennen und seit jener Zeit wurde es bald allerwärts in den Arzneischatz aufgenommen. Die Stammpflanze, *Ricinus communis* L., Bschr. Lrs. Pf. 472; Abb. Bg. u. S. Ic; Btl. a. Tr. 237; Ha. X. 48; N. v. E. 140; Pl. 690, ist ursprünglich eine ostindische Euphorbiacee, wird aber jetzt in allen wärmeren Ländern cultivirt. Während sie in ihrer Heimath und in Gegenden mit gleich günstigem Klima und Boden zu einem 12—13 m hohen Baume mit 30—50 cm dickem Stamme heranwächst, wird sie schon in Südeuropa nur noch 2—3jährig bei einer Höhe von 3—5 m und entwickelt sich im mittleren Deutschland und Südengland nur zu einer einjährigen 1—2 m hohen Staude, welche in günstigen Jahren selbst noch in Christiania Samen reift. Die **R. Ph.** hat nur das aus entschälten Samen gepresste Ricinusöl aufgenommen.

Aussehen: Der Samen ist von ovalem Umriss, 8—17 mm lang und 4—10 mm breit und etwas flachgedrückt. Auf der Rückenfläche läuft er in ein kurzes, schnabelartiges Spitzchen aus und trägt vor demselben gegen die Bauchseite hingeneigt eine fleischig warzige, weisse oder bei trocknen Samen graue Caruncula, nach deren Entfernung eine seichte, ovale Vertiefung sichtbar wird. Dicht unterhalb der Caruncula liegt an der Bauchseite der wenig auffallende Nabel, von ihm aus zieht in gerader Linie die Raphe zur Chalaza, welche in nächster Nähe des entgegengesetzten, abgerundeten Samenendes mehr oder weniger hervortritt. Die harte Samenschale ist glatt, glänzend grau oder hellbräunlich und mit dunkelbraunen oder rothbraunen Bändern und Punkten bunt gezeichnet. Der Samen schmeckt milde ölig und hinterher etwas kratzend, einen besonderen Geruch besitzt er nicht.

Anatomie: a. Lupenbild. Die harte aber zerbrechliche Samenschale lässt sich leicht von dem weichen Kerne trennen. Sie ist auf der Innenfläche gleichmässig dunkelgrau. Den Kern umgibt eine zarte, weisse, seideglänzende Samenhaut, welche an der Chalaza einen braunen Fleck trägt. Von einem Punct der Chalaza aus verlaufen radienförmig 8—10 Gefässbündel. Legt man einen Querschnitt durch die Mitte des Samens, so erkennt man auf demselben eine schmale, mehrschichtige, dunkle Samenhaut, welche durch die zarte, weisse Samenhaut von dem Kern getrennt wird. Der letztere besteht aus einem ölig-weissen Endosperm und aus den beiden Keimlappen, welche durch einen linienbreiten Spalt von einander getrennt werden, mit ihrem Rücken dem Endosperm fest anliegen. Ein in der Richtung jenes Spaltes durch den Samen geführter Längsschnitt trennt die beiden Keimlappen von einander. Der eine zeigt dicht unter der Caruncula den kurzen, runden, geraden Axentheil des Keims und der andere eine entsprechende, gerade Vertiefung. Von dieser wie von dem Ende des Axentheils verläuft auf der flachen Innenseite jedes Keimlappens ein starker Mittelnerv mit 4—6 verzweigten Seitennerven.

b. Mikroskopie. Die äusserste Schicht der Samenschale bilden tafelförmige Zellen mit verdickten und dicht getüpfelten Wänden. Hie und da enthalten diese Zellen einen dunkelbraunen, gerbstoffhaltigen Farbstoff, der die scheckige Zeichnung der Samenschale bedingt. Unter dieser obersten Zellenlage folgen dünnwandige Parenchymzellen, welche in 6—8 Reihen übereinander liegen und in der Mycropylengegend in das aus radial gestreckten Zellen aufgebaute Gewebe der Caruncula übergehen. In dieser Parenchymschicht verläuft auch der Gefässstrang der Raphe. Eine Reihe im Querschnitt rechteckiger, etwas radial gestreckter, farbloser, dickwandiger Zellen bildet die dritte Schicht. An diese schliessen sich in einfacher Reihe dicht an einander gelagert gelblichbraungefärbte, radial gestreckte, etwa 0,2 mm lange Palissadenzellen mit starkverdickten und getüpfelten Wandungen. — Die weisse Samenhaut besteht aus verschiedenen Reihen stark zusammengedrückter, dünnwandiger Parenchymzellen. Innerhalb dieses Gewebes verlaufen die von der Chalaza ausgehenden Gefässstränge, welche aus abrollbaren Gefässen bestehen. Dünnwandige Parenchymzellen setzen das Endosperm zusammen. In diesen Zellen bilden Oeltropfen und Proteïnkörner mit Krystalloiden den Inhalt. Das kleinzellige Gewebe des Keims enthält gleichfalls Oeltropfen und Proteïnkörner, keine Stärke. Die Krystalloide lösen sich nach Behandlung mit Alcohol (nicht mit Aether) in concentrirter Kochsalzlösung und ausserdem fast augenblicklich in Kalihydrat, aber nur sehr wenig in kaltem Wasser.

Chemie: Ungeschälte Ricinussamen hinterlassen beim Verbrennen nach Flückiger 14,2 pc. Asche, wovon 10,7 pc. allein auf die Samenschale kommen. Der entschälte Kern gibt 50—56 pc. fettes Oel und enthält ausserdem 34—36,5 pc. organische Substanz. Unter letzterer etwa 20,5 pc. Eiweiss und 2,25 pc. Zucker, ferner Gummi, Harz, einen Bitterstoff und ein Alcaloid (?) Ricinin.

Das Oleum Ricini der **R. Ph.** muss aus entschälten Samen gepresst sein. Es ist blassgelblich oder farblos, dickflüssig und fadenziehend, von anfangs mildem, später kratzendem Geschmack und eigenartigem Geruch. Bei 15° C. hat es 0,966 spec. Gew., erstarrt bei −17 bis 18° C., mischt sich mit absolutem Alcohol und mit Eisessig in jedem Verhältniss und löst sich bei 25° C. in 2 Theilen Weingeist von 90 pc. An der Luft verdickt es sich erst nach längerer Zeit zu einer zähen Masse, trocknet aber nur ein, wenn es in äusserst dünnen Schichten der Luft ausgesetzt wird. Es besteht aus den Glyceriden der Stearinsäure, Palmitinsäure und Ricinusölsäure. — Salpetersäure von 1,18 spec. Gew. mit Ricinusöl geschüttelt gibt eine weissliche Mischung, welche nach einigen Stunden gelblich wird. Mit Salpetersäure, welche salpetrige Säure enthält, behandelt, wird das Oel in 6—7 Stunden zu Ricinelaïdin $(C^{18}H^{34}O^2)^3 . C^3H^5 . O^3$, einer festen weissen Masse, welche bei 62° C. schmilzt, nach Oenanthol, $C^7H^{14}O$, riecht, in Alcohol und Aether löslich ist und beim Verseifen Glycerin und Ricinelaïdinsäure gibt. Conc. Schwefelsäure gibt mit dem Oele erst eine gelbe Färbung, welche dunkler und beim Umrühren röthlich wird. Es wirkt nicht reducirend auf Silbernitratlösung.

Ricinusölsäure, $C^{18}H^{34}O^3$ = Ricinölsäure = Ricinsäure, ist ein dickflüssiges farb- und geruchloses Oel von scharfem Geschmack und von 0,94 spec. Gew. bei 15° C., welches bei 0° C. krystallinisch erstarrt, sich in Alcohol und Aether, aber nicht in Wasser löst. Mit Aetznatronlauge erhitzt gibt die Ricinusölsäure sebacylsaures Natrium, Caprylalcohol und Wasserstoff. Die Sebacylsäure, $C^{10}H^{18}O^4$, krystallisirt und schmilzt bei 127° C. Mit salpetriger Säure behandelt geht die Ricinusölsäure in Ricinelaïdinsäure über.

Ricinelaïdinsäure, $C^{18}H^{34}O^3$ = Palminsäure, krystallisirt in Nadeln, schmilzt bei 50° C., erstarrt bei 48° C. krystallinisch, löst sich leicht in Alcohol und in Aether und sublimirt zum Theil unzersetzt.

Das Ricinin bildet, wie sein Entdecker Tuson angibt, Krystalle von schwach bitterlichem Geschmack, welche sich in Wasser und Weingeist leicht lösen. Von conc. Schwefelsäure wird es farblos gelöst und durch Zusatz von saurem chromsaurem Kalium wird die Lösung grün. Ricininnitrat krystallisirt. Das Alcaloid wirkt nicht purgirend.

Handel: Ricinusöl kommt aus Ostindien und aus Italien auf unseren Markt. Die Waare aus Verona, Padua, Vicenza und Triest ist die beste. Sie kommt in Blechkanistern von 10 und von 20 kg in den Handel. Geringere Sorten werden in Fässern von 200—300 kg verladen. Hamburg importirte 1883 nahezu 280 000 kg Ricinusöl.

Prüfung: Farbe, Consistenz, Geruch und Geschmack sind zu berücksichtigen. Charakteristisch ist die Löslichkeit in gleichen Theilen absolutem Alcohol und in 2 Theilen Alcohol von 90 pc. bei 25° C. Trübung tritt schon ein, wenn nur 2 pc. eines anderen Oeles zugesetzt sind. Bei Behandlung mit Salpetersäure und Stärke (Elaïdinprobe) erstarrt Ricinusöl in 6—7 Stunden zu einer festen, weissen Masse, ist aber fremdes Oel (z. B. Sesamöl) zugemischt, so bleibt die Masse schmierig und ist gelblich oder röthlich. Werden 3 g Ricinusöl mit 3 g Schwefelkohlenstoff und 2 g Schwefelsäure während einiger Minuten geschüttelt, so wird das Gemisch, falls 5 pc. eines anderen Oels zugesetzt waren, schwarzbraun.

Verwendung: Das Oel wird als Purgans gebraucht. Viel ausgedehnter ist seine Verwerthung in der Technik zur Seifenfabrication, zur Darstellung des Lederöls und zu anderen Zwecken. Auch als Brennöl findet es Anwendung.

Präparate: Officinell ist das mit Ricinusöl versetzte Collodium unter dem Namen Collodium elasticum. Gebräuchlich sind mit 10 und 15 g Ricinusöl gefüllte Gelatinkapseln.

Semen Tiglii.

Purgirkörner.

Die Samen von *Croton Tiglium* L., einer baumförmigen Euphorbiacee Hinterindiens und benachbarter Inseln, Bschr. Lrs. Pf. 475; Abb. ebenda 476 u. Bg. u. S. XVII c; Btl. a. Tr. 239; Ha. XIV. 3; N. v. E. 138; Pl. 689, welche in China, Japan, Cochinchina, Ostindien, auf den Sundainseln, den Philippinen und auch auf Mauritius cultivirt wird, sind in ihrem Vaterlande vermuthlich seit den ältesten Zeiten als Arzneimittel gebraucht worden. Durch die arabischen Aerzte des 13. Jahrhunderts kamen die Samen auch nach Europa und wurden hier im 16. und 17. Jahrhundert zu Heilzwecken angewendet. Jedoch hat das Oel erst in unserem Jahrhundert sich allgemeinere Anerkennung als scharf wirkendes Purgans erworben. Die **R. Ph.** verlangt das aus den Samen gepresste Oel.

Aussehen: Die Samen sind von eiförmigem Umriss, etwa 1,2 cm lang und bis 9 mm breit. Ihre etwas stärker gewölbte Rückenfläche ist häufig schwach gekielt oder mit zwei stumpfen Kanten versehen und durch einen ringsum laufenden, scharfen Rand von der oft fast ebenen Bauchfläche getrennt. Letztere wird ihrer Länge nach durch die Raphe in zwei Hälften getheilt. Von dem stumpferen Ende des käuflichen Samens ist meistens die Caruncula bereits entfernt, vor welcher an der Bauchseite der wenig auffallende Nabel den Anfang der Raphe bezeichnet. Diese endet an dem Rande des kaum etwas dünneren Samenendes mit der wenig dunkler gezeichneten Chalaza. Die Aussenfläche des Samens ist matt graubraun und etwas rauh. Erst nach Entfernung der obersten Schicht erscheint sie braunschwarz. Auf der Zunge erregen die Samen beim Kauen einen anfangs milde öligen, alsbald aber brennend scharfen Geschmack. Geruch besitzen die Samen nicht, verbreiten aber, wenn sie in zerkleinertem Zustand erwärmt werden, einen die Augen- und Nasenschleimhaut stark reizenden Dunst.

Anatomie: a. Lupenbild. Auf einem Querschnitt, welcher den Samen in 2 Hälften theilt, unterscheidet man eine dunkelgefärbte Samenschale, welche aus mehreren Gewebsschichten aufgebaut ist und eine dunkelgraue Innenfläche zeigt. Eine zarte, weisse Samenhaut trennt letztere von dem festen Kern und dieser ist durch eine quergestellte, spitz elliptische Spalte in zwei concav-convexe Hälften getheilt, welche nur mit den Rändern zusammenhängen. Ein durch den scharfen Rand des Samens geführter Längsschnitt legt die beiden concav-convexen, papierdünnen, ovalen Keimlappen frei. Dieselben umfassen mit ihrem herzförmigen Grunde den cylindrischen Axentheil des Keims, dessen gerades Würzelchen gegen den Nabel gerichtet ist und dessen Knöspchen in den zwischen den Cotyledonen befindlichen Hohlraum hineinragt. Jeder Keimlappen ist mit verzweigten Gefässanlagen ausgestattet und von einem gelblich weissen oder hellbräunlichen Eiweiss umgeben, welches selbst in stark ausgetrockneten Samen noch 1 mm dick erscheint. Die den Kern umschliessende zarte, weisse Samenhaut trägt, wie bei den Ricinussamen, verzweigte Gefässbündel, welche von einem Punkte der Chalaza ausgehen.

b. Mikroskopie. Der Bau der Samenschale entspricht dem der Ricinussamen. Die Epidermis ist aus einer Reihe tafelförmiger Zellen gebildet, welche neben kleinen Stärkekörnern einen braunen Farbstoff enthalten. Unter derselben folgt eine Schicht aus mehreren Reihen comprimirter, dünnwandiger Parenchymzellen, welche auch die Caruncula zusammensetzen und auch das Gefässbündel der Raphe umgeben. An diese Gewebsschicht reiht sich eine einfache Lage im Querschnitt rechteckiger, etwas radial gestreckter, farbloser, dickwandiger Zellen und darunter liegt die Palissadenschicht, die derjenigen der Ricinussamenschalen entspricht. Die weisse Samenhaut verhält sich gleichfalls wie bei Ricinus communis. Das Gewebe des Eiweiss enthält in seinen dünnwandigen Zellen ausser Fetttropfen, Aleuronkörner, Krystalloide und oxalsauren Kalk, aber kein Amylum.

Chemie: Die Crotonsamen hinterlassen nach dem Verbrennen etwa 5—6 pc. Asche und geben bei kalter oder warmer Pressung des entschälten Kerns 30—40 pc. fettes Oel. Durch Extraction mittelst Schwefelkohlenstoff gewinnt man etwas mehr. Ein Tropfen desselben innerlich genommen wirkt scharf purgirend und äusserlich eingerieben local stark reizend.

Das fette Oel, Oleum Crotonis der **R. Ph.**, ist dickflüssig, bräunlichgelb, von 0,942 spec. Gew. und saurer Reaction. Es löst sich in 30—40 Theilen Alcohol von 90 pc. und ist linksdrehend. Ausser den Glyceriden der Stearinsäure, Palmitinsäure, Laurinsäure und Myristinsäure sind Ameisensäure, Essigsäure, Isobuttersäure, Isovaleriansäure und Tiglinsäure, endlich als angeblich wirksames Princip das Crotonol darin nachgewiesen. Salpetersäure wirkt auf das Crotonöl nicht ein. Mit Salpetersäure und salpetriger Säure behandelt wird es dickflüssiger und färbt sich heller, erstarrt aber nicht. Concentrirte Schwefelsäure gibt mit Crotonöl eine etwas dunkler gefärbte Lösung, die ganz klar ist und sich erst nach einiger Zeit trübt. Schüttelt man dieselbe mit Wasser, so trübt sie sich, wird gelbroth und scheidet eine rothe Fettsubstanz ab. Mit fremden Oelen versetztes Crotonöl wird durch concentrirte Schwefelsäure sofort dunkler, trübe und undurchsichtig.

Tiglinsäure, $C^5H^8O^2$, ist im Crotonöl an Glycerin gebunden. Sie bildet Krystalle, welche bei 64° C. schmelzen, bei 198° C. sieden, sich schwer in kaltem, aber reichlich in heissem Wasser lösen.

Crotonol, $C^9H^{14}O^2$, stellt eine farblose oder hellgelbe, eigenthümlich riechende, terpenthinartige Substanz dar, welcher von ihrem Entdecker Schlippe die scharf reizende Wirkung auf die Haut und von Buchheim auch die purgirende zugeschrieben wird.

Handel: Statt des früher aus Ostindien und England eingeführten Oeles wird in unseren Officinen fast ausschliesslich in Deutschland von Gehe u. Co. in Dresden und von Witte in Rostock gepresstes Crotonöl gebraucht.

Verwendung: Das Crotonöl wird als scharf wirkendes Abführmittel innerlich verabreicht und äusserlich als hautröthendes Mittel eingerieben.

Präparate besitzt die **R. Ph.** nicht.

Semen Cydoniae.

Quittensamen.

Während die Quittenfrucht bei den Griechen und Römern von jeher in höchstem Ansehen stand und den verschiedensten Zwecken diente, ist die Benutzung der schleimgebenden Quittensamen ihnen unbekannt geblieben und anscheinend aus Asien durch die Araber nach dem Westen von Europa gekommen. Die Stammpflanze, *Pirus Cydonia* L. aus der Familie der Rosaceen-Pomeen, Bschr. Lrs. B. II. 834; Abb. Bg. u. S. IV b, c; Btl. a. Tr. 106; Ha. IV. 47; N. v. E. 305, ist in Asien von Arabien bis Persien einheimisch und schon in alten Zeiten nach Europa verpflanzt worden. Karl der Grosse cultivirte den Quittenbaum diesseits der Alpen. Derselbe gedeiht auch in Mitteleuropa und selbst noch in südlichen Theilen Englands und Scandinaviens. Officinell sind die vielgebrauchten Samen bei uns nicht mehr.

Aussehen: Die trocknen Samen haben einen keilförmigen oder ungleich dreiseitigen Umriss, werden 8 mm lang, sind meist flach abgeplattet und mit einem fast geraden, mehr oder weniger breiten und einem flach gewölbten, gleichfalls verschieden breiten Längsrand versehen. An dem unteren spitzen Ende befinden sich Mikropyle und der Nabel, an dem gegenüber liegenden, breiteren und etwas gewölbten Ende der wulstige Hagelfleck, welcher mit jenem durch die entlang dem fast geraden Längsrande verlaufende Raphe verbunden ist. Die rothbraune Aussenfläche überzieht ein matt-weisses Häutchen, welches in Wasser schleimig aufquillt. Die Samen schmecken schleimig und entwickeln, wenn sie mit Wasser zerstossen werden, einen schwachen Geruch nach Bittermandelöl.

Anatomie: a. Lupenbild. Eine dünne, braune Samenschale umschliesst zwei planconvexe Keimlappen, die sich leicht trennen lassen. Der die beiden Keimlappen trennende Längsschnitt zeigt das am spitzen Ende liegende Würzelchen und das Knöspchen des Keims. Abb. Bg. u. S. IV c. F. E.

b. Mikroskopie. Betrachtet man einen zarten Querschnitt der Samenschale unter reinem Glycerin, so erkennt man unter einer Cuticula eine farblose, homogene Epidermis, welche auf einer Schicht derbwandiger Zellen ruht. Die letzteren machen mehrere Reihen aus und führen einen braunrothen Inhalt. Nach innen von dieser folgt eine Lage dünnwandiger Parenchymzellen, welchen sich eine Reihe annähernd quadratischer Zellen mit braunem Inhalt anschliesst. An diese legt sich endlich eine Schicht farbloser, tangential gedehnter und zusammengedrückter Zellen, die erst nach Einwirkung von Quellmitteln deutlich werden. Den aufgezählten Schichten der Samenschale reihen sich noch zwei fernere an, welche wahrscheinlich die Ueberreste eines Peri- und Endosperms darstellen. Jenes besteht aus polygonalen, dünnwandigen Zellen mit körnig-öligem Inhalt und bildet eine ziemlich breite Schicht; dieses ist aus tangential gestreckten, zusammengedrückten Zellen aufgebaut und erscheint als schmaler, heller gefärbter Streif. Lässt man vorsichtig Wasser unter das Deckglas treten, so strecken sich die Epidermiszellen zu schmalen, radial verlängerten, bis 0,17 mm langen Zellen. Allmählich tritt aus denselben ein klarer, farbloser Schleim, welcher durch Schwefelsäure und Jod blau gefärbt wird. Das Gewebe der Keimlappen setzen dünnwandige Zellen zusammen, welche an der Peripherie kleiner und fast quadratisch, nach innen zu grösser sind und Oeltropfen und Proteïnkörner enthalten.

Chemie: Die Quittensamen liefern bis 20 pc. Schleim, der von demjenigen der Leinsamen verschieden ist, da er die Cellulosereaction, aber mit Salpetersäure behandelt, keine Schleimsäure gibt und beim Kochen mit verdünnter Schwefelsäure zunächst in Cellulose und Gummi zerfällt und weiterhin auch reducirenden Zucker liefert.

Handel: Unsere Drogenhandlungen erhalten den Quittensamen in bedeutenden Mengen aus Süd-Russland.

Verwendung: Die Droge wird wegen ihres Schleimgehaltes als Demulcens und Protectivum geschätzt.

Amygdalae amarae et dulces.

Bittere und süsse Mandeln.

Die wahrscheinlich aus Vorderasien stammenden Mandeln waren wie zu Moses' Zeiten auch im klassischen Alterthum hochgeschätzt. Griechenland verpflanzte sie nach Italien, wo vor unserer Zeitrechnung bereits das Mandelöl gewonnen wurde. Karl der Grosse hat den Mandelbaum, *Amygdalus communis* L. = *Prunus amygdalus* Stokes, aus der Familie der Rosaceen — Pruneen, Bschr. Lrs. Pf. 523; Abb. Bg. u. S. IVe; Btl. a. Tr. 99; Ha. IV. 42; N. v. E. 315 u. 316; Pl. 386, diesseits der Alpen acclimatisirt. Im Mittelalter waren die Mandeln ein im Westen und Osten überall sehr begehrter Handelsartikel. Jetzt werden sie in allen Mittelmeerländern und neuerdings auch in Californien im Grossen gezogen. Die Stammpflanze gedeiht auch in Mitteleuropa und reift an geschützten Stellen geniessbare Früchte in England und selbst unter 59° nördl. Br. in Norwegen und Schweden. Hauptsächlich wird in den genannten Ländern die Cultur der süssen Mandeln gepflegt, während die bittern viel seltner gezogen werden. Der Baum mit bitteren Samen unterscheidet sich von dem mit süssen durch keine constanten, äusseren Kennzeichen und ebensowenig bieten die beiden Samensorten in ihrem Aussehen zuverlässige Unterschiede. Während aber die eine wohlschmeckend und unschädlich ist, wirkt die bittere, wenn grössere Mengen davon genossen werden, in hohem Grade giftig.

Aussehen: Die Mandeln werden in der mehr oder weniger harten, von dem eingetrockneten Fruchtfleisch befreiten Steinschale in den Handel gebracht. Hinsichtlich ihrer Gestalt und Grösse ändern die Samenkerne ab. Die süssen Mandeln haben im Ganzen aber einen spitzeiförmigen Umriss bei 2,5 cm Länge und 1,5 cm Breite, sind etwas seitlich zusammengedrückt, aber doch mit zwei convexen Flächen und einem flachen und einem stärker gewölbten Rande versehen. Nur wenn beide Samenknospen ausnahmsweise zur Entwickelung gelangen, sind beide Kerne planconvex oder der eine concav-convex. Die mehr oder weniger scharfe Spitze, an welcher der Nabel liegt, ist durch einen längs des stärker gewölbten Randes hervortretenden Nabelstreif mit der etwas dunkel gefärbten, runden, am abgerundeten Grunde des Samens befindlichen Chalaza verbunden. Von letzterer ziehen bis 18 verzweigte Gefässbündel durch die zimmtbraune, schülferigrauhe und längsgefurchte Samenhaut ringsum gegen die Spitze des Samens. Die Mandeln schmecken entweder milde ölig und schleimig-süss und sind dann die Amygdalae dulces, die süssen Mandeln, oder aber stark bitter und stellen alsdann die gewöhnlich etwas kleineren Amygdalae amarae, die bitteren Mandeln der **R. Ph.** dar.

Anatomie: a. Lupenbild. Ein den Samen halbirender Längsschnitt zeigt eine sehr dünne, schülfrig-rauhe, bräunlichgelbe Samenhaut und die weissen Samenlappen, zwischen welchen an der Spitze des Samens das cylindrische Würzelchen liegt.

b. Mikroskopie. Im Querschnitt erscheint die Samenhaut aussen von einer Schicht grosser, bis 0,3 mm langer, cylindrischer oder keulenförmiger Zellen mit braunen, gerbstoffhaltigen, getüpfelten Wandungen bekleidet. Darunter liegt ein Parenchym aus braunwandigen, tangential gestreckten und zusammengepressten Zellen, in welchem die vorher genannten, verzweigten Gefässbündel verlaufen. Eine schmale, hellere Schicht verbindet dieses Parenchym mit einer einfachen, nur hie und da doppelten Reihe im Querschnitt fast quadratischer Zellen, deren tangentiale Aussenwand stärker verdickt ist und deren Inhalt aus Proteïnkörnern und Fett besteht. Die zartwandigen, polygonalen Zellen der Cotyledonen enthalten gleichfalls neben einem körnigen Inhalt grössere Oeltropfen.

Chemie: Süsse Mandeln geben bei zweimaliger, kalter Pressung 45 pc. fettes Oel. Eine dritte Pressung, zu welcher erwärmte Platten und meistens auch schadhafte Samen benutzt werden, liefert ein geringwerthiges Oel. Im Ganzen erhält man aus den süssen Mandeln bis 54 pc. Oel. Die Rückstände enthalten 38—40 pc. organische Substanzen, unter welchen Eiweisskörper zu 23 pc., Gummi zu 3 pc. und Traubenzucker zu 6 pc. vorkommen. Die Asche beträgt 2—4 pc. und enthält 55 pc. Basen (K, Na, Mg, Ca und Fe) und 43,63 pc. Phosphorsäure neben 0,37 pc. Schwefelsäure. Bittere Mandeln zeigen in ihrem Oelgehalt grössere Schwankungen. Im Durchschnitt beträgt das Oel 43 pc., kann aber bis auf 30 pc. sinken und in andern Fällen selbst 50 pc. ausmachen. Ausser den übrigen Bestandtheilen, die sie mit der süssen Varietät theilen, enthalten sie bis 3 pc. Amygdalin, ein krystallisirbares Glycosid, welches durch das nach Art eines Fermentes wirkende, lösliche Eiweiss unter Mitwirkung von Wasser in Blausäure, Traubenzucker und Bittermandelöl zerlegt wird. Beide Mandelsorten sind vollständig frei von Stärkmehl.

Die Eiweisskörper der Mandeln sind zum Theil in Wasser löslich und zu diesen gehören das Conglutin und das Emulsin oder Synaptas. Ersteres lässt sich aus dem wässrigen Auszug der entölten, süssen Mandeln durch Essigsäure niederschlagen und aus der getrennten und geklärten Flüssigkeit fällt auf Zusatz von Alcohol das Emulsin aus. Letzteres ist die fermentativ wirkende Substanz. Ausgewaschen und über Schwefelsäure getrocknet stellt dasselbe eine weisse, zerreibliche, nur zum Theil in Wasser lösliche Masse dar, welche nicht aschenfrei ist, aber bei Gegenwart von Wasser zerlegend auf Amygdalin wirkt.

Das Amygdalin, $C^{20}H^{27}NO^{11} + 3H^2O$, krystallisirt aus wässriger Lösung in durchsichtigen Prismen mit 3 Mol. Wasser, ist geruchlos und von schwach bitterem Geschmack, löslich mit neutraler Reaction in 12 Theilen kaltem, und in viel weniger siedendem Wasser, wenig in Alcohol, gar nicht in Aether. Die Lösungen sind rechtsdrehend. Concentrirte Schwefelsäure löst das Amygdalin mit violettröthlicher Farbe. Die Spaltung durch wenig Emulsin erfolgt bei Gegenwart von Wasser nach der Formel $C^{20}H^{27}NO^{11} + 2H^2O = 2C^6H^{12}O^6$ (Zucker) + CNH (Blausäure) + C^7H^6O (Bittermandelöl).

Das Bittermandelöl ist im frischen Zustande farblos, stark lichtbrechend, von eigenthümlichem Geruche und 1,04—1,05 spec. Gew. bei 15° C. Es löst sich erst in 300 Theilen Wasser, sehr leicht dagegen in Alcohol, Aether, fetten und ätherischen Oelen und besteht aus Benzaldehyd und Cyanwasserstoff. Um es von letzterem zu befreien, schüttelt man es mit Kalkmilch und etwas Eisenchlorürlösung, lässt 2—3 Tage stehen und destillirt dann mit Wasserdämpfen. Das blausäurefreie Bittermandelöl ist Benzaldehyd, $C^6H^5.COH$, eine farblose, stark lichtbrechende, eigenthümlich riechende und gewürzhaft schmeckende Flüssigkeit ohne jede giftige Wirkung und von 1,05 spec. Gew. Durch concentrirte Schwefelsäure wird es mit rother Farbe gelöst. Unter Aufnahme von Sauerstoff geht es leicht in Benzoësäure über.

Das fette Oel wird mit Vermeidung von Wasser gewöhnlich aus gemischten, süssen und bitteren Mandeln gepresst. Es ist das Oleum Amygdalarum der **R. Ph.** Das Mandelöl ist blassgelb und dünnflüssig, fast geruchfrei, von mildem, angenehmem Geschmack, hat ein spec. Gew. von 0,916—0,918 bei 15° C., erstarrt erst bei −21° C., löst sich leicht in Aether, Chloroform, Benzol, Essigäther, in anderen fetten und ätherischen Oelen sehr viel weniger u. zu 1 Th. in 60 Theilen absolutem Alcohol. Bei der Verbrennung ergibt es 70—71 pc. Kohlenstoff, 10—11 pc. Wasserstoff und 18—19 pc. Sauerstoff. Es besteht fast nur aus Triolein neben sehr geringen Antheilen an Glyceriden der Stearin- und Palmitinsäure und gehört zu den nicht trocknenden Oelen. An der Luft wird es ziemlich leicht ranzig, nimmt einen unangenehmen Geruch und Geschmack an und zeigt ein höheres spec. Gew. — Mit gleichem Volumen Salpetersäure geschüttelt gibt es eine weissliche Mischung, die bald röthlich gelb wird. Rauchende Salpetersäure in einem Proberöhrchen vorsichtig auf Mandelöl geschichtet, erzeugt eine röthliche, bald in grün übergehende Zone, welche rasch unter heftigem Aufschäumen verschwindet. Schwefelsäure zu 3 Tropfen in ein Reagenzglas zu 20 Tropfen Oel gebracht, veranlasst eine gelbe Trübung, die grüngelb und später bräunlich olivengrün wird. 10 cm Schwefelsäure mit 50 g Mandelöl gemischt erzeugen eine Temperatur von 53° bis

54° C. Entsteht eine höhere Temperatur, so ist das Oel verfälscht. Wird Mandelöl aus süssen Mandeln (5 ccm) mit gleich viel reiner Salpetersäure von 1,185 spec. Gew. versetzt und dazu 1 g dünne Kupferdrehspäne gebracht, so erstarrt dieses Oel nach 8—12 Stunden zu einer weissen Masse. Das Oel aus bitteren Mandeln ebenso behandelt wird selbst nach 24 Stunden nur halbfest.

Soll aus den Pressrückständen Bittermandelwasser und ätherisches Bittermandelöl gewonnen werden, so dienen natürlich nur bittere Mandeln zum Auspressen. Sollen dagegen die Rückstände Mandelkleie und Mandelmehl liefern, so werden süsse Mandeln 6—8 Stunden eingeweicht, dann von ihrer braunen Samenhaut befreit, bei 25° C. getrocknet und schliesslich zerstossen und gepresst.

Verfälschungen: Das Mandelöl wird vielfach verfälscht mit Mohnöl, Sesamöl, Nussöl und Pfirsichkernöl.

Das Pfirsichkernöl ist in den Samenkernen von *Persica vulgaris* Miller zu 32—35 pc. enthalten. Es ist klar, von gelber Farbe, dünnflüssig, im Geruch und Geschmack dem Mandelöl ähnlich, hat bei 15° C. das spec. Gew. 0,915, verdickt sich bei —10° C. und erstarrt bei —18° C. Neben Trioleïn enthält es etwas mehr Stearin und Palmitin als das Mandelöl. Wird es mit einem abgekühlten Gemisch aus gleichen Theilen concentrirter Schwefelsäure, rauchender Salpetersäure und Wasser im Verhältniss von 1 : 5 Theilen Oel versetzt, so färbt sich Pfirsichkernöl sofort pfirsichblüthroth und später dunkelorange. Mandelöl ebenso behandelt, gibt ein schwach gelblich weisses Liniment, welches sich nach einiger Zeit röthlich färbt.

Nussöl wird aus den eine bestimmte Zeit lang abgelagerten Samen von *Juglans regia* L. (S. 156) erst kalt und dann warm gepresst. Das in ersterer Weise gewonnene Oel beträgt 30—35 pc. und ist in frischem Zustande dünnflüssig, fast farblos oder hell grünlichgelb, von angenehmem Geruch und Geschmack, hat bei 15° C. 0,925 spec. Gew., wird leicht ranzig und besteht aus den Glyceriden der Leinölsäure, Oelsäure, Myristinsäure und Laurinsäure. Es trocknet besser als Leinöl, ist schwer löslich in kaltem Alcohol und bedarf das gleiche Volumen Aether zur Lösung. Durch die Mischung mit Salpetersäure, Schwefelsäure und Wasser wird es braun gefärbt. Das Nussöl unseres Handels stammt aus Frankreich und der Schweiz und wird in Centnerfässchen eingeführt. Es wird in der feinen Malerei sehr hoch geschätzt, auch als Speiseöl und zum Verschnitt des Mandelöls benutzt. Die geringeren Sorten werden in der Seifenfabrikation und als Brennöl verwerthet.

Ein Concurrent dürfte dem Mandelöl in dem Camellienöl erwachsen, welches in Japan aus den Samen von *Camellia japonica* L. und in China aus denjenigen von *C. oleifera* Abel gepresst und in sehr grossen Mengen in den Handel gebracht wird. Es ist dünnflüssig, hellgelb oder farblos, geruchfrei und erträgt sehr hohe Kältegrade ohne zu erstarren. Auch das aus den chinesischen Theesamen gewonnene Theeöl ist ein nicht trocknendes Oel von 0,917 spec. Gew., welches selbst bei —13° C. kaum einen Bodensatz liefert, vorwaltend aus Trioleïn besteht und fast keine freie Säure enthält.

Handel: Der europäische Markt wird hauptsächlich von Italien, ferner von Spanien, Portugal, Südfrankreich, Marokko und den canarischen Inseln mit süssen Mandeln und durch die drei zuletzt genannten Productionsländer auch mit bitteren Mandeln versorgt. Hamburg importirt jährlich 1,5 Millionen kg Mandeln. — Reines Mandelöl wird im Grossen nur in England aus nordafrikanischen und ostindischen (bitteren) Mandeln gepresst und kommt in Fässern von 300 Liter Inhalt in den Handel. In Italien und Frankreich wird nur wenig Mandelöl gepresst, statt dessen aber Pfirsichkernöl in sehr bedeutenden Mengen geschlagen und als Süssmandelöl ausgeführt. Deutschland producirt aus bitteren Mandeln nur in soweit fettes Oel, als die Rückstände zur Gewinnung von Bittermandelwasser und Amygdalin gebraucht werden.

Verwendung: Die süssen Mandeln dienen pharmaceutisch zur Bereitung der Mandelemulsion. Die bitteren geben das Material zur Herstellung des Bittermandelwassers und werden in Gemeinschaft mit süssen zur Anfertigung des Mandelsyrups benutzt. Als Cosmetica werden die Pressrückstände in Form der Mandelkleie und des Mandelmehls gebraucht. Das letztere ist auch als Bestandtheil eines stärkmehlfreien Brodes für Diabetiker empfohlen worden. — Mandelöl wird innerlich und äusserlich als reizmilderndes und deckendes Heilmittel für sich oder in Gestalt einer Oelemulsion angewendet und als Vehiculum und Lösungsmittel für andere Arzneimittel so wie zur Anfertigung von Salben vielfach verwerthet.

Präparate: Aqua Amygdalarum amararum, Syrupus Amygdalarum und Unguentum leniens sind in der jetzigen **R. Ph.** vorgeschrieben.

Semen Foenugraeci.

Bockshornsamen.

Bockshornsamen haben seit den ältesten Zeiten in Asien, Afrika und dem Süden Europas als Arznei-, Nahrungs- und Genussmittel ausgedehnte Verwendung gefunden. Diesseits der Alpen wird Bockshorn seit Karl dem Grossen cultivirt. Während des Mittelalters wurden in Deutschland die Samen pharmaceutisch sehr gern benutzt. Die Stammpflanze, *Trigonella foenum graecum* L., eine einjährige Papilionacee, Bschr. Lrs. Pf. 529; Abb. Btl. a. Tr. 71; Ha. VIII. 41; N. v. E. 325; Pl. 573, wird fast in der ganzen alten Welt, in Deutschland besonders in Thüringen, dem Voigtland, aber auch im Elsass angebaut.

Aussehen: Die bis 4 mm langen, harten Samen zeigen 2 mm Querdurchmesser, meist vier rautenförmige Seiten, sind aber oft ganz unregelmässig gestaltet. Ihre etwas runzelige Aussenfläche ist bräunlichgelb oder grau. Von einer Ecke aus, in deren Nähe der Nabel liegt, ziehen zwei tiefe Furchen diagonal zu den entgegengesetzten Ecken. Eine durch diese Furchen gedachte Ebene theilt die Samen in zwei ungleiche Hälften; in der kleineren liegt das Würzelchen, in der grösseren ruhen die beiden Keimlappen. Der Samen besitzt einen unangenehmen, bitterlichen Geschmack und einen eigenartigen Geruch.

Anatomie: a. Lupenbild. Unter der Lupe erscheint die dünne Samenschale feinhöckerig. Sie lässt sich nach dem Aufweichen in Wasser leicht abziehen. Der Keim selbst besitzt eine ziemlich feste, durchsichtige Hülle, welche sich auch zwischen das dicke, umgebogene Würzelchen und die flach zusammenliegenden Keimlappen hineinerstreckt und als Endosperm aufzufassen ist.

b. Mikroskopie. Die Samenschale zeigt im Querschnitt eine Cuticula, welche nach aussen von einem körnigen Wachsüberzug bedeckt ist und nach innen sich kegelförmig zwischen die dünneren Enden der Epidermiszellen einsenkt. Die Epidermis selbst ist aus radial gestreckten, bis 0,085 mm langen und etwa 0,018 mm breiten, annähernd kegelförmigen Zellen mit stark verdickten Wänden und engem, nach innen etwas weiterem Lumen dicht zusammengefügt. Ihr körniger Inhalt und auch ihre bräunlichen Wände geben Gerbstoffreaction. Eine deutliche Lichtlinie liegt 0,030 mm unter der Oberfläche. An die Epidermis schliessen sich im Querschnitt säulenartige Zellen, deren verdickte Wandungen unter der Epidermis und an dem entgegengesetzten Ende capitälartig seitlich ausgebuchtet sind. Zwischen diesen, in einfacher Reihe liegenden Zellen, welche von Andern ihrer Gestalt wegen auch mit einer Sanduhr verglichen werden, bleiben grosse lufthaltige Lücken frei. Auf die Säulenschicht folgen mehrere Reihen mehr oder weniger tangential gestreckter Parenchymzellen mit feinkörnigem Plasmainhalt. Ein sehr schmaler, dunkler Streif trennt diese Zellen von weiter einwärts gelegenen, dickwandigen und oft grösseren Plasmazellen. Der dunkle Streif erweist sich nach längerer Aufquellung durch Kalilauge aus mehreren Reihen stark tangential gestreckter und zusammengepresster Zellen gebildet, welche einen gerbstoffhaltigen Farbstoff einschliessen. An die zuletzt genannten Plasmazellen reiht sich ein Gewebe aus quellungsfähigen, mehr radial gerichteten Zellen, deren Wandungen in Wasser stark aufquellen. Von den Cotyledonen sind diese Zellen durch eine schmale Schicht tangential gestreckter, sehr zusammengedrückter Zellen getrennt. Die Keimlappen sind aus rundlich-polygonalen, dünnwandigen Zellen und aus mehreren Reihen von Palissadenzellen aufgebaut. Das Gewebe durchziehen Gefässbündelanlagen und der Zellinhalt lässt Oeltropfen, Proteïnkörner und nach Behandlung der Schnitte mit Kaliumhydroxyd auch bis 0,003 mm grosse Stärkekörner erkennen.

Chemie: Die Droge enthält etwa 6 pc. fettes Oel und geringe

Mengen eines unangenehm riechenden, flüchtigen Oels, wenig Harz, bis 28 pc. Schleim, 3,4 pc. Stickstoff, einen gelben Farbstoff, etwas Gerbstoff und 3,7 pc. Asche, welche etwa 25 pc. Phosphorsäure gibt. Jahns hat, wie ich nach einer gefälligen, mündlichen Mittheilung angeben darf, ausser einem nicht näher untersuchten Bitterstoff, zwei Alcaloide, ein flüssiges und ein festes neuerdings isolirt und wird deren genaue Beschreibung in nächster Zeit veröffentlichen.

Verwendung: Der Bockshornsamen dient als Medicament in der Thierarzneikunde, findet aber seine Hauptverwerthung in der Technik.

Semen Arachidis.

Erdnusssamen.

Arachis hypogaea L., die Erdnuss, eine krautartige Papilionacee, reift wie auch einige andere Pflanzen (siehe Flückiger im Arch. Ph. II. R. Bd. 137. S. 70. f.) ihre Hülsenfrüchte im Boden. Bschr. Lrs. B. II. 876; Abb. Arch. Ph. l. c. u. Schaedler Technolog. 1883. S. 361. Ob die Stammpflanze ursprünglich Afrika angehört, wo sie von Mozambik bis Kordofan und Darfur und vom Tsadsee durch den Sudan bis zur Westküste sehr verbreitet wächst oder ob sie in Südamerika heimisch ist, wo sie wie auch auf westindischen Inseln schon im 16. Jahrh. als allgemein bekannt angetroffen wurde, ist bis zur Stunde streitig. Das alte Aegypten und das griechisch-römische Alterthum haben sie jedenfalls nicht gekannt. Cultivirt wird sie jetzt hauptsächlich ihrer ölreichen Samen wegen in Ostindien, Afrika, Südamerika und auch in Südeuropa (Griechenland, Italien, Frankreich und Spanien). Das aus den Samen gepresste Oel dient vielfach ausser anderen Zwecken auch zum Verschnitt des Olivenöls. Die Samen kommen theils in den Fruchtschalen, theils ausgekernt auf den europäischen Markt.

Aussehen: Die Arachisfrüchte stellen 1,5—4 cm lange und 1 bis 1,5 cm dicke, gelbe oder graue oder bräunliche Hülsen vor, welche, wenn sie nur einen Samen enthalten, eiförmig sind, wenn sie zwei oder drei oder, was selten vorkommt, vier Samen einschliessen, eine cylindrische Form und da, wo zwei Samen zusammentreffen, eine mehr oder minder tiefe, quer gerichtete Einschnürung zeigen. Der Basaltheil der Frucht ist gewöhnlich etwas bauchig aufgetrieben und trägt seitlich von der gewölbten Basis die runde Stielnarbe, mitunter auch noch einen Rest des 2 mm dicken Stieles. Das entgegengesetzte Ende ist etwas dünner, auch abgerundet, aber zugleich gekielt und diese kielartige Zuschärfung endigt an einer dem Stielansatz diagonal entgegengesetzten

Stelle mit einem kurzen Schnäbelchen. Letzteres ist bei *A. hypogaea var. reticulata* durch 12 mehr oder weniger erhabene Längsrippen, welche in ihrem Verlauf über die Fruchtschale grösserer Hülsen annähernd die Form eines römischen S nachahmen, mit der Stielnarbe verbunden. Dadurch dass zahlreiche Querrippen zwischen diesen Längsrippen auftreten, erhält diese Frucht ein sehr charakteristisches, netzartig gefeldertes Ansehen. Die Früchte von *A. hypogaea var. vulgaris* sind von blass weisslich gelber Farbe. Auf ihrer Oberfläche sind die Rippen manchmal gar nicht ausgebildet und die netzartige Felderung erscheint kaum angedeutet.

Die Samen, welche in der einfächerigen, nicht aufspringenden Hülse dicht übereinander liegen, besitzen eine zimmt- bis rothbraune Samenschale, haben eine ovale Form, sind 1—1,5 cm lang, 0,8—1 cm dick und mit schief aufsteigenden Berührungsflächen aneinander gelagert. Das der Fruchtbasis zugekehrte Ende des zu oberst gelegenen Samen ist abgerundet, während der dem geschnäbelten Ende zugekehrte Theil des untersten Samens schwach gekielt ist. Das weissliche Hilum jedes Samens liegt nicht an dem der Basis zugekehrten, sondern an dem entgegengesetzten Samenende. Vom Nabel verlaufen in der Samenschale 6 verzweigte Gefässbündel zum entgegengesetzten Ende, wo sie wieder zusammentreffen. In einsamigen Hülsen kann der Samen 2,5 cm Länge erreichen und die Gestalt der Frucht zeigen. Der Geschmack der geruchlosen Samen ist anfangs ölig süsslich und nachträglich ähnelt er sehr dem unserer weissen Bohnen.

Anatomie: a. Lupenbild. Oeffnet man die Hülse durch einen Längsschnitt, so sieht man nach Entfernung der Samen die Innenwand der Fruchtschale zum Theil von einem glänzend weissen, zum Theil von einem bräunlich gefelderten, markigen Gewebe ausgekleidet. Die Samenschale selbst ist sehr mürbe und zerbrechlich und höchstens 1 mm dick. Ihr Quer- wie Längsschnitt lässt eine sehr schmale weissliche Aussen-, eine stärkere, graue Mittel- und eine schmale, weissliche Innenschicht erkennen. Der Querschnitt des Samens zeigt eine sehr dünne, bräunliche Samenschale, welche zwei concav-convexe, gelblich weisse Samenlappen dicht umschliesst. Die letzteren berühren sich nur mit ihren Rändern und lassen einen im Querschnitt rhomboiden, lufthaltigen Hohlraum zwischen sich. Ein die Keimlappen trennender Längsschnitt bringt das in der Nähe des Nabels gelegene dicke, gerade Würzelchen mit dem mehrblätterigen Knöspchen zur Anschauung.

b. Mikroskopie. Die Epidermis der Samenschale ist im Gegensatz zu den anderen Papilionaceensamen von sehr verkürzten Palissadenzellen gebildet, die in ihrer äusseren Hälfte porös verdickt sind, während die innere dünnwandig bleibt. Sie enthalten Gerbstoff. Die folgenden Schichten sind aus farblosen, zusammengepressten, etwas derbwandigen Zellen zusammengesetzt und werden nach innen zu von einer Reihe von Tafelzellen, welche als Ueberrest des Endosperms aufzufassen sind, begrenzt.

Das Gewebe der Keimlappen ist aus grossen Parenchymzellen mit verdickten, porösen Wandungen und zahlreichen Gefässstranganlagen aufgebaut. Die Zellen enthalten viel Fett, Proteïnkörner und 0,005 bis 0,025 mm grosse, rundliche Stärkekörner mit centraler Höhle und meistens deutlicher Schichtung.

Chemie: Frische Samen geben bei dreimaliger Pressung etwa 38 pc., ältere circa 42 pc. fettes Oel. Ausserdem enthalten die Samen annähernd 53 pc. organische Substanz und darin bis 28 pc. Eiweiss. Die Asche beträgt 2,5 pc. Die Pressrückstände (Erdnussölkuchen) halten immer noch 8—9 pc. Fett zurück und sind ein gutes Futtermittel, da in denselben neben 31,0 pc. stickstofffreier Substanz und 7,25 pc. Asche, 41—42 pc. Proteïnstoffe nachgewiesen sind.

Das fette Oel erster Pressung ist dünnflüssig und farblos, schmeckt und riecht angenehm, hat bei 15° C. 0,918—0,920 spec. Gew., erstarrt bei —4° C., löst sich wenig in 90 pc. Alcohol, leicht in Aether, Chloroform und Terpenthinöl. Es besteht aus den Glyceriden der Palmitinsäure, der Hypogäasäure und der Arachinsäure. Durch Salpetersäure von 1,3 spec. Gew., welche Untersalpetersäure enthält, wird das Oel röthlich gelb. Setzt man der Mischung Stärke oder Kupferdrehspäne zu, so erstarrt dieselbe und die Hypogäasäure geht dabei in die isomere Gaïdinsäure über. Schichtet man rauchende Salpetersäure in einem Proberöhrchen vorsichtig auf Erdnussöl, so entsteht an der Berührungsstelle eine bräunliche Zone, welche in eine schmale, hellgrüne und eine breitere, kirschrothe sich umändert. Nach kurzer Zeit verschwindet letztere und nur die grünliche Zone bleibt wahrnehmbar.

Die Hypogäasäure, $C^{15}H^{29} - CO.OH$, krystallisirt in farblosen, bei 33° C. schmelzenden Nadeln. Durch salpetrige Säure wird sie in die isomere, bei 39° C. schmelzende Gaïdinsäure verwandelt.

Die Arachinsäure, $C^{19}H^{39} - CO.OH$, krystallisirt in glänzenden Blättchen, welche bei 75° C. schmelzen.

Verwechselungen: Unter der Bezeichnung Erdnüsse kommen bisweilen die haselnussgrossen Knollen der Wurzeln von *Lathyrus tuberosus* L., der Erdeichel, einer westasiatischen und mitteleuropäischen Papilionacee und die weit stärkeren Knollen von *Bunium bulbocastanum* L., der Erdkastanie, einer südeuropäischen Umbellifere, in den Handel. Die Knollen beider Pflanzen werden in ihrem Vaterlande vom Volke als Nahrungsmittel verzehrt.

Handel: Erdnüsse gelangen in jährlich zunehmenden Ladungen von der westafrikanischen Küste und aus Algier, ferner aus Ostindien und von Java und Sumatra nach Europa und über Marseille, London, Liverpool und Rotterdam nach Deutschland. Marseille allein erhält aus den französischen Colonien am Congo und Senegal etwa 80 Millionen kg per Jahr. Hamburg importirte im Jahre 1883 nahezu 200 000 kg Erdnüsse. Erdnussöl kommt in bedeutenden Mengen von Madras nach England. Marseille presst das Oel in sehr grossen Quantitäten und verbraucht es als Speiseöl und zur Seifenfabrikation. Die Einfuhr von Oel nach Deutschland ist nicht erheblich, indess wird es in neuerer Zeit auch in Deutschland geschlagen. Erdnussölkuchen werden hauptsächlich aus Marseille bezogen.

Verwendung: Das Erdnussöl erster und zweiter Pressung dient als Speiseöl und wird zum Verschnitt des Olivenöls missbraucht. Die geringere Sorte der dritten Pressung ist in der Seifenfabrikation und als Brenn- und Schmieröl gesucht. Im Inneren von Afrika (Barnu und Adamana) wird die Erdnuss frisch und gekocht und geröstet täglich genossen und in Spanien sollen die gerösteten Presskuchen mit Cacaosamen zu gewöhnlicher Chocolade verarbeitet werden.

Semen Abri precatorii.

Paternostererbsen oder Jequiritisamen.

Abrus precatorius L., der schönsamige Süssstrauch, ist eine gewöhnlich zur Abtheilung der Vicieen gestellte Papilionacee, welche den Tropen und subtropischen Ländern der alten und neuen Welt angehört. Bschr. Lrs. B. II. 880, Abb. bei Prosper Alpin, Plant. Aegypt. von 1592, t. 32; van Rhede in Hort. Malabar. von 1688, VIII. t. 39; Rumphius in Herb. Amboin. von 1747, V. t. 32; Tussac l. c. IV. t. 18; Btl. a. Tr. 77. Die Wurzel des Strauches, welche süss schmecken soll, wird in Indien, Aegypten und Brasilien statt und neben Süssholz gebraucht. Ein Aufguss der Blätter ist in Indien von Alters her bei Brustleiden beliebt. In den drei bis vier cm langen Hülsen reifen scharlachrothe, schwarz genabelte Samen, welche Paternostererbsen genannt werden, weil sie unter anderem auch zur Verfertigung von Rosenkränzen dienen. In ihrer Heimat sind sie von jeher als kleinste Gewichte und ausserdem zu Schmuckgeräthen, in Aegypten auch als Nahrungsmittel benutzt worden. Die alten arabischen Aerzte wandten sie zu sehr verschiedenen therapeutischen Zwecken an, während bei den Eingeborenen Brasiliens kalte Aufgüsse der Samen angeblich schon seit Jahrhunderten zur Heilung schwerer Augenleiden üblich sind. Im Jahre 1882 empfahl L. de Wecker ein Macerat der Samen, welche in Südamerika den portugiesischen Namen Jequiriti führen, zur Bekämpfung hartnäckiger Conjunctivalerkrankungen. Seitdem wurden die Samen in der Augenheilkunde einige Zeit gebraucht. Jetzt haben sie fast nur mehr toxicologisches Interesse.

Aussehen: Die Samen sind von ovaler Gestalt, 7—9 mm lang und 5—7 mm dick. Ihre glatte Oberfläche ist zum grössten Theil glänzend scharlachroth und nur das eine etwas dünnere Ende zeigt in grösserer Ausdehnung eine schwarze Farbe. Diese zieht an der weniger gewölbten Seite etwas höher hinauf und umgibt hier den ringförmig vortretenden Rand des vertieften, von einer feinen Naht in 2 Hälften getheilten Nabel. Die geruchlosen Samen entwickeln beim Kauen einen ähnlichen Geschmack wie unsere weissen Bohnen.

Anatomie: a. Lupenbild. Auf dem Querschnitt erkennt man eine sehr dünne, kaum 0,25—0,5 mm starke Samenschale, welche aus einer etwas breiteren, rothen und einer sehr schmalen, weisslichen inneren Schicht zusammengesetzt ist. Letztere trennt sich, wenn die Samen in Wasser gelegen haben, als zusammenhängendes weissliches Häutchen leicht los. Die Samenschale umschliesst die beiden planconvexen Keimlappen, welche sich aus der querdurchschnittenen Schale unschwer herausdrücken lassen und dann in der Gegend des Nabels eine schiefe Abflachung zeigen. Die Innenseite der Samenschale ist weiss, nur entsprechend der äusseren schwarzen Partie bräunlich gefärbt. Der Nabel markirt sich auf der Innenseite durch eine ovale, bräunliche, von einer Naht durchsetzten Schwiele. Unterhalb derselben bemerkt man eine kurze, trichterförmige Vertiefung, in welche das cylindrische, leicht gebogene Würzelchen hineinragt. Zwischen den Keimlappen liegt das Knöspchen, welches mit kleinen Blattanlagen versehen ist.

b. Mikroskopie. Die Cuticula überzieht die bis 0,084 mm hohe Palissadenschicht, deren radialgestreckte, schmale, dickwandige Zellen in einfacher Reihe dicht aneinander liegen und ein rothes Pigment enthalten. An dieselben reihen sich radial gestreckte, etwa 0,044 mm lange und sehr schmale Zellen, welche durch kurze, seitliche Ausbuchtungen knorrig erscheinen, zwischen den verdickten Wänden kaum ein Lumen erkennen, aber ansehnliche Luftlücken zwischen sich frei lassen. Tangential gestreckte, dünnwandige Zellen mit Intercellularräumen in mehreren Reihen übereinander gelagert, bilden die dritte und vierte Schicht, an welche sich im Querschnitt fast quadratische oder rechteckige Zellen mit kernigem Inhalt als innerste Grenze anreihen.

Chemie: In den Jequirity-Infusen sollte nach einer jetzt bereits verlassenen Ansicht ein entzündungserregender Bacillus sich entwickeln. Chemische Analysen vermochten in den Samen weder ein wirksames Alcaloid, noch Glycosid, noch eine giftige Säure zu entdecken. Warden und Wedell (Chemical News 1884) haben aus wässrigen Maceraten der entschälten Samen einen amorphen, eiweissartigen Körper mittelst starkem Alcohol ausgefällt und Abrin genannt. Dieser fermentartige

Körper dürfte identisch sein mit dem von Bruylants und Venneman auf gleiche Weise dargestellten Jequiritin (Bull. l'acad. méd. Belg. 1884. 3. Ser. t. 18 No. 1), welches ausser Kohlenstoff, Wasserstoff und Sauerstoff auch Stickstoff und Schwefel enthält, aber bisher nicht ganz frei von Asche erhalten werden konnte. Abrin und Jequiritin veranlassen, wenn sie zu 0,0005 bis 0,001 mg in wässriger Lösung auf die Conjunctiva gebracht werden, crupöse Entzündung und wirken in grösserer Dosis bei subcutaner Injection auf Thiere tödtlich, während sie ohne Nachtheil in den Magen gebracht werden können.

Verwendung: Die therapeutische Verwerthung der Jequiritysamen ist in Folge verschiedener, nachtheiliger Erfahrungen stark im Abnehmen und dürfte in kurzer Zeit ganz aufgegeben werden.

Semen Tonco.

Tonkabohnen.

Die wohlriechenden Samen von *Dipterix odorata* Willd. = *Cumaruna odorata* Aublet, Bschr. Aublet Hist. d. pl. d. l. Gujane T. II 1775. p. 740 u. t. 296, einer in Gujana wildwachsenden, baumartigen Papilionacee, kommen seit dem vorigen Jahrhundert in regelmässigen Zufuhren nach Europa, wo sie wegen ihres Gehaltes an Cumarin zu verschiedenen Zwecken, neuerdings auch pharmaceutisch gebraucht werden. Officinell sind die Tonkabohnen zur Zeit bei uns nicht.

Aussehen: Die Samen sind länglich oval, 2,5 bis 4 und bisweilen selbst 5 cm lang, gegen die Mitte zu 10—13 mm breit und hier auch 9—10 mm dick. Die beiden abgerundeten Enden verjüngen sich etwas und sind wie auch der Rückenrand kielartig zugeschärft, während der gegenüberliegende Bauchrand in der Mitte des Samens 5—7 mm in der Quere misst, sich nach beiden Enden hin verschmälert und seiner ganzen Länge nach von einer kielartigen Leiste in zwei Hälften getheilt wird. Diese Längsleiste, welche in die kielartige Zuschärfung der Samenenden übergeht, trägt etwa an der Grenze ihres unteren und mittleren Dritttheils den Nabel. Das dem letzteren zunächst liegende Ende des Samens zeigt auf beiden Seiten eine linsengrosse Depression, welche jederseits von einem äusserlich deutlich erkennbaren, halbmondförmigen Ausschnitt des betreffenden Keimlappens begrenzt wird. Eine braunschwarze, etwas glänzende Samenschale überzieht diese Depression wie den ganzen übrigen Samen und zeigt auf jeder ihrer Breitseiten 5—6, an der Grenze der Depression beginnende, mehr oder weniger erhabene und verzweigte Längsleisten, welche bis zum entgegengesetzten Samenende verlaufen. Die dazwischen liegenden Furchen und Gruben sind mit kleinen, weissen Cumarinkrystallen mehr oder weniger reichlich besetzt.

Anatomie: a. Lupenbild. Nach halbstündiger Maceration des Samens in Wasser lässt sich die dünne Samenschale leicht abziehen. Der entschälte Kern ist hellbräunlich und zeigt auf seinen Breitseiten dieselben vorher erwähnten Längsleisten mit den dazwischen liegenden Furchen und Gruben, welche hier unter der Samenschale gleichfalls Cumarinkrystalle enthalten können. Der halbmondförmige Ausschnitt jedes Samenlappens mit der linsenförmigen Abplattung des entsprechenden Samenendes tritt am entschälten Samen viel schärfer ins Auge. — Auf dem Querschnitt des trocknen Samens umschliesst die braunschwarze, unebene Samenschale dicht die beiden planconvexen Keimlappen, welche ohne Zwischenraum an einander liegen und auf ihren Berührungsflächen grössere, dünne Krystallblättchen von Cumarin tragen. Trennt man die Keimlappen mittelst eines Längsschnittes, der durch die kielartig zugeschärfte Rückenkante und die Mittelleiste des Bauchrandes geführt wird, so halbirt derselbe Schnitt in seiner Verlängerung auch das Würzelchen, welches mit seinem mehrblättrigen Knöspchen bis 1,5 cm Länge erreicht und mit seinem keulenförmigen Ende von der linsenförmigen Abplattung wie von einem Endosperm umgeben ist. Auf einem Längsschnitt, welcher den Samen senkrecht zur Berührungsebene der Keimlappen in zwei Hälften theilt, erscheint das Würzelchen weit schmäler und lang keilförmig zugespitzt.

b. Mikroskopie. Die Samenschale trägt unter der Cuticula 0,048 mm hohe und 0,016 mm breite Epidermiszellen, deren verdickte, braune Wandungen, besonders am oberen Ende, seitliche Längsfalten bilden, mit welchen die Zellen gegenseitig ineinander greifen und durch welche sie im Flächenschnitt einen feingezackten oder gekräuselten Umriss erhalten. Ihr Inhalt bildet Gerbstoff und braunes Pigment. Unter der Epidermis folgt die einreihige Schicht der für Papilionaceensamen charakteristischen „Sanduhrzellen", zwischen welchen grosse Luftlücken liegen. Daran schliessen sich dünnwandige Zellen, welche tangential gestreckt und in mehreren Reihen mit Intercellularräumen übereinander gelagert sind. Die vierte Schicht ist gleichfalls aus dünnwandigen Parenchymzellen aufgebaut, aber von Gefässsträngen durchzogen. Die fünfte oder Grenzschicht bilden fast quadratische Zellen, welche in einfacher Reihe sich dicht aneinander legen und einen feinkörnigen Inhalt führen. Die Keimlappen bestehen aus polyëdrischen, ziemlich dünnwandigen Parenchymzellen, welche von engeren, etwas tangential gestreckten Zellen peripherisch begrenzt werden und mit rundlichen Stärkekörnern, Eiweisskörnchen und farblosen Oeltropfen angefüllt sind.

Chemie: Die Samen enthalten neben 25 pc. fettem Oele als werthvollsten Bestandtheil das Cumarin und hinterlassen beim Verbrennen 3,57 pc. Asche.

Cumarin, $C^9H^6O^2$, kommt in den Samen zu 1,5 pc. vor. Es krystallisirt in farblosen, glänzenden Nadeln oder Blättchen, riecht eigenthümlich gewürzhaft, erregt auf der Zunge einen bitteren und zugleich etwas stechenden Geschmack, schmilzt bei 64° C., siedet bei 270° C. und sublimirt in weissen Nadeln. Es löst sich in 400 Theilen kaltem und 45 Theilen siedendem Wasser, sehr leicht in Aether, Alcohol, flüchtigen und fetten Oelen, auch in heisser Kalilauge. Wird es mit Alkalien gekocht, so geht es in Cumarsäure, $C^9H^8O^3$, über. Beim Schmelzen mit Kali gibt es Essigsäure und Salicylsäure. Künstlich erhält man Cumarin, wenn man salicyligsaures Natrium kurze Zeit mit Essigsäureanhydrit kocht. Auf Zusatz von Wasser scheidet sich eine ölige Masse ab, aus welcher bei 290° C. Cumarin überdestillirt und in der Vorlage krystallinisch erstarrt. Das Cumarin, welches in grösseren Dosen giftig wirkt, ist auch in anderen Papilionaceen gefunden worden, so in den Blüthen von *Melilotus officinalis* Desrousseaux (S. 220) und *M. vulgaris* Willd. und in den Früchten von *Myroxylon toluiferum* H. B. K. Ferner ist es mit Sicherheit nachgewiesen in den Blüthen der Graminee *Anthoxanthum odoratum* L., in den Blättern von *Asperula odorata* L. aus der Familie der Rubiaceen, im Kraute von *Ruta graveolens* L. (S. 166), in den Blättern der Orchidee *Angraecum fragrans* Thouars, die auf den Mascarenen heimisch ist, und in dem Kraute von *Orchis fusca* Jacquin, endlich auch in den Früchten der Dattelpalme, *Phoenix dactylifera* L.

Handel: Tonkabohnen werden aus Südamerika über Para und Angustura verschifft. Die aus letzterem Hafen stammen gewöhnlich von *Dipterix oppositifolia* Benth., Abb. Martius Fl. brasil. XV. I. t. 119, ab. Im Handel unterscheidet man holländische und englische Tonkabohnen. Erstere kommen fast ausschliesslich auf den deutschen Markt. Hamburg importirt jährlich zwischen 5 bis 10 000 kg.

Verwendung: Die Samen werden hauptsächlich wegen ihres Wohlgeruchs technisch verwerthet und sind neuerdings als Corrigens des widerwärtigen Jodoformgeruchs empfohlen worden. Eine alcoholische Lösung des Cumarin wird als Maiweinessenz benutzt.

Semen Physostigmatis.

Calabarbohne.

Der Samen von *Physostigma venenosum* Balfour, einer Papilionacee aus der Abtheilung der Phaseoleen, Bschr. Lrs. Pf. 535; Abb. ebenda u. Btl. a. Tr. 80, ist im tropischen Westafrika, seinem Vaterlande, wo er Esere von den Eingebornen genannt wird, seit langen

Zeiten als Gottesgerichtsbohne in Gebrauch. Zu Anfang der vierziger Jahre wurden die Samen von der Calabarküste nach England gebracht, aber erst 10 Jahre später stellte Christison ihre giftige Wirkung experimentell fest. Balfour bestimmte im Jahre 1860 die Stammpflanze, in welcher er eine neue Art erkannte. Zwei Jahre später beobachtete Fraser zuerst die myotische Wirkung der Samenextracte. Wegen dieser eigenthümlichen Einwirkung auf die glatten Muskelfasern der Regenbogenhaut und anderer Organe wurde die Calabarbohne in die erste deutsche Pharmacopoe aufgenommen. Die jetzige **R. Ph.** hat statt derselben nur den entsprechend wirkenden Bestandtheil, das Physostigmin, zugelassen.

Aussehen: Die schwarzbraunen Samen, welche, so lange sie unverletzt sind, auf dem Wasser schwimmen, zeigen den Umriss einer grossen Bohne, erreichen eine Länge von 3,5 cm bei 2 cm Breite und 1,5 cm Dicke. Die beiden Breitseiten des Samens sind mehr oder weniger gewölbt und von einer geraden oder wenig eingesunkenen und von einer gewölbten Schmalseite begrenzt. Längs der letzteren verläuft, von der Basis neben dem wenig bemerkbaren Nabel beginnend, eine 2 mm breite und 1 mm tiefe Rinne, welche in ihrem ganzen Verlaufe jederseits von einem 1 mm hohen, abgerundeten Randwulst begrenzt wird. Dicht an dem wenig markirten Nabel beginnt die Rinne und hier vereinigen sich die beiden Randwülste in einem engen Bogen und umgeben dabei zugleich die trichterförmige Mikropyle. Am entgegengesetzten Ende treten die Randwülste auch wieder zusammen und schliessen dadurch die Rinne ab, verlaufen dann aber dicht neben einander noch etwa 3—4 mm an der geraden Schmalseite abwärts. Die Mitte der 2 mm breiten, grauschwarzen Rinne durchzieht der Länge nach eine feine, linienförmige Naht, die Raphe, welche, wenn die Samen längere Zeit in Wasser gelegen haben, heller gefärbt erscheint. Die Oberfläche der Samenschale ist im ganzen Umfang glänzend dunkelbraun oder selbst schwarzbraun und warzig höckerig, während der Kamm der Randwülste glatt und heller rothbraun gefärbt erscheint. Geruch und Geschmack der sehr giftigen Samen erinnern an unsere Gartenbohnen.

Anatomie: a. Lupenbild. Halbirt man eine Bohne durch einen Querschnitt, so fällt zunächst eine spitzelliptische, in der Mitte etwa 5 mm breite und 14—16 mm lange, lufthaltige Höhlung auf, welche die beiden, gelblich weissen Keimlappen von einander trennt. Jeder der letzteren ist im Querschnitt halbmondförmig concav-convex. Beide berühren sich mit scharfen Rändern längs der geraden Schmalseite des Samens, während an der gegenüber liegenden Seite, wo die äussere Rinne leistenförmig nach innen etwas vortritt, die Keimlappen mit etwas gewulsteten Rändern etwa 1 mm von einander getrennt bleiben. Mit seiner convexen Seite haftet jeder der kaum 3 mm dicken Keimlappen fest an der Samenschale, während die concaven Seiten beider die lufterfüllte Höhlung des Samens begrenzen und jede derselben etwa 4 mm vor dem wulstigen Rande eine seitliche Einbuchtung zeigt. Ein durch die Raphe gelegter Längsschnitt theilt den Samen in zwei Hälften und legt die concaven Seiten beider Keimlappen in ihrer ganzen Ausdehnung frei. Auf jeder dieser Seiten erscheint die seitliche Einbuchtung des Querschnittes als eine 4 mm breite Rinne, welche mit dem wulstigen Keimlappenrande parallel verläuft und nach demselben zu sich abflacht, aber in der Nähe der Mikropyle sich seitlich vertieft. Dicht daneben liegt in der Nähe des Nabels zwischen den beiden Keimlappen das kurze, cylindrische Würzelchen mit dem kleinen Knöspchen, welches das untere Ende der sich berührenden, scharfen Keimlappenränder verbindet. Am oberen Ende des Samens berühren sich die Keimlappen nicht. — Die Samenschale ist an den beiden Breitseiten und an der geraden Schmalseite höchstens $^1/_2$ mm dick, unter der äusseren Rinne und deren Randwülsten dagegen sehr viel stärker. Der grössere schmale Theil der Samenschale lässt unter der Lupe im Quer- und Längsschnitt zwei verschiedene Gewebsschichten erkennen, von welchen die äussere den ganzen Samen sammt Randwülsten und Rinne überzieht und dicht radial gestreift erscheint. In der Rinne liegt auf dieser Schicht eine dunklere, gleichfalls radial gestreifte Schicht. Unterhalb der ersten Schicht liegt, soweit die Samenschale dünn ist, eine schmale zweite Gewebsschicht, an welche sich unterhalb der äusseren Rinne und unter deren Randwülsten jederseits ein im Querschnitt keilförmiges, braunes Verdickungsgewebe anschliesst. In dieses braune, lockere Gewebe ist dicht an der Raphe ein im Querschnitt elliptischer, 1 mm langer und 0,5 mm breiter, senkrecht zur Rinne gestellter, gelblich weisser Gewebsstrang eingelagert. Das braune Verdickungsgewebe wird von den Keimlappen durch eine dünne, durchscheinende, bräunlichgelbe, innere Samenhaut getrennt, welche weiterhin die Innenseite der Samenschale ringsum auskleidet und an derselben fest haftet, wenn man die in Wasser aufgequellten Samenlappen vorsichtig heraushebt. Auf dem durch die Raphe gelegten Längsschnitt präsentirt sich der im Querschnitt elliptische Gewebsstrang als eine 1 mm hohe, grau-gelblich-weisse Schicht, welche in der Nähe der Mikropyle beginnt und bis zum entgegengesetzten Ende der Rinne längs der Raphe verläuft.

b. Mikroskopie. Die Samenschale lässt in ihrem schmalen Theile auf dem Querschnitt die für viele Papilionaceensamen (vergl. Semen

Foenugraeci, S. 410) charakteristischen Gewebselemente unterscheiden. Unter der Cuticula liegt die Epidermis, welche aus radial gestreckten, dickwandigen, gelblichen Zellen mit sehr engem Lumen und fein körnigem Inhalt besteht und den Samen in seinem ganzen Umfang überzieht. Darauf folgt die Schicht von eigenthümlichen Säulenzellen, welche einen spärlichen, braunen Inhalt zeigen und grosse Luftlücken zwischen sich lassen. An diese schliessen sich mehrere Reihen tangential gedehnter Parenchymzellen mit feinkörnigem Plasmainhalt, welche durch einen dunklen Streif zusammengefallener Zellen von grösseren und dickwandigen Plasmazellen getrennt werden. Die letzteren gehen in ein Gewebe von Zellen über, deren Wandungen in Wasser stark aufquellen. Der verdickte Theil der Samenschale betrifft hauptsächlich das breite, unterhalb der Rinne gelegene Gewebe. Die Rinne und ihre Randwülste bedeckt die einschichtige Epidermis, aber der Boden der Rinne trägt auf den Epidermiszellen noch eine äussere Schicht radial gestreckter Zellen von ähnlicher Beschaffenheit, aber dunklerer Farbe, welche nach der Mitte der Rinne gegen die Raphe zu sich immer mehr verkürzen. Nach innen von der Epidermis geht unterhalb der Randwülste und der Rinne die Säulenzellenschicht in ein keilförmig sich verbreiterndes Gewebe aus dickwandigen Steinzellen von sehr verschiedener Gestalt über, welche letzteren in ihrem weiten Lumen einen braunrothen Inhalt führen. Innerhalb dieses Gewebes liegt dicht unter der Raphe das im Querschnitt elliptische, grauweisse Bündel von Netzgefässen. Das braunrothe Verdickungsgewebe wird von den Keimlappen durch die innere Samenhaut getrennt, welche aus mehreren Reihen tangential gestreckter, dünnwandiger Zellen zusammengesetzt ist und längs des verdickten Theiles der Samenhaut von mehreren, im Querschnitt tangential gestreckten Gefässbündeln durchzogen wird. — Die Samenlappen sind peripherisch von kleinen, cubischen Zellen begrenzt, während ihr übriges Gewebe aus dünnwandigen, rundlichen Zellen besteht, welche Proteïnkörner und weit reichlicher Stärkekörner von der für die Leguminosen charakteristischen Form enthalten.

Chemie: Die Calabarbohnen verlieren bei 100—110° etwa 9 pc. Feuchtigkeit und hinterlassen beim Verbrennen etwa 9 pc. Asche. Die Keimlappen enthalten $^1/_2$ pc. fettes Oel und etwas Cholestearin, 48,5 pc. Stärkemehl und etwas Schleim und ergeben 3,65 pc. Stickstoff, entsprechend 23,3 pc. Eiweiss. Wirksame Bestandtheile, die nur den Cotyledonen angehören, sind die beiden giftigen Alcaloide Physostigmin oder Eserin und das Calabarin.

Das Physostigmin, $C^{15}H^{21}N^3O^2$, von französischen Chemikern Eserin genannt, kommt in den Samen zu 0,1 pc. vor und stellt eine geschmacklose, firnissartige Masse dar, welche bei 45° C. schmilzt, sich leicht in Alcohol, Aether, Benzol, Chloroform, Schwefelkohlenstoff, weniger leicht in Wasser löst. Wird es in wässriger Lösung, welche alkalisch reagirt und anfangs farblos ist, der Luft und dem Licht ausgesetzt, so zersetzt es sich unter Rothfärbung und hinterlässt nach der Verdampfung des Wassers eine rothe, in Aether unlösliche Masse, das Rubreserin. Bromwasser veranlasst selbst in sehr verdünnter, wässriger Lösung einen gelblichen Niederschlag. Conc. Schwefelsäure löst das Alcaloid mit gelber Farbe, welche bald in olivengrün übergeht. Die Salze des Physostigmin sind schwer krystallisirbar und zersetzen sich leicht. Eine Ausnahme macht das officinelle, salicylsaure Physostigmin, welches in farblosen, nadelförmigen Krystallen luftbeständig ist, sich in 150 Theilen Wasser und in 12 Theilen Spiritus klar löst. Seine wässrige Lösung färbt sich am Lichte nach einiger Zeit röthlich.

Das Calabarin ist amorph, unlöslich in Aether. Seine angesäuerte, wässrige Lösung wird durch Kaliumquecksilberjodid gefällt und dieser Niederschlag löst sich nicht in Alcohol. Calabarin wirkt auf Frösche ähnlich wie Strychnin.

Verwechselungen: Unter den officinellen Samen werden bisweilen ähnlich aussehende von cylindrischer Form und 4 cm Länge angetroffen, welche von *Mucuna cylindrosperma* Welwitsch, einer in Angola auf der Westküste Afrikas einheimischen Papilionacee, abstammen und bisher nicht näher untersucht sind.

Handel: Die Samen werden von der Calabarküste gewöhnlich nach England gebracht und gelangen von da in unseren Handel. Hamburg allein führte im Jahre 1883 an 2600 kg Calabarbohnen ein.

Verwendung: Während früher das Extract der Samen benutzt wurde, findet jetzt das salicylsaure Physostigmin theils als Myoticum, theils wegen seiner erregenden Einwirkung auf die glatten Muskelfasern der Blutgefässe und des Darms medicinische Anwendung. Das Calabarin ist bis jetzt noch nicht medicinisch verwerthet worden.

Semen Hyoscyami.

Bilsenkrautsamen.

Die Samen von *Hoscyamus niger* L. (S. 222) waren in der ersten deutschen Pharmacopoe zur Bereitung der Emulsio Amygdalarum composita vorgeschrieben. Die jetzige **R. Ph.** hat sie nicht aufgenommen. Sie dienen hauptsächlich zur Darstellung des Hyoscyamin und sind von besonderem Interesse wegen ihrer Giftigkeit.

Aussehen: Die graubräunlichen Samen sind nur 1 bis 1,5 mm lang, von rundlich nierenförmigem Umriss, aber etwas abgeflacht. Die Oberfläche ist fein netzgrubig. Geruch besitzen die Samen nicht. Sie schmecken ölig und bitterlich scharf.

Anatomie: a. Lupenbild. In einem Längsschnitt, welcher parallel mit den flachen Seiten den Samen halbirt, umschliesst die nach aussen wellig begrenzte, schmale, braune Samenschale ein nierenförmiges Eiweiss.

In letzterem ruht der schlanke, cylindrische Keim, der mit seinen langen Keimlappen parallel der Samenschale annähernd in Gestalt einer arabischen 6 gekrümmt ist.

b. Mikroskopie. Die Epidermis der Samenschale ist auf dem Querschnitt aus grossen, etwas breiter als hohen Zellen zusammengefügt, deren tangentiale Innenwand sowie der grössere Theil der radialen Seitenwände stark geschichtet verdickt ist. Der oberste Theil der Seitenwände bleibt ebenso wie die tangentiale Aussenwand unverdickt. Die letztere ist etwas buchtig eingesunken und das Lumen der Zellen mit einem feinkörnigen Inhalt erfüllt. Die starren, radialen Wände der Zellen mit der eingesunkenen Aussenwand bringen die feingrubige Beschaffenheit der Aussenseite des Samens hervor. Unter der Epidermis liegt eine Schicht zusammengepresster, tangential gestreckter, braunwandiger Zellen. Abb. bei Lohde l. c. t. II. Fig. 25. Das Endosperm ist aus dünnwandigen, polygonalen Zellen aufgebaut, welche wie die Zellen des Keims Proteïnkörner und Oeltropfen als Inhalt aufweisen.

Chemie: Die Samen geben bis 27 pc. fettes Oel und enthalten als wirksame Bestandtheile das krystallisirende Hyoscyamin und das amorphe Hyoscin. Nicht genauer untersucht sind das Hyoscipicrin, Hyoscerin und Hyoscyresin. Bei 100° getrockneter Samen gibt nach Warnecke 4,51 pc. Asche.

Das Hyoscyamin, $C^{17}H^{23}NO^{3}$, krystallisirt in farblosen, feinen, glänzenden Nadeln, welche bei 108,5° C. schmelzen, bitter schmecken, sich in Wasser und verdünntem Alcohol mit alkalischer Reaction leichter als Atropin und sehr leicht in Aether und in Chloroform lösen. Seine einfachen Salze krystallisiren schwer, gut dagegen das Platin- und Goldchlorid-Doppelsalz. Das Alcaloid gibt mit rauchender Salpetersäure und alcoholischer Kalilauge oder mit concentrirter Schwefelsäure, Natriumnitrit und alcoholischer Kalilauge dieselbe Farbenreaction wie das Atropin (S. 187) und spaltet sich wie letzteres beim Erhitzen mit Salzsäure und beim Kochen mit Barytwasser auch in Tropin, Tropasäure und Atropasäure. Es unterscheidet sich aber von dem isomeren Atropin durch eine intensivere Wirkung auf die Pupille und ein differentes Verhalten gegen alcoholische Quecksilberchloridlösung. Uebergiesst man 0,5—1,0 mg Atropin (die reine Base, nicht ein Atropinsalz) mit etwa 2 ccm einer 5 pc. Quecksilberchloridlösung in 50 pc. Alcohol und erwärmt sehr schwach, so erhält man einen rothen Niederschlag. Hyoscyamin 1,0 mg ebenso behandelt gibt keinen rothen Niederschlag. Benetzt man dagegen ein Körnchen Hyoscyamin mit 1—2 Tropfen der Quecksilberchloridlösung, so tritt nach schwachem Erwärmen der rothe Niederschlag wie beim Atropin auf.

Das Hyoscin, $C^{17}H^{23}NO^{3}$, ist eine amorphe, mit Atropin und Hyoscyamin isomere Base, welche ebenso stark mydriatisch wirkt wie jene Alcaloide. Hyoscingoldchlorid krystallisirt in gelben Prismen, ist schwerer löslich als das entsprechende Hyoscyamindoppelsalz und schmilzt bei 198° C. Es spaltet sich nach längerer Einwirkung von (60°) heissem Barytwasser in Tropasäure und Pseudotropin, $C^{8}H^{15}NO$, welches erst bei 243° C. siedet.

Verwechselungen: *Hyoscyamus albus* L., reift viel heller gefärbte Samen. In Gestalt und anatomischem Bau verhalten sich sehr ähnlich die Samen von *Atropa Belladonna* L., nur sind dieselben mehr graubraun gefärbt. Die Belladonnasamen werden namentlich in Württemberg gesammelt. Sie liefern beim Pressen ein gelbes, klares, geruchloses, nicht giftiges Oel von mildem Geschmack, 0,925 spec. Gew. bei 15° C. und von der Consistenz des Leinöls. Es trocknet sehr langsam ein, wird bei —16° C. dickflüssig und erstarrt bei —27° C. Das Oel wird als Speiseöl, Brennöl und Schmieröl verwerthet. Die Samen von *Nicotiana tabacum* L. und *N. rustica* L. zeigen eine oval-nierenförmige Gestalt, sind auf der bräunlichen Oberfläche fein netzgrubig und enthalten in einem ölig-fleischigen Eiweiss einen etwas gebogenen, fast keulenförmigen, walzenrunden Embryo, dessen gegen den Nabel gerichtetes Würzelchen doppelt so lang ist als die planconvexen Samenlappen. Im anatomischen Bau unterscheidet sich die Testa der Tabaksamen von Hyoscyamus durch die gebräunte Aussenwand ihrer Epidermiszellen. Die Samen von *N. tabacum* enthalten 30—32 pc. fettes Oel, welches blass grünlichgelb ist, die Consistenz des Hanföles hat, geruchlos und von mildem Geschmack ist, bei 15° C. das spec. Gew. 0,923 zeigt, bei —15° C. sich verdickt und bei —25° C. erstarrt. Es trocknet ziemlich leicht ein und wird als Brennöl benutzt.

Verwendung: Die Samen dienen zur fabrikmässigen Darstellung des Hyoscyamin, welches, wie auch das Hyoscin, in der Augenheilkunde angewendet wird.

Semen Stramonii.

Stechapfelsamen.

Die Samen von *Datura Stramonium* L. (Seite 188) wurden im vorigen Jahrhundert zuerst medicinisch angewendet und interessiren heute hauptsächlich wegen der Vergiftungen, zu welchen sie nicht allzuselten Veranlassung geben.

Aussehen: Die schwarzbraunen Samen sind rundlich nierenförmig, bis 4 mm lang und schief-keilförmig abgeflacht. Die beiden Seitenflächen stossen am unteren, schmaleren Ende des Samens in einer fast geraden, mehr oder weniger scharfen Kante zusammen, während sie an dem entgegengesetzten, breiteren und gewölbten bis 2 mm von einander entfernt bleiben. Die Bauchseite ist schwach vertieft oder eben, oben breiter, unten zugeschärft. Sie trägt den Nabel, welchen zwei kleine, seitliche Schwielen umfassen. Der Rücken des Samens ist etwas gewölbt, oben 2 mm dick, unten gleichfalls zugeschärft. Die ganze Oberfläche des Samens erscheint netzgrubig und fein punktirt. Geruch besitzen die Samen nicht. Ihr Geschmack ist scharf und bitter.

Anatomie: a. Lupenbild. Auf einem Längsschnitt, welcher parallel mit den Breitseiten den Samen halbirt, umgibt die schmale, braune Samenschale das nierenförmige Eiweiss, in welchem der entsprechend der Form des Samens gekrümmte Keim so eingelagert ist, dass das cylindrische Würzelchen mit seiner Spitze nahe an die unterhalb des Nabels gelegene Mikropyle reicht, während das Ende der langen, hufeisenförmig gekrümmten Cotyledonen dem Würzelchen gegenüber tritt.

b. Mikroskopie. Die Epidermis ist aus grossen, radial gestreckten, englichtigen Zellen gebildet, deren braungelbe Seitenwände sehr stark verdickt und am oberen und unteren Zellenende stark ausgezackt und gebuchtet sind. Das kleine Lumen birgt einen schwärzlichen Inhalt. Mit den Zacken und Buchten greifen die benachbarten Zellen dicht in einander und da die letzteren gruppenweise von ungleicher Länge sind und die tangentiale Aussenwand nebst der sehr dünnen Cuticula sich den Zacken der längeren und kürzeren Zellen anschmiegt, entsteht das grubige und fein punktirte Aussehen der Samenoberfläche. Eine isolirte Epidermiszelle im tangentialen Flächenschnitt betrachtet macht mit den durchschnittenen, dickwandigen Zacken den Eindruck einer von derbwandigen, radial gestreckten und englichtigen Steinzellen ringsum eingefassten Vertiefung. Das Fussende einer isolirten Zelle von der Fläche gesehen gleicht dem Querschnitt einer grossen, stark und unregelmässig buchtig begrenzten, geschichtet verdickten und daher äusserst englichtigen Steinzelle. Nach innen von der Epidermis liegen mehrere Reihen dünn- und braunwandiger, zusammengedrückter, tangential gestreckter Zellen mit braunem Inhalt. Bschr. u. Abb. Lohde, Leipziger Diss. v. 1874, S. 22—25 u. Fig. 13—21.

Chemie: Wirksame Bestandtheile des Stechapfelsamens sind das mit Hyoscyamin identische Daturin und daneben das isomere Atropin. Ausserdem enthalten die Samen 16—25 pc. fettes Oel und 2—3 pc. an Phosphorsäure reiche Asche.

Verwendung: Zu medicinischen Zwecken werden nicht die Samen, sondern die Seite 118 abgehandelten Blätter benutzt.

Semen Sesami.

Sesamsamen.

Die Samen des schon im Papyrus Ebers erwähnten Sesams sind seit den ältesten Zeiten wegen ihres Oelreichthums in Afrika und Asien angebaut worden. Auch jetzt wird die Stammpflanze *Sesamum indicum* DC. aus der Familie der Gesneraceen, Bschr. Lrs. II. 1010; Abb. Rumph Herb. Amb. V. t. 76; Bot. Magaz. t. 1688; Btl. a. Tr. 198; Pl. 508 in Asien auf Corea, der Insel Formosa und in Ostindien, im Osten von Afrika in Zanzibar, Mozambik und Natal in grosser Ausdehnung cultivirt. An der Westküste Afrikas führt Loanda neben

Arachis hypogaea L. auch Sesam aus. In Algier pflegen die Franzosen den ölreichen Samen. Europa baut ihn in der Türkei und Griechenland, auf Sicilien, Malta und Gozo. Endlich wird auch in Brasilien, Westindien und den Südstaaten von Nordamerika Sesam cultivirt.

Aussehen: Die Samen sind weiss oder gelblich oder schwärzlichgrau oder röthlich, haben einen abgeplattet birnförmigen Umriss, sind durchschnittlich 4 mg schwer, 3,5 mm lang und erreichen in ihrem breitesten Theil einen Durchmesser von 2 mm. Beide Breitseiten sind fein runzelig uneben und bleiben höchstens 1 mm von einander entfernt und werden durch mehr oder minder vollständig ausgebildete, sehr schmale Randleisten von den Schmalseiten abgegrenzt. An dem zugespitzten Ende des Samens liegt der rundliche, dunkler braun gefärbte und warzig vorstehende Nabel. Von ihm aus verläuft in gerader Linie über eine der Breitseiten eine feine, bisweilen undeutliche Naht zu der am oberen, abgerundeten Ende des Samens befindlichen Chalaza. Die Oberfläche des Samens ist besonders in der Nähe der Randleistchen fein runzelig. Sein Geschmack ist milde und süsslich-ölig. Geruch besitzt der trockne Samen nicht.

Anatomie: a. Lupenbild. Auf dem Querschnitt zeigt sich eine sehr dünne Samenschale, welche zwei dicht an einander liegende, ölige, planconvexe Keimlappen einschliesst. Ein die beiden Keimlappen trennender Längsschnitt lässt das gegen den Nabel gerichtete Würzelchen erkennen.

b. Mikroskopie. Die Samenschale ist aus zwei gelblich gefärbten Schichten gebildet. Die äussere besteht aus senkrecht gestellten, derbwandigen Zellen, welche auf dem Querschnitt theils viermal, theils sechsmal länger als breit sind, eine vorgewölbte Aussenwand und wellig buchtige und poröse Radialwände besitzen. Im Tangentialschnitt zeigen sie einen rundlich polygonalen Umriss mit derben, etwas welligen Wänden. Sie enthalten in ihrem oberen Theil eine grössere Krystalldruse, welche sich in Salzsäure löst. Die ungleiche Länge dieser Epidermiszellen bedingt die Unebenheit der Samenoberfläche. Unter der Epidermis liegt die zweite, sehr schmale, gelbe Schicht, welche aus tangential gestreckten, stark zusammengedrückten Zellen besteht. Erst nach längerer Einwirkung von Quellungsmitteln werden diese Zellen deutlich sichtbar. An dieser Samenschale bleibt bei Anlegung des Querschnitts immer ein Ring von vier farblosen Zellenreihen haften, während die Keimlappen sehr leicht aus dem Schnitt herausfallen. Diese Zellenreihen machen durchaus den Eindruck eines Perisperms, obgleich die Samen für eiweisslos gelten. Die der Epidermis zunächst liegende Zellenreihe ist aus ziemlich grossen, im Querschnitt fast quadratischen Zellen zusammengefügt, deren Aussenwand stark verdickt ist, während die übrigen Wände dünn bleiben. Die beiden nächsten Zellreihen sind aus dünnwandigen meist etwas grösseren Zellen, die innerste aus engen, tangential gestreckten Zellen gebildet. Den Inhalt aller dieser farblosen Zellen bilden Oeltropfen und Proteïnkörner. Jeder Keimlappen ist in seiner Peripherie ringsum, von einer Reihe kleiner, im Querschnitt quadratischer Zellen eingefasst. An den Berührungsflächen folgt nach innen von diesen Zellen in jedem Keimlappen eine Reihe radial gestreckter, palissadenartiger Zellen, welche gegen die Schmalseiten des Samens hin sich verkürzen. Das übrige Gewebe ist von dünnwandigen, polygonalen Zellen eingenommen, welche, wie auch die vorgenannten mit Oeltropfen und Proteïnkörnern angefüllt sind. Die Zellen des Würzelchens sind in der Längsrichtung des letzteren gestreckt und führen denselben Inhalt wie das Gewebe der Keimlappen.

Chemie: Die Samen, welche zur Oelgewinnung gewöhnlich zweimal kalt und zum dritten Mal warm gepresst werden, geben 25—30 pc. feinstes Oel der ersten, 10 pc. der zweiten und 10 pc. der dritten Pressung, im Ganzen also 50 pc. fettes Oel. Ausserdem liefern sie 30—35 pc. organische Substanz und darunter 21—22 pc. Proteïnstoffe. Die Asche beträgt 6—8 pc. Die Pressrückstände (Oelkuchen) enthalten neben 8,25 pc. Wasser immer noch 7,63 pc. Fett, 40,9 pc. stickstofffreie Substanz, 32,82 pc. Proteïnstoffe und 10,4 pc. Asche, welche letztere etwa 30 pc. Phosphorsäure gibt.

Das fette Oel erster Pressung ist hellgelb, dasjenige der zweiten Pressung gelb und das warm ausgepresste ebenso wie das extrahirte dunkler gelb. Das gute Oel ist fast geruchlos, von mildem, aber eigenthümlichem, angenehmem Geschmack, hat bei 15° C. ein spec. Gew. von 0,921 bis 0,923 und erstarrt bei —5° C. zu einer salbenartigen Masse. Es gibt bei der Verbrennung 75,22 pc. Kohlenstoff, 11,13 pc. Wasserstoff und 13,65 pc. Sauerstoff und besteht aus den Glyceriden der Oelsäure, Stearin-, Myristicin- und Palmitinsäure. Eine geringe Quantität Harz lässt sich dem Oele durch Behandeln mit Spiritus entziehen. 1 g Oel mit 1 g einer kalten Mischung von Schwefelsäure und Salpetersäure geschüttelt, färbt sich erst grünlichgelb und dann roth. Schwefelsäure von 1,72 spec. Gew. färbt das Oel erst bräunlich und dann grün.

Verfälschungen: Das Sesamöl wird bisweilen mit Erdnussöl vermischt. Die Unterschiede sind unter Semen Arachidis angegeben.

Handel: Der Samen wird aus den ostindischen Häfen, aus Java und der Levante in ganz bedeutenden Mengen importirt. Der Javasamen ist, weil er das hellste und wohlschmeckendste Oel liefern soll, am meisten geschätzt. Frankreich erhält jährlich bis 90 Millionen kg und Hamburg allein importirte im Jahre 1882 fast 900000 kg und im Jahre 1883 beinahe die doppelte Quantität. Das Oel wird zum Theil in Ostindien (Calcutta) gepresst. Bevorzugt ist aber das in Triest und Marseille geschlagene Oel, welches in Holzgebinden von 600—700 kg Inhalt versandt wird.

Verwendung: Das Sesamöl wird zur Verfälschung des Olivenöls missbraucht und dient in seinen feineren Sorten erster und zweiter Pressung als Speiseöl. Die geringere Sorte wird als Brennöl, Schmieröl und zur Seifenfabrikation benutzt.

Semen Strychni.

Strychnossamen.

Die Samen der in Ostindien einheimischen Loganiacee *Strychnos nux vomica* L., Bschr. Lrs. Pf. 573; Abb. Bg. u. S. XIII 6; Btl. a. Tr. 178; Ha. I. 17; N. v. E. 209; Pl. 117, werden in den Schriften des klassischen Alterthums nicht erwähnt. Deutsche Apotheken führen die Samen erst während des 16. Jahrhunderts. Seitdem haben sich dieselben im Arzneischatz behauptet und sind auch in die jetzige **R. Ph.** aufgenommen.

Aussehen: Die Strychnossamen sind kreisrund und scheibenförmig abgeplattet. Ihr mehr oder weniger scharfer Rand ist ringsum mit einer feinen, kielartigen Leiste versehen und seitlich davon etwas verdickt. Bei 2—2,5 cm Durchmesser beträgt ihre Dicke 2—3 mm und im verdickten Theil des Randes etwas mehr. Eine Stelle des scharfen Randes trägt den warzig vortretenden Nabel und diesen verbindet eine mehr oder weniger deutliche, geradlinige Leiste, der Nabelstreif, mit dem etwas vorstehenden Hagelfleck, welcher im Centrum der gewöhnlich leicht gewölbten Bauchseite liegt. Die Kehrseite des Samens ist meistens etwas eingesunken, kann aber auch eben oder schwach gewölbt sein. Nicht ganz selten erscheint der ganze Samen mehr oder weniger stark verbogen. Seine Oberfläche ist gelblich grau oder grünlich grau und durchweg mit seideglänzenden, anliegenden, gegen den Rand des Samens gerichteten Haaren besetzt. Der sehr harte Samen ist geruchlos und durch einen intensiv bitteren Geschmack ausgezeichnet.

Anatomie: a. Lupenbild. Auf dem äquatorialen Querschnitt erkennt man eine sehr dünne Samenschale, welche knieförmig gebogene, dicht anliegende Haare trägt und einen bläulich weissen oder gelblichen Eiweisskörper umgibt. Letzterer wird durch eine linienförmige Spalte in zwei Hälften getheilt, welche nur in ihrer Peripherie ringsum zusammenhängen. Ein durch diese Spalte geführter Flächenschnitt legt den kleinen, nur 5—7 mm langen Keim frei, welcher aus einem kurzen cylindrischen, geraden, am Nabel gelegenen Würzelchen und zwei verkehrt herzförmigen Keimblättern besteht.

b. Mikroskopie. Die Epidermis ist aus 0,05 mm hohen und 0,03 mm breiten Zellen gebildet, welche mit dem grössten Theil ihrer Seitenwände dicht an einander liegen, sich dann verjüngen und sich in je ein cylindrisches, bis 0,02 mm breites und 1 mm langes, dicht über dem Ursprung in stumpfem Winkel umgebogenes Haar verlängern. Das äussere Ende des letzteren ist abgerundet und seine Wand, welche sich durch Jod gelb färbt, trägt an ihrer Innenseite Verdickungsschichten in Gestalt von ringsum angeordneten Längsleisten, welche sich nach vorgängiger Behandlung mit Kalilauge durch Chlorzinkjod blau färben. In den Zellen, welche den Fuss der Haare darstellen, sind die Verdickungsschichten so ausgebildet, dass zwischen denselben nur enge, spindelförmige, spiralig orientirte Tüpfel übrig bleiben. Diese charakteristische Epidermis ruht auf mehreren Reihen enger, zusammengepresster, tangential gestreckter Zellen. Am Nabel bilden dieselben eine stärker entwickelte Schicht, durch welche ein Gefässbündel verläuft. Das Gewebe des Eiweisses ist aus polygonalen Zellen gebildet. Ihre verdickten Wände quellen in Wasser auf und lassen zahlreiche Tüpfelgänge erkennen. Ihr Inhalt besteht aus Proteïnsubstanz und Oeltropfen. Conc. Schwefelsäure färbt den Inhalt roth, ähnlich auch Millon's Reagens, Kalilauge löst ihn auf. Der Keim ist aus kleineren und zarteren Zellen aufgebaut, die gleichen Inhalt zeigen und zwischen welchen in den Keimblättern Gefässbündel verlaufen.

Chemie: Die Samen enthalten nach Dunstan und Short 2,52 bis 3,90 pc. Alcaloide, von welchen Strychnin die grössere, Brucin die geringere Menge ausmacht. (S. 139.) Neben diesen beiden giftigen Bestandtheilen haben genannte Autoren im Juni 1884 noch ein Glycosid, Loganin, nachgewiesen. Ausserdem enthalten die Samen Gerbsäure, Schleim, 4 pc. Fett, vielleicht auch Zucker und nach Warnecke 1,14 pc. Asche. Ein früher als Bestandtheil aufgeführtes drittes Alcaloid Igasurin und eine besondere Säure, Igasurinsäure, existiren nicht.

Das Loganin, $C^{25}H^{34}O^{14}$, krystallisirt in farblosen Prismen, welche bei 215° C. schmelzen, sich leicht in Wasser und Alcohol, weniger leicht in Aether, Chloroform und Benzin lösen. Die wässrige Lösung gibt keinen Niederschlag mit den bekannten Alcaloidreagentien und wird weder durch Bleiacetat noch Silbernitrat gefällt. Concentrirte Schwefelsäure färbt die Krystalle roth. Die wässrige Lösung reducirt Fehling's Lösung nicht. Mit verdünnter Schwefelsäure gekocht, spaltet sich Loganin in reducirenden Zucker und Loganetin. Letzterer Körper löst sich in Wasser und Alcohol, die wässrige Lösung verhält sich wie diejenige des Loganins. Loganetin wird durch Salpetersäure nicht geröthet, durch concentrirte Schwefelsäure purpurroth gefärbt. In den Strychnossamen kommt das Loganin nur in sehr geringer Menge vor, aber in dem Fruchtfleisch der die Samen einschliessenden, gelben Früchte, welche bei einem Durchmesser von 5 cm kugelrund sind, ist es zu 4—5 pc. enthalten.

Handel: Die Strychnossamen kommen aus Ostindien auf unseren Markt über Bombay und diese sind reicher an Alcaloiden als die aus Madras und Cochin importirten Sorten.

Verwendung: Die Samen werden medicinisch wie das daraus dargestellte Strychninnitrat wegen der erregenden Einwirkung auf bestimmte Theile des Nervensystems gebraucht. Ausserdem wird die Droge und ihr wirksamer Bestandtheil zur Vertilgung von Ratten und Mäusen und grösserem Raubzeug benutzt.

Präparate: Extractum Strychni, Tinctura Strychni und Strychninum nitricum sind officinell.

Semen Cucurbitae.

Kürbissamen.

Die Samen verschiedener Cucurbitaceen, deren Stammpflanzen wahrscheinlich im südlichen Indien und auf den ostindischen Inseln heimisch sind, siehe Rheede: Hort. malab. 1688. VIII. t. 1 u. folg.; Rumph: Herb. Amboin. 1747. V. t. 144, aber schon seit langer Zeit in allen Erdtheilen cultivirt werden, haben seit einer Reihe von Jahren bei uns als Anthelminticum Anwendung gefunden. Hauptsächlich werden für diesen Zweck die Samen von *Cucurbita maxima* Duchesne, Bschr. Lrs. B. II. 1079; Abb. Btl. a. Tr. 116; empfohlen. Besonders die aus den südlichen Ländern Europas stammenden Samen sollen weit wirksamer sein, als die Samen der entsprechenden, bei uns gezogenen Kürbisarten.

Aussehen: Die Samen von *Cucurbita maxima* Duch. sind abgeplattet-länglicheiförmig, 2,25—3 cm lang und 13—15 mm breit und 4—5 mm dick, während die Samen von *Cucurbita Pepo* L. nur 1,5 cm lang, 8—9 mm breit und 4 mm dick sind. An dem verjüngten und zugeschärften Ende liegt die Mikropyle, das entgegengesetzte Ende ist stumpf abgerundet. Die beiden Breitseiten sind flach gewölbt und ringsum von einem wulstigen Rande eingefasst. Die Oberfläche ist gelblichweiss und meistens von einem dünnen, farblosen, etwas glänzenden und durchscheinenden Häutchen überzogen oder mit gelockerten Ueberresten desselben besetzt. Die Samen schmecken etwas schleimig und süsslichölig.

Anatomie: a. Lupenbild. Auf dem Querschnitt umgibt eine sehr schmale, an beiden Kanten verdickte Samenschale die grünlich weissen, fleischigen Keimlappen, welche planconvex und vom Umriss des Samens sind. Ein parallel mit den Breitseiten durch den wulstigen Rand geführter Längsschnitt legt die ebenen Berührungsflächen der Keimlappen frei und zeigt an deren schmalem Ende das gerade, dem Nabel zugewendete Würzelchen und auf deren ebenen Flächen je 5 verzweigte Furchen, welche gegen das abgerundete Ende der Cotyledonen verlaufen.

b. Mikroskopie. Wenn man von dem erwähnten, äussersten, dünnen, farblosen und durchscheinenden Häutchen, welches aus dem inneren Epithel des Pericarps entsteht, absieht, lässt die reife Samenschale im Querschnitt neun verschiedene Schichten erkennen, von welchen die erste bis fünfte Schicht aus den beiden Integumenten der Samenknospe und die sechste bis neunte Schicht aus dem Peri- und Endosperm sich entwickeln. Die Epidermis besteht aus einer Reihe prismatischer Zellen, welche am Samenrand in radialer Richtung aufrecht stehen, in der Mitte der Breitseiten gegen das stumpfe Samenende niedergebogen sind, stark verdickte Aussenwände besitzen und an ihren Seitenwänden leistenförmige Verdickungen zeigen. Auf den Breitseiten sind diese Zellen etwa zwanzigmal länger als breit, erreichen dicht an dem Randwulst eine noch viel bedeutendere Länge, während sie im Bereich des wulstigen Randes nur drei bis viermal so lang als breit erscheinen. Die zweite Schicht ist auf den flachen Seiten aus 4—6 Lagen kleiner, runder, lufthaltiger Zellen mit ziemlich stark verdickten Wandungen gebildet. Gegen den Rand hin vermehren sich die Zellenreihen und bilden dadurch hauptsächlich den Randwulst. Nur aus einer Reihe von Zellen, welche zwei bis viermal so lang als breit sind, ist die dritte Schicht zusammengesetzt. Diese Zellen sind der Länge des Samens nach gestreckt, haben stark verdickte Wände und sind nach aussen und nach innen ausgebuchtet. Die vierte Schicht ist in ihrem äusseren Theil wie die zweite Schicht gebaut, nach innen zu besteht sie aus grösseren, buchtig begrenzten, dickwandigen, getüpfelten Zellen, welche verholzt sind und grosse Intercellularräume zeigen. Zwischen der vierten und fünften Schicht verläuft im Samenrande ein Gefässstrang aus Spiral- und Ringgefässen. Die drei folgenden Schichten erscheinen im Querschnitt als ein dünner Streif, welcher erst nach Einwirkung von Quellungsmitteln drei verschiedene Zellenformen unterscheiden lässt. Die Zellen der sechsten Schicht sind im Querschnitt annähernd quadratisch, während sie der Länge des Kerns nach gestreckt und schmal sind. Die Aussenwand und Theile der Seitenwände sind verdickt. Die siebente Schicht wird von den zusammengedrängten, dünnwandigen, farblosen und leeren Zellen des Perisperms gebildet. Die achte Schicht besteht aus einer Reihe flacher, tafelförmiger Zellen, welche als Inhalt Proteïnkörner,

Protoplasma und Oel führen. An diese Plasmaschicht reihen sich als letzte mehrere Lagen kleiner, dünnwandiger und zusammengepresster, meist polygonaler Zellen, welche sich auch eine Strecke weit zwischen die Keimblätter hinein erstrecken. Abb. Höhnel Ber. k. Acad. z. Wien 1876. 73. S. 297.

Chemie: Die Kürbissamen geben 20—25 pc. fettes Oel, und enthalten ausserdem etwas Harz, krystallisirbares Eiweiss, Zucker, Gummi, eine aromatische Substanz, Cellulose, Chlorophyll, eine in Weingeist lösliche Säure und 2,88 pc. Asche, aber kein Alcaloid und kein Glycosid.

Das Kürbissamenöl ist klar, dünnflüssig und blassgelblich oder strohgelb, von süsslich mildem Geschmack, fast ohne Geruch und von 0,910—0,915 spec. Gew. Es löst sich in 45 Theilen kaltem und 12 Theilen heissem, absolutem Alcohol. Mit anderen Oelen, mit Aether und Chloroform mischt es sich in allen Verhältnissen. Erst bei —17° C. erstarrt es und besteht aus Palmitin-, Myristin- und Oelsäureglyceriden. Wird das Oel, welches zu den austrocknenden gehört, mittelst Aether den Samen entzogen, so enthält es auch freie Fettsäuren. Das ausgepresste Oel muss in völlig gefüllten, dicht verkorkten Flaschen an einem kühlen Orte vor Licht geschützt aufbewahrt werden, weil es anderen Falles leicht ranzig wird. Durch Vermischung mit 0,5 pc. wasserfreiem Alcohol lässt es sich viel länger unverändert aufbewahren. Es wird auch zur Verfälschung des Ol. Olivarum missbraucht. Die Pressrückstände finden in Kuchenform (Kürbiskernkuchen) Verwerthung als Viehfutter. Diese Kuchen verlieren bei 100° C. 12 pc. Wasser und liefern beim Verbrennen 8,1 pc. Asche. Neben 11,4 pc. Rohfett geben sie 55,6 pc. Rohproteïn, 8,0 pc. stickstofffreie Extractivstoffe und etwa 4—5 pc. Rohfasern.

Handel: Zu medicinischen Zwecken sind die Samen aus Italien, Südfrankreich und Spanien als wirksamer denjenigen aus Nordfrankreich und aus Deutschland vorzuziehen.

Verwendung: Die zerkleinerten Samen und das fette Oel, besonders das mittelst Aether extrahirte, werden als Anthelmintica gebraucht. Von dem Oele wirken 20 g bandwurmtreibend. Die besseren Sorten des ausgepressten Oels dienen als Speiseöl, die geringeren als Brennöl.

Präparate: Von San Remo kommt eine Paste aus Cucurbitasamen 50 g, Zucker 10 g, Glycerin 10 g und etwas Aqua Naphae bereitet unter dem Namen Pasta antitaenia in den Handel.

Semen Coffeae.

Kaffeebohnen.

Coffea arabica L., die älteste bekannte Stammpflanze des Kaffees, Bschr. Lrs. Pf. 624; Abb. Btl. a. Tr. 144; Ha. IX. 32; Pl. 130; Tursac. l. c. I. 18, gehört zur Familie der Rubiaceen und wächst in Abessinien und den benachbarten Kaffaländern wild, während andere

Arten weiter im Inneren und wie z. B. *Coffea liberica* Hieron. im Westen von Afrika heimisch sind. Samen und Blätter des Kaffeebaums sind in ihrem Vaterland seit den ältesten Zeiten in Gebrauch. Aus Afrika gelangte der Kaffee im 15. Jahrhundert nach Arabien. Von hier und auch von Aegypten aus verbreitete sich die Sitte des Kaffee-Trinkens sowohl nach Osten über Asien, wie nach Westen über Europa und Amerika. Leonh. Rauwolf ist der erste Deutsche, welcher den Kaffeetrank, den er in Aegypten kennen gelernt hatte, im Jahre 1582 beschrieben hat. Um die Mitte des 16. Jahrhunderts besass Constantinopel schon Kaffeehäuser. Im Laufe des folgenden Jahrhunderts fand der Kaffeegenuss Eingang in Italien, Frankreich, Holland, England und Deutschland. Nürnberg eröffnete 1686 das erste, öffentliche Kaffeehaus. Erst 1721 folgte seinem Beispiele Berlin, aber schon 1744 war der Genuss des Kaffeeinfuses an allen deutschen Höfen und bei reichen Bürgern gebräuchlich und fand immer allgemeinere Verbreitung. Innerhalb des ersten Viertels des 18. Jahrhunderts wurden Anpflanzungen des Kaffeebaums sowohl im östlichen Asien wie in Westindien und Südamerika angelegt und jetzt werden zahlreiche Arten der Stammpflanze in allen Tropenländern cultivirt. Der Kaffee ist vorzugsweise Nahrungs- und Genussmittel, wird aber in sehr vielen Fällen auch therapeutisch angewendet, wenn auch die **R. Ph.** nur den wirksamen Bestandtheil der ungerösteten Samen, das Coffeïn, aufgenommen hat.

Aussehen: Die ovale, erst grün, dann roth, zuletzt violett gefärbte Steinfrucht ist 9—15 mm lang und 6—8 mm breit, vom undeutlichen Kelchrand und der scheibenförmigen Griffelbasis gekrönt. Getrocknet zeigt sie beiderseits eine den Samenkanten entsprechende, seichte Längsfurche. Sie reift ausnahmsweise nur einen einzelnen, rundlich ovalen, in der Regel aber zwei planconvexe Samen. Jeder derselben ist von einer pergamentartigen, gelben Samenhaut umgeben. Der Kern, welcher allein die Handelswaare ausmacht, ist 9—14 mm lang und 4 bis 6 mm breit. Er besteht aus dem hornartig harten, gelblich weissen oder bräunlich gelben oder grünlichen oder bläulich grünlichen Eiweiss, welches bei einem ovalen Umriss eine gewölbte glatte Rücken- und eine ebene Bauchseite zeigt. Letztere wird durch eine etwas hin und hergebogene Längsfurche in zwei nicht ganz gleiche Hälften getheilt. Der Nabel liegt an dem einen Ende der Furche, in welcher man immer Reste der dünnen, gelblichen Samenhaut vorfindet. Der Kern birgt in seinem Grunde den kleinen Keim und ist durch einen eigenthümlichen Geruch und einen süsslich herben Geschmack ausgezeichnet.

Anatomie: a. Lupenbild. Durchschneidet man eine trockne Kaffeefrucht der Quere nach, so sieht man eine dünne Fruchtschale mit zwei planconvexen Fächern und in jedem derselben den planconvexen Querschnitt eines Samens, umhüllt von einer zarten, häutigen, leicht ablösbaren Samenhaut. Der Querschnitt jedes Samens ist grünlich, oder bläulich, oder gelblich oder bräunlich gefärbt und zeigt einen gewundenen Spalt, welcher daher rührt, dass die beiden Ränder jedes Samens unter Bildung der vorher erwähnten Längsfurche an der flachen Samenseite sich stark einrollen und der eine (bald rechte, bald linke) Rand den anderen überdeckt. Die Samenhaut dringt von der Längsfurche aus in den gewundenen Spalt ein.

b. Mikroskopie. Das Pericarp besitzt keine besonders charakteristischen Gewebselemente. Dagegen ist die Samenhaut, deren Reste fast immer in der Längsspalte des käuflichen Samens angetroffen werden, zusammengesetzt aus zusammengefallenen, sehr dünnwandigen Zellen und aus einer Schicht charakteristischer, länglicher, meist spindelförmiger, gelblicher Sclerenchymzellen, deren stark verdickte Wandungen, zahlreiche spaltenförmige Tüpfelgänge zeigen. Der Eiweisskörper ist aus polygonalen, derbwandigen, grobporösen Zellen aufgebaut, deren Wandungen unter Wasser aufquellen und dabei in Folge der Tüpfelung ein knotiges, gleichfalls charakteristisches Aussehen erhalten. In dem Zellinhalt lassen sich Proteïnkörnchen, fettes Oel, etwas Stärke und Gerbsäure erkennen.

Chemie: Die ungerösteten Kaffeebohnen enthalten ausser Citronensäure (S. 303) und Kaffeegerbsäure, 0,7—2,2 pc. Coffeïn, 10—13 pc. Fett, Spuren flüchtigen Oels, 6—7 pc. Zucker u. 3,8—4,9 pc. Asche, in welcher Kali bis zu 64,6 pc. und Phosphorsäure von 6,75—15,56 pc. vertreten ist. Geröstete Kaffeebohnen haben, je nachdem sie mehr oder weniger stark gebrannt sind, ein hellbräunliches bis schwarzbraunes, etwas fettglänzendes Aussehen, sind weit voluminöser und besitzen einen eigenartigen, aromatischen Geruch und Geschmack. Ihr Zucker ist grösstentheils in Caramel verwandelt und auch die Gerbsäure und das Fett sind mehr oder weniger verändert. Sie geben etwa 4,8 pc. Asche, bis 25 pc. in Wasser lösliche Bestandtheile, 1,5 pc. Coffeïn, 13,6 pc. Fett, bis 1 pc. Zucker und 2,0 pc. Stickstoff. Neben Kohlendioxyd und Essigsäure sind 0,48 pc. Palmitinsäure, 0,18—0,28 pc. Coffeïn, 0,04—0,05 Caffeol, etwas Hydrochinon, Methylamin und Pyrrol unter den Röstproducten nachgewiesen.

Die Kaffeegerbsäure, $C^{15}H^{18}O^{8}$, ist ein gelbweisses Pulver von etwas herbem und säuerlichem Geschmack. In Wasser und Alcohol löst sie sich leicht. Die Lösung wird durch Eisenchlorid dunkelgrün gefärbt. In wässrigen Alkalien, alkalischen Erden und wässrigem Ammoniak löst sie sich mit rothgelber, in concentrirter Schwefelsäure mit blutrother Farbe. Bei mehrstündigem Kochen mit verdünnter Schwefelsäure bildet sich Viridinsäure. Mit 5 Theilen Kalilauge von 1,25 spec. Gew. gekocht, spaltet sich die Kaffeegerbsäure in Kaffeesäure und Zucker. Mit 3 Theilen Kalihydrat geschmolzen, gibt sie schliesslich reichlich Protocatechusäure.

Viridinsäure lässt sich aus alkalischen Lösungen der Kaffeegerbsäure, welche an der Luft blaugrün werden, mittelst Bleizucker ausfällen. Nach Zersetzung des Bleisalzes mittelst Schwefelwasserstoff erhält man die Viridinsäure als eine amorphe, braune Masse, welche sich leicht in Wasser löst, mit concentrirter Schwefelsäure eine schön rothe Lösung gibt und aus dieser durch Wasser in blauen Flocken gefällt wird.

Die Kaffeesäure, $C^9H^8O^4$, krystallisirt in strohgelben, glänzenden Prismen, welche sich in heissem Wasser lösen, stark sauer reagiren, mit Eisenchlorid grasgrün und auf Zusatz von Soda blau und rothviolett färben. Die Säure gibt krystallisirbare Salze. Mit Salpetersäure behandelt liefert sie Oxalsäure und beim Schmelzen mit Kalihydrat zerfällt sie in Protocatechusäure und Essigsäure. — Kaffeesäure kommt auch im Schierling und in der China cuprea (S. 150) vor, aus welcher O. Hesse das Homochinin isolirt hat. Letzteres ist nach neueren Untersuchungen von Paul und Cowley eine Verbindung von Chinin mit einem neuen Alcaloid, Cupreïn, welches auch mit anderen Basen Doppelverbindungen gibt. Cupreïn 3 Theile + Chinin 2 Theile geben Hesse's Homochinin (S. 153).

Das Coffeïn, $C^8H^{10}N^4O^2 + 2H^2O$ oder $C^5H(CH^3)^3N^4O^2 + H^2O$, krystallisirt mit einem Molecül Wasser in langen, biegsamen, seideglänzenden Nadeln von schwach bitterlichem Geschmack, welche bei 100° C. wasserfrei werden, bei 180° C. sublimiren, bei 230,5° C. schmelzen und bei 384° C. unter theilweiser Zersetzung sieden. Sie lösen sich mit neutraler Reaction in 80 Theilen kaltem und 2 Theilen siedendem Wasser, in 50 Theilen Alcohol von 91 pc., in 540 Theilen Aether und in 9 Theilen Chloroform. Von conc. Schwefelsäure und conc. Salpetersäure wird Coffeïn in der Kälte farblos gelöst. Mit starker Salpetersäure gekocht, zersetzt es sich und hinterlässt beim Eintrocknen einen rothgelben Niederschlag, der durch Ammoniak purpurroth wird. Erwärmt man Coffeïn mit officinellem Chlorwasser vorsichtig und verdampft allmählich zur Trockne, so hinterbleibt ein brauner Rückstand, welcher Amalinsäure enthält und durch Ammoniak purpurroth wird. Mit rauchender Salzsäure längere Zeit auf 240° C. erhitzt, zerfällt es in Kohlendioxyd, Ammoniak, Methylamin, Ameisensäure und Sarkosin (Methylamidoessigsäure). Mit Salzsäure und Kaliumchlorat in bestimmtem Verhältniss behandelt, gibt es Dimethylalloxan und Apocoffeïn. Oxydirt man mit Kaliumpyrochromat und Schwefelsäure, so erhält man neben Kohlendioxyd, Ammoniak und Methylamin, Cholestrophan. Mit concentrirter Lösung von Barythydrat gekocht, geht es unter Abgabe von CO^2 in Coffeïdin über. Letzteres bildet sich auch, wenn Coffeïn in alcoholischer Lösung mit Aetzkali erhitzt wird. Salze gibt Coffeïn nur mit stärkeren Säuren. Sie reagiren sauer, krystallisiren meist, sind aber so wenig beständig, dass sie schon in wässriger Lösung in Basis und Säure zerfallen. Das käufliche, citronensaure und ebenso das salicylsaure Coffeïn sind nur Gemenge von Alcaloid und Säure. Künstlich lässt sich Coffeïn aus Theobrominsilber = Dimethylxanthinsilber darstellen. Wird letzteres völlig getrocknet und mit der äquivalenten Menge Jodmethyl 24 Stunden auf 100° C. in zugeschmolzenem Rohre erwärmt, so bildet sich Jodsilber und Coffeïn. Letzteres ist also Methyltheobromin oder Trimethylxanthin.

Xanthin, $C^5H^4N^4O^2$, welches sich im thierischen Organismus sehr verbreitet (in der Milz, Pankreasdrüse, im Hirn, im Harn) vorfindet, entsteht durch Reduction der Harnsäure mittelst Natriumamalgam und bildet ein weisses Pulver, welches sich kaum in kaltem, schwer in heissem Wasser löst. Von starken Säuren wird es leicht gelöst. Auch in Aetzalkalien und in Ammoniak löst es sich leicht. Aus letzterer Lösung fällt Silbernitrat einen gelatinösen Niederschlag von Xanthinsilber, $C^5H^2Ag^2N^4O^2 + H^2O$. Wird letztere Verbindung 12 Stunden lang mit Jodmethyl auf 100° C. erhitzt, so entsteht Dimethylxanthin, $C^5H^2(CH^3)^2N^4O^2$ und Jodsilber.

Die Amalinsäure, $C^{12}H^{14}N^4O^8$, schiesst aus heisser, wässriger Lösung in farblosen Krystallen an, welche sich an der Luft leicht röthen, schwer in Wasser und nicht in Alcohol lösen. Bei Berührung mit Ammoniak färben sie sich roth und mit ätzenden Alkalien und Eisenoxydulsalzen blau. Die Haut färbt Amalinsäure roth.

Sarkosin = Methylglycocoll = $CH^2.NH(CH^3).CO.OH$, krystallisirt in rhombischen Säulen von süssem Geschmack, welche sich schwer in Alcohol, gar nicht in Aether, aber sehr leicht in Wasser mit neutraler Reaction lösen, über 100° C. schmelzen und sich ohne Rückstand verflüchtigen. Es bildet mit Salzsäure ein krystallisirendes Salz und mit Sublimat und Platinchlorid krystallisirende Doppelverbindungen.

Dimethylalloxan, $C^4(CH^3)^2N^2O^4 + 2H^2O$, bildet farblose Tafeln, welche leicht verwittern und sich bei 100° unter Braunfärbung zersetzen. Sie lösen sich leicht in Wasser, kaum in Alcohol und Aether, färben die Haut roth und geben mit Eisenoxydhydrat und wenig Ammoniak eine indigoblaue Färbung.

Das Apocoffeïn, $C^7H^7N^3O^5$, krystallisirt in Prismen, welche bei 148° C. schmelzen, sich leicht in Wasser, Alcohol und Chloroform lösen und beim Kochen mit Wasser unter Abgabe von Kohlendioxyd in Hypocoffeïn übergehen.

Das Hypocoffeïn, $C^6H^7N^3O^3$, bildet farblose Krystalle, welche bei 181° C. schmelzen, sich leicht in Wasser mit schwach saurer Reaction lösen und bei längerem Kochen in die krystallisirende Kaffursäure übergehen.

Cholestrophan oder Dimethylparabansäure, $C^3(CH^3)^2N^2O^3$, krystallisirt in farblosen, glänzenden Blättchen, welche bei 146° C. schmelzen, bei 100° C. ohne Zersetzung sublimiren und sich leicht in kochendem Wasser, Alcohol und Aether lösen. Mit Aetzalkalien erwärmt, zerfällt es in Oxalsäure und Dimethylharnstoff.

Das Coffeïdin, $C^7H^{12}N^4O$, ist eine ölige Flüssigkeit von alkalischer Reaction, welche allmählich Krystallform annimmt, sich leicht in Wasser und Alcohol, auch in Chloroform, aber nur schwer in Aether löst, mit Säuren zum Theil krystallisirende Salze bildet und beim Kochen mit Barythydrat in Kohlendioxyd, Ammoniak, Methylamin, Ameisensäure und Sarkosin zerfällt.

Das Caffeol, $C^8H^{10}O^2$, ist eine farblose, stark nach gebranntem Kaffee riechende Flüssigkeit, welche bei 196° C. siedet und beim Schmelzen mit Kali Salicylsäure liefert.

Das Pyrrol, C^4H^4NH, ist eine farblose Flüssigkeit von angenehmem Geruch, neutraler Reaction und dem Charakter einer schwachen Basis, welche bei 133° C. siedet, sich an der Luft bräunt, nicht in Wasser, aber leicht in Alcohol und in Aether löst. Einen mit Salzsäure angefeuchteten Fichtenspan färbt sein Dampf roth. Mit Säuren gekocht geht es in Pyrrolroth über. Das Pyrrol findet sich im Steinkohlentheeröl und im Thieröl und kann künstlich gewonnen werden durch trockne Destillation der Ammoniumsalze der Zuckersäure, $C^4H^4(OH)^4(CO.OH)^2$, der isomeren Schleimsäure und der Pyroschleimsäure $C^5H^4O^3$.

Verfälschungen und **Surrogate:** Die Vermischung guter und geringer Waare wird so allgemein geübt, dass die Wenigsten darin noch eine Verfälschung sehen. Indess begnügt man sich nicht überall mit diesem Verfahren, sondern gibt betrügerischer Weise billigeren Sorten künstlich die Färbung von höher bezahlten. So färbt man in Holland nach Mittheilungen von H. Nanning seit einigen Jahren grüne Kaffeebohnen mittelst Ocker gelb und bringt solche für gelben Préanger-Kaffee mit einem Gewinn von 12 Cts. pro Kilo auf den Markt. Ferner werden für den Import nach gewissen Gegenden Deutschlands Kaffeebohnen mittelst Ferrum pulveratum blau gefärbt. Auch vollständig nachgemachte Kaffeebohnen, die aus dem Mehle von Bohnen und Eicheln unter Zusatz von etwas Cichorie und Quarzpulver fabrikmässig hergestellt werden, soll man nach Sormani in Pavia echtem Kaffee bis zu 50 pc. zumischen. Dieses Kunstproduct nimmt beim Rösten das fettglänzende Aussehen stark gebrannten Kaffees an. Beim Maceriren in Wasser zerfällt es aber vollständig und ist dadurch leicht unter echtem Kaffee zu entdecken. Die hiesige Sammlung besitzt gleichfalls schon seit langen Jahren solche Artefacte, die wirklichen Kaffeebohnen täuschend ähnlich sind, aber nicht aus Italien stammen. Auch Vogl erwähnt solcher, früher in Wien und Prag fabricirter Artefacte. — Die bekannteste und ausserordentlich verbreitete Verfälschung besteht in der Vermischung oder Vertauschung gerösteten und gepulverten Kaffees mit gebrannter Cichorienwurzel. *Cichorium Intybus* L. (S. 51) wird in Deutschland, Frankreich, Belgien und England im ausgedehntesten Maassstabe gezogen. Zahlreiche Fabriken verarbeiten die durch Cultur sehr stark entwickelte Pfahlwurzel. Sie wird in Streifen zerschnitten und getrocknet, eingefettet und bis zu chocoladebrauner Farbe geröstet, dann gemahlen und rasch verpackt, weil sie anderenfalls Feuchtigkeit anzieht und klebrig wird. Diese gebrannte Cichorie enthält nach J. Königs Analysen 12,16 pc. Wasser, 6,09 pc. stickstoffhaltige Substanz, 2,05 pc. Fett, 15,87 pc. Zucker, 46,71 pc. stickstofffreie Extractivstoffe, 11,0 pc. Holzfaser und 6,12 pc. Asche. Die massenhaft verbrauchte Cichorie unterliegt nun aber selbst wieder sehr vielen Verfälschungen. E. v. Bibra und Andere führen als solche an: Die Wurzeln von *Daucus Carota* L. und *Taraxacum officinale* Wiggers, ferner gebrannte Eicheln, Runkelrüben, Samen der Sonnenblume, der Spargeln, der Weintrauben, Johannisbeeren, Stachelbeeren, ferner Hagebutten, Bucheckern, Kastanien, Wallnüsse, Mandeln und Orchisknollen, gebranntes Weizen-, Roggen-, Bohnen- und Erbsenmehl, Cacaoschalen, gebrannte Brodkrume, Nudelabgänge, Gerberlohe, geröstete Pferde- und Ochsenleber, endlich auch ausgekochten Kaffeesatz. Von mineralischen Bestandtheilen werden Ziegelsteinmehl, Eisenocker, Hamburger Roth (eine Mischung von Eisenoxyd und gebrannten Erbsen), Erde und Sand als Verfälschungen genannt. Nächst der Cichorie, die in manchen verarmten Gegenden den Kaffee vertritt, erfreuen sich als Kaffee-Surrogat die gerösteten Eicheln eines gewissen Ansehens und werden selbst von Aerzten statt des Kaffees empfohlen. Der aus geschälten und gerösteten Cotyledonen des Semen Quercus (S. 353) hergestellte Eichelkaffee gibt bei 100° C. 12,85 pc. Wasser ab und hinterlässt beim Verbrennen etwa 2 pc. Asche. Er enthält ausserdem 6,13 pc. stickstoffhaltige Substanz, 4,01 pc. Fett, 8,01 pc. Zucker, 62,0 pc. stickstofffreie Extractivstoffe und 4,18 pc. Holzfaser. Seit mehreren Jahren wird ein mit gedörrten Feigen versetzter Kaffee als besonders wohlschmeckend angepriesen. Dieser Feigenkaffee, von welchem sich etwa 70 pc. in Wasser lösen, enthält nach dem Rösten (J. König l. c.) 18,98 pc. Wasser, 4,25 pc. stickstoffhaltige Substanz, 2,83 pc. Fett, 34,19 Zucker, 29,15 stickstofffreie Substanz, 7,16 Holzfaser und 3,44 pc. Asche. Ein Gemisch aus $^1/_3$ echtem Kaffee und $^2/_3$ Feigenkaffee kommt als Kaffee-Conserve im Handel vor. Sehr vielfach werden Gerste, Weizen und

Roggen als Kaffeesurrogat, ersterer mitunter als Jamaicakaffee und letzterer, wie auch gebrannte Eicheln, unter dem Namen Gesundheitskaffee, verkauft. Gleiches geschieht mit den Samen verschiedener einheimischer und ausländischer Papilionaceen. Unter den ersteren sind die Lupinensamen sogar als Surrogat patentirt. Ihr bitterer Beigeschmack wird durch Behandlung mit einer Abkochung von Johannisbrod in Kochsalzlösung vor dem Brennen beseitigt. Auch Erbsen und Bohnen erfahren dieselbe Verwendung. Die Samen von *Cassia occidentalis* DC., (Bschr. u. Abb. Blanco Fl. d. Filip. IV. Append. 73), einer südamerikanischen und westindischen Caesalpiniacee, welche weder Amylum noch Coffeïn enthalten, kommen unter der Bezeichnung Mogdadkaffee oder Negerkaffee bisweilen auf unseren Markt. Neuerdings werden auch die gerösteten Samen von *Canavalia brasiliensis* DC., einer Papilionacee aus Brasilien als Kaffeeersatz in Europa eingeführt. — Aus gerösteten Früchten und Samen der *Ceratonia siliqua* L. (S. 333) besteht der sogenannte Carobbenkaffee und aus gebrannten Dattelkernen der Melilotinekaffee. J. König erwähnt l. c. eines approbirten Kaffeesurrogates aus einer Fabrik zu Köln, welches nur ein Gemisch aus zähflüssigem und gebranntem Zucker (Caramel) darstellte. Allen diesen Surrogaten fehlt das Coffeïn und Caffeol, die beiden wesentlichen Bestandtheile echten Kaffees. Sie können deshalb in keiner Weise den letzteren ersetzen. Das einzige Surrogat, welches wenigstens etwas Coffeïn enthält, ist der sogenannte Sultan- oder Sacca-Kaffee, welcher aus dem getrockneten Pericarp und der Samenhaut der Kaffeebohnen bereitet wird. — Ein sehr zweckmässiges Ersatzmittel würden die Früchte von *Sterculia acuminata* Schott und Endlicher, Bschr. von Zohlenhofer Arch. 1884. S. 344; Abb. ebend. nach Bot. Magaz. 24. Bd. 5699, geben, deren Samen unter dem Namen Kola, Gura oder Ombene im Inneren und an der Westküste von Afrika, besonders im frischen Zustande, als Nahrungs-, Genuss- und Arzneimittel allgemein gebraucht und in neuerer Zeit auch nach Europa gebracht werden. Die trocknen Samen oder Kolanüsse haben die Grösse und annähernd auch die Gestalt einer Kastanie, sind dunkelbraun und aus zwei, bisweilen auch drei bitter schmeckenden Samenlappen zusammengesetzt. Sie enthalten nach Heckel und Schlagdenhaufen 2,35 pc. Coffeïn neben 0,02 pc. Theobromin und schmecken geröstet ähnlich wie Kaffeebohnen. Neben diesen echten stehen aber sogenannte falsche Kolanüsse in Gebrauch. Es sind dies die Früchte von *Garcinia Kola* aus der Familie der Guttiferen, welche kein Coffeïn, sondern nur zwei verschiedene Harze, einen Bitterstoff, Zucker und Gerbsäure enthalten. Sie werden in ihrem Vaterlande neben den echten Kolanüssen als belebendes Nahrungs- und Genussmittel benutzt.

Um die gepulverten Kaffeesurrogate haltbarer zu machen, werden sie in neuerer Zeit nach Frz. Schnitzer mit Zuckerkalk versetzt und mit oder ohne Zucker in Formen gepresst. Der Zuckerkalk soll die in Folge von Zersetzungen frei werdenden organischen Säuren binden.

Handel: Die sehr zahlreichen Kaffeesorten des Welthandels sind afrikanischen, asiatischen und amerikanischen Ursprungs. Afrika liefert aus der Urheimath des Kaffebaums den äthiopischen Kaffee, welcher über Härar nach der Somaliküste gebracht und aus den Häfen von Berbera und Zeila meist nach Ostindien ausgeführt wird. West-Asiens bester Kaffee ist der arabische Mokka, welcher aber so gut wie nie in unserem Handel angetroffen wird. Eine zweite Sorte, der levantinische Kaffee, wird hauptsächlich über Kairo exportirt. Ostasiatische Kaffeesorten, die unserem Verbrauche zu Gute kommen, stammen theils von den Sundainseln, theils von Ceylon und dem westlichen Gebirgsland Englisch-Vorderindiens, während der Manila-Kaffee, eine vorzügliche Waare von den Philippinen (wie auch der Kaffee von der Insel Bourbon) vorzugsweise in Frankreich verbraucht wird und unseren Markt nicht erreicht. Der beste holländische Kaffee, der zu uns kommt, ist der auf der nördlichen Halbinsel von Celebes producirte Menado-Kaffee, welcher aus grossen, gelblichen oder gelblichbraunen oder röthlichbraunen Bohnen besteht. Sehr geschätzt und stark verlangt werden die verschiedenen Sorten, welche Java nach Europa bringt. Nach der Farbe der Bohnen unterscheidet man gelben, braunen, blauen und grünen Javakaffee. Kleine, höchstens 6 mm lange Javabohnen von grünlich- oder blassbräunlicher Farbe stellen hauptsächlich den Mokka-Kaffee und ausgesuchte, vollständig ovale Bohnen den sogen. Perlkaffee des europäischen Handels dar. Sehr starke Concurrenz macht dem holländischen der in Englisch-Vorderindien und auf Ceylon cultivirte Kaffee. Der Ceylon-Kaffee, welcher unter staatlicher Controle angebaut und als Plantagenkaffee unserem Continente zugeführt wird, ist vorzüglicher Art. Er wird in ausgesuchter Waare auch vielfach als Mokka verkauft. In Amerika liefert Brasilien die grössten Mengen von Kaffee, welcher in zahlreichen Sorten verschifft wird. Zu den besten gehören Santos und Campinas, zu den geringsten Bahia und Para-Sorten. Vorzüglich geschätzt ist der Surinamkaffee. Venezuela producirt gleichfalls bedeutende Mengen. Sein La Guayrakaffee gehört zu den begehrten Handelssorten. Auch Guatemala und Costa-Rica erzielen gute Exportwaare. Von den grossen Antillen steht Jamaica mit seinem Product voran, während Haiti mit seinem Domingo-Kaffee hinter Cuba zurückbleibt. Hamburg importirte im Jahre 1883 fast 115 Millionen kg und darunter über 46 Millionen kg allein aus Brasilien.

Prüfung: Von Wichtigkeit für die Beurtheilung einer Kaffeesorte kann ausser der Grösse zunächst die Farbe der Bohnen sein. Dass dieselbe künstlich gefälscht wird, ist vorher bereits angeführt. Jedoch darf nicht übersehen werden, dass unverfälschte Kaffeebohnen, sowohl gelbe wie grüne, kalkhaltiges Brunnenwasser und auch schwach alkalisch reagirende, verdünnte Natron-, Strontian-, Baryt- und Eiweisslösungen bei länger dauernder Maceration intensiv grün färben, weil sich dabei Viridinsäure bildet. — Künstlich nachgemachte Kaffeebohnen, ungebrannte so gut wie geröstete, erkennt man daran, dass sie im Wasser zerfallen und dass ihr Product unter dem Mikroskop die charakteristischen Stärkekörner der Leguminosen zeigt. Begreiflicher Weise sind die gerösteten und gemahlenen Handelsorten und Conserven des Kaffees den meisten Verfälschungen ausgesetzt. Um in solchen die Anwesenheit von Surrogaten festzustellen bietet sowohl die chemische, wie die mikroskopische Untersuchung hinreichend Anhaltspunkte. Jene erstere, die chemische Prüfung, kann eine Coffeïn- oder Stickstoffbestimmung verwerthen; ferner die Menge der in Wasser löslichen und der durch Schwefelsäure in Zucker überführbaren Stoffe sowie die des fertig gebildeten Zuckers feststellen. Endlich kann auch der Gehalt der Asche an Kieselsäure und an Chlor von Belang sein. Um den Gehalt an Coffeïn zu bestimmen, befolgt man nach Weyrichs vergleichenden Untersuchungen sehr zweckmässig die Methode von Mulder: Etwa 10 g feingepulverter Kaffee werden dreimal mit destillirtem Wasser ausgekocht, colirt, die Colaturen im Wasserbad zur Syrupconsistenz eingedunstet, dann bis zur deutlich alkalischen Reaction mit gebrannter Magnesia versetzt und zur Trockne verdampft. Der Rückstand wird sehr fein zerrieben und in Soxhlets Apparat mittelst Chloroform extrahirt; der Auszug in einem vorher gewogenen Kölbchen gesammelt, das Chloroform abdestillirt und das gewöhnlich krystallisirt zurückbleibende Coffeïn gewogen. Echter Kaffee enthält bis 2,2 pc. Coffeïn. Durch das Rösten geht etwas verloren. Indess steht der Coffeïngehalt durchaus nicht in geradem Verhältniss zu dem kaufmännischem Werthe der einzelnen Kaffeesorten. — Zur Bestimmung der in Wasser löslichen Stoffe werden nach J. König l. c. II. S. 609 etwa 30 g des Untersuchungsobjectes mit 500 ccm Wasser etwa 6 Stunden auf dem Wasserbade digerirt; die Masse mit dem Auszug auf ein Filter gegeben und das Filtrat durch Auswaschen des Filterrückstandes auf 1000 ccm gebracht. Der Rückstand auf dem Filter wird getrocknet, gewogen und daraus unter Berücksichtigung des Wassergehaltes des lufttrocknen Untersuchungsobjectes die Menge der in Wasser löslichen Stoffe berechnet. Den in Wasser löslichen Zucker bestimmt man durch Eindampfen eines abgemessenen Theiles des Extractes auf dem Wasserbade, Ausziehen des Rückstandes mit Alcohol von 90 pc., abermaliges Eindampfen, Lösen des Zuckers in Wasser, Entfärben der Lösung mit Bleiessig und Entbleien des Filtrats mit verdünnter Schwefelsäure und Behandeln des Filtrats in der üblichen Weise mit Fehling'scher Lösung. — Die Menge der durch Schwefelsäure in Zucker überführbaren Stoffe findet man in der Weise, dass man etwa 3 g Substanz mit 200 ccm einer zweiundeinhalbprocentigen Schwefelsäurelösung oder Salzsäure 6—7 Stunden am Rückflusskühler kocht, die Säure durch Bleicarbonat neutralisirt, filtrirt und wenn nothwendig mit Bleiessig entfärbt, aus dem Filtrat mit verdünnter Schwefelsäure das Blei entfernt, das Filtrat hiervon auf ein bestimmtes Volumen bringt und in einem abgemessenen Theil den Zucker mit Fehling'scher Lösung bestimmt. Gebrannter Kaffee enthält nach C. Krauch l. c. auf wasserfreie Substanz berechnet 23,81 pc. in Wasser lösliche Stoffe, 0,2 pc. fertig gebildeten Zucker und 24,59 pc. durch Schwefelsäure in Zucker überführbare Stoffe; Cichorie von ersteren 65,42 pc. und 23,40 pc. fertigen Zucker neben fast ebensoviel durch Schwefelsäure in Zucker überführbaren Stoffen. Der gebrannte Roggen gibt dagegen von letzteren 75,37 pc. und 31,92 pc. in Wasser lösliche Substanz. — Die Bestimmung der Kieselsäure in der Asche liefert insofern Anhaltspunkte, als die Asche reiner Kaffeebohnen im Mittel nur 0,54 pc. die von Roggen 1,37 pc. und von Cichorie 4,93 pc. Kieselsäure enthält. Ebenso kann der Chlorgehalt der Asche zur Unterscheidung von echtem und Cichorienkaffee benutzt werden. Die Asche echter Kaffeebohnen enthält im Mittel nur 0,91 pc., die der Cichorien 6,95 pc. Chlor. — Die mikroskopische Diagnose echten Kaffees und seiner Surrogate macht in vielen Fällen keine grosse Schwierigkeit. Eine kleine Probe des zu prüfenden, gerösteten Kaffees kocht man mit Wasser, dem etwas Natriumcarbonat zugesetzt ist, aus, um nach Möglichkeit die Extractivstoffe zu entfernen. Ist das Untersuchungsobject zu dunkel, so bleicht man es mittelst verdünnter Chlorkalklösung oder anderer bekannter Bleichflüssigkeiten. Echter Kaffee ist mikroskopisch charakterisirt durch die derbwandigen, knotigen Wandungen der Zellen des Eiweisskörpers und durch die eigenthümlichen Spindelzellen der Samenhaut. Cichorienkaffee zeigt nach gleicher Behandlung verzweigte Milchsaftgefässe, netzförmig getüpfelte Gefässe, Holzgewebe, Siebröhren, dünnwandige Parenchym- und braune Korkzellen. Eichelkaffee enthält grosszelliges Gewebe mit zum Theil unveränderten Stärkemehlkörnern (S. 353). Feigenkaffee ist kenntlich an den dichotomen Milchsaftgefässen, dem grosszelligen Parenchym, welches Kalkoxalatdrusen führt, an einfachen, einzelligen Haaren, Spiralgefässbündeln und den kurzen, kleinen Sclerenchymzellen der Samenkerne. Carobbenkaffee zeigt die eigenthümlichen Gewebselemente des Johannisbrod (S. 335). Im Melilotinekaffee finden sich die charakteristischen, dickwandigen, grobporösen Zellen des Samenkerns der Datteln. Kaffee aus Getreidesamen verräth sich durch die zum Theil unveränderten Stärkekörner, zwischen welchen gewöhnlich Oberhautzellen der Spelzen und Bruchstücke der Kleberschicht vorkommen. Der Mogdadkaffee, welcher aus den herzförmigen, 3 bis 5 mm langen und 2—3 mm breiten Samen der *Cassia occidentalis* hergestellt wird, enthält die charakteristischen Gewebsbestandtheile der Papilionaceensamenschale und dickwandige Endospermzellen mit eiweissartigem Inhalt, aber ohne Amylum. Abb. der Samenschale nach Wittmack bei König l. c. II. S. 612.

Verwendung: Vor 15 Jahren schätzte von Bibra die Gesammtmenge des in den Welthandel gebrachten Kaffees auf $7^1/_2$ Millionen Centner und seitdem hat der Verbrauch des Kaffees als Genussmittel überall bedeutend zugenommen. Therapeutisch wird er hauptsächlich als Erregungsmittel gebraucht und namentlich bei narcotischen Vergiftungen oft mit glänzendem Erfolge angewendet. Das Coffeïn für sich ist ein beliebtes Mittel bei Migräne und wird in neuerer Zeit als Diureticum und die Herzthätigkeit nach Art der Fol. Digitalis beeinflussendes Medicament von verschiedenen Seiten dringend empfohlen.

---

h. Pflanzenstoffe.

1. Pflanzenstoffe aus der Abtheilung der Gymnospermen.

Sandaraca.

Sandarakharz.

Während in vorchristlicher Zeit *Callitris quadrivalvis* Ventenat, Bschr. Lrs. B. 99; Abb. ebend. 98; N. v. E. T. 85; Desfontaines Fl. atl. II. 252, ein meist 5—6 m, höchstens bis 12 m hoher Baum des nördlichen Afrikas aus der Familie der Coniferae-Cupressineae wegen seines wohlriechenden Holzes hochgeschätzt war, erwähnt erst Dioscorides um 50 nach Christi das Sandarakharz. Im Mittelalter, wo dasselbe hauptsächlich zur Herstellung von Firniss verwerthet wurde, bürgerte es sich in Apotheken ein und fand auch ärztliche Verwendung. Die **R. Ph.** hat das Harz nicht wieder aufgenommen.

Gewinnung und **Aussehen:** Aus Einschnitten, welche am Stamme des lebenden Baumes bis in die Harzgänge der Innenrinde angelegt werden, dringt das Harz gemischt mit nur wenig ätherischem Oele hervor und erhärtet sehr rasch. Die Handelswaare stellt bis 0,5 cm dicke, kugelige oder birnförmige Tropfen oder cylindrische Stücke von gleichem

Querdurchmesser und höchstens 3 cm Länge dar, welche in ausgesuchter Sorte durchscheinend klar, hellgelblich bis bräunlich und gewöhnlich pulverig bestäubt sind. Sandarak hat 1,038—1,092 spec. Gew., ist spröde und härter als Gyps, den er ritzt, während er selbst sich zwar nicht mit dem Fingernagel, wohl aber mittelst Kalkspath ritzen lässt. Gute, cylindrische Stücke geben einen glasglänzenden, muscheligen, scharfkantigen Bruch und entwickeln beim Erwärmen über 100° C. einen aromatischen, nicht besonders angenehmen Geruch. Der Geschmack des Sandarak ist bitterlich gewürzhaft. Zwischen den Zähnen zerfällt das Harz beim Kauen körnigsandig.

Chemie: Sandarakharz schmilzt unter Aufblähen bei 135° C. und verbrennt an der Luft bei stärkerer Erhitzung ohne Rückstand. Es ist in heissem absolutem Alcohol, Aether, Amylalcohol und Aceton leicht, nur zum Theil in Chloroform, Schwefelkohlenstoff und ätherischen Oelen, gar nicht in Petroleum und in Benzol löslich. Siedender Schwefelkohlenstoff entzieht dem Sandarak ein bei 50° C. klar schmelzendes Harz. Auch kochende Natriumcarbonatlösung nimmt einen Theil des Sandaraks auf. Die Droge besteht aus einem Bitterstoff und einem Gemenge von drei mit α, β und γ bezeichneten Harzen. Der erstere ist in Wasser und verdünnten Säuren löslich. Aus der ammoniakalisch gemachten wässerigen Lösung fällt ihn Gerbsäure aus. Die drei Harze gehören nach Hlasiwetz zu den Harzen von der Formel $(C^{10}H^{16}O^{2}) + 3O = (C^{20}H^{30}O^{2})H^{2}O$. Das γ-Harz, von Giese mit dem Namen Sandaracin belegt, lässt sich aus der alcoholischen Lösung durch Kali ausfällen und aus dem gereinigten Niederschlag mittelst Salzsäure als ein weisses, schwer schmelzbares Pulver gewinnen. Das α-Harz ist in Alcohol von 60 pc. und auch in Terpenthinöl löslich.

Verwechselungen: Von Mastix und Olibanum ist die Droge leicht zu unterscheiden. Mastixkörner schmelzen schon bei 103—108° C. und erweichen beim Kauen zwischen den Zähnen zu einer plastischen Masse von kaum bitterem Geschmack. Olibanumkörner unterscheiden sich durch ihr trübe durchscheinendes, gelblich- bis röthlich weisses Aussehen, ihren wachsglänzenden Bruch und den bitterlich aromatisch und zugleich schleimigen Geschmack. Beim Kauen werden sie wie Mastix knetbar.

Handel: Das Sandarakharz wird aus dem Hafen von Mogador jährlich zu 3—400 000 kg ausgeführt.

Verwendung: Früher war die Droge zur Bereitung des Emplastrum Mezerei cantharidatum vorgeschrieben, jetzt dient sie ausschliesslich zu Räucherungen und zur Herstellung von Firniss.

Resina Dammar.

Dammarharz.

Das nach Lucanus im Jahre 1827 zum ersten Male in Deutschland eingeführte Dammarharz wird theils von Abietineen, theils von Dipterocarpeen gesammelt. Zur ersteren Familie gehört die Dammarfichte, *Dammara alba* Rumph = *Dammara orientalis* Lambert, welche auf den Molukken und grossen Sundainseln heimisch ist. Bschr. Lrs. Pf. 230, Abb. Bot. Magaz. 5359. Zur zweiten zählen *Hopea micrantha* Vriese und *Hopea splendida* Vriese, welche beide in Hinterindien und auf den benachbarten Inseln verbreitet sind. Die **R. Ph.** schreibt dieses Harz zur Bereitung eines einzigen Pflasters vor.

Gewinnung und **Aussehen:** Das Harz fliesst spontan so reichlich aus, dass es Aeste und Stamm der Dammarfichte umhüllt. Selbst aus den Wurzeln dringt es hervor und sammelt sich zu 8—10 kg schweren Stücken. In gebirgigen Gegenden Sumatras fällt von den Dammartannen das Harz in grossen Klumpen massenweis nieder und wird häufig von den Flüssen weiter getrieben bis es sich an den Ufern bisweilen in felsblockartigen Massen anlagert. In vielen Districten werden die Bäume nahe am Boden verwundet und liefern dann enorme Massen von Harz, welche in geeigneten, am Boden angelegten Vertiefungen aufgesammelt werden. Dammar kommt in grossen Klumpen oder in Tropfen von 0,5—5,0 m Durchmesser oder endlich in tropfsteinartigen Massen von hellgelber Farbe vor. Die Oberfläche ist meist glatt, wird aber in der warmen Hand trübe und etwas klebrig, sonst aber ist das Harz klar und durchsichtig. Seine Härte ist geringer als die des Copals, übertrifft aber die des Colophoniums. Die Bruchfläche ist muschelförmig und glasglänzend. Geruch besitzt nur das ganz frische Harz, älteres gar nicht. Es lässt sich zu Pulver zerreiben, schmilzt erst bei 120°, hat ein spec. Gew. von 1,04—1,12 und zerfällt beim Kauen zu einem weissen Pulver, welches an den Zähnen haftet.

Chemie: Dammar enthält Spuren von ätherischem Oel, etwa 80 pc. einer harzigen Säure, Dammarylsäure, und etwa 20 pc. eines nach der Formel $(C^{10}H^{16})^n$ zusammengesetzten Harzes, etwas (0,1 pc.) Gummi und 0,2 pc. Asche. In Wasser ist Dammar nicht und in kaltem Alcohol und in Aether nur theilweise löslich. Warmer Alcohol löst vollständig, lässt aber beim Erkalten einen Theil wieder ausfallen. Benzol, Chloroform und Schwefelkohlenstoff lösen das Harz leicht. In concentrirter Schwefelsäure löst es sich mit rother Farbe und wird durch Wasser als weisses Pnlver ausgeschieden.

Verwechselungen: Neuseeland liefert ein Harz, welches unter dem Namen neuseeländisches Dammarharz oder Kauriharz oder Kauricopal nach Europa kommt und von *Dammara australis* Don abstammt. Dasselbe wird aber nicht von lebenden Bäumen gesammelt, sondern findet sich als halbfossiles Harz 1—2 m unter der Erdoberfläche in den Kauri-Gummi-Feldern, welche auf der nördlichen Halbinsel der nördlichen Insel südlich bis zum 37° südl. Br. reichen. Es bildet rundliche Stücke von Gänseei- bis Mannskopfgrösse. Seine Härte ist geringer als die des Bernsteins. Kauriharz schliesst öfters Käfer und Fliegen ein, hat sehr verschiedene Färbung, ist bald gelblichweiss, bald bräunlich und in den einzelnen Stücken ungleichartig gefärbt. Seltner und werthvoller sind ganz klare, häufiger dagegen gestreifte, wolkige und trübe Stücke. Die Oberfläche derselben trägt oft eine 1 cm dicke Verwitterungskruste, die kreidig oder bräunlich, selbst schwärzlich sein kann. Das spec. Gew. stellt sich auf 1,10—1,115. Die frische Bruchfläche erscheint muschelig und fettglänzend, ritzt sich mit der Nadel glatt, während alte Flächen stark splitterig geritzt werden. Kauriharz hat einen balsamischen Geruch und gewürzhaften Geschmack; beim Kauen haftet das Pulver an den Zähnen. — Trübe Stücke werden in grossen Mengen nach Amerika und Europa zur Firnissbereitung gebracht. Der Export bringt jährlich etwa 4 000 000 Mark ein. Auch Neu-Caledonien besitzt Kaurifelder. Das Harz dagegen, welches auf den genannten Inseln von lebenden Kauribäumen ausgeschieden wird, entspricht nicht dem eben geschilderten, sondern vielmehr gewöhnlichem Fichtenharz. — Dem Kauriharz sehr nahe steht der Copal. Mit diesem Namen bezeichnet man sehr harte, erst bei hoher Temperatur (180—340° C.) schmelzende Harze, welche ein dem Bernstein ähnliches Aussehen darbieten. Am härtesten und deshalb am höchsten geschätzt und begehrtesten sind die ostafrikanischen Copale, welche an der Südostküste zwischen dem 5. und 15.° südl. Br. aus der Erde gegraben werden. Sie kommen als Zanguebar- und Mozambique-Copale nach Europa und werden, weil meist ostindische Schiffe sie verladen, oft auch als ostindische Copale bezeichnet. Ihre Abstammung ist nicht ermittelt, doch vermuthet man, dass sie von ähnlichen Trachylobium-Arten herrühren, wie solche auf Madagascar wachsen und Copalharz ausscheiden. Bschr. von Trachylobium-Arten bei Lrs. B. II. 900; Abb. Ha. XI. 18; N. v. E. Suppl. V. 18. Die ostafrikanischen Copale bilden Tropfen und Körner von 3—10 cm oder platte Stücke von 10—20 cm Durchmesser, welche von einer opaken, mit Sand verunreinigten, feinwarzigen, facettirten und chagrinirten Kruste überzogen sind. Wird letztere abgekratzt oder mittelst Natron- oder Kalilauge abgewaschen, so erscheint der bernsteinähnliche, von Rissen durchsetzte, farblose bis bräunlichgelbe, durchsichtige oder durchscheinende, geruch- und geschmacklose Kern. Derselbe zeigt einen muscheligen, glasglänzenden Bruch, fast Bernsteinhärte und unter allen Copalsorten den höchsten Schmelzpunkt. Westafrikanische Copale finden sich auf dem Küstenstrich zwischen dem 8.° nördl. Br. und dem 14.° südl. Br. in einer bis 3 m tiefen Erdschicht, von Sierra Leone bis Benguela. In Sierra Leone wird auch nicht-fossiler Copal von lebenden Stämmen gesammelt. In unseren Handel kommt vorzugsweise Copal von Angola, Benguela und Congo, während Frankreich denselben hauptsächlich von Gabon und Loango bezieht. Angola-Copal bildet runde, kugel- oder knollenförmige, seltner platte Stücke. Jene haben meist 3—8 cm Durchmesser und erreichen nur ausnahmsweise 15 bis 20 cm Dicke und 1500—2000 g Gewicht. Aeusserlich sind sie von einer 0,5 bis 1,5 mm dicken, erdigen, schmutzig-weissen bis bräunlichen, warzigen und facettirten Verwitterungskruste bedeckt. Der Kern ist seltener farblos, häufiger gelblich oder röthlich oder bräunlich gefärbt. Diese gefärbten Stücke sind gewöhnlich klar und durchsichtig, die farblosen oder wenig gefärbten meist trübe und von Gasblasen und Sprüngen durchzogen. Der Angola-Copal des Handels ist meistens mit Stücken aus Congo und Benguela, welche mit ihm fast in allen Eigenschaften übereinstimmen gemischt. Sierra Leone verwendet zwei verschiedene Sorten Copal, von welchen der sogenannte Kieselcopal in farblosen bis gelblichen, 2—3 cm dicken, durchscheinenden, aussen rauhen, geruch- und geschmacklosen Stücken die härteste Sorte des westafrikanischen Copals darstellt. Ganz verschieden ist der auf derselben Küste von lebenden Stämmen der *Guibourtia copallifera* Bennet, einer Caesalpiniacee, gesammelte Copal. Er bildet kugelige Stücke von 1—3 cm Durchmesser, welche trübe gelblich und nicht ganz geruch- und geschmacklos sind. Südamerikanische Copale werden nur von lebenden Bäumen aus verschiedenen Pflanzenfamilien, hauptsächlich aber von der Caesalpiniacee *Hymenaea Courbaril* L. gesammelt, welche in Brasilien, Guiana, Columbien und auf den Antillen heimisch ist. Bschr. Lrs. B. II. 900; Abb. Ha. XI. 10 u. N. v. E. Suppl. V. 17. Diese Stücke sind knollenförmig und bis 10 cm stark, äusserlich von einer höchstens 2 mm dicken, weissen, kreidigen und höckerigen Kruste bedeckt. Die Farbe des Harzes schwankt von Gelb bis zu tiefem Grün. Stücke von letzterer Färbung sind gewöhnlich klar und fast ganz homogen. Südamerikanischer Copal ist weniger hart als der afrikanische. Er hat ferner einen leimartigen Geruch, schmeckt bitter und erweicht beim Kauen zwischen den Zähnen.

Die Angaben über das Verhalten der Copalharze zu Lösungsmitteln gehen weit auseinander. Offenbar haben die einzelnen Untersucher Copale verschiedenen Ursprungs untersucht, ohne dieselben genauer zu charakterisiren. Chloroform, warmer Alcohol, Terpenthinöl und Leinöl scheinen die meisten Sorten zu lösen. Ihrer chemischen Zusammensetzung nach sind die Copale Gemenge verschiedener Harze, welche einer genaueren Untersuchung bedürfen. — Bschr. u. Abb. der warzigen und facettirten Oberfläche verschiedener Copalarten bei Wiesner, Rohstoffe, S. 118—131.

Verwendung: Dammarharz dient zur Anfertigung von Pflastern und wird technisch zur Lack- und Firnissbereitung verwerthet.

Präparate: Nur zur Herstellung des Emplastrum adhaesivum verlangt die **R. Ph.** das Dammarharz.

Terpenthin und Abkömmlinge.

Unter dem Namen Terpenthin sind seit alten Zeiten die Harzsäfte verschiedener Abietineen technisch und medicinisch gebraucht worden. Die Handelssorten bilden zwei Gruppen, von welchen die eine die gemeinen Terpenthine verschiedener Abkunft, die zweite die feinen Terpenthine umfasst.

1. Gemeine Terpenthine.

Terebinthina.

Gemeiner Terpenthin.

Die **R. Ph.** nennt den in Deutschland jetzt allein officinellen gemeinen Terpenthin kurzweg Terebinthina, während die Pharmacopoeen anderer Länder ihn durch das Beiwort communis bestimmter charakterisiren. Er stammt theils von europäischen, theils von nordamerikanischen Pinusarten. In Europa sind die hauptsächlichsten Stammbäume 1. *Pinus pinaster* Solander = *P. maritima* Poiret, die Strandkiefer Bschr. Lrs. Pf. 227; Abb. Btl. a. Tr. 256; N. v. E. 76 und 77, welche vorzugsweise den Küstenländern der westlichen Hälfte des Mittelmeers und auch der Dünenlandschaft des südwestlichen Frankreichs zwischen Bayonne und Bordeaux angehört. 2. *Pinus Laricio* Poiret und *P. nigricans* Host, die Schwarzkiefer, Bschr. Lrs. Pf. 226, die in verschiedenen Formen (*P. tenuifolia* und *crassifolia* Christ, *P. austriaca* Endlicher und *P. pontica* C. Koch) sich inselartig in westöstlicher Richtung von Südspanien bis auf den Taurus in Kleinasien und von Norden nach Süden vom Wiener Wald bis nach Corsica und Sicilien verbreitet. 3. *Pinus silvestris* L., die Föhre, Kiefer oder Kienbaum, Bschr. Lrs. Pf. 228; Abb. Bg. u. S. VIII. d; Btl. a. Tr. 257; Ha. XIV 9; N. v. E. 80; Pl. 6, deren Verbreitungsbezirk sich durch fast ganz Europa und den grössten Theil Nordasiens, vom westlichen Spanien ostwärts bis zum Stanowojgebirge und an den Amur und von Lappland südwärts bis Oberitalien und vom nördlichen Russland und von Westsibirien bis südlich nach Kleinasien und Persien erstreckt. In weit grösserer Ausdehnung werden im Südosten der Vereinigten Staaten Nordamerikas (Nord- und Südcarolina, Georgia, Florida und Alabama) ausgebeutet: 1. *Pinus australis* Michaux = *P. palustris* Miller, die Sumpffichte (Yellow-, Pitch-, Broom- oder Swamp-Pine der Amerikaner), Bschr. Lrs. Pf. 229; Abb. Btl. a. Tr. 258, u. 2. *Pinus Taeda* L. (Loblolly-Pine der Amerikaner), die Weihrauchskiefer in Virginien und Canada. Bschr. Lrs. Pf. 229; Abb. Btl. a. Tr. 259.

Die Gewinnung des Terpenthin wird im südwestlichen Frankreich (Departements de la Gironde und des Landes) sehr sorgfältig und mit möglichster Schonung der Bäume betrieben. In Waldbeständen von 600 000 Hektaren werden nur 30—35 Jahre alte Seestrandfichten mit 1,1 m Stammumfang von Mitte Februar bis Mitte November zur Harzung benutzt. Man legt in einer Länge von 30—40 cm und in einer

Breite von 10 cm das Splintholz blos und sammelt mit Hülfe von Blechrinnen den aus der Wunde fliessenden Terpenthin in bedeckten, glasirten Thontöpfen. Die einmal angelegte Wunde wird je nach Bedarf in der entsprechenden Jahreszeit jährlich etwas vertieft und nach oben verlängert, so dass sie im fünften Jahre die Länge von 4 m erreicht. Erst nach mehrjähriger Ruhe kann, auch wenn die erste Wunde noch nicht völlig vernarbt ist, eine neue neben der alten angelegt und dies Verfahren an ein und demselben Baum bei gehöriger Schonung ein Jahrhundert lang fortgesetzt werden. Der Jahresertrag eines starken Stammes beträgt zwischen 30 und 40 kg Terpenthin. — In Oesterreich werden zur Terpenthingewinnung die Stämme von *Pinus Laricio* etwa 10—20 Jahre vor der beabsichtigten Fällung, die erst mit 50 bis 100 Jahre alten Stämmen vorgenommen wird, in etwas anderer Weise behandelt. Man legt, wie A. Vogl l. c. S. 411 mittheilt, an jedem Stamme 20—30 cm über dem Boden eine tiefe Kerbe, Grandel genannt, an und löst über derselben mittelst eines besonderen Instrumentes, Dexel genannt, die Rinde und einen Theil des Splints in der Länge von 40 cm ab. Der ausfliessende Harzsaft sammelt sich grösstentheils in der Kerbe (Grandel) an und wird von 14 zu 14 Tagen als „Reinharz" ausgeschöpft. Ein geringerer Theil erstarrt an den Wundrändern und auf der Wundfläche. Dieses sogenannte „Scharrharz" wird jeden Herbst abgekratzt. Jedes folgende Jahr legt man oberhalb der alten Wunde eine neue von gleicher Ausdehnung an und fährt damit 10 bis höchstens 18 Jahre fort. Ein einziger Baum liefert im Durchschnitt jährlich etwa 2—2,5 kg Terpenthin. Die Gesammtproduction in Oesterreich schätzt Vogl auf 12 000 000 kg. In Amerika gewinnt man ausserordentlich viel grössere Mengen nach einer anderen Methode. Hier werden Bäume von 30—50 cm Durchmesser 3 cm über dem Boden an drei Seiten in der Länge von 25 cm so angehauen, dass das untere Ende der Wunde 10 cm tief in den Baum eindringt. Oberhalb dieser ersten Verwundung wird in guter Jahreszeit die Rinde bis in das Splintholz in Zwischenräumen von 8—10 Tagen immer höher hinauf abgelöst, bis nach einigen Jahren die Wunde 5 m Länge erreicht. Der Terpenthin, Dip oder Crude genannt, sammelt sich im unteren Theil der Wunde und wird dann in Fässer geschöpft. Der zuerst gewonnene, welcher besonders hell und dünnflüssig ist, kommt als Virgin dip, der am Stamme erstarrende Terpenthin unter dem Namen Scrape oder Gum Thus in den Handel.

Aussehen: Der Terpenthin ist ein in ätherischem Oel gelöstes Harz. Er sammelt sich in besonderen Harzgängen der genannten Bäume. Der in Niederösterreich, Finnland und Russland nach der beschriebenen Methode gesammelte Terpenthin stellt eine halbflüssige, körnig trübe, gelblich weisse bis bräunliche Masse dar, die einen eigenartigen, starken Geruch und einen scharfen, bitterlichen Geschmack besitzt. Bei längerer Aufbewahrung trennt sich der Terpenthin in eine obere, fast klare, heller oder dunkler gelbe und in eine untere, weisslich körnige, trübe Schicht. Die letztere besteht vorwiegend aus mikroskopischen, wetzsteinförmigen Krystallen der Abietinsäure. Der französische (Bordeaux-) Terpenthin ist anfangs auch trübe und scheidet sich bei längerer Ruhe in eine obere, dickflüssige, klare, aber dunkelbraune, etwas fluorescirende Schicht und in eine untere, weissliche, körnig krystallinische, welche wesentlich aus Pimarsäure besteht. Der Geruch des französischen Terpenthins ist weniger angenehm und sein Geschmack bitterlich. Der gemeine amerikanische Terpenthin hat einen unangenehmen Geruch, gleicht aber in seinem sonstigen Verhalten dem in Niederösterreich gesammelten Product.

Chemie: Der gemeine Terpenthin enthält annähernd 60—80 pc. Harz, 20—30 pc. ätherisches Oel, 5—12 pc. Wasser und einen Bitterstoff, der in concentrirter, wässeriger Lösung mit Gerbsäure, Bleizucker und Eisenchlorid Niederschläge gibt. Mit dem fünffachen Gewicht Weingeist liefert er eine klare, sauer reagirende Lösung. Die saure Reaction rührt wesentlich von zwei freien Säuren, der Abietinsäure und Pimarsäure her, von welcher die erstere neben Spuren von Ameisensäure und Bernsteinsäure in dem österreichischen und amerikanischen, die letztere in dem französischen Terpenthin nachgewiesen ist.

Die Abietinsäure, $C^{44}H^{64}O^{5}$, krystallisirt in wetzsteinförmigen Blättchen, welche sich in 7 Th. Alcohol lösen. Wird die Lösung mit getrocknetem Chlorwasserstoff gesättigt, so scheiden sich Krystalle der Sylvinsäure $C^{20}H^{30}O^{2}$ ab und in Lösung bleibt die amorphe Sylvinolsäure. Natriumamalgam führt die Abietinsäure in alcoholischer Lösung in Hydroabietinsäure $C^{44}H^{66}O^{5}$ über. Von den Salzen der zweibasischen Abietinsäure sind die Alkalisalze amorph und in Wasser löslich, die übrigen Salze amorph und in Wasser unlöslich.

Die Pimarsäure, $C^{20}H^{30}O^{2}$, krystallisirt in gut ausgebildeten, mikroskopischen Rechtecken, welche sich aus alcoholischer Lösung in zusammenhängenden, körnigen Krystallen absetzen, ein spec. Gew. von 1,1047 bei 15° C. zeigen, bei 149° C. schmelzen und bei 320° C. sieden, sich nicht in Wasser, wohl aber in Alcohol und in Aether lösen. Von ihren Salzen sind die Alkalisalze in Wasser löslich. Durch Salzsäuregas wird sie in alkoholischer Lösung in eine isomere Säure, wahrscheinlich Sylvinsäure umgesetzt.

Handel: Hauptsächlich aus Oesterreich, Frankreich, Finnland und Russland, kaum aus Amerika gelangt gemeiner Terpenthin auf unseren Markt. Hamburg allein importirte im Jahre 1883 über 100 000 kg.

Verwendung: Der gemeine Terpenthin wird als Zusatz zu Pflastern und Salben pharmaceutisch gebraucht und fabrikmässig zur Gewinnung des Terpentinöls, des Colophonium und des gekochten Terpenthins im Grossen verarbeitet.

Präparate: Nach der **R. Ph.** ist der gemeine Terpenthin Bestandtheil von 5 officinellen Pflastern und 2 Salben. Die Pflaster sind: Empl. adhaesivum, E. cantharidum ordinarium und perpetuum, E. Hydrargyri und E. Lithargyri comp. Die Salben: Ung. basilicum und Ung. Terebinthinae.

2. Feine Terpenthine.

Sie stammen wie der gemeine Terpenthin gleichfalls von europäischen und von amerikanischen Abietineen. Europäischen Ursprungs sind der Lärchenterpenthin und der Strassburger Terpenthin. Amerika liefert den canadischen Terpenthin.

a. **Terebinthina laricina.**

L ä r c h e n t e r p e n t h i n.

Der von *Larix europaea* DC. = *Pinus Larix* L. = *Larix decidua* Miller, Bschr. Lrs. 224; Abb. Bg. u. S. XI b; Btl. a. Tr. 260; N.v.E. 84, gewonnene Lärchenterpenthin, T. laricina seu veneta, war schon zu Dioscorides' Zeiten in Gebrauch und Plinius hebt bereits hervor, dass dieser Terpenthin sich nicht wie der gemeine verdicke. Da er in späteren Zeiten hauptsächlich nach Venedig gebracht und von hier aus verhandelt wurde, belegten ihn Schriftsteller des 15. und 16. Jahrhunderts auch mit dem Namen des venetianischen Terpenthins. Der Stammbaum, die Lärche, kommt 2500—2300 m über dem Meere in grossen Beständen besonders in Frankreich (Dauphiné), in der Schweiz, Tirol und Oberitalien vor, während er in Mittel- und Süditalien wie in Spanien und Portugal und auch auf der Balkanhalbinsel nicht angetroffen wird.

Gewinnung: In Frankreich und Oberitalien wird nur wenig, in Südtirol bei Trient, Botzen, Mals und Meran dagegen die grösste Menge des Lärchenterpenthins gesammelt. Vor Anfang des Frühjahrs bohrt man etwa 30 cm über dem Boden eine Höhlung in die Bäume, welche bis zur Mitte des Stammes reichen muss, weil im Kernholz viel reichlicher als in der Rinde und dem Splint sich der Terpenthin ansammelt. Die Oeffnung der Bohrung wird mit einem Holzzapfen verschlossen und erst im nächstfolgenden Herbste wieder geöffnet und der angesammelte Harzsaft herausgenommen. Nach geschehener Entleerung wird das

Bohrloch wieder verschlossen und während vielen Jahren nur im Herbste von Neuem entleert. Der jährliche Ertrag eines Baumes beträgt im Durchschnitt nur 200—500 g.

Aussehen: Lärchenterpenthin ist eine zähflüssige, fast klare, gelbliche oder bräunliche Masse, welche bei längerer Aufbewahrung durchsichtig wird und dann nach Flückiger schwach fluorescirt und nach rechts polarisirt, sich wenig verdickt und niemals krystallinische Ausscheidungen zeigt. Der Geruch ist eigenthümlich und angenehmer als der des gemeinen Terpenthins und der Geschmack aromatisch und bitter.

Chemie: An warmes Wasser gibt der venetianische wie der gemeine Terpenthin einen Bitterstoff und Spuren von Ameisensäure und Bernsteinsäure ab. Er reagirt nur schwach sauer, löst sich in absolutem Alcohol und in 90 pc. Spiritus, in Eisessig, Aceton, Amylalcohol und Benzol. Zusammengesetzt ist er, abgesehen von den oben genannten Bestandtheilen, aus 15—25 pc. ätherischem Oel und 75—85 pc. Harz. Das erstere ist nach Flückiger ein Gemisch von zwei Kohlenwasserstoffen, von welchen nur der kleinere Theil bei 190° C., die grössere Menge dagegen bei 157° C. siedet, der Formel $C^{10}H^{16}$ entspricht, die Ebene des polarisirten Lichtes nach links dreht und mit trocknem Chlorwasserstoffgas eine krystallinische Verbindung von der Formel $C^{10}H^{16}HCl$ gibt. Das Harz des Lärchenterpenthins löst sich leicht in Aceton und in Benzol und ist in letzterer Lösung rechtsdrehend. In warmem Alcohol ist es gleichfalls löslich. In seiner Zusammensetzung stimmt es nach Maly mit anderen Coniferenharzen überein, unterscheidet sich aber von diesen dadurch, dass es nicht in krystallisirende Harzsäuren übergeht.

Verfälschungen. Statt Lärchenterpenthin wird nicht selten Bordeauxterpenthin in den Handel gebracht. Löst man nach Verjagung des ätherischen Oels das zurückbleibende Harz in erwärmtem Spiritus, so verräth eine Ausscheidung von krystallinischer Pimarsäure mit Sicherheit die Fälschung.

Verwendung: Der Lärchenterpenthin war in der ersten Reichspharmacopoe zur Bereitung von Salben (Ung. Elemi und Ung. Terebinth. comp.) vorgeschrieben und wurde auch innerlich angewendet. Technisch dient er zur Herstellung von Firniss und Lack.

b. Terebinthina argentoratensis.

Strassburger Terpenthin.

Der Strassburger Terpenthin war schon im 15. u. 16. Jahrhundert in Gebrauch und wurde und wird hauptsächlich oder ausschliesslich in den Vogesen in sehr zeitraubender und mühsamer Weise von der Edeltanne (Weisstanne) *Abies pectinata* DC. = *Pinus Picea* L. = *Abies excelsa* Link, = *Abies alba* Miller, Bschr. Lrs. Pf. 222; Bg. u. S. XVII d; Btl. a. Tr. 262; N. v. E. Suppl. H. 4. t. 3, welche in den Gebirgswäldern des südlichen und mittleren Europas nördlich vom Nordabhange der Pyrenäen durch die Auvergne und die Vogesen bis Luxenburg, Trier und Bonn geht und durch das südliche Westphalen durch Waldeck bis zum Südrand des Harzes und durch die Provinz Sachsen, Niederlausitz, Schlesien, Galizien östlich bis zum Kaukasus vordringt. In den Ostpyrenäen steigt sie 1950 m, in den Vogesen bis 1260 m, im Jura 1500, in der nördlichen Schweiz bis 1299, im Riesengebirge 747, im Thüringer Walde 812, in den nördlichen Karpathen 974 und in Siebenbürgen 1242 m über das Meer.

Gewinnung und **Aussehen:** Die Weisstanne ist ausgezeichnet durch die lange Persistenz ihrer primären Rinde und sehr spät eintretende Borkenbildung. Selbst alte Bäume sind in der primären Rinde reich an ausgedehnten bis zu Haselnussgrösse erweiterten Harzgängen. Auch die Innenrinde umschliesst unregelmässig gestaltete Harzgänge zum Theil von beträchtlicher Grösse. Diese Behälter müssen angestochen werden, um den leicht verfliessenden Harzsaft zu gewinnen. Der nur mühsam und mit grossem Zeitverlust zu erlangende Terpenthin ist vollkommen klar, von hellgelber Farbe, angenehmem Geruch, kaum bitterem, nicht scharfem Geschmack und fluorescirt nicht.

Chemie: Strassburger Terpenthin löst sich mit schwachsaurer Reaction in absolutem Alcohol, ferner in Eisessig und Aceton vollkommen. Er besteht auch aus einem Bitterstoff, der in Wasser löslich ist, aus 24 pc. linksdrehendem, ätherischem Oele, welches bei 163° C. siedet, und aus Harz, welches in Benzol gelöst rechtsdrehend ist und an Spiritus von 0,864 spec. Gew. nach Cailliot etwa 10 pc. harzartiges, nicht sauer reagirendes, krystallisirbares Abietin abgibt.

Handel: Der Terpenthin der Edeltanne ist zur Zeit kein Handelsartikel und hat seinen früheren Werth längst verloren, da er durch einen billigeren ausländischen Terpenthin vollständig verdrängt worden ist.

c. Terebinthina canadensis.

Canadabalsam.

Obgleich dieser Harzsaft schon im 17. Jahrhundert in Europa beschrieben worden ist, scheint er doch erst im Laufe des 18. Jahrhunderts diesseits des Oceans in Gebrauch und zwar zunächst zu medicinischer Verwendung gekommen zu sein. Gewonnen wird er vorzugsweise von der Balsamtanne, *Pinus balsamea* L. = *Abies balsamea* Marshall, Bschr. Lrs. Pf. 222; Abb. Btl. a. Tr. 263, welche unserer Edeltanne sehr nahe steht. Sie ist in den nordöstlichen Staaten von Nordamerika und britisch Amerika heimisch. Die ihr zunächst stehende *Abies Fraseri* Lindby = *Pinus Fraseri* Pursh, Bschr. Lrs. B. II. 106, welche in Pennsylvanien und Virginien wächst und auch die Schierlingstanne, *Abies canadensis* Michaux, Bschr. Lrs. B. II. 106; Abb. Btl. a. Tr. 264, welche noch über den Verbreitungsbezirk der Balsamtanne hinaus selbst auf Aljaska vorkommt, liefern gleichfalls canadischen Balsam.

Gewinnung und **Aussehen:** Die Harzbehälter, welche wie bei unserer Edeltanne zum Theil ganz oberflächlich liegen, werden mit besonderen Instrumenten angestochen und der ausfliessende Harzsaft kann nur mit viel Zeitverlust und grosser Vorsicht gesammelt werden. Selbst bei angestrengtester Thätigkeit erreicht die Tagesernte höchstens $2^1/_2$ kg. Der Canadabalsam ist zähflüssig, von hellgelber Farbe mit einem Stich ins Grüne und etwas fluorescirend. Bei längerer Aufbewahrung wird er etwas dicker und dunkler, bleibt aber vollkommen klar. Sein Geruch ist angenehm aromatisch und der Geschmack bitterlich terpenthinartig.

Chemie: Wasser entzieht dem Canadabalsam einen Bitterstoff, welcher durch Gerbsäure fällbar ist. In dünnen Schichten erwärmt verliert der Balsam 20—24 pc. flüchtiges Oel (und Wasser?) und hinterlässt ein durchscheinendes, etwas klebriges, elastisches Harz. Mit Wasser der Destillation unterworfen, ergibt er höchstens 18 pc. eines farblosen, ätherischen Oels und hinterlässt ein wasserhaltiges, nicht ganz durchscheinendes, klebrig-elastisches Harz.

Das ätherische Oel des Canadabalsam besteht vorwiegend aus einem Kohlenwasserstoff von der Formel $C^{10}H^{16}$ und aus einer geringen Menge eines sauerstoffhaltigen Oels. Der bei weitem grösste Theil des Oels destillirt bei 167°, der Rest erst bei und über 170° C. Der erstere Antheil hat 0,803 spec. Gew. und ist wie auch der letztere linksdrehend. Mit dem gleichen Gewicht Eisessig mischt sich das Oel bei 54° C. zu einer klaren Lösung. Trockner Chlorwasserstoff bildet nach Flückiger und Hanbury erst unter Einwirkung von rauchender Salpetersäure bei gelinder Erwärmung mit dem Oele eine krystallisirende Verbindung, welche der Formel $C^{10}H^{16}$ HCl entspricht und sich sublimiren lässt.

Das Harz des Canadabalsams ist rechtsdrehend und löst sich zu 78,7 pc. in heissem, absolutem Alcohol, während der Rest von Aether aufgenommen wird. Die Lösungen reagiren sauer, liefern aber keine krystallinischen Ausscheidungen. Daher rührt die höchst werthvolle Eigenschaft des Canadabalsams unverändert klar zu bleiben.

Handel: Unter-Canada liefert hauptsächlich den hochgeschätzten

Balsam. Der jährliche Export über Montreal und Quebec erreicht gewöhnlich 10000 kg, mitunter in besonders günstigen Jahren selbst 35000 kg.

Verwendung: Zu medicinischen Zwecken wird der Canadabalsam nicht gebraucht. Vorzüglich eignet er sich zum Einschliessen von mikroskopischen Präparaten und zur Herstellung von Nicol'schen Prismen. Auch zur Firnissbereitung wird er benutzt.

3. Abkömmlinge des Terpenthins.

a. Oleum Terebinthinae.

Terpenthinöl.

Terpenthin für sich allein oder mit Hülfe von Wasserdämpfen der Destillation unterworfen, ergibt im Destillat das rohe Terpenthinöl. Aus französischem und amerikanischem Terpenthin gewonnenes Oel entspricht dem Oleum Terebinthinae der **R. Ph.**, welches eine farblose oder blassgelbliche Flüssigkeit von eigenthümlichem Geruche und 0,855—0,865 spec. Gew. darstellt. Es siedet bei 150—160° C., besteht hauptsächlich aus einem Kohlenwasserstoff von der Formel $C^{10}H^{16}$ und enthält geringe Spuren flüchtiger Säuren (Ameisensäure, Essigsäure, Bernsteinsäure) und harziger Beimengungen. Die Terpenthinöle von verschiedenem Ursprung weichen hinsichtlich des spec. Gewichtes und des Siedepunkts nur wenig von einander ab. Sie unterscheiden sich etwas im Geruch, hauptsächlich aber in ihrem Rotationsvermögen. Das aus europäischen Terpenthinen gewonnene Oel lenkt die Ebene des polarisirten Lichtstrahls nach links, das amerikanische (und englische) Terpenthinöl dagegen nach rechts ab. Russisches und schwedisches Terpenthinöl, das sogen. Kienöl, welches aus dem Harzsaft von *Pinus silvestris* L., Bschr. Lrs. Pf. 228; Abb. Bg. u. S. VIII d; Btl. a. Tr. 257; Ha. XIV. 9; N. v. E. 80, und *Pinus sibirica* Ledebour, Bschr. Lrs. Pf. 225, gewonnen wird, ist von gelber Farbe, riecht sehr unangenehm und enthält ausser hochsiedenden Kohlenwasserstoffen zwei rechtsdrehende Terpene: das Australen, welches bei 157° C. und das Sylvestren, welches bei 175° C. siedet. — Wird rohes Terpenthinöl mit seinem sechsfachen Gewicht Kalkwasser durchgeschüttelt und nochmals destillirt, bis ungefähr drei Viertheile des Oeles übergegangen sind, so erhält man ätherisches Oel, welches, wenn es klar abgehoben und filtrirt ist, das rectificirte Terpenthinöl, Oleum Terebinthinae rectificatum der **R. Ph.** bildet. Es ist eine farblose, bewegliche, eigenthümlich riechende Flüssigkeit von neutraler Reaction und 0,855 bis 0,865 spec. Gew. bei 15° C. Entsprechend dem rohen Oel, dem es entstammt, rotirt es links oder rechts, siedet es bei 160° C., löst sich kaum in Wasser, wohl aber in 8—10 Th. Spiritus und mischt sich mit absolutem Alcohol, Methylalcohol, Aether, Chloroform, Petroleumäther, Schwefelkohlenstoff, fetten und ätherischen Oelen in jedem Verhältniss. Harze, Kautschuk, Phosphor und Schwefel werden von Terpenthinöl reichlich gelöst. Im Licht an der Luft nimmt es Sauerstoff auf und zeigt als ozonisiertes Terpenthinöl die für Ozon charakteristischen Reactionen. Nach längerer Einwirkung von Luft und Licht verharzt es, wird dickflüssig, zeigt eine gelbe Farbe, saure Reaction und Veränderungen hinsichtlich seines Siedepunktes, spec. Gewichtes, Polarisationsvermögens und seiner Löslichkeit. Verharztes Terpenthinöl enthält, abgesehen von harzartigen Stoffen, Spuren von Ameisensäure, Essigsäure und etwas Cymol $C^{10}H^{14}$.

Mit Wasser bildet Terpenthinöl das Terpinhydrat, $C^{10}H^{16} + 3H^2O$, welches grosse, farblose, glänzende, rhombische Krystalle von schwach aromatischem Geruche darstellt und in Alcohol, Aether, heissem Wasser und heissem Eisessig löslich ist. Bei 100° getrocknet verwandelt dasselbe sich unter Verlust von 1 Mol. Wasser in Terpin, $C^{10}H^{16} + 2H^2O$, welches bei 103° schmilzt und stärker erhitzt in feinen Nadeln sublimirt. Terpin mit stark verdünnter Salzsäure oder Schwefelsäure erhitzt, geht in eine wohlriechende, bei 168° C. siedende Flüssigkeit, das Terpinol, $(C^{10}H^{16})^2 + H^2O$, über.

Leitet man Chlorwasserstoff in gekühltes Terpenthinöl bis zur Sättigung und kühlt alsdann bis unter 0° ab, so scheidet sich das in Nadeln krystallisirende Terpenthinölmonochlorhydrat ab, $C^{10}H^{16} + HCl$, welches sich in heissem Alcohol, aber nicht in Wasser löst, bei 115—125° C. schmilzt, sich sublimiren lässt und weil es nach Campher riecht, auch künstlicher Campher genannt wird. — Sättigt man eine alcoholische Lösung des Terpenthinöls unter Vermeidung von Erwärmung mit Chlorwasserstoff, so scheidet die dunkel gewordene Lösung an der Luft nach einiger Zeit Terpenthinöldichlorhydrat, $C^{10}H^{16} + 2HCl$, aus, welches farblose Krystalle bildet, bei 48° C. schmilzt und mit Alcohol eine optisch inactive Lösung gibt. Mit Wasser oder alcoholischer Kalilösung gekocht geht es in Terpinol über.

Gepulvertes Jod allmählich in Terpenthinöl eingetragen veranlasst unter Entwickelung von Jodwasserstoff lebhafte Fulmination. Wird die hierbei entstandene Masse nach beendeter Reaction längere Zeit mit Hülfe des Rückflusskühlers gekocht, so entsteht reichlich Cymol $C^{10}H^{14}$

und ausserdem bilden sich zwei Kohlenwasserstoffe von der Formel $C^{10}H^{20}$, von welchen der eine bei 160° C., der andere bei 170° C. siedet.

Durch Behandeln des Terpenthinöls mit englischer Schwefelsäure erhält man das inactive Camphen oder Tereben, $C^{10}H^{16}$, eine weisse, krystallinische Masse, welche bei 50° C. schmilzt und bei 160° C. siedet. Tereben ist als ozonisirendes Verbandmittel empfohlen worden.

Unter der Einwirkung von concentrirter und auch von rauchender Salpetersäure entzündet sich Terpenthinöl. Mit verdünnter Salpetersäure gekocht, liefert es unter einer grossen Reihe verschiedener Säuren auch Cyanwasserstoff und Oxalsäure.

Verwechselungen: Dem Terpenthinöl nahestehende ätherische Oele werden aus verschiedenen Theilen anderer Abietineen durch Destillation mit Wasser erhalten. Das Oleum templinum, Krummholz- oder Latschenöl, wird aus den Nadeln und jungen Sprossen der Krummholzkiefer, *Pinus Pumilio* Scopoli = *P. Mughus* Scop., Bschr. Lrs. Pf. 229; Abb. Ha. XIV. 10, erhalten und stellt ein farbloses, bisweilen auch grünlich gelbes, aromatisch riechendes Oel dar, welches 0,85 spec. Gew. besitzt und links drehend ist. Es besteht aus drei links drehenden Terpenen, von welchen eines angenehm aromatisch riecht und erst über 250° C. siedet, während das zweite zwischen 156° und 160° C. und das dritte zwischen 170° u. 171° C. übergeht. Der angenehme Geruch unterscheidet sofort dieses Oel von dem Terpenthinöl. Letzterem ähnlich im Geruch und zugleich isomer ist das ätherische Oel, welches bei der Darstellung der Waldwolle aus den Nadeln von *Pinus silvestris* L., Bschr. Lrs. Pf. 228; Abb. Bg. u. S. VIII d; Btl. a. Tr. 257; Ha. XIV. 9; N. v. E. 80, gewonnen wird. Ebenso besitzen ein ähnliches Aussehen und terpenthinartigen Geruch die aus den Nadeln und entblätterten Zweigen von *Pinus Abies* (S. 460) und aus den Zapfen von Abies pectinata (S. 458) abdestillirten Oele. Alle diese Oele sind therapeutisch zu fast ganz denselben Zwecken wie das Terpenthinöl empfohlen.

Handel: Niederösterreichs jährliche Ausbeute an Terpenthinöl gibt Flückiger nach den Mittheilungen eines Forstbeamten auf 500 000 kg an. Die Vereinigten Staaten Nordamerikas exportiren jährlich etwa 30 000 000 kg. Hamburg führte im Jahre 1883 im Ganzen nahezu 3 000 000 kg Oel ein. Während hiervon Frankreich nicht ganz 150 000 kg lieferte, kommen auf Nordamerika 2 525 000 kg Terpenthinöl.

Verwendung: Innerlich und äusserlich wird das Terpenthinöl als Arzneimittel angewandt. Reizende, erregende, schmerzlindernde, harntreibende und antiseptische Wirkungen werden ihm zugeschrieben. Als Gegengift bei acuter Phosphorvergiftung wird das ozonisirte dem rectificirten Oele vorgezogen. Technisch dient das Terpenthinöl zur Herstellung von Lacken und Firnissen, zur Verdünnung von Oelfarben und zur Verfälschung ätherischer Oele.

Präparate: Nur zur Bereitung des Unguentum Terebinthinae schreibt die **R. Ph.** ausser Terpenthin auch Terpenthinöl vor.

b. Colophonium.

Geigenharz.

Das Colophonium war den Alten bekannt. Griechen und Römer haben es wahrscheinlich von Kleinasien, vielleicht zum Theil aus der Stadt Colophon bezogen. Aus Asien wurde es auch sehr viel später, selbst noch im 15. Jahrhundert, als es bereits in deutschen Apotheken Aufnahme gefunden hatte, nach Italiens grossen Handelsplätzen, Venedig und Genua, gebracht. Jetzt wird es in grossen Mengen zwischen Bayonne und Bordeaux gewonnen und jährlich nach Flückiger zu 4 000 000 kg ausgeführt. Die oben (S. 454) genannten nordamerikanischen Staaten, welche die Terpenthinöl-Industrie betreiben, bringen aber fast fünfzigmal grössere Quantitäten von Colophonium in den Handel. Daher kommt es, dass, wie auch die **R. Ph.** hervorhebt, vorzugsweise das amerikanische Geigenharz in deutschen Apotheken angetroffen wird.

Gewinnung und **Aussehen:** Unterwirft man Terpenthin der Destillation, so erhält man im Destillat das Terpenthinöl und in der Blase bleibt das Colophonium zurück. Dasselbe wird durch Coliren von groben Beimengungen gereinigt, in Fässer gefüllt und nachdem es erstarrt ist, in den Handel gebracht. Colophonium ist also das von Wasser und fast vollständig von Oel befreite, gereinigte und erhärtete Harz des Terpenthins. Es stellt je nach dem zur Gewinnung angewandten Hitzegrad hellgelbe oder dunkelbraune, durchsichtig klare oder nur durchscheinende, spröde, zerreibliche, fast geruch- und geschmackfreie Stücke von 1,07 spec. Gew. dar, welche einen grossmuscheligen, glänzenden Bruch zeigen, bis 80° C. erweichen, bei 90—100° C. schmelzen, mit gespannten Wasserdämpfen destillirbar sind und sich leicht in absolutem Alcohol, Aceton, Chloroform und Schwefelkohlenstoff lösen. Die alcoholische Lösung reagirt nicht sauer, fluorescirt und ist optisch unwirksam. Auf Zusatz von Wasser nimmt sie saure Reaction an, weil das Colophonium, welches nach der Formel $C^{44}H^{62}O^{4}$ zusammengesetzt ist, durch Aufnahme von Wasser in Abietinsäure (S. 450) übergeht. Es ist demnach das Anhydrid dieser Säure. Mit Alkalicarbonaten gekocht, treibt es die Kohlensäure aus und bildet sogen. Harzseifen, welche in Wasser löslich sind und aus deren Lösungen Säuren die Abietinsäure ausfällen. — Die weingeistige Lösung der Abietinsäure erwärmt sich beim Einleiten von trocknem Chlorwasserstoff und scheidet beim Erkalten Krystalle von Sylvinsäure, $C^{20}H^{30}O^2$, aus, während amorphe Sylvinolsäure in Lösung bleibt. — Mit verdünnter Salpetersäure behandelt liefert die Abietinsäure nach Schröder drei krystallisirbare Säuren: die Terebinsäure, die Trimellithsäure und die Isophtalsäure. Chromsäure oxydirt das Colophonium zu Essigsäure und Trimellithsäure, während übermangansaures Kalium dasselbe in Kohlendioxyd, Essig- und Ameisensäure überführt. An heisses Wasser gibt dunkelgefärbtes Colophonium nach Flückiger Pyrocatechin und Pyrocatechusäure ab und bei trockner Destillation erhält man gasförmige und flüssige Producte. Von den letzteren sind die niedrigsiedenden als Harzessenz, die hochsiedenden als Harzöl in technischem Gebrauch.

Die Terebinsäure, $C^7H^{10}O^4$, krystallisirt in Prismen, welche bei 175° C. schmelzen und in kaltem Wasser schwer löslich sind.

Die Trimellithsäure, $C^6H^3(COOH)^3$, krystallisirt in Warzen, welche bei 216° C. schmelzen und in Wasser leicht löslich sind.

Die Isophtalsäure, $C^6H^4(COOH)^2$, krystallisirt in feinen Nadeln, welche sich selbst in heissem Wasser schwer lösen, ohne Zersetzung sublimiren und erst über 300° C. schmelzen.

Die Harzessenz, auch Harzspiritus genannt, ist ein Gemisch von Paraffinen und Olefinen, von Toluol und Xylol und von wenig gekannten, sauerstoffhaltigen Stoffen, die mit den Namen Colophon, Colophonin, Retinol und Resineïn belegt worden sind.

Das Harzöl ist dickflüssig, von starkem Geruch und auffallend blauer Fluorescenz. Es besteht aus flüssigen Terpenen von hohem Siedepunkt, welche andere feste Körper der Naphtalingruppe gelöst enthalten.

Handel: Französisches Colophonium kommt über Bordeaux, amerikanisches aus Nord-Carolina über Wilmington, aus Georgia über Savannah und aus Alabama über Mobile auf unseren Markt. Hamburg erhält jährlich über 300 000 kg Geigenharz.

Prüfung: Gutes Colophonium soll hellgelb, durchsichtig und in warmem Alcohol völlig löslich sein.

Verwendung: Pharmaceutisch wird das Colophonium, da es sich mit Bleipflaster, Wachs und Fett zusammenschmelzen lässt, zur Bereitung von Salben und Pflastern benutzt. In Substanz dient es gepulvert zur Stillung geringfügiger Blutungen und in Lösung zur Herstellung von Wergverbänden. Technisch wird es zu Firnissen, Kitten, zum Auspichen der Bierfässer, zu Harzessenzen und das Harzöl zu Schmierölen, die Harzseife unter anderem zu Harzleim gebraucht. Letzterer besteht aus Natriumabietinat und freier Abietinsäure und bildet nach Verdünnung mit Wasser eine milchige Flüssigkeit, welche zum Leimen des Papiers angewendet wird. Endlich ist es, wie sein

Name andeutet, als Geigenharz zum Glätten der Geigenbogen unentbehrlich.

Präparate: Colophonium ist nach Vorschrift der **R. Ph.** Bestandtheil des Emplastrum adhaesivum, des E. Cantharidum ordinarium und des Unguentum basilicum.

c. Resina Pini.

Gemeines Harz.

Unter gemeinem oder Fichten- oder Burgunder-Harz versteht man den Harzsaft, welcher an dem verwundeten Stamme verschiedener Pinusarten ausgetreten und erhärtet ist. In Frankreich wird das Harz neben Terpenthin von *Pinus Pinaster* (S. 448) gesammelt und unter dem Namen Galipot in den Handel gebracht. Weit reichlicher wird es in Finnland und Russland, in unbedeutender Menge in Mitteleuropa (Schwarzwald und Schweiz) von *Pinus Abies* L. = *Pinus Picea* Du Roi = *Picea vulgaris* Link = *Abies excelsa* DC. Bschr. Lrs. Pf. 223; Abb. Bg. u. S. XI c; Btl. a. Tr. 261; N. v. E. 81, gewonnen. Die **R. Ph.** hat dasselbe nicht wieder aufgenommen, weil Salben, Cerate und Pflaster, zu deren Bereitung es früher vorgeschrieben war, nicht mehr officinell sind.

Gewinnung und **Aussehen:** Die Verwundung der Fichtenbäume wird in der Weise ausgeführt, dass man die Rinde und die äusserste Schicht des Holzes ohne besondere Vorsicht mit verschiedenartigen Werkzeugen abkratzt oder weghaut. Das ausgeflossene und erhärtete Harz wird gesammelt, mit Wasser erwärmt und unter Pressen durch Hanfsäcke colirt. Das so erhaltene, von groben Beimengungen gereinigte Wasserharz wird durch Erwärmen in offenen Kesseln grösstentheils von Wasser und Terpenthinöl befreit. Nach dem Erstarren stellt es weissliche oder gelbliche oder röthliche bis braune, trübe Stücke von Terpenthingeruch dar, welche aus wechselnden Mengen von Wasser, Terpenthinöl und amorpher Abietinsäure (S. 450) bestehen. Galipot bildet gelbliche oder hellbraune, durch ihre krystallinische Beschaffenheit leicht zu unterscheidende Massen. Dies französische Harz besteht aus Terpenthinöl, etwas amorpher Abietinsäure und hauptsächlich aus krystallinischer Pimarsäure (S. 450).

Verfälschungen: Das gemeine Harz wird bisweilen betrügerischer Weise mit Fett verschmolzen. Letzteres lässt sich durch Weingeist trennen. Verseift man das erhaltene Fett, so bleibt in der Lauge Glycerin nachweisbar. Statt des gemeinen Harzes kommt auch ein wasserhaltiges Harz, welches bei der Gewinnung des Terpenthinöls zurückbleibt und als Terebinthina cocta früher officinell war, bisweilen noch in den Handel. Unreines Galipot, das von der Rinde der Seestrandskiefer abgekratzte oder von der Erde aufgelesene, verunreinigte Harz, kommt unter der Bezeichnung Barras auf den französischen Markt.

Verwendung: Das gemeine Harz dient zur Bereitung von Salben und Pflastern und wird auch zu Kitten und zum Verpechen von Bierfässern benutzt.

4. Abkömmlinge terpenthinhaltigen Holzes.

a. Pix liquida.

Holztheer.

Der Holztheer war schon zu Theophrast's Zeiten im 3. Jahrhundert vor unserer Zeitrechnung bekannt und in Gebrauch. Er ist das Product der trocknen Destillation verschiedener Holzarten. Die **R. Ph.** verlangt den durch trockne Destillation des Holzes von Abietineen, vorzüglich der Kiefer, *Pinus silvestris* L. und der sibirischen Lärche, *Larix sibirica* Ledebour dargestellten Theer, welcher hauptsächlich im Norden von Europa gewonnen und besonders aus Schweden und Russland in unseren Verkehr gebracht wird.

Aussehen: Pix liquida ist eine ölige, dickflüssige, braunschwarze, durch mikroskopische Kryställchen von Pyrocatechin etwas krümelige Masse von eigenthümlich brenzlichem Geruch und bitterem, scharfem Geschmack.

Chemie: Holztheer reagirt sauer, löst sich mehr oder weniger vollständig in Alcohol, Aether und fetten Oelen, nicht in Wasser, färbt letzteres aber gelb und ertheilt demselben saure Reaction. Seine wesentlichen Bestandtheile sind Benzol, Toluol, Xylol, Styrol, Naphtalin, Paraffine, Brenzcatechin und Essigsäure. In englischem Fichtenholztheer ist auch Kreosot nachgewiesen worden.

Das Kreosot, Kreosotum der **R. Ph.** ist von Reichenbach 1832 im Buchenholztheer entdeckt worden. Es ist eine farblose oder gelbliche, ölige, eigenthümlich durchdringend rauchartig riechende, brennend scharf schmeckende, neutrale Flüssigkeit, die sich im Lichte bald röthlich bis braun färbt, bei 15° C. ein spec. Gew. von 1,04 bis 1,08 zeigt, selbst bei — 25° C. flüssig bleibt und zum grössten Theil bei 200—210° C., zum kleineren Theil bei 215—225° siedet, während ein geringer Rest noch höheren Siedepunkt besitzt. Es löst sich in 200 Thl. Wasser, welches durch Eisenchlorid blaugrau gefärbt wird. In Alcohol, Aether, Chloroform, Benzol, Eisessig und Schwefelkohlenstoff wie auch in einem Ueberschuss von Kali- und Natronlauge ist es vollständig löslich. Kreosot besteht aus Guajacol, $C^6H^4.OCH^3.OH$, und Kreosol, $C^6H^3(CH^3).OCH^3.OH$. Daneben sind

Methylkreosol, Kresolen, Xylenolen und andere phenolartige Körper in wechselnden Verhältnissen nachgewiesen. Zur Prüfung des Kreosots dienen folgende Versuche: Zwei Vol. Kreosot mit 8 Vol. Wasser und 2 Vol. Natronlauge von 1,33 spec. Gew. gemischt, müssen eine hellgelbe, klare Lösung geben. Ein Vol. Kreosot muss sich in 2 Vol. Petroleumbenzin zu einer fast farblosen, ganz klaren Flüssigkeit lösen. Eine Trübung zeigt einen Gehalt an Phenol an. Wird die Petroleumbenzinlösung mit 2 Vol. einer kalt gesättigten Aetzbarytlösung geschüttelt, so darf die Benzinlösung nicht blau oder violett, und die wässerige Lösung nicht roth werden. Gleiche Vol. Kreosot und Collodium müssen sich ohne Gallertbildung mischen. Aus einer Mischung von 9 Vol. Glycerin von 1,23 spec. Gew., 3 Vol. Wasser und 4 Vol. Kreosot muss sich letzteres bei ruhigem Stehen vollständig abscheiden. Kr. ist ausgezeichnet durch eine fäulnisswidrige oder conservirende Wirkung, welche zum Theil bedingt ist durch seine Fähigkeit Lösungen von Eiweiss und andern Proteïnkörpern zu coaguliren. Auf die äussere Haut wirkt es in geringem Grade, auf Schleimhäute dagegen stark ätzend und entzündungserregend ein.

Verwechselungen und andere Theerarten: Statt des officinellen steht auch Buchenholztheer im Gebrauch. Derselbe wird aus dem Holze der Buche, *Fagus silvatica* L. Bschr. Lrs. B. II. 492, dargestellt und ist dunkler schwarzbraun und in Oelen weniger leicht löslich. Er enthält neben dem Bestandtheile des officinellen Theers immer Kreosot. — Der Birkenholztheer, Oleum Betulae empyreumaticum, Oleum Rusci, wird in Russland und Polen durch trockne Destillation von Wurzel und Holz der Birke, *Betula alba* L., Bschr. Lrs. B. II. 489, im Grossen dargestellt und ist eine dickflüssige, braunschwarze Masse von dem charakteristischen Juchtenledergeruch. In seinen Bestandtheilen ist er dem officinellen Holztheer ähnlich. — Der Wachholdertheer oder das Kadeöl, Ol. Juniperi empyreumaticum, Ol. cadinum, wird aus dem Holze von *Juniperus oxycedrus* L., Bschr. Lrs. B. II. 96, bereitet und ist ein braungelber, später dunkelbrauner Theer, von eigenthümlichem Geruch. Er ist etwas dünnflüssiger als der Holztheer und durchscheinend klar. Schon im sechzehnten Jahrhundert wurde er in der Thierheilkunde angewendet und seit der Mitte unseres Jahrhunderts auch gegen menschliche Hautkrankheiten gebraucht. Pix liquida alba, weisser Theer, ist die im Anfang bei der Holztheer-Bereitung ausschmelzende, gelbe Masse, welche fast nur aus Terpenthin besteht. Wird dieselbe mit Wasser der Destillation unterworfen, so bleibt eine bräunlichgelbe Masse zurück, welche mit dem wenig zutreffenden Namen Pix alba, weisses Pech, bezeichnet wird. — Der Gas- oder Steinkohlentheer, Pix lithanthracis, Oleum lithanthracis, Coaltar, wird bei der Gasbereitung durch trockne Destillation von Steinkohlen als Nebenproduct gewonnen. Er bildet eine braunschwarze, dickflüssige Masse von 1,2 spec. Gew., eigenthümlich brenzlichem Geruch und alkalischer Reaction. Wasser löst kaum etwas, dagegen Alcohol, Aether, Petroleumbenzin und Terpenthinöl fast vollständig. Bei der Destillation liefert er 1. leichtes Steinkohlentheeröl, welches bis 160° übergeht und Benzol, Toluol, Xylole, Trimethylbenzol und Cymol enthält. 2. Schweres Steinkohlentheeröl, welches zwischen 160° und 300° siedet, schwerer als Wasser ist und besonders Phenol, Kresole, Phlorole, Anilin und Pyridinbasen einschliesst. 3. Feste Kohlenwasserstoffe, welche zwischen 300° und 400° übergehen, wie Naphthalin, Acenaphthen, Fleoren, Anthracen u. a. m. Als Rückstand hinterbleibt Steinkohlenpech und Asphalt.

Handel: Theer wird aus Frankreich, Schweden und Russland, zu einem kleinen Theil auch aus Amerika importirt, aber auch im Inland dargestellt. Hamburg führte 1883 etwa 15 000 Tonnen Theer ein.

Verwendung: Früher wurde Theer auch innerlich, jetzt aber nur mehr äusserlich und zwar bei verschiedenen Hautkrankheiten als sehr geschätztes Arzneimittel gebraucht.

Präparate: Aqua Picis ist das einzige Präparat der **R. Ph.**

b. Pix solida.

Schiffspech, Schusterpech.

Das Schiffs- oder Schusterpech, auch trocknes und schwarzes Pech genannt, erwähnt bereits Dioscorides. Seit alter Zeit ist dasselbe wie auch jetzt noch sowohl für medicinische wie technische Zwecke in Gebrauch.

Wird Theer der Destillation unterworfen, so gewinnt man ein ölig-flüssiges Destillat, welches Theeröl oder Pechöl, Oleum picis s. pini rubrum s. cedriae reichlich einschliesst und behält einen schwarzen Rückstand, welcher nach dem Erkalten fest ist, flachmuschelig bricht, durchscheinende Kanten zeigt und einen theerartigen Geruch besitzt. Dasselbe Product erhält man auch durch fortgesetztes Erhitzen des Theers in offenen Kesseln. Diese Pix nigra schmilzt unter 100° C. und erweicht beim Kneten in der Hand zu einer klebrigen Masse, welche sich nicht in Wasser, dagegen in Alcohol löst und angezündet mit leuchtender, stark russender Flamme brennt. Seine chemischen Bestandtheile sind nicht genauer verfolgt.

Handel: Das schwarze Pech wird zwar im Inland dargestellt, hauptsächlich aber aus Russland eingeführt. Hamburg erhielt im Jahre 1883 im Ganzen aus verschiedenen Bezugsquellen 5300 cbm Schiffspech.

Verwendung: Zu medicinischen Zwecken wird bei uns Pix solida selten mehr gebraucht. Die hauptsächlichste technische Verwerthung ist aus den deutschen Namen ersichtlich.

2. *Aus der Abtheilung der Monocotyledonen.*

Aloë.

A l o ë.

Aloë von der ostafrikanischen Insel Socotra beschreiben griechische und römische Schriftsteller des ersten Jahrhunderts unserer Zeitrechnung. Wahrscheinlich reicht aber die Bekanntschaft des Alterthums mit diesem wirksamen Pflanzensaft viel weiter zurück und jedenfalls stand derselbe zu der genannten Zeit auch bereits im östlichen Asien als Arzneimittel in Gebrauch. Später gelangte durch arabische Aerzte Aloë nach dem Südwesten und im 10. Jahrhundert auch nach dem Nordwesten von Europa. In Deutschland führen sie Apotheken schon während des 12. Jahrhunderts. Nicht sehr lange nach der Entdeckung Amerikas, bereits im 16. Jahrhundert wurden Aloëpflanzen auf verschiedenen Inseln Westindiens (Barbados, Curaçao, Jamaica) angepflanzt und lieferten schon gegen Ende des 17. Jahrhunderts Aloë auf europäische Handelsplätze. Erst ungefähr 100 Jahre später, etwa 1780, kam Aloë, welche im Capland dargestellt war, nach London. Zur Bereitung der Aloë werden ziemlich viel Aloë-Arten und Abarten, Angehörige der Familie der Liliaceen, benutzt. Im Capland, dessen Aloë vorzugsweise Deutschland bezieht, dienen dazu hauptsächlich folgende: *Aloë ferox* L. u. *Aloë africana* Miller, Bschr. Lrs. Pf. 307; Abb. Salm-Reifferscheid-Dyk, Monogr. Aloës §. 27. F. 5. 2. *Aloë spicata* L. fil., Bschr. Lrs. Pf. 388; Abb. Btl. a. Tr. 284; 3. *Aloë vulgaris* Lamarck (= *A. barbadensis* Miller), Bschr. Lrs. Pf. 306; Abb. Btl. a. Tr. 282 u. N. v. E. 50; Salm-R. D. §. 18. f. 2; eine Aloëart, welche auch Nord- und Ostafrika angehört und auf den canarischen Inseln und auf Barbados gebaut wird. 4. *Aloë lingua* Miller, Bschr. Lrs. Pf. 307; Salm-R. D. §. 29. f. 33. 5. *Aloë plicatilis* Miller, Bschr. Lrs. Pf. 307. 6. *Aloë arborescens* Miller, Abb. S.-R. D. l. c. §. 26. f. 3. 7. *Aloë Commelini* Willdenow, Salm-R. D. §. 4. f. 5 und 8. *Aloë purpurascens* Haworth Bschr. Lrs. Pf. 307; Abb. Ha. XIV. 23 und Salm-R. D. §. 22. f. 2. 9. *Aloë succotrina* Lamarck = *A. vera* Miller, Bschr. Lrs. Pf. 307; Abb. Bg. u. S. IV. f.; Btl. a. Tr. 283; Salm-R. D. §. 22. f. 1, welche auch im südlichen Gebiete des rothen Meeres und des indischen Oceans, ferner in Abessinien und Zanzibar heimisch ist, während auf der Insel Socotra eine andere Art: *Aloë Paryi* Baker, Bschr. Lrs. B. 307; Abb. Bot.

Mag. 6596 wächst. In Ostindien werden die Blätter von roth blühenden Aloëarten und zwar im Nordwesten von *Aloë indica* Royle, an den Küsten Ceylons und Südindiens von *Aloë litoralis* Koenig, im südlichen Gudscherat bei Jafferabad von *Aloë striatula* Kunth znr Herstellung von Aloë benutzt. Die **R. Ph.** verlangt die aus Blättern von Aloë-Pflanzen des Caplandes bereitete Aloë.

Anatomie der Aloëblätter: Der Querschnitt eines frischen Aloëblattes zeigt unter einer starken Cuticula eine einreihige Epidermis, deren rundlich-viereckige Zellen gewöhnlich eine stark verdickte, tangentiale Aussenwand besitzen. Spaltöffnungen sind auf beiden Blattseiten nur spärlich vertreten. Ihre Schliesszellen liegen tief eingesenkt und werden von den Epidermiszellen überwölbt. An die Oberhaut schliesst sich eine etwa 1 mm dicke, grüne Rindenschicht aus rundlich-polyedrischen, dünnwandigen Parenchymzellen. Diese letzteren lassen Intercellularräume zwischen sich und tragen auf ihren Wandungen rundliche Tüpfel. Ihren Inhalt machen theils Chlorophyllkörner, theils Harz und Wachs, theils Calciumoxalatkrystalle von verschiedener Form aus. Amylum fehlt den Zellen vollständig. Das den Mittelraum des Blattes ausfüllende Gewebe, das Mittelgewebe oder Mark, ist farblos und aus grossen, polyedrischen, dünnwandigen Zellen zusammengesetzt. Diese enthalten einen fadenziehenden, sauer reagirenden Schleim, welcher sich in Wasser löst, durch Alcohol aus dieser Lösung gallertig gefällt wird, sich mit Corallin roth färbt und bei Behandlung mit Salpetersäure Oxalsäure gibt. An der Grenze von Rinde und Mittelgewebe sind in ziemlich gleichen Abständen im Querschnitt rundlich-ovale Gefässbündel so eingelagert, dass sie mit dem Holz- und Siebtheil im Mark und mit eigenartigen Gewebstheilen in dem Rindenparenchym liegen. Jedes Bündel enthält 3—8 Spiralgefässe, welche von engen, axil etwas gestreckten Zellen umgeben sind. Vor den Gefässen liegt eine unbedeutende Cambiumschicht und das aus kleinen Siebgruppen und engen, axilgestreckten Zellen aufgebaute Phloëm. In dem Rindenparenchym und vor dem Phloëm lagern weite, in der Axenrichtung des Blattes verlängerte Zellen, deren etwas verbogene und verkorkte Wandungen dicht aneinander schliessen. Im Längsschnitt erscheinen diese Zellen mit Querwänden aneinander gereiht, sind aber nicht zu einem Saftgefässsystem vereinigt. Den Inhalt dieser Zellen bildet eine gelbe Masse von bitterem Geschmack und fast safranartigem Geruch und dies ist der medicinisch verwerthbare Aloësaft. Von dem Rindenparenchym werden die Aloësaftzellen jedes Gefässbündels durch eine Reihe, halbkreisförmig angeordneter, etwas tangential gestreckter, sogenannter Grenzzellen getrennt. Diese letzteren enthalten, ebenso wie die das Xylem umgebenden, engen Zellen, häufig kleine Harzkugeln und einen durch Eisensalze sich bläuenden Gerbstoff.

Gewinnung: Um den Aloësaft aus den beschriebenen Aloëzellen zu entleeren und daraus die Handelswaare darzustellen, benutzen sämmtliche Productionsländer sehr einfache und nur wenig verschiedene Verfahren. Im Capland legt man in trocknem Erdboden eine seichte Grube an, kleidet dieselbe mit einem Ziegenfelle aus, lagert und schichtet die quer abgeschnittenen Aloëblätter ringsum so auf, dass der Aloësaft aus der Schnittfläche direkt in die Grube rinnen kann. Ist letztere gefüllt, so wird der Inhalt mit Hülfe des Ziegenfells in eiserne Pfannen entleert und über freiem Feuer so weit eingekocht, wie es für die Consistenz der gewünschten Handelswaare und zum Einfüllen in Fässer erforderlich ist. In der Colonie Natal auf der Südostküste von Afrika werden die Blätter von dort einheimischen, nicht genau bestimmten Aloëarten nach Flückiger und Hanbury in schiefe Querscheiben geschnitten und der in der Sonne ausgeflossene Saft in eisernen Töpfen über freiem Feuer unter sorgfältigem Umrühren stark eingedickt und in hölzernen Kisten nach Europa verschifft.

Auf Barbados und den benachbarten holländisch-westindischen Inseln Curaçao, Bonaire und Oruba erträgt *Aloë vulgaris* unter sorgfältiger Pflege jahrelang das wiederholte Abschneiden der bis 60 cm langen Blätter. Man legt die frischen Blätter sofort in hölzerne, schief abwärts geneigte Rinnen, welche etwa 1 m lang und 40—50 cm tief sind und zu 5—6 mit je einem Ende in ein Fass hineinragen. Der Saft fliesst aus den Schnittflächen rasch ab und wird, wenn eine hinreichende Menge angesammelt ist, in kupfernen Kesseln so weit eingeengt, dass er sich in grosse Calabassen oder in Kisten schöpfen lässt und beim Erkalten erstarrt.

Aussehen: Die bei uns gebrauchte Cap-Aloë, auch Aloë lucida genannt, bildet feste, glänzende, dunkelbraune bis schwarze Stücke, die grossmuschelig und scharfkantig brechen und in kleinen Splittern röthlich oder hellbraun und durchsichtig erscheinen. Völlig trockne Aloë erweicht unter, schmilzt aber erst über 100° C. und zwar nicht ohne Zersetzung. Sie lässt sich zu einem hellgelben Pulver zerreiben, welches unter dem Mikroskop durchaus amorph erscheint und auch beim Verdunsten der warmen, wässerigen und der alcoholischen Lösung niemals krystallinisch sich ausscheidet. Aloë schmeckt stark und eigenartig bitter und entwickelt, namentlich wenn man sie anhaucht, einen eigenthümlichen Geruch. — Ganz anders sieht Natal-Aloë aus. Sie stellt nicht glänzende, sondern matt-hell-leberbraune Massen dar, deren Pulver unter dem Mikroskop neben amorphen Theilen

Krystalle in grosser Menge zeigt. Geruch besitzt sie wenig und ihr Geschmack ist weit geringer ausgeprägt. — Aloë, welche von den Küstenländern des rothen Meeres (auch wohl von der Insel Socotra als Aloë socotrina) meistens über Ostindien (Bombay) in den Handel gebracht und gewöhnlich für ostindische und auch für Zanzibar-Aloë ausgegeben wird, kommt in flüssiger, in weicher und in fester Form vor. Die erstere, flüssige Aloë gibt bei längerer Ruhe einen hellgelben, krystallinischen Absatz, während die darüber liegende, dunkelbraune bis schwarze, flüssige Schicht zu einer amorphen Masse eintrocknet, deren Splitter durchscheinende Kanten zeigen. Die trockne Form dieser Aloë ist leberbraun bis braunroth und lässt unter dem Mikroskop nicht wenig Krystalle erkennen. Indische Aloë in Ostindien aus den Blättern rothblühender Aloëarten bereitet, wird daselbst zu Kuchen von 2 cm Dicke und 20 cm Durchmesser geformt. Im Aussehen gleicht sie der Zanzibar-Aloë, kommt aber nie in unseren Handel. Die auf den westindischen Inseln bereitete Aloë, besonders die Barbados-Aloë ist nicht glänzend, sondern tief leberbraun und wird deshalb wie alle ähnlich aussehenden Aloë-Sorten auch Aloë hepatica genannt. Sie bricht glatt, aber nicht glänzend und ist an den Kanten dünner Splitter gelbbraun und durchscheinend. Ihr Pulver erweist sich gleichfalls reich an Krystallen und entwickelt einen eigenthümlichen Geruch, durch welchen man sie bei einiger Uebung von der ähnlichen, holländisch-westindischen Aloë sicher unterscheiden kann.

Chemie: Lufttrockne Aloë lucida aus dem Capland enthält 7—14 pc. Wasser. Völlig ausgetrocknet zeigt sie bei 16° C. nach Flückiger ein spec. Gew. von 1,364 und hinterlässt beim Verbrennen etwa 1 pc. Asche. Sie ist leichter löslich als andere Aloësorten. Schon von der doppelten Menge kochenden Wassers wird sie vollständig aufgenommen, fällt aber beim Erkalten zu $^2/_3$ in Gestalt eines neutralen Harzes (Aloëharz) wieder aus. Der gelöst bleibende Theil reagirt sauer, wird durch Alkalien dunkler braun und durch Eisenchlorid schwarz gefärbt. Bleizucker fällt daraus graugelbe Flocken und Bromwasser erzeugt selbst in (1 : 5000) verdünnten Lösungen flockige Niederschläge. Mit Ammoniak und Aetzlauge gibt Cap-Aloë klare Lösungen, aus welchen sie durch Säuren theilweise ausgefällt wird. Auch warme conc. Essigsäure und ebenso Glycerin lösen Cap-Aloë ganz klar. Wasser trübt diese Lösungen. Von absolutem Alcohol und von Weingeist wird diese Aloë vollständig, von Aether dagegen, Chloroform, Petroleumäther, Benzol und Schwefelkohlenstoff gar nicht gelöst. Weder aus der wässerigen, noch aus der weingeistigen Lösung der Cap-Aloë scheiden sich krystallisirende Körper

30*

aus. Diese Aloësorte muss deshalb auch den purgirend wirkenden Bestandtheil in amorphem Zustand enthalten. Dagegen ist in der aus Natal, Zanzibar, Socòtra, Jafferabad und von Barbados stammenden Aloë ein krystallisirender Körper, das Aloïn, vorhanden, welches purgirend wirkt und in Form gelber, sternförmig zusammengelagerter Prismen und Nadeln isolirt werden kann.

Die Aloïne aus den verschiedenen Aloësorten stimmen in manchen Eigenschaften überein, zeigen aber auch bestimmte Unterschiede und besitzen, je nach ihrer Abstammung, eine verschiedene Zusammensetzung. Man unterscheidet deshalb ein Barbaloïn, Socaloïn, ein Zanaloïn und ein Nataloïn. E. von Sommaruga und Egger halten die Aloïne, welche nach E. Schmidt's Untersuchungen Derivate des Anthracens sein dürften, für Glieder einer homologen Reihe, welche mit Socaloïn, $C^{15}H^{16}O^{7}$, beginnt und von Zanaloïn und Nataloïn, $C^{16}H^{18}O^{7}$, zu Barbaloïn, $C^{17}H^{20}O^{7}$, übergeht. Sämmtliche Aloïne stimmen darin überein, dass ihre weingeistige Lösung durch Eisenchlorid schmutzig grünbraun gefärbt wird und ihre bis fast zur Farblosigkeit verdünnte, wässerige Lösung durch etwas Kupfersulfat oder Kupferchlorid eine intensiv gelbe Färbung annimmt und auf Zusatz von wenig Chlornatrium oder Bromkalium und etwas Alcohol rosaviolett bis roth wird. Unterscheiden lassen sie sich dadurch leicht von einander, dass nach Histed ein Körnchen Barbaloïn in einem Tropfen kalter Salpetersäure von 1,20 spec. Gew. eine carminrothe Färbung gibt, Socaloïn unter gleichen Bedingungen sich kaum verändert, während Nataloïn eine carminrothe Farbe annimmt, welche lange unverändert bleibt. Socaloïn wird dagegen durch rauchende Salpetersäure geröthet. In concentrirter Schwefelsäure gelöstes Barbaloïn wird von rauchender Salpetersäure wenig beeinflusst, während Nataloïn sich bei gleicher Behandlung blau färbt. Ausser dem wirksamen Bestandtheil enthalten die Aloësorten Spuren eines ätherischen Oeles und einen in Wasser löslichen Bitterstoff, das Aloëtin. — Wird Aloë mit Natronlauge oder mit verdünnter Schwefelsäure gekocht, so entsteht Paracumarsäure. Mit concentrirter Salpetersäure gekocht gibt sie Chrysamminsäure, Aloëtinsäure, Pikrinsäure und Oxalsäure. Durch schmelzendes Kalihydrat zersetzt sie sich unter Entwickelung von Wasserstoff in Orcin, Alorcinsäure, Paraoxybenzoesäure, Oxalsäure und flüchtige Fettsäuren. Der trocknen Destillation mit Aetzkalk unterworfen liefert sie ein öliges Destillat, Aloisol, $C^{6}H^{3}(CH^{3})^{2}.OH$, genannt, in welchem Xylenol, Aceton und Kohlenwasserstoffe nachgewiesen sind.

Das Barbaloïn krystallisirt in gelben Prismen, welche bei 100° C. 2,69 pc. Wasser abgeben. Seine Zusammensetzung entspricht nach Stenhouse der Formel

$C^{34}H^{35}O^{14} + H^2O$, während Tilden ihm die Formel $C^{16}H^{18}O^7 + xH^2O$ ertheilt. Es schmeckt sehr bitter und anfangs auch etwas süsslich. Fehlings Lösung reducirt es, gibt aber bei Behandlung mit verdünnten Mineralsäuren keinen Zucker. In alkalischer Lösung nimmt es Sauerstoff auf und geht in unkrystallisirbare, nicht mehr bitter schmeckende Substanzen über. In warmem Wasser und in Alcohol ist es löslich. Seine kalt gesättigte, weingeistige Lösung ist bräunlich gefärbt. Bromwasser fällt aus der wässerigen Lösung eine Bromverbindung, $C^{34}H^{30}Br^6O^{14}$, welche aus heissem Alcohol in Krystallen anschiesst. Mit Salzsäure und Kaliumchlorat behandelt, gibt es hellgelbe Krystalle von der Formel $C^{34}H^{30}Cl^6O^4 + 6H^2O$. Mit rothem Kaliumchromat in verdünnter Schwefelsäure erwärmt, liefert es Aloxanthin. Durch Salpetersäure wird es zu Chrysamminsäure, Aloëtinsäure, Picrinsäure und Oxalsäure oxydirt. Beim Erhitzen mit Zinkstaub gibt es etwas Methylanthracen $C^{14}H^9(CH^3)$. Mit Acetylchlorid unter geringer Erwärmung behandelt liefert es ein Aloïnacetyl, welches aus Aetheralcohol in Krystallen erhalten wird. Da auch der amorphe Theil der Barbados-Aloë unter gleichen Umständen dieselben Oxydationen gibt, hält man denselben für das Anhydrid des Barbaloïn.

Das Socaloïn aus Socotra-Aloë ist identisch mit Zanaloïn aus Zanzibar-Aloë und stimmt auch ganz überein mit dem Aloïn, welches Shenstone 1882 aus Jafferabad-Aloë dargestellt hat. Es krystallisirt in gelben Prismen mit 5 Mol. Wasser, Abb. v. Shenstone Pharm. J. a. Tr. 1882. Nr. 650. S. 461, und entspricht nach Flückiger der Formel $C^{34}H^{38}O^{15} + 5H^2O$, schmeckt bitter u. löst sich in kaltem Weingeist mit stark gelber Farbe. Bei 15,5° C. bedarf 1 Theil zur Lösung 9 Th. Essigäther und 30 Th. absoluten Alcohol, 90 Th. Wasser und 380 Th. Aether. Es gibt ein Chlorderivat wie Barbaloïn. Während Flückiger bei Behandlung mit Brom die dem Brombarbaloïn entsprechende Verbindung nicht erhielt, will Shenstone dieselbe und ferner auch ein Acetylzanaloïn erhalten haben. Mit Salpetersäure behandelt, gibt es auch Chrysamminsäure, Aloëtinsäure, Picrinsäure und Oxalsäure. Mit Chromsäure oxydirt, liefert es Aloxanthin.

Nataloïn aus Natal-Aloë, krystallisirt in wasserfreien, rechteckigen, gelben Tafeln, entspricht nach Flückiger der Formel des entwässerten Barbaloïn, schmeckt bitter und ist schwerer löslich als die anderen Aloïne. Von warmem Wasser wird es so gut wie gar nicht aufgenommen, von wässerigem Ammoniak mit brauner Farbe gelöst. Bei 15,5° C. bedarf ein Theil 35 Th. Methylalcohol, 50 Th. Essigäther, 60 Th. Weingeist von 0,820 spec. Gew., 230 Th. absoluten Alcohol und 1236 Th. Aether zur Lösung. Die bei 15° C. gesättigte, weingeistige Lösung ist von schwach gelblicher Farbe und wird durch Natron- oder Kalilauge erst stark gelb und später grün; nimmt auf Zusatz eines Tropfen Ammoniak eine carminrothe Farbe an und hinterlässt nach freiwilligem Verdunsten einen in Wasser löslichen, violetten Rückstand. Krystallisirende Verbindungen mit Chlor und Brom gibt es nicht; liefert bei Behandlung mit Salpetersäure nicht Chrysamminsäure, sondern nur Picrinsäure und Oxalsäure und lässt sich nicht durch Chromsäure zu Aloxanthin oxydiren. Dagegen gibt es bei Behandlung mit Acetylchlorid ein krystallisirendes Acetylderivat, $C^{25}H^{22}(C^2H^3O)^6O^{11}$, aus dessen Zusammensetzung Tilden für Nataloïn die Formel $C^{25}H^{28}O^{11}$ berechnet.

Das ätherische Oel der Barbados-Aloë ist gelblich, erinnert in Geruch und Geschmack an Pfefferminzblätter, hat 0,863 spec. Gew. und siedet bei 270° C. T. u. H. Smith erhielten 1880 aus 250 kg Aloë nur 6 g Oel.

Die Paracumarsäure, $C^6H^4.OH.CH = CH - CO.OH$ oder $C^9H^8O^3$, krystallisirt in Nadeln, welche bei 180° C. schmelzen, sich leicht in Aether und wenig in Wasser lösen.

Die Chrysamminsäure, $C^{14}H^2(NO^2)^4(OH)^2O^2$, krystallisirt in goldgelben Blättchen, welche sich leicht in Alcohol, schwer in Wasser lösen und sich beim Schmelzen leicht zersetzen. Sie ist eine zweibasische Säure und ist als Tetranitrodioxyanthrachinon aufzufassen.

Die Aloëtinsäure, $C^{14}H^4(NO^2)^4O^2$, stellt ein orangefarbenes, krystallinisches Pulver dar, welches sich leicht in Alcohol, wenig in Wasser löst, von Natron- und Kalilauge mit rother, von Ammoniak mit violetter Farbe gelöst wird.

Die Alorcïnsäure, $C^6H^2.OH.(CH^3)^2.COOH$, krystallisirt in feinen, spröden Nadeln, welche beim Erhitzen einen Geruch nach Cumarin (S. 419) verbreiten und als wasserfreie Säure sublimiren. Sie löst sich schwer in kaltem, leicht in siedendem Wasser, in Alcohol und Aether. Die wässerige Lösung wird durch Eisenchlorid nicht gefärbt und durch Bleizucker nicht gefällt. Die alkalische Lösung der Säure färbt sich allmählich roth. Unterchlorigsaure Alkalien färben die Lösung purpurroth und entfärben sie im Ueberschuss. Mit Calcium, Baryum und Kupfer bildet die Säure krystallisirende Salze. Unter der Einwirkung von schmelzendem Kalihydrat setzt sich die Säure in Essigsäurehydrat und Orcin um.

Das Orcin, $C^6H^3(CH^3).(OH)^2 + H^2O$, = Dioxytoluol, krystallisirt in farblosen Prismen, welche süss schmecken, in wasserhaltigem Zustand bei 58° C., im wasserfreien bei 86° C. schmelzen und bei 290° C. sieden. In Wasser, Alcohol und Aether löst sich Orcin leicht. Aus wässeriger Lösung, welche sich mit Eisenchlorid blauviolett färbt, wird es durch Bleiessig weiss gefällt. Mit Ammoniak verbindet es sich zu krystallisirendem Orcinammoniak $C^7H^8O^2.NH^3$. An der Luft zerfällt diese Verbindung zu Orceïn, einem rothbraunen Pulver, welches den Hauptbestandtheil der Orseille ausmacht und von Alcohol und Alkalien schön roth gelöst wird.

Das Methylanthracen, $C^{14}H^7.CH^3$, krystallisirt in farblosen Blättchen, welche bei 198° bis 201° C. schmelzen und blau fluoresciren.

Das Aloxanthin $C^{14}H^3.CH^3(OH)^4O^2$ = Methyltetraoxyanthrachinon, krystallisirt in gelben Nadeln, welche von Alcohol und Aether leicht, von angesäuertem Wasser gar nicht, wohl aber von Alkalien mit rother Farbe gelöst werden.

Nachweis: Um Aloë in Flüssigkeiten (Liqueuren, Bier, Harn) nachzuweisen, schüttelt man einen Theil der zu untersuchenden Flüssigkeit mit Aether oder Benzol aus, giesst den gelblichen Auszug ab, versetzt denselben mit einigen Tropfen concentrirtem Ammoniakliquor und erwärmt vorsichtig. Aloë verräth sich durch das Auftreten einer violettrothen Farbe. Senna, Rheum und Rhamnus geben allerdings dieselbe von Bornträger aufgefundene Reaction.

Verfälschungen der Aloë bestehen fast nur in zufälligen Verunreinigungen, welche die Cap-Aloë bei sorgloser Bereitungsweise oft genug erfährt. Sehr unreine Waare von steiniger Beschaffenheit, schwarzer Farbe und unangenehmem Geruch und Geschmack wird unter dem Namen Aloë caballina verkauft.

Handel: Deutschland verbraucht hauptsächlich Cap-Aloë, bezieht aber auch westindische. Hamburg importirte im Jahre 1883 etwa

120 000 kg Aloë und darunter 82 000 kg vom Capland und 32 000 kg von Curaçao.

Verwendung: Die Aloë und das Aloïn werden hauptsächlich als Purgans, die erstere in kleinen Dosen auch als Amarum gebraucht. Als Surrogat des Hopfens und anderer Bitterstoffe dürfte Aloë nur selten dem Biere zugesetzt werden.

Präparate: Extractum Aloës und Extractum Aloës compositum, Pilulae aloëticae ferratae, Tinctura Aloës und T. Aloës composita sind jetzt officinell.

Resina Draconis.

Drachenblut.

Schon zu Theophrast's Zeiten (333 v. Chr.) stand unter der bildlichen Bezeichnung Drachenblut, *αἷμα δράκοντος*, ein Harz in Gebrauch, welches von der Insel Socotra und den benachbarten Küstenländern nach Griechenland gebracht wurde. Vermuthlich war dasselbe der theils spontan, theils aus Verwundungen der Rinde ausgeflossene Harzsaft verschiedener Dracaena-Arten aus der Familie der Liliaceen, welche wie *Dracaena Cinnabari, Dra. Ombet,* Kotschy und *Dra. schizantha* Baker auf der genannten Insel und auf der Somaliküste auch jetzt noch angetroffen werden und Drachenblut liefern. Das Mittelalter benutzte zu technischen Zwecken gleichfalls Drachenblut von Socotra, aus Aegypten und Arabien. Das gleichnamige rothe Harz der ersten deutschen Pharmacopoe stammt aber nicht von einer Liliacee ab, ist auch seiner Abkunft nach erst durch Rumphius seit der ersten Hälfte des vorigen Jahrhunderts in Europa bekannt. Es wird hauptsächlich auf Sumatra, Borneo und Penang gesammelt. Seine Stammpflanze ist die Rotang-Palme, *Calamus Draco* Willdenow, Bschr. Lrs. B. II. 331; Abb. Blume Rumphia II. 131—132; Ha. IX. 3; N. v. E. 39 und 40. Die 2 cm dicken, rundlichen Früchte derselben, Abb. Lrs. l. c. 330, sind von derben, übereinandergreifenden Schuppen bedeckt, zwischen welchen zur Reifezeit ein röthliches Harz reichlich zu Tage tritt. Dasselbe überzieht die Früchte, an welchen es rasch erstarrt, ringsum vollständig. Die **R. Ph.** hat dies Harz nicht wieder aufgenommen.

Gewinnung und **Aussehen:** Von den Früchten der Rotangpalme trennt man das Harz sehr leicht, indem man die gesammelten Früchte in Säcken schüttelt oder klopft. Das so losgelöste Harz wird auf Sieben von den anhängenden Schuppentheilen möglichst befreit und dann an der Sonne oder vermittelst heisser Wasserdämpfe soweit erweicht, dass es sich zu Cylindern von 30 cm Länge und 1,5 cm Dicke oder zu Kugeln von 3—4 cm Durchmesser und 20 g Gewicht formen lässt. Die Cylinder werden in Palmblätter gewickelt und darin mittelst eines Grashalms oder eines aus der Stammrinde der Palme ausgeschnittenen Streifens befestigt. Aeusserlich sind die Cylinder schwärzlich-braun, auf dem Bruche carminroth, in Splittern durchscheinend, gepulvert lebhaft roth, enthalten aber selbst in der besten Waare Bruchstücke der Fruchtschuppen. Der Geschmack des Harzes ist etwas kratzend und süsslich. Geruch besitzt es nicht.

Chemie: Das Harz von Calamus Draco erweicht in heissem Wasser und schmilzt je nach der Handelssorte zwischen 80 und 120° C. In Alcohol, Chloroform, Eisessig, Petroleum, Benzol und Schwefelkohlenstoff ist es löslich, hinterlässt aber bis 20 pc. Verunreinigungen von Holz, Sand und Schuppentheilen. In Aether, Petroleumäther und Terpenthinöl ist es unlöslich. Dagegen wird es von Nelkenöl und auch von Alkalien gelöst und aus letzterer Lösung durch Säuren als schmutzigbraunes, gallertartiges Harz ausgefällt. Nach Verdunstung der obigen Lösungsmittel bleibt das amorphe Harz zurück. Es besteht aus verschiedenen Harzen und enthält nach den Angaben von Hirschsohn, Dobbien und Henderson immer Zimmtsäure, während Flückiger dieselbe aus seinen Proben nicht erhalten konnte. Trockner Destillation unterworfen gibt es hauptsächlich Toluol, Styrol und Benzoesäure. Das wässrige Destillat wird durch Eisenchlorid blau gefärbt, weil es, wie Flückiger vermuthet, Phenol oder Pyrogallol enthält. Mit Kalihydrat geschmolzen liefert es Phloroglucin, Paraoxybenzoësäure, Protocatechusäure, Fettsäuren und Oxalsäure. Bei Behandlung mit Salpetersäure entwickelt es Benzoësäure, Nitrobenzoësäure, Oxalsäure und Picrinsäure.

Verfälschungen: Mitunter kommen auch schlechte Sorten im Handel vor, die durch Auskochen der zerkleinerten Früchte mit Wasser dargestellt und nicht selten durch Zusätze von Wachs, von Dammarharz, von mit Fernambuk gefärbtem Gummi verfälscht sind. Statt des Harzes vom Palmendrachenbaum werden ähnliche Harze von Dracaena-Arten von der Insel Socotra, der Somaliküste, von Madeira und den canarischen Inseln eingeführt. Auch Amerika importirt rothes Harz, welches von *Croton Draco* Schlechtendahl in Mexico, von *Pterocarpus Draco* L. in Westindien, von *Dalbergia monetaria* in Surinam und von *Croton hibiscifolius* H. B. Kth. in Neu-Granada gewonnen wird. Jedoch sind in unserem Handel die Verwechselungen von Palmenharz und solchem von Dracaenaarten weit wichtiger, während amerikanisches Drachenblut auf europäischen Märkten keine grosse Bedeutung hat.

Handel: Das Drachenblut von Calamus Draco wird von den Sundainseln gewöhnlich über Singapore nach Europa gebracht.

Prüfung: Zur Unterscheidung des Palmen-Drachenblutes von afrikanischem Dracaena-Drachenblut können folgende von Flückiger angegebenen Reaktionen verwerthet werden. Die weingeistige Lösung des Palmenharzes ist braunroth und bei starker Verdünnung gelbroth, wässerige Bleizuckerlösung bewirkt darin einen gelbrothen Niederschlag. Die weingeistige Lösung des Dracaenaharzes ist carminroth, behält auch bei starker Verdünnung diese Farbe und gibt mit Bleizucker einen blassvioletten Niederschlag. Mit Kalkmilch gekocht, liefert Palmenharz ein zinnoberrothes Filtrat, aus welchem Kohlensäure etwas graubraunes Harz fällt. Dracaenaharz ergibt ein dunkelbraunes Filtrat von aromatischem Geruch, aus welchem Kohlensäure graubraunes Harz niederschlägt. Von wässerigem Natriumcarbonat wird Palmenharz mit schwach brauner Farbe gelöst und Salzsäure fällt daraus braune Flocken. Dracaenaharz wird dunkelbraun gelöst und Salzsäure präcipitirt zunächst einen gelben Farbstoff und dann erst rothes Harz. Verdunstet man die Sodalösung und nimmt den Rückstand in Weingeist auf, so erhält man vom Palmenharz eine rothe, vom Dracaenaharz eine gelbe Lösung. Mit Ammoniakflüssigkeit geschüttelt werden beide Harze nussfarbig bräunlich.

Verwendung: Das Drachenblut wird nur als Färbemittel benutzt und hauptsächlich technisch zur Herstellung von Firnissen und zur Tischlerpolitur verwerthet.

Oleum Cocos.

Cocosnussöl.

Die Cocospalme, *Cocos nucifera L.*, deren Heimath wahrscheinlich in Südasien, vielleicht auch in Südamerika und Westindien zu suchen ist, bildet als Küstenbewohnerin der Tropenländer ausgedehnte Waldungen. Bschr. Lrs. Pf. 330; Abb. Martius Palmen I. 62. 65. 88; Tussac l. c. IV. 34. Sie ist eine der nützlichsten Palmen. Ihr Stamm liefert Bauholz und seine äussere Rinde dient zum Gerben. Das Gummi der Rinde wird zu Haarsalben verarbeitet. Ihre jungen Sprossen werden als wohlschmeckendes Gemüse (Palmenkohl) gegessen und ihre Blätter zu Flechtwerk verwendet. Aus dem Safte der Blüthenkolben bereitet man Palmwein. Die Früchte, Cocosnüsse, geben in den Fasern ihres Mesocarps das Material zu Tauen und anderen, gröberen Gespinnsten. Ihr Steinkern eignet sich zu Trinkschalen und anderen beliebten Drechslerarbeiten. Das Endosperm ist in unreifen Früchten in seinem inneren Theile flüssig und dieser Theil stellt die als kühlendes Getränk sehr geschätzte Cocosmilch dar. Mit der Fruchtreife erstarrt es zu dem weissen, hartfleischigen, hohlen Kern, Copra oder Copperah genannt, welcher roh und in verschiedener Weise zubereitet ein geschätztes Nahrungsmittel abgibt und zugleich das Oleum Cocos, das Cocosnussöl, enthält. Letzteres wurde bereits im vorigen Jahrhundert in deutschen Apotheken verwendet und ist auch jetzt nach der **R. Ph.** officinell.

Gewinnung und **Aussehen:** Der länglich runde Samenkern wird 10—12 cm lang. Seine graubraune oder röthlichbraune Testa ist, wie das Mikroskop zeigt, aus drei Gewebsschichten aufgebaut. Unter der Epidermis liegen im Querschnitt 20—25 Reihen dünnwandiger, isodiametrischer, hellgefärbter Zellen, zwischen welchen zahlreiche Gefässbündel verlaufen. Darauf folgen als dritte Schicht ebenso viele Reihen dünnwandiger Zellen mit rothbraunem Inhalt. Die Zellen des Endosperms sind radial geordnet, ihre dünnen Wandungen umschliessen einen Inhalt, welcher aus Protoplasma und zahlreichen Bündeln von Fettsäurekrystallen besteht. Zur Gewinnung des Oels werden die Kerne zweckmässig zuerst mittelst Grüsson's Excelsior-Mühle zerkleinert und dann einer ersten Pressung unterworfen. Nach diesem Vorpressen werden sie nochmals und feiner zerkleinert und nun unter Erwärmung ausgepresst. — Frisches Cocosöl ist weiss, von der Härte der Butter, von eigenthümlichem, nicht unangenehmem Geruch und mildem, eigenartigem Geschmack.

Chemie: Die Samenkerne enthalten 60—70 pc. Oel, 23—26 pc. organische Substanz und darunter bis 10 pc. Eiweiss. Beim Verbrennen hinterlassen sie etwa 1,5 pc. Asche. Die Pressrückstände gelten bei einem Gehalt von 10—11 pc. Oel und 70—71 pc. organischer Substanz für ein sehr werthvolles Viehfutter. Möglichst entöltes Coprameh1 hält immer noch 1—2 pc. Fett zurück, gibt 4,5 pc. Wasser ab und hinterlässt 5—6 pc. Asche, während 87—88 pc. organische Substanz mit 23 bis 24 pc. Stickstoffkörper darin nachweisbar sind. Die Phosphorsäure der Asche beträgt 24,3 pc. — Das Cocosöl ist in Alcohol schwierig, in Aether, ätherischen und fetten Oelen leicht löslich. Es schmilzt bei 22—25 ° C. und erstarrt bei 20 ° C. Zusammengesetzt ist es hauptsächlich aus Laurostearin (S. 293), neben welchem Palmitin (S. 361), Myristin (S. 361) und die Glycerinester der Caprin-, Capryl- und Capronsäure vertreten sind. Das Cocosöl wird leicht ranzig und nimmt einen unangenehmen Geruch und kratzenden Geschmack an. Auf 160—170° C. erhitzt entwickelt es einen stechenden Geruch und erstarrt beim Abkühlen schwer und nicht weiss, sondern wässerig durchscheinend. Auf 240 ° C. gebracht, bleibt es nach dem Erkalten Tage hindurch flüssig. Bei 280—300 ° C. entwickelt es Acroleïn. Mit Salpetersäure längere Zeit erhitzt gibt es Korksäure, Pimelinsäure, Lepargylsäure, Adipinsäure, Bernsteinsäure u. a. Zersetzungsprodukte. — Bei mittlerer Temperatur oder in der Kälte lässt sich Cocosöl leicht verseifen. Diese Seife kann aber nicht wie andere ausgesalzen werden, da sie in Salzwasser löslich ist und damit beim Erkalten erstarrt. Cocosnussölseife schliesst daher ansehnliche Mengen Wasser, Glycerin und Lauge ein und schäumt bei untadelhafter Härte doch stark mit Wasser.

Die Caprinsäure, $C^{10}H^{20}O^2$, oder Monylcarbonsäure, $C^9H^{19} - CO.OH$, ist eine weisse, blätterige Masse, welche bockartig riecht, bei 29,5° C. schmilzt und bei 268—270° C. siedet und sich kaum in siedendem Wasser löst. Ihr Baryumsalz krystallisirt in Nadeln, welche getrocknet sich nicht mehr in Wasser lösen. Das Silbersalz krystallisirt aus kochendem Wasser in kleinen Nadeln.

Die Caprylsäure, $C^8H^{16}O^2$, oder Heptylcarbonsäure, $C^7H^{15} - CO.OH$, ist eine farblose Flüssigkeit, die beim Abkühlen krystallinisch erstarrt und dann erst bei 16° C. wieder schmilzt. Bei 20° C. besitzt sie das spec. Gew. 0,914, siedet bei 233—235° C. und ertheilt dem Schweisse, in welchem sie bei manchen Menschen sehr reichlich vertreten ist, einen sehr unangenehmen Geruch. In 400 Th. siedendem Wasser ist sie löslich, krystallisirt beim Erkalten theilweise wieder aus. Ihr Baryumsalz krystallisirt in fettglänzenden Schuppen, die sich in 106 Th. kaltem und 50 Th. kochendem Wasser lösen. Das Silbersalz ist ein weisser, käsiger Niederschlag.

Die Capronsäure, $C^6H^{12}O^2$ oder Pentylcarbonsäure, $C^5H^{11} - CO.OH$, ist eine farblose, ölige Flüssigkeit, von unangenehmem Geruch, welche bei 0° ein spec. Gew. von 0,945 zeigt, bei starker Abkühlung krystallinisch erstarrt, bei 205° C. siedet, sich nicht in Wasser, aber leicht in Alcohol löst. Capronsaures Baryum krystallisirt in glänzenden Nadeln, capronsaures Silber ist ein Niederschlag, der aus kochendem Wasser in Blättchen krystallisirt.

Das Acroleïn, C^3H^4O oder $CH^2 = CH - COH$, entsteht bei trockner Destillation der glycerinhaltigen Fette und ist eine farblose Flüssigkeit von stechendem Geruch, deren Dampf die Augen zu Thränen reizt. Es ist leichter als Wasser und siedet bei 52° C., löst sich in 40 Th. Wasser, sehr leicht in Aether. Beim Aufbewahren verwandelt es sich in flockiges Disacryl. Nascirender Wasserstoff führt das Acroleïn in Allylalcohol $CH^5.OH$ über und frisch gefälltes Silberoxyd oxydirt es zu Acrylsäure.

Die Acrylsäure, $C^3H^4O^2$ oder $CH^2 = CH - CO.OH$, stellt eine farblose, stechend wie Essigsäure riechende Flüssigkeit dar, welche bei 140° C. siedet, bei starker Abkühlung erstarrt und dann erst bei + 7° C. schmilzt. In Wasser ist sie leicht löslich. Durch Salpetersäure wird sie in Essigsäure und Ameisensäure zerlegt. Ihre Salze sind mit Ausnahme des Silbersalzes in Wasser leicht löslich.

Die Korksäure, $C^6H^{12}(CO.OH)^2$, bildet farblose Nadeln oder Tafeln, welche sich kaum in kaltem Wasser, leicht in Alcohol, wenig in Aether lösen, bei 140° C. schmelzen und nach dem Schmelzen krystallinisch erstarren. Mit Barythydrat erhitzt, liefert es normales Hexan C^6H^{14}. Korksaures Silber ist ein weisses Pulver.

Die Pimelinsäure, $C^5H^{10}(CO.OH)^2$, bildet farblose Krystalle, welche sich sehr leicht in heissem Wasser lösen und bei 114° C. schmelzen.

Die Adipinsäure, $C^6H^{10}O^4$, krystallisirt in glasglänzenden Blättchen, welche sich in heissem Wasser, in Alcohol und Aether leicht lösen und bei 148° C. schmelzen.

Die Lepargylsäure, $C^7H^{14}(CO.OH)^2$, krystallisirt in glänzenden Nadeln oder Blättchen, welche bei 106° C. schmelzen, sich schwer in Wasser, leichter in Alcohol lösen und beim Erhitzen mit Barythydrat normales Heptan, C^7H^{16}, liefern.

Handel: Sowohl die ganzen Früchte wie die getrockneten Samenkerne (die sogen. Cocosmandeln = Copra oder Copperah) kommen in sehr grossen Mengen nach Europa. Cocosöl wird von Cochin auf der Malabarküste und von Colombo auf Ceylon sehr reichlich importirt. Seit einer Reihe von Jahren pressen deutsche Fabriken in Harburg, Berlin, Magdeburg, Cöln, Mannheim, Obertürkheim, ferner französische in Marseille und englische in Liverpool und London in ausgedehntem Maasse Oel aus eingeführten, indischen und afrikanischen Kernen. Hamburg importirte im Jahre 1883 nahezu 2 800 000 kg Oel und nahezu 6 000 000 kg Copra und andere Oelnüsse.

Verwendung: Das Oel dient zur Herstellung von Salben und zum Ersatz von Schweinefett und Ol. Olivarum. In England wird es an Stelle des Leberthrans medicinisch gebraucht. Technisch wird es zur Bereitung cosmetischer und billiger, weisser, gefüllter Seifen und auch zur Kerzenfabrikation benutzt.

Präparate besitzt die **R. Ph.** nicht.

Amylum.

Stärkemehl oder Kraftmehl.

Das Stärkemehl ist eine in der Pflanzenwelt sehr weit verbreitete Verbindung. Die Benutzung desselben als Nahrungs- und Arzneimittel reicht in der alten wie neuen Welt vermuthlich bis in die frühesten Zeiten zurück. Das klassische Alterthum nannte es Amylum (aus ἀ privativum und μύλος, die Mühle, gebildet), weil es sich ohne Mühle herstellen liess. Damals galt das aus Chios, Kreta und Aegypten bezogene Produkt für die feinste Waare. Das Mittelalter kannte bereits die in Ostindien von jeher verwendete Stärke der Sagopalme und bediente sich verschiedener Stärkemehlsorten. Bald nach der Entdeckung Amerikas wurden auch mehrere im neuen Welttheil als Nahrungs- und Arzneimittel seit jeher verwerthete Stärkearten in Europa bekannt, und zu jener Zeit kam in deutschen Officinen, wie O. Brunfels in seinem Onomasticon von 1534 angibt, der aus der griechischen Bezeichnung corrumpirte Name Amydon auf. Den mikroskopischen Bau der Getreidestärke beobachtete zuerst, wenn auch nur mangelhaft, Anton von Leeuwenhoek um 1716. Eingehendere und bahnbrechende physikalische und chemische Untersuchungen des Stärkemehls gehören unserem Jahrhundert an.

Bildung und **Vorkommen:** Das Stärkemehl entsteht in den grünen Blättern der Pflanzen durch Reduction der atmosphärischen Kohlensäure unter Aufnahme von Wasser. Diese Bildung erfolgt unter dem Einfluss der leuchtenden Strahlen des Sonnenspectrums und unter Ausscheidung von Sauerstoff nach der Gleichung $6CO^2 + 5H^2O = C^6H^{10}O^5 + 12O$. Das auf diese Weise, vielleicht auch unter vorgängiger Bildung von intermediären Verbindungen wie Oxalsäure und anderen Pflanzensäuren, in den Chlorophyllkörnern der grünen Organe der Pflanzen entstandene Stärkemehl wird gleich nach seiner Bildung in Zucker umgewandelt und gelangt als solcher mit der Saftbewegung in den Pflanzen an Stellen, wo eine Rückbildung des Zuckers in Stärkemehl und eine Ansammlung des letzteren erfolgt. Solche Ablagerungs- oder Sammelstellen sind: 1. Die unterirdischen Pflanzentheile: die Wurzeln, Knollen, Rhizome und Bulbi, von welchen, soweit sie officinell sind, nur die Wurzeln und Rhizome der Compositen, das Rhizoma Graminis, die Radix Gentianae und Senegae kein Amylum enthalten. 2. Von den oberirdischen Pflanzentheilen: das Mark der Stämme und Stengel, das Sameneiweiss und die Cotyledonen des Keims. Das Stärkemehl, welches in den Parenchymzellen der genannten Pflanzentheile angehäuft ist, stellt den Reservestoff oder das organische Bildungsmaterial für den Beginn der nächsten Vegetationsperiode der Pflanze dar.

Gewinnung und **Aussehen:** Zur Isolirung des Stärkemehls werden zunächst die betreffenden Pflanzentheile möglichst fein zerkleinert, um die Zellen, in welchen das Amylum abgelagert ist, zu zerreissen. Die zerkleinerte Masse wird auf Haarsieben oder mittelst anderer Vorrichtungen unter Wasser von den Zellhäuten und anderen zufälligen Verunreinigungen befreit. Das Stärkemehl geht mit dem Waschwasser durch die Siebe hindurch und setzt sich rasch ab. Durch wiederholtes Auswaschen mit kaltem Wasser erhält man es schliesslich ganz rein. Manche Stärkesorten erfordern zur völligen Reinigung, weil sie bei dem angegebenen Verfahren immer durch anhaftende Pflanzenstoffe, wie z. B. die Getreidestärke durch Kleber, verunreinigt bleiben, die Einleitung einer fauligen Gährung, welche die Stärke selbst unverändert lässt. Gereinigt und bei 50—60° C. getrocknet, stellt das Stärkemehl eine blendend weisse, aus mikroskopischen, grösseren und kleineren, höchstens $^1/_5$ mm starken Körnern bestehende Masse dar. Beim Zusammendrücken des Mehles reiben sich die Körner aneinander und bringen dadurch ein knirschendes Geräusch hervor. Je nach der Art und Abstammung besitzen die Körner, abgesehen von der wechselnden Grösse, eine verschiedene, bald rundliche oder ovale, bald cylindrische oder eine polygonale von ebenen oder gewölbten Flächen begrenzte, oft ganz charakteristische Form. Häufig bleiben selbst bei feinster Zertheilung zwei oder drei oder mehr Körner miteinander verbunden. Danach unterscheidet man im allgemeinen einfache und zusammengesetzte Körner. Die grösseren, einfachen und auch die zusammengesetzten Körner lassen, im Wasser unter dem Mikroskop betrachtet, Schichten erkennen, welche um einen mehr oder weniger excentrisch gelegenen Kern (auch Nabel, Kernpunct und Centralhöhle genannt) mehr oder minder regelmässig concentrisch gelagert erscheinen. Diese Schichtung ist wahrscheinlich durch eine verschiedene Dichtigkeit und Imbibitionsfähigkeit der einzelnen Lagen jedes Korns bedingt. Im polarisirten Lichte zeigen solche Körner ein schwarzes Kreuz, dessen Arme sich im Kernpunct schneiden. — Für den medicinischen Gebrauch und die Benutzung als Nahrungsmittel eignen sich besonders solche Stärkemehlarten, welche frei von Geruch und entweder durch keinen oder durch einen angenehmen Geschmack ausgezeichnet sind.

Chemie: Das Stärkemehl gehört zur Gruppe der Kohlehydrate und ist stark rechtsdrehend. Seine procentige Zusammensetzung

$$C = 44{,}44,$$
$$H = 6{,}17,$$
$$O = 49{,}39$$

entspricht zwar der Formel $C^6H^{10}O^5$, aber für sein Molecül ist nach Brown und Heron die Formel $20(C^6H^{10}O^5)$ anzunehmen. Beim Verbrennen hinterlässt es nach M. Maercker 0,28—0,4 pc. Asche. Das spec. Gew. des lufttrocknen Amylum beträgt bei 19,7° C. 1,505 und steigt bei dem völlig getrockneten auf 1,6. In Alcohol und Aether, in flüchtigen und fetten Oelen und in den sonst gebräuchlichen Lösungsmitteln ist das Stärkemehl vollkommen unlöslich. Kaltes Wasser ist auf unzerkleinerte Stärke ohne Einwirkung, gequollene Stärkekörner sind in Wasser von gewöhnlicher Temperatur etwas löslich. Durch heisses Wasser werden sie unter Vernichtung ihrer Structur verkleistert. Lässt man auf Stärke Jodwasser einwirken, so färbt sich dieselbe intensiv blau, beim Erwärmen verschwindet die blaue Farbe vollkommen. Sie beruht nicht auf einer chemischen Verbindung, sondern nach Nägeli nur auf einer Absorption des Jods durch die Stärke. Alle Substanzen, welche zum Jod eine starke Verwandtschaft haben, zerstören oder verhindern die Färbung der Stärke durch Jod; so besonders ätzende und kohlensaure Alkalien, alkalische Erden (Kalk und Baryt), Schwefelwasserstoff und schweflige Säure. Alcohol im grossen Ueberschuss zugesetzt, entfärbt die blaue Jodstärke vollkommen.

Jedes Stärkekorn besteht wesentlich aus Stärkecellulose und Granulose. Die beiden Körper sind aber nicht sichtbar örtlich getrennt, sondern überall im Korne vertheilt, wenn auch die äusseren Theile desselben vorwiegend Cellulose enthalten, vielleicht sogar das gesammte Aeussere daraus besteht. Die Stärkecellulose hat die Zusammensetzung C 44,42, H 6,48, O 49,10 und unterscheidet sich von der Granulose dadurch, dass sie durch Jod gelb, die letztere dadurch blau gefärbt wird. Sie kommt in der Stärke in zwei Modificationen vor, welche sich durch siedendes Wasser von einander trennen lassen. Letzteres wandelt den grössten Theil der Cellulose (und Granulose) des Stärkekorns in lösliche Stärke um, lässt aber eine Cellulose-Modification zurück, welche durch Wasser nicht weiter verändert wird, etwa 2,5—5,5 pc. des Stärkekorns ausmacht und nur von Kalilauge gelöst und bei höherer Temperatur durch diese in lösliche Stärke umgesetzt wird. Ausser den genannten beiden Körpern sind nach Nägeli jun. in jedem Stärkekorn noch Uebergänge zwischen beiden vorhanden, welche bei der Einwirkung von Jod sich der Reihe nach violett, roth und rothgelb färben.

Wird Stärkemehl erhitzt, so geht es bei Temperaturen über 160° nach Maschke zuerst in die in heissem Wasser lösliche Modification der Stärke, dann aber ohne Gewichtsverlust in Dextrin über. Bei höheren Temperaturen zersetzt es sich. Der trocknen Destillation unterworfen, liefert es Kohlensäure, Kohlenwasserstoffe, brenzliche Producte und Wasser und hinterlässt eine aufgeblähte Kohle. Durch Sauerstoff und auch schon durch atmosphärische Luft wird feuchte Stärke langsam unter Entwickelung von CO^2 oxydirt. Energische Oxydationsmittel verwandeln die Stärke schliesslich nach der Gleichung $C^6H^{10}O^5 + 9O = 3(C^2H^2O^4) + 2H^2O$ in Oxalsäure.

Mit Alkalien behandelt quillt Stärke zu einer durchsichtigen Gallerte auf. Aether und Alcohol fällen daraus einen Niederschlag, welcher nach Tollens eine Verbindung von (4—5 Th.) Stärke mit (1 Th.) Kali oder Natron darstellt. Baryt, Kalk, Kupferoxyd und Bleioxyd geben ähnliche Verbindungen. Mit Salpetersäure verbindet sich die Stärke zu zwei Verbindungen von der Formel $C^6H^8O^4 . HNO^3$ und $C^6H^6O^3 . 2HNO^3$, welche beide in einer löslichen und einer unlöslichen Modification existiren. Eisenchlorid scheidet aus denselben unter Stickstoffentwickelung lösliche Stärke ab. Durch Gerbsäure wird sowohl lösliche wie verkleisterte Stärke gefällt. Stärkekleister unterliegt, wenn er längere Zeit an der Luft steht, der Milchsäuregährung, indem zuvor eine Invertirung der Stärke durch Fäulnissfermente zu einer Zuckerart stattfindet, welche Fehlings Lösung reducirt.

Erwärmt man Stärkemehl mit verdünnter Schwefelsäure, so entsteht zuerst als eine Modification der Stärke die in kaltem Wasser lösliche Stärke. Diese Modification erhält man auch beim Erwärmen von Stärkemehl mit Eisessig oder Chlorzink und durch Znsammenreiben von 3 Th. Stärke mit 2 Th. concentrirter Schwefelsäure. Bei letzterem Verfahren resultirt eine weisse, durchscheinende Masse, die nach einer halben Stunde mit Alcohol zerrieben, ein weisses Pulver von löslicher Stärke abscheidet. Dieselbe ist wahrscheinlich eine der zahlreichen Mittelstufen zwischen Stärke und Dextrose. Sie löst sich leicht in Wasser, schwer in Alcohol, garnicht in Aether. Jod färbt sie blau.

Bei weiterem Erwärmen von Stärke mit verdünnter Schwefelsäure wird jene invertirt. Es bilden sich zunächst Nägeli's Amylodextrine, welche durch Jod vorwiegend violett gefärbt werden; dann entstehen Dextrine und zwar zuerst die von Brücke Erythrodextrin genannte Modification, welche durch Jod roth wird und ferner das mit Jod sich nicht mehr färbende Achroodextrin. Danach bildet sich auch das von Herzfeld untersuchte Maltodextrin und endlich Maltose. Letztere geht bei weiterer Einwirkung der Säure vollständig in Dextrose — Traubenzucker — über. Durch Salzsäure wird Stärkemehl weit leichter als durch Schwefelsäure in Zucker invertirt. Stellt man die bei Invertirung der Stärke durch Säure entstehenden Körper zusammen, so erhält man nach M. Maercker (Chemie des Stärkemehls in dessen Handbuch der Spiritusfabrication IV. Aufl. 1885. S. 6—34) folgende Reihenfolge:

1. Stärke, wird durch Jodwasser blau und durch Alcohol gefällt.
2. Lösliche Stärke, wird durch Jodwasser blau und durch Alcohol gefällt.
3. Amylodextrin I, wird durch Jodwasser violett und durch Alcohol gefällt.
4. Amylodextrin II, wird durch Jodwasser roth und durch Alcohol gefällt.
5. Erythrodextrin, wird durch Jodwasser roth und durch Alcohol gefällt.
6. Achroodextrin, bleibt in Jodwasser farblos, wird durch Alcohol nicht gefällt.
7. Maltodextrin, bleibt in Jodwasser farblos, wird durch Alcohol nicht gefällt.
8. Maltose, bleibt in Jodwasser farblos, wird durch Alcohol nicht gefällt.
9. Dextrose, bleibt in Jodwasser farblos, wird durch Alcohol nicht gefällt.

Die Bildung dieser Körper findet jedoch nicht in einer solchen Reihenfolge statt, dass sich z. B. kein Dextrin bildete, bevor nicht die gesammte lösliche Stärke zersetzt wäre. Man kann vielmehr schon nach sehr kurz dauerndem Kochen mit Säuren bereits Zucker nachweisen, auch wenn noch lösliche Stärke durch Jod zu constatiren ist.

Wie durch Kochen mit verdünnter Säure, so wird die Stärke auch durch Einwirkung von Diastase bei 60° C. in Dextrine und Maltose umgesetzt. Traubenzucker wird dabei zunächst nicht gebildet.

Die Diastase ist ein in der Pflanzenwelt weit verbreitetes Ferment, das vielleicht mit den ähnlich wirkenden Fermenten des Thierkörpers identisch ist. Sie steht den Eiweisskörpern sehr nahe, aus welchen sie sich wahrscheinlich durch einen Oxydationsvorgang bildet. Nach von Wittich findet sie sich bereits in den ungekeimten Getreidekörnern vor, vermehrt sich aber durch den Keimungsprozess. In dem keimenden Gerstenkorn, welches von allen Getreidekörnern am meisten Diastase liefert, entwickelt sie sich zwischen dem 3. bis 7. Tage der Keimung am reichlichsten und erreicht nach Kjeldahl das Dreifache der ursprünglich vorhandenen Menge. Dargestellt wird sie aus zerkleinertem Malz (gekeimter Gerste), dessen wässeriger Auszug nach Adolf Mayer (Lehre von den chem. Fermenten 1882) mit verdünnter Phosphorsäure versetzt und dann mit Kalkwasser neutralisirt wird. Der dabei entstehende Niederschlag reisst Eiweisskörper und Diastase mit sich nieder. Letztere löst sich leicht in mit Phosphorsäure schwach angesäuertem Wasser und wird daraus durch Alcohol gefällt. Durch wiederholtes Lösen in Wasser und Ausfällen, erhält man sie in gereinigtem, wenn auch nicht völlig reinem Zustand. So gewonnene Diastase stellt, nachdem sie bei 40—50° C. vorsichtig getrocknet worden, ein weisses, geruch- und geschmackfreies Pulver dar, welches sich leicht in Wasser mit neutraler Reaction löst und auf Alcoholzusatz ausfällt. Nach den keineswegs übereinstimmenden Elementaranalysen besteht sie aus 45—60 pc. C, 6—8 pc. H, 4—8 pc. N und 4,5—6 pc. Asche.

Diastase führt das Stärkemehl in Zucker über. Die Menge des gebildeten Zuckers ist nach Kjeldahl proportional der angewandten Menge Diastase. Am kräftigsten wirkt das Ferment auf Stärkmehl bei etwa 50° C. Bei höheren, 65° C. übersteigenden Temperaturen büsst es sehr an Energie ein. Auch niedere Temperaturgrade schwächen die Wirksamkeit, wenn sie auch selbst bei 0° C. erhalten bleibt. Trockene Diastase erträgt viel höhere Temperaturen, nach Krauch sogar 120—125° C. ohne unwirksam zu werden. Sehr verdünnte Säuren fördern die Diastasewirkung, grössere Säuremengen beeinträchtigen dieselbe. Besonders feindlich gegen Diastase verhalten sich die Salze der schweren Metalle, ferner ätzende Alkalien und Erden und kohlensaure Alkalien, ebenso Alaun, Arsensäure und arsensaures Natrium. Carbolsäure ist weniger schädlich als Salicylsäure. Gerbsäure fällt die Diastase aus ihrer Lösung und der Niederschlag, das sog. Maltintannat besitzt nach Griesmayer keine Fermentwirkung.

Dextrine und nicht nur ein Dextrin entstehen in grösserer Anzahl durch Einwirkung von Diastase auf Stärkmehl. Sie stellen Zwischenstufen zwischen Stärkmehl und Maltose dar mit Eigenschaften, durch welche sie zum Theil dem Stärkemehl, zum Theil der Maltose näher treten. (Maercker l. c. S. 20—26.) Durch Einwirkung verdünnter Säuren auf Stärkemehl entstehen gleichfalls Dextrine, welche äusserlich den Diastasedextrinen gleichen, sich aber von ihnen besonders dadurch unterscheiden, dass die letzteren durch Diastase in Maltose verwandelt werden, während die Säuredextrine nach Soxhlet durch Diastase keine Veränderung erfahren. Die Diastasedextrine werden ferner durch die Fermente des Speichels und Pankreas verdaut, die Säuredextrine nicht. Brown und Heron unterscheiden neun verschiedene Dextrine, von welchen die höheren dem Stärkemehl, die niederen der Maltose nahe stehen. Alle Dextrine lösen sich in Wasser, die höheren schwerer, die niederen ausserordentlich leicht und jedenfalls leichter als Maltose. Nur die letzteren sind in verdünntem Alcohol löslich. Gegen Jodlösung zeigen die verschiedenen Dextrine das oben S. 480 angegebene Verhalten. Die sämmtlichen Dextrine polarisiren nach rechts, allerdings schwächer als Stärke. Ihr Drehungsvermögen wird um so schwächer, je mehr sie sich der Maltose nähern. Die höheren Dextrine reduciren Fehling's Lösung kaum, die niederen dagegen ziemlich stark. Während die der Stärke näher stehenden Dextrine durch thierische Membranen gar nicht oder kaum diffundiren, besitzen die Achroodextrine ein bedeutendes Diffusionsvermögen. Die letzteren sind auch wie Herzfeld's Maltodextrin gährungsfähig, die ersteren nicht. Die höheren Dextrine scheiden sich durch Gefrieren ihrer Lösungen aus, besitzen ein Drehungsvermögen, welches zwischen + 210 und 216 liegt und verhalten sich gegen Gerbsäure und Jodwasser wie Stärkemehl. Wahrscheinlich entstehen weiterhin bei der Diastasewirkung sog. Malzamylodextrine und diese sind den Amylodextrinen ähnlich, welche Nägeli jun. durch Behandeln des Stärkemehls mit kalter, verdünnter Schwefelsäure erhalten hat. Die letzteren scheiden sich krystallinisch beim Gefrieren ihrer Lösungen aus und lösen sich in kaltem Wasser nur wenig, aber sehr leicht in heissem Wasser. Durch Jod wird Nägeli's Amylodextrin I violett und A. II röthlich gefärbt. Das Erythrodextrin löst sich leicht und ganz klar in Wasser, wird weder durch Gefrieren seiner Lösungen ausgeschieden noch durch Gerbsäure gefällt. Alcohol präcipitirt es aus verdünnten Lösungen als nicht krystallisirenden Syrup, aus concentrirteren in Flocken. Jod färbt seine Lösungen rothbraun. Sein Drehungsvermögen beträgt + 202. Achroodextrine gibt es mehrere. Sie lassen sich aus Stärkelösungen, auf welche Diastase bis zum Verschwinden der Jodreaction eingewirkt hat, durch Alcohol ausfällen. Ihr Rotationsvermögen liegt zwischen 180 und 160. Das käufliche Dextrin besteht hauptsächlich aus Achroodextrinen, enthält aber immer mehr oder weniger Erythrodextrin und Zucker. Das Maltodextrin ist direct gährungsfähig und reducirt Fehling's Lösung ziemlich stark. — Das käufliche Dextrin wird auch Gummi genannt. Es wurde früher zur Herstellung trockner, narcotischer Extrakte benutzt. Die **R. Ph.** verwendet statt dessen jetzt gepulvertes Süssholz. Technisch wird Dextrin statt Gummi arabicum als Klebemittel, ferner zu Appreturen u. a. m. gebraucht.

Die Maltose, $C^{12}H^{22}O^{11}$, ist diejenige Zuckerart, welche bei der Einwirkung von Diastase auf Stärkemehl entsteht. Sie wurde zuerst 1819 von de Saussure dargestellt, dann 1847 von Dubrunfaut weiter untersucht und seit einem Decennium von O'Sullivan, E. Schulze, M. Maercker u. v. A. genauer studirt. Die vortheilhafteste Darstellung ist von Cuisinier und Dubrunfaut angegeben. 100 g Stärke werden mit 1 l Wasser sorgfältig verkleistert, auf 75° C. abgekühlt und mit 10 ccm eines Malzextraktes, welches man durch zweimaliges Aufgiessen von je 200 ccm Wasser auf 100 g Grünmalz erhielt, verflüssigt. Das Gemisch soll hierbei nicht unter 70° C. abkühlen uud anderseits sich nicht über 75° C. erwärmen. Alsdann kühlt man auf 50° C. ab, versetzt mit 80 ccm obigen Malzextrakts und erhält die Flüssigkeit 10 Stunden bei 48—50° C. Nach dieser Zeit wird sie zu Syrupsconsistenz eingedampft. Innerhalb der folgenden 24 Stunden erstarrt der Rückstand zu einer harten und festen Krystallmasse. Wird dieselbe aus absolutem oder sehr starkem Alcohol umkrystallisirt, so erhält man wasserfreie Maltose, während aus verdünntem Alcohol oder aus wässerigen Lösungen wasserhaltige mit 5,0 pc. Krystallwasser $C^{12}H^{22}O^{11}H^{2}O$ sich ausscheidet. Gereinigte Maltose krystallisirt entweder in feinen Nadeln oder harten Krusten oder bei sehr langsamem Verdunsten in Kugeln, welche nach Art der Hefezellen aneinander hängen. Sie schmeckt schwach süss, hat ein etwas höheres spec. Gewicht als Rohrzucker, löst sich leichter in heissem als in kaltem Wasser, leichter in verdünntem als in absolutem Alcohol und wird durch Jod nicht gebläut. Ihr Drehungsvermögen ist nahezu dreimal so gross als dasjenige der Dextrose und in frisch bereiteten Lösungen zeigt sie wie letztere Birotation. Fehling's Lösung wird durch Maltose weniger stark reducirt als durch Dextrose. Durch Erwärmung mit Schwefelsäure wird Maltose in Dextrose übergeführt. Das Barfoed'sche Reagens (13,3 g neutrales, essigsaures Kupfer, 5 ccm 35procentige Essigsäure und 200 ccm Wasser) wird nach Maercker durch Maltose gar nicht oder nur sehr wenig, durch Dextrose sehr viel stärker zersetzt. Durch Diastase, durch Magen- und Pancreassaft und das invertirende Ferment der Hefe wird Maltose nicht in Dextrose übergeführt. Sie ist direct und vollständig gährungsfähig und bildet krystallisirende Saccharate, von welchen das Natriumsalz nach Herzfeld (1883) die Formel $C^{12}H^{21}NaO^{11}$, das Calciumsalz $C^{12}H^{20}CaO^{11} + H^2O$, das Baryumsalz $C^{12}H^{20}BaO^{11} + H^2O$ besitzt. Mit Natriumacetat und Essigsäureanhydrid gekocht, gibt die Maltose eine Octacetylverbindung $C^{12}H^{14}O^{12}(C^2H^3O)^8$ von schwach bitterem Geschmack, welche bei 150—155° unter Zersetzung schmilzt, sich leicht in Aether, heissem Alcohol, Eisessig und Benzol löst, dagegen von kaltem Wasser, Chloroform und Schwefelkohlenstoff nicht gelöst wird und das Drehungsvermögen $[\alpha]_D = 81,18$ besitzt. Die gleich zusammengesetzte Octacetylverbindung der Diglycose schmilzt bei 128—132° C. und zeigt das Drehungsvermögen $[\alpha]_D = 22,50$. Chlor und Brom oxydiren die Maltose zu Gluconsäure, neben welcher immer auch Zuckersäure entsteht. Aetzende und kohlensaure Alkalien zersetzen die Maltose unter Braunfärbung sehr leicht. — Bei der Einwirkung von Säure auf Stärkemehl entsteht Maltose nur als Uebergangsproduct, während als Hauptprodukt Dextrose gebildet wird.

Die Dextrose, $C^6H^{12}O^6 + H^2O$, entsteht beim Erhitzen von Stärke (oder Dextrin) mit sehr verdünnter Schwefelsäure. Zuerst wurde sie von Kirchhoff 1811 dargestelt. Sie ist identisch mit dem von Tobias Lowitz zu Petersburg 1792 im Honig und 1802 von Proust im Most nachgewiesenen Traubenzucker, welcher neben Lävulose in vielen süssen Früchten vorkommt und auch die Namen Glucose, Stärkezucker, Krümelzucker und Harnzucker erhalten hat. Sie besitzt weniger Süsse als Rohrzucker, löst sich bei 15° C. leicht in gleichen Theilen kaltem Wasser, schwieriger in 85procentigem Alcohol und krystallisirt aus beiden Lösungen wasserhaltig, entsprechend obiger Formel in weissen, körnigen oder warzenförmigen Massen. In 4,6 Th. heissem absolutem Alcohol gelöst krystallisirt sie beim Erkalten wasserfrei nach der Formel $C^6H^{12}O^6$ in warzig vereinigten Prismen. Ihre wässrige Lösung zeigt Birotation, indem die frisch und kaltbereitete Lösung der wasserfrei krystallisirten Modification für den gelben Strahl D des Natriumlichtes das spec. Drehungsvermögen $[\alpha]_D = + 104°$ besitzt, welches beim Stehen und rascher beim Kochen für eine 18procentige Lösung bei 17,5° C. auf $[\alpha]_D = + 52,85°$ sinkt. (E. Schmidt l. c.) Dextrose von der Formel $C^6H^{12}O^6 + H^2O$ schmilzt bei etwa 86° C. und verliert bei 100° C. ihr Krystallwasser. Die wasserfreie Modification schmilzt erst bei 144° C. und geht bei 160—170° in das amorphe, bitterschmeckende Glycosan über. Bei trockner Destillation liefert sie unter Hinterlassung von Kohle ähnliche Körper wie die Stärke. Concentrirte Schwefelsäure löst entwässerte Dextrose in der Kälte ohne Schwärzung, bei Erwärmung erfolgt sofort Verkohlung, Salpetersäure oxydirt sie zu Zuckersäure und

Oxalsäure, Chlor zu Gluconsäure. Durch Kochen mit Essigsäureanhydrid entstehen Acetylglycosen, d. h. Dextrosen, in welchen ein oder mehrere Atome Wasserstoff durch Acetyl C^2H^3O vertreten sind. Nascirender Wasserstoff setzt Dextrose in Mannit $C^6H^{14}O^6$ um. Sauerstoffreiche Salze schwerer Metalle, wie Eisenoxydsalze, Silber- und Quecksilbersalze, werden von Dextrose reducirt. Zur Erkennung der Dextrose benutzt man hauptsächlich ihr Verhalten zu alkalischer Kupferlösung. Diese wird schon in der Kälte, rascher beim Erwärmen unter Ausscheidung von rothem Kupferoxydul reducirt. Zu gleichem Zwecke dient auch die Böttcher'sche Probe mit basisch salpetersaurem Wismuthoxyd in kalt gesättigter Lösung von reinem, kohlensaurem Natrium. Beim Erwärmen tritt Grau- bis Schwarzfärbung des Wismuthnitrats ein. Auch Barfoed's Reagens wird in der Wärme von Dextrose reducirt. — Mit Kalium, Calcium und Baryum bildet Dextrose in Wasser lösliche Saccharate, mit Säuren verbindet sie sich zu Sacchariden und gibt selbst mit Salzen, namentlich mit Kochsalz, krystallisirende Verbindungen. In Lösungen von Aetzkali und Alkalicarbonaten zersetzt sie sich beim Erwärmen unter Braunfärbung und Bildung von Glucinsäure und humusartigen Körpern. Durch Hefe wird Dextrose direct zu Aethylalcohol und Kohlensäure vergohren. Bei fabrikmässiger Vergährung im Grossen treten noch andere Nebenkörper (Glycerin, Bernsteinsäure, Acetaldehyd, Essigsäure, Buttersäure, Amylalcohol und Milchsäure) auf. — Verwendung findet die Dextrose sowohl in fester Form wie auch als Syrup, hauptsächlich zur Versüssung des Weins, als Malzsurrogat bei der Bereitung des Biers, in gebrannter Form als Bier- und Weincouleur. Vielfach dient sie zur Verfälschung des Honigs und zum Ersatz des Rohrzuckers in der Conditorei.

Die Lävulose, $C^6H^{12}O^6$, oder Fruchtzucker kommt in vielen Fruchtsäften und auch im Honig neben Dextrose vor und entsteht neben letzterer, wenn man Rohrzucker mit verdünnten Säuren oder mit Fermenten behandelt. Nicht begleitet von Traubenzucker erhält man sie beim Kochen von Inulin mit verdünnten Säuren. Gewöhnlich bildet sie einen farblosen, dicken, süssen Syrup, welcher sich leicht in Wasser und in verdünntem Alcohol, nicht in absolutem löst. Sie kann aber nach Jungfleisch und Lefranc aus Alcohol auch in feinen Nadeln krystallisiren. Die Polarisationsebene lenkt sie nach links ab. Ihr Drehungsvermögen ist bei 14° gleich — 106°. Auf 100° C. erwärmt geht sie in Lävulosen, $C^6H^{10}O^5$, einen gummiartigen, hygroscopischen Körper über. Durch Salpetersäure wird sie zu Zuckersäure, Traubensäure und Oxalsäure oxydirt. Nascirender Wasserstoff führt sie in Mannit über. Auf Fehling's Lösung und Barfoed's Reagens wirkt sie wie Dextrose und wird wie diese durch Hefe vergohren.

Die Gluconsäure, $C^6H^{12}O^7$ oder $C^5H^6(OH)^5.CO.OH$, bildet einen farblosen Syrup, welcher sich leicht in Wasser, aber nicht in Alcohol löst. Ihr Calciumsalz und ebenso das Baryumsalz krystallisiren.

Verwendung: Zu Heilzwecken wird das Stärkemehl innerlich in gewissen Sorten als Diaeteticum und als einhüllendes und reizmilderndes Vehiculum, äusserlich zu Streupulver und Kleisterverbänden benutzt. Seine Hauptverwendung findet es zur Bereitung von Nahrungsmitteln, ferner zur fabrikmässigen Darstellung von käuflichem Dextrin, von Stärkezucker (Traubenzucker) und von Oxalsäure, zur Herstellung von Kleister, der den verschiedensten Zwecken (Appretiren, Stärken, Kleben) dient, und endlich zur Bereitung von Farben, Schminke, Haarpuder u. s. w.

Stärkesorten.

1. Amylum Tritici.

Weizenstärke.

Der Weizen, *Triticum vulgare* L., Bschr. Lrs. Pf. 333, Abb. Btl. a. Tr. 294, mit seinen Hauptarten *Tr. spelta* L., Abb. Harz II. 1212 und 13; *Tr. turgidum* L., Abb. Harz II. 1196 (und *Tr. durum* Desf. Abb. Harz II. 1204) wird in Deutschland neben der Kartoffel fast ausschliesslich zur fabrikmässigen Darstellung von Stärkemehl benutzt. Der Stärkegehalt des Weizens schwankt zwischen 50 und 75 pc. Bei der Reindarstellung kommt es vor Allem darauf an, die Stärke von dem sie begleitenden Kleber, der 10 bis 35 pc. des Gewichtes des Weizens ausmacht, möglichst zu befreien. Am vollkommensten wird dies durch das mit saurer Gährung verbundene Verfahren (S. 477) erreicht. Vortheilhafter dagegen ist das von Martin angegebene Verfahren, welches durch Bearbeitung von Weizenmehl aus 100 kg Weizen 52 kg feine Stärke, 6 kg zweites Product und 60 kg feuchte Abfälle gibt. Die letzteren sind wegen ihres Gehaltes an Kleber als werthvolles Viehfutter sehr geschätzt. (Wagner, Die Stärkefabrication, Braunschweig, 1876, S. 288.)

Die Weizenstärke erscheint im Handel theils in Form von feinem, reinweissem oder von kleberhaltigem, etwas grauem Pulver, theils in unförmlichen Stücken, Tafel- und Bröckelstärke, theils in Gestalt von Stäbchen, ähnlich denen des Argentum nitricum fusum, Stangen- oder Stängelstärke. Sie besteht aus grösseren und kleinen Körnern. Die grösseren sind linsenförmig. Ihr Durchmesser schwankt zwischen 0,011 und 0,396 mm und liegt meistens zwischen 0,027 und 0,03 mm. Von der schmalen Seite gesehen, erscheinen sie elliptisch oder planconvex. Mitunter lassen sie einen deutlichen, centralen Kern, selten eine regelmässige, concentrische Schichtung erkennen. Verdünnte Chromsäure, welche etwas Schwefelsäure enthält, zerlegt (Wiesner l. c. 263) die Weizenstärkekörner unter allmählichem Verschwinden der Granulose in zahlreiche Schichten, welche von radialen Streifen durchsetzt sind. Unter der Einwirkung von Speichel zeigen die grösseren Körner zuerst an der Oberfläche eine stellenweis netzförmige Zeichnung, dann tritt auch die Schichtung hervor und schliesslich bleibt, nachdem die Granulose aufgelöst ist, nur die (meistens zerfallene) Hülle zurück. Die kleinen Weizenkörner sind häufig kugelig, manchmal unregelmässig zugespitzt. Schichtung zeigen sie nie, auch nicht unter dem Einfluss von Chromsäure, welche den Kern aushöhlt. Ihr Durchmesser schwankt zwischen 0,0022 und 0,0082 und beträgt am häufigsten 0,007 mm. Nicht allzu selten sind die kleinen Körner in den Handelssorten der Weizenstärke und selbst im Weizenmehl zu Zwillings- und Drillingskörnern zusammengesetzt. Nach Wiesner kommen auch aus 25 kleinen Körnern zusammengesetzte Weizenkörner vor. Weizenstärke mit Wasser erhitzt, quillt nach Th. Lippmann (J. König, II. 397) bei 50° deutlich auf und beginnt bei 65° C. zu verkleistern. Abb. Bg. A. T. 50 F. M.; C. Nägeli, die Stärkekörner 1858. T. 18 F. 16 und T. 23. F. 21; Vogl l. c. 368; Wagner l. c. 245 und Wiesner l. c. 262.

Verfälschungen und **Verwechselungen:** Die Weizenstärke des Handels ist häufig eine Mischung verschiedener Stärkearten, enthält ausserdem in der Regel geringe Quantitäten (0,5—3 pc.) Dextrin und Traubenzucker, bisweilen auch 0,5 pc. Milchsäure. Betrügerischer Weise wird sie mit fremden Stoffen anorganischen Ursprungs versetzt.

Die Stärkesorten, welche man bei Untersuchung der Handelswaare zu berücksichtigen hat, sind folgende:

1. Kartoffelstärke. Die Kartoffel, *Solanum tuberosum* L., eine in Mittel- und Südamerika heimische Solanee, Bschr. Lrs. B. II. 977; Abb. Pl. 121, kam Mitte des 16. Jahrhunderts zuerst nach Irland und wurde zu Ende desselben auf Franz Drake's Betreiben in England angebaut. In Deutschland fand sie während und nach dem 30jährigen Kriege allmählich Eingang, wurde aber erst im 18. Jahrhundert allgemeiner kultivirt. Zur Stärkefabrikation benutzt man sie erst in unserem Jahrhundert. Ihr Stärkegehalt wechselt nach Varietät, Art der Kultur, Bodenbeschaffenheit, Düngung und Klima. Nach Oehmichen's Untersuchungen enthielten von 2644 untersuchten Kartoffelproben 1351 zwischen 16 und 20 pc. und nur 26 Proben über 25 pc. Stärkemehl. Bei der fabrikmässigen Darstellung der Kartoffelstärke (Wagner l. c. 101) werden die Wurzelknollen in besonderen Waschmaschinen gereinigt, dann mit Reibmaschinen zerkleinert. Durch besondere Siebvorrichtungen wird aus dem Kartoffelbrei die Stärke ausgeschieden, darauf ausgesüsst, mechanisch gereinigt, wenn nöthig gebleicht und schliesslich in besonders eingerichteten Kammern getrocknet. — In den Handel kommt die Kartoffelstärke 1. als grüne Stärke in nassem Zustande mit 34 bis 45 pc. Wassergehalt. Sie dient zur Darstellung von Dextrin und Traubenzucker; 2. als gewöhnliche Handelsstärke (mit 14—18 pc. Wassergehalt) in Gestalt grösserer und kleinerer Klümpchen und 3. als feines Mehl, welches zur Anfertigung von Backwerk verwendet wird. In dieser letzteren Form stellt sie ein mattweisses, glänzendes Pulver dar. Dasselbe besteht aus Körnchen, die schon das unbewaffnete Auge unterscheiden kann. Unter dem Mikroskop zeigen die Körnchen gewöhnlich eine ovale, zuweilen auch ellipsoidische oder abgerundet dreieckige Form mit einem Längsdurchmesser von 0,10—0,18 mm nach Karmasch. Der kleine Kern liegt fast immer in nächster Nähe des schmaleren Endes und um ihn ordnen sich excentrische Schichten, von welchen einige immer besonders deutlich hervortreten. Sehr vereinzelt finden sich halbzusammengesetzte Körner uud spärlich vertreten sind einfache, kleinere, kugelige Körner, die nur selten zu 2 bis 4 zusammengesetzt erscheinen. In Wasser erhitzt quellen die Körner nach Lippmann schon bei 46,2° C. auf und fangen bei 58° C. an zu verkleistern. Salzsäure von 1,06 spec. Gew. löst sie bei 40° C. fast vollständig unter gleichzeitiger Entwickelung eines eigenthümlichen, nicht angenehmen Geruchs. Abb. Bg. u. S. VII, b; Bg. A. T.

50. F. E. u. G.; Nägeli T. 22 F. 14 u. T. 24 F. 9; Vogl l. c. F. 36, 40 u. 149; Wiesner l. c. F. 30; Wagner l. c. S. 375 T. 133.

2. Gersten- u. Roggenstärke. Die Gerste, *Hordeum vulgare* L., Bschr. Lrs. B. II. 364; Abb. Btl. a. Tr. 293 u. der Roggen, *Secale cereale* L., Bschr. Lrs. B. II. 367; Abb. Harz l. c. II. S. 1170, liefern Stärke, deren Körner denjenigen von *Triticum vulgare* sehr ähnlich sind. Die des Roggen werden im Allgemeinen grösser. Die linsenförmigen, grösseren messen zwischen 0,014 u. 0,047 mm und meistens 0,036 mm. Der Durchmesser der kleinen Roggenstärkekörner liegt zwischen 0,0022 und 0,009 mm und erreicht gewöhnlich 0,0063 mm. Roggenstärke in Wasser erhitzt quillt bei 45° C. auf und beginnt bei 50° C. zu verkleistern. Abb. Nägeli l. c. T. 18 F. 10—15 u. T. 23 F. 22. Die Gerste, welche vorzugsweise zur Malzbereitung gebraucht wird, besitzt wie der Weizen grössere und kleinere Stärkekörner. Die ersteren sind kreisrund oder oval und linsenförmig zusammengedrückt, bald deutlich geschichtet, bald ungeschichtet mit einer centralen, kreisrunden oder spaltenförmigen Kernhöhle. Von der Seite gesehen, erscheinen sie elliptisch und oft mit einer Längsspalte versehen. Ihr Durchmesser beträgt 0,034 mm, sie sind also kleiner als die entsprechenden Körner des Weizens. Die kleinen Stärkekörner der Gerste sind kugelig und von 0,003—0,005 mm Durchmesser. Gerstenstärke in Wasser erhitzt quillt schon bei 37,5° C. auf. Abb. Nägeli T. 23 F. 20 u. Wagner l. c. 333 F. 104.

3. Haferstärke. Der Hafer, *Avena sativa* L., Bschr. Lrs. B. II. 374; Abb. Btl. a. Tr. 292; Pl. 45, enthält 51—52 pc. Stärke und diese besteht aus zusammengesetzten und einfachen Körnern. Die ersteren bilden 0,018 bis 0,044 mm lange, kugelige oder eirunde Gruppen, welche sich aus 2—80 kantigen und theilweise abgerundeten Theilkörnern zusammensetzen. Die letzteren messen kaum 0,003—0,007 mm und zeigen weder Kernhöhle noch Schichtung. Die einfachen Körner sind kugelig oder eirund oder spitz elliptisch oder citronenförmig. Abb. Bg. A. T. 50; F. O. Nägeli T. 26 F. 17; Vogl l. c. 368 F. 146; Wagner l. c. S. 333 F. 105 u. 106.

4. Reisstärke. Der Reis, *Oryza sativa* L., Bschr. Lrs. B. II. 383; Abb. Btl. a. Tr. 291; N. v. E. T. 36, ist in Ostindien zu Hause und wird daselbst so wie in Afrika und Amerika und in Südeuropa (Italien, Spanien und Portugal) im Grossen kultivirt. Der Stärkegehalt des lufttrocknen Reises schwankt zwischen 70 u. 75 pc. Um die Stärke von den übrigen Bestandtheilen des Reises zu trennen, sind viele Verfahren angegeben, die bei aller Verschiedenheit darin übereinkommen, dass der Reis eine bestimmte Zeit mit verdünnten Alkalien eingeweicht und dann erst nach verschiedenen Methoden gereinigt und gebleicht wird. Feine Reisstärke kommt in Form von kleinen Stäbchen als Strahlenstärke, minder feine in Gestalt eines gröblichen Pulvers im Handel vor. Die feine, gepulverte Reisstärke stellt ein gleichmässiges, feines, weisses Pulver dar, welches selbst bei Anwendung einer guten Lupe keine Körnchen erkennen lässt. Sie besteht nur aus 0,003—0,007 mm langen Theilkörnern, während das Eiweissgewebe und das Mehl des Reises auch zusammengesetzte Körner aufweist, welche mit denen der Haferstärke die grösste Aehnlichkeit haben. Sie sind eiförmig und aus 2—100 Theilkörnern zusammengefügt. Ihr längster Durchmesser beträgt 0,018—0,036 mm. Die Theilkörner erscheinen unter dem Mikroskop polyedrisch, meist fünf- bis sechsseitig, selten drei- oder viereckig und zeigen eine rundliche oder sternförmige Kernhöhle. Unter der Einwirkung von verdünnter Chromsäure wird an denselben auch eine Schichtung bemerkbar. Reisstärke in Wasser erhitzt quillt bei 53,7° C. deutlich auf und

beginnt bei 58,7° C. zu verkleistern. Abb. Nägeli T. 22 F. 11 u. T. 26 F. 18; Vogl F. 147; Wagner 223 F. 103. Wiesner 269 F. 32.

5. Maisstärke. Der Mais, *Zea Mays* L., Bschr. Lrs. B. II. 582; Abb. Btl. a. Tr. 296; N. v. E. suppl. T. 73 u. 74, auch türkischer Weizen, Türkischkorn, Welschkorn und Kukurutz genannt, stammt aus Amerika und wird dort, so wie in allen wärmeren Ländern und selbst in der gemässigten Zone als Futterpflanze und auch zur Gewinnung von Stärke im Grossen gebaut. Der Stärkegehalt des Mais schwankt zwischen 50 und 60 pc. Die Maisstärke wird in Nord- und Südamerika, in Australien, in England, Frankreich, Ungarn und auch in Deutschland dargestellt und einerseits zu industriellen Zwecken, anderseits zur Bereitung von Suppen und Backwerk in ausgedehntem Maasse gebraucht. Die aus amerikanischen und englischen Fabriken stammende Maizena ist ein feines, rein weisses Pulver aus Maisstärke. Eine weniger feine Sorte kommt in Brocken wie die Weizenstärke auf den Markt. Die Maisstärke besteht aus scharfkantig vieleckigen und gerundet kantigen und rundlichen Körnern von 0,032—0,022 mm Durchmesser, welche keine Schichtung, aber meist eine sternförmige oder strahlige Kernhöhle zeigen. Maisstärke quillt in Wasser von 50° C. deutlich auf und beginnt bei 55,0° C. zu verkleistern. Abb. Bg. A. T. 50 F. p.; Nägeli T. 22 F. 2 u. T. 23 F. 6; Vogl S. 369 F. 148; Wagner 311 F. 102 u. Wiesner 269 F. 32.

6. Hirsestärke. *Panicum miliaceum* L., die Hirse, eine angeblich aus Ostindien stammende Graminee, Bschr. Lrs. B. II, 379, welche sich nach Heer bereits in den 3000 Jahre alten Niederlassungen der Pfahlbauern der Schweiz findet und zur Zeit vielfach angebaut wird, enthält in ihrer 3 mm hohen und 1,8 mm breiten, mattweissen oder glasig durchscheinenden Frucht, Abb. bei Harz l. c. 1255, an 50 pc. Stärkemehl. Die Zellen des Eiweisskörpers sind dicht angefüllt mit einfachen, ziemlich gleichmässigen, vieleckigen, 0,0044—0,009 mm messenden Körnern ohne Kernhöhle und ohne Schichtung. Abb. Vogl Nahrungs- u. Genussmittel Fig. 25; Wagner l. c. S. 337 F. 112.

7. Buchweizenstärke. *Polygonum Fagopyrum* L., eine aus Mittelasien stammende, krautartige, auf dürftigem Boden gedeihende Polygonacee, welche vielfach massenhaft angebaut wird. Bschr. Lrs. B. II. 534; Abb. Ha. V. 24, enthält etwa 50 pc. Stärke, welche ganz wie die Weizenstärke fabrikmässig dargestellt wird und ein feines, fast ganz weisses Pulver mit einem leichten Stich ins Gelbe bildet. Sie besteht hauptsächlich aus rundlich vielkantigen, auch scharfkantigen Einzelkörnern von 0,0132 bis 0,022 mm Durchmesser, welche einen hellen Kern oder eine rundliche Kernhöhle zeigen. Häufig sind 2—10 Einzelkörner zu sehr verschieden gestalteten Gruppen zusammengefügt. Die Buchweizenstärke quillt in Wasser erhitzt bei 55° C. deutlich auf und beginnt bei 68,7° C. nach Th. Lippmann zu verkleistern. Abb. Nägeli T. 23 F. 10; Vogl Nahrungs- und Genussmittel 1872 F. 27; Wagner 337 T. 111.

8. Kastanienstärke. *Aesculus Hippocastanum* L., eine Sapindacee des indischen Himalaya, Bschr. Lrs. B. II. 714; Abb. Ha. I. 42, ist die Stammpflanze unserer Rosskastanie, die im Jahre 1575 unter Clusius in Wien angepflanzt wurde und sich von hier aus über Europa verbreitet hat. Die Samen enthalten nach Jacquelin 28 pc. Stärke. Diese ist ebenso schön weiss wie die Weizenstärke und verliert durch zweckmässige Behandlung ihren bitteren Geschmack. Zu ihrer Darstellung wird der Samen, wenn es nicht darauf ankommt ein blendend weisses Stärkemehl zu erhalten, wie die Kartoffel bearbeitet. Wird die zerriebene Masse der Kastanien mit Soda geknetet und schliesslich die Stärke wie bei der Kartoffel

extrahirt, so erhält man dieselbe vollkommen farb- und geschmacklos. In Wasser erhitzt quillt sie bei 52,5° C. deutlich auf und beginnt bei 58,7° C. zu verkleistern. Sie besteht fast nur aus einfachen Körnern von wechselnder Gestalt. Bald sind sie kugelig oder scheibenförmig, bald kreisrund oder oval, bald länglich und eiförmig oder unregelmässig kantig. Sie messen 0,024—0,03 mm und lassen eine feine Schichtung und einen centralen oder schwach excentrischen Kern wahrnehmen. Abb. J. Koenig l. c. II. S. 404 F. 65 und Nägeli T. 24 F. 19. Nicht ganz weisse und bitter schmeckende Kastanienstärke wird zu technischen Zwecken, namentlich von Buchbindern, Leinewebern und Pappfabrikanten gebraucht. Der daraus dargestellte Kleister wird von Insekten nicht angegriffen. Die von Bitterstoff völlig befreite Stärke kann wie Weizenstärke benutzt werden.

9. Leguminosenstärke. Sie wird hauptsächlich aus den Samen von Bohnen, *Phaseolus vulgaris* L. und deren verschiedenen Formen, Bschr. Lrs. B. II. 880; Abb. Ha. XI. F. 45—47, von Erbsen, *Pisum sativum* L., Bschr. Lrs. B. II. 879 u. von Linsen, *Ervum Lens* L., Bschr. Lrs. B. II. 878 fabrikmässig dargestellt. Der Stärkegehalt dieser Leguminosensamen beträgt 45 bis 55 pc. Die Bohnenstärke besteht hauptsächlich aus bohnenförmigen, langgestreckten oder elliptischen, bisweilen auch annähernd rhombisch geformten Körnern von 0,03—0,04 mm Länge. Sie sind mit einem starken, vielfach verzweigten Längsspalt und meistens mit einer mehr oder minder deutlichen Schichtung versehen. Neben diesen typischen kommen noch zahlreich runde und rundlich ovale Körner mit dunklem Längsspalt und endlich auch dreieckige und ganz kleine runde Körner vor. Abb. Tschirch, Stärkemehlanalysen. Arch. 1884, p. 927; Wagner l. c. S. 335 F. 107. — Die Körner der Erbsenstärke sind vorwiegend rundlich, aber oft mit zahlreichen, wulstigen Auftreibungen versehen. Der Spalt fehlt oder ist nur schwach entwickelt. Die Schichtung ist entweder gar nicht oder in allen Zonen deutlich wahrnehmbar und erscheint nicht selten von radialen Rissen durchsetzt. Die grössten Körner messen 0,057 bis 0,068 mm. Neben diesen typischen Körnern sind auch mehr gestreckte mit einem Längsspalt und ganz kleine rundliche Formen nachweisbar. Abb. Tschirch l. c. 927 F. 3; Wagner 335 F. 108. Die Linsenstärke zeigt längliche, bohnenförmige Körner, welche häufig eine Längsspalte und eine Schichtung erkennen lassen. Auftreibungen sieht man hier selten, aber bisweilen doch von ganz merkwürdiger Gestalt. Neben diesen grösseren kommen auch kleine runde und ovale Körner vor. Abb. bei Wagner 335 F. 109 u. Nägeli l. c. T. 18 F. 19—24, 47 u. 48 u. T. 23 F. 15.

Von mineralischen Bestandtheilen, welche mitunter betrügerischer Weise der Weizenstärke beigemengt werden, sind bekannt: Gyps, Kreide, Marmor, Magnesiumcarbonat und Magnesiumsulfat, weisser Thon und Schwerspath. Anderweitige Zusätze finden sich nicht sowohl in dem Stärke- als in dem Getreidemehl. So soll es nach Wittmack (Anleitung z. Erkennung von Beimengungen in Roggen- und Weizenmehl) seitens der Bäcker in England gebräuchlich sein, dem Mehl etwas Alaun znzusetzen, um den Kleber oder den Teig weniger zerfliesslich zu machen. In Frankreich soll mitunter zu gleichem Zwecke Kupfervitriol angewendet werden.

Prüfung: Die einfachste Methode, anorganische Stoffe in der Weizenstärke und in Mehlsorten aufzufinden, besteht darin, eine Probe des Untersuchungsobjectes in einem hohen Cylinder mit Chloroform zu schütteln. Da das spec. Gew. des letzteren dasjenige der Stärke übertrifft, aber niedriger ist als dasjenige der genannten Anorganica, so sinken diese zu Boden, können nach Entfernung des Chloroforms und der oben schwimmenden Stärke gesammelt und in bekannter Weise analysirt werden. Statt des Chloroform kann auch eine Lösung von 60 Theilen Pottasche in 40 Theilen Wasser oder eine gesättigte Lösung von Chlorzink in Wasser benutzt werden. Ein zweites Verfahren besteht darin, dass man eine abgewogene Menge der betreffenden Stärke verascht und den Rückstand wägt. Wenn derselbe mehr als 1,0 pc. ausmacht, liegen sicher Zusätze von anorganischen Salzen vor.

Die Erkennung anderer Stärkemehlarten zwischen der Weizenstärke ist nur mit Hülfe des Mikroskopes möglich. Wenn es sich darum handelt, Roggen- und Gerstenstärke neben Weizenstärke sicher nachzuweisen, muss man zahlreiche Präparate durchmustern und die Längsdurchmesser (S. 487) sehr vieler von den grösseren Stärkekörnern mikrometrisch bestimmen. Andere Stärkearten lassen sich aus der Form der Körner gewöhnlich leicht erkennen. — Mit der mikroskopischen Untersuchung kann man zweckmässig ein von W. H. Symons angegebenes Quellungsverfahren verbinden. Dasselbe unterscheidet die Stärkearten, wie die nachfolgende Tabelle lehrt, nach der mehr oder minder vollständigen Quellung in alkalischen Flüssigkeiten von verschiedener Concentration bei gewöhnlicher Temperatur. Je 0,19 Stärke werden mit 3 ccm einer Lösung von Aetznatron von 0,5 bis 1,5 pc. zusammengebracht und nach zehn Minuten langem Stehen und öfterem Umschütteln unter dem Mikroskop beobachtet:

	Wenige Körner gequollen:	Mehrzahl der Körner gequollen:	Alle gequollen:
Weizenstärke	in 0,7 pc. NaOH	0,9 pc. NaOH	1,0 pc. NaOH
Roggen	„ — „	0,8 „	0,9 „
Hafer	„ 0,6 „	0,8 „	1,0 „
Reis	„ 1,0 „	1,1 „	1,3 „
Mais	„ 0,8 „	1,0 „	1,1 „
Kartoffel	„ 0,6 „	0,7 „	0,8. „

Soll nicht nur Stärke geprüft, sondern dieselbe in Mischung von Getreidemehl festgestellt werden, so gibt das Mikroskop noch besondere Unterscheidungsmerkmale, zu welchen vor allen die Haare der verschiedenen Getreidefrüchte gehören. Im Weizenmehl finden sich als zuverlässige Kennzeichen dickwandige Haare (von der Fruchtspitze), deren Wandung dicker ist als das äusserst enge Lumen, während das Roggenmehl dünnwandige Haare von der Spitze des Roggens enthält, deren Lumen weit und jedenfalls bedeutender ist als die Dicke der Wand. Die meisten Haare des Weizens sind ausserdem weit länger als die

Roggenhaare, und selbst die Bruchstücke, die man im Mehle gewöhnlich findet, sind in der Regel länger als diejenigen der Roggenhaare. Die Länge der Haare beträgt beim Weizen 0,12—0,742 mm, der Durchmesser der grössten Haare 0,015—0,021 mm und der kleinsten 0,009 bis 0,01 mm, die Dicke der Haarwand 0,005—0,008 mm und die Weite des Lumens 0,0015—0,004 mm. Die Länge der Haare beim Roggen 0,05—0,42 mm, der Durchmesser der grössten 0,009—0,017 mm, der kleinsten 0,008 mm, die Dicke der Wand 0,003—0,006 mm und die Weite des Lumens 0,004—0,012 mm. Im Gerstenmehl begegnet man dreierlei verschiedenen Haaren. Alle sind einzellig und entweder kurz mit eingeschnürter oder kurz mit zwiebelförmiger Basis oder lang und äusserst dünnwandig.

Weizenstärke in Stängelform zeigt öfters einen mehr oder minder sauren Geschmack. Kocht man den wässerigen Auszug solcher Stärke (etwa 500 g lufttrockener Stärke) mit Zinkoxyd, so scheidet die eingeengte Flüssigkeit Krystalle von milchsaurem Zink aus.

Verwendung: Nach der **R. Ph.** ist jetzt nur die Weizenstärke officinell. Sie wird innerlich und äusserlich zu den (S. 484) genannten Zwecken gebraucht und dient zur Bereitung von Oblate und zur Herstellung von Capsulae amylaceae. Ihre vielseitige technische und öconomische Verwerthung ist allbekannt.

Präparate: Weizenstärke ist Bestandtheil des Pulvis salicylicus cum Talco, des Liquor Amyli volumetricus und der Solutio Amyli.

2. Amylum Marantae.

Marantastärke oder Arrow-root.

Maranta arundinacea L., die Pfeilwurzel, Bschr. Lrs. Pf. 337 und B. II. 449 und 463; Abb. Btl. a. Tr. 215; Ha. IX. 25 und 26; N. v. E. 69 und 70; Roscoe Monandr. pl. I. 25, aus der Familie der Marantaceae ist in Westindien und dem nördlichen Theil von Südamerika heimisch und daselbst wegen ihres Stärkegehaltes hochgeschätzt und auch als Heilmittel bei Verwundungen durch vergiftete Pfeile in Ansehen. Sie wird jetzt nicht nur in ihrer Heimath, sondern auch in vielen Tropenländern gebaut, weil ihr 2,5—3,0 cm dicker und über 30 cm langer Wurzelstock ein sehr werthvolles Stärkemehl, das westindische Arrow-root liefert. Ausserdem wird auch von einer sehr nahestehenden Art, *Maranta indica* Tussac, Bschr. und Abb. Tussac l. c. I. T. 26 und Roscoe l. c. I. 26 dieselbe Stärke auf Jamaica und anderen westindischen Inseln, neuerer Zeit auch in Ostindien, Australien sowie in Südost- und Westafrika gewonnen und regelmässig nach Europa importirt. Dieses westindische Arrow-root ist in Deutschland allerdings nicht mehr officinell, wird aber immer noch neben anderen Nährmitteln zu diätetischen Zwecken für das früheste Kindesalter sehr viel gebraucht.

Gewinnung und **Aussehen:** Die Wurzelstöcke sind fast ganz frei von Farbstoff, Harz und ätherischem Oel und enthalten in frischem Zustande 13—21 pc. Stärke. Letztere wird aus den zerkleinerten Wurzelstöcken durch oft wiederholtes Auswaschen und Schwemmen möglichst rein erhalten und theils bei künstlicher Wärme, theils an der Sonne getrocknet. Das westindische Arrowroot stellt ein rein weisses, oft zu eckigen Klümpchen zusammengeballtes, geruch- und geschmackfreies Pulver dar und besteht aus einfachen, eiförmigen, auch abgerundet dreieckigen, 0,007—0,050 mm langen Körnern, deren Querschnitt kreisförmig oder etwas abgeplattet ist, deren Kern meistens in der Nähe des dicken Endes, bisweilen auch in der Mitte, selten näher dem dünnen Ende gelegen ist. Eine zarte, concentrische Schichtung ist immer ringsum mehr oder weniger deutlich nachweisbar. Auf dem Objectträger in Wasser vorsichtig erwärmt, beginnen die Körner bei 70° C. zu quellen. Mit 20 Theilen destillirtem Wasser auf 100° C. erhitzt, gibt Marantastärke einen völlig geruchlosen und geschmackfreien Kleister, der beim Erkalten erstarrt. Auch beim Kochen mit Salzsäure und Wasser entwickelt die Pfeilwurzelstärke im Gegensatz zur Kartoffelstärke keinen unangenehmen Geruch. Abb. Bg. u. S. VII. l. F. Z.; Bg. A. T. 50 F. L.; Vogl Nahrungs- und Genussm. Fig. 38 und Commentar 370 F. 151; Wiesner Rohst. 270 F. 33.

Verfälschungen und **Verwechselungen:** Im Handel wird das westindische Arrow-root sehr häufig mit Kartoffelstärke vermischt. Dieser Betrug lässt sich mit Hülfe des Mikroskops und ferner durch das Verhalten beim Erhitzen mit Salzsäure und Wasser sehr leicht nachweisen. Zusätze von Weizen- und Leguminosenstärke sind mikroskopisch gleichfalls leicht zu entdecken. Unter dem Namen Arrow-root kommen aber noch Stärkemehlarten anderen Ursprungs auf den europäischen Markt, unter welchen die wichtigsten die folgenden sein dürften:

1. Das brasilianische Arrow-root, Amylum Manihot. Es wird aus den mächtigen Wurzelknollen der Mandiok- oder Cassavepflanze, *Manihot utilissima* Pohl = *Jatropha Manihot* L. = *Janipha Manihot* Kunth, einer südamerikanischen Euphorbiacee, Bschr. Lrs. B. II. 742; Abb. Tussac l. c. III. 1 u. 1a, vorzüglich in Brasilien gewonnen. Indess erfreut sich die Pflanze schon lange einer zunehmenden Cultur in Guyana, auf den caraibischen Inseln (Martinique und Guadeloupe) und auf den Antillen, ferner in französischen Colonien an der Westküste Afrikas sowie auf den ostafrikanischen Inseln Réunion und Mozambique, endlich auch in Ostindien (Kotschin) und auf Neu-Kaledonien.

Gewinnung und **Aussehen:** Die bis 1 m langen und 15—25 cm dicken, bis 15 kg schweren, spindelförmigen Wurzelknollen enthalten einen blausäurehaltigen Milchsaft. Zur Beseitigung der giftigen Bestandtheile werden die Knollen geschält, gut gewaschen und getrocknet. Nach dieser vorbereitenden Behandlung werden sie zermahlen und geben dann das Manioc-Mehl, welches in Brasilien und den genannten Anbauländern unser Getreidemehl vertritt. Aus diesem Mehle gewinnt man durch Ausschwemmen das Stärkemehl, welches unter dem Namen Cassavemehl oder brasilianisches Arrow-root Handelsartikel ist, als solches wie anderes Stärkemehl in der Bäckerei benutzt wird und in seinem Vaterland auch zur Bereitung der Tapioca dient. Das beste brasilianische Arrow-root liefert Rio und Bahia, eine weniger gute Sorte Para. Ersteres bildet ein mattweisses, feines Pulver und besteht gewöhnlich aus zusammengesetzten und einfachen Körnern. Die Theilkörner, welche 0,008—0,022 mm lang sind und zu 2, bisweilen auch 3, selten zu mehr vereinigt die zusammengesetzten Körner darstellen, besitzen eine kurz kegelförmige oder etwas gestreckt paukenförmige Gestalt mit ebener Grundfläche. Von oben gesehen sind sie rundlich mit einer centralen Kernhöhle. In der Seitenlage zeigen sie die rundliche Kernhöhle, in der Nähe des abgerundeten Endes, und öfters erscheint dieselbe nach der Grundfläche zu erweitert. Abb. Bg. A. T. 50 F. R.; Naegeli T. 25 F. 15; Vogl Nahrungsm. 48 F. 45 und Comment. 371 F. 156; Wagner 357 F. 121 und Wiesner Rohst. 274 F. 36.

Die Tapioca wird hauptsächlich in den Tropenländern aus dem Cassavemehl in der Weise bereitet, dass man die feuchte Cassavestärke durch Siebe treibt und dann auf Metallplatten erhitzt, bis ein gewisser Grad der Verkleisterung erreicht ist. Sie bildet eine weissliche, grobbröcklige Masse. Auch in Frankreich wird aus Cassavemehl Tapioca fabrikmässig dargestellt und zur Bereitung von gesuchten Conditorwaaren benutzt. Ein ähnlich aussehendes, viel billigeres Product aus Kartoffelstärke kommt unter der Bezeichnung einheimische Tapioca aus Frankreich in den Handel und wird wie echte Tapioca, aber auch zur Verfälschung derselben gebraucht.

2. Als brasilianisches Arrow-root wird auch das ähnlich aussehende Stärkemehl der walzig-spindelförmigen, bis 32 cm langen und bis 1,5 kg schweren Knollen der süssen Kartoffel, *Batatas edulis* Lam., einer Convolvulacee, Bschr. Lrs. B. II. 961, welche fast in allen Tropenländern cultivirt wird, besonders von englisch Guyana aus in den Handel gebracht. Dieses Bataten-Stärkemehl besteht aus zusammengesetzten und einfachen Körnern. Die letzteren sind von sehr verschiedener Grösse mit einem längsten Durchmesser von 0,01—0,05 mm und von sehr wechselnder Form. Bald erscheinen sie kurz kegelförmig oder zuckerhutförmig, bald halbkugelig oder vielkantig mit mehreren, ebenen Flächen und kegelförmig abgerundetem Scheitel. An letzterem liegt der oft strahlige Kern, umgeben von concentrischen Schichten. Die Einzelkörner bilden zu 2—12 vereinigt die zusammengesetzten Körner. Abb. Vogl, Nahrungsm. 48 F. 46 u. Comment. 371 F. 157; Wagner l. c. 344 F. 114.

3. Die Ignamen- oder Dioscoreastärke wird aus den oft bis 20 kg schweren Knollen (Yamswurzel) der *Dioscorea alata* L. und anderen Dioscoreaarten, Bschr. Lrs. B. II. 439; Abb. R. Wight Icon. pl. Ind. orient. III. 810, welche in Ostindien heimisch sind und in den gesammten Tropenländern als Nahrungspflanzen gebaut werden, in gewöhnlicher Weise wie Kartoffelstärke dargestellt. Sie bildet ein blendend weisses, sehr feines Pulver, welches aus abge-

flacht eiförmigen Körnern besteht. Am breiteren Ende sind dieselben abgestutzt, am entgegengesetzten keilförmig verschmälert und hier mit einem kleinen Kern versehen. Ihre sehr zahlreichen, concentrischen Schichten treten auf Zusatz von Chromsäure deutlicher hervor. Abb. Vogl, Nahrungsm. 47 F. 43 u. Comment. 371 F. 155; Wagner l. c. 362 F. 125, Wiesner, Rohst. 284 F. 40.

4. Unter dem Namen Arrow-root von Guyana, Bananen- oder Pisangstärke, Amylum Musae, kommt das Stärkemehl der Früchte von *Musa paradisiaca* L. u. *M. sapientum* L., zwei Bananen aus der Familie der Scitamineen-Musaceen, welche in Ostindien einheimisch sind und in den gesammten Tropenländern cultivirt werden, besonders aus Brasilien in den Handel. Bschr. der Stammpfl. Lrs. Pf. 337 u. B. 450; Abb. G. Cooke botan. Cabinet VII. 684 u. botan. Magaz. 5402. Das Fruchtfleisch dieser Bananen liefert das in den Stammländern als Nahrungsmittel hochgeschätzte Bananenmehl, welches eine schwach röthliche Farbe, einen angenehmen, theeartigen Geruch und einen milden, etwas süsslichen Geschmack besitzt. Aus diesem Mehl wird in gewöhnlicher Weise das Stärkemehl gewonnen, welches ein rein weisses, feines Pulver darstellt und aus 0,0035—0,070 mm langen, abgeflacht länglich-eiförmigen, länglich bohnenförmigen, bisweilen flaschen- und keulenförmigen Körnern besteht. Manche derselben sind an dem einen Ende abgestutzt. Ihr kleiner Kern liegt gewöhnlich an dem breiteren Ende. Die Schichtung ist reichlich ausgebildet und sehr dicht gestellt. Zusatz von Chromsäure lässt sie deutlicher hervortreten. Abb. Vogl, Nahrungsm. 46 F. 42; Comment. 371 F. 154; Wagner l. c. 359 F. 124; Wiesner, Rohst. 282 F. 39.

5. Das ostindische Arrow-root, auch Tikmehl und Tikor genannt, wird aus den Knollen von *Curcuma angustifolia* Roxburgh und *Curcuma leucorrhiza* Roxb., zwei Zingiberaceen Vorderindiens, besonders in Kotschin dargestellt. Abb. d. Stammpfl. bei Roscoe Monandr. pl. Sect. II. 102 und 108. Es stellt ein weisses Pulver dar und ist aus 50—60 mm langen, flachen, elliptischen oder eiförmigen Körnern zusammengesetzt, deren eines Ende gewöhnlich in eine kurze, stumpfe Spitze vorgezogen, deren Kern ganz nahe der Spitze gelegen und deren Schichtung meist eine sehr deutliche und dichte ist. Von der Kante gesehen erscheinen sie cylindrisch oder schwach kegelförmig. Abb. Bg. u. S. VII. b. F. V.; Bg. A. T. 50 F. O.; Nägeli T. 22 F. 16; Vogl, Nahrungsm. 45 F. 40 u. Comment. 370 F. 152; Wagner F. 118 u. 119; Wiesner, Rohst. 272 F. 35.

6. Statt der Curcumastärke kommt ein Stärkemehl in den Handel, welches bald als westindisches, bald als ostindisches, bald als Neu-Südwales, bald als Queensland-Arrow-root oder auch unter dem Namen Toloman- (Tous les mois) Stärke angeboten wird. Aus den Knollen von *Canna edulis* Ker u. *C. coccinea* Roscoe dargestellt, wird es besonders von Australien importirt. Abb. bei Roscoe l. c. Sect. I. 5 u. 11; Btl. a. Tr. 266 u. Bot. Mag. T. 2498. Es bildet ein schimmerndes, nicht völlig rein weisses, sondern etwas gelbliches Pulver und besteht aus Körnern, welche bis 0,132 mm lang, abgeflacht eiförmig, ellipsoidisch oder nierenförmig, am breiteren Ende entweder abgestutzt oder in eine kurze, stumpfe Spitze ausgezogen sind. Der Kern derselben liegt nahe an dem zugespitzten Ende. Zahlreiche, sehr dichte Schichten sind deutlich ausgebildet. Abb. Vogl, Nahrungsm. 45 F. 39 und 46 F. 41, Comment. 370 F. 153; Wagner 363 F. 126 und 365. F. 129 und 130.

3. Amylum Sago.

Sago.

Die Sagopalmen, vorzugsweise *Metroxylon Sago* König, *M. laevis* Blume und *M. Rumphii* Martius, Bschr. und Abb. Btl. a. Tr. 278 und Martius Hist. nat. Palm. T. 102 und 159, welche dem südöstlichen Asien und den benachbarten Inseln angehören, enthalten im Mark (μήτρα) ihres bis 10 m hohen und 2 m im Umfang messenden Stammes ausserordentlich grosse Mengen von Stärke. Aus dem Marke eines einzigen, völlig entwickelten Palmenstammes können leicht 200 kg Mehl gewonnen werden. Die Palmenstärke hat entweder eine röthliche Farbe oder ist durch fortgesetztes Auswaschen ganz rein weiss. Sie besteht aus zusammengesetzten und einfachen Körnern von verschiedener Grösse. Die letzteren zeigen einen Längsdurchmesser von 0,018—0,070 mm, sind eirund oder etwas gekrümmt oder abgerundet 3 bis 4seitig. Der excentrische, rundliche oder strahlige Kern liegt an dem einen Ende und zahlreiche concentrische Schichten sind gewöhnlich deutlich zu erkennen. Die kleinsten Körner zeigen häufig eine flachpaukenförmige Gestalt und die zusammengesetzten sind dadurch charakterisirt, dass einem grösseren Korn gewöhnlich ein oder zwei, selten mehr jener kleinen Körner höckerartig angewachsen sind. Abb. Vogl 372 F. 158 und Wiesner, Rohstoffe 276 F. 37.

Aus der Palmenstärke wird theils in Ostindien, namentlich seit 1819 durch Chinesen in Singapore, theils in Westindien (Guadeloupe), theils in Amerika Sago dargestellt. Zu diesem Zwecke wird das noch feuchte Palmenstärkemehl entweder nur gesiebt und an der Sonne getrocknet oder erst in höchst einfacher Weise gekörnt und unter Zusatz von etwas Oleum Cocos in Pfannen erwärmt, bis die Körner die nöthige Härte erlangt haben. Durch besondere Siebe werden die Körner von der gewünschten Grösse von den kleineren getrennt und dann gewöhnlich an der Sonne oder mittelst anderer Vorrichtungen sorgfältig getrocknet. Der Sago des Handels besteht aus regelmässig kugeligen oder aus unregelmässig eckigen, hirsekorngrossen oder etwas stärkeren Körnern, die entweder durchscheinend oder wie beim Perlsago matt und rein weiss sind. Der ostindische Palmensago zeichnet sich durch seinen Wohlgeschmack vor den nachgemachten Sagosorten sehr vortheilhaft aus.

Verfälschung: Statt des echten Palmensago liefert der europäische Handel in weit grösseren Mengen sogenannten inländischen Sago, der in grossen Fabriken aus Kartoffelstärke dargestellt wird. Dieser Kartoffelsago gleicht in Form und Aussehen dem ostindischen Perlsago. Durch seinen weniger angenehmen Geschmack, durch die characteristische Form der Kartoffelstärkekörner und durch das (S. 486) angegebene Verhalten gegen Salzsäure lässt er sich leicht erkennen und von dem echten Sago mit Sicherheit unterscheiden. Auch die geringeren, röthlichen und braunen Sorten des Palmensago werden in Europa aus Kartoffelstärke nachgeahmt und mittelst „Zuckercouleur" in der gewünschten Weise gefärbt. Dieser Betrug ist in gleicher Weise leicht aufzudecken.

Handel: Die bei Weitem grösste Menge echten Sago führt Singapore aus. Im Jahre 1876 wurden von dort nach Flückiger's Angaben 92000 Picul Perlsago und 290419 Picul Rohsago, im Ganzen also, da 1 Picul nahezu 60,5 kg entspricht, etwa 23 Millionen kg Sago grösstentheils nach England verschifft. Hamburg bezog im Jahre 1883 aus Singapore 747300 kg, aus Brasilien 6400 kg, aus Grossbritannien 1498100 kg und im Ganzen 2292600 kg Sago.

Verwendung: Sago wird in seiner Heimath und in Europa wie in Amerika zur Bereitung von Nahrungs- und Genussmitteln verschiedener Art sehr viel benutzt. Als diätetisches Heilmittel ersetzt er nicht selten das Arrow-root.

Saccharum.

Zucker.

Saccharum officinarum L., eine Graminee, ist die Mutterpflanze des Rohrzuckers. Ursprünglich im östlichen Asien heimisch, wo sie seit den ältesten Zeiten cultivirt wird, Bschr. Lrs. Pf. 334; Abb. Btl. a. Tr. 298; Ha. IX. 30 und 31; N. v. E. 33—35; Pl. 46; Tussac I. 23—25, gelangte sie frühzeitig nach Persien und später durch die Araber in die westlichen Mittelmeerländer. Gegen Ende des 15. Jahrhunderts wurde sie in Westindien angepflanzt, von wo sie sich in den warmen Ländern des amerikanischen Festlandes einbürgerte. Der Rohrzucker ist in Ostindien sicherlich seit den ältesten Zeiten benutzt worden. Die alten Griechen und Römer kannten den erstarrten, süssen Saft des Zuckerrohres, Dioscorides, Plinius und Galen beschreiben Saccharum aus Arabien und Indien und rühmen dessen wohlthätige Wirkungen bei den verschiedensten Erkrankungsformen. Während des Mittelalters wurde Europa mit Zucker aus verschiedenen Mittelmeerländern, hauptsächlich aber aus Aegypten und Cypern versorgt. Erst die ausgedehnten Anpflanzungen in der neuen Welt und die dortige massenhafte Production von Zucker verallgemeinerten den Gebrauch desselben auch in Europa. Nachdem aber 1747 durch Marggraf zu Berlin in der Runkelrübe, *Beta vulgaris* L., einer Chenopodiacee, Bschr. Lrs. B. 645; Abb. Pl. 169, Zucker entdeckt und fünfzig Jahre später von Achard in

Schlesien eine Rübenzuckerfabrik mit Erfolg in Betrieb gesetzt worden war, hat sich die Rübenzuckerindustrie in Europa zu einer excessisen Ausdehnung entwickelt. Jetzt ist durch den Rübenzucker der Verbrauch des westindischen aus dem Zuckerrohr gewonnenen Colonialzuckers weit überholt. Da aber beide Zuckersorten identisch sind, nimmt die **R. Ph.** keine Rücksicht auf die Abstammung und fordert nur weissen, krystallisirten Zucker in Stücken oder in Pulverform.

Gewinnung: a. Aus Zuckerrohr. Der aus dem reifen Zuckerrohr ausgepresste Saft, welcher bis 20 pc. Zucker enthält, wird mit etwas Kalkmilch zum Sieden erhitzt, von dem dabei gebildeten grünen Schaum befreit und bis zu beginnender Krystallisation eingedampft. Sobald die Masse unter zeitweiligem Umrühren körnig geworden ist, lässt man die braune Mutterlauge — die Melasse — von den Krystallen abtropfen. Der zurückbleibende Zucker bildet ein gelbes, körniges Pulver, welches unter dem Namen Rohzucker oder Farinzucker (Muscovade, Cassonade) in den Handel gelangt. Die Melasse ist eine dunkel rothbraune, fadenziehende Flüssigkeit von süssem Geschmack. Sie enthält Rohrzucker, Invertzucker, Caramel und anorganische Salze, dient zur Bereitung von Rum, wird als Nahrungsmittel verwendet und auch unter dem Namen Colonial-Syrup in den Handel gebracht. Der Rohzucker erfährt meist in Europa eine weitere Reinigung. Zu diesem Zwecke löst man ihn in wenig Wasser, klärt die Lösung mittelst Eiweiss oder Blut, filtrirt durch Knochenkohle und engt das entfärbte Filtrat im Vacuum bis zu beginnender Krystallisation ein. Sobald dieser Grad erreicht ist, bringt man die Masse in besondere Behälter und überlässt sie hier bei 60—80° C. der Krystallisation, hindert aber durch wiederholtes Umrühren die Bildung grosser Krystalle. Der endlich auf 50° C. abgekühlte Krystallbrei wird in Zuckerhutformen gefüllt, wo er weiter erstarrt. Den flüssig bleibenden Theil lässt man durch eine Oeffnung an der Spitze der Formen abfliessen und entfernt den letzten Rest entweder durch Ausschleudern auf Centrifugalmaschinen oder durch Verdrängen mittelst reiner Zuckerlösung.

b. Aus Rüben. Der aus den Rüben ausgepresste oder extrahirte Saft, welcher im Mittel 14—15 pc. Zucker enthält, wird gleichfalls mit Kalkmilch erhitzt und von dem gebildeten Niederschlag, dem sogenannten Scheideschlamm, getrennt. In dem Filtrat ist der Zucker an Kalk gebunden. Durch Einleiten von Kohlensäure bis zur Sättigung wird der Kalk gefällt und mittelst Filterpressen aus dem Saft entfernt. Nach einer erstmaligen Behandlung mit Knochenkohle wird der letztere in Vacuumapparaten soweit eingeengt, dass er nochmals durch Knochenkohle filtrirt werden kann und, nachdem dies geschehen ist, bis zu beginnender Krystallisation eingedampft. Nach hinreichender Abkühlung wird die Masse in Zuckerhutformen gegeben und wie der Colonialzucker weiter gereinigt. Der Zuckersaft, welcher von der ersten Krystallmasse abtropft, wird von neuem im Vacuum eingeengt, von dem sich krystallinisch ausscheidenden Zucker getrennt, nochmals eingeengt und einer dritten Krystallisation überlassen. Die schliesslich zurückbleibende Rübenmelasse ist eine braune, übelriechende, dickliche Flüssigkeit von unangenehmem Geruch und Geschmack. Nach dem Verfahren von Scheibler-Seifferth versetzt man dieselbe mit gepulvertem Aetzkalk, nimmt den gebildeten Melassekalk mit Alcohol auf und verarbeitet ihn durch Behandeln mit Kohlensäure u. s. w. auf Zucker. Statt der Kalkverbindung kann nach Scheibler auch die Strontianverbindung des Zuckers zu gleichem Zwecke benutzt werden.

c. Aus anderen Pflanzen. Eine ostindische Graminee, *Sorghum saccharatum* Persoon, die Zuckerhirse, Bschr. Lrs. B. II. 381, welche unter dem Namen Futter-Sorgho als Futtergras sehr empfohlen und wegen ihres hohen Zuckergehaltes in China, Arabien, Südafrika und Amerika cultivirt wird, liefert denselben Zucker wie das Zuckerrohr. In Asien sind ferner zahlreiche Palmen eine Quelle der Zuckergewinnung. *Phoenix sylvestris* Roxburgh, Bschr. u. Abb. Martius hist. Palmar. III. t. 130 u. Griffith Palms of Br. India 1850 p. 141 u. t. 228 A, liefert in Ostindien den Dattelzucker. *Cocos nucifera* L. (S. 473), *Borassus flabelliformis* L., die Palmyrapalme, Bschr. u. Abb. Martius l. c. III. t. 108, 121 u. 162, in Indien und auf Ceylon, *Caryota urens* L., die Brennpalme, in Bengalen und Malabar, Bschr. u. Abb. Martius l. c. t. 102. 107. 108, *Arenga saccharifera* Martius, die Zuckerpalme, in Cochinchina und auf den Sundainseln, Bschr. u. Abb. Griffith l. c. p. 164 u. t. 235 A; Martius l. c. III. t. 108 und endlich *Nipa fruticans* Thunberg in Ostindien und auf Java, Bschr. u. Abb. Blanco Fl. d. Filipinas IV. 73; Martius l. c. III. t. 108, 171 u. 172, dienen zur Gewinnung von Rohrzucker. Im Norden der Vereinigten Staaten und in Canada werden jährl. 300 000 kg derselben Zuckerart aus dem Safte von *Acer saccharinum* L., Zuckerahorn, *Acer pennsylvanicum* L., *Acer Negundo aceroides* Mönch und *Acer dasycarpum* Ehrhardt dargestellt. Für den europäischen Markt haben diese Zuckerarten keine Bedeutung. Ebensowenig spielt der Saft der Birken, der Mohrrübe und vieler süsser Früchte, welche neben Invertzucker grössere oder kleinere Mengen von Rohrzucker enthalten, in der Zuckerindustrie irgend eine Rolle.

Aussehen: Rohrzucker oder Saccharose, unter welchem Namen der aus dem Zuckerrohr, der Runkelrübe, der Zuckerhirse, den genannten Palmen- und Ahornarten dargestellte Zucker zu verstehen ist, krystallisirt in monoklinometrischen Prismen, welche bei langsamer Verdunstung der Lösungen grosse Krystalle (Kandiszucker des Handels) bilden. Die gereinigte Form der Handelswaare, bei deren Darstellung die Bildung grosser Krystalle absichtlich verhindert wird, stellt weisse, geruchlose, krystallinische Massen von sehr süssem Geschmack dar.

Chemie: Rohrzucker, $C^{12}H^{22}O^{11}$, löst sich leicht in Wasser von gewöhnlicher Temperatur und noch viel reichlicher in heissem Wasser. Alcohol von 90 pc. löst bei 15° C. 1 Th., siedender Alcohol etwas mehr. In Aether ist er vollständig unlöslich. Die wässrige, verdünnte Lösung polarisirt nach rechts, $[\alpha]j = 66,6$ nach Tollens. Auf 100° C. erhitzt, schmilzt der Rohrzucker und erstarrt beim Erkalten zu einer glasartigen, gelblichen, hygroscopischen, amorphen Masse, dem sogenannten Gerstenzucker, welche in der Ruhe wieder krystallinisches Gefüge annimmt. Längere Zeit hindurch auf 160° C. erhitzt, zersetzt er sich ohne Gewichtsverlust in Dextrose (Traubenzucker) $C^6H^{12}O^6$ und in Laevulosan, $C^6H^{10}O^5$. Noch höher erhitzt, geht er bei 200—220° C. in Caramel über. Der trocknen Destillation unterworfen, liefert er Kohlenmono- und -dioxyd, Sumpfgas, Aceton, Aldehyd, Essigsäure etc. und Wasser und hinterlässt eine lockere, glänzende, schwarzbraune, schwerverbrennliche Kohle. Chlor und Brom oxydiren den Rohrzucker zu Glyconsäure (S. 484). Mit 3 Th. Salpetersäure von 1,3 spec. Gew. bei 50° C. behandelt, geht er in Zuckersäure über, aus welcher bei höherer Temperatur Weinsäure und schliesslich Oxalsäure entsteht. In concentrirter Salpeter-Schwefelsäure geht er in Nitrosaccharose $C^{12}H^{18}(NO^2)^4O^{11}$, einen amorphen, explosiven Körper über. Im Gegensatz zur Dextrose wird Rohrzucker durch concentrirte Schwefelsäure in der Kälte gebräunt und unter Entwickelung von Ameisensäure und schwefliger Säure in eine schwarze Kohle verwandelt. Den Rohrzucker, der nicht direct gährungsfähig ist, invertirt verdünnte Schwefelsäure, d. h. sie zerlegt ihn in gährungsfähige Zuckerarten. Es entstehen nämlich hierbei unter Wasseraufnahme gleiche Theile Dextrose (Traubenzucker, S. 483) und Laevulose (Fruchtzucker, S. 484) $C^{12}H^{22}O^{11} + H^2O = C^6H^{12}O^6$ (Dextrose) + $C^6H^{12}O^6$ (Laevulose). Dieselbe Invertirung kommt auch durch Behandlung mit verdünnter Salzsäure und mit stärkeren organischen Säuren, ja schon allein durch anhaltendes Kochen der wässrigen Lösung des Rohrzuckers zu Stande. Durch fortgesetztes Kochen mit verdünnter Schwefelsäure wird er in Humin- und Ulminkörper, Ameisensäure und Laevulinsäure verwandelt. Bei der Destillation mit verdünnter Schwefelsäure und Manganhyperoxyd ergibt er Furfurol und Ameisensäure und hinterlässt eine braune Kohle. Mit Essigsäureanhydrid erhitzt, bildet er Saccharoseacetat $C^{12}H^{14}(C^2H^3O)^8O^{11}$, eine amorphe, unlösliche Masse. Durch Kalilauge wird Rohrzucker, zum Unterschied von Dextrose, in der Kälte nicht gebräunt, in der Siedhitze unter Braunfärbung zersetzt. Mit Kalihydrat geschmolzen, liefert er Ameisensäure, Essigsäure und Propionsäure und schliesslich Oxalsäure und Kohlensäure. Der Destillation mit Aetzkalk unterworfen, zerfällt er in Wasser, Kohlendioxyd, Aceton und Metaceton. Mit Metalloxyden bildet er Saccharate. Das Monocalciumsaccharat, Einfach-Zuckerkalk, $C^{12}H^{20}Ca^{2}O^{11} + H^{2}O$, wird durch Alcohol aus einer Lösung von Kalkmilch und viel Zuckerlösung als weisses Pulver ausgefällt, während Tricalciumsaccharat, Dreifach-Zuckerkalk, $C^{12}H^{16}Ca^{3}O^{11} + 3H^{2}O$, sich beim Kochen einer mit Aetzkalk gesättigten Zuckerlösung pulverig ausscheidet. Das Bleisaccharat, $C^{12}H^{18}Pb^{2}O^{11} + 2H^{2}O$, ist ein krystallinisches Pulver. Aehnlich verhält sich das officinelle, in Wasser lösliche Eisensaccharat. Mit Chlornatrium gibt der Rohrzucker eine krystallinische Verbindung von der Formel $C^{12}H^{22}O^{11} + NaCl$, welche sehr zerfliesslich ist. Fehling's Lösung reducirt der Rohrzucker in der Kälte nicht und bei längerem Kochen erst nachdem er in Dextrose und Laevulose invertirt ist.

Der Caramel ist eine braune, hygroskopische Masse, welche nicht süss schmeckt und aus verschiedenen Körpern zusammengesetzt ist. Er wird unter dem Namen „Zuckercouleur“ zum Färben von Bier, Wein und anderen Getränken benutzt. Im Weisswein lässt er sich leicht nachweisen. Reiner Wein wird durch Schütteln mit Eiweiss farblos, künstlich mit Caramel gefärbter behält dabei seine Farbe (vergl. Wagner Stärkefabrication 1876. S. 632).

Die Zuckersäure, $C^{4}H^{4}(OH)^{4}(CO\,OH)^{2}$, ist eine gummiartige, zerfliessliche Masse, welche sich nicht in Alcohol löst, alkalische Kupferlösung und ammoniakalische Silberlösung reducirt und schon bei Erhitzung über 100° C. sich zersetzt. Durch Oxydationsmittel geht sie in Rechts-Weinsäure und schliesslich in Oxalsäure über. Letztere Säure, welche aus Zucker gewonnen werden kann, wird im Kleinhandel häufig auch Zuckersäure genannt.

Das Metaceton, $C^{3}H^{6}O$, ist eine farblose, ölige Flüssigkeit von angenehmem Geruch, welche bei 84° C. siedet, sich nicht in Wasser, leicht in Alcohol und in Aether löst und durch Behandlung mit Schwefelsäure und Kaliumbichromat in Kohlensäure, Propionsäure und Essigsäure übergeht.

Die Laevulinsäure, $C^{5}H^{8}O^{3}$, krystallisirt in grossen Tafeln, welche an der Luft zerfliessen, bei 33° C. schmelzen, bei etwa 205° C. sieden und unter der Einwirkung von nascirendem Wasserstoff in Normal-Valeriansäure, $C^{4}H^{9}CO.OH$, übergehen.

Die Normal-Valeriansäure, $CH^{3}(CH^{2})^{3}CO.OH$, ist eine farblose Flüssigkeit, welche nach Buttersäure riecht, bei 0° C. das spec. Gew. von 0,9577 besitzt, bei — 16° C. noch nicht erstarrt, bei 185° C. siedet und sich schwierig in Wasser, leichter in Alcohol löst.

Das Furfurol, $C^{5}H^{4}O^{2}$, von Döbereiner entdeckt und von Gerhardt als Aldehyd der Pyroschleimsäure erkannt, ist in frischem Zustand eine fast farblose Flüssigkeit, welche nach bitteren Mandeln und nach Zimmt riecht, sich leicht in

Weingeist, in 11 Th. Wasser von 15° C. löst, bei 16° C. das spec. Gew. 1,164 besitzt und bei 162° C. siedet. An der Luft färbt es sich bald dunkel.

Der Invertzucker bildet eine syrupartige Flüssigkeit, welche die Ebene des polarisirten Lichts nach links dreht, aus gleichen Theilen Dextrose und Laevulose besteht, Fehling's Lösung reducirt und allmählich Krystalle von Traubenzucker ausscheidet.

Handel: Der Zucker wird in sehr verschiedener Güte hergestellt. Unter der Bezeichnung Raffinadezucker kommt das erste Krystallisationsproduct des geläuterten Zuckersaftes auf den Markt. Es bildet in Form der Zuckerhüte (Zuckerbrode) ein Conglomerat kleiner Krystalle, ist in bester Qualität rein weiss, erhält aber sehr häufig, um eine schwach gelbliche Färbung zu verdecken, durch einen Zusatz von etwas, höchstens 0,002 pc. Ultramarin oder Berlinerblau, von Smalte (Kaliumkobaltsilicat) oder Indigocarmin einen Stich ins Blaue. Als Handelswaare unterscheidet man eine feine, Mittel- und ordinäre Sorte. Der Kleinhandel kennt auch noch Zwischenstufen. Meliszucker wird aus dem von der ersten Krystallisation abgetropften und eingeengten Zuckersaft gewonnen. Derselbe zeigt gewöhnlich etwas gelbe Färbung und gröbere Krystallform, wird aber auch in Gestalt der Zuckerhüte verkauft. Lumpenzucker ist das dritte Krystallisationsproduct, welches aus dem bei der Melisbereitung zurückbleibenden Syrup erhalten wird. Er stellt Blöcke oder Klumpen (englisch „lump" genannt, daher der Name Lumpenzucker) von verschiedener und ganz unregelmässiger Gestalt dar. Farinzucker ist entweder zerriebener oder gemahlener Lumpenzucker oder das gepulverte Product einer vierten Krystallisation. Seinem Aussehen nach unterscheidet man weissen, gelben und braunen Farinzucker. Kandiszucker ist Rohrzucker in Form grosser Krystalle, welche farblos sein können. Er wird aber auch in grossen, meistens säulenförmig zusammenhängenden Krystallen von gelber, brauner und selbst schwarzer Farbe dargestellt. Der Krystallzucker des Handels besteht aus weit kleineren, mehr oder weniger gut ausgebildeten, zum Theil glasglänzenden Krystallen. Seinem bestechenden Aussehen entspricht nur selten ein rein süsser Geschmack. Gerstenzucker ist geschmolzener und glasartig erstarrter, amorpher Rohrzucker geringerer Güte von gelblicher oder bräunlicher Farbe. Der Zuckersaft (Melasse), welcher von dem dritten oder vierten Krystallisationsproduct des Colonialzuckers abtropft, ist dickflüssig, von dunkel- oder hellbrauner Farbe und süssem, zugleich etwas scharfem Geschmack. Er bildet als Syrup einen Handelsartikel, ist aber jetzt häufig mit Stärkezucker verschnitten.

Prüfung: Die **R. Ph.** verlangt einen feinen Raffinadezucker, welcher weiss sein muss und mit der Hälfte seines Gewichtes Wasser ohne Rückstand einen farblosen und geruchlosen, rein süssschmeckenden Syrup gibt. Der letztere soll sich klar mit Spiritus mischen lassen. Die wässrige Lösung darf Lackmuspapier nicht verändern und weder Chlorverbindungen noch Sulfate enthalten. Betrügerische Zusätze von Kalk und Barytsalzen sind in bekannter Weise leicht zu constatiren.

Verwendung: Der Zucker dient pharmaceutisch als Geschmackscorrigens und gestaltgebendes Mittel. Seine Verwendung als Nahrungs- und Genussmittel, sowie zur Herstellung von Conserven ist allgemein bekannt.

Präparate: Nach der **R. Ph.** wird Saccharum benutzt bei der Herstellung des Decoctum Sarsaparillae compositum fortius, der Elaeosacchara, des Ferrum carbonicum saccharatum, Ferrum oxydatum saccharatum solubile, der Pulpa Tamarindorum depurata, des Pulvis aërophorus, P. gummosus, P. Liquiritiae compositus, der Rotulae Menthae piperitae, des Syrupus simplex und der übrigen Syrupi und endlich der Trochisci Santonini.

3. Aus der Abtheilung der Dicotyledonen.

Camphora.

Campher.

Der Campher ist dem klassischen Alterthum unbekannt geblieben. Erst arabische Schriftsteller des 6. Jahrhunderts unserer Zeitrechnung erwähnen denselben, verstehen darunter aber schwerlich den jetzt gebräuchlichen Laurineencampher, sondern höchst wahrscheinlich den von Sumatra stammenden Dryobalanops-Campher. Wann und wie derselbe zuerst nach Europa gelangt ist, lässt sich, wie Flückiger's eingehende Forschungen lehren, nicht mehr feststellen. In Deutschland war der Campher zur Zeit der Aebtissin Hildegard (1098—1120), welche desselben in ihrer „Physica" gedenkt, nicht mehr unbekannt. Der arabische Arzt Avicenna (978—1036) und der venetianische, weitgereiste Handelsherr Marco Polo (13. Jahrhundert) beschreiben den chinesischen Campher und unterscheiden ihn bestimmt von dem sumatranischen, welcher letztere hauptsächlich bei religiösen Gebräuchen ostasiatischer Völker Verwendung fand, während der erstere damals als theure und seltene Waare nach Europa gelangte. Im 16. Jahrhundert erscheint aber der Campher bereits in deutschen Apotheken. Seit 1641 brachten die Holländer auch aus Japan dieselbe Camphersorte in grossen Mengen nach Europa und raffinirten denselben in Holland nach einem lange Zeit geheim gehaltenen, von Murray (App. med. IV. 460) später beschriebenen Verfahren. Durch sie kamen auch die ersten lebenden Campherbäume, junge Exemplare der Laurinee *Cinnamomum Camphora* Fr. Nees et Ebermayer = *Laurus Camphora* L. = *Camphora officinarum* C. G. Nees, Bschr. Lrs. Pf. 388; Abb. Bg. u. S. X. e; Btl. a. Tr. 222; Ha. XII. 27; N. v. E. 130; Pl. 314, nach Europa. Der Verbreitungsbezirk der Stammpflanze erstreckt sich über die östlichen Provinzen von Mittelchina, über die Insel Formosa und Hainan und die südjapanischen Inseln Kiusiu und Sikok und die Halbinsel Idsu von Nippon. Culturen in anderen Tropenländern, so wie in Italien haben zu keiner mercantilischen Verwerthung von Campher geführt. Die **R. Ph.** verlangt raffinirten Laurineencampher.

Gewinnung und **Aussehen:** Die Campherbäume enthalten in allen ihren Theilen ein flüssiges, ätherisches Oel von der Zusammensetzung $C^{10}H^{16}$. Aus diesem bildet sich durch Oxydation in den lebenden Bäumen der Campher $C^{10}H^{16}O$. Aus dem zerkleinerten Stamme, der Wurzel und den Aesten kann er auf leichte Weise gewonnen werden. Auf Formosa, wo sich eingewanderte Chinesen mit der Campherdarstellung beschäftigen, werden die Bäume rücksichtslos gefällt und Stämme wie Aeste in kleine Spähne zerhauen. Das so vorbereitete Material kommt in sehr einfache Oefen, Abb. Arch. Ph. 1879. 14. S. 11, welche derartig eingerichtet sind, dass heisse Wasserdämpfe durch die aufgehäuften Spähne hindurchziehen und den Campher in abgekühlte Vorlagen, Thontöpfe einfachster Form, fortführen, wo derselbe sich verdichtet. In ähnlicher Weise, aber mit Hülfe verbesserter Destillationsöfen, Abb. u. Bschr. von Roretz, Dingler's polyt. Journ. 1875. 450 u. T. IX. 39. u. in Arch. Ph. 1879. 14. S. 13, geschieht die Gewinnung des Camphers auf den japanischen Inseln. Der auf Formosa und in Japan destillirte Rohcampher enthält immer noch reichlich (20—25 pc.) ätherisches Oel, welches man jetzt gewöhnlich durch Auspressen entfernt, ehe die Waare verpackt und verschifft wird. In Europa und Amerika unterwirft man den meistens noch etwas röthlich gefärbten und durch Gyps, Salz, Schwefel, Holztheile und ätherisches Oel verunreinigten Rohcampher einer Sublimation. Zu diesem Zwecke wird die rohe Waare mit etwas Kohle, Sand und Eisenfeile oder Kalk gemischt und in besonderen Kolben (Bombola genannt) von 17 l Inhalt auf Sandbädern in der Weise erhitzt, dass der sublimirende Campher sich in der oberen Wölbung des Kolbens in Form eines dichten Kuchens von sog. raffinirtem Campher absetzt.

Der in Europa raffinirte Campher bildet farblose, durchscheinende, körnig-krystallinische, zähe, fettglänzende und etwas fettig anzufühlende, concav-convexe, in der Mitte durchbohrte Kuchen von 1—4—6 kg Gewicht. In Amerika (Philadelphia und Neu-York) wird der mittelst anderer Einrichtungen raffinirte Campher in runde, 3 cm dicke, feste Kuchen von 40 cm Durchmesser gepresst. In letzterer Form verdampft der Campher bei gewöhnlicher Temperatur weniger leicht als in ersterer. Der raffinirte Campher besitzt einen eigenthümlichen, durchdringenden Geruch und einen gewürzhaften, anfangs brennenden und zugleich bitteren, nachträglich kühlenden Geschmack.

Chemie: Der Laurineencampher krystallisirt in glänzenden, zähen, sechsseitigen Tafeln des hexagonalen Systems, hat bei 15° C. das spec. Gew. 0,993, schmilzt bei 175° C., siedet bei 200° C. und verdampft schon bei gewöhnlicher Temperatur. Pulverisiren lässt er sich nur nach Zusatz einiger Tropfen eines Lösungsmittels, wie Alcohol und Aether. Auf Wasser schwimmen kleine Stücke mit rotirender Bewegung. In etwa 1200 Th. Wasser ist er löslich. In Weingeist, Holzgeist, Aether, Chloroform, Eisessig, Schwefelkohlenstoff, Aceton, Benzol, ätherischen und fetten Oelen löst er sich leicht und reichlich auf. Die weingeistige Lösung polarisirt nach rechts. Mit trocknem Phenol oder Chloralhydrat verrieben, gibt er eine flüssige Masse. In kalter concentrirter Schwefelsäure löst er sich ohne Zersetzung und wird durch Wasser unverändert ausgefällt. Mit concentrirter Schwefelsäure erhitzt, zersetzt er sich unter Entwickelung von Schwefligsäureanhydrid, Campherphoron und Cymol. Anhaltend mit Salpetersäure gekocht, verwandelt er sich in Camphersäure und Camphoronsäure. Chromsäure oxydirt ihn ausserdem auch noch zu Adipinsäure. Wird er mit Phosphorsäureanhydrid der Destillation unterworfen, so zerfällt er in Wasser und Cymol, und daneben treten Xylol, Toluol u. a. m. auf. Chlor wirkt selbst im Sonnenlicht nicht merklich auf Campher ein. Mit Jod längere Zeit erhitzt, liefert er Carvacrol oder Campherkreosot (S. 315). Mit Brom bildet er Campherdibromid und den therapeutisch angewandten Monobromcampher. Wird Campher mit alcoholischer Kalilösung gekocht, so verharzt er zum Theil, während sich gleichzeitig Campholsäure und etwas Borneol (S. 506) bildet.

Das Campherphoron, $C^9H^{14}O$, ist ein farbloses, dünnflüssiges Oel von 0,93 spec. Gew., welches nach Pfefferminze riecht, sich in Alcohol und Aether löst und bei 208° C. siedet.

Die Camphoronsäure, $C^9H^{12}O^5$, krystallisirt in weissen, mikroskopischen

Nadeln, welche bei 137° C. schmelzen, sich leicht in Wasser, Alcohol und Aether lösen, linksdrehend sind und beim Schmelzen mit Kali Essigsäure, Kohlendioxyd und Isobuttersäure geben. Sie ist eine zweibasische, dreiatomige Hydroxysäure, welche in naher Beziehung zur Terebinsäure steht.

Die Terebinsäure, $C^7H^{10}O^4$, bildet sich beim Erwärmen von Terpenthinöl mit Salpetersäure von 1,25 spec. Gew. auf 80° C. Sie krystallisirt in glänzenden Prismen, welche bei 175° C. schmelzen und sich in kaltem Wasser schwer lösen.

Die Camphersäure, $C^{10}H^{16}O^4$, krystallisirt in farb- und geruchlosen Blättchen, welche bei 174—176° C. schmelzen, sich leicht in heissem Wasser und in Alcohol lösen und die Ebene des polarisirten Lichts nach rechts ablenken. Von ihren Salzen (Camphoraten) krystallisiren die der Alkalimetalle, des Calciums, Baryums und Magnesiums und lösen sich leicht in Wasser. Das Calciumsalz zerfällt bei trockner Destillation in Calciumcarbonat und Campherphoron. Ueber ihren Schmelzpunkt erhitzt, zerfällt die zweibasische Säure in Wasser und Camphersäureanhydrid, $C^{10}H^{14}O^3$, welches in glänzenden Nadeln sublimirt und bei 217° C. schmilzt.

Die Adipinsäure, $2[(CH^2)^2.CO.OH]$, krystallisirt in glasglänzenden Blättchen, welche bei 148° C. schmelzen und sich in heissem Wasser, in Alcohol und Aether leicht lösen.

Campherdibromid, $C^{10}H^{16}OBr^2$, bildet sich, wenn Campher in Chloroform gelöst mit etwas mehr als der gleichen Gewichtsmenge Brom zusammen kommt. Es stellt farblose, nach Terpenthin riechende Krystalle dar, welche in Alcohol wenig löslich sind, bei 114° C. schmelzen und beim Erhitzen im Wasserbad unter Entwickelung von Bromwasserstoff übergehen in Monobromcampher.

Der Monobromcampher, $C^{10}H^{16}OBr$, Camphora monobromata, krystallisirt in farblosen Nadeln, welche nach Campher riechen, bei 76° C. schmelzen, bei 274° C. sieden und nicht bei gewöhnlicher Temperatur, wohl aber bei vorsichtigem Erhitzen sublimiren. Monobromcampher löst sich weniger gut als Campher in kaltem Alcohol, in den übrigen Lösungsmitteln aber ebenso gut. Mit Wasser erhitzt, zerfällt die Verbindung in Campher, Brom und Bromwasserstoff. Durch Silberoxyd und Chloroform wird er in eine ölige Flüssigkeit, in Bromsilber, Silber und Kohlensäureanhydrid zersetzt. In alkoholischer Lösung wird er durch Silbernitrat in gewöhnlichen Campher verwandelt.

Das Carvacrol, $C^{10}H^{13}.OH$, ist eine ölige, dicke Flüssigkeit, welche bei 233 bis 235° C. siedet und bei — 25° C. noch nicht erstarrt. Es entsteht, wenn Carvol (S. 314) mit $^1/_{10}$ Phosphorsäure erwärmt wird. Bei der Einwirkung von Hydroxylamin auf Carvol entsteht Carvoxim $C^{10}H^{14}NOH$. Wird letzteres mit vordünnter Schwefelsäure auf dem Wasserbade erwärmt, so wird es in Carvol zurückgeführt. Da anderseits aus dem Carven (S. 314) Carvoxim entsteht, so ist ersichtlich, wie aus dem Kohlenwasserstoff des Kümmelöls der zweite sauerstoffhaltige Bestandtheil desselben sich bilden kann.

Die Campholsäure, $C^{10}H^{18}O^2$, krystallisirt in weissen Prismen oder Blättchen, welche bei 80° C. schmelzen, sich leicht in Alcohol und Aether und auch in heissem Wasser lösen. Sie ist einbasisch, bildet Salze und geht beim Erhitzen mit Salpetersäure in Camphoronsäure über.

Verwechselungen: Verschiedene ätherische Oele enthalten einen krystallisirbaren Bestandtheil von der Zusammensetzung des Laurineencamphers, derselbe wird jetzt gewöhnlich Stearopten oder nach C. Neumann's Vorgang Campher genannt. Er ist übrigens nicht identisch mit dem Laurineencampher. —

Der S. 502 erwähnte Campher von Sumatra, welcher auch die Namen Borneocampher, Baroscampher, malaiischer Campher oder Borneol führt, findet sich (neben ätherischem Oele) krystallinisch abgelagert in den Stämmen und Aesten von *Dryobalanops Camphora* Colebrooke, einer Dipterocarpee von 50 m Stammhöhe, welche auf Sumatra, Borneo und Labuan heimisch ist. Bschr. Lrs. B. II. 652; Abb. Ha. XII. 17; De Vriese M. s. l. camphrier 2 Tafeln. Ein einziger Baum kann bis 6 kg Borneol oder Borneocampher liefern. Derselbe ist dem Laurineencampher sehr ähnlich, etwas fester und schwerer, schmeckt brennend, riecht ähnlich, aber doch etwas verschieden, schmilzt erst bei 198° C., siedet bei 212° C. und verflüchtigt sich bei gewöhnlicher Temperatur viel langsamer als der gewöhnliche Campher. Er ist nach der Formel $C^{10}H^{18}O$ zusammengesetzt. Seine ausgebildeten Krystalle gehören dem regulären System an und bilden Octaëder. Sie lösen sich nicht in Wasser, leicht in Weingeist und Aether. Die alkoholische Lösung rotirt nach rechts. Künstlich erhält man Borneocampher durch Erhitzen von Laurineencampher mit alcoholischer Kalilauge und gleicher Behandlung von Borneen, dem Kohlenwasserstoff $C^{10}H^{16}$ des ätherischen Oeles von *Dryobalanops Camphora.* Umgekehrt entsteht durch Einwirkung von Phosphorsäureanhydrid auf Borneol das Borneen, eine farblose Flüssigkeit, welche bei 165° C. siedet, sich leicht in Alcohol und Aether löst und linksdrehend ist. Salpetersäure verwandelt das Borneol in Laurineencampher und bei weiterer Einwirkung in Camphersäure und Campholsäure. Mit Phosphorpentachlorid behandelt, geht der Borneocampher in ein krystallisirendes Chlorid, $C^{10}H^{17}Cl$, über, welches bei 148° C. schmilzt.

Eine dritte Campherart, welche aber nicht nach Europa kommt, ist der Ngai- oder Blumea-Campher. Er wird auf der Insel Hainan und in Canton von der Composite *Blumea balsamifera* DC. gesammelt. Er krystallisirt wie Borneol, dem er auch im Geruche gleicht. Er schmilzt bei 204° C. und siedet bei 210° C. Seine alcoholische Lösung ist linksdrehend. Er ist nach der Formel $C^{10}H^{18}O$ zusammengesetzt, geht aber bei kurzer Erwärmung mit Salpetersäure in einen linksdrehenden Campher von der Zusammensetzung $C^{10}H^{16}O$ über, dessen Krystallform dem hexagonalen System angehört. Von diesem Ngai-Campher liefern die Insel Hainan und Canton jährlich 3630 kg im Werthe von 65 000 M. ausschliesslich nach China zu medicinischem und technischem Gebrauche.

Handel: Der im Innern der Insel Formosa gewonnene Laurineencampher wird in Körben von 60,5 kg Inhalt, welche mit Blättern ausgelegt sind, nach den Häfen Tamsui und Kelung gebracht und hier entweder in mit Blei ausgeschlagenen Kisten verpackt oder in Bambusrohre oder auch in Fässer von 3000—3600 kg Inhalt eingefüllt, um erst später, nachdem das ätherische Oel abgetropft oder abgepresst worden ist, nach Europa und Amerika versandt zu werden. Japan verladet seinen Campher meistens nach chinesischen Häfen, wo er umgepackt und für den Export nach England, Frankreich, Deutschland und Amerika verschifft wird. Hamburg erhielt im Jahre 1883 fast 700000 kg rohen und 236700 kg raffinirten Campher.

Verwendung: Der Campher wird medicinisch innerlich und äusserlich gebraucht und zu sehr verschiedenen technischen und ökonomischen Zwecken verwerthet.

Präparate: Die **R. Ph.** benutzt Campher zur Bereitung des Emplastrum fuscum camphoratum und Emplastrum saponatum, des Linimentum ammoniato-camphoratum und Linimentum saponato-camphoratum und Linimentum saponatum camphoratum liquidum, des Oleum camphoratum, des Spiritus Angelicae compositus und Spiritus camphoratus, der Tinctura Opii benzoica, des Unguentum Cerussae camphoratum und des Vinum camphoratum.

Opium.

Kleinasiatisches Opium.

Die Wiege des Opiums stand höchst wahrscheinlich in Kleinasien. Von hier aus lernten es die Griechen kennen. Hippokrates benutzte seine schlafmachende Wirkung. Theophrast nennt den Mohnsaft Mekonium und Dioscorides unterscheidet ein *Μηκώνιον*, welches einen Auszug aus der ganzen Mohnpflanze darstellte, von dem *'Οπός*, worunter man den eingedickten Milchsaft der Mohnkapsel verstand. Durch die Griechen wurden die Römer mit dem Opium bekannt. Römische Schriftsteller des 1. Jahrhunderts unserer Zeitrechnung verbreiten sich über die Gewinnungsweise, die Eigenschaften und die damals schon gebräuchlichen Verfälschungen des Opiums. Die ältesten Aegypter und auch die Chinesen kannten das Opium nicht. Erst die Araber dürften dasselbe nach Persien, Indien, selbst nach China und auch nach Aegypten gebracht haben. In der oberägyptischen Landschaft Thebais wurde, wie Alexander Tralles im 6. Jahrhundert n. Chr. mittheilt, Opium erzeugt und wahrscheinlich damals, wenn nicht schon früher, und jedenfalls auch in späteren Jahrhunderten reichlich ausgeführt. Während des Mittelalters blieb das Opium in Europa eine selten und wenig gebrauchte Droge. Selbst im 15. Jahrhundert erhielten die Dogen von Venedig Opium und opiumhaltige Latwergen (Theriaka) aus Aegypten als sehr werthvolles und seltenes Geschenk. Im 17. Jahrhundert waren in Deutschland mehrere Opiumsorten verschiedenen Ursprungs in Gebrauch und unter diesen das auch noch im 18. Jahrhundert häufig aufgeführte Opium thebaicum. Chemische Untersuchungen des Opiums beginnen im 17. Jahrhundert, wurden im folgenden eifrig fortgesetzt, führten aber erst im 19. zur Entdeckung der Mekonsäure und des Morphins durch den deutschen Apotheker Sertürner, welcher in dem letzteren

Körper 1811 die erste Pflanzenbase erkannte. Das jetzt in Europa gebrauchte Opium stammt fast ausschliesslich aus Kleinasien, wo es aus dem Milchsaft der unreifen, annähernd kugeligen Fruchtkapseln von *Papaver somniferum* L. *var. glabrum* (S. 298) gewonnen wird. Die **R. Ph.** verlangt kleinasiatisches Opium, welches mindestens 10 pc. Morphin enthalten muss.

Gewinnung und **Aussehen:** In Kleinasien betreiben kleine Bauern den Anbau der Mohnpflanzen in höher gelegenen, nordwestlichen Districten von Balikesri, Boghaditsch, Kutahja, Bala Hissar, Kara Hissar Sahib, Gaiwa und Beibazar, in den nördlichen Bezirken von Angora und Amasia, in den mittleren und südlichen von Affium-Karahissar, Uschak, Isbarda und Buldur. Die Aussaat wird nach den Herbstregen gewöhnlich zu drei verschiedenen Terminen bestellt und die Ernte in entsprechenden Zwischenräumen einige Tage nach dem Abfallen der Blumenblätter begonnen. Zu letzterem Zwecke wird die Kapselwand mit besonderen Messern in der unteren Hälfte ringsum durch mehrere, gewöhnlich in horizontaler Richtung ringsum laufende Schnitte so vorsichtig angeschnitten, dass die Verletzung nie in das Innere der Kapsel dringt. Am nächsten Morgen wird möglichst früh vor dem Morgenthau der ausgetretene Saft abgeschabt und auf Blätter gestrichen. Je trockner und windstiller die Erntezeit ist, um so reiner fällt die Ausbeute aus, die an einer einzelnen Fruchtkapsel etwa 0,02 g beträgt. Der gesammelte, an der Luft erhärtete Milchsaft wird mittelst hölzerner Keulen zu Kuchen von 300—700 g, bisweilen auch von 1—3 kg Gewicht geformt. Diese Opiumkuchen werden, nachdem jeder einzelne in Mohnblätter eingeschlagen ist, in kleine baumwollene Säcke verpackt und diese versiegelt. Mit solchen Säcken gefüllte Körbe oder Koffer gelangen aus den südlichen und mittleren Bezirken gewöhnlich nach Smyrna, aus den nordwestlichen nach Ismid am Marmorameer, aus den nördlichen nach Tarabison am Schwarzen Meer. An diesen Stapelplätzen wird die Waare von besonderen Controlbeamten einer genauen Prüfung unterworfen. Gut befundenes Opium bleibt hier liegen bis der erforderliche Grad der Austrocknung erreicht ist, weil es in frischem Zustande verpackt leicht der Gährung verfällt. Ist es genügend ausgetrocknet, so wird es in Kisten von 70—75 kg Gewicht verpackt und aus den Häfen von Ismid und Tarabison gewöhnlich nach Constantinopel (Istambul), von Smyrna nach London, Holland, Amerika, Singapore und nach China verschifft.

Das kleinasiatische (Smyrnaer oder Constantinopolitaner) Opium kommt in abgeplattet runden oder ovalen, bisweilen auch mehr oder weniger kantigen Kuchen (oder Broden) von dem angegebenen Gewicht nach Europa. Die umhüllenden Mohnblätter sind mit Rumexfrüchten bestreut. Der Bruch ist grobkörnig und unregelmässig. Die Bruchfläche erscheint bei makroskopischer Betrachtung braun und fast ganz gleichartig, nur hie und da von helleren, fast durchscheinenden Körnern, sogenannten Thränen, durchsetzt und ist im Innern bei frisch importirten Kuchen oft noch feucht und klebrig. Gut ausgetrocknetes Opium ist braunschwarz, zerspringt unter dem Hammer und zeigt unter dem Mikroskop Bruchstücke der Kapselwand und krystallinische Opiumbestandtheile. Der Geruch des Opiums ist eigenthümlich narcotisch, der Geschmack ausgesprochen bitter und etwas brennend.

Chemie: Das kleinasiatische Opium enthält eine eigenthümliche organische Säure, die Meconsäure, neben welcher Schwefelsäure hauptsächlich vertreten ist, ferner als wichtigste Bestandtheile 17 Alcaloide — das Codamin, Codeïn, Cryptopin, Gnoscopin, Hydrocotarnin, Lanthopin, Laudanin, Laudanosin, Meconidin, Morphin, Narceïn, Narcotin, Pseudomorphin, Papaverin, Protopin, Rhoeadin und Thebaïn —, von welchen nur das Codeïn und Salze des Morphin officinell sind, dann zwei indifferente Körper, das Meconin und Meconoïosin, und als häufiger vorkommende Pflanzenbestandtheile: Riech- und Farbstoffe, 2 pc. Fett, 6 pc. einer kautschukartigen Substanz, 4—6 pc. Harz, etwas Zucker, Schleim, der durch Bleizucker fällbar ist, etwas Eiweiss, Pectin und 4—5,5 pc. Asche, aber kein Amylum und keine Gerbsäure.

Die Mekonsäure, $C^7H^4O^7 + 3H^2O$, wurde 1805 von Sertürner entdeckt. Sie ist im Opium nicht frei vorhanden, sondern an Basen gebunden. Aus Wasser krystallisirt sie in weissen, glimmerartigen Schuppen oder geraden, rhombischen Prismen, welche sauer schmecken, sich wenig in kaltem, leicht in siedendem Wasser mit saurer Reaction lösen, auch in Weingeist leicht, schwieriger in Aether, gar nicht in Chloroform löslich sind. Die Mekonsäure ist dreibasisch. Von ihren Salzen sind nur die der Alkalimetalle und des Ammoniums in Wasser leicht löslich. Weingeist löst sie nicht. Bei schwachem Erhitzen, beim Kochen mit Wasser und beim Kochen eines ihrer Salze mit überschüssiger verdünnter Mineralsäure wird die Mekonsäure zersetzt in Kohlendioxyd und Komensäure. Bei stärkerem Erhitzen zerfällt die Mekonsäure in Pyromekonsäure, Kohlendioxyd, Wasser, Essigsäure und Benzol. Eisenchlorid und lösliche Eisenoxydsalze färben die Mekonsäure (und auch die Komensäure) und ihre Salze selbst bei starker Verdünnung lebhaft roth. Diese Farbe erhält sich beim Erhitzen und verschwindet weder auf Zusatz von Salzsäure — Unterschied von Essigsäure — noch auf Zusatz von Goldchlorid — Unterschied von Rhodanwasserstoffsäure. Mekonsäure gibt mit Bleizucker einen weissen, mit Silbernitrat einen weissen, beim Erwärmen sich gelb färbenden, mit Mercuronitrat einen gelben Niederschlag.

Die Komensäure krystallisirt in schwach gelblichen, harten Körnern oder Prismen oder Blättchen, welche sich in 16 Theilen siedendem Wasser mit stark saurer Reaction lösen, in wässrigem Weingeist wenig, in absolutem Alcohol gar nicht löslich sind.

Die Pyromekonsäure sublimirt in grossen, durchsichtigen Tafeln, welche bei 100° C. sich verflüchtigen, bei 120—125° C. schmelzen und sich leicht in Wasser und Weingeist lösen.

Das Codamin, $C^{20}H^{25}NO^4$, ist 1870 von Hesse aufgefunden; es krystallisirt aus Aether in sechsseitigen Prismen, welche bei 121° C. schmelzen, sublimirbar sind, sich leicht in Alcohol, Aether, Chloroform, Benzol, auch in kochendem Wasser und in Kalilauge lösen. Concentrirte, eisenoxydhaltige Schwefelsäure löst Codamin mit grünblauer Farbe, welche beim Erwärmen dunkel violett wird. Concentrirte Salpetersäure löst dagegen, ebenso wie Eisenchlorid das Codamin mit grüner Farbe. Das jodwasserstoffsaure Salz und das Platinchloriddoppelsalz krystallisiren.

Das Codeïn, $C^{18}H^{21}NO^3$, oder $C^{17}H^{18}(CH^3)NO^3$, hat Robiquet 1832 nachgewiesen. Es kommt im kleinasiatischen Opium zu $^1/_4—^3/_4$ pc. vor u. wird aus wässriger Lösung und auch aus wasserhaltigem Aether in wasserhaltigen, sehr grossen, farblosen, durchsichtigen Octaëdern und Säulen des orthorhombischen Systems erhalten. Bei 100° C. verlieren sie ihr Krystallwasser. C. ist geruchlos, schmeckt bitter, löst sich in 80 Th. Wasser von 15° C. und in 17 Th. von 100° C. mit stark alkalischer Reaction. In wässrigem Ammoniak löst es sich ebenso gut wie in Wasser. Weingeist, Aether und Chloroform lösen das C. gut, Amylalcohol und Benzol weniger gut und Petroleumäther fast gar nicht. Als starke Base fällt das C. die Auflösungen der Blei-, Kupfer-, Eisen-, Kobalt- und Nickelsalze. Die Codeïnsalze krystallisiren meist, schmecken sehr bitter und lösen sich kaum in Aether. Concentrirte Schwefelsäure löst das C. farblos, aber nach acht Tagen ist die Lösung blau geworden. Die Färbung tritt viel rascher ein, wenn die Schwefelsäure etwas Salpetersäure enthält. Wird die Lösung des C. in conc. Schwefelsäure auf 150° C. erhitzt und nach dem Erkalten mit 1 Tr. Salpetersäure versetzt, so färbt sie sich blutroth. Fröhde's Reagens löst das C. mit schmutzig grüner Farbe, die bald blau und erst nach 24 Stunden gelb wird. Von conc. Salpetersäure wird C. mit rother Farbe gelöst. Eisenoxydhaltige Schwefelsäure wird durch C. tief blau gefärbt. Eisenchlorid allein verändert Codeïn nicht. Mit Schwefelsäure und Rohrzucker färbt sich Codeïn wie Morphin purpurroth. Beim Erhitzen mit Kali spaltet Codeïn Methylamin und Trimethylamin ab. Mit Salzsäure erhitzt liefert es Apomorphin und Methylchlorid. Das Codeïn ist vollkommen identisch mit Methylmorphin, welches entsteht, wenn 1 Mol. Morphin mit alcohol. Aetzkali (1 Mol.) und Jodmethyl (1 Mol.) erwärmt wird.

Das Cryptopin, $C^{21}H^{23}NO^5$, ist 1857 von J. u. H. Smith im Opium aufgefunden worden. Es krystallisirt aus siedendem Weingeist in farblosen, sechsseitigen, mikroskopischen Prismen oder Tafeln von bitterem Geschmack, welche ein spec. Gew. von 1,351 zeigen und bei 217,3° C. schmelzen. Es ist in Chloroform sehr leicht löslich, weniger gut in kochendem, sehr schwer in kaltem Weingeist. In Wasser, Aether, Benzol ist es so gut wie unlöslich. Conc. Schwefelsäure färbt das Cr. blau, die Farbe geht allmählich verloren und wird durch etwas Salpeter in grün verwandelt. Durch Eisenchlorid wird es nicht gefärbt. Cryptopin ist eine sehr starke Base und bildet meistens krystallisirende Salze. Es wirkt hypnotisch und in grösseren Dosen durch Lähmung der Respiration tödtlich.

Das Gnoscopin, $C^{34}H^{36}N^2O^{11}$, ist 1878 von J. und H. Smith entdeckt. Es krystallisirt in langen Nadeln, löst sich leicht in Benzol, Chloroform, Schwefelkohlenstoff, schwer in kaltem Alcohol, nicht in Alkalien. Conc. Schwefelsäure löst es mit gelber Farbe, die durch Salpetersäure in roth übergeht. Mit Säuren bildet es krystallisirende Salze.

Das Hydrocotarnin, $C^{12}H^{15}NO^3$, ist von Hesse 1871 im Opium nachgewiesen worden. Es krystallisirt in monoklinen Prismen, welche bei 50° C. schmelzen, sich in Alcohol, Aether, Chloroform, Benzol lösen und von conc. Schwefelsäure mit gelber, beim Erhitzen rother Farbe gelöst werden. Durch Eisenchlorid und andere Oxydationsmittel geht das Hydrocotarnin in Cotarnin über. Mit Säuren bildet es Salze. Auf Thiere wirkt es giftiger als Morphin und zwar qualitativ wie Codeïn.

Das Lanthopin, $C^{23}H^{25}NO^4$, ist 1870 von Hesse im Opium aufgefunden. Es bildet mikroskopisch kleine Krystalle, welche sich kaum in Alcohol, Aether und Benzol lösen, mit Säuren krystallisirbare Salze bilden und durch Schwefelsäure und Eisenchlorid nicht gefärbt werden.

Das Laudanin, $C^{20}H^{25}NO^4$, ist 1870 von Hesse aus dem Opium dargestellt. Es krystallisirt aus Alcohol in Prismen von 1,255 spec. Gew., welche bei 166° C. schmelzen, sich schwer in Alcohol und Aether, leicht in Chloroform, Benzol und Kalilauge lösen. Die Chloroformlösung ist linksdrehend. Durch Eisenchlorid wird das Laudanin grün gefärbt und von eisenoxydhaltiger Schwefelsäure mit rosarother Farbe gelöst, welche beim Erwärmen in violett übergeht. L. gibt mit Kali eine krystallinische Verbindung und bildet mit Säuren Salze, welche in grösseren Dosen nach Art des Strychnins, aber selbst weniger stark giftig als Thebaïn wirken.

Das Laudanosin, $C^{21}H^{27}NO^4$, ist 1871 von Hesse isolirt worden. Es krystallisirt in farblosen Nadeln, welche am Lichte gelb werden, bei 89° C. schmelzen, in Wasser und Alkalien unlöslich sind, sich in Alcohol, Chloroform, Aether und Benzol lösen und in alcoholischer Lösung die Ebene des polarisirten Lichtes nach rechts drehen. Von eisenoxydhaltiger Schwefelsäure wird es mit braunrother Farbe gelöst, die bei Erwärmung erst grün und dann dunkelviolett wird. Es bildet Salze, von welchen das salzsaure bei Fröschen Starrkrampf und Tod durch Erstickung bewirkt.

Das Mekonidin, $C^{21}H^{23}NO^4$, ist 1870 von Hesse als amorphe bräunlichgelbe Masse isolirt, welche bei 58° C. schmilzt, sich in Alcohol, Aether, Chloroform, Benzol und Natronlauge leicht löst und von Mineralsäuren unter Rothfärbung leicht zersetzt wird.

Das Morphin, $C^{17}H^{19}NO^3 + H^2O$, ist das wichtigste Alcaloid des Opiums. Es wurde als die erste, alkalische, salzfähige Pflanzenbasis 1811 von Sertürner, damals Apotheker in Einbeck, erkannt und dargestellt und weil es die hypnotische Wirkung des Opiums hervorbringt, mit dem von Morpheus, dem mythischen Gotte des Schlafes abgeleiteten Namen Morphium belegt. Es kommt im kleinasiatischen Opium zu 10—14 pc. vor und ist darin hauptsächlich an Schwefelsäure und wohl auch an Mekonsäure gebunden. Morphin krystallisirt mit 1 Mol. Krystallwasser in feinen, weissen, seideglänzenden Nadeln oder aus weingeistiger Lösung in farblosen, halbdurchsichtigen, sechsseitigen, klinorhombischen Säulen, welche geruchlos sind, bitter schmecken und das spec. Gew. 1,317—1,326 zeigen. Sie bleiben bei 100° C. unverändert, verlieren bei 120° C. ihr Krystallwasser, schmelzen bei etwas höherer Temperatur und zersetzen sich bei vorsichtigem Erwärmen erst über 200° C. Mit 1000 Th. Wasser von 15° C. und mit 500 Th. siedendem Wasser gibt es eine alkalisch reagirende, sehr bitter schmeckende, links rotirende Lösung. Alcohol von 90—91 pc. löst bei 15° C. $^1/_{100}$, bei Siedhitze $^1/_{36}$, absoluter, kochender

Alcohol $^1/_{13}$ seines Gewichtes an Morphin. Aether und Benzol lösen das krystallisirte Morphin nicht und die frisch gefällte, amorphe Base nur in geringer Menge. 10 ccm reines Chloroform lösen 0,001 Morphin und 10 pc. Alcohol enthaltendes 0,09 Alcaloid. Kalter Amylalcohol löst etwa $^1/_4$ pc., heisser mehr, Essigäther löst etwa $^1/_5$ pc. Verdünnte Säuren nehmen es leicht auf und ebenso wirken wässrige Alkalien und alkalische Erden, während 117 Th. wässriger Ammoniak von 0,27 spec. Gew. nur 1 Theil aufnimmt. Morphin sättigt die Säuren vollständig und bildet damit Salze, welche meistens krystallisirbar, geruchfrei, von sehr bitterem Geschmack, in Wasser und Weingeist löslich, in Aether, Chloroform und Amylalcohol unlöslich sind.

Von seinen Salzen sind nur das Morphinum hydrochloricum, welches das Morphinacetat ersetzen soll und das M. sulfuricum officinell.

Das Morphinum hydrochloricum, $C^{17}H^{19}NO^3$, HCl + $3H^2O$, krystallisirt in weissen, zarten, seideglänzenden, leichten Nadeln oder Würfeln, welche geruchfrei und luftbeständig sind und bitter schmecken. Sie lösen sich mit neutraler Reaction in 25 Th. Wasser von 15° C. und in gleichem Gewicht kochendem Wasser, in 20 Th. Glycerin, in 60—70 Th. kaltem und 10—12 Th. siedendem Weingeist. Es verliert bei 100° C. sein Krystallwasser. Seine wässrige Lösung wird durch Kaliumcarbonat leicht getrübt, durch Aetzammoniak gefällt, der Niederschlag ist nicht in überschüssigem Ammon, nicht in Aether, wohl aber in Natronlauge und auch in Kalkwasser löslich. — Verunreinigungen des käuflichen Salzes mit anderen Alkaloïden, mit Rohrzucker, Stärkezucker, Mannit, Ammoniumchlorid und Mineralsalzen kommen mitunter vor. Zur Prüfung löst man 0,2 des Salzes in 4,0 Wasser. Die Lösung muss klar sein, neutral reagiren und darf durch Pikrinsäure weder getrübt noch gefällt werden und nach dem Ansäuern mit Schwefelsäure auf Gerbsäure keine Trübung geben, andernfalls sind andere Alcaloide, Codeïn, Narcotin, Narceïn, Chinin etc. vorhanden. In einem Proberöhrchen schüttelt man eine Portion des Salzes mit 10 ccm Chloroform von 1,49 spec. Gew. und lässt 1 Stunde ruhig stehen. Es hat sich dann das Morphinsalz an der Oberfläche des Chloroform angesammelt, während die anderen oben genannten Verunreinigungen am Grunde des Chloroforms vereinigt sind und näherer Untersuchung überlassen bleiben. Apomorphin, wenn es dem Salze beigemischt ist, färbt die wässrige Lösung nach Zusatz von Ammon beim Stehen an der Luft grünlich. Wird dann mit Aether geschüttelt, so färbt sich dieser roth. Benutzt man statt dessen Chloroform, so nimmt dieses violette Färbung an. Nach der **R. Ph.** wird das Morphinhydrochlorid durch Salpetersäure roth gefärbt und nimmt, wenn es mit concentrirter Schwefelsäure verrieben und dann mit Wismutsubnitrat bestreut wird, eine dunkelbraune Färbung an.

Das Morphinum sulfuricum, $(C^{17}H^{19}NO^3)^2H^2SO^4$ + $5H^2O$, krystallisirt in weissen Nadeln, welche bei 100° C. ihr Krystallwasser (12 pc.) verlieren und sich in 24,5 Th. Wasser mit neutraler Reaction lösen. — Zur Prüfung des Salzes verfährt man wie bei dem vorhergehenden.

Das mekonsaure Morphin, $(C^{17}H^{23}NO^3)^3C^7H^4O^7$, stellt eine weissliche, amorphe Masse dar, welche sich leicht in Wasser löst.

Identitätsreactionen für das Morphin sind seit seiner Entdeckung in beträchtlicher Anzahl angegeben worden. Die wichtigsten sind die nachstehenden: 1. Die Robinet'sche Eisenchloridprobe v. J. 1825: Morphin und die Lösungen seiner neutralen Salze werden, wenn sie nicht stark verunreinigt sind, durch verdünnte Eisenchloridlösung (5 Tr. des offic. Liq. Ferri sesquichl. + 10 ccm Aq. dest.)

blau gefärbt. Die Grenze der Reaction ist in einer $^1/_{1000}$ Lösung gegeben. 2. Serullas' Jodsäure Probe v. J. 1830 beruht darauf, dass Morphin aus Jodsäure und jodsauren Salzen durch Reduction Jod frei macht. Versetzt man die Lösung eines Morphinsalzes mit verdünnter Schwefelsäure und setzt 2 Tr. Kaliumjodatlösung (1 + 19 Aq.) hinzu, so tritt Gelbfärbung ein. Schüttelt man jetzt mit Schwefelkohlenstoff, so nimmt dieser unter Rothfärbung das frei gewordene Jod auf. Schüttet man nach völliger Scheidung beider Flüssigkeiten vorsichtig einige Tropfen Ammonhydroxyd auf die wässrige Lösung, so entsteht an der Berührungsgrenze ein dunkelbrauner Ring. Grenze $^1/_{10000}$ g Morphin. 3. Alex. Roper's Probe mit Chlor und Ammoniumhydroxyd: Setzt man zur Lösung eines Morphinsalzes frisches Chlorwasser tropfenweise, so tritt eine grünlichgelbe Färbung ein, welche durch wenig Liq. Ammon. caust. bräunlich wird. Grenze $^6/_{10000}$ Morphin. 4. L. Kieffer's Kaliumferricyanid und Eisenchloridprobe vom J. 1857. Wird eine verdünnte Lösung eines Morphinsalzes mit wenig Eisenchlorid versetzt und sehr verdünnte Ferricyanidlösung hinzugefügt, so tritt Blaufärbung und nach einiger Zeit ein flockiger Niederschlag von Berlinerblau auf. Grenze der Reaction bei $^1/_{4000}$ Morphinsalz. 5. Probe mit conc. Schwefelsäure und Oxydationsmitteln von Aug. Husemann vom J. 1863. Die kalt bereitete Lösung von etwas Morphin in 6—8 Tr. conc. Schwefelsäure vorsichtig auf 100 bis 150° erhitzt und nach dem Erkalten mit einem Tr. Salpetersäure von 1,2 spec. Gew. oder anderen oxydirenden Substanzen — Chlorwasser, wässriger Lösung von Natrium hypochlorosum oder von Eisenchlorid, oder Theilchen von Chlorkalk oder Kaliumchlorat oder Salpeter versetzt — färbt sich rosa oder carmoisin- bis violettroth, geht in blutroth über und verblasst allmählich. Eine kalt bereitete Schwefelsäure-Morphinlösung verhält sich ohne Erwärmung nach 12—24 stündigem Stehen gegen die genannten Oxydationsmittel gerade so wie eine auf 100—150° C. erhitzte und wieder erkaltete Lösung. 6. A. Fröhde's Probe mit molybdänhaltiger Schwefelsäure aus dem Jahre 1866. Concentrirte Schwefelsäure, welche pro ccm 1—5 mg molybdänsaures Natrium enthält, färbt trocknes Morphin und sein Acetat, Sulfat und Hydrochlorid schön violett. Die Farbe geht später in braunviolett, dann in schmutziggrün über und wird schliesslich farblos. Grenze dieser Reaction ist nach Dragendorff 0,000005 g Morphin, wenn das Reagens nicht zu alt und dadurch unwirksam geworden ist. Buckingham empfahl eine conc. Schwefelsäure mit molybdänsaurem Ammon. Mit dieser Modification konnte Nagelwoort noch 0,000001 g Morphinhydrochlorid erkennen. 7. Duflos' Silbernitratprobe vom Jahre 1831. Silbernitratlösung wird durch Morphin reducirt und das Filtrat nach vollendeter Reduction, wie Horsley 1866 angegeben hat, durch Salpetersäure roth gefärbt. Die Grenze der Reaction liegt bei 0,0003 g. — 8. R. Schneider's Probe mit Zucker und Schwefelsäure vom Jahre 1872. Eine kleine Probe Morphin oder Morphinsalz mit 6—8 Th. Zuckerpulver gemischt, wird durch einen Tropfen reiner, conc. Schwefelsäure sofort schön purpurroth, allmählich blauviolett, blaugrün und schliesslich schmutziggelb. Die Grenze der Reaction ist mit 0,00001 g Morphin erreicht. 9. Duflos' Probe mit ammoniakalischer Kupfersulfatlösung aus dem Jahre 1831. Wird eine sehr verdünnte Lösung von Morphin, seines Nitrats, Sulfats, Acetats oder Hydrochlorids in Wasser mit einigen Tropfen Ammoniakliquor und mit etwas mehr von einer Kupfersulfatlösung versetzt, welche so stark verdünnt ist, dass sie nur eine schwache Blaufärbung zeigt, so tritt beim Kochen eine grüne Farbe auf. 10. Nadler's Probe mit Schwefelsäure, Ammoniak und Chloroform. Kocht man eine Spur Morphin mit etlichen Tropfen einer Mischung von 2 Th. conc. Schwefelsäure und 1 Th. Wasser bis eine Temperatur von 150° C. erreicht ist, übersättigt nach dem Erkalten mit Liq. Ammon. caust. und schüttelt mit Chloroform, so setzt sich bei Gegenwart von 1 mg Morphin das Chloroform roth, bei $^1/_4$ mg erst nach einigem Stehen deutlich erkennbar rosenroth ab. 11. Die Chlorkalkprobe, welche Duflos 1831 im Wesentlichen angegeben hat, wird nach Flückiger einfach so ausgeführt, dass man ein Körnchen Morphin in Kalkwasser löst und etwas Chlorwasser zusetzt; es tritt eine hellrothe Färbung ein. 12. Jorisson's Probe mit Schwefelsäure, Ferrosulfat und Ammon vom Jahre 1880 ist nur für reines Morphin zu gebrauchen. Wenig Morphin wird mit einigen Tropfen conc. Schwefelsäure vorsichtig erwärmt, dann ein kleiner Krystall von Ferrosulfat darin zerrieben und noch eine Minute erwärmt. Die so entstandene Lösung wird in eine weisse Porzellanschale gegossen, welche 2—3 ccm concentrirte Ammoniakflüssigkeit enthält. An der Berührungsfläche entsteht eine Rothfärbung, die am Rande in violett übergeht, während die übrige Ammoniakflüssigkeit sich blau färbt. Die Grenze der Reaction liegt zwischen 0,0006 und 0,000006 g Morphin. — Weitere Farbenreactionen für Morphin, Codeïn, Narcotin, Narceïn, Papaverin und andere Alcaloide gibt Arnold, Arch. Ph. 1882, S. 561—66.

Von den Oxydationsprodukten des Morphin sind von Interesse 1. das Oxydimorphin und 2. das Apomorphin:

Das Oxydimorphin bildet sich durch Erwärmen von Morphinhydrochlorid mit Silbernitrit in wässriger Lösung (Schützenberger), ferner durch vorsichtiges Behandeln von Morphin in alkalischer Lösung mit Kaliumferricyanid (Polstorff) und endlich auch, wenn Morphin in stark verdünnter, wässrig alkalischer Lösung bei gewöhnlicher Temperatur an der Luft der Wirkung des atmosphärischen Sauerstoffs ausgesetzt ist. Es entsteht aus Morphin, indem aus zwei Molekülen je ein Atom Wasserstoff austritt und die beiden Reste sich zu einem Moleküle vereinigen $2C^{17}H^{19}NO^3 = (C^{17}H^{18}NO^3)^2 + 2H$. Das Oxydimorphin ist ein schweres, farbloses, krystallinisches Pulver, welches in Wasser, Alcohol, Aether, Amylalcohol nur sehr wenig löslich ist. Mit Schwefelsäure vereinigt sich das Oxydimorphin zu einem neutralen Salze $C^{34}H^{36}N^2O^6H^2SO^4 + 8H^2O$, welches in kleinen, farblosen, zu concentrischen Gruppen vereinigten Nadeln krystallisirt und sich in kaltem Wasser wenig, leichter in siedendem Wasser löst. Auch mit Salzsäure bildet das Oxydimorphin eine krystallinische Verbindung, welche in Wasser, besonders in heissem ziemlich leicht löslich ist. Im menschlichen Organismus wird das Morphin bei fortgesetztem Gebrauch zum Theil auch in Oxydimorphin umgesetzt. — Zur Erkennung des Oxydimorphin und zur Unterscheidung von Morphin eignen sich: 1. das von Fröhde 1866 angegebene Reagens. Dasselbe färbt Oxydimorphin erst rein blau, dann violett mit grünem Rande. Das violett geht in rothbraun, dunkelbraun und schliesslich auch in grün über. Bei $^1/_{100}$ mg ist die Reaction noch sehr deutlich. 2. Die von A. Husemann angegebene Probe, wenn sie in folgender Weise ausgeführt wird: 1 mg Oxydimorphinhydrochlorid wird in einem Uhrglas mit 8 Tr. conc. Schwefelsäure angerieben, es tritt gelbliche Färbung ein, dann auf der Mündung einer mit kochendem Wasser beschickten Kochflasche vorsichtig über einer Gasflamme während 5 Minuten erhitzt. Die Lösung wird intensiv grün (bei Morphin rosen- bis carmoisinroth), und nach dem Erkalten durch Zusatz von 10 Tr. Wasser rosaroth. Mit weiteren 10 Tr. nun in ein Proberöhrchen gespült und bis zur Entfärbung mit circa 40 Tr. Wasser versetzt, trübt sie sich unter Ausscheidung von schwer löslichem Oxydimorphinsulfat. Man theilt nun diese Flüssigkeit in drei Portionen: die erste färbt sich auf Zusatz von 12—20 Tr. concentrirter Salpetersäure dunkelviolett (bei Morphin roth), die zweite durch 1 Tr. Lösung von Natriumnitrit (1 + 19 Aq.) ebenfalls violett (bei Morphin roth), die dritte durch einen Tropfen Lösung von Natrium hypochloros. dunkelviolett (bei Morphin roth) und wird auf weiteren Zusatz allmählich entfärbt.

Das Apomorphin, $C^{17}H^{17}NO^{2}$, ist 1869 von Matthiesen und Wright dargestellt. Es entsteht beim Erhitzen von Morphin oder von Codeïn mit überschüssiger Salzsäure, ferner beim Erhitzen mit concentrirter Schwefelsäure oder mit concentrirter Chlorzinklösung. Frisch gefällt ist es eine rein weisse, amorphe Masse, welche sich schwer in Wasser, ziemlich leicht in Alcohol, Aether und Chloroform löst. An der Luft verändert es sich sehr leicht und nimmt dabei eine grüne Farbe an. Auch die anfangs farblose Lösung wird an der Luft bald grün. Mit Salzsäure bildet es das officinelle Apomorphinum hydrochloricum, $C^{17}H^{17}NO^{2}HCl$, welches in kleinen, weissen oder grünlich weissen, glänzenden Blättchen krystallisirt, die sich am Lichte grünlich färben, in 30 Th. Wasser oder Alcohol löslich sind und von Aether und Chloroform fast gar nicht angegriffen werden. Die wässrige Lösung des Salzes färbt sich am Lichte ebenfalls bald grün. Wenige Milligramm in wässriger Lösung subcutan injicirt wirken emetisch. — Von Farbenreactionen sind folgende zu verwerthen. Wird 1 mg Apomorphin. hydrochloric. mit 2 Tr. Wasser auf einem Uhrglas verrieben und lässt man 1 Tr. stark verdünnter Eisenchloridlösung einfliessen, so färbt sich diese an der Peripherie blau und nach innen vom Rande roth. Concentrirte Salpetersäure löst das Apomorph. mit dunkelrother bis violetter Farbe. Fröhde's Reagens färbt Apom. hydroch. momentan blau und sofort dunkelgrün. Mit Zuckerpulver und 2 Tr. concentrirter Schwefelsäure versetzt, färbt es sich röthlich. Mit ammoniakalischer Kupfersulfatlösung behandelt wird es blassgrünlich und beim Erwärmen blaugrün. Apom. hydrochl. mit 40 Tr. verdünnter Schwefelsäure (2 + 1 Aq.) erwärmt wird blassroth; abgekühlt und mit Liq. Ammon. caust. übersättigt, nimmt die Lösung himbeerrothe Färbung an. Chloroform nimmt beim Schütteln diese rothe Farbe auf.

Das Narceïn, $C^{23}H^{29}NO^{9}$, wurde 1832 von Pelletier entdeckt und kommt im Opium zu 0,1 pc. vor. Es krystallisirt in weissen, vierseitigen, rhombischen Prismen oder feinen, büschelig vereinigten Nadeln, welche bitter schmecken, bei 145,2° C. schmelzen, sich sehr schwer in kaltem, leichter in siedendem Wasser mit neutraler Reaction, noch leichter in wässrigem Ammon, Kali und Natron, gut in kochendem Weingeist, auch in Amylalcohol und Chloroform, gar nicht in Aether, Petroleumäther und auch nicht in Benzol lösen. Verdünnte Säuren lösen das reine Narceïn farblos und bilden damit krystallisirende Salze, von welchen sich das salzsaure Narceïn in heissem Wasser und in Weingeist löst. — Conc. Schwefelsäure färbt N. braun und löst es mit gelber Farbe. Ist das N. durch anhaftendes Papaverin, Rhoeadin oder Thebaïn verunreinigt, so kann die Lösung blau sein. Durch Fröhde's Reagens wird es erst gelbbraun, dann gelblich, endlich farblos. Conc. Salpetersäure löst es mit gelber Farbe. Verdünnte Jodlösung färbt es blau. Mit Chlorwasser übergossen wird es bei Einwirkung von Ammoniak roth. Uebergiesst man Narceïn mit wenig conc. Schwefelsäure und setzt ein Körnchen Natriumnitrit zu, so tritt zunächst eine braungrüne Färbung auf, die am Rande blau wird und beim Erhitzen in blauviolett übergeht. Seine Wirkung ist eine rein hypnotische.

Das Narcotin, $C^{22}H^{23}NO^{7}$, ist 1803 von Derosne aus dem Opium dargestellt. Es kommt in demselben gewöhnlich zu 2 bis 4, bisweilen zu 10 pc. und ausnahmsweise zu 14,7 pc. und zwar in freiem Zustande vor. Es lässt sich deshalb dem Opium durch Aether, Benzol, Chloroform, Amylalcohol ohne weiteres entziehen. Aus Weingeist oder Aether krystallisirt es in farblosen, glänzenden Prismen oder Nadeln des orthorhombischen Systems, welche geruch- und geschmackfrei sind, bei 176° C. schmelzen und das spec. Gew. 1,395 besitzen. In Wasser ist es kaum löslich. Kalter Weingeist von 0,85 pc. löst 1 pc. und kochender 5 pc. Die Lösungen reagiren neutral und sind linksdrehend. In 48 Th. kochendem Aether, in 3 Th. Chloroform, 60 Th. Essigäther, in 300 Th. Amylalcohol und 22 Th. Benzol ist N. löslich. Kalte Kalilauge löst es nicht, wohl aber heisse und ebenso verhält sich Kalkmilch. Mit Säuren verbindet es sich zu sauer reagirenden, meist nicht krystallisirenden Salzen, welche sehr bitter schmecken, sich in Wasser, Weingeist und Aether lösen, sehr zersetzlich sind und in (sauren) Lösungen rechts polarisiren. Concentrirte Schwefelsäure löst das Narceïn anfangs farblos, aber die Lösung wird bald gelb, dann röthlich gelb und nach mehreren Tagen himbeerfarbig. Die frisch bereitete Lösung wird bei vorsichtig gesteigertem Erhitzen erst orangeroth, dann treten vom Rande her blauviolette Streifen auf und bei 150° C. stellt sich eine intensiv rothviolette Färbung ein. Die Lösung in conc. Schwefelsäure wird durch ein Tröpfchen Salpetersäure roth. In einer auf 150° C. erwärmten und wieder abgekühlten Schwefelsäurelösung bewirkt unterchlorigsaures Natrium eine carmoisinrothe, Eisenchlorid eine anfangs violette, dann bleibend kirschrothe Färbung. Durch Fröhde's Reagens wird Narc. erst grün, dann braungrün, gelb und zuletzt röthlich. In conc. Salpetersäure löst sich Narc. mit vorübergehend gelber Farbe. Wird Narcotin mit conc. Schwefelsäure erhitzt bis violette Färbung eintritt und dann mit 30—40procentiger, alcoholischer Kalilauge versetzt, so entsteht eine tieforangerothe Färbung. Die erwärmte Lösung des Narcotin in conc. Schwefelsäure wird durch Kaliumnitrit kirschroth. — Von den Oxydationsprodukten hat das von Wöhler durch Behandeln des Narcotin mit Schwefelsäure und Braunstein dargestellte Cotarnin, $C^{12}H^{11}NO^{3} + H^{2}O$, mit seinen Derivaten Tarconin u. s. w. zur Aufklärung der Constitution des Narcotin geführt. Für die medicinisch-pharmaceutische Praxis hat dasselbe wie auch das nur schwach toxisch wirkende Narcotin keine Bedeutung gewonnen.

Das Pseudomorphin, welches Pelletier und Thiboumery 1832 bei der Reinigung von narcotinhaltigem Morphin auffanden, dürfte identisch sein mit dem von Schützenberger erhaltenen Oxymorphin, welches letztere nach den Untersuchungen von Polstorff Oxydimorphin (S. 514) ist.

Das Papaverin, $C^{20}H^{21}NO^{4}$, wurde 1848 von Merck im Opium entdeckt. Es krystallisirt in weissen Nadeln, Schuppen und Prismen, welche bei 147° C. schmelzen, das spec. Gew. 1,308—1,337 zeigen, sich in Wasser kaum lösen, von kaltem Weingeist und von Aether sehr schwierig, von kochendem Weingeist reichlich gelöst werden. Petroleumäther löst es in der Wärme, Benzol, Amylalcohol und Chloroform lösen es auch. Die alcoholische Lösung ist linksdrehend. Die Salze des Papaverins sind meistens in Wasser schwer löslich. Gebraucht wird bisweilen das salzsaure Papaverin. Concentrirte Schwefelsäure färbt das Papaverin sofort blauviolett und löst es zu einer violetten Flüssigkeit. Durch Kaliumpermanganat wird diese Lösung erst grün, dann schiefergrau. Fröhde's Reagens färbt prächtig violett, dann blau und endlich gelblich. Das Papaverin wirkt hypnotisch, nicht verstopfend und kaum schmerzlindernd. Es muss in weit grösseren Dosen als Morphin gegeben werden. Bei Thieren erregt es auch Convulsionen.

Das Protopin, $C^{20}H^{19}NO^{5}$, ist 1871 von Hesse aufgefunden worden. Es bildet ein krystallinisches Pulver, welches bei 202° C. schmilzt, sich nicht in Wasser löst, frisch gefällt in Aether leicht löslich ist, sonst aber in Alcohol, Chloroform, Benzol sich schwer löst. Eisenoxydhaltige Schwefelsäure löst es mit dunkelvioletter Farbe, während Eisenchlorid keine Färbung bewirkt.

Das Rhoeadin, $C^{21}H^{21}NO^{6}$, ist von Hesse 1855 in den Samenkapseln und allen anderen Theilen von *Papaver Rhoeas* L. (S. 248), in den reifen Kapseln von *Papaver somniferum* L., im Opium und im Milchsaft von wilden Mohnkapseln nachgewiesen worden. Es ist nicht giftig, krystallisirt in kleinen, weissen, wasserfreien und geschmackfreien Prismen, welche bei 232° C. schmelzen und im Kohlensäurestrom theilweise in weissen Säulen sublimiren. In Wasser, wässrigem Ammoniak, Sodalösung, Kalkwasser, Weingeist, Aether, Chloroform und Benzol ist es äusserst wenig löslich. Salzsäure und Schwefelsäure lösen das Rh., ohne von ihm neutralisirt zu werden, mit rother Farbe, indem sich das Rh. dabei spaltet, in farbloses Rhoeagenin und einen rothen Farbstoff. — Das Rhoeagenin, $C^{21}H^{21}NO^{6}$, wird aus der rothen Lösung durch Ammoniak gefällt und kann durch Umkrystallisiren aus heissem Weingeist gereinigt werden. Es ist eine starke, mit Rhoeadin isomere Basis, die in weissen, geschmacklosen Prismen krystallisirt, bei 223° C. schmilzt, sich in Wasser, Weingeist, Aether und wässrigem Ammoniak nur spärlich löst und mit Säuren Salze bildet. — Das Rhoaedin wird von conc. Schwefelsäure olivengrün und von conc. Salpetersäure gelb gelöst.

Das Thebaïn, $C^{19}H^{21}NO^{3}$, ist 1835 von Thiboumery im Opium entdeckt worden. Es krystallisirt in Nadeln oder Körnern oder glänzenden, quadratischen Blättchen, schmeckt scharf und zugleich bitter, schmilzt bei 193° C., löst sich ziemlich leicht in kaltem Weingeist mit alkalischer Reaction und linksseitiger Polarisation, schwieriger in Aether. Beide Flüssigkeiten lösen es leicht bei Siedhitze. In Wasser, wässrigem Ammoniak und wässrigen Alkalien, in Petroleumäther ist es so gut wie unlöslich. Von Benzol, Amylalcohol und Chloroform wird es nur schwierig gelöst. Verdünnte Säuren lösen das Thebaïn leicht unter Bildung von Salzen, die aus weingeistigen und ätherischen Lösungen krystallisiren. Concentrirte Schwefelsäure löst das Thebaïn mit blutrother Farbe, die allmählich in gelbroth übergeht. Aehnlich wirkt Fröhde's Reagens. Concentrirte Salpetersäure löst mit gelber Farbe. In seiner Wirkung auf den thierischen Organismus stimmt das Thebaïn mit dem Strychnin, jedoch ist letzteres meist giftiger als jenes.

Das Mekonin, $C^{10}H^{10}O^{4}$, ist 1832 von Dublanc im Opium bemerkt und von Couerbe rein dargestellt worden. Künstlich lässt es sich durch Oxydation des Narcotin mittelst Salpetersäure erzeugen. Es ist ein indifferenter Stoff, welcher in glänzenden, weissen Nadeln krystallisirt, bei 110° C. schmilzt, bei etwas stärkerem Erhitzen in Krystallen sublimirt, geruchlos ist und scharf und bitter schmeckt. Von 22 Th. kochendem Wasser, Weingeist, Aether, Essigsäure, Benzin, Chloroform und ätherischen Oelen wird es gelöst. Concentrirte Schwefelsäure löst das Mekonin farblos, wird aber beim Erwärmen purpurroth, auf Wasserzusatz braun und scheidet dann einen braunen Niederschlag ab, der sich in Alkalien mit rother Farbe löst. Auf den Organismus wirkt es wenig ein. Versuche, es als Hypnoticum zu verwerthen, haben keinen Anklang gefunden.

Das Mekonoïosin, $C^{8}H^{10}O^{2}$, ist von T. und H. Smith 1878 aufgefunden worden. Es krystallisirt, löst sich in 27 Th. Wasser und wird beim Erwärmen mit verdünnter Schwefelsäure erst dunkelroth, dann purpurroth.

Handel: Kleinasien verschifft allein über Smyrna in guten Jahren etwa 5000—6000 Kisten Opium, welche hauptsächlich nach England, aber zum Theil auch nach Holland, Amerika und selbst nach Ostindien und China gehen. Hamburg bezog 1883 hauptsächlich von London nahezu 280 000 kg Opium, im Durchschnittswerthe von 30,5 M. pr. kg.

Andere Opiumsorten: Auch die europäische Türkei liefert Opium. Rumelien allein producirte im Jahre 1882—83 etwa 67 500 kg Opium, welches zum grössten Theil nach England kam. Ferner wird in Bulgarien, seit es nicht mehr unter türkischer Herrschaft steht, sorgfältiger als früher Opium in den Bezirken von Küstendil, Lowtscha und Hatitz gebaut. Küstendil'sches Opium kommt in Form halbrunder Brode von 120,0 bis 300,0 g, welche in Traubenblätter gehüllt sind und 20 bis 21 pc. Morphin enthalten, in den Handel. Das Lowtscha-Opium wird in längliche, oft viereckige Stücke von 100—200 g mit 13,28 pc. Morphingehalt und das Hatitzer Opium in runde, etwas convexe Kuchen von 13 cm Durchmesser und 2 cm Dicke, mit 8,13 pc. Morphingehalt geformt. Auch das bulgarische Opium geht zum grössten Theil nach London. Bemühungen, Opium in Frankreich zu cultiviren, haben zwar ein an Morphin (bis zu 22,8 pc.) reiches Opium erzielt, scheiterten aber doch an dem hohen Preis des Bodens und der Arbeitskräfte. Aus gleichen Gründen hat man auch in Spanien und in Deutschland von Mohn-Anpflanzungen behufs Opiumgewinnung Abstand nehmen müssen. — Ausser dem türkischen erhält der englische Markt auch persisches Opium. Dasselbe wird vornehmlich in den Bezirken von Kirmanschah in der Provinz Kurdistan, von Ispahan in Irak-Adschemi, von Schiras in Farsistan, von Kirman in der gleichnamigen Provinz und auch wohl in Chorasan aus dem Milchsaft der länglich eiförmigen Kapseln von *Papaver somniferum* L. *var. album* gewonnen. Die noch unreifen Kapseln schneidet man gewöhnlich in senkrechter Richtung an, sammelt den Milchsaft allein oder für manche Handelssorten mit einem Theil der Kapselwand, trocknet ihn unter fortgesetztem Kneten zunächst an der Sonne oder an freiem Feuer und bringt ihn endlich in verschiedene Formen. Niedrige Kegel von 180 bis 300 g Gewicht, oder Backsteinformen, oder flache, kreisrunde Brode von etwa 600 g Gewicht oder Kugeln oder endlich cylindrische Stäbe von 15—20 cm Länge und 1 cm Dicke werden daraus hergestellt. Die letzteren wickelt man in Papier, während die anderen Formen gewöhnlich in Mohnblätter eingeschlagen sind. Das persische Opium wird in Persien selbst sehr reichlich als Genussmittel gegessen und als Heilmittel angewendet, zum grossen Theil wird es ausgeführt. Aus dem Hafen Buschir (Abukir) erhielt England 1882 etwa 2000 Kisten, während 4000 Kisten aus demselben Hafen und fernere 2000 aus Bender-Abbas, dem Hafen von Kirman, nach China verladen wurden. Das für letzteres Land bestimmte Opium erhält auf je 72 kg einen Zusatz von 6 kg Leinöl und wird in kleine Kugeln geformt. Der Morphingehalt des persischen Opiums ist nicht unbedeutend. K. Stoeder fand in verschiedenen Sorten als Minimum 6,72 pc. und als Maximum 12,21 pc., Squibb in trocknem, persischen Opium 12 bis 14,3 pc. Morphin. Für Englands indisch-chinesischen Handel ist das indische Opium von grossartiger Bedeutung. Die Mohn-Anpflanzungen sind in Bengalen über das mittlere Gangesgebiet ausgedehnt, werden namentlich in den bevölkerten Districten von Behar und Benares gepflegt und verbreiten sich über 12 000 Quadratmeilen. Sie reichen von Dinadschpur im Osten bis Agra im Westen, und von Gorakpur im Norden bis Hazaribagh im Süden. Die Opiumgewinnung ist in Bengalen Monopol der Regierung und wird von den beiden Hauptfaktoreien Patna und Ghazipur und zahlreichen Unterfaktoreien überwacht. Anderweitige Anpflanzungen im Tafellande von Malva am Nordabhange des Windhya-Gebirges, welche immer grössere Ausdehnung gewinnen, ferner in Pandschab, in Nepal, in Radschputana (Mewar) sind zwar verpflichtet, das erzielte Opium an die Faktoreien zu verkaufen, hängen sonst aber nicht von der Regierung ab. Dieselbe Mohnart, die in Persien gepflegt wird, kommt hier im November zur Aussaat. In den Monaten Februar bis April wird in den verschiedenen Anpflanzungen die Wand der unreifen Fruchtkapsel mit einem besonderen Instrumente (Naschtar), Abb. in Wiggers' Jahresbericht für 1882, S. 63, theils in senkrechter, theils in querer Richtung während der heissesten Tagesstunden angeschnitten. Am folgenden Morgen sammelt man mit einem besonderen Schabeisen (Situah), Abb. l. c., welches während der Arbeit immer wieder eingeölt wird, den ausgetretenen Milchsaft und streicht ihn auf flache Schalen. Nachdem die angesammelte Masse öfters durchgearbeitet worden ist, wird sie den Faktoreien zugeführt. Hier bringt man sie zunächst in Fässer, in welchen sie solange umgerührt und durchgeknetet wird, bis sie sich in Kugeln formen lässt. Diese letzteren erhalten eine sehr dicke Umhüllung aus zusammengeklebten Blumenblättern des Mohns und werden in derselben zuerst an der Sonne und endlich noch wochenlang in besonderen Trockenräumen zur Vermeidung jeder Gährung unter sorgfältiger Ueberwachung vollständig ausgetrocknet.

Patna-Opium stellt grosse Kugeln von 2 kg Gewicht und 15 cm Durchmesser dar. Malva-Opium wird in Backstein- oder Scheibenform in den Handel gebracht. Für den Gebrauch in Indien selbst wird sogenanntes Abkari-Opium in Backstein-, Scheiben- oder Tafelform angefertigt. Der Morphingehalt des indischen Opiums schwankt zwischen 2,5 und 8,6 pc. und erreicht nie denjenigen des türkischen. Zum Export werden die Kugeln mit Mohnstreu (kleingehackte Mohnstengel und Blätter) zu je 40 in Kisten von 72,5 kg verpackt. Solcher Kisten führt Ostindien jährlich 80—90 000 nach China und erzielt dafür einen Reingewinn von 7—8 Mill. Pfd. Sterl. — China empfängt aber auch Opium aus Afrika, allerdings nicht aus Aegypten, welches auch heute noch Opium producirt, aber nicht zur Ausfuhr bringt. Eiförmige, etwas abgeplattete Kuchen ägyptischen Opiums von 300—500 g Gewicht und 7,5 pc. Morpingehalt erhielt die hiesige Sammlung durch Vermittelung eines Arztes direct aus Alexandrien. Nach chinesischen Häfen gelangt afrikanisches Opium aus dem Gebiete des Zambesi, wo seit 1879 Portugiesen zwischen den Flüssen Quai (oder Quaqua) und Motu auf 50 000 Acker Land Mohnpflanzungen angelegt haben und gegenwärtig 300 Arbeiter beschäftigen. Das hier gewonnene Opium wird in ganz frischem Zustande mit 80 bis 100 pc. einer fremden Substanz versetzt und zu Kugeln von je 500 g verarbeitet. Selbst auf dem indischen Markt soll das Zambesi-Opium ein gesuchter Handelsartikel sein. China selbst treibt die Opiumcultur in beständig wachsender Ausdehnung. Allein in der Provinz Szechuan ist der Ertrag von Opium seit zehn Jahren mindestens um das Doppelte gestiegen. Der Gesammtbetrag von Opium im südwestlichen China, besonders in den Provinzen Szechuan und Yünnan, wird auf mehr als 860 000 Centner geschätzt. Der Gesammtwerth des durch fremde Nationen eingeführten Opiums betrug 1880 nach Garnier's Angaben 234 Millionen Frcs. Die Einfuhr von Opium nach China hat in den letzten zehn Jahren um 13,50 pc. zugenommen. Während früher die Chinesen das Opium nur als Heilmittel benutzten, sind sie jetzt durch die mercantilisch-civilisatorische Thätigkeit Englands dem Opiumrauchen in massloser Weise ergeben. In Szechuan raucht nach den amtlichen Angaben englischer Consule 60 Procent der gesammten männlichen, erwachsenen Bevölkerung Opium. In der Stadt Chung-king mit 130 000 Einwohnern existiren 1230 Opiumläden, in welchen täglich 36 000 g Opium consumirt werden. In Landstädten ist fast jedes zweite Haus ein Opiumladen. Zum Rauchen unterwerfen die Chinesen das Opium mit äusserster Sorgfalt einer unvollkommenen Röstung, weichen es dann nochmals auf, kochen es wieder zu einem steifen Extract, Tschandu genannt, ein und formen daraus kleine Kugeln, von welchen eine einzelne den Hohlraum der eigenthümlichen Opiumpfeifen ausfüllt. Beim Rauchen wird die mangelhafte Verbrennung durch Annähern des Pfeifenkopfes an die Flamme einer kleinen Lampe unterhalten. Den Opiumrauch blässt der Opiumraucher nicht wie der Tabakraucher weg, sonderu athmet ihn tief in die Lungen ein und erzielt dadurch in kurzer Zeit den gewünschten Grad der Narcose. — In neuerer Zeit haben auch einzelne Staaten von Nordamerika sich der Opiumcultur zugewandt und Opium mit einem Morphingehalt von 17,75 pc. erzielt. Für den Grosshandel hat aber das amerikanische und anderseits auch das in Australien dargestellte Opium bislang keine Bedeutung erlangt.

Prüfung des Opiums: Zur Abschätzung einer Handelswaare ist die Bestimmung des Wassergehaltes, die in frischem Handelsopium bis 18 pc. und in zerschnittenem und bei 60° C. längere Zeit getrocknetem Opium gewöhnlich noch 7 pc. beträgt, von Belang. Das nach längerm Trocknen bei 60° C. gröblich gepulverte Opium muss ferner, wenn es gut ist, an Wasser mindestens 55 pc. seines Gewichts abgeben. Meistens löst das Wasser mehr als 60 pc. auf. Der ausgewaschene Rückstand soll bei mikroskopischer Untersuchung nur Bruchstücke der Kapselwand und niemals Amylum aufweisen. Der wässerige Auszug, welcher gewöhnlich sauer reagirt, kann an Verfälschungen Gummi arabicum, Gerbsäure und Zucker enthalten. Der Nachweis dieser Zusätze zum Opium ist in bekannter Weise leicht zu führen. Da der Werth des käuflichen Opiums vor allem von dem Gehalt an Morphin abhängt, sind zur Bestimmung des letzteren von verschiedenen Seiten Methoden angegeben. Am zweckmässigsten und zuverlässigsten erscheint das von der **R. Ph.** aufgenommene, aber neuerdings etwas modificirte Verfahren von Flückiger (Arch. Ph. 1885, S. 352), welches allerdings den Nachtheil hat, dass es 36 Stunden zur Ausführung erfordert. Ein Theil des zu prüfenden Opiums wird zerschnitten und bei 60° C. nicht länger getrocknet, als bis es sich eben in gröbliches Pulver verwandeln lässt. Von diesem gepulverten Opium bringt man 8,0 g auf ein Filter von 80 mm Durchmesser und wäscht nach und nach mit 18,0 g (25 ccm) Aether aus, indem man den Trichter gut bedeckt. Man klopft an denselben, bis keine Flüssigkeit mehr abfliesst, trocknet alsdann das Opium auf dem Wasserbad und bringt es in ein mit 80,0 g Wasser beschicktes Kölbchen. Nach einem halben Tage, während dessen das Kölbchen mit seinem Inhalt oft und kräftig geschüttelt werden muss, filtrirt man mit Hülfe des zuerst benutzten Filters 42,5 g des wässrigen Opiumauszuges in ein Kölbchen, fügt 12,0 g Weingeist von 0,830 spec. Gew., 10,0 g Aether und 1 g Ammoniak bei und überlässt die Mischung in verschlossenem Kölbchen bei 12—15° C., während man dieselbe öfters umschüttelt, 24 Stunden lang sich selbst. Nach Ablauf der genannten Zeit befeuchtet man ein Filter von 80 mm Durchmesser und von genau bekanntem Gewicht mit Aether, giesst auf das gut zu bedeckende Filter zunächst die Aetherschicht aus dem Kölbchen und schüttelt den zurückgebliebenen

Inhalt des Kölbchens kräftig mit 10,5 g Aether durch, welche man wieder auf das Filter giesst. Ist der Aether abgeflossen, so bringt man den ganzen Inhalt des Kölbchens auf das Filter und wäscht die Morphinkrystalle zweimal mit einer Mischung aus je 2,0 g verdünntem Weingeist, 2,0 g Wasser und 2,0 g Aether ab, trocknet dieselben in gelinder Wärme, zuletzt bei 100° C. und wiegt sie, nachdem man auch das noch im Kölbchen sitzende beigefügt hat. Man kann auch die Krystalle in das getrocknete Kölbchen zurückbringen und in demselben wiegen.

Verwendung: Das kleinasiatische Opium wird als Hypnoticum, Anodynum und Narcoticum bei den verschiedensten Krankheitszuständen therapeutisch angewandt.

Präparate: Die **R. Ph.** hat das Extractum Opii, Pulvis Ipecacuanhae opiatus, Tinctura Opii benzoica, Tinctura Opii crocata und Tinctura Opii simplex aufgenommen. Die Pharmacopoe der Vereinigten Staaten Nordamerikas stellt durch wiederholtes Auswaschen des gepulverten Opiums mit Aether ein von Narcotin möglichst befreites Opium denarcotinisatum zu innerem Gebrauche her.

Gutti.

Gummigutt.

Zu Anfang des 17. Jahrhunderts ist das Gummigutt durch die Holländer nach Europa und auch nach Deutschland gekommen, wo es als Arzneimittel bald verbreitete Anwendung fand. Das Harz stammt von einem zur Familie der Clusiaceen gehörenden Baume, *Garcinia Morella* Desrousseaux, welcher in Siam, Cambodja und im Süden von Anam im Mekong-Delta heimisch ist. Bschr. Lrs. Pf. 422; Abb. Btl. a. Tr. 33. Die **R. Ph.** lässt sowohl walzenförmige Stücke wie zusammengeflossene und verbogene Klumpen des Harzes zu.

Gewinnung und **Aussehen:** Die Stammpflanze ist sehr reichlich mit Harzbehältern ausgestattet, welche besonders in der primären und secundären Rinde, in letzterer nach innen zu in radiärer Anordnung, eingelagert und ähnlich wie die Harzbehälter in der Wurzelrinde von Pimpinella und Inula gebildet sind. Diese Behälter sollen das Harz, wie Flückiger, weil dem Gummigutt alles ätherische Oel fehlt, vermuthet, in Form einer wässriger Emulsion enthalten. Um es aus der Rinde zu gewinnen, werden in dieselbe in den Monaten Februar bis April Einschnitte spiralförmig um den halben Stamm angelegt. In die Wunden werden Bambusrohre von 3—6 cm Weite eingeschoben. Das Harz sammelt sich in denselben und erhärtet darin. Ein Baum ergibt so viel Gutti, dass sich im Laufe von 4 Wochen 3 Bambusrohre von der angegebenen Weite und 0,5 m Länge anfüllen. Die Rohre werden am Feuer gewärmt, ihr Inhalt dadurch getrocknet und gewöhnlich so zusammengezogen, dass er sich aus dem Rohre herausdrücken lässt. Ist dies nicht möglich, so wird das Gummiharz einfach herausgeschält.

Gutes Siam-Gutti kommt in festen, cylindrischen Stäben von 3 bis 5 cm Durchmesser und 20 cm Länge nach Europa. Aussen tragen dieselben meist die Eindrücke der Innenfläche des Bambusrohres, in welchem das Harz gesammelt wurde. Ihre rothgelbe oder etwas grünlichgelbe, häufig bestäubte Oberfläche erscheint deshalb längsgestreift. Der grossmuschelige, glänzende Querbruch ist sehr dicht und ganz gleichförmig und von rothgelber bis orangebrauner Farbe. Selbst kleine Splitter sind an den Kanten kaum durchscheinend. Im Mörser verrieben gibt Gutti ein schön hochgelbes Pulver. Statt der runden, cylindrischen Stäbe kommen auch unregelmässig geformte Stücke von gleicher Farbe und Consistenz vor. Auch diese sind auf dem Bruche dicht. Nur schlechte Handelswaare zeigt im Innern Luftblasen. Geruch besitzt das Siam-Gutti kaum, sein Geschmack ist brennend scharf.

Chemie: Das Gutti wird bei 100° C. dunkelbraun und knetbar. Stärker erhitzt schmilzt es unter Verbreitung eines eigenthümlichen Geruches. Mit Wasser gibt es eine gelbe Emulsion. Von Aether, auch von Weingeist wird es zum grössten Theil gelöst. Der ungelöste Rückstand beträgt etwa 15—20 pc. und ist ein Gummi, welches sich von Gummi arabicum dadurch unterscheidet, dass seine wässrige Lösung nicht sauer reagirt und sich ohne Trübung mit Eisenchlorid, Borax- und Bleizuckerlösung mischt. Die alcoholische Lösung des Gutti ist gelbroth, lässt sich mit ätzenden Alkalien klar mischen und färbt sich dabei entschieden roth. Sie reagirt nicht ausgesprochen sauer und scheidet auf Zusatz von hinreichend Wasser ein kirschrothes, geruch- und geschmackloses Harz aus. Dieses macht etwa 70—80 pc. des Gummigutts aus, lässt sich getrocknet zu einem gelben Pulver (Gummiguttgelb) verreiben, zersetzt sich bei 260° C. ohne vorher zu schmelzen, ist in concentrirter Schwefelsäure mit rother Farbe löslich und fällt auf Wasserzusatz aus dieser Lösung unverändert aus. Dieses Gummiguttgelb wurde früher für eine Säure gehalten und Kambogiasäure genannt. Mit Salpetersäure erhitzt liefert es eine krystallisirende Substanz, welche dem Mangostin aus den Fruchtschalen von *Garcinia Mangostana* L. ähnelt. Beim Schmelzen mit Kalihydrat entsteht neben Essigsäure und anderen Fettsäuren Brenzweinsäure, Isuvitinsäure und Phloroglucin (S. 40).

Die gewöhnliche Brenzweinsäure $CH^3.CH.CH^2(CO.OH)^2$ bildet kleine, farblose Krystalle, welche bei 112° C. schmelzen, sich leicht in Wasser lösen und in höherer Temperatur in das flüssige, bei 230° C. siedende Brenzweinsäureanhydrid, $C^5H^6O^3$, und in Wasser zerfallen.

Die Isuvitinsäure $C^6H^3(CH^3)(CO.OH)^2$ krystallisirt in Prismen, welche bei 160° C. schmelzen.

Verwechselungen: Gutti von ganz ähnlichem Aussehen wird auch von anderen, nahe verwandten Garcinia-Arten, so von *Garcinia travancorica* Beddome und *Garcinia pictoria* Roxburgh auf Ceylon gesammelt. Auch in Goa und in Labuan auf Borneo wird Gutti von unbekannten Garcinia-Arten gewonnen, jedoch kommen diese Sorten nicht in unseren Handel. Geringwerthige Sorten, die in Kuchen und Klumpen eingeführt werden, sind oft mit Amylum und verschiedenen anderen Beimengungen verfälscht.

Handel: Das Gummigutt wird aus dem Hafen Kampot auf Kambodja über Bangkok und Saigun meist nach Singapore gebracht und von hier nach Europa verschifft. Singapore verladet jährlich 15 000 bis 20 000 kg.

Verwendung: Gutti ist ein energisches Drasticum und kann in grösseren Dosen Magen- und Darmbeschwerden veranlassen. Technisch dient es zur Darstellung von gelben Firnissen und gelber Malerfarbe.

Olibanum.

Weihrauch.

Das Olibanum, der Weihrauch, auch Thus genannt, ist seit den ältesten Zeiten in seiner Heimath und den Nachbarländern in Gebrauch. Inschriften alter oberägyptischer Tempel aus dem 17. Jahrhundert vor unserer Zeitrechnung kennen das Stammland und den Gebrauch des Weihrauchs. Die Bücher Moses' im alten Testament bezeugen den hohen Werth des Olibanum. Griechen und Römer schätzten und benutzten das Harz. Im Mittelalter diente es wie auch jetzt noch hauptsächlich religiösen Gebräuchen der römischen und griechischen Kirche. Gesammelt wird das Olibanumharz von Bäumen des Somalilandes und des südöstlichen Arabiens, welche zur Familie der Burseraceen gehören, namentlich von *Boswellia Carterii* Birdwood, Bschr. Lrs. B. II. 698; Abb. ebenda 699 und Btl. a. Tr. 58, aber wahrscheinlich auch noch von anderen, nahestehenden Boswellia-Arten. Officinell ist das Olibanum zur Zeit in Deutschland nicht mehr.

Gewinnung und **Aussehen:** Auf dem Küstengebirge des östlichen Somalilandes, welches den besten Weihrauch liefert, betreiben Somalen vom Stamme der Medschertin hauptsächlich die Weihrauchgewinnung, indem sie die Rinde der Weihrauchbäume im Februar und März und auch in den folgenden Monaten in bestimmten Zeitabständen wiederholt anschneiden. Der Harzsaft, der sofort aus den Wunden heraustritt, erstarrt zu Tropfen und lässt sich nach etlichen Tagen leicht ablösen. Die reinsten und schönsten Tropfen oder Thränen werden von dem Stamme selbst entnommen. Was zur Erde gefallen ist und aufgelesen werden muss, ist mehr oder weniger verunreinigt und dunkler gefärbt. Das Einsammeln wird in kurzen Zwischenräumen bis zum Eintritt der Regenzeit im September fortgesetzt.

Die Somalen bringen die gesammte Ernte zunächst nach den Hafenstädten, vorzugsweise nach Bunder Murajah, wo dieselbe gewöhnlich in ausgesuchte und minder werthvolle Waare sortirt wird. Jene bezeichnen die arabischen Händler mit dem Namen Nakhwa (Auslese), die letztere heisst Isku-jir. Zum Verkauf wird die Nakhwa-Sorte wieder in eine beste, mittlere und eine dritte pulverige Sorte getrennt. Im südöstlichen Arabien wird in ähnlicher Weise, aber weit weniger Weihrauch, der auch in geringerem Werthe steht, meist auch von Somalen gesammelt. Aus den verschiedenen kleinen Häfen der Somaliküste und Arabiens gelangt der afrikanische und arabische Weihrauch nach dem englischen Hafen von Aden am Eingange ins rothe Meer und wird von hier aus den verschiedenen Ländern und Erdtheilen zugeführt.

Die beste Sorte Weihrauch bildet unregelmässig geformte, rundliche oder längliche Körner oder keulenförmige, mehrere ccm lange oder kleine, kugelige oder traubenartige Stücke von gelblich weisser bis röthlich weisser und bisweilen bernsteingelber Farbe, welche aussen meistens weisslich bestäubt sind. Kleinere, heller gefärbte Stücke sind trübe durchscheinend, grössere gewöhnlich weisslich trübe. Nur kleine Splitter erscheinen ziemlich durchsichtig. Die geringeren Sorten zeigen dunklere Färbung, ihre einzelnen Körner sind vielfach mit einander verklebt und durch Staub, Erde und Rindentheile verunreinigt. Die Bruchfläche des Weihrauchs ist kleinsplitterig, gleichmässig und wachsglänzend oder milchig gefleckt. Sein angenehm aromatischer Geruch entwickelt sich erst deutlich beim Schmelzen. Sein Geschmack ist bitterlich schleimig und etwas gewürzhaft. Zwischen den Zähnen gekaut erweicht der Weihrauch zu einer weissen, weichen, knetbaren, etwas klebrigen Masse.

Chemie: Der Weihrauch besitzt ein spec. Gew. von 1,2. In warmem Wasser zerfällt er zu einer trüben, neutral reagirenden Flüssigkeit. In Alcohol, Aether, Chloroform ist er theilweise löslich. Natriumcarbonat, welches Coniferenharze auflöst, lässt ihn ungelöst. Er besteht aus etwa 7 pc. ätherischem Oel, 50—60 pc. Harz, dessen Zusammensetzung der Formel $C^{20}H^{32}O^{4}$ entspricht, aus 30—35 pc. Gummi, der mit dem G. arabicum übereinstimmt, aus einem nicht näher untersuchten Bitterstoff, der sich in Wasser löst, und aus 3 pc. Asche. Das ätherische Oel ist nach Flückiger linksdrehend und besteht zum kleineren Theil aus einem sauerstoffhaltigen Oele und aus einem Terpen, $C^{10}H^{16}$, welches bei 158° C. siedet und mit Chlorwasserstoff eine krystallisirende Verbindung eingeht.

Handel: Der Weihrauch, welchen Aden aus den verschiedenen Häfen der Somaliküste und Arabiens empfängt, beträgt jährlich 236000 bis 240000 kg. Den grössten Theil davon importirt England direct oder über Ostindien (Bombay) und auch Amerika, Aegypten und China erhalten Weihrauch. Ueber London kommt das Harz in unseren Handel. Unrichtig sind Angaben, nach welchen von *Boswellia thurifera* Colebrooke = *B. serrata* Stockhouse Abb. Bg. u. S. XIV. c., Weihrauch in Ostindien gesammelt und nach Europa gebracht werden soll. Ein von *Boswellia Frereana* Birdwood, Bschr. Linnean Soc. 1871, III. t. 32, im Nordosten des Somalilandes gesammeltes Harz, das die Somalen Gekar nennen, bildet grössere, unregelmässige Klumpen und ist ausgezeichnet durch einen feineren Geruch und den Mangel an Gummi. Flückiger und Hanbury halten es für Elemiharz.

Verwendung: Früher wurde Olibanum zur Darstellung von viel gebrauchten Pflastern (E. oxycroceum, E. opiatum, E. aromaticum), die jetzt nicht mehr officinell sind, benutzt. Jetzt dient es zu Räucherungen.

Myrrha.

Myrrhe.

Myrrha ist das Gummiharz von *Balsamodendron (Balsamea) Myrrha* Nees, einer Burseracee, welche in Arabien und im Somalilande heimisch ist. Bschr. Lrs. Pf. 455; Abb. Btl. a. Tr. 60; N. v. E. 357. Die Myrrhe ist seit den ältesten Zeiten als Arzneimittel und Räucherwerk in Gebrauch und wird auch jetzt noch, wenn auch nicht häufig, zu medicinischen Zwecken innerlich und äusserlich angewendet. Sie ist nach der **R. Ph.** officinell.

Gewinnung und **Aussehen:** Die Myrrhe fliesst spontan als weisser Harzsaft aus Rissen der Rinde und erstarrt an der Luft zu einer goldgelben bis rothbraunen Masse. Sie wird nach Hanbury's Mittheilungen (sc. pap. 381) 1. in Arabien bei Dschisan in Yemen und weiter südlich bei Soughra, 2. in Afrika im Somalilande und in der Gegend von Harrar, Schoa und Tedschurra gesammelt.

So wie sie in unseren Handel kommt, stellt sie unregelmässig gerundet-eckige, kleine Körner, aber auch löcherige Klumpen von Nussgrösse und selbst von 5—10 cm Durchmesser dar, deren rauhe Oberfläche, wenn sie nicht wie gewöhnlich graubräunlich oder gelbbräunlich bestäubt ist, gelblich, röthlich oder braun und fettglänzend erscheint. Der Querbruch zeigt denselben Glanz und eine grossmuschelige Bruchfläche, welche entweder gleichmässig und röthlichbraun bis bernsteingelb erscheint oder hie und da sich weisslich gefleckt und geadert zeigt oder eine von weissen Thränen durchsetzte, dunklere Grundmasse erkennen lässt. Sehr kleine Splitter der Droge sind durchscheinend. Unter dem Mikroskop zeigen sich stets Gewebstheile der Rinde des Myrrhenbaumes. Das Gummiharz lässt sich schwer pulvern und gibt mit Wasser eine hellbraune Emulsion. Anorganische Verunreinigungen sind namentlich in geringeren Sorten vertreten. Der Geruch der Myrrhe ist eigenartig gewürzhaft. Beim Kauen haftet sie an den Zähnen und entwickelt einen aromatisch-bitteren und kratzenden Geschmack.

Chemie: Das Gummiharz wird von Alcohol und den sonstigen Lösungsmitteln nur zum Theil aufgenommen. Kochendes Wasser entzieht der Myrrhe einen Bitterstoff und 40—60 pc. Gummi, dessen wässrige Lösung von neutralem Bleiacetat gefällt wird. Ausserdem enthält sie 4—5 pc. ätherisches Oel und 27—30 pc. Harz. Das letztere löst sich bis auf vegetabilische und mineralische Verunreinigungen in Weingeist und in Schwefelkohlenstoff. Die alcoholische Lösung wird durch Salpetersäure violett und die Lösung in Schwefelkohlenstoff nimmt durch Bromdampf dieselbe Färbung an. Mit schmelzendem Kalihydrat gibt das Harz Protocatechusäure und Pyrocatechin.

Der Bitterstoff liefert mit viel heissem Wasser eine schwachgelbliche, sauer reagirende, stark bitter schmeckende Lösung, aus welcher er beim Einengen in Gestalt brauner Tropfen von unangenehmem Geruch ausfällt. Aether nimmt ihn auf und aus alcoholischer Lösung fällt ihn Bleiacetat aus. Vollständig gereinigt ist er frei von anorganischen Bestandtheilen und bildet eine amorphe, spröde, klare, braune Masse, welche sich in Alkalien löst und auf Zusatz von Säuren sich in Flocken ausscheidet. Die alkalische Lösung reducirt Fehling's Lösung. Schwefelkohlenstoff löst einen Theil des Bitterstoffs und diese Lösung wird durch Brom nicht verfärbt.

Das ätherische Oel, Myrrhol, ist weingelb, dünnflüssig, löst sich in Weingeist und Aether, siedet bei 266° C., hat 1,0149 spec. Gew., ist sauerstoffhaltig, polarisirt nach rechts und hat grosse Neigung zu verharzen. Mit Schwefelkohlenstoff stark verdünnt, färbt es sich auf Zusatz von Brom violett und hinterlässt nach dem Verdunsten einen Rückstand, welcher alcoholische Kalilösung blau färbt.

Verwechselungen: Statt der in Deutschland officinellen Myrrhe, welche die Somalibewohner Herabol-Myrrhe nennen, kommt aus dem Innern des Somalilandes eine andere, gröbere Sorte in den Handel, welche in ihrem Vaterland Habaghodi und in Indien, wohin sie hauptsächlich gelangt, Bisabol genannt wird. Sie sieht der bei uns gebräuchlichen Myrrhe sehr ähnlich, schmeckt auch bitter, besitzt einen etwas verschiedenen Geruch, ist ärmer an Harz und reicher an Gummischleim. Unsere Handelswaare ist bisweilen mit dunkelbraunen Stücken von Bdelliumharz und mit rothbraunem, fast durchsichtigem Kirschgummi, welches beim Befeuchten klebrig wird und endlich auch mit geringeren Sorten von Gummi arabicum vermischt. Die Unterscheidungsmerkmale sind unter letzterer Droge angeführt.

Handel: Myrrhe wird aus den Productionsländern zunächst nach Aden gebracht und von hier aus jährlich etwa zu 70 000 bis 75 000 kg nach Asien und Europa verladen.

Verwendung: Empfohlen wird die Droge von ärztlicher Seite zur Beschränkung übermässiger Secretion der Bronchial-, Blasen- und Urethralschleimhaut, ferner als Emmenagogum und Stomachicum. Aeusserlich wurde sie zum Verband von Geschwüren, zu Mund- und Gurgelwasser bei Schwellung des Zahnfleisches und bei Zahncaries, zu Räucherungen bei Rheumatismus und Bronchialkatarrhen angewendet. Jetzt wird sie im Allgemeinen nur wenig mehr gebraucht.

Präparate: Nur die Tinctura Myrrhae ist in Deutschland officinell.

Elemi.

Elemi.

Elemi ist der wohlriechende Harzsaft verschiedener Bäume aus der Familie der Burseraceen. Möglicherweise ist das zuerst bekannt gewordene sogen. äthiopische Elemi der in Afrika, im Nordosten der Somali-Küste von *Boswellia Frereana* Birdwood (S. 526) gesammelte Harzsaft. Später nach der Entdeckung von Amerika lernte man ein ganz ähnliches Harz der neuen Welt kennen, welches damals die Namen Animi und Elemni erhielt. Dasselbe erklärte schon G. Piso (Hist. Ind. utriusque 1658. S. 122) für den Harzsaft einer Icica-Art. Es wird nicht nur von *Icica Icicariba* DC., Abb. Bg. u. S. XXXI. c., sondern nach Bennet (Pharmac. J. a. Tr. 1875. 102) auch von verschiedenen anderen, südamerikanischen Icica-Arten gesammelt. Während nun das amerikanische Elemi in Europa das äthiopische allmählich verdrängte, so dass in der 2. Hälfte des 17. Jahrhunderts in Deutschland vorzugsweise, wenn nicht nur das amerikanische als Arzneimittel gebraucht wurde (Murray App. med. 1787. 29), gesellte sich zu diesem in demselben Jahrhundert das von den Philippinen stammende ostasiatische Elemi, welches hauptsächlich auf der Insel Luzon von noch nicht genauer erforschten, Harz liefernden Bäumen gesammelt wird. Vielleicht gehört zu diesen Elemibäumen, wie Flückiger und Hanbury vermuthen, der von Blanco (Fl. d. Filipinas S. 256) unter dem Namen *Icica Abilo* aufgeführte Baum. Bentley und Trimen betrachten auch Canarium-Arten, namentlich das schon von Rumph (Herb. Amboin. II. t. 47 und 48) beschriebene und abgebildete *Canarium commune* L., Bschr. Lrs. B. II. 703; Abb. Btl. a. Tr. 61, welches über ganz Ostindien verbreitet ist, als eine der Mutterpflanzen des ostasiatischen Elemi. In unserer Zeit hat das Elemi von Luzon, auch Manila-Elemi genannt, wieder das amerikanische in den Hintergrund gedrängt. Officinell ist es nach der **R. Ph.** nicht mehr.

Gewinnung und **Aussehen:** Auf Luzon schneiden die Einwohner die Rinde der Elemibäume zweimal im Jahre an und entzünden in der Nähe der Bäume ein Feuer, welches ein reichlicheres Ausfliessen des Harzes veranlasst.

Das Manila-Elemi ist eine weiche, trübe, in ganz frischem Zustande weisse, später gelblich-weisse oder grünliche, bisweilen weisslich-graue, zähe, fettglänzende, klebrige, mehr oder weniger krystallinisch-körnige Masse, welche häufig mit Rinden- und Holzstückchen und Kohlenpartikeln verunreinigt ist. Sie besitzt einen gewürzhaften, an Fenchel oder Macis erinnernden Geruch und einen aromatischen, zugleich bitteren Geschmack. Unter dem Mikroskop zeigt es sich reich an Krystallen. An der Luft trocknet es ein und bildet endlich eine gelbliche, undurchsichtige, verschiedentlich verunreinigte Masse mit wachsglänzendem Bruch.

Chemie: Manila-Elemi löst sich nicht in Wasser, leicht und rasch in Chloroform bei gewöhnlicher Temperatur, vollständig bei gelinder Erwärmung in Alcohol, Aether, Benzol, ätherischen und fetten Oelen. Sein spec. Gewicht wird zu 1,02—1,08 angegeben. Es besteht hauptsächlich aus amorphem, nicht saurem Harz, $(C^5H^8)^2 + H^2O$, und enthält ausserdem 10—13 pc. ätherisches Oel, ferner das krystallisirende Amyrin und Bryoïdin, die gleichfalls krystallisirende Elemisäure und einen amorphen, in Wasser löslichen Bitterstoff.

Das ätherische Oel des Manila-Elemi ist wasserhell, von angenehmem Geruch und 0,861 spec. Gewicht. Es beginnt bei 172° C. zu sieden, lenkt die Ebene des polarisirten Lichtes nach rechts ab (während der bei 320° C. nicht übergehende Theil des rohen Oels nach links ablenkt) und besteht hauptsächlich aus Terpenen. Wird es mit Wasser, Alcohol und Salpetersäure geschüttelt und dann der Luft ausgesetzt, so bildet es Krystalle von Terpinhydrat.

Das Amyrin, $(C^5H^8)^5 + H^2O$, krystallisirt wasserfrei in büschelförmig vereinigten Nadeln, welche bei 177° C. schmelzen, im Kohlensäurestrom sublimiren, bei 16° C. in 27,5 Th. Weingeist, ferner in Aether, Chloroform und Schwefelkohlenstoff löslich sind. — Die alcoholische Lösung ist rechtsdrehend. Mit Alkalien behandelt liefert es Oxalsäure und flüchtige Fettsäuren. Mit Essigsäureanhydrid gibt es Acetylamyrin. Brom verbindet sich damit zu krystallisirendem Bromamyrin. Wird es mit Zinkstaub destillirt, so entsteht Toluol, Methyläthyl-Benzol, und Aethyl-Naphthalin.

Das Bryoïdin, $2(C^5H^8) + 3H^2O$, krystallisirt in Prismen, welche bei 135—136° C. schmelzen, bei vorsichtigem Erhitzen sublimiren, sich in Alcohol, Aether, Chloroform, Glycerin und Essigsäure lösen und durch trockenes Salzsäuregas erst roth, dann blau, violett und schliesslich grün gefärbt werden.

Die Elemisäure, $C^{35}H^{46}O^4$, bildet grosse Krystalle, welche bei 215° C. schmelzen, sich nicht in Wasser, aber leicht in Alcohol, Aether, Amylalcohol lösen und linksdrehend sind.

Handel: Fast nur das Manila-Elemi kommt noch in unseren Handel. Weder südamerikanisches noch afrikanisches Elemi ist zur Zeit auf dem europäischen Drogenmarkt anzutreffen. Dagegen erhält England bisweilen über Vera-Cruz eine Sorte Elemi, welches von einer wenig bekannten mexikanischen Rutacee, *Amyris elemifera* Royle, abgeleitet wird. Der deutsche Handel (Gehe und Co., Handelsber. 1885) führt neben dem Manila-Elemi noch zu hohen Preisen ein aus Mexico stammendes hartes Elemi von schönem Aussehen, dessen zerreibliche Stücke älterem, von Oel befreiten Manila-Elemi ähnlich sind.

Verwendung: In der Pharmacie dient Elemi zur Bereitung von Salben. Hauptsächlich wird es technisch zur Darstellung von Firniss gebraucht.

Präparate sind nicht mehr officinell.

Mastiche.

Mastix.

Mastix ist der Harzsaft der auf Chios und benachbarten Inseln wie Samos und Cypern einheimischen Mastixpistacie, *Pistacia Lentiscus* L., Bschr. Lrs. B. II. 708; Abb. Bg. u. S. XXVII f.; Btl. a. Tr. 68; Ha. XIII. 20; N. v. E. 351, aus der Familie der Anacardiaceen. Im Alterthum war das Mastixharz von Chios sehr hoch geschätzt. Die arabischen Aerzte des Mittelalters gebrauchten dasselbe vielfach und schon bald nach dem IX. Jahrhundert waren Aerzte in Deutschland damit vertraut. Während des Mittelalters wurde es in deutschen Apotheken, die übrigens auch Mastix von Cypern erhielten, viel in Gebrauch gezogen. Jetzt dient es pharmaceutischen Zwecken sehr selten. Officinell ist es in Deutschland nicht mehr, wird aber zu technischen Zwecken sehr reichlich verwerthet.

Gewinnung und **Aussehen:** Die Rinde der Mastixbäume ist namentlich im Siebtheil sehr reichlich mit schizogenen Secreträumen von 0,2 bis 0,3 mm Durchmesser, Abb. Möller l. c. 315 und N. J. C. Müller Pringsheim's Jahrb. t. 47 und 48, ausgestattet, welche mit Harzsaft angefüllt sind. Gegen Mitte Juni werden in die Rinde der Stämme von der Wurzel bis zu den Aesten zahlreiche, senkrechte Einschnitte dicht bei einander angelegt. Der klare Saft fliesst rasch aus und erstarrt zu rundlichen oder länglichen Körnern, die in der Regel erst nach 14 Tagen oder 3 Wochen gesammelt werden. Herabtröpfelndes Harz wird auf Steinplatten, welche um die Stämme gelegt werden, aufgefangen. Das schönste und reinste tritt spontan an den Zweigen zu Tage. Ein einzelner Baum liefert während der etwa zwei Monate dauernden Einsammlung bis 5 kg Mastix.

Gute Handelswaare besteht aus blassgelben oder leicht grünlichgelben kugeligen oder ovalen, birnförmigen oder cylindrischen Körnern, deren Länge selten 1—2 cm übersteigt. Sie sind wasserhell und durchsichtig, an der Oberfläche glasglänzend ohne oder mit Sprunglinien, nach längerer Aufbewahrung weiss bestäubt, hart und spröde. Die Bruchfläche ist muschelig und glänzend. Ein angenehmer Geruch entwickelt sich erst beim Erwärmen. Der Geschmack des Mastix ist eigenartig gewürzhaft und leicht bitter. Zwischen den Zähnen gekaut erweicht es zu einer weissen, knetbaren, etwas klebrigen Masse. Geringere Waare kommt in etwas grösseren, unregelmässig geformten, trüben, gelblichen Stücken zu Markte und ist mit Rindenstückchen und Staub verunreinigt.

Chemie: Mastix in ausgesuchter Waare ist nur wenig schwerer als Wasser, erweicht unter 100° C. und schmilzt zwischen 103—108° C. In Weingeist löst sich das Harz bei 15° C. zum grössten Theil auf. Der gelöste Theil zeigt saure Reaction, entspricht der Formel $C^{40}H^{32}O^{4}$ und wird Masticinsäure genannt. Der ungelöste Rückstand ist das Masticin, ein Weichharz von der Formel $C^{40}H^{30}O^{2}$. Schwefelkohlenstoff löst Mastix etwa zu $^3/_4$. In Aceton ist es beim Erwärmen vollständig löslich und rechtsdrehend, beim Erkalten fällt es zum Theil wieder aus. Amylalcohol, Terpenthinöl und Nelkenöl lösen Mastix leicht auf, Petroleumäther und Eisessig nur sehr unvollständig. Mastix enthält 2 pc. ätherisches Oel von der Formel $C^{10}H^{16}$, welches angenehm riecht, bei 155—160° C. siedet, rechts polarisirt und Terpinkrystalle gibt. Kochendes Wasser entzieht dem Mastix einen sauer reagirenden Bitterstoff.

Verwechselungen: *Pistacia Terebinthus* L., Abb. Btl. a. Tr. 69; Ha. XIII. 19 u. N. v. E. 352, liefert den Chiosterpenthin, welcher bisweilen aus gewöhnlichem Terpenthin und Mastix künstlich nachgeahmt wird. Aechter Chiosterpenthin schmeckt terpenthinartig, ist aber frei von Bitterkeit und Schärfe, sein Geruch erinnert an Terpenthin. Von letzterem unterscheidet er sich dadurch, dass er in Alcohol (und auch in Aether) bis auf geringe, erdige Beimengungen vollkommen löslich ist und ein ätherisches Oel enthält, welches wie das Mastixöl rechts polarisirt. Die marktschreierische Empfehlung des Chiosterpenthins als Heilmittel für gewisse Krebsleiden ist durchaus unbegründet. Eine Varietät dieser Pistacie, welche in Nordafrika heimisch ist, *Pistacia Terebinthus* L. var. *atlantica* Desfontaine liefert eine Art Mastix und in Belutschistan und den benachbarten Gebieten wird von *Pistacia Khinjuk* und *P. cabulica* Stocks ein ostindisches Mastix (Bombay-Mastix) gesammelt, welches im Aussehen dem Chios-Mastix gleicht, sich wie dieser in Aceton löst und rechtsdrehend ist. Nach Europa kommt diese Sorte nur sehr selten.

Handel: Chios producirt im Durchschnitt 75 000 kg Mastix, welches in alle Welt versandt wird.

Verwendung: Im Orient dient dasselbe allgemein als Kaumittel, wird auch zur Bereitung eines Branntweins, Raki, benutzt und zur Darstellung von Firnissen verwendet. Letzterem Zwecke dient es auch bei uns hauptsächlich, während die pharmaceutische Verwerthung sehr beschränkt ist.

Präparate: Nach der **R. Ph.** ist die Droge nicht mehr officinell. Früher diente sie wie noch jetzt z. B. in Oesterreich zur Bereitung des Emplastrum oxycroceum.

Euphorbium.

Euphorbium.

Das Euphorbium stammt von einer maroccanischen Euphorbiacee, welche O. Berg zuerst beschrieben und *Euphorbia resinifera* genannt hat. Bschr. Lrs. Pf. 470; Abb. Bg. u. S. XXXIV d; Btl. a. Tr. 240. Schon Dioscorides hat den Milchsaft gekannt und angewendet und seit jener Zeit hat sich die Droge im Arzneischatz behauptet. Die **R. Ph.** schreibt das Euphorbium zur Bereitung eines Pflasters vor.

Gewinnung und **Aussehen:** Die vierkantigen, fleischigen, mit Stacheln versehenen Stengel der 1 m hohen Stammpflanze sind mit zahlreichen Milchsaftgefässen versehen, welche bei der geringsten Verwundung ihren Inhalt entleeren. Die Einsammlung des spontan oder aus absichtlich an den Kanten des Stengels angebrachten Verwundungen ausgetretenen und an der Pflanze erstarrten Milchsaftes geschieht unter besonderen Cautelen gewöhnlich im Monat Juli und September hauptsächlich im District Entifa in der Umgebung des Dorfes Kla, einige Kilometer nordöstlich von der Stadt Marocco.

Die Handelswaare besteht aus unregelmässig geformten, 1—3 cm grossen und kleineren, matt hellgelben, zerreiblichen Stücken, welche, wenn sie um die Stacheln herum erstarrt waren, rundlich durchbohrt erscheinen, andernfalls die Abdrücke der Blüthengabeln oder der dreiknöpfigen Früchte erkennen lassen. Selten findet man Stücke ganz reinen, eingetrockneten Milchsaftes, fast immer ist die Waare mit Bruchstücken von Pflanzentheilen verunreinigt. Bei mikroskopischer Untersuchung zeigt die Droge keine besonderen Gewebsbestandtheile. Zieht man kleine Stücke vollständig mit Alcohol aus und erschöpft sie darauf mit Wasser, so bleibt ein Rückstand, in welchem es gelingt, einzelne der für die Euphorbiaceen charakteristischen, keulenförmigen Stärkekörner aufzufinden. Abb. Lrs. B. II. 334. S. u. Strassburger kl. bot. Pract. S. 16 F. 8 u. 9. Das Euphorbium schmeckt anhaltend brennend scharf, sein Pulver bewirkt heftiges Niesen und erregt bei längerer Einwirkung auf den Schleimhäuten Entzündung. Sein dem Olibanum ähnlicher Geruch tritt erst beim Erwärmen deutlich hervor.

Chemie: Das Euphorbium enthält kein ätherisches Oel, aber etwa 38 pc. in kaltem Alcohol lösliches, amorphes Harz von sehr scharfem Geschmack, bis 22 pc. krystallisirendes Euphorbon, ferner 13 pc. durch Bleiacetat fällbares Gummi, 12 pc. äpfelsaure Salze, einen nicht näher untersuchten Bitterstoff, etwas Kautschuk und 10 pc. Asche.

Das amorphe Harz lässt sich durch kalten Weingeist von 0,8778 spec. Gew. (= 75 Vol. pc.) dem mit Wasser erschöpften Euphorbium entziehen, entspricht der Formel $C^{10}H^{16}O^{2}$, wird von schmelzendem Aetzkali nicht angegriffen, löst sich nicht in wässriger Aetzlauge, reagirt in weingeistiger Lösung nicht sauer und gibt bei trockner Destillation kein Umbelliferon. Es besitzt den scharfen Geschmack der Droge.

Das Euphorbon, $C^{15}H^{24}O$, welches der mit Wasser und kaltem Weingeist erschöpften Droge mittelst Aether entzogen wird, krystallisirt je nach dem benutzten Lösungsmittel in farblosen, geruch- und geschmackfreien Warzen (aus Weingeist) oder in federartigen Nadeln (aus Aether und aus Benzol), oder in kurzen, doppelt brechenden Prismen (aus weingeistiger Chloroformlösung). In Wasser, wässrigen Säuren und Alkalien ist es fast ganz unlöslich. Von kaltem Alcohol wird es sehr wenig, leicht dagegen von kochendem Weingeist, ferner von Aether, Benzol, Chloroform und Amylalcohol gelöst. Salpetersäure löst es nur sehr langsam und verwandelt es in Oxalsäure und eine andere nicht krystallisirende Säure. In concentrirter Schwefelsäure löst es sich langsam mit gelbbrauner Farbe, welche auf Zusatz von Oxydationsmitteln (Salpeter, chlorsaurem Kalium, concentrirter Salpetersäure) in violett übergeht. Reines Euphorbon ist ohne Einwirkung auf den thierischen Organismus.

Handel: Aus dem Hafen Mogador werden je nach dem Ausfall der Ernte grössere oder kleinere Ladungen verschifft. In Jahren, die reichlich Regen und später beträchtliche Hitze bringen, wie sie alle 3—4 Jahre vorkommen, pflegt sich der Erguss von Milchsaft sehr zu steigern. Im Jahre 1878 wurden 2376 kg, in dem günstigeren Jahre 1881 aber 11 250 kg Euphorbium exportirt.

Verwendung: Die Droge wird als scharfes Reizmittel Pflastern zugemischt, hauptsächlich aber in der Thierheilkunde zu innerer und äusserer Medication verwerthet. Auch die Homöopathie gebraucht das Euphorbium.

Präparate: Die Droge ist Bestandtheil des Emplastrum Cantharidum perpetuum.

Resina elastica.

Federharz oder Kautschuk.

Auf das in Südamerika von den eingeborenen Indianern seit unbestimmbar langer Zeit vielfältig benutzte Federharz oder Gummi elasticum hat in Europa zuerst Ch. M. La Condamine im Jahre 1751 die Aufmerksamkeit gelenkt. Die merkwürdigen Eigenschaften dieses Harzes führten sehr bald dazu auch in der alten Welt daraus verschiedene Instrumente und Utensilien anzufertigen. Da dieselben aber nicht hinreichend Beachtung fanden, blieb der Gebrauch dieses elastischen Gummis lange Zeit auf die von Magelhan 1773 angegebene Benutzung zum Auswischen von Bleistiftstrichen beschränkt. Erst in unserem

Jahrhundert hat sich die Verwendungsweise des Kautschuks ausserordentlich vervielfältigt. Jetzt gehört es, namentlich seitdem es gelungen ist, demselben durch Vulkanisiren seine Elasticität in weiteren Temperaturgrenzen zu erhalten und es ferner durch Umwandlung in Hartgummi weit widerstandsfähiger zu machen, sowohl für die Technik wie für die Behandlung und Pflege von Kranken zu den durchaus unentbehrlichen Pflanzenstoffen. — Als südamerikanische Stammpflanze des Kautschuks wurde zuerst eine Euphorbiacee Brasiliens und Guyanas, *Hevea brasiliensis* Müller = *Siphonia elastica* Persoon = *Jatropha elastica* L. bekannt. Bschr. Lrs. B. II. 744; Abb. Aublet l. c. F. 335; Ha. XIV. 4 u. 5; N. v. E. 141, bekannt. Wenn dies auch jetzt noch einer der wichtigsten Kautschukbäume ist, so wird doch das Harz noch von anderen Euphorbiaceen, wie *Manihot Glazonii* in Brasilien und *Excoecaria gigantea* L. in Columbien gesammelt und auch Angehörige anderer Pflanzenfamilien, so die Apocyneen *Willughbeia speciosa* Martius und *Hancornia speciosa* Gomez in Brasilien, *Pacouria guianensis* Aublet in Guyana und *Apocynum cannabinum* L. in Nordamerika, ferner die Lobeliacee *Lobelia Kautschuk* Humboldt in Columbien, die Artocarpeen *Ficus elliptica* Kunth und andere Ficusarten in Columbien und Brasilien, *Cecropia peltata* L. in Guyana und Mexico, *Castilloa elastica* Cervantes in Mexico, *Clarissa bifolia* und *racemosa* Ruiz et Pavon in Peru liefern Kautschuk. Von manchen amerikanischen Kautschuksorten sind die Stammpflanzen botanisch noch gar nicht bestimmt. Im Jahre 1810 entdeckte Roxburgh in der ostindischen Artocarpee *Ficus elastica* Roxb. einen sehr werthvollen Kautschukbaum, neben welchem noch andere ostindische Ficusarten dasselbe Harz ergeben. Ein grosses Verdienst hat sich Markham dadurch erworben, dass auf sein Betreiben hin in Ostindien und auf Ceylon Culturen von Kautschukbäumen mit grösster Umsicht und Sorgfalt angelegt worden sind. In Assam waren 1879 schon 20000 Ficusbäume angepflanzt. Da diese aber erst von ihrem 25. Jahre an mit Erfolg ausgebeutet werden können, so hat man auch die viel rascher sich entwickelnde ostindische Apocynee *Chavannesia esculenta* Roxb. angepflanzt und diese liefert bereits regelmässig Kautschuk zur Ausfuhr nach Europa. Auch die südamerikanischen Euphorbiaceen *Siphonia elastica* Persoon und *Manihot Glazonii*, sowie die amerikanische Artocarpee *Castilloa elastica* Cervantes sind auf Ceylon mit gutem Erfolge angebaut worden. Auf Java werden Kautschukbäume gleichfalls cultivirt, namentlich Ficusarten, und die auf Madagascar und im östlichen Afrika einheimische Apocynee *Vahea gummifera* Lamarck. Die Ausdehnung der Culturen ist um so wichtiger, weil die rücksichtslose Ausbeutung der amerikanischen Kautschukbäume einen bedenklichen Rückgang und eine Stockung des Importes in nicht allzu ferner Zeit herbeiführen muss.

Gewinnung: In Brasilien wird zunächst in die Rinde der Bäume einige Fuss über der Erde in horizontaler Richtung ein tiefer Schnitt rings um den Stamm gelegt. Von diesem aus werden dann verticale Einschnitte hoch hinauf geführt und endlich eine grössere Anzahl in schiefer Richtung hinzugefügt, welche in die senkrechten Einschnitte einmünden. Der reichlich ausfliessende milchige Saft wird in irdenen Gefässen oder in Calebassen gesammelt und behufs späterer Benutzung, um das Gerinnen zu verhüten, mit Ammoniak versetzt oder sofort auf Kautschuk verarbeitet. Zu letzterem Zwecke streicht man den frischen Saft auf kugel- oder flaschenförmige oder andersartig gestaltete Thonformen oder mit Lehm bestrichene Holzformen und trocknet diesen Ueberzug im Rauche verbrennender Fruchtschalen oder anderer Pflanzentheile aus. Ist die erste aufgetragene Schicht getrocknet, so wird auf diese eine neue aufgestrichen und nachdem auch diese, wie vorher getrocknet, eine dritte und vierte aufgetragen bis die gewünschte Dicke des Kautschuküberzuges erreicht ist. Derselbe kann nun entweder aufgeschnitten und so von der hölzernen Form getrennt, oder durch Zerbrechen der Thonform von dieser befreit werden. Durch das Trocknen im Rauche nimmt der Kautschuk eine dunkelbraune bis schwarze Farbe an.

In Columbien werden nach den Beobachtungen von W. P. Smith (Jahresb. v. Beckurts 1881—82 S. 107) in die Rinde des Stammes bis zu der Höhe, die ein Mann stehend erreichen kann, tiefe Einschnitte in Form eines lateinischen V eingehauen und der ausfliessende, dicklichweisse Saft in einer vorher ausgeworfenen Grube gesammelt. Sobald der Erguss des Milchsaftes stockt, wird der Baum gefällt und die Rinde in der ganzen Länge des Stammes mit neuen Einschnitten versehen. Der von Neuem ausfliessende Saft wird zu dem vorher gesammelten hinzugegossen und die ganze Masse, sobald die Grube angefüllt ist, durch gewisse Zusätze zum Gerinnen gebracht. Da letzteres sehr rasch erfolgt, schliesst das in der beschriebenen Weise gewonnene (Cartagena-) Kautschuk Wasser ein und ist deshalb von zahlreichen, mit Wasser angefüllten Höhlungen durchsetzt.

In San Salvador wird nach Wiesner l. c. 162 der aus Verwundungen der Rinde ausfliessende Saft in Holzgefässen mit der doppelten Menge Wasser gemischt und colirt. Wenn dies geschehen ist, versetzt man die Masse mit der vierfachen Menge frischen Wassers. Das Kautschuk sammelt sich dann innerhalb 24 Stunden auf der Oberfläche. Es wird darauf mit frischem Wasser wieder und wieder ausgewaschen bis letzteres ganz klar abläuft. Ist dies der Fall, so bringt man die Kautschukmasse durch Zusatz von etwas Alaun zum Erstarren, presst sie aus und trocknet sie im Schatten zu verkäuflichem Rohkautschuk.

In Indien machen die Kautschuksammler in die Rinde der Bäume in Entfernungen von 25 cm ringsum laufende Einschnitte und wiederholen diese Art der Verwundung nach Ablauf von je 2—3 Wochen mehrmals hintereinander. Der in besonderen Gefässen gesammelte Saft scheidet sich an der Luft in eine rahmartige, elastische, bald fest werdende Kautschukmasse und in eine schmutziggraue Molke. Der Saft von *Ficus elastica* liefert etwa 30 pc. Kautschuk. Man lässt ihn in flachen Behältern mit Vermeidung jeder Räucherung eintrocknen und bringt ihn in Form von Platten, die ein bis mehrere cm dick, 75 cm lang und 25 cm breit sind, aussen dicht, innen porös erscheinen und gewöhnlich eine gelblichgraue oder bräunliche, bisweilen sogar weisse Farbe zeigen. Sie bilden sogen. Kautschukspeck.

Aussehen: In reinem Zustande bildet Kautschuk eine weisse, amorphe, stark elastische Masse, welche ein Nichtleiter für Electricität ist, unter 0° hart und bei 50° C. weich wird. Die Handelswaare ist ein wechselndes Gemenge von Kautschuk mit anderen Bestandtheilen des Milchsaftes der verschiedenen Stammbäume. Amerikanisches Kautschuk zeigt, wenn es im Rauche getrocknet ist, eine dunkel- bis schwarzbraune Farbe. An der Luft getrocknet erscheint es gelblich bis bräunlich. Indisches Kautschuk ist weisslich gelb bis bräunlich gefärbt. Madagascar, Nubien und Angola liefern bisweilen Waare von bläulichem Aussehen. Aus China kommt ein künstlich roth gefärbter Kautschuk in den Handel. Die frische Schnittfläche des geräucherten Federharzes ist fettglänzend, des ungeräucherten beinahe matt und glanzlos. Das spec. Gew. beträgt 0,92—0,96. Bei gewöhnlicher Temperatur ist Kautschuk weich und elastisch, werden frische Schnittflächen auf einander gepresst, so haften sie fest zusammen. Bis auf 0° abgekühlt behält es seine Elasticität, einige Grade unter 0° verliert es dieselbe, gewinnt sie aber bei gewöhnlicher Temperatur wieder. Nach längerer Aufbewahrung an der Luft wird es schliesslich ganz hart. Unter dem Mikroskop zeigt Kautschuk keine Structur. Wiesner (l. c. 164) hat in einzelnen Sorten gequollene Stärkekörner gefunden. Geschmack besitzt das Federharz nicht, sein Geruch ist eigenartig, aber nicht stark entwickelt.

Chemie: Das reine Kautschuk entspricht in seiner Zusammensetzung der Formel $C^{20}H^{32}$. Es wird bei etwa 50° C. weich und schmilzt bei 120° C. zu einer klebrigen Masse, die in der Kälte erst nach sehr langer Zeit wieder hart wird. — Kautschuk löst sich nicht in kaltem Wasser, in kochendem schwillt es nach längerer Einwirkung an, wird etwas klebrig und nimmt, ohne sich zu lösen, etwas Wasser auf. Gegen Alcohol verhält es sich ganz ähnlich. In Aether, Benzol, Chloroform, Schwefelkohlenstoff, Petroleum, Terpenthinöl quillt es auf und wird zum Theil gelöst. Aus der Chloroformlösung fällt Alcohol reines, weisses Kautschuk. Am besten löst sich das elastische Gummi in denjenigen Kohlenwasserstoffen, welche bei seiner trocknen Destillation erhalten werden. An der Luft wird es durch Oxydation erst nach längerer Zeit spröde und verliert seine Elasticität. Chlor und Brom bewirken dieselbe Veränderung. Von verdünnten Mineralsäuren, concentrirter Salzsäure und Chlorwasserstoffgas wird es kaum angegriffen. Auch starke Aetzlaugen lassen es unverändert. In Aetzammoniak quillt es auf und verwandelt sich nach längerer Einwirkung in eine klebrige Masse. Von concentrirter Schwefelsäure, concentrirter Salpetersäure und von salpetriger Säure wird es rasch zerstört. Bei der trocknen Destillation gibt es Kohlenoxyd, Kohlendioxyd, Methan, CH^4, Butylen, C^4H^8, und Kohlenwasserstoffe der Kautschuköle, von welchen das Isopren C^5H^8 bei 38° C., das Kautschin $C^{10}H^{16}$ bei 171° C. und das Heven $(C^5H^8)^n$ bei 315° C. siedet. Das Isopren gibt bei längerer Behandlung mit kalt gesättigter Salzsäure einen Körper, der in seinen Eigenschaften dem Kautschuk entspricht. Durch Imprägniren mit Schwefel entsteht aus dem gewöhnlichen das vulkanisirte Kautschuk und das Hartgummi. Durch Behandeln mit Chlor in Chloroformlösung und Imprägniren des ausgefällten Kautschuks mit anorganischen Salzen gewinnt man das künstliche Elfenbein.

Um vulcanisirtes Kautschuk darzustellen kann man 1. Schwefelpulver in das Kautschuk kneten oder lässt letzteres einige Zeit in geschmolzenem Schwefel liegen und erhitzt die mit Schwefel imprägnirte Masse kurze Zeit auf 130—140° C., oder kann 2. Kautschuk kurze Zeit in eine kalte Lösung von (1 Th.) Chlorschwefel in (40 Th.) Schwefelkohlenstoff oder in eine auf 140° C. erhitzte Lösung von Fünffach-Schwefelkalium eintauchen. Mit lauwarmem Wasser gewaschen und getrocknet bildet es das vulkanisirte Kautschuk, welches 2 pc. Schwefel chemisch gebunden und 5—25 pc. Schwefel mechanisch beigemengt enthält. Es stellt eine elastische, biegsame, graue Masse dar, welche hohe Temperaturgrade erträgt ohne klebrig zu werden und unter 0° elastisch bleibt. Den mechanisch beigemengten Schwefel kann man durch Natron- und Kalilauge, ferner durch Schwefelkohlenstoff, Benzol und Terpenthinöl dem Präparat entziehen. Bei sehr langer Aufbewahrung wird auch vulkanisirtes Kautschuk hart, nimmt aber unter dem Einfluss von Aether- und Schwefelkohlenstoffdämpfen seine frühere Elasticität wieder an. Durch längeres und oft wiederholtes Erhitzen wird es dauernd hart und spröde.

Hartgummi, = Vulcanit, = Ebonit erhält man, wenn Kautschuk mit der Hälfte seines Gewichtes Schwefel innig gemischt, dann zu Blättern ausgewalzt und erst auf 100° C., endlich bis auf 150° C. erwärmt wird. Es bildet eine schwarze, hornartige Masse, welche bei gewöhnlicher Temperatur sich wie Horn bearbeiten lässt, die Electricität nicht leitet und erst bei einer Temperatur von 150° C. dehnbar und walzbar wird.

Künstliches Elfenbein wird bereitet, indem man Kautschuk in Chloroform löst und die Lösung mit Chlor behandelt bis die Masse eine gelbliche Farbe annimmt. Auf Zusatz von Alcohol fällt eine weisse Masse aus, welche mit Calcium- oder Zinkcarbonat, mit Magnesia usta, Baryumsulfat oder Calciumphosphat versetzt und getrocknet das künstliche Elfenbein darstellt.

Verwechselungen: Gutta Percha und Balata, welche sich in vieler Beziehung ähnlich verhalten, sind unter Percha lamellata genauer charakterisirt.

Handel: Kautschuk kommt nach Europa 1. als Flaschenkautschuk in den allerverschiedensten Formen von bräunlicher bis schwarzer Farbe; 2. als Speckgummi in Platten und grösseren Stücken von bräunlichgelber, seltner weisser Farbe; 3. auch in flüssiger Form von dicklicher Consistenz und blassgelber Farbe, verpackt in Flaschen aus Kupfer oder Kautschuk. — Die grössten Mengen brasilianischen Kautschuks kommen aus Para und Ceara, das columbische aus Cartagena, das indische aus Assam und Singapore. Die Einfuhr nach England hat sich innerhalb 30 Jahren von 1848—1878 von jährlich 500 000 kg auf 7 500 000 kg gesteigert und ist beständig im Zunehmen. Hamburg führte im Jahre 1883 etwa 1 750 000 kg Kautschuk ein.

Verwendung: Das importirte Kautschuk muss, ehe es verarbeitet werden kann, eine Reinigung durchmachen. Zu diesem Zwecke wird das Rohkautschuk in warmem Wasser kürzere oder längere Zeit eingeweicht, dann in kleine Stücke zertheilt und diese zwischen Walzen unter stetem Zufliessen von Wasser zerquetscht. Darauf folgt eine Wäsche erst mit verdünnter Sodalösung und dann mit warmem Wasser. Das so gereinigte Kautschuk wird getrocknet und zwischen erwärmten Walzen zu grösseren, gleichmässigen Massen zusammengepresst. Die letzteren werden zu Platten ausgewalzt, welche dann endlich zur Herstellung der verschiedensten Utensilien und Instrumente geeignet sind.

Asa foetida.

Asant.

Ob das Gummiharz, welches Dioscorides und Plinius unter dem Namen Silphium und Laser als ein aus Syrien, Armenien und Lybien stammendes, werthvolles Arzneimittel beschreiben, unser stark nach Knoblauch riechender Asant ist, lässt sich nicht mehr feststellen. Arabischen Aerzten des Mittelalters war derselbe wohl bekannt und wurde von ihnen hochgeschätzt und viel gebraucht. Die asiatische Droge kam in jener Zeit über Aden und Alexandrien nach Italien und von hier aus erhielt sie das übrige Europa. Auch in Deutschland wurde sie schon während des Mittelalters angewendet, gehörte aber, wie dies glücklicher Weise auch jetzt noch der Fall ist, nicht gerade zu den bevorzugten Arzneimitteln. Als Stammpflanzen des Asant nennt die **R. Ph.** zwei mächtige bis **2** m hohe Umbelliferen des westlichen Hochasiens: 1. *Ferula Scorodosma* Bentham et Hooker = *Scorodosma foetidum* Bunge, Bschr. Lrs. Pf. 493; Abb. Bg. u. S. XXVI. c. F. I. u. II; Btl. a. Tr. 127; Borszczow ph. wicht. Fer. T. I und 2. *Ferula Narthex* Boissier, Bschr. Lrs. Pf. 491; Abb. Btl. a. Tr. 126. Die letztere Umbellifere gehört dem nordwestlichen Thibet an. Der Verbreitungsbezirk der ersteren ist sehr viel ausgedehnter. Er reicht vom persischen Meerbusen durch die südwestlichen Provinzen Luristan und Farsistan und die grossen Salzsteppen Persiens in das Chanat Herat hinein, wo die Pflanze auch sorgfältig gezogen wird, dehnt sich weiter über Afghanistan (Kandahar) und das Chanat Kundus aus, wo bei Sighan gleichfalls Culturen gepflegt werden, geht dann nordostwärts über Samarkand bis Chodschend am Syr Darja, streicht über dessen linksseitiges Gebiet bis zum Ostufer des Aralsees und erstreckt sich von hier über das Chanat Chiva, wo die Pflanze ebenso wie in der persischen Provinz Chorasan massenhaft angetroffen wird. Ob diese und nur diese oder auch noch andere asiatische Umbelliferen Asa foetida liefern ist bis jetzt nicht bewiesen. Nach der **R. Ph.** ist Asant zur Zeit noch officinell.

Gewinnung und **Aussehen:** Die beiden Stammpflanzen sind mit ähnlichen Secretbehältern, wie sie viele unserer einheimischen Umbelliferen besitzen, ausgerüstet. Namentlich ist die mächtige, 15—20 cm dicke, fleischige Wurzel sehr reichlich damit versorgt. Sie liefert deshalb auch am reichlichsten den Milchsaft, der in erstarrter Form die Handelswaare darstellt. Im südwestlichen Persien, in der Provinz Laristan und in den Thälern zwischen Schiras und Ispahan wird jetzt in gleicher Weise wie schon vor Jahrhunderten (nach den eignen Beobachtungen von Kämpfer zu schliessen) etwa um die Mitte April, wenn die Blätter der *Ferula Scorodosma* (Scorodon = Knoblauch und Osma = Geruch) zu welken beginnen, von Asantsammlern rings um jede Staude der Boden gelockert und der obere Theil der mächtigen Wurzel freigelegt, aber auch sofort wieder zum Schutze gegen den austrocknenden Einfluss der Sonne und des Windes mit den abgeschnittenen Blättern und Stengeln der Pflanze sicher bedeckt. Ende Mai wird die Bedeckung entfernt und der von Blattresten dicht beschopfte Wurzelkopf durch einen Querschnitt abgetragen. Zwei Tage später kratzen die Sammler den aus der Wundfläche ausgetretenen, weissen, dünnflüssigen Milchsaft, Schir genannt, ab und bedecken den Wurzelstumpf wieder sorgfältig. Nach einigen Tagen wird die Bedeckung wieder entfernt und der nachträglich ausgetretene Saft weggenommen und nun eine dünne Querscheibe von der Wurzel abgeschnitten und die frische Wunde wie vorher bedeckt. Nachdem einige Tage später der ausgetretene Saft von der neuangelegten Wundfläche wie vorher gesammelt und eine zweite Scheibe abgetragen und unter den gleichen Vorsichtsmassregeln wiederum der Milchsaft eingesammelt worden ist, bleibt der gut bedeckte Wurzelstumpf 8—14 Tage unberührt und liefert nun während der folgenden 2—3 Monate einen harzreichen, dickflüssigen Milchsaft, welcher die bessere Sorte Asa foetida bildet. Der zuerst gesammelte, dünnflüssige Schir wird mit Erde und sonstigen fremden Zuthaten vermischt und gibt die geringere Handelssorte ab. In anderen Gegenden, z. B. zwischen Kandahar und Herat geschieht die Einsammlung in etwas abweichender Art, indem hier nicht Querscheiben abgetragen, sondern nur Einschnitte in den freigelegten oberen Theil der Wurzel gemacht werden und der ausfliessende Saft in einer rings um die Wurzel angelegten Grube aufgefangen und soweit er an der Wurzel selbst erstarrt ist von dieser abgenommen wird.

Der anfangs weisse Milchsaft wird an der Luft bald röthlich, dann violett und später braun. Die Handelswaare besteht in ihrer besten Sorte, der Asa foetida in granis s. lacrymis, aus kleineren und grösseren, bis 3 cm messenden, rundlichen oder unregelmässig gestalteten, gelbbraunen Körnern, welche in frischem Zustande weich und knetbar und mehr oder weniger klebend sind, nach längerer Aufbewahrung fest und ziemlich hart werden. Oft genug sind diese Körner oder Thränen durch eine spärlich vorhandene braune Zwischenmasse zusammengekittet. Die Bruchfläche der Körner ist wachsglänzend und muschelig, in der Peripherie röthlich braun und im Inneren milchweiss, erleidet aber an der Luft, ebenso wie der frische Milchsaft, den oben angegebenen Farbenwechsel. — Die geringere Sorte Asant, die Asa foetida in massis, besteht aus unregelmässig gestalteten Klumpen einer braunen Grundmasse, welche einzelne kleinere und grössere Körner oder Thränen einschliesst und mit mineralischen und vegetabilischen Beimengungen bis zu 50 pc., bisweilen selbst bis zu 70 pc. verunreinigt ist. Asa foetida ist durch einen widerwärtigen, knoblauchartigen Geruch und einen entsprechend widerlichen, scharf bitteren und lange anhaltenden Geschmack ausgezeichnet.

Chemie: In starker Kälte erstarrter und spröde gewordener Asant lässt sich pulvern und gibt dann mit Wasser leicht eine Emulsion. In Weingeist ist er nur zum Theil löslich. Zusammengesetzt ist er im Allgemeinen aus 50—72 pc. Harz, aus 20—30 pc. Gummi, welcher verschieden von G. arabicum ist, aus 4—9 pc. ätherischem, schwefelhaltigem Oel und wechselnden Mengen Wasser und Asche. Quantitativ wechselt der Gehalt an den einzelnen Bestandtheilen je nach Alter und Güte der Droge ausserordentlich. Während in frischem Safte Flückiger nur 10,8 pc. Harz neben 47,9 pc. Gummi fand, ergab ihm gute Handelswaare 71,4 pc. Harz. Weicher Asant ist reicher an ätherischem Oel als harter, welcher durchschnittlich 4—9 pc. Oel liefert. Die reinsten Körner, welche unter dem Mikroskop vollkommen gleichmässig erscheinen, hinterlassen beim Verbrennen nur 3,4 pc. Asche. Pierce (Jahresb. d. Pharmac. 1883 u. 1884. 245) erhielt aus Asa foetida in granis 5 pc. Asche und aus verschiedenen Proben von Asa foetida in massis 12 bis 56 pc. Asche. Muter (Jahresber. 1881 u. 1882. 192) isolirte aus einer Asa foetida 70 pc. Steinchen. **R. Ph.** lässt Asant mit 10 pc. Aschengehalt zu.

Das Harz des Asant ist in Weingeist mit saurer Reaction löslich. Aus dieser Lösung fällt weingeistige Bleizuckerlösung Ferulasäure. Der gelöst bleibende, weit grössere Theil des Harzes ist eine amorphe, braunrothe Masse, deren Lösung sauer reagirt. Dieses amorphe Harz giebt beim Schmelzen mit Kalihydrat Resorcin, $C^6H^4(OH)^2$, und bei trockner Destillation Oele von grüner, blauer und violetter Farbe und etwas Umbelliferon, $C^9H^6O^3$.

Die Ferulasäure, $C^9H^7(CH^3)O^4$ = Methylkaffeesäure, krystallisirt in farblosen, glänzenden, langen, vierseitigen, rhombischen Nadeln, welche geschmacklos und geruchlos sind, bei 168—169° schmelzen, sich fast gar nicht in kaltem, ziemlich gut und mit saurer Reaction in kochendem Wasser und in Aether, leicht in Weingeist, sehr leicht und mit gelber Farbe in wässrigen Alkalien lösen. Die wässrige Lösung wird durch Bleiacetat und durch Eisenchlorid, die ammoniakalische durch Silbernitrat gefällt. Von concentrirter Schwefelsäure wird sie mit gelber Farbe gelöst und die Lösung zeigt grüne Fluorescenz, welche auf Wasserzusatz verschwindet. Von ihren Salzen sind die Alkalisalze gelb gefärbt. Das Ammoniumsalz krystallisirt in Blättern. Beim Schmelzen mit Kalihydrat entsteht neben Oxalsäure, Essigsäure und Kohlendioxyd hauptsächlich Protocatechusäure (S. 40) und bei trockner Destillation neben Phenol und Guajacol $C^6H^4.OH.O.CH^3$, Brenzcatechin (S. 40). Künstlich kann die Ferulasäure aus Vanillin (S. 279) dargestellt werden.

Das Resorcin, $C^6H^4(OH)^2$, Metadioxybenzol, krystallisirt in rhombischen Tafeln oder in Säulen, schmilzt bei 118° C., siedet bei 276,5° C., hat bei 15° C. das spec. Gew. 1,271, schmeckt säuerlich und kratzend, löst sich in Wasser, Alcohol und Aether, nicht in Chloroform und nicht in Schwefelkohlenstoff. Eisenchlorid färbt die wässrige Lösung violett. Silbernitrat wird durch Resorcin in der Wärme reducirt. Starke, kalte Salpetersäure setzt R. in Trinitroresorcin, $C^6H(NO^2)^3(OH)^2$ = Styphninsäure = Oxypikrinsäure, um und diese Säure, welche auch bei der Einwirkung von Salpetersäure auf Asa foetida und andere Gummiharze entsteht krystallisirt in gelben hexagonalen Prismen, welche bei 175,5° C. schmelzen.

Das Umbelliferon, $C^9H^6O^3$ = Oxycumarin (vergl. S. 409), krystallisirt in farblosen, seideglänzenden, geruch- und geschmacklosen Nadeln, welche bei 223—224° C. schmelzen und unterhalb dieser Temperatur unzersetzt sublimiren, sich in heissem Wasser mit blauer Fluorescenz, ferner leicht in Alcohol, Aether und Chloroform lösen. Mit schmelzendem Kalihydrat liefert es Resòrcin und unter der Einwirkung nascirenden Wasserstoffs geht es in Hydroumbellsäure, $C^9H^{10}O^4$, über, welche in farblosen Nadeln krystallisirt, bei 125° C. schmilzt und zum Umbelliferon in demselben Verhältniss wie die Cumarsäure zum Cumarin steht.

Das ätherische Oel des Asant ist hellgelb, von knoblauchartigem Geruch und erst mildem, dann kratzendem Geschmack. Auf die Haut wirkt es nicht reizend (wie Senföl) ein, reagirt neutral, ist rechtsdrehend und hat das spec. Gew. 0,9515. Es enthält weder Sauerstoff noch Stickstoff, aber 20—25 pc. Schwefel. An der Luft nimmt es sauere Reaction an und gibt Schwefelwasserstoff ab. Bei 135°—140° C. beginnt es zu sieden und gibt, indem der Siedepunkt steigt, fortwährend Schwefelwasserstoff ab. Bei 300° C. geht ein dunkelblaues Oel über. Bromdampf färbt das Oel violett. In Schwefelkohlenstoff gelöst und mit conc. Schwefelsäure versetzt färbt es sich roth.

Handel: Der Asant kommt über Bombay nach London und wird hauptsächlich auf dem europäischen Continent gebraucht.

Verwendung: Die Droge wird als ein stimulirendes und zugleich antispasmodisches Mittel empfohlen und dürfte recht wohl entbehrlich sein.

Präparate: Nur die Tinctura Asae foetidae ist noch officinell.

Galbanum.

Galbanum.

Das Galbanum oder Mutterharz ist ein Gummiharz, dessen schon das alte Testament und noch viel häufiger die Schriften der alten Griechen und Römer erwähnen. Die arabischen Aerzte des Mittelalters machten vielfach Gebrauch davon. Italien erhielt es wie Asa foetida über Alexandrien, benutzte es viel schon während des Mittelalters und übermittelte es dem übrigen Europa, wo es zu jener Zeit als Gewürz und Heilmittel ausgedehnte Verwerthung fand. Im 18. Jahrhundert war in Deutschland schon ein blaues, ätherisches Oel aus dem Mutterharz bekannt. Obgleich nun bereits Dioscorides das Galbanum von einer syrischen Umbellifere abgeleitet hat, sind die Stammpflanzen der Droge bis zur Stunde noch nicht mit völliger Sicherheit festgestellt. Wahrscheinlich liefert das Harz 1. *Ferula galbaniflua* Boissier et Buhse Bschr. Lrs. Pf. 491; Abb. Btl. a. Tr. 128, eine persische Umbellifere, welche 1300—2600 m über d. M. auf den Abhängen des Demavend im nordwestlichen Teheran und auf benachbarten Bergen, ferner auch in der Provinz Chorasan zwischen Shahrud und Nischapur bei Sebsawar heimisch und sehr häufig ist. — 2. *Ferula rubricaulis* Boissier, Bschr. Lrs. 492; Abb. als *F. erubescens* Bg. u. S. XXXI b, welche im Südwesten von Persien im Gebirge Kuh-Dinar, im Westen an den Abhängen des Elwend unweit Hamadan, im Norden im Gebirge Dalmkuh und im Osten zwischen Guyan im Chanat Herat und Chaf in der hohen Wüste sehr verbreitet vorkommt. 3. Vielleicht auch noch *Ferula Schaïr* Borszcz., Bschr. u. Abb. l. c. pharmac. wicht. Ferulaceen 1860. T. 8, welche Borszczow am Syr-Flusse in der Nähe vom Fort Peroffsky angetroffen hat. Nach der **R. Ph.** ist das Mutterharz Bestandtheil eines einzigen officinellen Pflasters.

Gewinnung und **Aussehen:** Nach den Mittheilungen von Buhse wird von den genannten Galbanumpflanzen nur solches Harz gesammelt, welches an der Oberfläche des Stengels, besonders am unteren Theile desselben und an dem Grunde der Blattstiele und der Blätter freiwillig zu Tage tritt. Dass Verwundungen der Rinde oder Wurzel angelegt würden, ist dem genannten Reisenden nicht bekannt geworden.

Das Gummiharz ist, wenn es an den Pflanzen hervortritt, milchweiss und klebrig, wird aber an der Luft rasch gelb, zähe und endlich fest. Die Waare unseres Drogenhandels besteht aus einzelnen, kleinen und grösseren oder aus zusammengeklebten, rundlichen, länglichen oder unregelmässig gestalteten, höchstens 1 cm messenden Körnern. Dieselben sind gelblichbraun mit einem Stich ins Grüne und wachsglänzend. Ihre Bruchfläche ist muschelig, wachsglänzend, gelblich und selbst im Centrum nicht weiss, sondern höchstens schmutzig weisslich. Neben diesem Galbanum in granis kommt auch eine geringere Sorte, Galbanum in massis, in unregelmässig geformten, grösseren Stücken vor. Sie besteht aus einer schmutzig grünlich-braunen Grundmasse, welche kleinere und grössere der obigen Körner einschliesst und ausserdem abgeschnittene Wurzelscheiben und andere Pflanzentheile nebst anorganischen Beimengungen einschliesst. Der Geruch des Galbanum ist eigenthümlich gewürzhaft, nicht gerade unangenehm, der Geschmack bitter und nicht ganz ohne Schärfe.

Chemie: Galbanum ist in Wasser unlöslich, gibt aber an dasselbe 17—20 pc. Gummi ab, dessen Lösung optisch inactiv ist und durch Bleiessig, aber nicht durch Bleizucker gefällt wird. In Weingeist ist das Gummiharz nur theilweise löslich und besteht, abgesehen von dem Gummi und fremden Beimischungen und wechselnden Mengen Wassers und Asche, aus ätherischem Oel und aus 60—70 pc. Harz, welches

Weingeist dem Galbanum entzieht. Das Harz ist gelblichbraun, weich, auch in Schwefelkohlenstoff und käuflichem Aether, nicht in Petroleumäther löslich. Bei trockner Destillation gibt Galbanum ein dunkelblaues Oel und 0,8—1,0 pc. Umbelliferon (S. 543). Mit schmelzendem Aetzkali erhält man neben Oxalsäure und riechenden Fettsäuren Resorcin (S. 542).

Das ätherische Oel, welches gewöhnlich zu 8 pc. aus festem Galbanum erhalten wird, kann in frischer flüssiger Waare, wie sie bisweilen zu Lande nach Russland kommt, bis zu 20 pc. vorhanden sein. Es besteht wesentlich aus einem Kohlenwasserstoff von der Formel $C^{10}H^{16}$, ist hellgelb, dünnflüssig, rechts drehend, besitzt den Geruch der Droge und einen milden, gewürzhaften Geschmack. Bei 165°—170° C. beginnt es zu sieden und destillirt bei steigender Temperatur bis 300° C. Bei höherer Temperatur geht ein bräunliches (nicht blaues) Oel über. Das ätherische Galbanumöl gibt Terpinkrystalle und vereinigt sich auch mit Chlorwasserstoff zu einer krystallisirenden Verbindung. Das bei 200° C. abgezogene Oel scheidet nach Verdünnung mit Aether auf Zusatz von Bromdampf einen blauen, schmierigen Niederschlag aus. Wird statt Aether zur Verdünnung Schwefelkohlenstoff benutzt, so bewirkt Brom einen rothvioletten Niederschlag.

Das blaue Oel von der Formel $C^{20}H^{30}O$ riecht gewürzhaft und schmeckt bitter, siedet bei 289° C. und gleicht in manchen Beziehungen dem blauen Oel der Chamillenblüthen (S. 266). Es wird an der Luft braun, durch alcoholisches Eisenchlorid grün, mit Säuren roth und durch Brom nach Verdünnung mit Schwefelkohlenstoff violett. Mit Kalium oder Natrium gekocht gibt es bei 284° C. ein Destillat von farblosem Kohlenwasserstoff, welcher nach der Formel $C^{10}H^{16}$ zusammengesetzt ist und einen milden, gewürzhaften Geruch und Geschmack zeigt. Das von allem Kohlenwasserstoff befreite blaue Oel soll nach der Formel $C^{10}H^{16}O$ zusammengesetzt sein.

Handel: Galbanum in granis kommt jetzt häufig untermischt mit Wurzelscheiben auf den europäischen Markt. Die Zufuhren kommen theils über Kleinasien nach Triest und Marseille, theils, aber keineswegs regelmässig, über London. Ansehnliche Quantitäten Galbanum werden zu Lande über Orenburg am Ural und über Astrachan am Kaspi-See nach Russland gebracht. Diese Waare ist oft noch theilweise flüssig und enthält bis 20 pc. ätherisches Oel. Bisweilen gelangt nach Bombay ein mit Pflanzentheilen stark verunreinigtes Galbanum von Honig-Consistenz und kommt mitunter auch nach Europa.

Prüfung: Um Galbanum von ähnlichen Harzen zu unterscheiden führt die **R. Ph.** die blaue Fluorescenz an, welche Galbanum kaltem Wasser ertheilt, sobald dasselbe mit etwas Ammoniak versetzt wird. Am besten gelingt die Probe, wenn man wie Flückiger verfährt und in die Mitte eines mit Wasser beschickten Proberöhrchens einen Wattepfropf schiebt und auf denselben ein Stückchen Galbanum bringt. Auf Zusatz eines Tropfens Ammoniak zeigt das nur anfangs klare Wasser schön blaue Fluorescenz. Asa foetida verhält sich ähnlich, Ammoniak-

Gummiharz gibt nur sehr schwache Fluorescenz. — Wird derselbe Versuch mit Salzsäure von 1,12 spec. Gew. statt mit Wasser angestellt, so färbt sich diese, wie die **R. Ph.** angiebt, schon in der Kälte oder bei gelindem Erwärmen auf 60°, besonders wenn man allmählich Weingeist zusetzt, schön roth. Asa foetida veranlasst unter denselben Bedingungen eine grünliche Färbung, während von Ammoniak-Gummiharz Salzsäure nicht gefärbt wird. Löst man das amorphe Harz des Galbanums in Schwefelkohlenstoff, verdunstet die filtrirte Lösung, nimmt den Rückstand in Alcohol auf, setzt starke Salzsäure zu, nöthigenfalls unter Klärung durch Zugabe von Weingeist, so zeigt das Gemisch bei sehr gelinder Erwärmung vorübergehend eine schön blaue Farbe. Wird endlich das Harz des Galbanum mit fünfprocentiger Natronlauge auf dem Wasserbade erwärmt und wiederholt mit Chloroform betropft, so tritt eine grüne Färbung ein, welche allmählich in violett übergeht.

Verwendung: Das Gummiharz wurde früher als Emmenagogum und Antispasmodicum innerlich gegeben und äusserlich in Pflastern gebraucht. Jetzt wird es therapeutisch nur zu dem letzteren Zwecke und von Liebhabern auch als Gewürz benutzt.

Präparate: Nachdem die **R. Ph.** die häufig gebrauchten Pflaster Emplastrum de Galbano crocatum und Empl. oxycroceum beseitigt hat, schreibt sie das Mutterharz nur noch zur Bereitung des Emplastrum Lithargyri compositum vor.

Ammoniacum.

Ammoniakgummi.

Dioscorides und Plinius erwähnen ein Ammoniakgummi aus Afrika, welches jetzt nur sehr selten nach England kommt. Das in Deutschland gebräuchliche, persische Ammoniakgummi gelangte schon im 2. Jahrhundert nach Chr. über Alexandrien nach Europa. Arabische Aerzte des frühesten Mittelalters und auch die Salernitanische Schule in Italien benutzten das Ammoniakgummi ebenso häufig wie die anderen Gummiharze. Im 14. und 15. Jahrhundert bürgerte sich das Gummiharz auch in deutschen Apotheken ein. Die Stammpflanze, eine persische Umbellifere ungefähr von der Grösse der Asantpflanze, ist *Dorema ammoniacum* Don, Bschr. Lrs. Pf. 494; Abb. ebenda 495 und Bg. u. S. XXXVI. c. F. 3 u. 4 u. XXXVI. e.; Btl. a. Tr. 130 Fig. 12 u. 131; Borszcz. l. c. T. 3. Der Verbreitungsbezirk dieser Ammoniakpflanze wird gegen Westen begrenzt durch eine vom Ostufer des Aralsees bis zur Stadt Jezdechast (südöstlich von Ispahan) verlaufende

Linie. Die südliche Grenze bildet eine parallel mit dem 32°. n. Br. zur Südgrenze des Chanat Herat ziehende Linie. Nach Osten verbreitet sich Dorema von dem Ostufer des Aralsees, wo besonders zwischen den Flüssen Dschang und Kuwan die Staude massenhaft auftritt, über das untere Gebiet des Syr-Flusses nach dem südlichen Sibirien durch die Kirgisenwüsten um den Balchasch- und Alakulsee bis in das chinesische Grenzgebiet Thian-Schan-Pelu (die Dsongarei). Eine zweite Mutterpflanze ist vielleicht *Dorema Aucheri* Boissier, Bschr. u. Abb. Btl. a. Tr. 131, welche westlich von Ispahan wächst. Die **R. Ph.** schreibt das Ammoniakgummi als Bestandtheil eines officinellen Pflasters vor.

Gewinnung und **Aussehen:** Sowohl die rübenförmige Wurzel wie die oberirdischen Theile der Ammoniakstaude sind sehr reich an Milchsaft, welcher freiwillig, namentlich aber in Folge von Insectenstichen auf die Oberfläche der Pflanzentheile hervortritt. An dem Stengel und den Zweigen erstarrt der anfangs weisse und flüssige Gummiharzsaft zu kleineren und grösseren Körnern, welche theils nur Linsengrösse, theils den Umfang einer Hasel- oder Wallnuss erreichen. Diese Körner, welche das Ammoniacum in granis darstellen, sind entweder wachsglänzend oder matt gelblichweiss und werden bei längerer Aufbewahrung bräunlichgelb. Der Bruch ist muschelig und wachsglänzend und im Inneren weiss oder bläulichweiss, aber niemals grünlich. In der Hand erweichen sie oberflächlich und werden klebrig. — In dem Wurzelschopf und an dem über den Erdboden hervorragenden Theile der Wurzel sammelt sich das Gummiharz in grösseren Massen an. Diese werden auch gesammelt und bilden das Ammoniacum in massis. Es besteht aus grösseren, unregelmässig geformten Stücken einer braunen Grundmasse, welche grössere und kleinere Körner und mehr oder weniger Pflanzenreste und andere fremde Beimengungen einschliessen. Der Geruch des Ammoniakgummis ist eigenthümlich, verschieden von dem Galbanum- und Asantgeruch. Sein Geschmack ist bitter, etwas scharf und widerlich aromatisch.

Chemie: In Wasser ist das Gummiharz nicht löslich, gibt aber, wenn es mit demselben verrieben wird, leicht eine Emulsion. Kochendes Wasser färbt sich mit Ammoniakgummi gelb und nimmt saure Reaction an. Eisenchlorid färbt die Flüssigkeit roth. Auch in Weingeist ist es nicht vollständig löslich, da es aus 28 pc. Gummi und Pflanzenschleim, 70—71 pc. Harz, sehr wenig ätherischem Oel, bis 5 pc. Wasser und 2—3 pc. Asche besteht. Das schwefelfreie Harz ist in seinem doppelten Gewichte Schwefelkohlenstoff löslich und diese Auflösung wird durch concentrirte Schwefelsäure roth. Durch Aetzlauge und Chlorkalk wird es gelb. Bei trockner Destillation liefert das Harz des Ammoniaks braungefärbtes, aber kein blaues Oel und kein Umbelliferon. Mit Kalihydrat geschmolzen gibt es Resorcin (S. 542). Bei der Destillation mit Zinkstaub erhielt Ciamician Xylol und Toluole und andere Kohlenwasserstoffe und ein sauerstoffhaltiges Oel. Das ätherische Oel kommt nach Hirschsohn in den verschiedenen Sorten von Ammoniakgummi zu 1,43—6,68 pc. vor. Es ist schwefelfrei, rechtsdrehend, liefert keine Terpinkrystalle. Mit concentrirter Schwefelsäure färbt es sich gelb und ebenso mit Chlorkalk; mit Fröhde's Reagens anfangs gelb, später blau. Durch Weingeist stark verdünntes Eisenchlorid färbt das Ammoniaköl braunröthlich. Eine unter Abkühlung aus 30,0 Natriumhydroxyd in Aq. dest. und 20,0 Brom bereitete und auf 1000,0 verdünnte Lösung färbt die geringsten Spuren Ammoniakharz, wie Plugge gefunden hat, intensiv, aber vorübergehend roth. Salzsäure darf durch Ammoniakgummi beim Erwärmen auf 60° C. nicht gefärbt werden.

Verwechselungen: Verschieden von dem persischen Ammoniacum und daher kein geeigneter Ersatz desselben ist das afrikanische Ammoniakgummi, welches schon Dioscorides und Plinius kannten. Es ist nach den Untersuchungen von Hanbury (Science pap. 375—78) der erstarrte Milchsaft von *Ferula tingitana* L., Bschr. Lrs. B. 775, einer Umbellifere Marocco's, und wird hauptsächlich aus dem Hafen Mazagan, seltener aus dem südlicheren Mogador exportirt. England erhält hin und wieder kleinere und grössere Posten. Die Hauptmasse geht über Gibraltar nach Alexandrien und Arabien (Mekka), wo es zu religiösen Ceremonien gebraucht wird. Dies Gummiharz besteht aus grossen, dunklen, dichten und schweren Massen, welche aus Grundsubstanz und Körnern zusammengekittet erscheinen und viele erdige und pflanzliche Beimengungen einschliessen. Die Körner oder Thränen sind mattweiss, milchweiss, blass grünlichgelb, rehfarbig, hier und da auch dunkelbraun und schwärzlich. Geruch entwickelt das afrikanische Ammoniacum nur schwach. Derselbe erinnert nicht an das persische Ammoniak. Es schmeckt anhaltend scharf. Zwischen den Fingern erweicht es leichter als das persische und erhält sich auch länger so. Durch Chlorkalk wird es nicht, wie das persische, gelb, durch verdünnte Salpetersäure färbt es sich bei schwachem Erwärmen gelb. Auf 100° C. erwärmt erweicht es und schmilzt dann unter Abgabe von 4,290 pc. Wasser + ätherischem Oel. Beim Verbrennen hinterlässt es 13,5 pc. Asche, welche hauptsächlich aus kohlensaurem Kalk, Eisenoxyd, Thonerde, Gyps und Sand besteht. An 70 procentigen Weingeist gibt es 67,76 pc. Harz ab. Das letztere ist glänzendbraun, nimmt leicht Nageleindrücke an, zeigt einen muscheligen Bruch, riecht schwach nach der Droge, ist ohne besonderen Geschmack, schmilzt bei 38,5° C., löst sich leicht in fixen Alkalien, in Alcohol mit saurer Reaction, in concentrirter Schwefelsäure mit rother Farbe und wird aus dieser Lösung durch Wasser wieder ausgeschieden. Bei trockner Destillation gibt es reichlich Umbelliferon. Aus dem in Weingeist unlöslichen Rückstand nimmt Wasser (für die Droge berechnet) 9,014 pc. Gummi auf, welcher dunkelbraun und spröde ist, schwach bitter schmeckt, in wässriger Lösung mit Bleiessig, nicht mit Bleizucker, einen starken, mit Ammoniumoxalat einen geringeren Niederschlag gibt, bei Behandlung mit Salpetersäure Oxalsäure liefert und beim Verbrennen eine weisse Asche aus Calciumcarbonat hinterlässt.

Handel: Persisches Ammoniak wird von den verschiedenen Sammelstellen zum Theil nach Ispahan, theils direct nach der Küste des Golfs von Persien gebracht und nach dem Hauptstapelplatz Bombay verladen, welcher jährlich etwa 100000 kg Ammoniakgummi erhält. Ausserdem werden auch die 8 cm dicken und über 20 cm langen rübenförmigen Wurzeln der reifen Pflanze und endlich auch die ganzen Pflanzen mit dem daranhaftenden Harz nach Bombay geführt. Die Wurzeln werden in Indien zu Räucherungen verbraucht. Von den oberirdischen Pflanzentheilen werden die ausgeschiedenen Gummiharzkörner abgepflückt und nach Europa gesandt.

Verwendung: Eine besondere Wirkung auf den Organismus kommt der Droge bei innerer Medication nicht zu. Sie wird deshalb auch nur noch zur Bereitung von Pflastern benutzt und soll vor dem Gebrauche in der Kälte erhärtet, gepulvert und mittelst eines Siebes von Unreinigkeiten befreit werden.

Präparate: Ammoniakgummi ist wie Galbanum Bestandtheil des officinellen Emplastrum Lithargyri compositum.

Styrax liquidus.

Storax.

Unter den Räucherwerken, den Thymiamata, der Alten wird das feste Harz des Styraxbaumes, welches die Phönizier zu Herodots Zeiten nach Griechenland brachten, häufig erwähnt. Dieser Styraxbaum ist der in den östlichen Mittelmeerländern heimische, jetzt auch in Italien und Südfrankreich eingebürgerte *Styrax officinalis* L., Bschr. Lrs. B. II. 952; Abb. Ha. XI. 23; N. v. E. 210, aus der Familie der Styraceen. Das Harz desselben, welches jetzt nicht mehr in den Handel kommt, war fest, ähnelte einigermaassen der Benzoë und besass wie diese einen gewürzhaften Geruch. Jetzt liefert Styrax officinalis kein Harz mehr, vielleicht weil die Pflanze nicht mehr zu voller Entwickelung gelangt. Im Süden von Kleinasien in der Umgebung von Adalia wird nicht das Harz, sondern das Sägemehl von Styrax officinalis auch heute noch zu Räucherungen in den Moscheen benutzt. Neben diesem festen Styraxharz wird flüssiger Styrax oder Storax zuerst im 6. und 7. Jahrhundert von Aetius aus Amida, dem heutigen Diarbekir am oberen Tigris, erwähnt. Die Araber des 10. Jahrhunderts kannten diesen flüssigen Storax so wie auch seine Heimath und führten ihn sowohl nach Ostindien wie nach China. Im Mittelalter und auch in späteren Jahrhunderten wurden, wie auch Valerius Cordus im 16. Jahrhundert bezeugt, fester und flüssiger Storax nebeneinander gebraucht. Mit dem Ende des 18. Jahrhunderts verdrängte der letztere den ersteren aus dem europäischen Handel. Der jetzt ausschliesslich gebrauchte flüssige Storax stammt von *Liquidambar orientale* Miller, einem stattlichen Baume aus der Familie der Hamamelidaceen, Bschr. Lrs. Pf. 499; Abb. Btl. a. Tr. 107; Hanbury sc. pap. 140, der im Süden von Kleinasien und in Nordpersien heimisch und namentlich in der südwestlichen Ecke von Kleinasien, in den Küstenländern der Meerbusen von Kos, Lymi und Mermeridscheh dichte Wälder bildet. Der früher sehr wenig gebrauchte Storax ist auf die Empfehlung von Pastau in Breslau als Antiparasiticum seit 1865 in Aufnahme gekommen und seit 1872 in Deutschland officinell.

Gewinnung und **Aussehen:** Wandernde Turkmenen beschäftigen sich, wie Hanbury l. c. 139 mittheilt, mit der Gewinnung des Storax. Zu diesem Zwecke trennen sie gewöhnlich im Juni und Juli nach Entfernung der Borke mit besonderen, eisernen Messern die Rinde von den Storaxbäumen und kochen dieselbe in grossen, kupfernen Kesseln mit Seewasser aus. Der geschmolzene Storax setzt sich ab, die Rindenstücke werden mittelst Pferdehaarsäcken von der Flüssigkeit getrennt, durch Auspressen von anhaftendem Storax befreit, der letztere mit dem ausgeschmolzenen vereinigt, in Fässern oder in Schläuchen von Ziegenleder gesammelt und in den Handel gebracht. Die ausgepressten Rindenstücke nebst der unbenutzten Borke kamen früher unter dem Namen Cortex Thymiamatis öfters nach Europa. Sie entwickeln namentlich beim Erwärmen einen angenehmen Wohlgeruch und werden deshalb in der griechischen Kirche zu Räucherungen benutzt.

Der Storax bildet eine zähflüssige, graue oder grau-grünlich-bräunliche, undurchsichtig trübe Masse, welche in Wasser untersinkt, nach langem Stehen, rascher beim Erwärmen durch Verdunstung des Wassers klar und dunkelbraun wird und meistens nur wenig fremde Beimengungen absetzt. In dünnen Schichten des trüben Storax zeigt das Mikroskop kleine, bräunliche Tropfen und vereinzelte grosse, helle Tropfen, bisweilen auch einige verdickte Bastfasern. Nach einiger Zeit scheiden sich am Rande der Flüssigkeit federige Krystalle oder Nadeln von Styracin aus und in den grossen, hellen Tropfen treten rechtwinkelige Tafeln oder kurze Prismen von Zimmtsäure auf. Das verdunstende Wasser lässt gewöhnlich Kochsalzkrystalle zurück. Selbst in ganz dünnen Schichten bleibt der Storax ohne völlig auszutrocknen klebrig. Die Droge ist durch einen eigenartigen, sehr angenehmen Geruch und einen kratzenden und scharf gewürzhaften Geschmack ausgezeichnet.

Chemie: Storax ist in Wasser unlöslich, Alcohol löst ihn zu einer trüben, dunkelbraunen, sauer reagirenden Flüssigkeit. Auch von Aether, Chloroform, Amylalcohol und Schwefelkohlenstoff wird er gelöst. Petroleumäther, Terpenthinöl und andere ätherische Oele lösen den wasserhaltigen Storax nur unvollständig. Als Bestandtheile des Storax sind, abgesehen von 10—20 pc. Wasser und etwas Kautschuk und 13—18 pc. unlöslichen Stoffen, im Wesentlichen Harz und Zimmtsäureäther verschiedener alcoholartiger Verbindungen nachgewiesen. Als solche sind bis jetzt dargestellt: 1. Das Storesin, $C^{36}H^{55}(OH)^3$, welches theils im freien Zustand, theils als Natriumalcoholat, $C^{36}H^{57}NaO^3$, theils als Zimmtsäureäther im Storax vorkommt. 2. Zimmtsäure-Phenylpropyläther, $C^9H^7O^2 — C^9H^{11}$, eine geruchlose, dickliche Flüssigkeit. 3. Zimmtsäure-Zimmtäther oder Styracin. 4. Zimmtsäure-Aethyläther, $C^9H^7O^2 — C^2H^5$, ein bei 270° C. siedendes Oel. 5. Wahrscheinlich Zimmtsäure-Benzyläther und 6. Aethylvanillin. 7. Styrol und vielleicht Metastyrol. 8. Zimmtsäure (S. 127) und 9. etwas Benzoësäure. 10. Ein wohlriechendes, linksdrehendes Oel von der Formel $C^{10}H^{16}O$, welches zu 0,4 pc. in Storax vorkommt.

Das Storesin, $C^{36}H^{58}O^3$, ist ein dreiatomiger Alcohol, den Miller in zwei Modificationen erhalten hat: α-Storesin ist amorph, schmilzt bei 160°—168° C., löst sich in verdünnter Kalilauge und gibt mit concentrirter Kalilauge eine krystallisirende Verbindung. β-Storesin bildet weisse Flocken, welche bei 140°—145° schmelzen und mit Kalium eine leichter lösliche, amorphe Verbindung geben. Mit Acetylchlorid behandelt entstehen Mono- und Triacetyläther.

Das Styracin, $C^9H^7O^2 — C^9H^{11}$, Zimmtsäure-Zimmtäther oder zimmtsaures Styryl, krystallisirt in feinen, büschelförmig vereinigten Nadeln, welche bei 44° C. schmelzen, sich nicht in Wasser und nur schwer in kaltem Weingeist lösen. Mit Kalilauge gekocht zerfällt es in Zimmtsäure und Zimmtaldehyd. Durch Chromsäure oder Salpetersäure wird es zu Benzaldehyd (S. 408) und Benzoësäure oxydirt.

Der Zimmtsäure-Benzyläther, $C^9H^7O^2 — C^7H^7$, oder Cinnameïn, krystallisirt in glänzenden Prismen, welche bei 39° C. schmelzen, gewürzhaft riechen und durch Erhitzen von zimmtsaurem Natrium mit Benzylchlorid künstlich dargestellt werden.

Das Styrol, C^8H^8, oder Phenyläthylen, $C^6H^5.CH = CH^2$, ist eine farblose, stark lichtbrechende Flüssigkeit, von angenehmem Geruch, welche bei 144° bis 145° C. siedet, bei 0° das spec. Gew. 0,8978 und ein Drehungsvermögen von — 38,03° zeigt, nicht in Wasser, leicht in Alcohol und Aether löslich ist, beim Aufbewahren langsam in das feste, amorphe, durchsichtige Metastyrol $(C^8H^8)^n$ übergeht und bei der Oxydation zu Benzoësäure wird.

Verwechselungen: In Centralamerika, besonders in Guatemala, Mexico und den südlichen Staaten von Nordamerika ist bis Illinois ein anderer Storaxbaum, *Liquidambar styraciflua* L. heimisch, Bschr. Lrs. Pf. 499, Abb. N. v. E. 95. Der aus Einschnitten der Rinde ausgeflossene Storax war im vorigen Jahrhundert unter dem Namen mexicanischer Storax in Deutschland in Gebrauch. Guatemala hatte 1878 auf der pariser Welt-Ausstellung eignes Product zur Schau gestellt, welches nach Flückiger's Bericht (Arch. Ph. 1879. 224. S. 113) ganz genau wie unser Storax liquidus aussah und denselben Geruch besass. Ein später von Wallace Brothers in Statesville N. Car. bezogener Storax stellte eine dunkelbraune, feste, kautschukähnliche Masse dar. v. Miller fand in derselben Styrol von 0,8969 spec. Gew. bei 0° mit dem Siedepunkt 140—150° und dem optischen Drehungsvermögen + 18,66°, welches beim Destilliren eine kleine Menge Metastyrol lieferte; ferner einen sauerstoffhaltigen Körper, freie Zimmtsäure aber keine Benzoësäure, Styracin, keinen Zimmtsäureäthyläther und keinen Zimmtsäurebenzyläther, dagegen Zimmtsäurephenylpropyläther und Storesin. — In den vereinigten Staaten Nordamerikas wird aus dem Balsam des L. styraciflua ein „süsser Gummi" dargestellt, der als Kaumittel in der dortigen Kinderwelt sehr beliebt ist, aber meistens verfälscht oder künstlich nachgemacht im Handel cursirt. — Manche Preislisten deutscher Drogenhandlungen führen auch einen Styrax calamitus oder calamita oder calamites auf. Dies ist nicht etwa der einst als Räucherwerk beliebte Storax der Alten, welcher von *Styrax officinalis* (S. 549) im Orient gesammelt und in Schilfrohr (Calamus) verpackt nach Europa gebracht wurde, sondern nur ein Kunstprodukt. Es wird meistens in Europa, Triest, Venedig und Marseille, aus einer Mischung von 3 Th. zerkleinerter Rinde oder von Sägemehl des *Liquidambar orientale* und von 2 Th. Storax liquidus hergestellt. Als dunkelrothe Masse mit schwach weisslich schimmernder Efflorescenz kommt es in den Handel. Verfälscht wird der Styrax liquidus mit Terpenthinen von Larix- und Pinusarten.

Handel: Styrax liquidus wird aus den Productionsgegenden in Kleinasien theils nach Smyrna, theils nach den Inseln Kos und Lyra gebracht und von hier aus jährlich zu 40 000 kg und in günstigen Jahren in weit grösseren Ladungen nach Triest versandt.

Prüfung: Nach der **R. Ph.** geben 100 Th. Storax mit 100 Th. Weingeist in der Wärme eine trübe, graubraune, sauer reagirende Lösung, die nach dem Erkalten filtrirt und verdunstet mindestens 70 Th. eines braunen, halbflüssigen Rückstandes liefern muss. Dieser Rückstand soll sich bis auf einige Flocken in Aether und Schwefelkohlenstoff, aber nicht in Petroleumbenzin lösen. Ist der Storax mit Terpenthin verfälscht, so löst der Weingeist viel mehr als 70 pc. Ausserdem vermindert der Terpenthin das spec. Gewicht des Storax, welches beim gereinigten Storax 1,090 beträgt. — Von unlöslichen Unreinigkeiten und von Wasser wird der Storax durch Auflösen in der Hälfte seines Gewichtes farblosen Steinkohlenbenzols, durch Filtration und Eindampfen des Filtrats befreit. Wollte man das Benzol durch Aether oder durch Weingeist ersetzen, so würde man einen wasserhaltigen, gereinigten Storax erhalten. — Der nach Vorschrift der **R. Ph.** gereinigte Storax stellt einen klaren, durchsichtigen bernsteingelben Balsam dar, der in Aether, Schwefelkohlenstoff, Benzol und erwärmten, fetten Oelen vollständig löslich ist.

Verwendung: Storax wird im Verhältniss von 4:1 mit Oleum Olivarum vermischt zu Einreibungen gegen Krätze gebraucht. Technisch dient er zur Darstellung von Räucherwerk und Riechmitteln.

Präparate besitzt die **R. Ph.** nicht.

Oleum Cajeputi.

Cajeputöl.

Der Cajeputbaum, *Melaleuca Leucodendron* L., Bschr. Lrs. Pf. 507; Abb. Bg. u. S. III c; Btl. a. Tr. 108; Ha. X. 9; N. v. E. 300 und Suppl. H. 3. 18, ist eine durch ihr „weisses Holz = Kaju puti" ausgezeichnete Myrthacee, welche Hinterindien, den malayischen Inseln, Nord- und Ostaustralien angehört. Das ätherische Oel, welches aus den Blättern, namentlich auf der Insel Buru östlich von Celebes, gewonnen wird, ist durch Rumphius gegen Ende des 17. Jahrhunderts in Europa bekannt geworden, während es bei den Malayen damals schon seit alter Zeit in Gebrauch war. Deutsche Apotheken hielten es schon im ersten Viertheil des 18. Jahrhunderts vorräthig. Benutzt wird es jetzt viel seltener als früher. Die **R. Ph.** hat es wieder aufgenommen.

Gewinnung und **Aussehen:** Die Eingeborenen von Buru benutzen vorzugsweise die Blätter von *Melaleuca Leucodendron* var. *minor*, J.E. Smitt, welche sie behufs Gewinnung des Oeles der Destillation mit Wasser in kupfernen Blasen (mit kupfernem Kühlrohr?) unterwerfen. Das Oel erhält durch die Berührung mit Kupfer eine grüne Farbe. Manchmal ist es aber auch kupferfrei und durch Chlorophyl grün gefärbt. Rectificirt ist es kupferfrei, farblos oder bräunlichgelb, dünnflüssig, von eigenthümlich gewürzhaftem Geruch nach Campher und Citrone und von aromatisch bitterlichem Geschmack.

Chemie: Das Cajeputöl hat bei 15° C. ein spec. Gewicht von 0,924—0,930 und ist ohne Rückstand in 90 procentigem Weingeist löslich, während Schwefelkohlenstoff das Oel nicht klar löst. Beim Rectificiren geht die Hauptmenge des Oels zwischen 170—180° C. über. Der Hauptbestandtheil ist das Cajeputol, $C^{10}H^{18}O$, welches nach Campher riecht, das spec. Gew. des Oels zeigt und optisch inactiv ist. Mit Salpetersäure von 1,15 spec. Gew. gekocht, liefert es neben niederen Fettsäuren Oxalsäure und keine aromatischen Säuren, es sei denn, dass ihm trotz der Rectification noch Kohlenwasserstoffe anhaften. Mit trocknem Salzsäuregas bildet es eine krystallisirende Verbindung von der Formel $(C^{10}H^{18}O)^2HCl$. In zugeschmolzenem Rohre erwärmt, zerfällt diese Verbindung unter Wasserabspaltung in Salzsäure und Cajeputen, $C^{10}H^{16}$, nach der Formel $(C^{10}H^{18}O)^2HCl = 2C^{10}H^{16} + HCl + 2H^2O$. Jodwasserstoffsäure bildet mit Cajeputol ein Jodid von der Formel $C^{10}H^{18}J^2$, welches in Wasser unlöslich, schwer in kaltem, etwas leichter unter theilweiser Zersetzung in heissem Weingeist löslich ist und leicht von Aether, Chloroform, Benzol und Schwefelkohlenstoff gelöst wird. Es schmilzt bei 78,5° C. und zersetzt sich über 84° C. In alcoholischer Lösung mit Alkalien oder besser mit Anilin erwärmt liefert es jodwasserstoffsaures Anilin und Cajeputen, $C^{10}H^{16}$. Chlor wirkt nicht bemerklich auf Cajeputol ein. Brom bildet ein unbeständiges Bromid, $C^{10}H^{18}O.Br^2$, welches leicht in Cajeputentetrabromid übergeht. Jod vereinigt sich mit Cajeputol zu einem Dijodid, $(C^{10}H^{18}O)^2J^2$, welches in Nadeln krystallisirt und beständiger ist als das Bromid. Wird Cajeputol mit Benzoylchlorid in zugeschmolzenem Rohre auf 150° C. erhitzt, so erfolgt nach der Formel $C^{10}H^{18}O + C^6H^5COCl = C^6H^5CO^2H + HCl + C^{10}H^{16}$ die Umsetzung in Benzoësäure, Salzsäure und Cajeputen. Das Letztere, $C^{10}H^{16}$, ist ein farbloser Kohlenwasserstoff, von angenehmem Geruch nach Citronenöl, welcher bei 180° C. siedet, linksdrehend ist, auf dreierlei Weise aus Cajeputol erhalten werden kann und wahrscheinlich neben Cajeputol im Cajeputöl zu einem kleinen Theil enthalten ist. Schüttelt man nach Flückiger's Vorgang 8 Theile Cajeputen mit 4 Th. Wasser, 2 Th. Weingeist von 0,83 spec. Gew. und 1 Th. Salpetersäure von 1,20 spec. Gew. und überlässt das Gemisch auf flachen Schalen sich selbst, so scheiden sich bald Krystalle von Terpinhydrat ab. Mit gleichem Volum concentrirter Schwefelsäure geschüttelt wird Cajeputen unter Freiwerden von schwefliger Säure und theilweiser Verharzung in Cymol verwandelt. Mit Schwefelphosphor erwärmt, macht es Schwefelwasserstoff frei, verharzt zum grossen Theil und liefert ein bei 175° bis 176° C. siedendes Oel von Cymolgeruch. —

Verwechselungen. Nach neueren Untersuchungen von Wallach (Annal. Ch. 225. S. 314) ist das Oel des Cajeputol durchaus identisch mit Cyneol, dem sauerstoffhaltigen Bestandtheil des Ol. Cynae (S. 265). Das Cyneol zeigt ganz dasselbe Verhalten gegen Halogenwasserstoffsäuren und gegen Halogene und gibt unter denselben Bedingungen einen dem Cajeputen entsprechenden Kohlenwasserstoff, das Cynen, $C^{10}H^{16}$, welches bei Behandlung mit concentrirter Schwefelsäure und mit Schwefelphosphor wesentlich in Cymol verwandelt wird. E. Jahns hat (Ber. d. d. ch. G. XVII. 18 u. Sonderab. 1884) nachgewiesen, dass das von Cloëz 1870 aus den Folia Eucalypti globuli dargestellte Eucalyptol (S. 178) identisch ist mit Cajeputol, während das aus anderen Eucalyptusarten gewonnene Oel wahrscheinlich eine etwas abweichende Zusammensetzung besitzt. Verfälscht und nachgemacht wird das Cajeputöl mit Terpenthinöl, Lavendelöl und Campher.

Handel: Die Insel Buru führt jährlich etwa 17—18000 l Oel nach Singapore aus. Derselbe Stapelplatz erhält auch von Manila auf Luzon, von Java und anderen Inseln jährlich etwa 22000 l Cajeputöl, welches zum grössten Theil nach Bombay, Calcutta und Chochin-China und nur zum kleineren nach Europa gelangt.

Prüfung: Gutes Cajeputöl hat bei 15° C. das spec. Gew. 0,915—0,930, mischt sich mit Weingeist in allen Verhältnissen und löst sich in 2,5—3 Th. verdünntem Weingeist. Unverfälschtes Oel löst gepulvertes Jod und erstarrt damit zu einem braunen Krystallbrei, wenn es vorsichtig auf 40°—50° C. erwärmt wird. Ist es mit Terpenthinöl, Lavendelöl, Rosmarinöl, Campher verfälscht oder vollständig nachgekünstelt, so tritt auf Zusatz von gepulvertem Jod stürmische Reaction, sogen. Fulmination (Verpuffung) ein. Nachgemachtes Oel löst sich auch nicht in 3 Th. verdünntem Weingeist. Wird durch einen minimalen Kupfergehalt grün gefärbtes Cajeputöl mit salzsäurehaltigem Wasser geschüttelt, so wird es farblos oder bräunlichgelb und die wässerige Schicht zeigt auf Zusatz von Ferrocyankaliumlösung eine roth-bräunliche Färbung von Ferrocyankupfer.

Verwendung: Der medicinische Gebrauch des Cajeputöls ist jetzt sehr beschränkt. Bei Zahn- und Ohrenschmerz werden bisweilen 1—3 Tropfen auf die schmerzhafte Stelle gebracht. Früher stand es als Stimulans, Antispasmodicum, Diaphoreticum, Carminativum und Rubefaciens in Ansehen.

Präparate: Hat die **R. Ph.** nicht mehr.

Oleum Rosae.

Rosenöl.

Fettes Oel, das durch Behandeln mit Rosenblüthen wohlriechend gemacht war und Rosenwasser sind seit den ältesten Zeiten zu medicinischen, kosmetischen und auch zu culinarischen Zwecken benutzt worden. Die Gewinnung des ätherischen Rosenöls ist dagegen eine Errungenschaft des neueren Zeitalters. Sie hat in Europa anscheinend nicht vor Anfang des 17. Jahrhunderts begonnen. Im Laufe desselben Jahrhunderts fand das ätherische Rosenöl Aufnahme in den Arzneischatz der deutschen Apotheken und zur selben Zeit sahen Chardin und Kämpfer die Rosenöl-Industrie in Persien, besonders in Schiras, in vollster Blüthe. Während sie dort jetzt längst aufgehört hat, betreibt dieselbe vielleicht schon seit dem 17. Jahrhundert Rumelien und baut zu diesem Zwecke hauptsächlich am Südabhange des Balkan in den Gärten von etwa 140 Ortschaften, deren Mittelpunkt die Handelsstadt Kasanlik ist, die *Rosa damascena* Miller in einer Culturform, welche zu *Rosa gallica* L., Bschr. Lrs. Pf. 516; Abb. Btl. a. Tr. 104; Ha.

XI. 30; Pl. 403, u. *Rosa centifolia* L., Bschr. Lrs. Pf. l. c; Abb. Bg. u. S. XXXIV. f; Btl. a. Tr. 105; Ha. XI. 29; N. v. E. 302; Pl. 402, gehört. Die **R. Ph.** schreibt das Oleum Rosae zur Bereitung von Aqua Rosae und Unguentum leniens vor.

Gewinnung und **Aussehen:** In den zahlreichen Dörfern am Südabhange und in einer einzigen Ortschaft an der Nordseite des Grossen Balkan werden im Monat Mai täglich vor Sonnenaufgang soviel Rosen (mit dem Kelch) gepflückt, wie an demselben Tage der Destillation mit Wasser unterworfen werden können. Zu dieser Operation dienen kupferne, verzinnte Blasen mit Helm und geradem, zinnernem Kühlrohr, welches letztere durch ein Kühlfass in eine langhalsige Flasche von 5—6 l Inhalt mündet. (Abb. Wiggers' Jahresb. v. 1867, S. 351.) In der ganzen Gegend sind etwa 2500 Blasen in Betrieb. Jede derselben wird mit etwa 12,5 l Rosen und 25 l Wasser beschickt. Man zieht etwa 10—11 l ab, beseitigt dann die Rosen und benutzt das rückständige Wasser zu neuen Destillationen. Die Destillate werden, sobald eine beträchtliche Menge gewonnen ist, vereinigt, und von dieser Gesammtmenge wird etwa $^1/_6$ abdestillirt und der Rückstand zu neuen Operationen verwendet. Das abgezogene $^1/_6$ überlässt man bei mässiger Wärme von 15°—20° C. in gefüllten Flaschen vollkommener Ruhe. Es scheidet sich hierbei das Oel vollkommen von dem Wasser und wird, sobald dies geschehen und das Oel regelmässig durch bestimmte Zusätze verfälscht ist, in abgeplattete, verzinnte, kupferne Flaschen von 0,5—5,0 kg Inhalt gefüllt und meist über Constantinopel in den Handel gebracht. Das vom Oel befreite Wasser wird als Rosenwasser seines Wohlgeruchs wegen zu culinarischen und medicinischen Zwecken verkauft.

Die jährliche Ausbeute an Rosenöl beträgt nach der Angabe von Baur etwa 2000—3000 kg.

In anderen Ländern wird Rosenöl nur in beschränktem Maasse und eigentlich nur als Nebenproduct bei der Fabrikation von Rosenwasser dargestellt. Letzteres producirt in grosser Ausdehnung Frankreich in Nizza, Cannes und Grasse, England in Mitcham. Das Rosenwasser kommt auch aus diesen Ländern in unseren Handel, während das Rosenöl derselben ebenso wie das ähnliche Produkt von Bengalen, Aegypten, Tunis und Algier den deutschen Handel gar nicht berührt.

Das türkische Rosenöl ist eine blassgelbliche Flüssigkeit von 0,87—0,89 spec. Gew., welches in den besten Sorten bei 16°—11° C. etwa 7 pc. eines Kohlenwasserstoffs in durchsichtigen Krystallblättchen ausscheidet, so dass das Oel bei der genannten Temperatur einen Krystallbrei darstellt. Rosenöle aus anderen Ländern sind reicher an dem krystallisirenden Kohlenwasserstoff und erstarren deshalb schon bei höherer Temperatur, z. B. indisches Rosenöl bei 20° C. und französisches bei 23—29° C. Ein von Hanbury selbst dargestelltes Rosenöl war bei 32° C. von Butterconsistenz und enthielt 68 pc. krystallisirenden Kohlenwasserstoff.

Chemie: Das Rosenöl löst sich etwa in 100 Th. Weingeist und besteht aus einem flüssigen, sauerstoffhaltigen Oel und einem krystallinischen, sauerstofffreien Stearopten. Der flüssige Antheil ist der Träger des Wohlgeruchs, siedet bei 216° C. und polarisirt nach rechts. Ob er durch reducirende Mittel, wie Baur behauptet, in den krystallisirenden Kohlenwasserstoff übergeführt werden kann, ist nicht ganz sicher gestellt. Der letztere entspricht, wenn er durch häufiges Umkrystallisiren vollständig rein ist, anscheinend der Formel $C^{16}H^{34}$, ist farblos, durchsichtig, optisch inactiv, riecht nur nach Fett und Wachs und schmilzt bei 32,5° C.

Verfälschungen. Das türkische Rosenöl wird, wie es scheint, immer bevor es in den Handel gelangt, verfälscht. Hauptsächlich benutzt man in der Türkei zur Verfälschung das billigere und wohlriechende, blassgelbe, optisch inactive sogen. Geraniumöl oder Grassöl von *Andropogon Schoenanthus* L., einer ostindischen Graminee, Bschr. Lrs. B. II. 381; Abb. Royle Illustr. Bot. of Himal. M. t. 97. Dasselbe führt auch die Namen Rusa-Oel und Palmarosa-Oel und kommt in grossen Mengen in verzinnten, kupfernen Flaschen aus Bombay nach Aegypten, von wo arabische Händler dasselbe der Türkei zuführen. Je reicher das Rosenöl ursprünglich an Stearopten ist, um so reichlicher kann das Grassöl zugesetzt werden, ohne dass die Erstarrungsfähigkeit auffallend herabgeht. — Anderweitige Verfälschungen kommen kaum vor. Zusätze von Paraffin oder Walrath, wodurch das Erstarren begünstigt werden soll, verrathen sich gewöhnlich schon durch die Form, in welcher diese Substanzen auskrystallisiren. Sie durchsetzen beim Auskrystallisiren nicht wie der Kohlenwasserstoff des Rosenöls die Flüssigkeit in allen Theilen, sondern scheiden sich am Boden des Gefässes aus. Ferner unterscheiden sie sich auch dadurch, dass sie in gereinigtem Zustande erst bei 45°—50° C. und nicht schon bei 32,5° C. schmelzen. Dass eigentliches Geraniumöl, welches in Algier und Südfrankreich aus den Blättern von *Pelargonium roseum* Willdenow gewonnen wird, zur Verfälschung benutzt werden sollte, ist sehr unwahrscheinlich, da es sich durch seine saure Reaction — es enthält Pelargonsäure — und durch seine linksdrehende, optische Wirkung gar zu leicht verrathen würde.

Die Pelargonsäure, C^8H^{17} — CO.OH, krystallisirt, schmilzt bei 12—12,5° C. siedet bei 253—254° C. und besitzt bei 17,5° C. ein spec. Gew. von 0,9065. Sie wird erhalten beim Kochen des normalen Octylcyanids, C^8H^{17} — CN, mit Kalilauge.

Handel: Das türkische Rosenöl kommt gewöhnlich über Constantinopel nach den übrigen Ländern Europas und nur dieses wird von guten Drogenhandlungen geführt. In Leipzig ist in den letzten Jahren deutsches Rosenöl von sehr feinem Geruch und hoher Erstarrungsfähigkeit dargestellt worden. Es bleibt zu wünschen, dass die Herstellungskosten der Ausdehnung dieser einheimischen Industrie kein Hinderniss in den Weg stellen. Für kosmetische Zwecke wird auch französisches

Rosenöl in Deutschland eingeführt, welches zwischen 35 und 68 pc. Stearopten enthält und für pharmaceutischen Gebrauch zu verwerfen ist.

Prüfung: Gutes türkisches Rosenöl muss auf Zusatz von 5 Th. Chloroform und 20 Th. Weingeist Krystalle des Stearoptens absetzen und die weingeistige Mutterlauge darf mit Wasser angefeuchtetes Lackmuspapier nicht röthen. Ein Tropfen Rosenöl mit Zucker verrieben und mit 500 g Wasser geschüttelt, muss dem Wasser den reinen Geruch der Rosen ertheilen.

Verwendung: Das Rosenöl wird nur als Geruchs- und Geschmackscorrigens pharmaceutisch gebraucht.

Präparate: Die **R. Ph.** lässt das officinelle Rosenwasser, die Aqua Rosae, durch Schütteln von 4 Tropfen Rosenöl mit 1 l lauwarmem Wasser und nachfolgendem Filtriren bereiten. Ferner wird zu je 50 g des Unguentum leniens ein Tropfen Rosenöl gemischt.

Indicum.

Indigo.

Der Indigo war, wie Dioscorides und Plinius Werke bezeugen, den Alten als indisches Produkt bekannt. Griechen und Römer gebrauchten ihn aber weniger in der Färberei als in der Malerei und Medicin. Arabische Schriftsteller rühmen den Indigo als Arzneimittel und Färbestoff. In Europa wurde seine Anwendung namentlich in letzterer Eigenschaft eine allgemeinere, seitdem man im 16. Jahrhundert den Indigo auf dem Seewege aus Ostindien erhielt. Bald verdrängte der Indigo, obgleich seine Anwendung in Frankreich und in Deutschland im 16. Jahrhundert wiederholt gesetzlich verboten wurde, den Gebrauch des inländischen Waid, *Isatis tinctoria* L., Bschr. Lrs. B. II. 622, der seit dem 13. Jahrh. in Thüringen, aber auch anderwärts im Grossen angebaut wurde. Stammpflanzen, welche die Muttersubstanz des Indigo liefern, sind zahlreiche Indigofera-Arten aus der Familie der Papilionaceen, von welchen die bekanntesten *Indigofera tinctoria* L., Bschr. Lrs. II. 870; Abb. Bg. u. S. XXX d; Btl. a. Tr. 72; Pl. 572; Rheede Hort. Malabar I. t. 54, in Ostindien, *Indigofera Anil* L., Bschr. Lrs. l. c. Abb. Tussac. l. c. II. 9, in Südamerika und *Indigofera argentea* L., Bschr. Lrs. l. c. in Afrika und Asien heimisch sind und in allen Tropenländern in ausgedehntestem Massstabe angebaut werden. Die Einfuhr von Indigo nach Europa hat in den letzten Jahren trotz der auch fabrikmässig versuchten synthetischen Darstellung des Indigofarbstoffs beständig zugenommen. Medicin und Pharmacie sind dabei nicht betheiligt, da die therapeutische Verwerthung des Indigo kaum noch stattfindet.

Gewinnung und **Aussehen:** Die Indigopflanzen enthalten in ihren Blättern und sonstigen Theilen nicht den blauen Farbstoff, sondern einen farblosen Körper, wahrscheinlich Indican, welcher durch den Sauerstoff der Luft sich zu Indigo oxydirt. Um denselben zu gewinnen, werden die Sträucher kurz vor der Blüthezeit einige Centimeter über der Wurzel abgeschnitten, zerkleinert und in gemauerten Behältern in Wasser unter Zusatz von Kalkwasser oder Ammoniak eingeweicht und einer Gährung überlassen, bis die Flüssigkeit grüngelb geworden ist. (Gährungsküpe.) Sobald sich diese Färbung eingestellt hat, zieht man die Flüssigkeit, welche Indican enthält, ab und bringt sie in besonderen Behältern durch Rühren oder Schlagen mittelst Stangen oder Schaufelräder mit möglichst viel Sauerstoff der Luft in Berührung. (Schlagküpe.) Es bildet sich dadurch Indigo, welcher sich bei längerer Ruhe aus der Flüssigkeit absetzt. Der blaue Niederschlag wird gesammelt, gewaschen, ausgepresst, getrocknet und in würfelförmigen oder unregelmässig geformten, grösseren Stücken in den Handel gebracht.

Der käufliche Indigo besteht aus einer dichten, zerreiblichen Masse von matt tiefblauem, feinerdigem Aussehen, deren Bruchfläche gleichfalls rein blau ist. Beim Reiben mit einem harten, glatten Körper nimmt er Goldglanz an. Gepulvert schwimmt er auf Wasser und entwickelt bei raschem Erhitzen einen purpurfarbenen Dampf. Beim Verbrennen hinterlässt er eine lockere, röthlichweisse Asche. Geruch und Geschmack besitzt er nicht.

Chemie: Indigo ist weder in Wasser, noch Alcohol, noch in den sonst üblichen Lösungsmitteln löslich. Von concentrirter Schwefelsäure wird er schon in der Kälte mit schön blauer Farbe und unter Bildung von Sulfosäuren gelöst. (Solutio Indigo.) Die Auflösung von 1 Th. Indigo in 4 Th. rauchender Schwefelsäure ist die Indigcomposition des Handels. Guter Indigo enthält 70—90 pc., mittlerer 40—50 pc. und geringer 20 pc. Indigblau, ferner ausser 3—6 pc. Wasser und 5—10 pc. Asche noch Indigleim, welcher in verdünnten Säuren, Indigbraun, welches in Alkalien und Indigroth (Indirubin), welches in Alcohol löslich ist.

Indigblau, $C^{16}H^{10}N^{2}O^{2}$ (Indigotin), hat O'Brien 1789 durch Sublimation des käuflichen Indigo erhalten. Es krystallisirt in purpurfarbenen, kupferglänzenden, stark dichroitischen, orthorhombischen Prismen. Auf nassem Wege dargestellt bildet es ein dunkelblaues Pulver, welches beim Reiben dunkel kupferroth wird und Metallglanz annimmt. Aus Anilin krystallisirt es in tiefblauen, geruch- und geschmacklosen Prismen. In Wasser, Weingeist, Aether, verdünnten Säuren und Alkalien ist es unlöslich. Beim Kochen lösen Alcohol, Amylalcohol, Aceton,

Ricinusöl, Wachs, Paraffin, Petroleum und Terpenthinöl geringe Mengen, etwas mehr Chloroform, Anilin, Nitrobenzol und Phenol. Concentrirte und noch leichter rauchende Schwefelsäure lösen es unter Bildung von Sulfosäuren. Auf 300° C. erhitzt verdampft es purpurroth und verdichtet sich beim Abkühlen zu krystallinischen Blättchen von Indigblau. Chlor greift trocknes Indigblau gar nicht an, feuchtes dagegen zerstört es unter Bildung von Chlorverbindungen des Isatin, des Phenol und Anilin. Durch Salzsäure und chlorsaures Kalium wird es gleichfalls zerstört unter Bildung von Chloranil. Verdünnte Salpetersäure und Chromsäure oxydiren es zu Isatin. Ebenso Ozon bei Gegenwart von Wasser. Mit concentrirter Salpetersäure bildet es Nitrosalicylsäure (Anilsäure) und Picrinsäure. Kochende Kalilauge löst es mit brauner Farbe und auf Zusatz von Wasser scheidet sich aus dieser Lösung an der Luft wieder Indigblau aus. Mit Kalihydrat geschmolzen gibt es Orthoamidobenzoësäure und bei der Destillation mit Kalihydrat Anilin. Bei trockner Destillation entstehen neben brenzlichen Oelen Cyanammonium und Ammoniumcarbonat und gleichfalls Anilin. Durch reducirende Körper geht Indigblau unter Aufnahme von Wasserstoff über in Indigweiss.

Indigmonoschwefelsäure, $C^{16}H^{9}N^{2}O^{2}.SO^{3}H$, = Phönicinschwefelsäure, Purpurschwefelsäure, Indigpurpur, bildet eine blaue Masse, welche sich in Alcohol und reinem Wasser, aber nicht in verdünnten Säuren löst.

Indigdisulfosäure, $C^{16}H^{8}N^{2}O^{2}(SO^{3}H)^{2}$, = Indigblauschwefelsäure ist eine blaue, amorphe Masse, welche sich in Wasser und in Alcohol leicht löst. Das Kaliumsalz und besonders das Natriumsalz stellen den Indigcarmin (blauen Carmin) dar und kommen als Teig oder mit Stärke zu Tafeln geformt als Waschblau oder Neublau in den Handel.

Das Indigweiss, $C^{16}H^{12}N^{2}O^{2}$, = Indigogen ist ein weisses Krystallpulver, welches von Alcohol, Aether und Alkalilaugen auch von Kalkwasser und Barytwasser mit gelber Farbe gelöst wird. An der Luft geht es rasch in Indigoblau über.

Das Isatin, $C^{8}H^{5}NO^{2}$, krystallisirt in durchsichtigen, gelbrothen, glänzenden, geruchlosen Prismen, die luftbeständig sind, ein orangerothes Pulver geben, beim Erhitzen schmelzen und zum Theil ohne Zersetzung sublimiren. In kaltem Wasser sind sie kaum, leichter in heissem mit rothbrauner Farbe, reichlich in siedendem Weingeist, weniger in Aether, in Alkalien mit violetter Farbe löslich. Mit Kalium vereinigt es sich als Anhydrid der unbeständigen Isatinsäure zu Isatinkalium. Unter der Einwirkung von reducirenden Agentien geht es in Isatid, Dioxindol, Oxindol und Indol über. Synthetisch erhält man es nach Baeyer durch Kochen von Orthonitrophenylpropionsäure mit Alkalien.

Das Isatid, $C^{16}H^{12}N^{2}O^{4}$, entsteht bei Behandlung von Isatin mit Zink und Salzsäure und bildet ein weisses krystallinisches Pulver.

Das Dioxindol, $C^{8}H^{7}NO^{2}$, erhält man durch Reduction des Isatin mit Natriumamalgam und Zerlegen des Dioxindolnatriums mit Salzsäure. Es bildet gelbliche Krystalle, welche bei 180° C. schmelzen, sich leicht in Alcohol und in Wasser lösen, sich aber in letzterer Lösung zu Isatin oxydiren.

Das Oxindol, $C^{8}H^{7}NO$, entsteht durch Reduction des Dioxindols mittelst Natriumamalgam in saurer Lösung. Es bildet lange, farblose, nadelförmige Krystalle, welche unzersetzt sublimiren, bei 120° C. schmelzen und sich in heissem Wasser, in Alcohol und Aether leicht lösen. Als Anhydrid der Amidophenylessigsäure wird es auch leicht aus dieser durch Wasserabspaltung erhalten: $C^{8}H^{7}NO + H^{2}O = CH^{2}.C^{6}H^{4}(NH^{2})CO.OH$. — Oxindol ist isomer mit Indoxyl, $C^{8}H^{6}N.OH$, welches ein leicht zersetzbares Oel bildet und als indoxylschwefelsaures Kalium ein Bestandtheil des Harns von Pflanzenfressern ist. Bei Gährung des Harns kann es zur Abscheidung von Indigblau führen. Das Kaliumsalz krystallisirt in weissen Täfelchen und wurde früher, weil man es für identisch mit dem Pflanzenindican hielt, auch Harnindican genannt.

Das Indol, C^8H^7N, bildet sich beim Behandeln von Oxindol mit Zinkstaub, krystallisirt in farblosen, übelriechenden Blättchen, welche bei 52° C. schmelzen, mit Wasserdämpfen sich verflüchtigen und von heissem Wasser, Alcohol und Aether leicht gelöst werden. In seiner wässrigen Lösung entsteht durch rauchende Salpetersäure ein rother Niederschlag. Seine wässrige Lösung färbt einen mit Salzsäure befeuchteten Fichtenspahn kirschroth. Es findet sich neben Skatol, C^9H^9N, in den menschlichen Faeces.

Das Indican, $C^{26}H^{31}NO^{17}$, ist derjenige Stoff, welcher Indigblau bildet. Er ist zuerst 1855 von Schunk in *Isatis tinctoria* L. aufgefunden, später auch im menschlichen und thierischen Harn nachgewiesen worden und kommt wahrscheinlich in allen Indigo liefernden Pflanzen vor. Es ist ein gelb bis braun gefärbter Syrup, von unangenehm bitterem Geschmack und saurer Reaction, welcher sich in Wasser, Weingeist und Aether löst, aus der alcoholischen Lösung durch Bleizucker gefällt und durch verdünnte Säuren langsam bei gewöhnlicher Temperatur, rascher beim Erwärmen in Indigblau und Indigglucin, $C^6H^{10}O^6$, gespalten wird. Bei letzterer Zersetzung treten auch noch andere Spaltungsprodukte auf.

Das Indigglucin, $C^6H^{10}O^6$, ist ein brauner Syrup von schwach süssem Geschmack, welcher zwar Fehling's Lösung reducirt, aber nicht direct gährungsfähig ist.

Der Indigleim wird aus Indigo mit verdünnter Säure ausgezogen. Nach Entfernung der Säure hinterbleibt er als gelbe, firnissartige Masse, welche sich in Wasser und Weingeist löst und dadurch vom gewöhnlichen Pflanzenschleim wesentlich unterscheidet.

Das Indigbraun wird dem von Indigleim befreiten Indigo durch concentrirte Kalilauge entzogen und bildet eine braune, geschmacklose Masse, welche sich wenig in reinem, nicht in angesäuertem, leicht in alkalischem Wasser mit brauner Farbe löst.

Das Indigroth entzieht Weingeist dem mit verdünnten Säuren und Kalilauge erschöpften Indigo. Es bildet ein schwarzbraunes Pulver oder eine schwarzbraune, glänzende, firnissartige Masse, welche sich in Weingeist und in Aether, aber nicht in Wasser löst.

Die synthetische Darstellung des Indigoblau benutzt als Ausgangspunkt die Zimmtsäure. Um zunächst diese darzustellen wird Toluol (S. 573) chlorirt und aus dem gebildeten Chlorobenzol durch Behandlung mit Natriumacetat Zimmtsäure erhalten. Salpetersäure führt diese in Orthonitrozimmtsäure über und Brom verwandelt letztere in Dibromnitrophenylpropiolsäure. Das Dibromid in Natronlauge gelöst scheidet auf Zusatz einer Säure die Orthonitrophenylpropiolsäure aus, welche in farblosen Blättchen krystallisirt. Durch Reduction dieser Säuren vermittelst Traubenzucker oder Milchzucker oder vermittelst alkalischer Xanthogenate wird das Indigoblau erhalten.

Handel: Die Hauptmenge Indigo liefert Ostindien und in zweiter Linie Amerika aus Columbien, San Salvador und Mexico. Die Einfuhr nach Deutschland betrug 1883 nach der Reichsstatistik 89 000 kg. Hamburg erhielt davon im Ganzen 718 400 kg und zwar aus Ostindien 458 200 kg, aus Amerika 152 100 kg und den Rest aus anderen Productionsländern. Im Jahre 1884 wurden nach Deutschland 966 800 kg Indigo eingeführt.

Prüfung: Durch Trocknen bei 100° C. bestimmt man den Wassergehalt, der höchstens 6 pc., und durch Verbrennen den Aschengehalt, der nicht über 10 pc. betragen darf. Mit schwach salzsäurehaltigem Wasser darf Indigo keinen Auszug geben, der stärkmehlhaltig und desshalb durch Jod blau gefärbt wird und bei Behandlung mit verdünnter Kalilauge soll man keine Flüssigkeit erhalten, welche nach dem Ansäuren mit Salzsäure auf Zusatz von Eisenchlorid durch Blaufärbung Berlinerblau verräth. Den Gehalt an Indigotin oder Indigblau kann man nach Ullgren annähernd bestimmen, wenn man 1 g gepulverten Indigo mit der zehnfachen Menge schwach rauchender Schwefelsäure bei höchstens 50° C. löst und die Lösung auf 1 l mit Wasser verdünnt und gut durchschüttelt. 10 ccm dieser verdünnten Lösung werden mit 1 l Wasser und 20 ccm kalt gesättigter Sodalösung gemischt und unter Umrühren vorsichtig mit einer auf reines Indigotin eingestellten Titreflüssigkeit von Ferridcyankalium bis zum Verschwinden der blauen Farbe versetzt. Annal. d. Ch. 136. S. 104. Der gefundene Werth ist auf die Gesammtmenge des zu prüfenden Indigo zu berechnen.

Verwendung: Als Arzneimittel ist der Indigo hauptsächlich zum inneren Gebrauch bei Krampfformen empfohlen, aber jetzt so gut wie ganz aufgegeben. Um ihn zum Färben zu benutzen befolgt man hauptsächlich zweierlei Methoden. Die eine besteht darin, dass man das Indigblau des Indigo durch reducirende Mittel in Indigweiss verwandelt und mit der alkalischen Lösung des letzteren den Stoff imprägnirt. An der Luft oxydirt sich das Indigweiss zu unlöslichem Indigblau. Zu der zweiten benutzt man die Sulfo-Indigosäuren des Indigo, namentlich das indigblauschwefelsaure Natrium in der Sächsischblaufärberei.

Kino.

Kino.

Eine Kinosorte wurde in der zweiten Hälfte des 18. Jahrhunderts zuerst aus dem tropischen Afrika nach Europa gebracht. Dieses Kino war der eingedickte Saft von *Pterocarpus erinaceus Poiret,* Bschr. Lrs. B. II. 884; Abb. N. v. E. 331, einer in Westafrika von Senegambien bis Angola einheimischen Papilionacee. Auch Deutschland benutzte es zu medicinischen Zwecken, indess erhielt sich das neue senegambische Adstringens nur kurze Zeit im Arzneischatz. Schon zu Anfang unseres Jahrhunderts wurde es durch das amerikanische oder jamaicanische Kino, den eingedickten Saft einer in Westindien, im südlichen Nord- und nördlichen Südamerika einheimischen Polygonacee, welche Jacquin unter dem Namen *Coccoloba uvifera* beschrieben hat, Bschr. Lrs. B. II. 542; Abb. Ha. X. 4 u. N. v. E. suppl. I. t. 9, bald vollständig verdrängt. Indess auch dieses musste sehr bald dem ostindischen oder malabarischen Kino weichen, welches zu medicinischen Zwecken jetzt allein noch bisweilen angewendet wird. Es stammt von *Pterocarpus Marsupium* Roxburgh, Bschr. Lrs. B. II. 884; Abb. Btl. a. Tr. 81, einer mächtigen Papilionacee, welche in Ostasien vom südlichen Himalaya bis in den südlichen Theil von Vorderindien und auf Ceylon verbreitet ist und namentlich in den Wäldern der Malabarküste sehr häufig angetroffen wird. Die **R. Ph.** hat die Droge nicht aufgenommen.

Gewinnung und **Aussehen:** Um den Saft aus den zahlreichen Secretbehältern der Rinde des Kinobaumes zu gewinnen, werden nahe über dem Boden in die Rinde der manchmal 2 m im Umfang messenden Bäume zwei schief gegeneinander herablaufende Einschnitte angelegt und beide zu einer Rinne vereinigt, welche den herausfliessenden Saft aufzufangen gestattet.

Der Saft erstarrt sehr rasch und bildet, wenn er an der Sonne getrocknet ist, eine spröde, zerreibliche, leicht in kleine, eckige Stücke zerbröckelnde, dunkelrothbraune bis schwarze Masse, welche in dünnen Splittern klar durchsichtig ist, ein rothes Pulver gibt und unter dem Mikroskop keine Krystallbildung erkennen lässt. Kino ist geruchlos und schmeckt sehr zusammenziehend, färbt den Speichel roth und haftet beim Kauen etwas an den Zähnen.

Chemie: In kaltem Wasser ist Kino kaum, wohl aber in kochendem Wasser mit saurer Reaction löslich, beim Erkalten scheidet es sich allerdings (fast gallertig) wieder aus. Weingeist löst es mit dunkelrother Farbe, welche durch Eisenchlorid grün und auf Zusatz von Alkalien wieder roth wird. Alkalien lösen es reichlich und verdünnte Säuren fällen aus dieser Lösung die Kinogerbsäure, welche 75—80 pc. der Droge ausmacht. Neben derselben ist etwas Brenzcatechin, (S. 40) Kinoroth, etwa 1,5 pc. Kinoïn, Wasser, Extractivstoff und etwa 6 pc. Asche vorhanden. Catechin fehlt vollständig. Mit Aetzkali geschmolzen gibt das Kino auffallend viel, etwa 9 pc., Phloroglucin (S. 40).

Die Kinogerbsäure ist eine amorphe, rothbraune Masse, deren wässrige Lösung durch Eisenchlorid dunkelgrün gefällt wird. Durch längeres Kochen geht sie in unlösliches Kinoroth über.

Das Kinoïn, $C^{14}H^{12}O^{6}$, krystallisirt in Prismen, welche sich schwer in kaltem Wasser lösen und deren Lösung Eisenchlorid roth färbt. Auf 130° C. erhitzt geht es in Kinoroth, $C^{28}H^{22}O^{11}$, über und beim Erhitzen mit Salzsäure spaltet es sich in Chlormethyl, Brenzcatechin und Gallussäure (S. 118).

Verwechselungen: Auch Australien liefert ein Kino, welches seit Ende des vorigen Jahrhunderts in Europa bekannt und zeitweise in grossen Ladungen aus Victoria, Neu-Süd-Wales und Queensland eingeführt worden ist. Es stammt von verschiedenen Eucalyptusarten, deren Wiesner (l. c. 188) sechzehn namhaft macht, und führt im Handel je nach seiner Abstammung von bestimmten Eucalyptusbäumen verschiedene Namen, wie: red gum, white gum, blood-wood gum, blackbutle gum, flooded gum. Die Handelswaare besteht theils aus Körnern, theils aus Bruchstücken von sehr verschiedener Grösse und von tiefrother oder schwarzrother oder rothbrauner Farbe. In seinen sonstigen Eigenschaften und in den Bestandtheilen gleicht es dem Malabarkino, soll aber immer auch Gallussäure enthalten. Einzelne Sorten enthalten neben Kinogerbsäure auch Gummi, andere sind frei davon. Die wässrige Lösung des Kino von *Eucalyptus corymbosa* Smith und *Euc. citriodora* Hooker riecht auffallend nach Bordeauxwein, während in trocknem Zustand das Eucalyptus-Kino geruchlos ist. Sein Geschmack ist stark zusammenziehend. — Ein Butea-Kino, auch Palasa- oder Bengal-Kino genannt, wird in Ostindien statt des Malabarkino gebraucht. Es ist der erstarrte Saft der prächtigen Palasa-Bäume, *Butea superba* Roxburgh, *B. parviflora* Roxb. und *B. frondosa* Roxb., Bschr. Lrs. B. II. Abb. Btl. a. Tr. 31; Ha. X. 6, grossen Bäumen aus der Familie der Papilionaceen. In den europäischen Handel kommt dieses bengalische Kino nicht.

Handel: Malabarkino wird von Kotschin (Cochin) auf der Malabarküste jährlich zu 1—2 Tonnen verschifft.

Verwendung findet es in ähnlicher Weise wie Catechu.

Chrysarobin.

Chrysarobin.

Im Jahre 1875 machte Da Silva Lima darauf aufmerksam, dass das in Ostindien viel gebrauchte Goapulver identisch sein dürfte mit dem Po' de Bahia, Bahiapulver, welches in Brasilien auch unter dem Namen Araroba, Arariba und Chrysarobin seit langen Jahren gegen Hautkrankheiten in Gebrauch sei und in grossen Mengen von Bahia aus nach Portugal exportirt werde. Er vermuthete, dass die Portugiesen die brasilianische Waare, weil sie dieselbe in Europa gar nicht benutzen, nach ihrer ostindischen Colonie Goa und von dort aus in die englischen Colonien einführten, wo dieselbe unter dem Namen Goapulver ebenso wie in Brasilien zur Beseitigung hartnäckiger Hautkrankheiten mit glänzendem Erfolg angewendet werde. Zahlreiche ärztliche Beobachtungen, welche die vorzügliche Wirksamkeit des Mittels bestätigten, führten endlich auch zur Aufnahme des Chrysarobin in die **R. Ph.** Die brasilianische Droge wird von *Andira araroba* Aguiar, Bschr. u. Abb. von Blatt und Blüthe: Aguiar im Pharm. Journ. a. Tr. 1879 No. 473. S. 42—44, einem in den Wäldern der Provinz Bahia heimischen Baume von 20—30 m Höhe und 1—2 m Stammdurchmesser, der zur Familie der Papilionaceen gehört, gewonnen. Abb. der nahestehenden *Andira inermis* Kth. und anderer Andiraarten bei Martius Fl. brasil. XV. I. t. 109—116. Nach der Forderung der **R. Ph.** soll nur das gereinigte, krystallinische Pulver angewendet werden.

Gewinnung und **Aussehen:** In dem gelbbräunlichen Holze der Andirabäume sind kleinere und grössere Spalträume und ausser diesen auch die übrigen Gewebstheile — die radial gestreckten Zellen der 1—3reihigen Markstrahlen, die Parenchymzellen, die Holzfasern und Gefässe der 6—20 Zellen breiten Holzstrahlen — mit der Ararobamasse dicht angefüllt. Abb. Vogl l. c. 437. Um diese letztere zu erhalten werden die Bäume gefällt, der Quere nach in kleinere Blöcke gesägt und diese der Länge nach gespalten. Die Ararobamassen kratzen die Sammler mit der Axtschneide aus den Lücken und Spalten heraus und verunreinigen dadurch dieselbe stark mit Theilen des Holzes und der Rinde.

Frisch gesammelt ist die Araroba dunkelgelb, färbt sich aber an der Luft bald dunkler. Die Handelswaare erscheint theils als feinpulverige Masse, theils als grobkörniges Pulver, theils in Form kleiner und grösserer, unregelmässig gestalteter, leicht zerreiblicher Stücke und besitzt je nach dem Alter eine zwischen gelbbraun, graugrünlich und rothbraun schwankende Farbe. Holz- und Rindenstücke sind immer mehr oder weniger reichlich der Waare beigemischt. Unter dem Mikroskop zeigt sich die gepulverte Waare sehr reich an kleinen, farblosen oder schwach gelben Krystallen. Ein gereinigtes Pulver, wie es die **R. Ph.** ohne Angabe der Reinigungsweise unter der Bezeichnung Chrysarobin verlangt, erhält man durch Extraction der Rohwaare mit kochendem Benzol. Dasselbe löst etwa 82—83 pc. und lässt 17,5 pc. der Rohwaare ungelöst. Aus der heissen, dunkelbraunen Lösung scheidet sich beim Erkalten ein blassgelbes, warzenförmig krystallisirtes Pulver aus und 10 pc. derselben Substanz bleiben gelöst, können aber durch Abdampfen, jedoch weniger rein gewonnen werden. Das so gereinigte Pulver ist geruchlos, wirkt auf die Schleimhäute der Lungen und Luftwege stark reizend und ist geschmackfrei.

Chemie: Wird das officinelle Chrysarobin häufig aus Benzol umkrystallisirt, so erhält man das von Liebermann und Seidler genauer untersuchte reine Chrysarobin $C^{30}H^{26}O^{7}$, in Gestalt kleiner, gelber Blättchen oder Nadeln oder eines körnigen, hellgelben Pulvers, das beim Reiben stark electrisch wird, bei etwa 180° C. schmilzt und bei stärkerem Erhitzen zum kleinen Theil in hellgelblichen, glänzenden Blättchen unter Hinterlassung einer umfangreichen Kohle sublimirt. Es löst sich leicht in Benzol, Toluol, Eisessig, Chloroform, schwerer in Alcohol, Aether und Schwefelkohlenstoff und ist in kaltem und heissem Wasser unlöslich. Concentrirte Schwefelsäure löst es mit gelber Farbe, Wasser scheidet es in gelben Flocken wieder ab. Auch die alcoholische sowie die Lösung in Eisessig wird durch Wasserzusatz gefällt. Ammoniak wirkt nicht auf Chrysarobin. Wässriges, nicht allzuverdünntes Kalihydrat löst es mit gelber Farbe, besser noch löst alcoholische Kalilösung mit gleicher Farbe. Beide Lösungen zeigen stark grüne Fluorescenz. Die gelbe Farbe der alkalischen Lösungen geht beim Schütteln mit Luft in eine rothe über, unter Verlust der grünen Fluorescenz. Mit Aetzkali und einer geringen Menge Wasser erhitzt liefert das Chrysarobin eine braune Schmelze. Mit Zinkstaub erhitzt liefert es Methylanthracen, $C^{14}H^{9}.CH^{3}$. Durch Oxydation geht das Chrysarobin nach der Formel $C^{30}H^{26}O^{7} + 2O^{2} = 3H^{2}O + 2(C^{15}H^{10}O^{4})$ in Chrysophansäure über, welche im Goapulver nicht enthalten ist. Mit Essigsäureanhydrid unter Zusatz von etwas entwässertem, essigsaurem Natrium erhitzt, gibt es Tetraacetylchrysarobin.

Verwechselungen: Eine Zeit lang ist das Chrysarobin für Chrysophansäure gehalten worden. Die Chrysophansäure, $C^{15}H^{10}O^{4}$, krystallisirt in goldgelben Nadeln, welche bei 162° C. schmelzen, unlöslich in Wasser sind, sich aber leicht in Benzol, Chloroform, ziemlich schwer in Alcohol lösen. Von sehr verdünnter Alkalilösung, welche Chrysarobin gar nicht verändert, wird Chrysophansäure mit charakteristisch rother Farbe gelöst. Erst in stärkerem, wässrigem Kali löst sich Chrysarobin mit gelber Farbe, die Lösung besitzt stark grüne Fluorescenz. In concentrirter Schwefelsäure löst sich Chrysophansäure mit rother, Chrysarobin mit gelber Farbe. Mit Aetzkali erhitzt liefert die Chrysophansäure eine blaue, das Chrysarobin eine braune Schmelze. In alkalischer Lösung mit Luft geschüttelt geht Chrysarobin in Chrysophansäure über.

Handel: Araroba wird, seitdem das daraus dargestellte Chrysarobin in Deutschland officinell ist, in regelmässiger aber beschränkter Zufuhr nach Europa gebracht. Die Waare zeigt einen sehr wechselnden Gehalt an Chrysarobin.

Verwendung: Chrysarobin wird vorzugsweise in Salbenform gegen Hautkrankheiten gebraucht.

Präparate besitzt die **R. Ph.** nicht.

Tragacantha.

Traganth.

Traganth aus dem Peloponnes und aus Asien war im Alterthum allbekannt und hochgeschätzt. Die Araber des frühen Mittelalters gebrauchten ihn, und in Deutschland wurde er seit dem 12. Jahrhundert zu medicinischen Zwecken und in späteren Zeiten ausserdem technisch ziemlich viel verwendet. Auch heut zu Tage übertrifft die technische Verwerthung bei Weitem die pharmaceutische. Die zur Familie der Papilionaceen und zur Gattung Astragalus gehörenden Traganthsträucher sind in zahlreichen Arten namentlich über die Gebirgszüge Vorder- und Kleinasiens, von Schiras, Ispahan und Kaschan durch das nordwestliche Persien und Kurdistan, durch Armenien und weiter bis etwa Sinope am Schwarzen Meer und von hier südwärts bis zur Küste von Syrien und dem südwestlichen Theil von Kleinasien verbreitet. Auf den östlichen Inseln des Mittelmeeres und den europäischen Grenzländern desselben sind auch einzelne Astragalusarten heimisch, aber von diesen liefert nur *Astragalus Parnassi* Boissier var. *cyllenea* auf den Bergen des nördlichen Peloponnes Traganthgummi. Nach den persönlichen Beobachtungen von Hanbury und Haussknecht wird die Droge von den nachstehenden und wahrscheinlich auch noch von manchen anderen gesammelt: 1. *Astragalus microcephalus* Willdenow, im Südwesten von Kleinasien und vom Libanon durch das mittlere Kleinasien und Armenien bis zum oberen Gebiet des Euphrat und Tigris. Bschr. Lrs. Pf. 535. — 2. *A. gummifer,* Labillardiere, Bschr. l. c. 534; Abb. Btl. a. Tr. 73; Ha. X. 8; N. v. E. suppl. III. 14; Pl. 563, ungefähr in denselben Ländern verbreitet und von Hanbury während der Einsammlung des Gummischleims beobachtet. 3. *A. kurdicus* Boissier, im südöstlichen Kleinasien, im nördlichen Syrien, Mesopotamien und Kurdistan. 4. *A. stromatodes* Bunge im nördlichen Syrien. 5. *A. verus* Olivier im nordwestlichen Persien und auch in Kleinasien. 6. *A. leiocládos* Boissier, im mittleren und westlichen Persien. Bschr. l. c. 534. 7. *A. brachycalyx* Fischer in Kurdistan und Luristan, Bschr. l. c. 8. *A. ascendens* Boissier und Haussknecht im südwestlichen Persien. — Die **R. Ph.** verlangt weisse Traganthsorten.

Gewinnung und **Aussehen:** Der Traganthschleim tritt spontan und aus zufälligen Rissen und Verletzungen der Rinde in so reichlicher Menge an die Aussenfläche der Stengel und Zweige, dass in Persien und Kurdistan nur der freiwillig ausgeflossene Traganth gesammelt wird. In Kleinasien machen die Sammler in die unteren Stengeltheile

Einstiche und senkrechte Einschnitte, aus welchen der Traganth in besonders geschätzter Form hervortritt.

Der Traganth ist kein eigenartiges, in besonderen Behältern der Rinde und des Holzes abgelagertes Secret. Er entsteht dadurch, dass das centrale Parenchymgewebe des Markes und die Zellen der mittleren Schichte der Markstrahlen eine Umwandlung in Pflanzenschleim erleiden, welcher als structurlose Masse die Ueberreste der früheren Zellen und ihres Inhaltes, namentlich Amylum, einschliesst. Unter dem Mikroskop erkennt man in dem Traganth stark gequollene Zellwände mit mehr oder weniger deutlich wahrnehmbarer Schichtung, ferner vereinzelte oder gruppenweise zusammenliegende, einfache oder zusammengesetzte Stärkekörner, die durch Jod blau gefärbt werden. — Die Form, welche der austretende Traganth annimmt, erklärt sich haupthächlich aus der Art der Verwundung der Rinde und aus klimatischen Einflüssen. Wenn der Traganthschleim aus senkrecht angelegten Einschnitten hervorquillt, nimmt er bei dem ziemlich raschen Erstarren die Form des sogenannten Blättertraganths, Tragacantha in foliis, an. Diese geschätzteste und schönste Sorte bildet flache, bis handgrosse, etwas durchscheinende, hornartige, sehr dichte, fast farblose Stücke, welche nur wenige Millimeter dick, von parallelen, welligen Streifen durchzogen und bisweilen auch längsgestreift sind. Wegen ihrer Zähigkeit lassen sie sich nur schwierig schneiden und selbst in getrocknetem Zustand schlecht pulvern. — Aus kleineren Verwundungen oder Rissen tritt der Traganth in schmalen Streifen, Bändern oder cylindrischen Fäden auf, welche dieselbe Bildung wie der Blättertraganth zeigen, fast farblos und durchsichtig und öfters sehr zierlich aufgerollt oder knollenförmig zusammengeflossen sind. Diese Formen sind unter dem Namen Tragacantha vermicularis bekannt. Geringere, unreinere Sorten bestehen aus gelblichen oder bräunlichen bis braunröthlichen Tropfen oder kleineren und grösseren, rundlich eckigen Stücken. Grosse, graue und dunkelbraune Knollen, die stärker gefärbt sind und sich meistens durch deutliche Zonen- oder Schichtenbildung und Reichthum an Stärke auszeichnen, führen im Handel den Namen Traganthon. Nach den Untersuchungen von Flückiger, Martiny und Wigand gehört auch der von verschiedenen Pflanzen abstammende Bassora-Gummi zu den Tragantharten. Zwar bildet derselbe häufig zitzenförmige, klare Stücke von aromatischem Geschmack, besteht aber auch aus einer struckturlosen Masse, welche geschichtete und verdickte Zellwände und Stärkekörner einschliesst. — Der Traganth ist geruchlos und schmeckt in seinen besseren Sorten nur fade, in den unreineren zugleich bitterlich.

Chemie: Lufttrockener Blättertraganth auf 100° C. längere Zeit hindurch erwärmt, wird nicht rissig, gibt aber 14—15 pc. Wasser ab und hinterlässt, wenn er von Wasser befreit verascht wird, 3—4 pc. kalkreiche Asche. Gepulvert und mit 50 Th. Wasser angerieben quillt er zu einem trüben, schlüpfrigen Schleim, der erst nach langer Ruhe Zellenreste und Stärke absetzt und sich klärt. Mit sehr viel Wasser (1:200) gibt er eine Lösung, welche nicht sauer reagirt, optisch inactiv ist, durch Borax, Eisenchlorid und Wasserglas nicht getrübt, durch Alcohol leicht flockig gefällt wird. Bleiacetat und Bleiessig bewirken darin eine gallertige Abscheidung des Schleims und bei Erwärmung tritt ein Niederschlag auf. Officineller Liquor Ammonii caustici von 0,960 spec. Gew. löst den Traganth viel rascher, die filtrirte Lösung ist rechtsdrehend und gibt mit hinreichend Oxalsäure einen Niederschlag von Calciumoxalat. Mit Ammoniakliquor auf 100° C. erwärmt, schwärzt sich Traganth, während eine kalt bereitete Auflösung in stärkerem Ammoniak von 0,93 spec. Gew. sich bei gewöhnlicher Temperatur dunkelbraun färbt. In verdünnten Alkalien quillt er nur auf, in concentrirter Kalilauge wird er mit gelber Farbe rasch gelöst. Säurezusatz bewirkt in dieser Lösung weder Trübung noch Fällung. Mit stark verdünnter (2—5procentiger) Salz- oder Schwefelsäure erwärmt gibt er eine zuckerhaltige Lösung, wie man sie auch bei Benutzung der officinellen Salzsäure schon ohne Erwärmung erhält. — Unreineren, stärker gefärbten Traganthsorten entzieht kochender Alcohol einen Bitterstoff und Spuren von Zucker.

Verfälschungen: Andere Gummi-Arten wenig bekannter Art — Caramanca-Gummi, Moussul-Gummi, Kutera-Gummi — sollen den geringeren Traganthsorten öfters beigemischt und diese durch Zusätze von Cerussa heller gefärbt werden. Hanbury (sc. pap. 117). Um das Blei nachzuweisen schüttelt man die verdächtige Probe mit Salpetersäure und weist in der sauren Lösung die Verfälschung mit den üblichen Reagentien nach.

Handel: Asiatischer Traganth kommt von Smyrna, Konstantinopel und aus dem persischen Meerbusen nach Europa. Aus dem ersteren Hafen wird ausgezeichnet schöner Blätter-Traganth eingeführt. Geringere Sorten, Körner-Traganth von gelblicher und bräunlicher Farbe, gehen zum Theil als syrischer Traganth. Griechenland liefert vorzugsweise Morea-Traganth über Patras nach Triest. Derselbe besteht hauptsächlich aus Tragantha vermicularis, Stengel oder Faden-Traganth. Zerbrochener Abfall von letzterer Sorte, führt im Handel die Bezeichnung Sesam-seed. Persischer Traganth ist meist der vorhergenannte Traganthon. Die Ausfuhr aus Smyrna hat in den letzten zehn Jahren beständig zugenommen.

Verwendung: Traganth wird als reizmilderndes Mittel und als Vehikel und Constituens zur Bereitung verschiedener Arzneiformen gebraucht. Die besseren Sorten benutzt die Technik in der Kattundruckerei, zur Appretur von Seidenwaaren und Spitzen. Auch in der Conditorei wird er verwerthet und ganz geringe Sorten dienen in der Schusterei zum Glätten von Sohlenleder.

Präparate: Traganth ist Bestandtheil des Unguentum Glycerini.

Balsamum tolutanum.

Tolubalsam.

Der Tolubalsam war gegen Ende des 16. Jahrhunderts in London bekannt, findet sich aber erst im 17. Jahrhundert in deutschen Apotheken. Er stammt von *Toluifera Balsamum* L. = *Myroxylon Toluifera* Humboldt, Bonpland et Kunth, einer Papilionacee des nördlichen Südamerica. Bschr. Lrs. B. II. 886; Abb. Bg. u. S. XXIXe. Fig. H—L; Btl. a. Tr. 84; Ha. XIV. 12. Die **R. Ph.** hat diesen Balsam nicht aufgenommen.

Gewinnung und **Aussehen:** Der Balsam wird in Columbien im unteren Gebiete des Magdalenenstromes und südwestlich davon in den Gebirgswäldern zwischen Cauca und Sinu gesammelt. Die Rinde der bis 20 m hohen Stämme wird zunächst im unteren Theile des Baumes an etwa 20—30 Stellen mit je zwei die Gestalt eines spitzen Winkels bildenden Schnitten versehen. An der Spitze jedes dadurch gebildeten Lappens wird die Rinde etwas gelockert und eine kleine Vertiefung angelegt, in welcher der Hals einer ausgehöhlten Kürbisfrucht sich befestigen lässt. Der Balsam rinnt in diese Calebassen und wird aus diesen in grössere lederne Flaschen gefüllt. Gibt der untere Theil des Baumstammes nicht mehr die genügende Menge Balsam, so werden am oberen Theile des Stammes neue Schnitte angelegt und der Baum während acht Monaten im Jahre in dieser Weise ausgebeutet. In anderen Gegenden lässt man den Balsam aus den angelegten Wunden ausfliessen und sammelt ihn am Grunde des Stammes in ausgehöhlten Fruchtschalen von *Crescentia Cujete* L., Abb. Tussac l. c. 19 oder lässt ihn auf grosse Blätter von *Calathea Cassupito* Meyer und von *Maranta lutea* Jacquin zusammenfliessen.

Frischer Tolubalsam ist braungelb und zähflüssig, in dünnen Schichten durchsichtig. In neuerer Zeit gelangt die Droge bisweilen in flüssiger Form nach England. Bei der grossen Neigung krystallinisch zu erstarren, kommt der Balsam gewöhnlich in röthlich-braunen krystallinisch glänzenden Stücken von 1,2 spec. Gewicht in unseren Handel. Die Stücke lassen sich zu einem blassgelben Pulver zerreiben und erweichen bei gelinder Wärme zu einer knetbaren Masse. Unter dem Mikroskop zeigt sich der Balsam aus wetzsteinförmigen und langen nadelförmigen Krystallen zusammengesetzt. Sein Geruch ist feiner als der des Perubalsams, sein Geschmack gewürzhaft, kaum kratzend und ganz leicht säuerlich.

Chemie: Tolubalsam erweicht bei 30° C. und schmilzt bei 60—65° C., löst sich mit saurer Reaction in Weingeist, ferner in Aceton, Chloroform und Aetzlauge, weniger gut in Aether, schwierig in ätherischen Oelen, gar nicht in Petroleumäther und auch nicht in Schwefelkohlenstoff. Kochendes Wasser entzieht dem Balsam Zimmtsäure und Benzoesäure. Seine Bestandtheile sind hauptsächlich Harze, welche nicht genauer studirt sind, aber bei trockner Destillation unter anderen Körpern Toluol (S. 573) geben; ferner 1 pc. Tollen, $C^{10}H^{16}$, ein rechts drehender Kohlenwasserstoff, der bei 160°—170° C. siedet, dann geringe Mengen von Zimmtsäure-Benzyläther (Cinnameïn) (S. 551), Benzoësäure-Benzyläther (S. 573), Benzylalcohol (S. 573) und wechselnde Mengen von Zimmtsäure (S. 127) und Benzoësäure.

Verfälschungen: Tolubalsam wird hauptsächlich mit Colophonium verfälscht. Schwefelkohlenstoff nimmt beim Erwärmen dasselbe neben etwas Zimmt- und Benzoësäure auf. Schwefelsäure löst den reinen Balsam zu einer rothen Flüssigkeit, ist er mit Colophonium versetzt, so schäumt die schwefelsaure Lösung auf unter Freiwerden von schwefeliger Säure.

Handel: Tolubalsam wird aus Cartagena, Savanilla und Santa Marta in Blechbüchsen von 5 kg Inhalt nach Europa verschifft. Die Ausfuhr schwankt jährlich zwischen 20 und 40000 kg.

Verwendung: Der Balsam wird medicinisch höchst selten innerlich gebraucht und meistens nur zu kosmetischen Zwecken technisch verwerthet.

Präparate: Die Pharmacopoea norwegica benutzt eine ätherische Lösung des Balsams zum Parfümiren der Jodeisenpillen.

Balsamum peruvianum.

Perubalsam.

Den Harzsaft von *Toluifera Pereirae* Baillon = *Myroxylon Pereirae* Klotzsch, Bschr. Lrs. Pf. 538; Abb. Btl. a. Tr. 83, einer Papilionacee, welche in den Bergwäldern der Balsamküste in San Salvador heimisch ist, haben die Spanier in der ersten Hälfte des 16. Jahrhunderts über Callao in Peru als Perubalsam nach Europa gebracht.

Schon gegen Ende desselben Jahrhunderts gelangte er in deutsche Apotheken und wurde bald sehr viel benutzt und zwar schon damals wie auch noch jetzt zu medicinischen, technischen und religiösen Zwecken angewandt. Die **R. Ph.** verlangt den durch Anschwelen der Stammrinde gewonnenen Balsam.

Gewinnung und **Aussehen:** Die auf ein verhältnissmässig enges Verbreitungsgebiet beschränkten Perubalsambäume werden sorgfältig überwacht und nur von den Eigenthümern oder deren Pächtern zur Balsamgewinnung in eigenthümlicher Weise, welche Hanbury in seinen von J. Ince herausgegebenen Science papers S. 296 eingehend schildert, methodisch behandelt. Während der Monate November und December wird die Rinde jedes Baumes an vier Seiten oder 20—30 Stellen mit einem stumpfen Werkzeuge gehörig beklopft und der schon hierbei in geringer Menge ausfliessende Balsam in gereinigten Lumpen aufgefangen. Fünf bis sechs Tage später werden die gelockerten Stellen der Rinde mit Fackeln angebrannt und dann nach einer Woche losgelöst. Der jetzt reichlich ausfliessende Balsam wird vermittelst Gewebslappen, welche man an den von Rinde befreiten Theilen befestigt, aufgefangen. Sind die Lappen mit Balsam völlig getränkt, so werden sie durch neue ersetzt, was in der Regel bis gegen den April hin wöchentlich einmal geschieht, dann werden die wunden Stellen zum zweiten Male angeschwelt und wie vorher bis in den Monat Mai ausgebeutet. Die mit Balsam frisch gesättigten Lappen werden in irdenen Töpfen mit Wasser über freiem Feuer ausgekocht, dann herausgenommen und mittelst besonderer Presssäcke, Abb. Hanbury l. c. 298, ausgepresst. Der ausgepresste Balsam wird mit dem ausgekochten vereinigt, welcher sich am Boden der irdenen Töpfe unter dem Wasser ansammelt. Er wird, nachdem letzteres abgegossen ist, abgeschäumt, durch längere Ruhe geklärt, und endlich in sog. Tecomates, die ausgehöhlten Fruchtschalen von *Crescentia Cujete* L. Abb. Tussac l. c. 19 und *Crescentia cucurbitina* L. Abb. Hanbury l. c. p. 299, gefüllt. Ein Baum kann bei sorgfältiger Behandlung während 30 Jahren Balsam geben und dann nach fünf bis sechsjähriger Schonung von neuem ausgebeutet werden.

Der in beschriebener Weise gewonnene Perubalsam, Balsamo negro, oder schwarzer Balsam der Spanier, ist eine braunrothe bis tief dunkelbraune, in dünner Schicht klar durchsichtige, nicht fadenziehende, sondern ziemlich dünnflüssige, nicht klebende Masse von angenehmem, an Benzoë und Vanille erinnerndem Geruche und scharf kratzendem, bitterlichem Geschmacke, welche sich an der Luft lange Zeit, ohne Krystalle abzusetzen, unverändert erhält.

Chemie: Der officinelle Perubalsam hat ein spec. Gew. von 1,135 bis 1,16, reagirt sauer, mischt sich mit absolutem Alcohol, Amylalcohol, Aceton, Chloroform in jedem Verhältniss. Verdünnter Weingeist, Aether, fette und ätherische Oele lösen ihn nur zum Theil unter Abscheidung von Harz. Die verdünnte alcoholische Lösung färbt sich durch Kalilauge grünlich. Petroleumäther färbt sich selbst beim Erwärmen mit Perubalsam sehr wenig. Mit $^1/_3$ seines Gewichtes Schwefelkohlenstoff mischt er sich noch klar. Auf Zusatz von 8 Th. Schwefelkohlenstoff scheiden sich aber 38 pc. eines dunklen Harzes aus, welches geruchlos ist, sich in Alcohol mit saurer Reaction löst, durch Bleizucker gefällt wird und in Aetzkali löslich ist. Beim Schmelzen mit Aetzkali gibt das Harz neben Benzoësäure etwa 60 pc. Protocatechusäure und bei trockener Destillation Benzoësäure, Styrol und Toluol. Aetherisches Oel enthält der Perubalsam nicht. Seine Bestandtheile sind etwa 55—60 pc. Zimmtsäure-Benzyläther (Cinnameïn) (S. 551), 8—10 pc. Zimmtsäure (S. 127), etwa 30 pc. Harz, geringe Mengen von Benzoësäure-Benzyläther und von Styrol (S. 551), Styracin (S. 551), Benzoësäure (siehe unter Benzoë) und Benzylalcohol.

Der benzoësaure Benzyläther, $C^6H^5—CO.OC^7H^7$, krystallisirt in farblosen Blättchen, die bei 20° C. schmelzen und bei 303° bis 304° C. sieden. Durch wässeriges oder alcoholisches Ammoniak wird er in Benzamid, $C^6H^5—CO.NH^2$, verwandelt, welches in farblosen, geruchfreien Tafeln krystallisirt und bei 125° C. schmilzt.

Der Benzylalcohol, $C^6H^5.CH^2.OH$, bildet eine farblose, schwach riechende, in Wasser unlösliche Flüssigkeit von 1,051 spec. Gew., die bei 204° C. siedet.

Das Toluol, $C^6H^5.CH^3$, ist eine farblose, leicht bewegliche Flüssigkeit von 0,882 spec. Gew. bei 0°, welche bei 111° siedet und bei —20° C. noch nicht erstarrt. Durch Oxydation geht es in Benzoësäure über.

Verwechselungen und **Verfälschungen:** Ausser dem officinellen, dunklen, gibt es auch einen hellen sogen. weissen Perubalsam. Er wird aus den Früchten von *Myroxylon Pereirae* Klotzsch, welche bisweilen auch nach Europa gebracht werden, ausgepresst und bildet eine blassgelbe Flüssigkeit von Honigconsistenz, welche nach Vanille riecht und bitter gewürzhaft schmeckt. In der Ruhe setzt er rhombisch-prismatische Krystalle von Myroxocarpin ab. Verfälscht wird der officinelle, sehr theure Balsam vielfach und zwar mit Storax (S. 549), Terpenthin (S. 448), Colophonium (S. 458), Copaivabalsam (S. 575), Gurjunbalsam (S. 577), Benzoë und Ricinusöl (S. 401).

Handel: San Salvador führt jährlich etwa 10 000 kg Balsam aus. Hamburg importirte 1883 hauptsächlich aus San Salvador 21 752 kg Perubalsam.

Prüfung: Zunächst bestimmt man das spec. Gewicht; liegt dasselbe unter 1,137, so ist der Perubalsam verfälscht, da alle vorhergenannten Verfälschungsmittel specifisch leichter sind und das spec. Gewicht des Perubalsams herabsetzen. — Mischt man 1 g Balsam mit 8 g Schwefelkohlenstoff, so erhält man einen Rückstand, der nach dem Trocknen auf dem Wasserbad nicht über 0,16 wiegen darf, andernfalls ist eine Beimengung von Benzoë wahrscheinlich. Die abgegossene Lösung soll klar und nur schwach bräunlich gefärbt sein. Sie darf gar nicht oder nur schwach fluoresciren; grünliche Fluorescenz verräth die Anwesenheit von Gurjunbalsam. — Wird 1 g Perubalsam mit 7—8 ccm = 5 g Petroleumbenzin kräftig geschüttelt, so darf letzteres weder stark trübe, noch bräunlich gefärbt erscheinen. Werden von der klaren Lösung 30 Tr. in einem Schälchen der freiwilligen Verdunstung überlassen, so darf der ölartige, gelblich gefärbte Rückstand auch bei gelindem Erwärmen nicht den Geruch des Terpenthins, noch des Storax, noch des Copaivabalsams zeigen, andernfalls sind über 20 pc. von der durch den Geruch erkennbaren Substanz zugesetzt. Wird der Rückstand mit 5 Tropfen starker Salpetersäure von 1,30 bis 1,33 spec. Gew. versetzt, so darf er auch bei schwachem Erwärmen nur gelb werden und keine blaue oder blaugrüne Färbung annehmen, andernfalls würde Storax vorhanden sein. Würde der Rückstand durch Salpetersäure violett gefärbt werden, so würde dadurch Gurjunbalsam angezeigt sein. — Werden 5 Tr. Balsam mit 3 ccm Ammoniak durch kräftiges Schütteln gemischt, so darf nur ein geringer, bald zerfallender Schaum sich bilden und die Mischung selbst nach 24 Stunden nicht gelatiniren, andernfalls ist der Balsam mit Colophonium versetzt. — Schüttelt man 1 Th. Balsam gelöst in 3 Th. Aether mit 2 Th. Ammoniak, so muss die Mischung sich leicht in zwei Schichten scheiden und die untere derselben soll, wenn sie nach Zusatz von Essigsäure zum Sieden erhitzt wird, nur eine geringe Färbung zeigen. Scheidet sich eine ansehnliche Harzmasse aus, so rührt diese von beigemengtem Colophonium oder Copaivabalsam her. Gelatinirt die Mischung der ätherischen Balsamlösung mit dem Ammoniak oder schwimmen in der oberen Schicht gelatinöse Brocken, so ist Storax dem Balsam zugemischt. — Werden nach Ulex' Angaben 10 Tr. des Perubalsams mit 20 Tr. conc. Schwefelsäure mit einem Glasstab gemischt, so färbt sich die Probe unter Erhitzung dunkelrothbraun. Schäumt sie und entwickelt sich ein Geruch nach schwefeliger Säure, so ist Copaivabalsam zugegen. Nachdem man die Masse mit heissem, später mit kaltem Wasser ausgewaschen, muss der plastische Rückstand bald zu einem spröden Harz erstarren; schmierige Beschaffenheit desselben verräth Ricinusöl. Die mit Fliesspapier abgetrocknete Harzmasse muss sich in einigen ccm Aether vollständig zu einer braunen Flüssigkeit auflösen. Bleibt ein Rückstand, welcher sich in Weingeist oder Aceton löst, so ist Benzoë zugegen; löst er sich nicht in diesen Flüssigkeiten, wohl aber in Chloroform, und hinterlässt er nach dessen Verdunstung kleine Kryställchen, so ist Storax dem Balsam zugesetzt.

Verwendung: Perubalsam wird äusserlich seit 1853 gegen Krätze angewendet, wohl auch zum Verband von Wunden benutzt. Technisch wird er in der Parfümerie angewendet, dient auch zur Bereitung des in der katholischen Kirche gebräuchlichen Chrysma's, wird zum Ersatz der Vanille bei Anfertigung geringer Chocoladensorten benutzt und ist auch zur Darstellung des Benzylalcohol empfohlen.

Präparate: Die Droge ist Bestandtheil der Mixtura oleoso-balsamica.

Copaivabalsam.

Copaivabalsam.

Der Copaivabalsam ist erst im 16. Jahrhundert in Europa bekannt geworden, findet sich aber schon im 17. in deutschen und ausserdeutschen Apotheken und hat sich seitdem im Arzneischatz behauptet. Stattliche Bäume aus der Familie der Caesalpiniaceen, welche im tropischen Südamerika heimisch sind, liefern diesen Balsam. Die **R. Ph.** nennt nur zwei derselben: 1. *Copaifera officinalis* L., Bschr. Lrs. Pf. 546; Abb. Ha. X. 14; N. v. E. 340, einen durch Guiana, Venezuela, Columbien bis Panama und auch auf Trinidad verbreiteten Baum und 2. *C. guianensis* Desfontaines, Bschr. Lrs. Pf. 545; Abb. Ha. X. 13; N. v. E. III. 86, einen bis 13 m hohen Baum des nordöstlichen Südamerika. Jedenfalls liefert ausserdem *C. Landsdorffii* Desfont. Bschr. Lrs. Pf. 546; Abb. Bg. u. S. VI f.; Btl. a. Tr. 93; Ha. X. 17. 18. 19. 22; Martius, Fl. bras. Caesalp. T. LXIII; N. v. E. suppl. II. 20, ein mächtiger Baum, der in den brasilianischen Provinzen Ceara, Bahia, Minas Geraes, Sao Paulo und Matto grosso heimisch ist, in sehr bedeutenden Mengen Balsam und ausser anderen Arten gibt auch noch *C. coriacea* Martius, Bschr. Lrs. Pf. 546; Abb. Ha. X. t. 20, in den Provinzen Bahia und Piauhy denselben Harzsaft. Die **R. Ph.** bevorzugt die dickflüssigen Sorten des Copaivabalsams.

Gewinnung und **Aussehen:** Die Copaivabäume sind in ihrem dunkelrothbraunen Holze mit grossen, manchmal 2 cm weiten Harzkanälen ausgestattet und diese füllen sich zu Zeiten so reichlich mit dem Harzsaft, dass die Rinde der Bäume bisweilen mit lautem Knall in 1—2 m langen Rissen berstet. — Die Balsamsammler treiben, um den Balsam zu erhalten, mit der Axt etwa 60 cm über dem Boden in den oft über 2 m im Umfang messenden Stamm der Bäume einen ansehnlichen, etwa 30 cm hohen und breiten Kanal bis tief in das Kernholz in der Art hinein, dass der sich in der Höhlung ansammelnde Balsam vermittelst einer hölzernen Rinne leicht in ein Sammelgefäss geleitet werden kann. Manche Bäume liefern wenig, andere sehr viel; von den grössten kann ein einziger bis 48 l Balsam in kürzester Zeit und ohne Unterbrechung entleeren.

Der Copaivabalsam des Handels ist entweder dickflüssig und hellgelblich oder bräunlich mit einem spec. Gew. von 0,95—0,99, wie der von Maracaibo, (von Maranham) und Angostura oder er ist dünnflüssig und farblos mit 0,935 spec. Gew. wie der Para-Balsam. Gute Waare erscheint klar, durchsichtig und stark lichtbrechend, nur selten leicht getrübt und etwas fluorescirend. Bei sehr langer Aufbewahrung verdickt sich der Balsam, wird trübe und verliert an Geruch, welcher bei frischer Waare eigenartig gewürzhaft ist. Auf der Zunge erregt er einen bittern und zugleich scharfen, im Halse nachhaltig kratzenden Geschmack.

Chemie: Copaivabalsam löst sich leicht in absolutem Weingeist, Amylalcohol, in Aether, Chloroform, Petroleumäther und Schwefelkohlenstoff. Auch 10—20 Th. Weingeist von 0,830 spec. Gew. lösen den Balsam mit saurer Reaction. Die Ebene des polarisirten Lichts drehen manche Handelssorten nach rechts, der Para-Balsam nach links. Die Hauptbestandtheile des Balsams sind amorphe und geringe Mengen krystallisirbare Harze, welche in wechselnden Mengen ätherischen Oels gelöst sind. Ausserdem enthält er einen Bitterstoff, der sich in kochendem Wasser löst und durch Gerbsäure fällbar ist.

Das ätherische Oel kommt im Copaivabalsam gewöhnlich zu 40—60 pc. vor. Jedoch kann der Oelgehalt auf 18 pc. sinken und in seltenen Fällen über 80 pc. steigen (Oberdörffer). Es zeigt in den verschiedenen Handelssorten die gleiche Zusammensetzung, $C^{20}H^{24}$, aber bisweilen ein etwas abweichendes Verhalten. Meist ist es wasserhell und dünnflüssig, von 0,88—0,91 spec. Gewicht, siedet bei 254—260° C. und erstarrt bei — 26° C. zum Theil krystallinisch, reagirt neutral, riecht gewürzhaft und schmeckt brennend scharf. In Wasser ist es unlöslich, in absolutem Weingeist, in Aether und in Schwefelkohlenstoff löst es sich leicht. Die Ebene des polarisirten Lichtstrahles lenkt es nach links ab. Jod nimmt es ohne Verpuffung auf, durch rauchende Salpetersäure wird es verpufft und durch weniger concentrirte verharzt. Mit Chlorwasserstoffgas bildet es ein in weissen Prismen krystallisirendes Chlorhydrat, den Copaivacampher, $C^{20}H^{24}4HCl$, welcher fast geruchlos ist, gewürzhaft bitter schmeckt, bei 77° C. schmilzt, leicht in Aether, wenig in Weingeist und nicht in Wasser löslich ist.

Das ätherische Oel mancher Copaivasorten, so z. B. einzelne Para- und Maracaibo-Balsame geben kein Chlorhydrat.

Die Harze des Copaivabalsams sind Säuren. Den weit überwiegenden Theil machen die amorphen Harze aus. Sie geben mit Calcium, Baryum und Magnesium auch amorphe Salze. Krystallisirende Harzsäuren von bitterem Geschmack sind die Copaivasäure, die Oxy- und Metacopaivasäure.

Die Copaivasäure, $C^{20}H^{30}O^{2}$, krystallisirt in durchsichtigen, rhombischen Prismen von 8—12 mm Länge, bitterem Geschmack und saurer Reaction, welche bei etwa 117° C. schmelzen, sich nicht in Wasser, schwer in wasserhaltigem Weingeist und in Aether, leicht in absolutem Weingeist, auch in flüchtigen und fetten Oelen und in Ammoniak lösen. Auch heisse Salpetersäure löst sie und Wasser fällt sie daraus in Flocken aus. Concentrirte Schwefelsäure löst sie mit rothbrauner Farbe. Von ihren Salzen krystallisirt das Silbersalz. Käufliche Copaivasäure ist aus Gurjunbalsam dargestellt, zeigt aber keine Eigenschaften einer Säure.

Die Oxycopaivasäure, $C^{20}H^{28}O^{3}$, ist in einem Para-Balsam nachgewiesen. Sie krystallisirt in rhombischen Säulen, welche bei 120° C. schmelzen, sich leicht in Aether, etwas schwieriger in Weingeist lösen. Werden ihre Lösungen rasch verdunstet, so scheidet sich die Säure als amorphe Verbindung von der Formel $C^{20}H^{28}O^{3}.H^{2}O$ aus.

Die Metacopaivasäure, $C^{22}H^{34}O^{4}$, ist in einem Maracaibobalsam aufgefunden worden. Sie krystallisirt in weissen Blättchen, welche bei 206° schmelzen, sich nicht in Wasser, leicht in Weingeist und Aether, sowie in Kalilauge und Ammoniak lösen. Sie ist vielleicht Gurjunsäure.

Verfälschungen: Der Copaivabalsam wird mitunter verfälscht durch Zusätze von fetten Oelen, namentlich Ricinusöl (S. 400) und von ätherischen Oelen, besonders Sassafrasöl (S. 22) und Terpenthinöl (S. 455), ferner von gemeinem (S. 448) und von venetianischem oder Lärchenterpenthin (S. 450), von Colophonium (S. 458) und von Dipterocarpus-Balsam. Dem dünnflüssigen Para-Copaivabalsam wird durch Colophonium die Consistenz des Maracaibo-Balsams gegeben. Consistentere Balsame werden in Europa in gewissen Städten mit Colophonium vermischt und dann durch einen Zusatz von Dipterocarpusbalsam auf die gewünschte Consistenz gebracht.

Balsamum Dipterocarpi seu Gurjanae seu Gurjunae (Gardschanbalsam), Gurjunbalsam, auch Holzöl (Wood-oil) und ostindischer Copaivabalsam genannt, wird von zahlreichen Riesenbäumen aus der Familie der Dipterocarpaceen, die im südöstlichen Asien und auf benachbarten Inseln heimisch sind, gesammelt. Die wichtigsten sind *Dipterocarpus alatus* Roxburgh und *D. turbinatus* Gärtner fil. in ganz Hinterindien und auf den Andamaninseln, *Dipt. costatus* Roxb. und *D. incanus* Roxb. im nordwestlichen Hinterindien, *D. hispidus* Thwaites und *D. zeilanicus* Thwaites auf Ceylon; ferner auf Java *D. gracilis* Blume, *D. litoralis* Bl., *D. retusus* Bl., *D. trinervis* Bl., Bschr. und Abb. Blume Flor. Javae 5, 1—6. Zur Gewinnung des Balsams wird von November bis Februar in die nicht selten 4—5 m im Umfang messenden Stämme der über 60 m hohen Bäume nahe über dem Erdboden ein Kanal bis tief in das Holz gezimmert und dann entweder in dieser Höhlung oder dicht am Fusse der Bäume ein Feuer angezündet, um den Erguss des Balsams zu beschleunigen. Der ausfliessende Balsam wird in Bambusröhren gesammelt. Ein Baum kann in einem Jahre aus drei nacheinander angelegten Kanälen bis 180 l Balsam liefern. — Der Gurjunbalsam ist dickflüssig, im auffallenden Lichte grünlichgrau, trübe und grünlich fluorescirend. Im durchfallenden Lichte erscheint er dagegen rothbraun und klar. Sein spec. Gew. beträgt 0,964 bei 17° C. Sein Geruch ähnelt etwas dem des Copaivabalsam, sein Geschmack ist aber weit bitterer aber nicht kratzend. Vollständig löslich ist er in Chloroform, Schwefelkohlenstoff und in ätherischen Oelen. Im Gegensatz zum Copaivabalsam ist er nur zum Theil löslich in absolutem Alcohol, Amylalcohol, Aether und Petroleumäther. Auch Essigäther und Aceton lösen Gurjunbalsam nur theilweise. Mit der fünffachen Menge Wasser von 50° C. geschüttelt gibt er eine dickliche Emulsion, welche sich lange als solche erhält. Auf weiteren Zusatz einer gleichen Menge Wassers ballt sich der Balsam zusammen und das davon getrennte Wasser ist klar, reagirt sauer und schmeckt bitter. Wird dasselbe eingeengt, so gibt es mit Gerbsäure einen weissen Niederschlag. Auf 130° C. erhitzt verdickt sich der Gurjunbalsam stark und auf 200° im zugeschmolzenen Rohre erhitzt wird er beinahe fest. Er besteht aus 45,5 pc. ätherischem Oel und 54,5 pc. weichem Harz, welches sich nicht in Kalilauge löst, aus etwas krystallisirbarer Gurjunsäure und einem nicht näher untersuchten Bitterstoff. Mit einem abgekühlten Gemisch gleicher Theile concentrirter Schwefelsäure und concentrirter Salpetersäure geschüttelt färbt sich Gurjunbalsam schön roth oder violett. Copaivabalsam, der 5 pc. Gurjunbalsam enthält, gibt dieselbe Reaction.

Das ätherische Gurjunöl, $C^{15}H^{24}$, siedet bei 255—256° C., zeigt keine Fluorescenz, färbt sich mit trocknem Chlorwasserstoff behandelt violett bis blau, bildet aber kein festes Chlorhydrat. Concentrirte Salzsäure färbt das mit Schwefelkohlenstoff verdünnte Oel erst hellroth und allmählich violett. Mit dem 20fachen Gewicht Schwefelkohlenstoff verdünnt und mit dem oben genannten Gemisch concentrirter Schwefelsäure und concentrirter Salpetersäure geschüttelt, gibt es dieselbe Färbung wie der Gurjunbalsam. Das Gurjunöl giebt kein krystallinisches Terpinhydrat.

Das Harz des Gurjunbalsams wird von absolutem Alcohol zum grössten Theil gelöst und diese Lösung fluorescirt. In Kalilauge ist das Harz nicht löslich. Aus dem amorphen Harz hat Werner eine sehr geringe Menge krystallisirender Säure, Gurjunsäure, $C^{44}H^{60}O^{8}$, erhalten, welche bei 220° schmilzt. Vielleicht ist dieselbe identisch mit Metacopaivasäure oder steht derselben doch sehr nahe.

Der Gurjunbalsam wird aus England in ansehnlichen Quantitäten nach dem Continent gebracht und hier in gewissen Städten gewerbsmässig zur Verfälschung von Copaivabalsam benutzt. Gehe u. Co., Handelsbericht April 1880. S. 18.

Handel: Zu den dickflüssigen Copaivabalsamsorten, welche die **R. Ph.** befürwortet, gehören 1. der goldgelbe oder gelbbräunliche Maracaibo-Balsam mit einem spec. Gew. von 0,985—0,995. 2. Der Cartagena-Balsam. 3. Der Demerara-Balsam aus englisch Guiana. 4. Guiana-Balsam. 5. Angustura-Balsam. 6. Bahia-Balsam. 7. Goyaz-Balsam und 8. manche Sorten von Maranham-Balsam. Auch die westindische und antillische Waare ist dickflüssig, aber mehr oder weniger trübe und von Terpenthingeruch. Dünnflüssig ist dagegen der Para-Balsam. Im Jahre 1883 hat Hamburg 47 800 kg Copaivabalsam eingeführt.

Prüfung: Ein Zusatz von fettem Oel zu Copaivabalsam verräth sich, falls eines der gewöhnlicheren Oele zur Verfälschung benutzt ist, schon dadurch, dass solcher Balsam sich in absolutem Alcohol nicht mehr vollständig löst. Ausserdem kann der Nachweis in der Art geführt werden, dass man 10—20 Tr. des Balsams in einem Porcellanschälchen über kleiner Flamme sehr vorsichtig verdampft. Unverfälschter Balsam hinterlässt ein sprödes, zerreibliches Harz, welches sich in officinellem Weingeist von 0,83 sp. Gew. bei Erwärmung löst. Mit fettem Oel verfälschter Copaivabalsam hinterlässt einen klebrigen, schmierigen Rückstand.

Ricinusöl, welches sich in absolutem Weingeist löst, kann nachgewiesen werden, indem man dem zu prüfenden Balsam durch Schütteln mit der 3—4fachen Menge officinellen Weingeists das Ricinus- und Copaivaöl entzieht, die Lösung der Oele nach der Klärung abgiesst, verdampft und den Rückstand mit gepulvertem Natronkalk innig mischt und in einem trocknen Reagensglas erhitzt. Der hierbei auftretende Geruch nach Oenanthol (S. 401) verräth das Ricinusöl.

Das Ausschütteln mit officinellem Weingeist kann auch zur Prüfung auf ätherische Oele, die zur Verfälschung benutzt werden, dienen. Die weingeistige Lösung unter Zusatz von Wasser der Destillation unterworfen würde schon weit unter dem Siedepunkt des Copaivaöls im Destillate das Terpenthinöl (Siedep. 150—160°) und Sassafrasöl durch den Geruch erkennen lassen. Terpenthinöl zu 8 Th. mit 2 Th. Weingeist von 0,116 spec. Gew., 1 Th. Salpetersäure von 1,2 spec. Gew. und 5 Th. Wasser geschüttelt und in flachen Gefässen der Ruhe überlassen, gibt Terpinhydratkrystalle.

Eine Verfälschung mit Terpenthin lässt sich durch Destillation des Balsams mit Wasser daran erkennen, dass schon bei 160—170° C. Terpenthinöl übergeht und als solches durch seinen Geruch und die Bildung von Terpinhydratkrystallen dargethan werden kann.

Ein erheblicher, über 10 pc. betragender Zusatz von Colophonium lässt sich in dem von ätherischem Oel befreiten Balsam durch Petroleumäther nachweisen. Man verdampft den Balsam in einer Porcellanschale auf dem Wasserbade, bis der (erkaltete) Rückstand sich zwischen den Fingern zu einer Kugel formen lässt. Mit Petroleum übergossen zergeht der Rückstand nach und nach. Es entsteht eine weissliche, trübe Flüssigkeit, welche sich allmählich klärt, indem sich an der Schalenwand fest haftender Absatz ausscheidet. Enthält der Rückstand hinreichend Colophonium, so zergeht er zwar auch in Petroleumäther und liefert eine trübe Flüssigkeit. Aus derselben setzt sich aber eine grauweisse Masse ab, welche nicht an der Schale fest klebt. Bei einem Gehalt von nur 5 pc. Colophonium lässt diese von

Grote angegebene Methode im Stich. — Zur Erkennung des Colophonium ist die von Hirschsohn angegebene Einwirkung des Chloralhydrats auf den Petroleumätherauszug zu verwerthen. (Arch. Ph. 1877. XI. 48.) Es tritt Grünfärbung ein, die in blau geränderte Rothviolett übergeht.

In einem mit Colophonium vermischten Copaivabalsam wird man häufig auch Gurjunbalsam finden. Nur der dünnflüssige Para-Balsam verträgt einen gewinnbringenden Zusatz von Colophonium, ohne denselben durch die Consistenz zu verrathen. Concentrirtere Balsamsorten werden nach dem Zusatz von Colophonium mit Gurjunbalsam verdünnt. — Die Zumischung dieses ostindischen Balsams verräth sich durch dessen von Flückiger angegebenen Eigenschaften. Er ertheilt dem Copaivabalsam eine auffallende Fluorescenz, hebt dessen unbegrenzte Mischbarkeit mit Petroleumäther und Amylalcohol auf, hindert nach dem Verjagen des ätherischen Oels die vollständige Löslichkeit des Rückstandes in den genannten beiden Solventien, ertheilt dem von verfälschtem Balsam abdestillirten Oele die oben (S. 577) angegebenen Farbenreactionen. Sind 5—10 pc. Gurjunbalsam beigemischt, so gibt der verfälschte Copaivabalsam beim Schütteln mit dem fünffachen Gewicht warmen Wassers eine steife, lange Zeit haltbare Emulsion, während reiner Balsam nach gleicher Behandlung sich namentlich bei gelinder Erwärmung rasch wieder klärt.

Verwendung: Copaivabalsam und Copaivaöl werden innerlich bei bestimmten Erkrankungen der Harnorgane gebraucht.

Präparate hat die **R. Ph.** nicht aufgenommen.

Gummi arabicum.

Arabisches Gummi.

Das Gummi arabicum stammt nicht, wie sein Name fälschlich vermuthen lässt, aus Arabien, sondern aus Aegypten. Viele Jahrhunderte vor unserer Zeitrechnung wurde es daselbst bereits in der Malerei sehr viel gebraucht. Aegypten überlieferte es nicht nur Arabien, wo die Droge nie für den Handel gesammelt worden ist, sondern auch den alten Griechen und Römern. Die arabischen Aerzte des frühen Mittelalters benutzten es als Arzneimittel und verbreiteten es nach Osten in Asien und nach Westen in Europa. Durch Vermittelung der grossen italienischen Handelsstädte erhielten auch die Länder diesseits der Alpen das ägyptische Gummi aus Alexandrien, bei welchem Handel auch Araber betheiligt waren. Jedenfalls wurde damals und schon seit dem ersten Jahrhundert unserer Zeitrechnung die Bezeichnung arabisches Gummi gebraucht. Viel Verwendung fand es während des Mittelalters in Europa nicht. Erst in späteren Zeiten wurde es sowohl technisch wie pharmaceutisch reichlicher benutzt. Im 14. und 15. Jahrhundert brachten Portugiesen auch westafrikanisches Gummi vom Senegal nach Europa. Die Haupt-Stammpflanze des afrikanischen Gummi ist *Acacia Senegal* Willdenow = *Mimosa Senegal* L. = *Acacia Verek* Guillemin et Perrottet, Bschr. Lrs. Pf. 551; Abb. Btl. a. Tr. 94 und Flückiger, Arch. Ph. 1869. II. 138. S. 232, eine weissblühende Mimosacee, welche im östlichen Afrika, von den Arabern Haschab genannt, durch das Stromgebiet des Bar el Abiad oder weissen Nils, besonders in Kordofan und im Gebiet des Atbara, eines rechtsseitigen Nebenflusses des oberen Nils massenhaft verbreitet ist, während sie im westlichen Afrika, in Senegambien, wo sie Verek genannt wird, ausgedehnte Wälder bildet. Sie liefert jedenfalls die beste Sorte des sogenannten arabischen Gummi. Fast gleich gute Sorten sollen *Ac. abyssinica* und *glaucophylla* Hochstetter geben. Geringere Handelswaare wird unter anderen von der gelbblühenden *Acacia nilotica* Delile am oberen Nil, in Mozambique und in Senegambien, von *Acacia Seyal* Delile var. *fistula*, Bschr. Lrs. B. II. 913; Abb. Bg. u. S. VI d, in Nubien und Sennaar, von *Acacia stenocarpa* Hochstetter in Abyssinien und Nubien gesammelt. Die **R. Ph.** schreibt wenig gefärbte, in Wasser vollständig lösliche Gummisorten vor.

Gewinnung und **Aussehen:** Die *Acacia Senegal* wird vom 8. Jahre an ertragsfähig und liefert dann bis zum 40. Jahre während oder gleich nach der Blüthezeit während der Monate Januar bis April reichlich Gummi, welches aus Rissen der Rinde spontan hervortritt und nur selten durch künstliche Einschnitte zu stärkerem Erguss veranlasst wird. Je heisser und trockner die Erntezeit und je feuchter die vorangehenden Monate waren, um so ausgiebiger pflegt die Ernte auszufallen. Das aus Rissen der Rinde hervortretende Harz wird abgepflückt oder mit der Axt losgehauen oder mit an langen Stangen befestigten scheeren- und löffelartigen Werkzeugen losgetrennt. Gummi, das der Wind von den Bäumen herabgeweht oder das sich selbst losgelöst hat, wird in beträchtlichen Mengen von dem Erdboden aufgesammelt und ist in diesem Falle öfters vermischt mit Bdellium.

Das ostafrikanische Gummi von Kordofan kommt in kugeligen bis nussgrossen oder länglich runden, auch wohl etwas kantigen Stücken vor, welche von zahlreichen Rissen durchsetzt, in ausgesuchter Waare durchsichtig klar und farblos oder leicht irisirend sind, in geringerer Sorte dagegen gelbliche bis braunrothe Färbung zeigen. Die Oberfläche kann in Folge gegenseitiger Reibung weiss oder gelblich bestäubt sein. Die Bruchfläche ist muschelig, glasglänzend, dicht oder auch von Rissen durchklüftet.

Das westafrikanische Gummi vom Senegal ist in seinen bis 4 cm grossen, kugeligen und eiförmigen, oder verlängert ovalen, oder wurmförmigen und $^1/_2$ cm dicken Stücken farblos, gewöhnlich von leicht gelblicher, selten bis schwachröthlicher Färbung und zeigt in der Regel weniger Risse als das ostafrikanische Gummi. Kleinere Stücke des Senegal sind sehr häufig ebenso schön wie das Kordofangummi. Geringere Sorten sind auch durchsetzt von Rindenstückchen und Gewebstrümmern. Dem guten Senegalgummi ganz ähnliche Gummiproben erhielt Flückiger aus den abyssinischen Küstenländern am rothen Meer und aus dem Somalilande. Unter dem Mikroskop zeigt das Acaciengummi weder Reste von Zellhäuten noch von organisirtem oder krystallisirtem Inhalt. Gute wie geringere Sorten lassen sich gut pulvern. Das Pulver ist mehr oder weniger weiss. Geruch besitzt das Gummi nicht, sein Geschmack ist fade und schleimig.

Chemie: Das Gummi arabicum, welches hauptsächlich aus dem Calcium- und Kaliumsalz der Arabinsäure besteht, zeigt in ausgesuchten, lufttrocknen Stücken bei 15° C. 1,487 spec. Gew. Bei 100° C. getrocknet verliert es 13—14 pc. Wasser. Es löst sich im gleichen Gewicht Wasser von gewöhnlicher Temperatur zu einer opalisirenden, dicken, klebrigen Flüssigkeit, welche sauer reagirt und fade schmeckt. Längere Zeit auf 120°—150° erhitzt, quillt es in Wasser nur mehr auf, ohne sich zu lösen. Die wässrige Lösung des Kordofangummi ist linksdrehend, während Gummi aus Sennaar die Ebene des polarisirten Lichtes nach rechts dreht. Bleiessig fällt die wässrige Lösung und gibt selbst in einer Verdünnung von 1 zu 10 000 Th. eine deutliche Trübung. Mit Bleizuckerlösung und auch mit Glycerin lässt sich die wässrige Lösung ohne Trübung mischen. Borax und Eisenchlorid veranlassen in der wässrigen Lösung die Ausscheidung einer steifen Gummigallerte. Natriumwasserglas wird durch Gummilösung aus seinen Lösungen gefällt. In einer durch Salzsäure schwach angesäuerten Gummilösung bewirkt Alcohol einen weissen Niederschlag von Arabinsäure, welche im arabischen Gummi an Calcium, Kalium und wohl auch an Magnesium gebunden ist. Aus wässriger Gummilösung fällt Oxalsäure das Calcium aus. Wässriger Weingeist von 52 Volumprocent (0,9308 spec. Gew.) löst das Gummi nicht, entzieht ihm aber $^1/_2$ pc. Harz, Spuren von Farbstoff, Zucker und Gerbstoff. Beim Glühen hinterlässt ausgesuchtes Gummi 2,5—4 pc. Asche, welche aus den Carbonaten des Calcium, Kalium und Magnesium besteht. — Die Arabinsäure (Arabin oder

Gummisäure) ist eine weisse, amorphe, glasartig durchsichtige Masse, welche in ihrer Zusammensetzung der Formel $C^6H^{10}O^4 + 2H^2O$ entspricht und erst bei 130° C. wasserfrei wird. Feuchte Arabinsäure löst sich leicht und mit saurer Reaction in Wasser, und diese Lösung ist linksdrehend. Getrocknete Säure quillt in Wasser nur gallertig auf, in Kalkwasser oder verdünnten Aetzlaugen löst sie sich vollständig auf. Aus wässriger Lösung wird Arabinsäure durch Alcohol nur nach Zusatz von etwas Säure (Salzsäure) gefällt. — Arabinsäure reducirt Fehling's Lösung nicht, Gummi nur schwach oder gar nicht. Von den Salzen der Arabinsäure sind die der Alkalien und alkalischen Erden in Wasser löslich. Beim Kochen mit verdünnter Schwefelsäure geht Arabinsäure in Lactose und Arabinose oder Gummizucker über. Wird concentrirte wässrige Gummilösung mit concentrirter Schwefelsäure übergossen, so entsteht Metarabinsäure.

Die Arabinose, $C^6H^{12}O^6$, krystallisirt in farblosen, durchsichtigen, rhombischen Prismen, welche bei 162° C. schmelzen und sich leicht in Wasser lösen. Die wässrige Lösung schmeckt süss, ist rechtsdrehend und reducirt Fehling's Lösung und Silberlösung.

Die Lactose, $C^6H^{12}O^6$, auch Galactose genannt, krystallisirt in farblosen Prismen, welche sich leicht in Wasser lösen. Die wässrige Lösung schmeckt süss, ist rechtsdrehend $[\alpha]_D = +79^0$ und reducirt Fehling's Lösung schon bei gewöhnlicher Temperatur. Durch Behandlung mit Salpetersäure geht Lactose in Schleimsäure und Oxalsäure über. Nascirender Wasserstoff setzt sie in Dulcit (S. 168) um.

Die Metarabinsäure, auch Metarabin, Metagummisäure, Cerasin, Cerasinsäure genannt, entsteht auch, wenn 25 g arabisches Gummi mit 50 ccm starkem Weingeist, 10 ccm Wasser und 5 ccm Schwefelsäure gemischt werden und 24 Stunden stehen bleiben. Wird arabisches Gummi längere Zeit auf 120—150° C. erhitzt, dann in Wasser aufgequollen und nun nach Zusatz von etwas Salzsäure Alcohol reichlich zugegossen, so fällt die Metarabinsäure als voluminöse, weisse Masse aus, die selbst in feuchtem Zustande von Wasser nicht gelöst wird, sondern nur darin aufquillt. In Kalkwasser oder Natronlauge gelöst, geht Metarabin wieder in gewöhnliches Arabin über.

Verfälschungen: Gutem naturellem Gummi werden nicht selten geringwerthige Sorten von heller Farbe zugemischt. Auch Bdelliumharz, Kirschgummi und selbst Traganth findet sich bisweilen bis zu 8 pc. unter manchen Handelssorten. Gummipulver ist häufig mit Dextrin versetzt.

Afrikanisches Bdellium findet sich unter dem Senegalgummi, welches nach Bordeaux gebracht wird. Für sich wird es nicht, sondern wie es scheint, mit solchem Senegalgummi, welches sich auf dem Erdboden vorfindet, unabsichtlich gesammelt. Seine Stammpflanze ist *Balsamodendron africanum* Arnott, Bschr. Oliver Flor. tr. Afr. I. 325, ein Strauch aus der Familie der Burseraceen, welcher in Arabien und durch das ganze tropische Afrika von Mozambique und Abyssinien bis nach Senegambien verbreitet ist. Das Harz, welches sich nach Baillon (Adansonia VII, 74) im Basttheil der Rinde vorfindet, tritt spontan zu Tage und besteht, so wie es im Handel vorkommt, aus kugeligen oder birnförmigen Stücken von 3—5 cm Länge, die mehr oder weniger durchscheinend sind oder aus knolligen Massen mit grauer oder hellbräunlicher Oberfläche, welche leicht rauhwarzig oder mit zahlreichen feinen Rissen versehen ist. Der Bruch der durchscheinenden Stücke ist muschelig, bei undurchsichtigen zeigt er bisweilen concentrische Schichtung oder ein körniges Gefüge. Gepulvert erscheint das Bdellium beinahe rein weiss. Es riecht etwas nach Ammoniakgummi oder Lactucarium und schmeckt schwach bitter. Bei 100° C. kleben die Stücke etwas aneinander und geben 4,9 pc. Wasser ab. Von Wasser wird es nicht gelöst, gibt aber mit demselben eine Emulsion. In Aether und in Alcohol ist es zum grössten Theil (70 pc.) löslich. Die schwach gelbliche Lösung reagirt sauer und hinterlässt beim Verdampfen einen spröden, hellgelben Rückstand, der sich nicht in Kalilauge, aber leicht in Schwefelkohlenstoff löst. Die alcoholische Harzlösung wird durch alcoholisches Bleiacetat gefällt. Der in Alcohol unlösliche Theil des Bdellium ist, abgesehen von fremden Beimengungen, ein Gummi, welches mit Wasser eine schleimige, schwach saure Lösung gibt. Diese wird weder durch Bleiacetat, noch durch Eisenchlorid, noch durch Borax oder Wasserglas gefällt, während Ammoniumoxalat, absoluter Alcohol und Bleiessig starke Niederschläge geben. — Ein ostindisches Bdellium, welches von *Balsamodendron Mukul* Hooker abgeleitet wird, ist nicht im europäischen Handel.

Das Kirschgummi des Handels, auch Gummi nostras genannt, ist das gummiartige Secret der Kirsch- und Pflaumenbäume. Es soll sich nach Wigand im Holzkörper und in der Rinde dieser Bäume bilden. Aus spontan entstandenen Rissen tritt es hervor und wird in halbkugeligen und nierenförmigen Körnern gesammelt, welche öfters mehrere Centimeter Durchmesser haben, blassgelblich (Pflaumengummi) bis braun (Kirschgummi) gefärbt sind, eine glatte oder netzartig zerklüftete Oberfläche zeigen, äusserlich sehr häufig trübe, im Innern klar erscheinen und einen muscheligen, stark glänzenden Bruch besitzen. Der Geschmack ist fade und schleimig, bisweilen zugleich etwas süsslich, öfters etwas herb. In Wasser löst sich das sogenannte Kirschgummi nicht auf, sondern quillt darin nur zu einer Gallerte auf. Beim Verbrennen hinterlässt es 2—4 pc. Asche. Es besteht vorzugsweise aus metarabinsaurem Kalk und enthält nach Ludwig auch Krümelzucker und etwas Gerbsäure. Nicht selten wird auch das von Apricosen- und Mandelbäumen gesammelte Harz als Kirschgummi verkauft.

Handel: Das ostafrikanische Gummi kommt in bester Sorte aus Kordofan und dieses Kordofan-Gummi sollte zu pharmaceutischem Gebrauche allein verwendet werden. Geringere Sorten, die gleichfalls nach Europa kommen, sind: 1. Das Sennaar-Gummi, welches aus den Gegenden zwischen Sennaar und dem rothen Meere von *Acacia fistula* Schweinfurth und *A. stenocarpa* Hochstetter gesammelt wird und aus kleinen, weissen und zahlreichen, rothbraunen Körnern gemischt ist. 2. Das Jesire (Dschesir) Gummi aus der gleichnamigen Landschaft gegenüber der Mündung des Atbara. 3. Das Savakin, auch Samagk-Gummi oder Savakumi genannt, welches bei Suakin am rothen Meer verladen und in den Hochebenen zwischen dem unteren Gebiete des Bar el Asrak (blauen Nils) und dem rothen Meere gesammelt wird. Es stellt die geringste ostafrikanische Gummisorte dar. 4. Weit besser ist das Gedda- oder Dschidda-Gummi. Es wird südlich von Arkiko, längs der Samhara-Küste gesammelt und mit abyssinischer Waare über Massua nach Dschidda, im arabischen Küstengebiet Hidschaz, gebracht. In Aegypten wird es Samagh-Hidschazi bezeichnet und über Alexandrien nach Europa transportirt. 5. Das berberische Gummi wird an der afrikanischen Küste des Golfs von Aden in der Umgebung von Zeyla und Berbera gesammelt und zum Theil auch nach Dschedda verladen, weshalb es mitunter auch als Gedda-Gummi importirt wird. Im Somalilande gesammeltes Acacien-Gummi kommt nicht in regelmässigen Zufuhren nach Europa. — Das westafrikanische oder Senegal-Gummi wird fast ausschliesslich nach Bordeaux geführt und dort in verschiedene gute und geringere Sorten gebracht, die Flückiger (Arch. Ph. 1869. 232—247) eingehend geschildert hat. Geringwerthige Sorten liefert auch Marocco. Südafrikanisches oder Cap-Gummi ist dunkel gefärbt und wird von *Acacia horrida* Wildenow, Abb. Ha. X. 33, gesammelt. Es besteht aus trüben, unreinen, dunklen Stücken, die sich schwer und nur unvollständig in Wasser lösen. Ostindisches Gummi stammt zum grössten Theile aus Ostafrika. Jedoch wird auch von einer Aurantiacee Indiens, *Feronia elephantum* Correa Gummi gesammelt. Dieses Feronia-Gummi bildet grosse, unregelmässige Klumpen, deren Bruchstücke noch 3—7 cm lang sind, eine höckerige Oberfläche haben, bald durchsichtig gelb bis braun, bald trüb und fettglänzend bis matt und von tiefen Rissen zerklüftet sind. Die Stücke sind in Wasser leicht löslich, polarisiren nach rechts und hinterlassen beim Verbrennen 5—6 pc. Asche. Da das Feronia-Gummi sich jetzt sehr viel billiger stellt als arabisches Gummi wird es vielfach gebraucht. Das australische Gummi, Wattle gum der Engländer, wird von *Acacia pycnantha* Bentham, einer in Neusüdwales und Südaustralien verbreiteten Mimosacee gesammelt. Es bildet rothbraune, durchscheinende, halbkugelige oder tropfsteinartige Stücke mit einer flachen Seite und einer glatten, von netzartig verbundenen Sprunglinien durchsetzten Oberfläche. Der Bruch ist oft durchweg oder nur an einzelnen Stellen matt und zeigt häufig eine concentrische Schichtung. Dieses Gummi ist völlig löslich in Wasser und hat einen etwas süsslichen Geschmack. Der andauernde Aufstand im Sudan hat wie auch Gehe's Handelsbericht hervorhebt, in den letzten Zeiten die Zufuhren aus Ostafrika auf unbedeutende Kleinigkeiten beschränkt und den Import grosser Mengen von indischem und australischem Gummi veranlasst. Senegalgummi, welches über Bordeaux auf den deutschen Markt kommt, steht aus gleichem Grunde hoch im Preise. Hamburg importirte im Jahre 1882 über 400 000 kg und 1883 nur 297 000 kg Gummi.

Prüfung: Die Güte des sogenannten arabischen Gummi ist ersichtlich aus der Farbe, der Durchsichtigkeit und vollkommenen Löslichkeit in Wasser. Einen Dextringehalt des gepulverten oder gelösten Gummi weist das Verhalten zu Fehling's Lösung nach. Eine Probe in wässriger Lösung mit dem gleichen Volum Fehling'scher Lösung gemischt und im Wasserbade erwärmt, verräth das Vorhandensein von Dextrin durch eine mehr oder weniger starke Reduction von rothem Kupferoxydul, während reines Gummi kaum oder gar nicht reducirend wirkt. Um in Lösungen den Gummigehalt zu bestimmen, fällt man am zweckmässigsten nach Holdermann aus den angesäuerten Lösungen mittelst absolutem Alcohol die Arabinsäure und bestimmt dieselbe. Vergleichende Versuche mit Lösungen von bestimmtem Gummigehalt dienen als Massstab.

Verwendung: In der Medicin wird Gummi arabicum als reizmilderndes und einhüllendes, rein mechanisch wirkendes Arzneimittel benutzt und pharmaceutisch zur Herstellung von Emulsionen, Mixturen, Pulvern und Pillen gebraucht. Technisch dienen die reinsten und weissen Sorten zu Appreturen von Seidewaaren und Spitzen und werden ausserdem in der Liqueurfabrication angewendet. Geringere Sorten finden als Klebemittel und zur Fabrication von Zündhölzchen, zur Herstellung gewöhnlicher Appreturen und von Zeugdruck sowie zur Bereitung von Wasserfarben ausgedehnte Verwendung. Die geringsten Sorten werden in der Tintenfabrication verwerthet.

Präparate: Mit Hülfe von Gummi arabicum werden nach der **R. Ph.** Emulsiones oleosae, Mucilago Gummi arabici, Pulvis gummosus und Vinum camphoratum angefertigt.

Catechu.

Catechu.

Das Catechu, ein eingetrockneter Pflanzensaft, wurde in Europa zuerst im 16. Jahrhundert bekannt und war bereits im folgenden in deutschen Apotheken anzutreffen. Erst in unserem Jahrhundert, seitdem es medicinische und auch technische Verwerthung gefunden hat, wird es in grösseren Mengen eingeführt. Die **R. Ph.** nennt als Stammpflanzen eine Mimosacee und eine Rubiacee des östlichen Asiens. Die eine ist *Acacia Catechu* Willdenow, Bschr. Lrs. Pf. 549; Abb. Bg. u. S. VI e; Btl. a. Tr. 95; Ha. VII. 48; N. v. E. 337, eine Mimosacee von 10 m Höhe, welche sowohl in Vorder-, Mittel- wie Hinterindien, im Himalaya und auf Ceylon wächst. Die zweite ist *Uncaria Gambir* Roxburgh = *Nauclea Gambir* Hunter, Bschr. Lrs. Pf. 615; Abb. Btl. a. Tr. 139; Ha. X. 3; N. v. E. suppl. I. 7, ein kletternder Strauch aus der Familie der Rubiaceen, welcher Hinterindien und kleinen, holländischen Inseln zwischen dieser Halbinsel und Sumatra angehört und von den Holländern in grosser Ausdehnung angebaut wird. In Bengalen, Mysora und Gudscherat wird auch aus dem Holze von *Acacia Suma* Kurz, Bschr. Lrs. Pf. 551, einer Mimosacee, welche zugleich im tropischen Ostafrika heimisch ist, Catechu dargestellt. Die **R. Ph.** macht keinen Unterschied zwischen dem Acacien- und dem Gambir-Catechu, obgleich beide Extracte im Grosshandel durchaus voneinander getrennt werden.

Gewinnung und **Aussehen:** Das Acacien-Catechu wird in Pegu aus dem dunkelrothen Kernholz der genannten Mimosaceen in der Weise dargestellt, dass man das zerkleinerte Holz in irdenen Töpfen mit Wasser auskocht. Die Abkochung wird soweit eingedampft, dass sie, sobald sie in flache Körbe, oder auf Matten oder in besondere Formen ausgegossen ist, rasch erstarrt. Nachdem die Masse an der Sonne völlig ausgetrocknet ist, wird sie in Matten oder Säcke oder Kisten verpackt und als Terra Catechu in den Handel gebracht. Die erste Ausgabe der Reichspharmacopoe nannte es allerdings auch Terra japonica, während im Handel die letztere Bezeichnung für Gambir-Catechu festgehalten wird.

Das Acacien-Catechu stellt grosse, rauhe und matt dunkelbraune

Blöcke oder Stücke dar, welche hart und spröde sind, einen grossmuscheligen, harzglänzenden, dunkelschwarzbraunen, stellenweise röthlichen oder leberfarbigen Bruch zeigen, häufig von Blättern durchsetzt sind und ein bald gleichmässig dichtes, bald mehr oder weniger blasiges, in ganz frischer Waare bisweilen noch etwas weiches Innere zeigen. Mit Wasser zerrieben erweist es sich unter dem Mikroskop sehr reich an feinen Krystallnadeln. Es gibt ein röthlichbraunes Pulver, ist geruchlos und schmeckt stark zusammenziehend und nachträglich etwas süsslich.

Das Gambir-Catechu, die Terra japonica des Handels, ist erst seit Anfang unseres Jahrhunderts in Europa bekannter geworden. Nach Jagor's Mittheilungen wird es aus den Blättern und jungen Spitzen des Gambirstrauches gewonnen. Zu diesem Zwecke werden dieselben 3 bis 4 Mal im Jahre gesammelt und sogleich wiederholt ausgekocht und ausgepresst. Das Decoct lässt man zu dicklicher Consistenz einkochen und giesst es nach hinreichender Abkühlung in flache Holzkästen. Wenn es dann genügend erstarrt ist, schneidet man es in 2,5—3 cm hohe Würfel und lässt dieselben an einem schattigen Platze völlig austrocknen. Neuerdings wird das Gambir, um eine möglichst trockne Waare herzustellen, in Blöcke gepresst. Indess kommt sowohl Würfel- wie Blockgambir nach Europa.

Die Würfel sind auffallend leicht und zerreiblich, zeigen eine matt rothbraune und körnige Oberfläche oder den Abdruck irgend eines Gewebes, auf welchem sie getrocknet worden sind. Ihre Bruchfläche ist gelblich bis braun, locker und oft kleinblasig porös. Unter dem Mikroskop erscheinen kleine Splitter aus feinen Krystallnadeln zusammengesetzt. Gambir ist geruchlos, schmeckt stark zusammenziehend, etwas bitter und nachträglich süsslich.

Chemie: Catechu von Acacien sowohl wie von Gambir ist in kaltem Wasser nur zum Theil löslich und liefert dabei einen weisslichen Bodensatz von Catechin und eine dunkelbraune Lösung von Catechugerbsäure. Kochendes Wasser gibt eine trübe, schwach sauer reagirende braunrothe Lösung. Weingeist löst das Catechu beim Erwärmen abgesehen von fremden Beimischungen vollständig, beim Erkalten scheidet sich Catechin krystallinisch ab. Bestandtheile des Catechu sind etwa 50 pc. Catechugerbsäure, Catechin, etwas Quercetin, Extractivstoffe, Wasser und 6 pc. Asche, welche durch fremde Zusätze, z. B. kohlensaures Eisen, auf 60—70 pc. sich steigern kann. Bei trockner Destillation liefert es Brenzcatechin (S. 40), und beim Schmelzen mit Kalihydrat Phloroglucin (S. 40) und Protocatechusäure (S. 40).

Das Catechin, $C^{21}H^{20}O^{9} + 5\,H^{2}O$, auch Catechusäure und Tanningensäure genannt, krystallisirt in weissen, seideglänzenden Nadeln, welche zusammenziehend schmecken, wasserfrei bei 160—165° C. schmelzen, in kaltem Wasser sehr schwer (1 : 1200 Th.), leicht und mit sehr schwach saurer Reaction in heissem Wasser löslich sind. In alkalischer Lösung nimmt es Sauerstoff auf und wird dunkelschwarz, in Kalicarbonatlösung roth gefärbt. Oxydhaltiges Ferrosulfat färbt die wässrige Lösung blaugrün bis blauschwarz, Eisenchloridlösung intensiv grün. Leim- und Alcaloidlösungen werden durch Catechin nicht gefällt, wohl aber Eiweisslösungen. Silber-, Gold-, Platin- und Quecksilbersalze werden reducirt. Auf 160° C. erwärmt geht Catechin in Catechugerbsäure über. Bei trockner Destillation gibt es Brenzcatechin (S. 40) und mit schmelzendem Aetzkali Phloroglucin (S. 40) und Protocatechusäure (S. 40). Im Gambircatechu will Gautier drei Catechine von etwas verschiedener Zusammensetzung und verschiedenem Schmelzpunkt gefunden haben.

Die Catechugerbsäure ist eine röthlich gelbe, amorphe Masse von zusammenziehendem Geschmack, welche sich leicht in Wasser, in Alcohol, in Aetheralcohol, wenig in Aether löst. Sie fällt die Lösungen von Alcaloiden, Eiweiss und Leim und verbindet sich mit thierischen Häuten zu Leder. Ihre wässrige Lösung wird durch Eisenchlorid schmutziggrün, durch Natriumacetat enthaltende Eisenchloridlösung graublau, durch Kupferacetat gelbbraun, durch Zinkacetat gelblichweiss, durch Kaliumbichromat rothbraun gefällt. In wässriger Lösung an der Luft gekocht zersetzt sie sich und scheidet braunrothe Flocken ab. Mit verdünnten Säuren behandelt wird sie wahrscheinlich unter Bildung von Traubenzucker zersetzt. Weitere Zersetzungsprodukte wie Catechuretin, Catechuretinhydrat und Oxycatechuretin u. a. m. sind bis jetzt nur ungenau gekannt.

Das Quercetin, $C^{24}H^{16}O^{11} + xH^{2}O$, krystallisirt in gelben, mikroskopischen Nadeln, welche geruchfrei sind und bitter schmecken. Rasch auf 250° C. erhitzt schmelzen sie unzersetzt, bei höheren Hitzegraden sublimiren sie unter theilweiser Zersetzung. Sie lösen sich kaum in kaltem, wenig in kochendem Wasser, in 230 Th. kaltem und in 18 Th. kochendem, absolutem Weingeist, sehr wenig in Aether. Verdünnte Aetzalkalien und Ammoniak lösen es leicht mit gelber Farbe. Seine alcoholische Lösung wird durch Eisenchlorid dunkelgrün und beim Erwärmen roth. Mit Salpetersäure gekocht gibt es Oxalsäure und etwas Pikrinsäure. Beim Schmelzen mit Aetzkali entstehen zuerst Phloroglucin und Quercetinsäure, und bei fortgesetztem Schmelzen Quercimerinsäure und Paradiscetin, schliesslich wird nur Protocatechusäure und Phloroglucin erhalten. Da dieses letztere nach Gautier verschieden sein soll von dem Phloroglucin (S. 40), welches Hlasiwetz aus Phloridzin dargestellt hat, wird es auch Querciglucin genannt. In alkalischer Lösung mit Natriumamalgam erwärmt, zerfällt es in Phloroglucin und zwei krystallisirende Säuren von der Formel $C^{13}H^{12}O^{5}$ und $C^{7}H^{8}O^{3}$. In saurer Lösung wird es durch Natriumamalgam in Paracarthamin, einen rothen Körper, umgesetzt, welcher durch Alkalien grün gefärbt wird und sich leicht in Quercetin zurückbildet. Am leichtesten wird Quercetin erhalten durch Spaltung des Quercitrin, des Farbstoffes der Quercitronrinde.

Die Quercetinsäure, $C^{15}H^{10}O^{7} + 3\,H^{2}O$, krystallisirt in feinen, seideglänzenden Nadeln von herbem Geschmack, welche beim Erhitzen theilweise sublimiren, an der Luft verwittern, sich wenig in kaltem, leichter und mit saurer Reaction in kochendem Wasser, in Alcohol und Aether lösen.

Die Quercimerinsäure, $C^8H^6O^5 + H^2O$, krystallisirt in Körnern oder Prismen und löst sich in Wasser, Alcohol und Aether.

Das Paradiscetin, $C^{15}H^{10}O^6$, krystallisirt in gelben Nadeln, welche sich in warmem Weingeist lösen und beim Abkühlen daraus anschiessen. Ihre alcoholische Lösung wird durch Eisenchlorid violett.

Das Quercitrin, $C^{36}H^{38}O^{20} + 3H^2O$, auch Quercitrinsäure und Quercimelin genannt, ist zuerst aus der Rinde von *Quercus tinctoria* Willdenow, Bschr. Lrs. B. II. 502; Abb. Ha. XII. 46, der Quercitronrinde, dargestellt. Es krystallisirt in gelben Tafeln, welche bei 160—200° C. schmelzen, geruchlos sind und bitter schmecken. Es löst sich sehr wenig in kaltem, etwas leichter und mit neutraler Reaction in siedendem Wasser, in 25 Th. kaltem und 4 Th. kochendem, absolutem Alcohol, sehr leicht in wässrigen Alkalien und Ammoniak. Eisenchlorid färbt die wässrige und alcoholische Lösung dunkelgrün. Bei trockner Destillation liefert es ausser empyreumatischen Producten auch ein Sublimat von Quercetin und durch verdünnte Mineralsäuren wird es in Quercetin und Isodulcit gespalten.

Handel: Acaciencatechu wird nicht so reichlich dargestellt wie das etwas werthvollere Gambircatechu. Nach Flückiger und Hanbury wurden 1879 aus Rangun, dem Hafen von Pegu, 4400 Tonnen Pegucatechu nach Europa und 5898 Tonnen nach Ostindien verladen. Gambircatechu wird von Malacca nach Singapore gebracht und von hier weiter nach Europa u. s. w. verschifft. Hamburg erhielt 1883 etwa 2 439 600 kg Pegu- oder Acaciencatechu und 2 994 200 kg Gambircatechu.

Verwendung: Catechu wird in der Medicin als Adstringens gebraucht, findet aber seine Hauptverwerthung in der Technik zum Gerben und Färben.

Präparate: Nur die Tinctura Catechu ist officinell.

Gutta Percha.

Guttapercha.

Guttapercha ist der höchst werthvolle Bestandtheil des Milchsaftes ostindischer Bäume aus der Familie der Sapotaceen. Erst 1842—43 ist derselbe nach Europa gekommen, aber hier sehr bald unentbehrlich geworden. Der ursprünglich und hauptsächlich zur Gewinnung des Milchsaftes benutzte Baum ist *Isonandra Gutta* Hooker = *Dichopsis Gutta* Bentham et Hooker, Bschr. Lrs. Pf. 560; Abb. Btl. a. Tr. 167, welcher auf der malayischen Halbinsel und den benachbarten Inseln heimisch ist. Ausser diesem liefern noch zahlreiche andere Bäume derselben Familie, von welchen *Dichopsis polyantha* Bentham,

Dichopsis obovata Clarke, *Payena Maingayi* Clarke, im Süden von Hinterindien und den zunächst gelegenen Inseln, ferner *Ceratophorus Leerii* Miquel auf Sumatra, Java und anderen Inseln wild wachsen, denselben vielseitig gebrauchten Pflanzenstoff. Die **R. Ph.** verlangt nur das Guttaperchapapier.

Gewinnung und **Aussehen:** Die Malaien fällten früher, um den Milchsaft zu sammeln, schonungslos die bis 25 m hohen Bäume. Da aber dieses rücksichtslose Verfahren zur Ausrottung der Bäume zu führen drohte, beutet man dieselben jetzt schon seit langer Zeit in ähnlicher Weise wie die Kautschukbäume (S. 534) aus, und diese Art der Saftgewinnung lässt sich an ein und demselben Baume Jahre hindurch fortsetzen. — Der frisch gesammelte Guttaperchasaft wird, so wie er zu erstarren beginnt, was sehr rasch der Fall ist, unter Wasser zu dichten Blöcken von verschiedener Grösse und Form geknetet. Diese rohe Guttapercha kommt in harten, röthlichbraunen, oft marmorirten Blöcken von 10—20 kg uud mehr Gewicht nach Europa. Sie ist gewöhnlich mit Rinden- und Holzstückchen, häufig auch mit Erde und Steinchen verunreinigt und wird deshalb in Europa gereinigt. Zu diesem Zwecke wird sie in kleine und feine Stücke zerschnitten und in warmem Wasser zerdrückt und ausgeknetet und nach dem Trocknen durch Maschinen bei erhöhter Temperatur in dichte, luftfreie Platten oder Stücke verschiedener Form gepresst. Diese gereinigte Guttapercha ist amorph, gelb bis braun und zäh, in dicker Schicht undurchsichtig, in dünner durchscheinend, fühlt sich fettig an, erweicht bei 50° C., lässt sich bei einer Temperatur von 50—80° C. in beliebige Formen pressen und zu papierdünnen Blättern auswalzen. In der Wärme entwickelt Guttapercha einen dem Kautschuk ähnlichen Geruch. Geschmack besitzt sie bei gewöhnlicher Temperatur nicht.

Chemie: Gereinigte Guttapercha sinkt, wenn sie ganz luftfrei ist, in Wasser unter, auf 100° C. erwärmt, wird sie klebrig und schmilzt unter theilweiser Zersetzung bei 150° C. Wasser löst die Guttapercha nicht auf, sondern macht sie bei Siedehitze nur klebrig und fadenziehend. Von absolutem Aether und Aether von 0,724—0,728 spec. Gew. wird sie nur zum Theil gelöst. Chloroform, Schwefelkohlenstoff, Benzin, Petroleum, Terpenthinöl lösen sie besonders beim Erwärmen vollständig. Aetzlaugen, verdünnte Mineralsäuren, auch Fluorwasserstoffsäure und Salzlösungen greifen Guttapercha nicht an, aber concentrirte Schwefelsäure und concentrirte Salpetersäure zerstören sie. Die gereinigte Guttapercha besteht aus 80—85 pc. eines Kohlenwasserstoffes, $C^{20}H^{32}$, Gutta genannt, aus zwei sauerstoffhaltigen Verbindungen Alban und Fluavil, etwas Fett, flüchtigem Oel, Farbstoff und 3—4 pc. Asche.

Guttapercha ist ein schlechter Leiter für Wärme und Electricität. Durch Reibung wird sie negativ electrisch. Unter dem Einfluss von Luft und Licht oxydirt sie sich unter Entwickelung eines eigenthümlichen Geruchs, wird bröcklig und löslich in Alcohol und Kalilauge. Unter Wasser und vor Licht geschützt lässt sie sich ohne Veränderung aufbewahren. Bei trockner Destillation liefert sie dieselben Kohlenwasserstoffe wie der Kautschuk (S. 538). Mit Schwefel lässt sie sich verbinden und ähnlich wie Kautschuk vulcanisiren und auch härten. Durch Vulcanisiren wird Guttapercha widerstandsfähiger gegen höhere Temperaturgrade, und gehärtete Guttapercha verhält sich ähnlich wie Hartgummi. Um der Guttapercha grössere Elasticität zu verleihen, mischt man sie in wechselnden Verhältnissen mit Kautschuk, und um sie zugleich weniger brüchig zu machen, hat man nach Fleury's Vorgang aus einer Mischung von 9 Th. Guttapercha und 1 Th. Campher eine sehr elastische Masse dargestellt, welche sich namentlich zur Herstellung von chirurgischen Instrumenten eignet.

Die Gutta, $C^{20}H^{32}$, stellt getrocknet ein weisses Pulver dar, welches bei 100° C. vollkommen durchsichtig wird, bei 150° schmilzt und höher erwärmt sich zersetzt. Sie löst sich leicht in Schwefelkohlenstoff und Chloroform, nur wenig in Benzol und Terpenthinöl, gar nicht in Weingeist und kaltem Aether. An der Luft oxydirt sie sich unter Bildung von Ameisensäure u. a. m. Dargestellt wird sie durch Ausfällen der entfärbten Chloroformlösung der gereinigten Guttapercha mittelst Alcohol oder indem man die mit Wasser und Salzsäure gereinigte Guttapercha in kochendem Aether löst und die beim Erkalten sich ausscheidende Gallerte mit kaltem Aether und Weingeist gut auswäscht, auf 100° C. erhitzt und trocknet.

Das Fluavil, $C^{20}H^{32}O$, bildet eine citronengelbe, amorphe, brüchige Masse, die bei 50° C. weich wird und bei 100—110° schmilzt, sich in kaltem, besser in kochendem absolutem Alcohol, leicht in Aether, Chloroform, Schwefelkohlenstoff, Benzol und Terpenthinöl, dagegen nicht in Wasser, auch nicht in verdünnten Säuren und nicht in Alkalien löst.

Das Alban, $C^{20}H^{32}O^{2}$, wird durch kochenden, absoluten Alcohol der gereinigten Guttapercha entzogen und krystallisirt beim Erkalten aus der alcoholischen Lösung in mikroskopisch kleinen Blättchen. Diese schmelzen bei 140° C., lösen sich nicht in Wasser und auch nicht in wässrigen Säuren, noch in verdünnten Alkalien, reichlich dagegen in kochendem, absolutem Alcohol, leicht in Aether, Chloroform, Schwefelkohlenstoff, Benzol und Terpenthinöl.

Verwechselungen: Wie Guttapercha wird ein ähnlicher Pflanzenstoff gebraucht, welcher den Namen Balata führt und aus dem Milchsaft der südamerikanischen Sapotacee, *Sapota Mülleri* Bleck., dem Bully-tree Guiana's gewonnen wird. Der aus Einschnitten, welche in die Rinde der Stämme gemacht werden, reichlich ausfliessende Milchsaft wird in Holzgefässen gesammelt, in welchen sich die Balata in kurzer Zeit als eine weissliche oder röthliche, stark schwammige Masse abscheidet. Sie ist gewöhnlich mit Holz- und Rindenstückchen verunreinigt und wird in ähnlicher Weise wie Guttapercha gereinigt und zu grossen Platten ausgewalzt in den Handel gebracht. Die Handelswaare ist eine zähe, aber sehr biegsame und elastische Masse, welche durch Reibung electrisch wird und für Wärme und Electricität ein äusserst schlechter Leiter ist. Geschmack entwickelt sie beim Kauen nicht, schwach erwärmt riecht sie wie Guttapercha. Auch in den Löslichkeitsverhältnissen stimmt sie mit derselben überein. Bei 50° C. wird sie knetbar und schmilzt bei 150° C. Sie besteht auch aus reiner Gutta und einem in siedendem Alcohol löslichen, farblosen Harz, einem Farbstoff, etwas flüchtigem Oele und anorganischen Beimengungen. Gegen Säuren und Alkalien verhält sie sich wie Guttapercha und lässt sich auch wie diese vulkanisiren.

Handel: Guttapercha wird von Singapore theils direct, theils über London und ausserdem auch von den Sundainseln über Holland nach Deutschland gebracht. Balata wird aus britisch Guiana nach England verschifft und wie Guttapercha verhandelt. Hamburg erhielt im Jahre 1883 über 200 000 kg Guttapercha.

Prüfung: Gereinigte Guttapercha muss bis auf einen sehr geringen Rückstand in Chloroform löslich sein, während sie an absoluten Alcohol nur sehr wenig abgeben darf. Bei gewöhnlicher Temperatur soll sie zähe, wenig elastisch und nicht bröcklig sein, bei 25°—30° C. biegsam, bei 50° C. weich und bei 60—70° C. knetbar werden. Schwefel lässt sich in vulkanisirter Guttapercha leicht constatiren, wenn man die Guttapercha mit rauchender Salpetersäure behandelt, den Rückstand der verdunsteten, salpetersauren Lösung mit salzsäurehaltigem Wasser aufnimmt und in der filtrirten Lösung durch Chlorbaryum einen starken Gehalt an Schwefelsäure nachweist. Man kann aber auch die zu untersuchende Probe mit Kalilauge auskochen und den mit Wasser verdünnten Auszug mit Nitroprussidnatrium versetzen. Die dadurch bewirkte purpurrothe Färbung verräth die gelösten Schwefelalkalien.

Verwendung: Eine Auflösung von 1 Th. gereinigter Guttapercha in 20 Th. Chloroform ersetzt unter dem Namen Traumaticin das Collodium. Gereinigte und gebleichte Guttapercha liefert das Material zur Anfertigung künstlicher Zähne und Gebisse. Gereinigte Guttapercha wird zur Herstellung von allen möglichen Utensilien und Apparaten für die chirurgische Behandlung von Kranken verwendet. Technisch wird sie zu Treibriemen von Maschinen, zu Röhren, Schläuchen, Geschirren, Behältern u. a. m. verarbeitet. Vulkanisirte Guttapercha dient wie Kautschuk allen möglichen Zwecken.

Präparate: Gereinigte Guttapercha zu durchscheinend dünnen Blättern ausgewalzt, bildet die officinelle Percha lamellata, das Guttaperchapapier der **R. Ph.** Dasselbe muss rothbräunlich und sehr elastisch, aber weder leicht spaltbar, noch leicht zerreisslich und nicht klebend sein.

Benzoë.

Benzoë.

Die Benzoë ist der Harzsaft von *Styrax Benzoïn* Dryander = *Benzoïn officinale* Hayne, einem Baume mit mannsdickem Stamme aus der Familie der Styraceen, welcher auf den Sundainseln und in Hinterindien heimisch ist und daselbst auch eine sorgfältige Cultur geniesst. Bschr. Lrs. Pf. 562; Abb. Bg. u. S. IX. f.; Btl. a Tr. 169; Ha. XI. 24; N. v. E. 211; Pl. 342. Das Benzoëharz scheint erst im 15. Jahrhundert nach Europa gekommen zu sein. Damals übersandte dasselbe der ägyptische Sultan dem Dogen von Venedig als sehr seltnes und werthvolles Geschenk, aber schon im 16. Jahrhundert war Benzoë von Sumatra sowohl wie aus Siam eine ganz bekannte Waare des italienischen und portugiesischen Handels und auch bereits in Deutschland eingeführt. Die braunschweiger Apothekenregister von 1521—28 enthalten die Benzoë unter der Bezeichnung Asa dulcis. Um 1550 war der Preis des überreichlich vorräthigen Harzes schon ein geringer. Das 17. Jahrhundert kannte und benutzte auch bereits als Flores Benzoës die durch Sublimation dargestellte Benzoësäure, welche neben Benzoë auch heute noch in Deutschland officinell ist. Die **R. Ph.** schreibt aber keine bestimmte Benzoë vor, so dass jetzt vorzugsweise die billigere Sumatrabenzoë benutzt wird.

Gewinnung und **Aussehen:** Auf Sumatra, Penang und benachbarten Inseln werden die cultivirten Bäume von ihrem 7. Jahre an bis etwa zum 20. ausgebeutet. Der Harzsaft, welcher sich nach Wiesner l. c. 142 vorzugsweise in der Rinde, Abb. Möller l. c. 202, aber auch in den Markstrahlen des Holzes bildet, fliesst aus Einschnitten, die viermal jährlich in die Rinde gemacht werden und erstarrt rasch. Je jünger der Baum, um so schöner und werthvoller ist die Benzoë. Aeltere Bäume liefern ein mehr bräunliches, geringwerthiges Harz. Sie werden deshalb gefällt und ihr Holz zur Gewinnung einer meist sehr verunreinigten Benzoësorte benutzt. Die rohe Benzoë wird in Blöcken, sogenannten Tampangs, nach den Häfen von Sumatra geschafft. Hier lässt man sie in der Sonne oder in warmem Wasser soweit erweichen, dass sie ohne Raumverlust in Kisten verpackt werden kann. — In Siam wächst der Benzoë-Baum, welcher vielleicht von dem sumatranischen etwas verschieden ist, bis in die nördlichen Laosstaaten hinein. Im April und Mai wird nach der Beobachtung von Hilcks von den Eingeborenen die Rinde der Bäume an verschiedenen Stellen mit Einschnitten versehen, aus welchen nach kurzer Zeit der Harzsaft in Menge hervortritt, rasch erhärtet und entweder abgelöst, oder, falls er herabgefallen, von dem möglichst rein gehaltenen Erdboden aufgelesen wird. Nach älteren Angaben von Schomburgk soll in Siam auch in der Weise Benzoë gesammelt werden, dass man die Rinde der Bäume (durch Klopfen?) lockert und später das zwischen letzterer und dem Holze ergossene und erhärtete Harz nach Entfernung der Rinde wegnimmt. Die rohe Benzoë wird in Tragkörben auf Ochsen nach dem Menam geschafft und dann nach Bangkok verschifft, von wo die Droge zunächst nach Singapore gelangt.

Gute Sumatrabenzoë, sogenannte Mandelbenzoë, Benzoë amygdaloides s. electa, ist spröde und bildet unregelmässig geformte Bruchstücke von schwach grauröthlichem Aussehen. Dieselben bestehen hauptsächlich aus weissen, wachsglänzenden, mehrere Centimeter langen, ovalen und etwas kantigen Körnern oder Mandeln, welche durch eine röthlichgraue oder graubräunliche, rauhe, fett glänzende mehr oder weniger poröse Grundsubstanz verklebt sind. Weniger gute Waare zeigt viel weniger Thränen oder Mandeln dagegen weit mehr Grundsubstanz und die geringste Sorte besteht fast nur aus der leicht zerreiblichen und graubräunlichen Grundsubstanz, welche nur wenige und jedenfalls nur sehr kleine, hellere Körner einschliesst. Sumatrabenzoë riecht nicht sehr stark, aber angenehm, mehr nach Storax als nach Vanille und schmeckt gewürzhaft und zugleich kratzend. Zwischen den Zähnen gekaut zerfällt sie zunächst pulverig, bildet aber bei längerem Kauen eine weiche, an den Zähnen haftende, knetbare Masse.

Siambenzoë ist höher geschätzt. Sie kommt einmal als Benzoë in granis vor und dann in ähnlichen Massen wie die Benzoë von Sumatra. Die erstere ist die reinste Sorte und besteht aus einzelnen, etwa 2—3—5 cm langen, gerundet kantigen, harzglänzenden, orange- oder braunrothen Körnern, deren frischer, grossmuscheliger, fettglänzender Querbruch eine dünne, röthlichbraune Rindenschicht und ein milch- oder grauweisses Innere zeigt. Das letztere wird an der Luft röthlich und die Rinde dunkelt auch nach. Die geringe Sorte ist zwar der Sumatrabenzoë ähnlich, unterscheidet sich aber doch dadurch leicht, dass sie dicht, spröde und brüchig, glänzend und dunkelbraunroth oder bernsteinbraun ist. Unter dem Mikroskop zeigen sowohl die Thränen wie die Grundmasse Krystalle von Benzoësäure. Siambenzoë besitzt einen stärkeren Geruch nach Vanille. Ihr Geschmack ist gleichfalls aromatisch und kratzend. — Mit Rinden- und Holztheilen ist sowohl die Siam- wie die Sumatrabenzoë verunreinigt.

Chemie: Benzoë ist in Wasser unlöslich, gibt aber an kochendes

Wasser Benzoësäure ab. Die Thränen oder Mandeln der Sumatrabenzoësäure schmelzen bei 85° C., die Grundsubstanz bei 95° C., die Mandeln der Siambenzoë schon bei 75° C. In 5 Th. Alcohol ist Benzoë bis auf Verunreinigungen löslich. Die Lösung reagirt sauer, wird durch Eisenchlorid braungrün gefärbt und durch Wasser milchig getrübt. Conc. Schwefelsäure löst Benzoë mit rother Farbe und allmählich zugesetztes Wasser veranlasst die krystallinische Ausscheidung von Benzoësäure. Die Droge besteht aus 70—80 pc. amorphen Harzen, 14—18, bisweilen selbst 24 pc. freier Benzoësäure, neben und statt welcher in manchen Sorten Zimmtsäure vorkommt, aus Spuren von ätherischem Oel, Vanillin (S. 279) und Benzoësäure-Benzyläther (S. 573). Mit Kali geschmolzen liefert sie Protocatechusäure (S. 40), Paraoxybenzoësäure und Pyrocatechin (S. 40). Bei trockner Destillation liefert sie ausser anderem Benzoësäure und Styrol (S. 551).

Die Benzoësäure, C^6H^5—CO.OH, welche durch Sublimation aus Benzoë gewonnen wird, ist officinell. Sie ist durch Spuren eines brenzlichen Oeles verunreinigt und bildet nach Forderung der **R. Ph.** undurchsichtige, seideglänzende Nadeln oder Blättchen von gelblicher oder gelblichbrauner Farbe und benzoëähnlichem und zugleich empyreumatischem Geruch. Reine Benzoësäure ist vollkommen geruchlos und krystallisirt aus verdünntem Alcohol in sechsseitigen Säulen. Die officinelle Säure schmilzt bei 120—121° C., sublimirt schon bei 145° C., siedet bei 250° C., geht aber auch mit Wasserdämpfen über. Ihr Dampf wirkt stark reizend auf die verschiedenen Schleimhäute, namentlich der Respirationsorgane. Sie löst sich schwer in 372 Th. kaltem, leicht in 20 Th. siedendem Wasser, auch in 3 Th. Alcohol, 4 Th. Aether, 18 Th. siedendem Schwefelkohlenstoff, auch in Chloroform, Benzol, fetten und ätherischen Oelen. Concentrirte Schwefelsäure löst die Benzoësäure beim Erwärmen ohne Aufbrausen zu einer schwach bräunlich gefärbten Flüssigkeit. In der kalt gesättigten Lösung der Säure erzeugt neutrales Eisenoxydsalz einen gelbrothen Niederschlag von Ferribenzoat, welcher durch Schwefelsäure unter Abscheidung von Benzoësäure zersetzt wird. Bleiacetat und Silbernitrat bringen keine Fällung hervor, wird aber die freie Säure durch Ammoniak gesättigt, so erfolgt Fällung. Reine Benzoësäure bildet mit Chlor Metachlorbenzoësäure, C^6H^4Cl—CO.OH, mit Brom die entsprechende Bromverbindung. Durch Phosphorpentachlorid wird sie in Benzoylchlorid, C^6H^5—COCl, übergeführt, welches einen stechenden Geruch verbreitet und bei 199° C. siedet Natriumamalgam reducirt die Säure zu Benzaldehyd, C^6H^5—COH (S. 408) und weiter zu Benzylalcohol, $C^6H^5—CH^2OH$. Von den Salzen der Benzoësäure ist nur das Natriumbenzoat, Natrium benzoicum, C^6H^5 — COONa + H^2O, officinell. Es krystallisirt in mikroskopisch kleinen Nadeln oder Warzen, welche an der Luft leicht verwittern, sich in Wasser leicht, in Alcohol schwer lösen. Die Benzoësäure wird im menschlichen Organismus in Hippursäure, Benzoylglycocoll, umgesetzt und erscheint als solche im Harn nach innerlichem Gebrauche.

In dem brenzlichen Oele, welches der officinellen Benzoësäure anhaftet, hat O. Jacobsen (Arch. Ph. 1884. 366) folgende Körper nachgewiesen: Benzoësäure-Methyläther, $C^6H^5—COOCH^3$, welcher bei 199° C. siedet, Benzoësäure-Benzyläther, $C^6H^5—COOC^7H^7$ (S. 573), Vanillin, $C^8H^8O^3$ (S. 279), Guajacol,

$C^6H^4.OCH^3.OH$, ein farbloses, aromatisch riechendes Oel von 1,12 spec. Gewicht, welches bei 200° C. siedet, Brenzcatechin, $C^6H^4(OH)^2$ (S. 40), Acetylguajacol, $C^6H^4.O.CH^3.O.C^2H$, Benzoylguajacol, $C^6H^4.OCH^3.O.C^7H^5O$, und Benzophenon, $C^6H^5.CO.C^6H^5$, welches in farblosen, bei 48—49° C. schmelzenden, rhombischen Prismen krystallisirt.

Statt der durch Sublimation dargestellten Benzoësäure wird auf nassem Wege dargestellte Benzoësäure sehr viel im Handel angeboten. Man gibt derselben dadurch, dass man sie nachträglich mit etwas Benzoë sublimirt, den Geruch und das Ansehen der officinellen Säure. Diese sogen. maskirte Säure ist bisweilen mit Zimmtsäure verunreinigt.

Auch Harnbenzoësäure, welche aus dem Harne von Pflanzenfressern durch Zersetzung der Hippursäure (Benzoylglycocoll), $C^9H^9NO^3$ oder $CH^2.NH.C^7H^5O.CO.OH$, dargestellt wird und immer einen unangenehmen Geruch nach Harn hartnäckig festhält, kommt bisweilen zwischen officineller Benzoësäure in den Handel.

Verfälschungen der officinellen Säure werden durch Vermischen mit Hippursäure, Citronensäure, Weinsäure, Salicylsäure, Oxalsäure, Borsäure, Zucker u. a. m. hergestellt.

Die Zimmtsäure, $C^6H^5.CH = CH—CO.OH$ oder $C^9H^8O^2$, Phenylacrylsäure, Acidum cinnamylicum fanden Kolbe und Lautemann 1860 neben Benzoësäure in Siambenzoë und Penangbenzoë. Sie kommt auch in Sumatrabenzoë vor und soll nach Aschoff in dieser bisweilen allein vertreten sein. Sie krystallisirt aus heisser, wässriger Lösung in feinen Nadeln, aus alcoholischer in rhombischen Prismen. Bei 133° C. schmilzt sie und siedet bei 290° unter theilweiser Zersetzung, vorsichtig erhitzt sublimirt sie und mit Wasserdämpfen verflüchtigt sie sich. In kaltem Wasser ist sie wenig, leicht dagegen in heissem löslich. Alcohol löst sie sehr reichlich. Sie ist eine einbasische Säure. Von ihren Salzen sind die Alkalicinnamylate in Wasser leicht, die der alkalischen Erden schwer und die der Schwermetalle gar nicht löslich. Eisenchlorid fällt die in Wasser löslichen Salze mit gelber Farbe. Oxydirende Agentien, wie Chromsäure, Kaliumpermanganat, heisse verdünnte Salpetersäure, führen sie zunächst in Benzaldehyd und bei längerer Einwirkung in Benzoësäure über. Mit Kalihydrat geschmolzen spaltet sie sich in Benzoësäure und Essigsäure. Mit Aetzkalk oder mit Wasser auf 200° C. erhitzt, zerfällt sie in Styrol und Kohlensäureanhydrid. Durch concentrirte Salpetersäure wird die Zimmtsäure in Para- und Orthonitrozimmtsäure übergeführt. Die letztere wird bei der künstlichen Darstellung von Indigblau (S. 559) verwerthet. Fabrikmässig wird die Zimmtsäure durch Erhitzen von Acetylchlorid mit Benzaldehyd oder durch Erhitzen von Benzaldehyd mit wasserfreiem Natriumacetat und Essigsäureanhydrid dargestellt.

Handel: Benzoë kommt aus Siam über Bangkok nach Singapore und von hier nach Europa. Siambenzoë in feinster Qualität gilt für die beste und werthvollste Handelssorte. Sumatra-Benzoë in ausgesuchter Waare ist sehr begehrt und Penangbenzoë steht ihr fast ganz gleich. Geringere Waare wird sowohl aus Siam wie von Sumatra nach Europa eingeführt. Die erstere vorzugsweise über London, die letztere über Amsterdam. Auch auf Singapore wird Benzoë dargestellt und seit den sechziger Jahren bringt Brasilien erhebliche Quantitäten brasilianischer Benzoë in den Handel. Abgesehen von der Provenienz unterscheidet der Drogenhandel Thränen- oder Mandelbenzoë, Benzoë in granis oder amygdaloides und Blockbenzoë, Benzoë in massis.

Prüfung: Aussehen, Geruch und Löslichkeit in Alcohol geben hinreichende Anhaltspunkte zur Beurtheilung der Benzoë. Ihre Brauchbarkeit zur Darstellung der officinellen Benzoësäure ergibt sich aus dem Benzoësäuregehalt, der nicht unter 10 pc. betragen soll. Um letzteren annähernd festzustellen, erwärmt man 25—50 g gepulverte Benzoë zwischen zwei Uhrgläsern, welche durch ein poröses Filtrirpapier von einander getrennt sind, auf dem Sandbade und wägt die sublimirte Benzoësäure. Nöthigenfalls muss die letztere auch auf Zimmtsäure geprüft werden.

Verunreinigungen der käuflichen Benzoësäure durch Zusätze von Zucker oder von oben genannten organischen Säuren lassen sich leicht erkennen, weil die Lösung einer so verfälschten Benzoësäure in concentrirter Schwefelsäure sich schwärzt und schweflige Säure entwickelt. Enthält sie Oxalsäure, so entweicht ausserdem CO und CO^2. Salicylsäure verräth sich in der wässrigen Lösung der Benzoësäure durch die violettblaue Färbung, welche Eisenchlorid veranlasst, während die Lösung unverfälschter Benzoësäure auf Eisenchloridzusatz keine Farbenveränderung zeigt. — Die officinelle Benzoësäure soll, wenn sie zu 0,19 in 5 ccm siedendem Wasser gelöst und nach dem Erkalten mit 16 Tropfen einer $^1/_2$ procentigen Kaliumpermanganatlösung versetzt wird, nach Verlauf von 8 Stunden eine fast farblose Lösung geben, welche einen braunen Bodensatz zeigt. Tritt keine Entfärbung ein, so liegt Harnbenzoësäure oder auf nassem Wege dargestellte oder künstlich aus Toluol dargestellte und maskirte Benzoësäure vor. — Enthält maskirte Benzoësäure aber Zimmtsäure, so tritt Entfärbung ein. Die angegebene Prüfungsmethode hat also nur Beweiskraft, wenn vorher die Abwesenheit der Zimmtsäure constantirt ist. Zu diesem Zwecke lässt die R. Ph. in einem lose verschlossenen Probirröhrchen Benzoësäure mit dem gleichen Gewichte Kaliumpermanganat und 10 Th. Wasser einige Zeit gelinde erwärmen. Ist Zimmtsäure vorhanden, so wird dieselbe zu Benzaldehyd oxydirt und nach dem Erkalten zeigt das geöffnete Röhrchen Geruch nach Bittermandelöl. — Etwa 0,2 g künstlich aus Toluol dargestellte Benzoësäure gibt in 4—5 ccm weingeistiger Lösung auf Zusatz einiger Tropfen Silbernitratlösung eine weisse Trübung. Dieselbe ist bedingt durch einen geringen Chlorgehalt, welcher von Chlorbenzyl, einem Zwischenproduct der künstlichen Benzoësäurefabrication, herrührt. — Bringt man 0,1 g Benzoësäure in 1 ccm Wasser mit so viel Tropfen Ammoniak in Lösung, dass man letzteren riecht, so färbt sich die Probe gelb, wenn die Säure sublimirt war, sie bleibt aber farblos bei krystallisirter und künstlich dargestellter, wenn auch maskirter Benzoësäure (Schlickum Com. 31.)

Sublimirte Benzoësäure kann je nach dem benutzten Darstellungsmaterial mehr oder weniger reich an Zimmtsäure sein. Um letztere zu beseitigen schmilzt man die zimmtsäurehaltige Benzoësäure mit der 2—3 fachen Menge Kalihydrat, bis sich kein Wasserstoff mehr entwickelt. Die Zimmtsäure wird in Kaliumbenzoat und Kaliumacetat übergeführt. Aus der wässrigen Lösung der Schmelze kann die Benzoësäure durch Salzsäure getrennt werden. Wenn die Benzoësäure nur wenig Zimmtsäure enthält, lässt sich letztere in wässriger, angesäuerter Lösung durch Kaliumpermanganat in Benzoësäure überführen. Näheres findet sich bei E. Schmidt l. c. II. 735.

Verwendung: Benzoë wird pharmaceutisch zur Darstellung der Benzoësäure und Benzoëtinctur und ausserdem zum Räuchern benutzt. Die durch brenzliches Oel verunreinigte Benzoësäure wird innerlich als Excitans und Expectorans gegeben. Die reine Säure dient zur Herstellung von antiseptischen Verbandstoffen. Das Natrium benzoicum ist als Antipyreticum empfohlen. Technisch wird das Benzoëharz zur Bereitung wohlriechender Pomaden, Essenzen und Fette gebraucht und die Benzoësäure zur Fabrication von gewissen Anilinfarben und zur Fixirung von Beizen in der Zeugdruckerei und Seidenfärberei u. a. m.

Präparate: Die **R. Ph.** hat nur die Tinctura Benzoës, das durch Sublimation dargestellte Acidum benzoicum und das Natrium benzoicum aufgenommen.

Oleum Olivarum.

Olivenöl.

Der Oelbaum, *Olea europaea* L., aus der Familie der Oleaceen war bereits im grauen Alterthum bekannt und geschätzt. Bschr. Lrs. Pf. 566; Abb. Bg. u. S. XXXIIIb; Btl. a. Tr. 172; Ha. X. 20; N. v. E. 212; Pl. 11. In Asien, wahrscheinlich in Palästina, vermuthet man seine ursprüngliche Heimath. Jedenfalls muss er schon in sehr frühen Zeiten nach Afrika und Europa gekommen sein und sich in dem ganzen Ländergebiete des Mittelmeeres eingebürgert haben. Die alten Aegypter des 17. Jahrhunderts vor unserer Zeitrechnung, die alten Hebräer, die Griechen und Römer schätzten den Baum und das Oel seiner Früchte, welches letztere sicher schon im 8. Jahrhundert nach Chr. von den südlichen Ländern Europas den nördlicheren zugeführt wurde. Im 16. Jahrhundert gelangte der Oelbaum nach Peru, wo er gut gedeiht und sich südwärts bis Santiago und Chile verbreitet. Während des 18. Jahrhunderts ist er in Californien angepflanzt worden, wo er sich in neuester Zeit einer sehr sorgsamen Cultur erfreut. In der alten Welt wird jetzt in allen Mittelmeerländern zum Zweck der Oelgewinnung *Olea europaea sativa* Hoffmannsegge und Link in einigen vierzig Spielarten cultivirt. Die **R. Ph.** verlangt das in der Kälte ausgepresste bessere und ein geringeres Olivenöl. Jenes nennt sie kurzweg Oleum Olivarum, das letztere Oleum Olivarum commune.

Gewinnung: Die Steinfrucht des Oelbaums, die Olive, ist von kugeliger oder ovaler Gestalt und 2,5—4 cm lang, stumpf oder zugespitzt und je nach der Varietät schwärzlich, veilchenblau, röthlich, grün oder weisslich. Sie wird in Italien und Südfrankreich theils vor völliger Reife von October bis December, theils völlig reif bis in den Mai geerntet, indem man sie entweder mit der Hand abpflückt oder mit Stangen abschlägt oder die abgefallenen Früchte aufliest. Die unreife Olive ist reich an Mannit, welcher während der Reifezeit verschwindet. Die reife Frucht enthält statt dessen in dem Parenchym des Fruchtfleisches 30—50, bisweilen selbst 70 pc. fettes Oel. Um dieses zu gewinnen sind sehr verschiedene Methoden im Gebrauch, die aber im Wesentlichen darauf hinauslaufen, dass die zerkleinerten Oliven kalt ausgepresst und die Pressrückstände entweder warm ausgepresst oder mit Schwefelkohlenstoff erschöpft werden.

Das feinste Speiseöl, das echte, sogenannte Jungfernöl des italienischen und französischen Handels, welches gar nicht in den Drogenhandel kommt, wird aus geschälten und entkernten Früchten dargestellt. Zu diesem Zwecke pflückt man reife Früchte mit der Hand und lässt sie zunächst zum Nachreifen auf Tüchern ausgebreitet einige Tage an der Sonne liegen. Danach wird jede Olive sorgfältig geschält, das Fruchtfleisch entkernt, in besonderen Mörsern zerstossen, in Leinwand eingeschlagen und durch Zusammendrehen derselben ausgepresst. Das in dieser umständlichen Weise gewonnene Oel lässt man in verschlossenen Gefässen an einem kühlen Orte ruhig stehen bis es sich geklärt hat und reinigt es schliesslich noch durch Filtration.

Das bessere Olivenöl unseres Handels, auch Provenceröl genannt, ist durch kaltes Auspressen der Oliven hergestellt. Im südlichen Frankreich und im nördlichen und südlichen Italien werden die Früchte zermalen, die breiige Masse in Säcke gefüllt und in diesen mittelst Spindelpressen langsam und unter geringem Druck kalt ausgepresst. Das abfliessende Oel ist von feiner Qualität und wird nach gehöriger Klärung mitunter auch als Jungfernöl in den Handel gebracht. Die Pressrückstände, welche noch reichlich Oel enthalten, kommen, nachdem sie zerkleinert und mit kaltem Wasser aufgeweicht worden sind, zum zweiten Mal unter die Presse und das hierbei ausfliessende Gemisch nehmen grosse Behälter auf, in welchen sich das Oel allmählich auf der Oberfläche des Wassers sammelt und von Zeit zu Zeit abgeschöpft wird. — Die Rückstände der zweiten kalten Pressung, welche immer noch ölhaltig sind, werden mit warmem Wasser aufgeweicht und dem erhöhten Druck erwärmter, hydraulischer Pressen ausgesetzt. Das hierdurch erzielte geringere Oel ist mehr oder weniger trübe und nicht mehr als Speiseöl zu verwerthen.

Eine zweite Methode, welche den Vortheil einer grösseren Oelausbeute gewährt, schichtet zunächst die geernteten Oliven in Haufen und lässt sie einen nur kurze Zeit dauernden Gährungsprocess durchmachen. Dann werden sie stark ausgepresst und das Oel wie vorher gesammelt. Die Pressrückstände geben bei nachfolgender Behandlung mit warmem Wasser und nochmaliger Pressung immer noch eine gewisse Menge Oel.

In Italien dienten und dienen zum Theil auch noch die Rückstände der warmen Pressung als Feuerungsmaterial, während man in Frankreich daraus das sogenannte Höllenöl gewinnt, indem man die Pressrückstände in tiefen, mit Wasser halb angefüllten Cysternen — in Frankreich „enfer", Hölle genannt — ansammelt. Nach monatelanger Aufbewahrung scheidet sich an der Oberfläche ein höchst widerwärtig riechendes Oel ab, welches nur zu Fabrikzwecken tauglich ist. Seit etwa 20 Jahren werden nun aber die getrockneten Pressrückstände in den süditalienischen Provinzen Bari, Lecce und Calabrien und auch zum Theil in Südfrankreich in eigens dazu eingerichteten Fabriken (Bschr. u. Abb. bei Schädler l. c. 459. T. IV.) mit Schwefelkohlenstoff extrahirt und liefern je nach der Güte des benutzten Materials ein grünes, gelbes oder braunes Oel, welches namentlich den Seifenfabriken zu Gute kommt.

Endlich wird auch aus verdorbenen, faulen und stark vergohrenen Oliven und eben solchen Pressrückständen ein grünes, schleimiges, trübes, stark saures Oel dargestellt, welches als fermentirtes Oel oder Tournantöl — huile tournante — in Färbereien Verwendung findet.

Aussehen: Das in der Kälte ausgepresste Olivenöl ist eine blassgelbe oder hellgoldgelbe oder grünlichgelbe, dickliche Flüssigkeit von

0,915—0,918 spec. Gew., sehr schwachem Olivengeruch und mildem, angenehmem Geschmack. Die grünliche Färbung rührt von etwas Chlorophyll her. Die feinsten Sorten Provenceröl scheiden erst bei 4°—5° C. krystallinische Palmitinsäure aus. Kalt ausgepresste Oele, wie sie die **R. Ph.** vorschreibt, trüben sich schon bei ungefähr 10° C. durch krystallinische Ausscheidungen und verdicken sich bei 0° zu einer salbenartigen Masse.

Die heiss gepressten Olivenöle, die sogenannten Baumöle, sind sämmtlich von geringerer Güte, zeigen eine gelbbräunliche oder grünliche Farbe und erscheinen durch krystallinische Ausscheidungen trübe und breiartig. Ihr Geruch und Geschmack ist wenig angenehm, nicht selten ranzig. Sie erstarren schon über 0° und sind unter 0° ziemlich fest. Früher wurden sie nach möglichst vollständiger Klärung zu Brennölen benutzt und dienten in ihren geringeren Sorten zu technischen Zwecken. Auf 120° C. erwärmt werden diese Oele heller, bei 220° C. fast farblos, nehmen aber beim Erkalten ihre ursprüngliche Farbe wieder an. Ihr Siedepunkt liegt bei 315° C. und steigt unter fortschreitender Zersetzung des Oels.

Mittelst Schwefelkohlenstoff extrahirte Oele sind in den besten Sorten olivengrün, in den geringeren gelb. Die schlechtesten sind braun und können ebenso wie auch das übelriechende und sauer reagirende Höllenöl und das fermentirte oder Tournantöl zu pharmaceutischen Zwecken nicht benutzt werden.

Weisses Baumöl erhält man durch Bleichen der Oele im Sonnenlicht oder durch Behandeln mit Thierkohle.

Chemie: Das Olivenöl ist ein nicht austrocknendes Oel von 0,915—0,916 spec. Gew. bei 17,5° C., welches sich wenig in Alcohol, dagegen leicht in Aether, Schwefelkohlenstoff, Petroleumäther, Benzol und Chloroform löst. Seine elementare Zusammensetzung entspricht 77,20 pc. C, 11,30 pc. H und 11,50 pc. O. Es besteht zu 72—75 pc. aus Triolein (S. 361) und aus den festen Glyceriden der Palmitinsäure (S. 361) und der Arachinsäure (S. 414) und enthält auch etwas Cholestearin. Die geringeren Sorten sind reicher an Tripalmitin und Triarachidin und zeigen soweit sie pharmaceutisch gebraucht werden bei 17,5° C. ein spec. Gew. von 0,917—0,920.

Das Cholestearin, $C^{26}H^{44}O + H^2O$, welches vor 1862 nur im thierischen Organismus aufgefunden worden war, kommt in sehr verschiedenen Pflanzen und wahrscheinlich in allen pflanzlichen Fetten vor. Es krystallisirt in weissen, perlmutterglänzenden, rhombischen Tafeln, deren Ränder und Ecken gewöhnlich unregelmässig ausgebrochen sind. Sie sind geruch- und geschmacklos, schmelzen bei 145° C., lösen sich nicht in Wasser, wohl aber in siedendem Alcohol, in Chloroform, Benzol, Petroleum und in Aether. Aus letzterem krystallisirt Cholestearin in Nadeln. Die Lösungen reagiren neutral und sind linksdrehend. Unter dem Mikroskop mit einer Mischung von 1 Vol. Wasser und 5 Vol. Schwefelsäure gelind erwärmt nehmen die Krystalle an den Rändern eine carminrothe Farbe an, welche nach 1—2 Stunden in Violett übergeht. Durch ein Gemisch von 1 Vol. Wasser und 3 Vol. Schwefelsäure werden die Ränder violett und bei Verdünnung mit Wasser lila. Concentrirte Schwefelsäure und Jod oder Chlorzink und Jod färben die Blättchen blau bis violett. Mit einem Tropfen concentrirter Salpetersäure vorsichtig verdampft, hinterlässt Cholestearin einen gelben Rückstand, welcher durch einen Tropfen Ammoniak in der Wärme tiefroth wird. Dampft man es mit eisenchloridhaltiger Salzsäure ein, so erhält man einen violetten Rückstand. Cholestearinkrystalle mit concentrirter Schwefelsäure verrieben geben auf Zusatz von Chloroform eine blutrothe bis violette Lösung, die durch Violett, Blau, Grün an der Luft farblos wird. Das Cholestearin ist ein einatomiger Alcohol.

Verfälschungen: Sowohl die besseren wie die geringeren Sorten des Olivenöls werden vielfach verfälscht. Zusätze von Metallsalzen kommen selten vor. Es sollen aber afrikanische und spanische Oele bisweilen durch Kupfersalze grün gefärbt und andererseits geringere Sorten Speiseöle angeblich mit Bleizucker versetzt werden. Die am häufigsten und wie es scheint sehr regelmässig geübte Verfälschung besteht in Zusätzen anderer fetter Oele. Zu dieser betrügerischen Manipulation werden benutzt: das aus Amerika reichlich eingeführte Baumwollensamenöl S. 389, das Arachisöl S. 414, das Sesamöl S. 428, das Mohnöl S. 370, das Rüböl S. 378, das Ricinusöl S. 401, das Wallnussöl S. 409, das Sonnenblumenöl und das Bucheckernöl.

Das Sonnenblumenöl ist das trocknende, fette Oel der entschälten Samen von *Helianthus annuus* L., einer Composite, Bschr. Lrs. B. II. 1134, welche im 16. Jahrhundert aus Mexico und Peru nach Europa gekommen ist und in einzelnen deutschen Staaten, in Italien, Ungarn, England und besonders in Russland im Gouvernement Saratow landwirthschaftlich cultivirt und vielfach benutzt wird (Abb. u. mikrosk. Bschr. der Frucht und Samen Harz l. c. II. 852. F. 53). Es kommt vorzugsweise aus Russland in den Handel und ist ein klares, hellgelbes, ziemlich dünnflüssiges, fast geruchloses Oel von eigenartigem, mildem, nicht unangenehmem Geschmack und 0,926 spec. Gew. bei 15° C., welches bei — 16° C. zu einer weissgelben Masse erstarrt. In Alcohol ist es wenig, in Aether, Chloroform und Benzol leicht löslich und besteht aus Leinölsäure (S. 396), Oelsäure, Palmitinsäure und Arachissäure. Das kalt ausgepresste Oel wird als Speiseöl namentlich in Russland sehr viel, das warm gepresste zur Firniss- und Seifenfabrication gebraucht. Durch Salpetersäure wird das Oel nicht verfärbt. Bei der Elaïdinprobe wird es bräunlichgelb bis röthlichbraun und nur dickflüssig.

Das Bucheckernöl kommt in den Samen (Mikrosk. bei Harz l. c. II. 885) der einheimischen Cupulifere *Fagus sylvatica* L., Bschr. Lrs. B. II. 492, zu 20 und mehr pc. vor und ist ein klares, hellgelbes Oel von 0,9225 spec. Gew. bei 15° C., welches schwer ranzig wird, einen schwachen, eigenartigen Geruch und, wenn kalt ausgepresst, einen milden, wenn heiss ausgepresst, einen herben, etwas scharfen Geschmack besitzt. Es besteht hauptsächlich aus Trioleïn und wenig Palmitin und Stearin und erstarrt erst bei — 17° C. Bei der Elaïdinprobe zeigt es gelbrothe Farbe und erst nach 24 Stunden eine geringe Elaïdinausscheidung.

Handel: Der Grosshandel unterscheidet wesentlich zwei Hauptsorten des Olivenöls. Die eine umfasst die Provenceröle oder Speiseöle, die zweite die Baumöle oder Fabriköle. Jene producirt in feinster Güte Frankreich im Departement Bouches-du-Rhône, einem Theile der alten Provence, besonders in der Umgebung von Aix und Grass, und auch im Departement des Alpes maritimes bei Niece (Nizza), während Italien zwar auch feine, aber doch hauptsächlich gewöhnliche Speiseöle an der Riviera, in Toscana, in Apulien und Calabrien darstellt und über Bari, Livorno und Genua exportirt. Von den feinsten Olivenölen werden gewöhnlich sechs Marken unterschieden. Zwei davon führen gewöhnlich die deutschen Drogenhandlungen als Oleum Olivarum der **R. Ph.** Zu Speiseölen dienen in Deutschland vorwiegend toscanische und süditalienische Produkte. — Baumöle oder Fabriköle liefern alle Erdtheile. Abgesehen von den amerikanischen, die hier nicht in Betracht kommen, erhält unser Markt direct und indirect Olivenöle geringerer Güte aus Marocco, Algier und Tunis, ferner aus Syrien und Kleinasien, von den jonischen Inseln, aus Italien, Frankreich und Spanien. Sehr geschätzt sind Baumöle aus den spanischen Häfen Malaga und Barcelona. Italienische Fabriköle kommen in bedeutenden Mengen aus Gallipoli, Lecce und Bari in Apulien und aus Lucca in Toscana. Seit einer Reihe von Jahren wird von den verschiedenen Productionsländern auch Olivenöl, welches mit Rosmarinöl oder Terpenthinöl versetzt ist, importirt. Dieses denaturirte Olivenöl unterliegt nicht dem neuerdings wieder erhöhten Eingangszoll. — Die Speiseöle führt Frankreich in Flaschen und in Gebinden von je 100 kg, Italien in neuerer Zeit in Kastanienholzgebinden von 500 kg aus. Baumöle werden gewöhnlich in Petroleumbarrels oder in 500 kg fassenden Gebinden versendet. — Frankreich producirt jährlich etwa 25 Millionen kg, importirt fast ebensoviel und exportirt etwa 5 Millionen kg. Italiens Oelindustrie ist gleichfalls sehr bedeutend. Allein die Schwefelkohlenstoff-Oel-Fabrication erzielt jährlich 3 Millionen kg Oel (Sulfuröl). Hamburg's jährliche Einfuhr schwankte im letzten Decennium zwischen 3 und 6 Millionen kg.

Prüfung: Aussehen, Geruch, Geschmack und spec. Gew. bieten allerdings Anhaltspunkte zur Beurtheilung des Oleum Olivarum, genügen aber doch nicht zur Sicherstellung der Reinheit einer Handelswaare. Durch den Geschmack verrathen sich bei stärkerem Zusatz für eine geübte Zunge Mohnöl, Nussöl und namentlich Arachisöl, welches dem Speiseöl einen eigenartigen Bohnengeschmack verleiht. Es kommen aber auch Oele mit künstlicher Färbung und versüsstem Geschmack vor, welche normales spec. Gew. zeigen. Ein süsslicher Geschmack wird angeblich bisweilen durch einen Zusatz von Bleizucker bewirkt. Diese Fälschung lässt sich leicht constatiren, wenn man das verdächtige Oel mit verdünnter Essigsäure ausschüttelt und die wässrige Lösung mit Schwefelwasserstoff behandelt. Durch eine auffallend helle Farbe, welche dunkler gefärbte Oele durch Bleichen an der Sonne annehmen, darf man sich nicht bestechen lassen, da gerade die gebleichten Oele bei normalem spec. Gewicht sauer reagiren und ranzig riechen und schmecken. Den Säuregrad und die künstliche Färbung kann man nöthigenfalls wie bei den Baumölen bestimmen. Eine Prüfung des spec. Gewichtes gibt bei Mischungen von Ol. Oliv. mit den zum Verschnitt benutzten Oelen sehr unsichere Resultate. Methoden, um Zusätze eines der vorher genannten Oele in besserem Olivenöl zu entdecken, sind sehr verschiedene angegeben, aber keine derselben gestattet eine Verfälschung mit weniger als 10 pc. eines fremden Oels sicher festzustellen und manche sind für die Praxis ganz unbrauchbar. Unzuverlässig ist die Chapelet'sche Schaumprobe, welche besonders Mohnöl erkennen lassen soll, ganz unpraktisch ist die Electricitätsprobe von Rousseau, die Cohäsionsprobe von Tomlison und die spectroskopische Untersuchung. Das gereinigte Oel besitzt kein besonderes Spectrum und grüne Oele verdanken ihre Absorptionsstreifen nur dem Gehalt an Chlorophyll. Unsicher sind die Ergebnisse der Verseifungs-Methode, der Schwefelsäure-Contact-Probe und der von Bach (Pharm. Zeitg. 1884 No. 47) angegebenen Probe. — Wenn es sich nur darum handelt, überhaupt eine Verfälschung durch Samenöle nachzuweisen, so genügen die von der **R. Ph.** angegebenen Prüfungsmethoden, von welchen die eine unter dem Namen der Salpetersäureprobe, die zweite unter dem der Elaïdinprobe bekannt ist. Die letztere führt man zweckmässig in der Weise aus, dass man 4 ccm des zu prüfenden Oels mit 2 ccm Wasser und 2 ccm rauchender Salpetersäure in einer Proberöhre tüchtig durchschüttelt und dann 1—1,5 g Kupfer- oder Messingschnitzel (Schlickum) zersetzt und das Gemisch der Ruhe überlässt. War das Oel rein, so ist die Oelschicht schon nach 2 bis 6 Stunden in eine weissgelbe, starre Masse verwandelt, welche nach 24 Stunden völlig fest und krümlig erscheint; enthielt es dagegen eines der oben genannten Oele zu 20 pc. zugemischt, so ist die Oelschicht auch nach 6 Stunden bei gelbweisser bis goldgelber Färbung nur schmierig oder dickflüssig und erreicht selbst nach 24 Stunden höchstens eine salbenartige Consistenz. Erst wenn weit über 20 pc. fremder Oele zugesetzt sind, tritt eine dunklere Färbung auf und zwar bei Verfälschung mit Ol. Gossypii eine dunkelgelbe bis bräunliche, bei

Ol. Sesami eine röthlichgelbe, bei Ol. Arachidis und Rapae eine braungelbe, bei Ol. Ricini eine röthlichgelbe und bei Ol. Papaveris eine röthlichgelbe bis gelbbraune. — Die italienischen Steuerbeamten prüfen vorschriftsmässig das Olivenöl auf einen Gehalt an Gossypöl, indem sie 5 ccm des zu untersuchenden Oels mit 2 ccm reiner Salpetersäure mischen, einen blanken Kupferdraht einlegen und das Gemisch mit einem Glasstab umrühren. Ist Gossypöl in erheblicher Menge dem Olivenöl zugesetzt, so wird letzteres innerhalb 30 Minuten roth. Nach den Angaben von Conroy genügt eine geringe Modification um selbst einen Zusatz von nur 5 pc. Baumwollensamenöl zu erkennen. Man soll 9 Th. Oel mit 1 Th. Salpetersäure von 1,42 spec. Gew. mischen, in einer Porcellanschale gelind erwärmen und die Erwärmung unterbrechen, sobald Reaction eintritt, aber bis zur Beendigung der letzteren umrühren. Das Gemisch erstarrt, wenn das Oel rein ist, zu einer strohgelben, harten Masse; wenn es mit Baumwollensamenöl vermischt ist, so erfolgt keine Erstarrung, aber es tritt eine so auffallende Rothfärbung ein, dass bei einem gleichzeitigen Controlversuch mit reinem Oel selbst ein Zusatz von nur 5 pc. deutlich erkennbar wird. Die Salpetersäureprobe stellt die **R. Ph.** mit 5 g Oel an, welche mit 15 Tr. Salpetersäure von 1,38 spec. Gew. durchgeschüttelt wird. Ein verfälschtes Olivenöl bleibt dabei weisslich trübe und weder die Säure noch das darauf schwimmende Oel darf eine rothe Färbung annehmen, andernfalls sind mehr als 20 pc. eines jener Verschnittöle zur Verfälschung benutzt. Wenn nur 10—20 pc. fremdes Oel der Handelswaare zugesetzt sind, so zeigt das Gemisch selbst nach 6 und nach 24 Stunden nur eine weissgelbe bis grünliche Färbung und führt zu keinem sicheren Ergebniss. — Eine Verfälschung mit Sesamöl, welche nicht selten vorkommt, gibt sich zu erkennen, wenn man Salzsäure von 1,124 spec. Gew., welche 2 pc. Kandiszucker enthält, mit dem gleichen Volumen des zu untersuchenden Oeles schüttelt. Es tritt bei gewöhnlicher Temperatur nach einiger Zeit, beim Erwärmen sofort eine Rothfärbung ein. — Ricinusöl lässt sich, wenn es dem Ol. Oliv. zugemischt ist, einer Probe desselben mittelst Weingeist entziehen und quantitativ bestimmen.

Das Oleum Olivarum commune ist nicht minder Verfälschungen ausgesetzt. Beträchtlichere Zuthaten von anderen fetten Oelen lassen sich durch dieselben Methoden wie bei den Speiseölen erkennen. Manche Handelssorten, so namentlich aus Tunis und aus Spanien stammende Baumöle, sind mitunter durch Kupfer grün gefärbt. Erwärmt man solche Kunstproducte, so behalten sie ihre grüne Farbe, während naturelle Oele bei 120° C. heller und bei 220° fast farblos werden und beim

Erkalten ihre ursprüngliche Farbe wieder annehmen. Mit Schwefelammonium geschüttelt färben sich kupferhaltige Oele schwarz. Verdünnte Essigsäure entzieht ihnen das Metall und lässt es in bekannter Weise darthun. — Bei Baumölen kann unter Umständen auch die Bestimmung des Säuregrades nothwendig werden. Zu diesem Zwecke schüttelt man nach Burstyn eine Probe des fraglichen Oeles mit dem doppelten Volum Alcohol von 90° und ermittelt in der alcoholischen Lösung mit Hülfe eines besonderen Aräometer den Säuregehalt. Ein Burstyn'scher Oelsäuregrad entspricht 1 ccm Normalsalzsäure oder Oxalsäure. Man kann aber auch nach Geissler (Jahresb. d. Pharmac. 1878. 355) das zu prüfende Oel mit 3 Vol. Aether verdünnen und mit alcoholischer Lösung von Rosolsäure versetzen und mit alkalischer Kalilauge titriren.

Verwendung: Das Oleum Olivarum wird als Arzneimittel selten innerlich in Substanz oder in Form von Emulsionen oder als Lösungsmittel anderer Medicamente gebraucht. Aeusserlich dient es zu Injectionen und Einreibungen. Pharmaceutisch wird es zur Bereitung von Pflastern, Salben, Seifen, Haarölen u. a. m. verwendet. Zum Einölen von Instrumenten und Apparaten ist es unentbehrlich. Das Oleum Olivarum commune wird in den Officinen zur Darstellung von Pflastern und Salben benutzt. Denaturirte Oele bilden Bestandtheile von Pomaden und Haarölen. — Die Verwerthung der besseren Olivenöle zur Bereitung von Speisen ist ebenso bekannt wie die Verwerthung der Baumöle als Brennöle und Maschinenöle. Sie finden aber auch ausgedehnte Verwendung zur Einfettung von Tuch- und Baumwolle und zur Herstellung von Seifen. Auch die französischen Höllenöle dienen nur Fabrikzwecken und das S. 602 erwähnte Tournant-Oel gibt mit Soda- oder Pottaschenlösung eine emulsive Flüssigkeit, welche eine geschätzte Oelbeize für die Türkischrothfärberei darstellt.

Präparate: Die **R. Ph.** bereitet mit Hülfe von Oleum Olivarum das Balsamum Nucistae, das Emplastrum Cantharidum und E. saponatum, das Linimentum ammoniatum, das Oleum camphoratum und Ol. Hyoscyami, den Sapo medicatus, das Unguentum Cantharidum, Ung. cereum und das Ung. diachylon. Das Oleum Olivarum commune dient zur Bereitung dreier Pflaster: der Empl. Cerussae, E. fuscum camphoratum, E. Lithargyri und einer einzigen Salbe: des Unguentum basilicum.

Manna.

Manna.

Die Manna des 16. Capitels im 2. Buch Mosis und auch die des früheren Mittelalters, welche ausschliesslich aus dem Orient stammte, war jedenfalls anderen Ursprungs als die heutige, welche den eingedickten Saft der Manna-Esche, *Fraxinus Ornus* L., Bschr. Lrs. Pf. 565; Abb. Bg. u. S. III e.; Btl. a. Tr. 170; Ha. XIII. 11; N. v. E. 374, einer Oleacee der östlichen und nördlichen Mittelmeerländer darstellt. Im 15. Jahrhundert sammelte man in Calabrien den spontan ausgeflossenen Saft der daselbst wild wachsenden Esche und begann erst im Laufe des folgenden durch Anschneiden der Stammesrinde einen reichlicheren Mannaerguss zu befördern. Jetzt wird nur mehr im Norden von Sicilien ausschliesslich von cultivirten Bäumen Manna gesammelt. Die **R. Ph.** lässt Manna cannulata und Manna communis zu.

Gewinnung: Im Norden von Sicilien betreiben kleine Bezirke, welche einerseits westlich von Palermo in einer Ausdehnung von 40 bis 45 km am Busen von Castellamare liegen, anderseits ostwärts sich bis Castelbuono und über Cefalu ausdehnen die Cultur der Manna-Esche. Die Anpflanzungen sind so angelegt, dass die einzelnen Bäume in Reihen geordnet je 2 m von einander entfernt stehen und immer 5000 Stück einen Hektar — etwa 4 Morgen — Bodenfläche einnehmen. Sobald die Stämme einen Durchmesser von 8—10 cm erreicht haben, können sie während der folgenden 10—20 Jahre ausgebeutet werden. Zu diesem Zwecke werden im Juli und August auf einer Seite des Stammes in Abständen von 1,5—3 cm tiefe, horizontale Einschnitte, welche den vierten Theil des Stammumfangs einnehmen, in die Rinde bis auf das Holz gemacht. Der aus den Wunden hervordringende Saft ist anfangs braun, wird aber an der Luft rasch gelblich-weiss und erstarrt in Form von Zapfen und Stäben — cannuli — an der Rindenoberfläche oder an Stäbchen und Grashalmen, welche die Sammler in die frischen Einschnitte einlegen. Häufig hängen sie auch an schief gewachsenen Stämmen frei in die Luft. Der Boden rings um die Bäume wird vorsorglich mit Ziegeln oder mit Theilen der *Opuntia Ficus indica* L., Abb. Tussac l. c. II. 30 und 31, belegt, um die abtropfende Manna aufzufangen. — Bei regenfreier Zeit wird die erstarrte Manna allwöchentlich, ausserdem aber bei heranziehendem Regen, welcher sie auflösen würde, sofort eingebracht. Schon bei der Einsammlung trennen die Arbeiter die in Zapfen krystallinisch erstarrte Manna cannulata als bessere Waare von der geringeren Manna communis, welche sie von der Rinde abkratzen oder von den am Boden liegenden Ziegeln und Cactusgliedern auflesen. Je jünger die Bäume sind, um so schöner fällt die gesammelte Manna aus. Aeltere Bäume liefern selbst in bester Sorte eine unreinere Waare, welche schwer trocknet und daher mehr oder weniger feucht und schmierig bleibt. Deshalb werden auch Bäume, welche 15 bis 20 Jahre Manna geliefert haben, gefällt. Neue Triebe, welche sich aus den Stümpfen entwickeln, werden nach etwa 5 Jahren in gleicher Weise zur Manna-Gewinnung benutzt, müssen aber, sobald ihr Saft nicht mehr gut ist, durch junge Bäume ersetzt werden.

Die Manna cannulata, meistens M. canellata und Röhrenmanna genannt, bildet keine Röhren, sondern gerundet dreikantige oder flache rinnenförmige, krystallinische, trockne Stücke von blassgelblicher, innen weisser Farbe, welche 10—15 cm Länge, 1—3 cm Breite erreichen, oft aber auch, da sie leicht zerbrechen, nur Bruchstücke mit concentrisch geschichteter Querfläche darstellen. Die beste Manna riecht schwach süsslich und schmeckt rein süss, nicht kratzend. — Die Manna communis s. pinguis s. sordida kommt in grösseren und kleineren Klumpen vor und besteht aus gelblichen Körnern oder unregelmässig geformten Stücken von der Beschaffenheit der Röhrenmanna, welche durch eine weiche, klebrige, bräunliche Masse verklebt sind. Diese geringe Mannasorte ist meistens durch Rindentheile und andere fremde Körper verunreinigt. Je nachdem die Körner oder die Bindesubstanz vorwiegen, ist das Aussehen ein mehr gelbes oder schmutzig graubraunes. Der Geschmack der Manna communis ist zwar auch süss, aber zugleich kratzend.

Chemie: Die Manna ist bis auf Verunreinigungen in Wasser und Weingeist löslich und enthält als Hauptbestandtheil Mannit, welcher in den besten Sorten bis 80 pc. ausmacht, in den geringeren auf 25 pc. herabgehen kann. Neben demselben ist noch anderer Zucker vertreten, welchen die Einen für Traubenzucker (S. 483), die Anderen für ein Gemisch von Rohrzucker (S. 496) und Invertzucker halten. Ausser Zucker enthalten namentlich die geringeren Sorten einen durch Bleizucker und einen zweiten nur durch Bleiessig fällbaren (Flückiger) Schleim, ferner Dextrin (Buignet), etwas Fraxin, eine Spur Citronensäure (S. 303) und einen in Aether löslichen, kratzend schmeckenden Bitterstoff. Die besten Mannasorten hinterlassen beim Glühen 3 bis 4 pc. Asche.

Der Mannit, $C^6H^8(OH)^6$, wurde 1806 von Proust in der Manna entdeckt. Er ist im Pflanzenreich sehr verbreitet und bis jetzt aufgefunden 1. in folgenden Cryptogamen: *Laminaria Cloustoni* Ed. (S. 1), *Penicillium glaucum* Lk., Bschr.

und Abb. Lrs. B. I. 229, *Agaricus campestris* L., Bschr. Lrs. B. I. 364, und anderen Arten, im *Secale cornutum* (S. 7) und *Polypodium vulgare* L. (S. 65), 2. in sehr vielen Phanerogamen, und zwar a) unter den Gymnospermen im Splint von *Larix europaea* L. (S. 451); b) in folgenden Monocotyledonen: *Cocos nucifera* L. (S. 473, Palmae), *Triticum repens* L. (S. 76) und *Saccharum officinarum* L. S. 496 (Gramineen) und c) in vielen Dicotyledonen, so in den Früchten von *Laurus Persea* L. (Laurineen) Abb. Tussac l. c. III. 3, in der Wurzel von *Aconitum Napellus* L. S. 54 (Ranunculaceen), in der Rinde von *Canella alba* L. Bschr. Lrs. B. II. 641; Abb. Btl. a. Tr. 26, Ha. IX. 5. N. v. E. 418 (Clusiaceen), im Honigthau der Linde S. 249 (Tiliaceen), im Safte von *Evonymus europaea* L. Bschr. Lrs. B. II. 725 (Celastraceen), in *Daucus Carota* L. (S. 322), *Oenanthe crocata* L., Abb. Btl. a. Tr. 124, *Meum athamanticum* L. und *Apium graveolens* L. (Umbelliferen), *Opuntia nana* L., Abb. Tussac l. c. II. 30 (Cactaceen), in der Rinde von *Punica Granatum* L. S. 134 (Myrtaceen), *Cyclamen europaeum* L. Abb. Ha. XIII. 8 (Primulaceen), *Ligustrum vulgare* L., in den Blättern von *Syringa vulgaris* L., *Phillyrea latifolia* L., in den Früchten von *Olea europaea* L. S. 600 und *Fraxinus excelsior* L., Abb. Ha. XIII. 10 (Oleaceen), in den Samen von *Coffea arabica* L. S. 433 (Rubiaceen), im Lactucarium S. 615 und in der Wurzel von *Scorzonera hispanica* L., Abb. Pl. 586 (Compositen).

Der Mannit ist ein sechsatomiger Alcohol und krystallisirt aus Alcohol in feinen Nadeln, aus Wasser in orthorhombischen Säulen, ist geruchlos und von süssem Geschmack, hat ein spec. Gew. von 1,486 bei 15° C., schmilzt bei 166° C., sublimirt äusserst langsam, beginnt bei 200° C. zu sieden und geht dabei in Mannitan über, löst sich leicht in Wasser, sehr schwer in absolutem Alcohol, schwer in Weingeist von 0,898 spec. Gew., reichlich in siedendem, wässrigen Weingeist. Letztere gesättigte Lösung erstarrt beim Erkalten krystallinisch. Reine Mannitlösungen sind optisch inactiv. Alkalische Kupfersulfatlösung reducirt der Mannit nicht. Er geht auch keine weingeistige Gährung ein. Faulender Käse zersetzt in Gegenwart von Kreide den Mannit bei 40° C. unter Entwickelung von Wasserstoff und Kohlensäure in Milchsäure, Buttersäure, Essigsäure und etwas Aethylalcohol. Schizomyceten spalten bei Gegenwart von Kreide den Mannit in Aethylalcohol und Ameisensäure. In wässriger Lösung mit Platinmohr behandelt gibt er zunächst Mannitose und bei weiterer Einwirkung Mannitsäure. Wird Mannit mit mässig verdünnter Salpetersäure behandelt, so entsteht neben Traubensäure Schleimsäure. Mit kalter Salpetersäure von 1,15 spec. Gew. behandelt, geht er in Nitromannit über. Bei längerem Kochen mit concentrirter Salzsäure bildet er Mannitan. Durch Erhitzen mit Kalihydrat wird er in Propionsäure, Essigsäure und Ameisensäure zerlegt und bei trockner Destillation liefert er ausserdem Aceton und Metaceton. Künstlich erhällt man Mannit durch Einwirkung von Natriumamalgam auf Traubenzucker und auch durch die schleimige (reducirende) Gährung des Zuckers. — Mannit ist isomer mit Dulcit und ist früher je nach seiner Darstellung aus verschiedenen Pflanzen bald Fraxinin, Syringin, Granatin, Triticin, Melampyrin und Evonymin genannt worden.

Nitromannit, $C^6H^8(O.NO^2)^6$, bildet weisse, seideglänzende Nadeln, welche bei 68°—72° C. schmelzen, unter dem Hammer heftig explodiren, sich in Weingeist und Aether lösen und beim Erwärmen mit conc. wässriger Jodwasserstoffsäure wieder in Mannit übergehen.

Mannitose, $C^6H^{12}O^6$, ist ein syrupartiger, gährungsfähiger Zucker, welcher

Fehling'sche Lösung und Wismuthoxyd in alkalischer Flüssigkeit reducirt, zwar nicht mit Kochsalz, aber mit Kalium eine Verbindung eingeht.

Mannitsäure, $C^6H^{12}O^7$, bildet eine gummiartige, sehr sauer schmeckende, zweiatomige Säure, welche in Wasser und Weingeist leicht löslich und durch Bleiessig fällbar ist.

Mannitan, $C^6H^{12}O^5$, entsteht aus dem Mannit durch Austritt von 1 Molecül Wasser und bildet eine dickliche, etwas gefärbte Flüssigkeit von süssem Geschmack, welche rechtsdrehend ist, sich nicht in Aether, aber leicht und mit neutraler Reaction in Wasser und in Weingeist löst. Mannitan ist isomer mit Quercit (S. 354), Pinit und Isodulcit.

Pinit, $C^6H^{12}O^5$, ist im Harze von *Pinus lambertiana* Douglas, einer californischen Fichte, nachgewiesen, krystallisirt in farblosen Warzen, welche bei 150° C. schmelzen, süss schmecken, sich leicht in Wasser lösen und rechtsdrehend sind.

Isodulcit krystallisirt, schmilzt schon bei 94° C., löst sich leicht in Wasser, ist rechtsdrehend und besitzt gleichfalls einen süssen Geschmack.

Dulcit, $C^6H^8(HO)^6$, wurde vor 50 Jahren von Hünefeld aus *Melampyrum nemorosum* L., einer Scrophulariacee isolirt und später von Laurent in einer aus Madagascar eingeführten Manna unbekannten Ursprungs aufgefunden. Er krystallisirt in glänzenden durchsichtigen, klinorhombischen Säulen von 1,466 spec. Gew. bei 15° C., welche bei 190° C. schmelzen, optisch inactiv sind, süss schmecken, sich zwar in kaltem, aber viel reichlicher in siedendem Wasser mit neutraler Reaction lösen und von 90 procentigem Weingeist selbst beim Sieden nur spärlich aufgenommen werden. Anhaltend auf 200° C. erhitzt bildet er Dulcitan, $C^6H^{12}O^5$. Gegen alkalische Kupfersulfatlösung und in seinem sonstigen chemischen Verhalten gleicht er dem Mannit.

Fraxin, $C^{16}H^{18}O^{10}$, krystallisirt in farblosen, bitter schmeckenden Nadeln, welche bei 32° C. schmelzen, sich bei gewöhnlicher Temperatur wenig in Wasser, Alcohol und Aether lösen, dagegen in heissem Wasser und Alcohol leicht löslich sind. Sehr verdünnte und schwach alkalisch gemachte wässrige Lösungen zeigen blaue Fluorescenz. Eisenchlorid färbt die wässrige Lösung grün und bewirkt einen gelben Niederschlag. Verdünnte Schwefelsäure spaltet das Fraxin beim Kochen in Glycose und krystallinisches Fraxetin, $C^{10}H^8O^5$.

Andere Manna-Sorten: *Tamarix gallica* var. *mannifera* Ehrenberg, eine etwa 6 m hohe, strauchartige Tamaricacee, welche dem Orient angehört, aber auch in Südeuropa vorkommt, sondert auf der sinaïtischen Halbinsel an ihren obersten zarten Zweigen, wenn dieselben durch den Stich einer dortigen Schildlaus, *Coccus manniparus* Ehrenberg, verletzt werden, sehr reichlich weissliche, später erstarrende Tropfen von angenehmem Geruch, süsslichem Geschmack und von Honigconsistenz ab. Dieses Secret dürfte die Manna sein, welche nach dem Alten Testament die Israeliten auf ihrer Wanderung am Sinaï fanden. Sie träufelt im Juni und Juli an heissen Tagen von den Zweigen des Strauches herab, wird dort auch jetzt noch als Nahrungsmittel benutzt und in günstigen Jahren zu 300 kg nur am Sinaï gesammelt. Nach den Untersuchungen von Berthelot enthält sie 55 pc. Rohrzucker (S. 496), 25 pc. Invertzucker (S. 501) und 20 pc. Dextrin, aber keinen Mannit.

In Persien und benachbarten Ländern liefern zahlreiche Bäume und Sträucher zuckerhaltige Ausschwitzungen, die zwar nicht als Handelswaare, aber wegen ihres Zuckergehaltes von Interesse sind. Von der Papilionacee *Hedysarum Alhagi* L. = *Alhagi Maurorum* DC. stammt eine Manna, welche in ihrem Vaterlande in Form grünlich gelber, süss schmeckender Brode genossen wird. Sie enthält Rohrzucker, Dextrin, Schleim und nach Villiers auch Melizitose. Gewisse Astragalus-Arten Persiens secerniren eine aus Dextrin und unkrystallisirbarem Zucker bestehende, als Genussmittel viel gebrauchte Manna. *Salix fragilis* L., Abb. Ha. XIII. 41, in Persien, sondert einen Saft ab, welcher Dextrin und unkrystallisirbaren, rechtsdrehenden Zucker enthält. Auch *Amygdaleen,* wie *Cotoneaster nummularia* Fischer et Meyer und *Polygonaceen,* wie *Atraphaxis spinosa* Hausknecht produciren einen süssschmeckenden Saft, welcher aus Stärkemehl, Gummi und einem linksdrehenden, unkrystallisirbaren Zucker besteht. Auf den Blättern von persischen Quercusarten, *Quercus Vallonia* Kotschy und *Quercus persica* Jaubert et Spach veranlasst eine Blattlaus durch ihren Stich das Auftreten einer in klaren Tropfen erstarrenden Manna. Flückiger fand in Proben derselben bis 90 pc. rechtsdrehenden, nicht krystallisirenden Zucker. Die Trehala oder Triçala genannten Cocons der orientalischen Rüsselkäfer *Larinus maculatus* Faldermann und *Larinus mellificus* Jeckel, Abb. Hanbury sc. pap. 161, welche an persischen *Echinops-Arten* sich finden, bestehen aus Amylum, Schleim, einem Bitterstoff, anorganischen Salzen und einem besonderen Zucker, welcher Trehalose genannt worden ist, aber mit Mycose (S. 7) identisch sein soll. —

In Australien liefern *Eucalyptus mannifera* Mudie und *Euc. resinifera* Smith und *Euc. viminalis* Labillard. eine Manna, in welcher Berthelot eine eigenartige, krystallisirende Zuckerart, die Melitose entdeckt hat. Auf den Blättern einer anderen Eucalyptusart, *Eucalyptus dumosa* Cunningham, welche Tasmanien angehört, veranlasst ein Insect aus der Abtheilung der Psylla die Bildung der Lerp-Manna. Sie ist aus einem Gewirr von Fäden zusammengesetzt, welche nach Flückiger's Untersuchung einen stärkmehlartigen Körper und einen unkrystallisirbaren, rechtsdrehenden Zucker enthalten.

In Europa liefern die jungen Sprossen von *Pinus Larix* L. eine Art Manna, welche früher bei Briançon im südöstlichen Frankreich gesammelt wurde. Sie besteht aus weisslichen Körnern, welche reich an Melizitose sind und bildete früher unter dem Namen Lärchen-Manna von Briançon, Manna brionzana, einen nicht sehr verbreiteten Handelsartikel.

Melitose, $C^{12}H^{22}O^{11} + 3\,H^{2}O$, krystallisirt in feinen Nadeln, welche süss schmecken, sich in Wasser lösen, rechtsdrehend sind, Fehling's Lösung nicht reduciren, durch Salpetersäure zu Oxalsäure und Schleimsäure oxydirt werden und sich unter Einwirkung von Fermenten so wie beim Kochen mit verdünnten Säuren in Traubenzucker und Eucalin spalten. Das Eucalin, $C^6H^{12}O^6$, ist eine dickliche, rechtsdrehende Flüssigkeit.

Melizitose, $C^{12}H^{22}O^{11} + H^2O$, wird in kleinen, glänzenden Krystallen erhalten, welche süss schmecken, sich in Wasser lösen, rechtsdrehend sind, Fehling's Lösung nicht reduciren, durch verdünnte Säuren in Traubenzucker verwandelt und durch Salpetersäure zu Oxalsäure oxydirt werden.

Handel: Die pharmaceutisch gebrauchte Manna kommt jetzt nur aus Sicilien, welches jährlich zwischen 2—300 000 kg exportirt. Calabrien führt keine Manna mehr aus. Ebenso wenig gelangt Manna aus Toscana auf den europäischen Drogenmarkt.

Verwendung: Manna wird als gelind wirkendes Purgans und auch als Geschmacks-Corrigens gebraucht.

Präparate: Das Infusum Sennae compositum enthält Manna communis, während der Syrupus Mannae aus reiner Manna, Zucker, Syrup und Wasser besteht.

Elaterium.

Elaterium.

Momordica Elaterium L. = *Ecballium Elaterium* A. Richard, die Springgurke oder Spritzgurke oder, wie sie C. Bauhin auch nennt, die Eselsgurke, Bschr.Lrs.B.II.1076; Abb.Btl.a.Tr.45; Ha. VIII.45; N. v. E. 272; Pl. 673, ist eine über die Mittelmeerländer und über das westliche Asien bis Südrussland und Persien verbreitete Cucurbitacee, welche nach dem Papyrus Ebers schon 16 Jahrhunderte vor unserer Zeitrechnung im alten Aegypten als Arzneimittel gedient hat. Von den alten griechischen Aerzten wandte Hippocrates die Wurzel und Blätter an. Theophrast und Dioscorides gaben genaue Vorschriften zur Bereitung eines weissen Elaterium aus dem Safte der Springgurkenfrüchte. Im frühen Mittelalter stellten arabische Aerzte durch Eindampfen des ausgepressten Fruchtsaftes auch ein dunkelgefärbtes Elaterium dar und benutzten dasselbe als stark wirkendes Drasticum. In gleicher Absicht gebrauchten auch die Aerzte des Mittelalters und der folgenden Jahrhunderte ein Elaterium, jedoch erwähnt Murray l. c. I. 417, dass zur Bereitung desselben bisweilen auch der Saft der ganzen Pflanze verwendet wurde. In unserer Zeit cultivirt man die Springgurke nur noch in sehr beschränktem Maasse, namentlich in

England bei Mitcham und Hitchin und stellt daraus vorzugsweisse das weisse Elaterium dar.

Gewinnung und **Aussehen:** Die Früchte der cultivirten Springgurke werden vor der völligen Reife in der ersten Hälfte des Monats September gesammelt. Sie müssen noch grünlich sein, weil, wenn sie weisslich werden, die leiseste Berührung die Frucht zum Aufspringen und zum Ausspritzen ihres Samens veranlasst. Der ausgepresste Saft wird durch Aufkochen von Eiweissstoffen befreit und die Colatur der Ruhe überlassen. Das nach kurzer Zeit sich abscheidende Sediment wird gesammelt, auf durchlöcherten Holztafeln getrocknet und in weisslichgrünen Tafeln oder Bruchstücken derselben als Elaterium album in den Handel gebracht. Bei längerer Aufbewahrung wird es grau und bedeckt sich mit kleinen Krystallen. Geschieht das Trocknen des Fruchtsaftes durch Eindampfen, so färbt sich der Absatz dunkelbraun und man erhält das viel weniger wirksame Elaterium nigrum. Der Geruch des Elaterium erinnert an Theeblätter. Sein Geschmack ist aber bitter und scharf.

Chemie: Der frische Saft der Springgurke besteht aus 95 pc. Wasser, 3—3,5 pc. organischer und 1—1,5 pc. anorganischer Substanz. Als wirksamen, organischen Bestandtheil enthält es das Elaterin. Andere von Walz aufgefundene und mit den Namen Prophetin, Ecbalin, Elaterinsäure, Hydroelaterin und Elaterid benannte Körper sind nicht hinreichend genau untersucht.

Das Elaterin kommt im Elaterium in sehr wechselnder Menge vor. Während Morries 15—26 pc. fand, erhielt Hennet 40 pc. und Walz sogar 50 pc. aus den verschiedenen Handelssorten des Elaterium. Die Früchte der Springgurke enthalten im Sommer viel mehr Elaterin als im Herbste, wo es sogar ganz fehlen kann. Es krystallisirt in farblosen, glänzenden, rechtsseitigen Tafeln, welche frei von Geruch sind, aber den scharfen und bitteren Geschmack der Muttersubstanz besitzen. Elaterin schmilzt, indem es sich gelb färbt, bei 200° C. und erstarrt wieder zu einer gelblichen, amorphen Masse. In Wasser löst es sich nicht. Bei gewöhnlicher Temperatur ist es schwer in Weingeist, Aether und Benzol, leicht in Schwefelkohlenstoff, Amylalcohol und Chloroform löslich. Kochender Weingeist nimmt es leicht auf. Die Lösungen reagiren neutral. Wässriges Ammoniak und concentrirte wässrige Alkalien lösen es leicht und Säuren fällen es wieder aus. Concentrirte Schwefelsäure löst es mit rother Farbe. Das Elaterin ist kein Glycosid und wirkt stark reizend auf Magen und Darm, so dass es leicht giftig wird.

Verfälschungen: Schon Dioscorides kennt Verfälschungen des Elaterium wie sie auch jetzt vorkommen und hauptsächlich in Zusätzen von unwirksamen Stoffen, wie Stärkemehl u. a. m. bestehen.

Keine Verfälschung, aber ein Ersatz für das so sehr ungleich wirkende Elaterium dürfte das von der neuen Pharmacopoe der Vereinigten Staaten aufgenommene Evonymin werden. Es ist aus der Rinde von *Evonymus atropurpureus* Jacquin dargestellt und bildet, so wie es im Handel vorkommt, nicht etwa einen chemisch reinen Körper, sondern ein zur Trockne gebrachtes und gepulvertes, wässrig-alcoholisches Extract, welches entweder eine braune oder eine grüne Farbe besitzt, in Wasser fast vollständig löslich ist, sehr bitter schmeckt und von Alcohol und Aether fast gar nicht aufgenommen wird. Es wirkt zu 0,1 innerlich genommen stark abführend und soll auch die Gallenabsonderung sehr befördern.

Handel: Elaterium wird fast nur in England hergestellt und in sehr unbedeutender Menge alljährlich in den Handel gebracht.

Verwendung: Als scharfwirkendes Abführmittel würde es sehr wohl zu verwerthen sein, wenn sein Gehalt an Elaterin nicht so ausserordentlichen Schwankungen unterworfen wäre. Aus letzterem Grunde ist das Mittel in Deutschland fast obsolet und hat mehr toxicologisches als pharmacologisches Interesse.

Lactucarium.

Lactucarium.

Der Milchsaft des Giftlattichs, *Lactuca virosa* L. (S. 232) und nahe verwandter Arten, wie *L. Scariola* L., war den alten Griechen und Römern bekannt und wird von denselben bereits mit dem ähnlichen Safte der Mohnpflanze verglichen. Vielleicht diente er damals schon zu der von Dioscorides, Plinius und Anderen erwähnten Verfälschung des Mohnsaftes. Die medicinische Verwendung des aus dem Lattichsafte dargestellten Lactucariums stammt aus dem letzten Decennium des vorigen Jahrhunderts. Die **R. Ph.** schreibt ausdrücklich das aus dem Milchsaft der *Lactuca virosa* L. dargestellte Lactucarium vor.

Gewinnung und **Aussehen:** Die anatomische Anordnung der Milchsaftgefässe im Stengel (S. 233 und Hanstein's Milchsaftg. T. VIII. F. 5) erklärt den reichlichen Erguss des weissen Saftes bei jeder Verletzung. Seine Gewinnung in Deutschland ist auf einen kleinen District bei Zell an der Mosel beschränkt. Hier wird *Lactuca virosa* ausgesät und der Stengel jeder Pflanze im zweiten Jahre zunächst von der Blüthenrispe befreit; der dabei ausfliessende Saft in Tassen gesammmelt, worin er bald gerinnt. An jedem folgenden Tage trägt man dann an jedem Stengel bis in den September hinein eine dünne Querscheibe ab und sammelt in gleicher Weise den frisch austretenden Milchsaft. Sobald derselbe in den Tassen erstarrt ist, lässt er sich in Gestalt einer kleinen Halbkugel herausnehmen. Er wird, um das Trocknen zu erleichtern, in kleinere Stücke geschnitten und auf Hürden ausgebreitet an der Luft getrocknet.

In Frankreich geschieht die Gewinnung von Lactucarium in der Auvergne zu Clermont-Ferrand, im Departement Puy-de-Dome. Hier wird *Lactuca altissima* Bieberstein, eine im Kaukasus einheimische Abart von *Lactuca Scariola* L. cultivirt. Sie erreicht eine Höhe von nahezu 3 m und einen Stengeldurchmesser von 4 cm. Zur Blüthezeit machen die Sammler täglich an jeder Pflanze, indem sie oben anfangen, und allmählich immer weiter nach unten rücken, einen horizontalen Einschnitt in den Stengel und sammeln den ausfliessenden Milchsaft in Glasgefässen. Aus dem coagulirten Safte werden Kuchen von 4 cm Durchmesser geformt und diese an der Luft auf Sieben getrocknet. Bei längerer Aufbewahrung bedecken sich die mattbraunen Kuchen des L. gallicum mit Mannitkrystallen.

In Schottland wird in der Umgebung von Edinburg etwas Lactucarium anglicum von der Beschaffenheit des deutschen gesammelt. Endlich producirt auch Oesterreich unter der Enns bei Waidhofen an der Thaya, nicht weit von der böhmischen Grenze, jährlich etwa 35 kg Lactucarium austriacum.

Das deutsche Lactucarium, L. germanicum, des Handels bildet gelbbraune oder graubraune, unregelmässig geformte, rauhe, ziemlich harte Stücke, die nur im Innern noch weisslich erscheinen, unter dem Mikroskop keine Gewebselemente erkennen lassen, sehr bitter schmecken und einen eigenthümlichen, narcotischen Geruch besitzen. L. gallicum und anglicum haben in Bruchstücken ein ähnliches Aussehen.

Chemie: Lactucarium lässt sich mit Wasser und Gummi zu einer Emulsion verreiben, wird beim Erwärmen weich ohne zu schmelzen und in heissem Wasser knetbar. Achtzigprocentiger Alcohol entzieht ihm 46—47 pc. und heisses Wasser 20—48 pc. Bestandtheile. Beim Glühen hinterlässt es 7,5—10 pc. Asche. Ein höherer Aschengehalt macht das Präparat untauglich. Es besteht hauptsächlich aus Lactucon (= Lactucerin), welches bis 53 pc. ausmachen kann und aus Kautschuk (S. 534). In geringer Menge kommen daneben Oxalsäure, Mannit (S. 609), Lactucin, Lactucasäure (?), Lactucopikrin und Asparagin vor.

Das Lactucon, $C^{40}H^{60}O^{3}$, krystallisirt in feinen, farblosen, meist sternförmig vereinigten Nadeln, welche geruch- und geschmackfrei sind, bei 150—200° C. schmelzen, im Kohlensäurestrom grösstentheils unzersetzt sublimiren, sich nicht in Wasser, aber mit neutraler Reaction in Weingeist, auch in Aether, ätherischen Oelen, in Chloroform, Benzol und heissem Petroleumäther lösen. Es ist rechtsdrehend und gibt beim Schmelzen mit Kalihydrat Essigsäure und Lactucerilalcohol, welcher in Nadeln krystallisirt, bei 162° C. schmilzt und sich leicht in Aether, Chloroform und heissem Alcohol löst. Französisches Lactucarium soll ein

Gallactucon enthalten, welches in Warzen krystallisirt, bei 296° C. schmilzt und beim Behandeln mit Phosphorpentasulfid einen bei 241° C. schmelzenden Kohlenwasserstoff von der $C^{14}H^{22}$ liefert.

Das Lactucin, $C^{11}H^{14}O^{4}$, krystallisirt in glänzenden Blättchen, welche bitter schmecken und sich in Wasser mit neutraler Reaction nur spärlich, in Weingeist reichlich, in Aether gar nicht lösen. Concentrirte Schwefelsäure löst es in der Kälte farblos, beim Erwärmen mit rother Farbe. Von wässrigen Alkalien wird es gelöst und diese Lösung färbt sich an der Luft roth. Es reducirt ammoniakalisches Silbernitrat und alkalische Kupfersulfatlösung ohne Kupferabscheidung.

Das Lactucopikrin bildet eine braune, amorphe Masse, welche sich in Wasser und Weingeist mit saurer Reaction leicht löst und sehr bitter schmeckt.

Verwechselungen: Unter dem Namen Lactucarium gallicum s. parisiense s. Thridaceum ist in Frankreich ein Extractum Lactucae gebräuchlich, welches durchaus verschieden ist von dem beschriebenen Lactucarium. Zu seiner Darstellung wird die ganze Lattichpflanze, *Lactuca sativa* L., zerquetscht und ausgepresst. Der resultirende Saft wird durch Erhitzen von Eiweissstoffen befreit, colirt und die Colatur zu einem Extractum spissum eingedampft. Es löst sich vollständig in Wasser, während Weingeist von 0,834 spec. Gew. nur 39,5 pc. aufnimmt. Beim Glühen hinterlässt es 33,9 pc. Asche.

Handel: Deutsches Lactucarium kommt aus Zell und seiner Umgebung jährlich höchstens zu 400—1000 kg in den Handel. Oesterreichisches Lactucarium wird, wie Flückiger angibt, nur zu 35 kg jährlich gewonnen. Englisches und französisches werden in den Productionsländern verbraucht.

Verwendung: Die Droge steht in dem Rufe ein schwaches Narcoticum, besonders Hypnoticum zu sein. Sie ist vollkommen entbehrlich.

Präparate besitzt die **R. Ph.** nicht.

Santoninum.

Santonin.

Die *Flores Cinae* (S. 264) enthalten ausser dem ätherischen Oele (vergl. S. 265) 1,5—2,3 Santonin, welches der eigentliche Träger der wurmwidrigen Wirkung der Droge ist. Es wurde im Jahre 1830 gleichzeitig von dem Apotheker Kahler in Düsseldorf und von dessen Fachgenossen Alms in Mecklenburg entdeckt. Die **R. Ph.** hat nur das Santonin und Trochisci Santonini aufgenommen.

Gewinnung: In Deutschland, Russland, England und Amerika wird Santonin aus turkestanischen Flores Cinae fabrikmässig dargestellt. Die Methode besteht im Wesentlichen darin, dass man den zweckentsprechend vorbereiteten Blüthenköpfchen das Santonin durch alkalische Flüssigkeiten entzieht und aus den eingeengten Lösungen das Santonin durch verdünnte Salzsäure ausscheidet. Eine im vergangenen Jahre zu Tschimkent bei Taschkent in Turkestan angelegte und bereits in Betrieb gesetzte Santoninfabrik droht alle anderen Fabriken lahm zu legen und die Verarbeitung der Flores Cinae auf Santonin in Europa nutzlos zu machen.

Chemie: Santonin, $C^{15}H^{18}O^{3}$, krystallisirt in farblosen, glänzenden, rechtwinkelig-vierseitigen, orthorhombischen Tafeln, welche geruchlos sind, 1,247 spec. Gew. haben, bei 169°—170° C. zu einer farblosen Flüssigkeit schmelzen, bei vorsichtig gesteigerter Temperatur unzersetzt in weissen Nadeln sublimiren, sich in 4—5000 Th. kaltem und 250 Th. siedendem Wasser, in 44 Th. kaltem und 3 Th. kochendem Weingeist von 0,848 spec. Gew., weniger gut in kochendem Aether, sehr leicht in 4 Th. Chloroform und auch in fetten und ätherischen Oelen lösen. Die weingeistige Lösung reagirt neutral, schmeckt bitter und ist linksdrehend. Wässrige Lösungen ätzender Alkalien und ihrer Carbonate und alkalischer Erden lösen das Santonin, wobei dasselbe unter Aufnahme von Wasser in Santoninsäure übergeht. Es wird deshalb als das Anhydrid dieser Säure aufgefasst. — Im zerstreuten Sonnenlicht färbt es sich gelb und geht bei lange fortgesetzter Einwirkung directen Sonnenlichtes unter Freiwerden von Ameisensäure in Photosantoninsäure über. Gelbes Santonin löst sich in alcoholischer Kalilösung mit gelbrother Farbe, während farbloses Santonin die alcoholische Kalilösung beim Erwärmen erst carminroth, allmählich aber gelbroth färbt. In Wasser suspendirt und mit Chlorgas behandelt, bildet es je nach der Art und Dauer der Einwirkung das krystallisirende Mono-, Bi- und Trichlorsantonin und mit Brom unter ähnlichen Bedingungen Bromsubstitutionsproducte. Wird es längere Zeit mit verdünnter Schwefelsäure oder Salzsäure gekocht, so verwandelt es sich in Santoniretin, eine harzige Masse, die aus Weingeist als unverändertes Santonin auskrystallisirt. Concentrirte Schwefelsäure löst das S. anfangs farblos; die Lösung wird an der Luft gelbroth und scheidet dann auf Wasserzusatz nicht nur Santonin, sondern auch rothe Harzflocken ab. Von concentrirter Salpetersäure wird S. in der Kälte farblos gelöst, beim Erwärmen tritt unter Bildung von Oxalsäure und Bernsteinsäure Zersetzung ein und Wasser fällt dann eine amorphe, weisse, bitter schmeckende Masse aus. In essigsaurer Lösung mit Brom behandelt, liefert es Santonindibromid. Mit concentrirter Jodwasserstoffsäure und amorphem Phosphor längere Zeit gekocht, geht es in santonige Säure und beim fortgesetzten Kochen mit heissgesättigtem Barytwasser in Santonsäure über, welche der Santoninsäure isomer ist. Wird es mit Kalihydrat geschmolzen, so gibt es unter Gasentwickelung eine rothe Schmelze, welche auf Zusatz von verdünnter Schwefelsäure harzige Körper ausscheidet und beim Destilliren Ameisensäure, Propionsäure und Essigsäure liefert.

Die Santoninsäure, $C^{15}H^{20}O^{4}$, krystallisirt in weissen, rhombischen Tafeln, welche am Lichte nicht gelb werden, aber bei 120° C. in Wasser und Santonin zerfallen. In Alcohol und in Chloroform löst sie sich leicht, schwer in Aether und in kaltem Wasser, leichter in siedendem Wasser. Salz- oder Schwefelsäure scheiden aus letzterer Lösung Santonin ab.

Die Santonsäure, $C^{15}H^{20}O^{4}$, ist mit der Santoninsäure isomer, sie krystallisirt in farblosen rhombischen Blättchen, welche im Lichte nicht gelb werden, bei 161—162° C. schmelzen, sich schwer in kaltem, leichter in kochendem Wasser, leicht in Alcohol, Aether, Chloroform und Eisessig lösen. In letzterer Lösung gekocht und nach dem Abdestilliren der Essigsäure auf 180° C. erhitzt, geht sie in Santonid, $C^{15}H^{20}O^{3}$, über, welches bei 127° C. schmilzt. Wird die Temperatur auf 260° C. gesteigert, so entsteht das isomere Parasantonid, welches bei 110° C. schmilzt.

Die Photosantoninsäure, $C^{15}H^{20}O^{4} + H^{2}O$, ist gleichfalls mit der Santoninsäure isomer. Sie entsteht, wenn Sonnenlicht 30—40 Tage lang auf eine essigsaure Lösung von Santonin einwirkt und krystallisirt in Prismen, welche bei 153° C. schmelzen, sich kaum in kaltem, etwas besser in heissem Wasser, leicht in Alcohol, in Aether und in Chloroform lösen.

Die santonige Säure, $C^{15}H^{20}O^{3}$, krystallisirt in langen, glänzenden Nadeln, welche bei 179° C. schmelzen und beim Erhitzen mit Barythydrat auf 350° C. in das krystallisirende Dimethylnaphtol, $C^{10}H^{5}(CH^{3})^{2}.OH$, übergehen. (E. Schmidt l. c. 1080.) Hiernach ist das Santonin ein Derivat des Naphtalins, $C^{10}H^{8}$.

Verfälschungen: Borsäure ist wiederholt zu 15 und selbst zu 60 pc. (Jahresber. v. Dragendorff 1878. S. 459) in käuflichem Santonin gefunden worden, ausserdem hin und wieder Gummi und Salicin. Während diese Zusätze die Gesundheit nicht schädigen, sind zufällige Verunreinigungen mit Strychnin und Brucin, wie sie bereits mehrfach beobachtet worden sind, im höchsten Grade gefährlich und haben auch schon zu tödtlichen Vergiftungen geführt.

Handel: Der Kaufpreis des Santonin betrug im Winter 1876 pro kg 112 M. Seitdem ist er mit jedem Jahre gesunken und jetzt bei 26 M. pro kg angelangt. Unter dem Drucke stark verminderter Nachfrage und gewaltiger Ueberproduction hat die russische Fabrik zu Orenburg am Ural den Preis unter die Productionskosten hinabgedrückt und ihre Thätigkeit, wie Gehe's Handelsbericht andeutet, eingestellt. Die in Tschimkent neu gegründete Santonin-Fabrik mit einer auf 20000—30000 kg Jahresproduction berechneten Einrichtung ist seit 1884 in Betrieb und gedenkt den ganzen Weltbedarf an Santonin zu decken. Unter solchen Conjuncturen ist für die Fabriken des Westens die Herstellung des Santonins werthlos geworden.

Prüfung: Reines Santonin gibt, wenn es zu 5 Th. mit 4 Th. Natriumcarbonat, 60 Th. Weingeist und 20 Th. Wasser anhaltend gekocht wird, eine Flüssigkeit, welche abwechselnd rothe und gelbe Farbe zeigt.

Um Strychnin zwischen Santonin nachzuweisen kocht man nach Vorschrift der **R. Ph.** Santonin mit 100 Th. Wasser und 5 Th. verdünnter Schwefelsäure. Das erkaltete Filtrat wird, wenn Strychnin vorhanden ist, bitter schmecken und in einer Probe mit Gerbsäure einen weisslichen, in einer zweiten mit Jodlösung einen braunen und in einer dritten Probe mit Kaliumpyrochromat einen allmählich entstehenden, gelben Niederschlag zeigen. Der letztere löst sich in concentrirter Schwefelsäure mit vorübergehend blauer Farbe und zeigt Strychnin an, während die beiden anderen Niederschläge auch auf andere Alkaloide hindeuten. — Werden 2,0 Santonin mit 10,0 g Chloroform anhaltend geschüttelt, so löst sich reines Santonin vollständig, Gummi, Salicin und Borsäure bleiben ungelöst zurück. Eine Probe des vorsichtig getrockneten Niederschlags wird durch einige Tropfen concentrirter Schwefelsäure sofort roth gefärbt wenn Salicin vorliegt. Eine zweite mit Spiritus übergossen und angezündet ertheilt der Flamme eine grüne Farbe, wenn Borsäure vorhanden ist. Eine dritte in Wasser aufgenommen gibt mit Bleiessig oder mit absolutem Alcohol nach Zusatz eines Tropfens Salzsäure, oder mit Ammoniumoxalat einen Niederschlag, wenn Gummi arabicum dem Santonin in erheblicher Menge zugesetzt war.

Verwendung: Santonin wird als wurmtreibendes Mittel gegen Spulwürmer mit sicherem Erfolg gebraucht. Jedoch ist dabei Vorsicht nöthig, da 0,05 g bei blutarmen Kindern von zwei Jahren schon mehrtägige, gefährliche Vergiftung zur Folge haben kann.

Präparate: Die **R. Ph.** hat nur Trochisci Santonini von je 0,025 g Santoningehalt aufgenommen, dagegen das früher officinelle Natrium santonicum, das wegen seiner grossen Löslichkeit viel zu rasch resorbirt wird und deshalb nicht hinreichend lange auf die Spulwürmer einwirkt, mit Recht ausgeschlossen.

Drogen des Thierreichs.

Ganze Thiere und Theile von Thieren.

Die Drogen aus dem Thierreich beschränken sich heut zu Tage auf eine geringe Anzahl thierischer Stoffe und auf einzelne ganze Thiere. Die letzteren sammt denjenigen Thieren, von welchen die ersteren entnommen werden, vertheilen sich auf vier von den neun Grund-Typen oder Thierkreisen des modificirten Cuvier'schen Systems. Zu der ersten Classe des zweiten Thierkreises, welchen die Coelenteraten bilden, werden die viel gebrauchten Spongiae marinae gerechnet. Unter den Vermes, den Würmern, welche den vierten Thierkreis darstellen, enthält die Classe der Ringelwürmer die officinellen Hirudines. Der fünfte Kreis, der die Arthropoden, die Gliederfüssler, begreift, liefert in seiner fünften Classe unter den Insecten die echte Cochenille, die Canthariden und die Honig und Wachs sammelnden Bienen. Dem neunten Thierkreise, welcher die Vertebrata, die Wirbelthiere, umfasst, gehören aus der Classe der Fische der Dorsch und der Stör an, und aus der Classe der Säugethiere der Wal, die drei Hausthiere: Schwein, Rind und Schaf und endlich das chinesische Moschusthier und der amerikanische Biber.

Spongiae marinae.

Badeschwämme.

Die Badeschwämme gehören in die Ordnung der Hornfaserschwämme, Ceratospongiae, und zur Gattung *Euspongiae* O. Schmidt. Sie waren dem Alterthum ganz bekannt und wurden zu medicinischen Zwecken schon von Hippokrates, wie auch anderweitig vielfach benutzt. Seit der ersten Hälfte des 14. Jahrhunderts wandte man nach dem Vorgange von Arnald von Villanova auch die Schwammkohle an. Unser Jahrhundert ersetzte die letztere therapeutisch durch das 1811 entdeckte Jod. Gesammelt werden vorzugsweise Angehörige der *Euspongia adriatica* O. Schmidt im adriatischen Meere, *Euspongia zimocca* O. S. im griechischen Archipel, *Euspongia molissima* O. S. an der levantiner Küste, und *Euspongia equina* O. S. am nordafrikanischen Gestade von Tunis und Tripolis und im westindischen Meere. Officinell sind die Badeschwämme nach der **R. Ph.** nicht mehr.

Gewinnung und **Aussehen:** Die Badeschwämme sitzen im Meere 5—20 m unter der Oberfläche am Meeresgrunde fest und werden besonders in ruhigem Wasser an der Küste von Dalmatien und weiter südlich in der Nähe der griechischen Inseln, ferner an der syrischen und nordafrikanischen Küste bei Tunis und Tripolis, auch im rothen Meere und endlich an den Bahama-Inseln und im westindischen Meere angetroffen. Man sammelt sie, indem man sie entweder mit langen, gabelartigen Instrumenten aus geringer Tiefe emporzieht oder sie durch Taucher zu Tage fördert. Die frisch gesammelten Schwämme sind von einer schwärzlichen, schleimig-gallertigen Masse überzogen und durchdrungen. Durch Waschen und Pressen werden sie davon völlig befreit. Das zurückbleibende Gerüst stellt die eigentlichen Badeschwämme dar. Es wird an der Luft getrocknet, oft noch durch Beschneiden mit der Scheere besser geformt, auch wohl gebleicht und dann in den Handel gebracht.

Die getrockneten Bade- und Waschschwämme sind rundliche oder ovale oder flachgedrückte und häufig in mehrere Lappen getheilte oder auch becherförmige, sehr elastische und weiche Gerüste entweder von geringer Grösse oder 30 und mehr cm lang und hoch. Das Gerüst ist von einem sehr reich verzweigten Fasergewebe gebildet, welches von sehr zahlreichen Canälen durchsetzt wird. Die letzteren beginnen an der Aussenseite des Schwammes mit engeren oder ganz feinen Oeffnungen, erweitern sich nach innen zu und münden in einen oder mehrere weite Canäle, die sogenannten Oscula, welche den ganzen Spongienstock von der Basis bis zur Oberfläche darmartig durchsetzen. Die Farbe der verschiedenen Schwämme wechselt von weisslichgelb bis zu dunkelbraun. Ihr eigenthümlicher Seegeruch haftet mehr oder minder selbst den gebleichten Schwämmen an. Je feinporiger und weicher und heller, umso werthvoller ist der Schwamm.

Chemie: Das Gerüst der Schwämme besteht aus einer stickstoffhaltigen Substanz, die den Namen Spongin erhalten hat. Dieselbe reiht sich den leimgebenden Geweben und dem Fibroïn, dem Grundstoff der Rohseide, an. Von kochendem Wasser wird sie nicht angegriffen, dagegen von siedender Kalilauge unter Entwickelung von Ammoniak aufgelöst. Gereinigte und getrocknete Schwämme geben 16 pc. Stickstoff und hinterlassen beim Verbrennen 3—4 pc. Asche. Abgesehen von Sand, mit welchem die Schwämme häufig absichtlich beschwert werden, schliessen sie nicht selten grössere und kleinere anorganische Concremente ein, welche durch salzsäurehaltiges Wasser gewöhnlich leicht gelöst werden.

Handel: Die geschätztesten Schwämme sind die syrischen oder Soria-Schwämme von blassgelblicher Farbe mit sehr gleichmässig feinen Poren, äusserst zartem Gerüst und von ausserordentlicher Elasticität. Sie werden gewöhnlich so zugeschnitten, dass sie die Form eines Pilzhutes oder eines Bechers erhalten. So hergerichtet bilden sie die Champignon- und Becherschwämme, welche je nach ihrer Grösse zu hohen Preisen verkauft werden. Andere feine Schwämme mit gleichförmigen oder etwas grösseren Poren stammen aus den griechischen Gewässern. Sie gleichen an Weichheit und in der Farbe den Soria-Schwämmen, sind aber meistens durch das Sammeln mittelst Gabeln zerrissen und zerschlitzt. — Als geringere Sorte gelten die dalmatiner Schwämme, welche sich durch einen röthlichen Fuss und Poren verschiedener Grösse kennzeichnen. Klein, von dunkler Farbe und mehr oder weniger steif sind in der Regel die istrianer Schwämme. Ganz anderer Art sind die Pferdeschwämme, Spongiae equinae, des Drogenhandels. Durch ihre bedeutende Grösse, ihre 0,5—1,0 cm weiten Poren und ihre dunkle Farbe zeichnen sie sich von allen anderen Schwämmen aus. Sie werden an der syrischen, an der nordafrikanischen Küste in der Nähe der Inseln Cypern, Candia und Calimne und endlich auch im westindischen Meere von Tauchern gesammelt. Die schlechtesten Sorten bilden die tripolitanischen Pferdeschwämme. Diese werden zum Theil nicht gefischt, sondern am Strande, wohin sie mit der Fluth gelangen, zur Ebbezeit gesammelt und ohne vorgängige Reinigung getrocknet. Sie sind daher gewöhnlich rauh und steif, von einer braunen und schwarzen Kruste überzogen und verbreiten einen unangenehmen Geruch. Ganz im Gegensatz stehen die amerikanischen Pferdeschwämme, welche ein sehr weiches und feines, allerdings auch nicht sehr dauerhaftes Gewebe besitzen. Am hellsten gefärbt und sehr weich sind die Bahama-Schwämme. Gebleicht werden die Schwämme jetzt vorzugsweise mit Wasserstoffhyperoxyd. Die Preislisten der Drogenhandlungen unterscheiden gewöhnlich nur Spongiae equinae verschiedener Grösse und von 12—500 g Gewicht und Spongiae marinae in mehreren Sorten und von verschiedener Form. Die Abfälle, welche bei dem Beschneiden der Schwämme gesammelt werden, kommen als Fragmente in den Handel. Sie dienten früher als sogenannte Kropfschwämme, Spongiae in fragmentis s. ad strumas, zur Herstellung der Spongiae ustae, statt deren jetzt die Jodpräparate gebraucht werden. Hamburg importirte im Jahre 1883 nahezu 24 400 kg Bade- und Waschschwämme.

Verwendung: Die Benutzung der Spongiae zur Reinigung von Mensch und Thier und allen möglichen Gegenständen ist allbekannt. Für die operative Medicin werden sie in besondere Formen gebracht und wie Laminariastifte (S. 1) gebraucht.

Präparate: Spongia compressae, Pressschwämme, und Spongiae ceratae, Wachsschwämme, hat die **R. Ph.** nicht aufgenommen, sie werden aber noch immer verwendet.

Hirudines.

Blutegel.

Sanguisuga medicinalis Savigny, der deutsche, und *Sanguisuga officinalis* Savigny, der ungarische Blutegel, Abb. Brdt. und Rtzb. II. T. 28, sind die einzigen lebenden Thiere, welche die **R. Ph.** vorschreibt. Sie bilden nicht zwei besondere Arten, sondern sind nur Spielarten ein und derselben Art von Ringelwürmern, zwischen welchen zahlreiche Mittelformen vorkommen. Blutegel waren den alten Griechen und Römern bekannt, aber keiner ihrer Schriftsteller erwähnt die Verwendung der Hirudines zu Heilzwecken. Es lässt sich deshalb nicht feststellen, wann dieselben zuerst zu therapeutischen Blutentziehungen benutzt worden sind. Der erste, der diese Anwendungsweise anführt, ist Themison aus Laodicea, welcher im ersten Jahrhundert vor unserer Zeitrechnung lebte. Am meisten benutzt wurden Blutegel von der Broussais'schen Schule und ihren Anhängern während der ersten Hälfte unseres Jahrhunderts. Jetzt macht man von ihnen wie von den Aderlässen weit weniger Gebrauch. Von den oben genannten beiden Spielarten kommt der deutsche Blutegel in Norddeutschland, aber auch in Frankreich, England, Schweden, Dänemark und Russland in stehenden oder ruhig fliessenden Wässern und Sümpfen vor, ist aber in Deutschland selten geworden. Der ungarische Blutegel ist neben dem vorigen besonders in Ungarn und Slavonien und im südlichen Europa unter gleichen Lebensbedingungen heimisch.

Gewinnung und **Aussehen:** Gefangen werden die Blutegel in verschiedener Weise. In seichten Wässern und wenn sie sich auf der Oberfläche aufhalten, kann man sie einfach ausschöpfen. Aus tieferen Gewässern werden sie mit engen Garnnetzen gefischt. In manchen Gegenden sollen Personen mit entblössten Beinen in das Wasser sich begeben und die Blutegel anbeissen lassen, um sie auf diese wenig glaubwürdige Art zu fangen. Auch gezüchtet werden die Thiere in eigens dazu angelegten Teichen und Kästen.

Die officinellen Hirudines besitzen einen cylindrischen Körper, der im Zustande stärkster Contraction der Gestalt und Farbe nach einer dunkelgefärbten Olive gleicht, in lang gestreckter Form mässig breit, etwas abgeflacht ist und eine Länge von 20 cm erreichen kann. Er ist aus 80—100, meistens aus 95 schmalen Ringen zusammengesetzt und lässt Segmente aus je 4—5 Ringen unterscheiden. Sowohl nach vorn, wie nach hinten ist er gleichmässig verschmälert, trägt eine endständige Bauchscheibe und ein napfförmig entwickeltes Kopfende. Die vier ersten Ringe gehören der breiten hufeisenförmigen Oberlippe an und die drei ersten Ringe derselben, sowie der fünfte und achte tragen je ein Paar schwarze Augenflecke, welche im Ganzen bogenförmig auf Oberlippe und Nacken gruppirt sind. Im Grunde der Mundhöhle sind drei, bis 2 mm grosse, halbmondförmige, abgeplattete Kiefer mit scharfer Firste angebracht. Dieselben stehen in ziemlich gleichen Abständen so geordnet, dass der eine die Mittellinie des Rückens einnimmt, während die beiden anderen rechts und links gegen die Bauchfläche sehen. Jeder ist auf seiner Firste mit einer Reihe von 86—93 kleinen, spitzen Zähnen dicht besetzt. Die äusseren oder oberen sind bedeutend kleiner als die inneren, welche dreimal so lang als jene sind und etwa die Höhe von 0,07 mm erreichen. Der Theil der Mundhöhle, welcher mit den drei Kiefern bewaffnet ist, wird nach vorn durch einen Ringwulst begrenzt, der aus der Mundöffnung hervorgestülpt werden kann und dann in Gemeinschaft mit der ausgebreiteten Oberlippe den Mundsaugnapf des Egels darstellt. — Die Egel sind Zwitter, die männlichen und weiblichen Geschlechtsorgane münden an der Bauchfläche der vorderen Körperhälfte zwischen dem 24. und 30. Körperring. Die Fortpflanzung geschieht durch Eier, deren jedes Thier mehrere in eine gemeinschaftliche Kapsel, einen Cocon mit spongiösem Ueberzuge, absetzt. Die Cocons selbst lagern die Thiere in feuchte Erde ab.

Sanguisuga medicinalis Sav. ist auf der ganzen Rückenfläche dunkler oder heller grüngrau, jederseits mit drei rostrothen Längsbinden versehen, von welchen die mittlere, oft auch die innere, auf den einzelnen Segmenten einen schwarzen Fleck zeigen. Die Flecken der mittleren Längsbinde sind grösser, besonders länger und am unteren Ende breiter. Die Bauchfläche ist grünlichgelb und mehr oder minder schwarz gefleckt.

Sanguisuga officinalis Sav. zeigt auf dem Rücken eine schwarzgrüne Grundfarbe mit einem grünen Mittelstreif. Letzterer ist rechts und links mit einer rothen oder braunen Längsbinde gesäumt, welche von Segment zu Segment sich verbreitert. Die Seitentheile des Rückens sind grün und mit schwarzen und röthlich braunen Flecken versehen, welche mitunter in zwei weitere Längsbinden sich zusammengruppiren. Die Bauchfläche ist grünlichgelb und fast immer ungefleckt.

Durch die Thätigkeit der drei Kiefer bei gleichzeitiger Benutzung des Mundsaugnapfes vermögen die Thiere die Haut des Menschen zu durchbohren und Blut zu saugen. *Sanguisuga medicinalis* saugt rascher, nimmt etwas mehr als das eigene Körpergewicht beträgt an Blut auf und fällt früher ab als *Sanguisuga officinalis,* welche langsamer saugt aber dafür auch etwa das doppelte ihres Gewichtes an Blut verschluckt. Die **R. Ph.** verlangt Blutegel von 1—5 g Gewicht. — Thiere, die Blut bis zur Sättigung aufgenommen haben, bedürfen, da sie ausserordentlich langsam verdauen, viele Monate lang keiner Nahrung.

Verwechselungen des Blutegels mit anderen verwandten Ringelwürmern sind nicht wohl möglich. Der echte Pferdeegel, *Haemopis vorax* Moquin Tandon, in Südeuropa und Nordafrika, ist auf dem Rücken schwarz, auf der Bauchfläche grauschwarz, besitzt nur 30 gröbere Zähne, mit welchen er nur Schleimhäute, aber nicht die äusseren Körperbedeckungen verwunden kann. Er beisst sich im Schlunde, im Kehlkopf und im Darmkanal fest, wenn er in diese Körpertheile mit dem Trinkwasser gelangt und kann auf diese Weise die Ursache langwieriger Beschwerden bilden. Als Pferdeegel wird auch vielfach der bei uns einheimische *Aulostomum gulo* Moq. Tandon angesehen. Dieser Egel lebt aber nur von Weichthieren. Ausländische Blutegel wie *Sanguisuga myxomelas* Henry am Senegal und *Sanguisuga granulosa* Savigny in Pondicherny haben für Europa kein medicinisches Interesse. Gefährlich soll durch seinen Biss der auf Ceylon zwischen Pflanzen auf nassem Boden lebende Egel *Sanguisuga ceylonica* Moq. Tand. werden.

Handel: Die officinellen Blutegel werden besonders aus Ungarn nach Deutschland gebracht und hier in besonders angelegten Teichen von Grosshandlungen vorräthig gehalten und gezüchtet. Eines der bedeutendsten derartigen Geschäfte von G. F. Stölter u. Co. in Hildesheim versendet seine Blutegel in höchst zweckmässiger Verpackung selbst nach überseeischen Ländern. — Hamburg empfing im Jahre 1883 über 340,000 Blutegel. Im Ganzen hat aber die Zufuhr gegen frühere Zeiten sehr stark abgenommen.

Prüfung: Gute Blutegel müssen die angegebene Färbung haben und die characteristische Zeichnung tragen, sollen in frischem Wasser von 20° C. sich lebhaft bewegen und auf Berührung sich zu Olivenform zusammenziehen. Träge, missfarbige und kranke Thiere müssen beseitigt werden.

Verwendung und **Aufbewahrung:** Hirudines sind erst nach ihrem dritten Jahre brauchbar und dienen zu localen Blutentziehungen. Benutzte Egel können erst nach vielen Monaten, wenn sie alles Blut verdaut haben, wieder zum Saugen verwendet werden. Die Anwendung von Mitteln, welche den gebrauchten Egel zu sofortiger vollständiger Entleerung des aufgenommenen Blutes zwingen, ist immer von schädlichem Einfluss und deshalb zu verwerfen. Man hebt grössere Mengen von Blutegeln zweckmässig an einem kühlen, vor Licht geschützten Orte in einem Gefässe auf, welches nur mittelst eines Stück Leinen verschlossen ist und Torf mit Wasser enthält. Letzteres soll öfters erneuert werden. Todte und kranke Thiere hat man möglichst rasch zu beseitigen. (Vergl. Stölter's Anweisung zur Aufbewahrung der Blutegel.)

Coccionella.

Cochenille.

Die Familie der Coccidae gehört zu den Phytophthires, Pflanzenläusen, einer Unterordnung der Rhynchota, Schnabelkerfe oder Hemiptera, Halbflügler, welche die achte Ordnung der Insecten (Hexapoden) (S. 621) ausmachen. Die Cactus-Schildlaus, *Coccus Cacti* L., Abb. Brdt. und Rtzb. II. T. 26, lebt auf Nopalpflanzen, *Opuntia Tuna* Miller Abb. Tussac l. c. II. 31 und *Opuntia coccinellifera* Miller in Mexico und wird daselbst wie auch in Guatemala und Honduras im Grossen gezüchtet. Auf westindischen Inseln (Guadeloup und Domingo) ist sie eingebürgert. Um **1526** haben die Spanier diese echte Cochenille nach Europa gebracht und bald auch in Cadix acclimatisirt. In unserem Jahrhundert, um 1827, begann die Züchtung auf den canarischen Inseln, wo dieselbe in grosser Ausdehnung mit glänzendem Erfolge betrieben wird. Im Jahre 1828 führten die Holländer die Cochenille-Cultur auf Java ein, während die Franzosen dieselbe nach Algier verpflanzten. In der ostindischen Provinz Madras sind alle Culturversuche der Engländer missglückt; die aus Algier eingeführten Thiere sind sämmtlich zu Grunde gegangen. Die echte Cochenille besteht nur aus den ausgewachsenen, todten, weiblichen Thieren. In Deutschland ist sie zwar nicht officinell, jedoch schreibt die **R. Ph.** unter den „Lösungen zu volumetrischen Prüfungen“ die Tinctura Coccionellae vor.

Gewinnung und **Aussehen:** Nur die weiblichen Thiere werden mit der jungen Brut von den Cactuspflanzen mit Hülfe grosser Pinsel und anderer Instrumente gesammelt und getrocknet. Je nachdem Letzteres bei niederen oder höheren Hitzegraden geschieht erhält man silbergraue, röthliche, braune oder schwarze Cochenille.

Die weibliche Cochenille-Schildlaus ist ungeflügelt, grösser als das geflügelte Männchen, ihr fast planconvexer Körper von ovalem Umriss, erreicht 5mm Länge und ist bläulichroth gefärbt. Der Kopf ist ziemlich gross und mit einigen Eindrücken auf der Oberseite versehen. Die achtgliederigen Fühler sind seitwärts gerichtet, kurz und ziemlich dick. Hinter dem Kopfe folgen drei Ringe, welche auf der Unterseite stark runzelig sind und je ein Fusspaar tragen. Der Hinterleib besteht aus 7—8 Ringen. Hautdrüsen, welche gruppenweise unter warzigen Erhebungen der Segmente zusammengedrängt liegen, liefern ein Secret, welches die Oberfläche der Haut mit einem dichten Flachsflaum überdeckt. Werden die gesammelten Thiere bei einer Temperatur über 100° Celsius getrocknet, so schmilzt der Wachsflaum und lässt die dunkle Farbe vollständig durchscheinen. Man erhält röthlichbraune bis schwarze Cochenille. Geschieht das Trocknen bei niederer Temperatur, so bleibt der weissliche Wachsüberzug erhalten und die Cochenille sieht silbergrau aus. — Die junge Brut bildet die aus kleineren und grösseren Thieren bestehende sogenannte Granilla, welcher gewöhnlich auch Bruchstücke älterer Thiere beigemischt sind. Die getrockneten Thiere sind auf dem Querbruche roth, lassen sich leicht zerreiben, geben ein rothes, geruchloses Pulver von bitterlichem und zugleich zusammenziehendem Geschmack, welches den Speichel intensiv roth färbt.

Chemie: Cochenille enthält 9—10 pc. rothen Farbenstoff (Liebermann), welchem Wasser Carminsäure entzieht, ferner Coccerin, eine eigenthümliche Wachsart, welche unzerkleinerte Cochenille an Benzol bis zu 4 pc. abgibt, während Aether aus der gepulverten Droge bis zu 18 pc. Fettsubstanzen aufnimmt. Etwas Tyrosin führt Flückiger als Bestandtheil an. Beim Glühen hinterbleiben 3—6 pc. Asche.

Die Carminsäure, $C^{17}H^{18}O^{10}$, ist eine purpurbraune, amorphe Masse von dem Character einer schwachen Säure, welche gepulvert schön roth erscheint, beim Erhitzen über 136° C. zersetzt wird, sich in Wasser und Alcohol mit saurer Reaction und in Alkalien leicht löst, auch von kalter concentrirter Salzsäure und Schwefelsäure ohne merkliche Zersetzung gelöst wird. Die wässrige Lösung wird an der Luft nicht verändert; nascirender Wasserstoff entfärbt sie, aber beim Stehen an der Luft tritt die rothe Färbung rasch wieder ein. Aetzalkalien färben die wässrige Lösung pupurroth; in der alcoholischen Lösung bewirken sie purpurfarbige Präcipitate. Die ätzenden, alkalischen Erden bewirken schön rothe Niederschläge. Ebenso wirken die Salze der meisten Schwermetalle. Beim Kochen mit verdünnter Schwefelsäure zerfällt Carminsäure in Carminroth und einen zuckerartigen Körper. Mit 25 Th. concentrirter Schwefelsäure 2—3 Stunden auf 130 bis 140° C. erhitzt, spaltet sie sich in Ruficoccin und eine schwarze, unlösliche Verbindung von der Zusammensetzung $C^{32}H^{20}O^{13}$. Durch Kochen mit Salpetersäure von 1,39 spec. Gewicht geht sie in Oxalsäure und Nitrococcussäure = Trinitrokresotinsäure über. Mit schmelzendem Kalihydrat bildet sie Oxalsäure, Bernsteinsäure und Coccinin. Mit Zinkstaub erhitzt liefert sie einen Kohlenwasserstoff, der bei 188° C. schmilzt und nach der Formel $C^{16}H^{12}$ zusammengesetzt ist.

Das Carminroth, $C^{11}H^{12}O^{7}$, ist dunkelpurpurroth, löst sich in Wasser und Alcohol, nicht in Aether. Mit Wasser auf 200° C. erhitzt, geht es in Ruficarmin, $C^{16}H^{12}O^{6}$, über, ein rothes Pulver, welches sich in Wasser nicht löst.

Das Ruficoccin, $C^{16}H^{10}O^{6}$, bildet ein ziegelrothes Pulver, welches sich leichter in Alcohol als in Wasser und in Aether löst. Aetzalkalien nehmen es mit brauner, concentrirte Schwefelsäure mit violetter Farbe auf.

Die Nitrococcussäure, $C^{8}H^{5}(NO^{2})^{3}O^{3} + H^{2}O$, krystallisirt in weissen, glänzenden Blättchen, löst sich in Wasser, Alcohol und Aether mit gelber Farbe. Wird sie mit Wasser auf 180° C. erhitzt, so zerfällt sie in Kohlendioxyd und Trinitrokresol, $C^{7}H^{5}(NO^{2})^{3}O$.

Das Coccinin, $C^{14}H^{12}O^{5}$, krystallisirt in gelben Blättchen, löst sich in Alcohol, nicht in Wasser, schwer in Aether. An der Luft färben sich die Lösungen in Folge von Sauerstoffaufnahme grün und zuletzt purpurroth. In concentrirter Schwefelsäure gelöst und mit Braunstein erwärmt, giebt es eine indigoblaue Lösung.

Das Coccerin krystallisirt in atlasglänzenden, dünnen Blättchen, welche bei 101° C. erweichen, bei 106° C. schmelzen, in kaltem Aether und Alcohol fast unlöslich sind und von kochendem Alcohol nur schwer, dagegen leicht von Benzol gelöst werden. Kochende Alkalien verändern es nicht. Erst durch stundenlanges Kochen mit alcoholischem Kali wird es verseift.

Der Carmin wird erhalten, wenn man Cochenille unter Zusatz von etwas Alaun oder von Alaun und Weinstein kocht und die klare Flüssigkeit in flachen Gefässen an der Luft stehen lässt. Der sich allmählich ausscheidende Farbstoff bildet den hochrothen Carmin, der sich in ammoniakalischem Wasser fast vollständig löst.

Carminlacke sind Verbindungen der Carminsäure mit Aluminiumhydroxyd oder Zinnoxyd.

Verfälschungen: Die käufliche Cochenille wird vielfach verfälscht, indem man sie zu 10 und 12 pc. mit Schwerspath, Bleicarbonat oder -sulfat, Talk, Gypsmehl oder Getreidemehl beschwert und für silbergraue Cochenille ausgibt oder indem man sie mit Braunstein, Schwefelblei, Eisenoxyd in sehr künstlicher Weise (Arch. Ph. 1882. S. 928) versetzt und für schwarzbraune Saccadille-Cochenille verkauft. Mitunter werden künstliche Mischungen aus Thon, Traganth oder Stärkemehl und Fernambukabkochung in Form von ‚Cochenille für letztere oder unter derselben in den Handel gebracht.

Auch die Kermes-Schildlaus, Kermes- oder Scharlachbeere, Alkermes, *Coccus Ilicis* Fabricius, Abb. Brdt. u. Rtzb. II. 26. F. 15, wird unter der Cochenille gefunden. Dieses in der Färberei namentlich früher sehr viel gebrauchte Insect war unter dem Namen Grana Kermes einst auch officinell. Es parasitirt auf der in den Mittelmeerländern heimischen *Quercus coccifera* L., Abb. Ha. XII. 44;

N. v. E. fuppl. 5. 24. Das Weibchen ist violettschwarz und weiss bestäubt. Durch Behandeln mit Essig werden die todten Thiere röthlichbraun. Im Handel finden sie sich als pfefferkorn- bis erbsengrosse kugelige, glänzende, braunrothe, meistens schwärzlich gefleckte Körper, welche inwendig gewöhnlich hohl sind. Sie geben ein rothes Pulver, sind geruchlos und schmecken ähnlich wie Cochenille.

Handel: Mehrere Sorten von verschiedenem Werthe kommen vor. Die geschätzteste Sorte ist die schwarze Saccadilla. Sehr gesucht ist daneben die Honduras-Cochenille, welche in silbergrauer, schwarzer, röthlicher und brauner Sorte auf den Markt kommt. Kleinkörnige Cochenille, die sogenannte Granilla, ist, wenn sie nicht mit Abfällen vermischt ist, relativ reicher an Farbstoff, als die vorher genannten Sorten. Cochenillepulver mit Ammoniakgas imprägnirt, bildet die ammoniakalische Cochenille der Preislisten. Hamburg erhielt im Jahre 1883 aus den verschiedenen Bezugsquellen 129 000 kg Cochenille.

Prüfung: Eine Beschwerung der Handelswaare durch die aufgeführten mineralischen Stoffe, lässt sich aus der Aschenbestimmung erkennen. Sind künstlich nachgemachte Mischungen in erheblicher Menge unter der Waare, so bildet dieselbe mit Wasser einen klebrigen Brei. Zusätze von Mehl und Amylum verräth die mikroskopische Untersuchung. Kermes lässt sich bei aufmerksamer Prüfung leicht erkennen. Kommt es nur darauf an, eine Beschwerung mit anorganischen Substanzen vorläufig festzustellen, so genügt es, eine Probe der Waare in einem engen Cylinder mit Chloroform zu schütteln. Die beschwerten Cocci sinken zu Boden, während reine Waare an der Oberfläche schwimmt.

Verwendung: Cochenille, Carminsäure, Carmin und Carminlacke werden nur als Färbemittel gebraucht. Die in früheren Zeiten übliche innere Anwendung der Cochenille ist durchaus werthlos und wahrscheinlich ursprünglich durch eine Verwechslung mit Coccinella septempunctata veranlasst.

Präparate: Die Tinctura Coccionellae, dient als Indicator zur Bestimmung der Alkalicarbonate, welche die gelbrothe Farbe in Violett überführen.

Cantharides.

Spanische Fliege.

Die Canthariden oder *Lyttae vesicatoriae* Fabricius sind keine Fliegen, sondern Käfer. Sie gehören zur Familie der Meloïdae (Cantharidae) des dritten Tribus (Heteromera) der Käfer (Coleoptera), welche die zwölfte Ordnung in der fünften Classe (Hexapoda) der Gliederfüssler (Arthropoda) ausmachen. Dem griechischen Alterthum sind blasenziehende Käfer bekannt gewesen. Hippocrates hat sie innerlich und äusserlich als Arzneimittel angewendet und Dioscorides so genau beschrieben, dass man dieselben für Angehörige der Gattung Mylabris erklären kann. Aretäus von Cappadocien soll zuerst den Gebrauch der Käfer in Form von Pflaster eingeführt haben. Seit jener Zeit haben sich die Pflasterkäfer im Arzneischatz behauptet, obgleich ihre Anwendung durch die Darstellung des Cantharidin gänzlich überflüssig geworden ist. *Lytta vesicatoria* Fabr. = *Cantharis vesicatoria* Geoffroy, Abb. Brdt. u. Rtzb. II. 18 F. 1—6, ist besonders im südlichen Europa (Spanien, Frankreich, Italien) heimisch, kommt aber auch in Deutschland vor und ist selbst über das südliche Schweden, Russland und Sibirien verbreitet. Die **R. Ph.** verlangt möglichst wenig beschädigte Käfer.

Gewinnung u. Aussehen. Gesammelt werden die Käfer in Spanien, Sicilien, Deutschland, Polen, Russland und Rumänien, indem man sie früh vor Sonnenaufgang von den Bäumen und Sträuchern, auf welchen sie sich in grosser Zahl in der warmen Jahreszeit aufhalten, abschüttelt und auf ausgebreiteten Tüchern auffängt. Man gibt sie dann vorsichtig in ein Glasgefäss mit weiter Oeffnung und giesst auf je ein Raumlitre der Thiere etwa 5,0 g starken Liquor Ammon. caust. oder Schwefelkohlenstoff oder Aether und verschliesst das Gefäss. Nach Verlauf von 36 Stunden sind die Thiere sicher todt. Gut getrocknet werden sie in dichtschliessenden Glas- oder Blechgefässen aufbewahrt. Sie ziehen Feuchtigkeit aus der Luft an und sind disehalb der Verderbniss ausgesetzt, werden aber auch von Milben sehr aufgesucht. Um letztere fern zu halten, soll man eine Schachtel mit Benzin getränkter Baumwolle in das Blechgefäss beigeben.

Der Pflasterkäfer ist gewöhnlich 25—27 mm lang und 7—8 mm breit, mit goldiggrün schillerndem Kopf, Thorax und zwei ebenso gefärbten Flügeldecken, welche die beiden bräunlichen Hautflügel ganz und den aus acht Ringen gebildeten bläulichgrün schillernden Hinterleib fast vollständig bedecken. Der grosse Kopf ist herzförmig, breiter oder ebenso breit wie der Halsschild, zottig behaart und goldgrün. Die eilfgliedrigen, fadenförmigen Fühler besitzen ein keulenförmig verdicktes Endglied. Die Füsse der beiden vorderen Beinpaare sind aus fünf, die des hinteren Paares aus vier Tarsalgliedern gebildet. Das männliche Thier ist kleiner und schlanker als das weibliche. Die Canthariden verbreiten einen eigenthümlichen, unangenehmen Geruch und entwickeln beim Kauen einen erst harzigen, dann scharf brennenden Geschmack.

Chemie. Die getrockneten Thiere enthalten 0,4—0,5 pc. Cantharidin als wirksamen, blasenziehenden und intensiv giftigen Körper, neben etwa 12 pc. Fettsubstanzen, ferner einen unbekannten, den eigenartigen Geruch bedingenden, flüchtigen Körper und Calcium- und Magnesiumsalze. Beim Verbrennen hinterlassen sie 6—7 pc. Asche. Der weingeistige Auszug der Canthariden gibt 9—10 pc. festen Rückstand.

Das Cantharidin, $C^{10}H^{12}O^{4}$, kommt nicht nur in Angehörigen der Gattung Lytta, Mylabris, Meloë, sondern wahrscheinlich auch in Coccinella septempunctata L. und in *Doryphora decemlineata* Laq., dem Coloradokäfer, vor. Es krystallisirt in farblosen, glänzenden, rhombischen Blättchen, welche bei 210° C. schmelzen und bei weiterer Erhitzung in feinen, weissen Nadeln sublimiren. Von Wasser wird Cantharidin kaum, von Alcohol, Aether, Schwefelkohlenstoff und Benzol bei gewöhnlicher Temperatur nur wenig, bei Siedehitze reichlich und mit neutraler Reaction gelöst. Chloroform, Aceton und Essigäther lösen das Cantharidin am besten. In fetten und ätherischen Oelen ist es gleichfalls löslich. Wässrige Lösungen von Ammoniak, von Kalium und Natrium lösen es, indem sich die entsprechenden cantharidinsauren Salze bilden, von welchen das Kalium- und Natriumsalz mit je 2 Mol. Wasser krystallisiren, in 25 Th. Wasser mit alkalischer Reaction löslich sind und blasenziehend wirken. Die Cantharidinsäure ist im freien Zustande nicht bekannt. Zersetzt man ihre Salze, so erhält man immer nur Cantharidin, welches das Anhydrid der Säure darstellt. Von concentrirter Schwefelsäure wird dasselbe farblos gelöst und durch Wasser unverändert abgeschieden. Mit Jodwasserstoffsäure längere Zeit auf 100° C. erhitzt geht es in die isomere Cantharsäure über. Durch Phosphorpentasulfid wird das Cantharidin in das bei 140—141° C. siedende Orthoxylol übergeführt.

Die Cantharsäure, $C^{10}H^{12}O^{7}$, krystallisirt in farblosen Nadeln, welche bei 278° C. schmelzen, nicht blasenziehend wirken, sich in 12 Th. kochendem und 120 Th. kaltem Wasser, sehr leicht in Alcohol und schwierig in Aether lösen. Mit Aetzkalk auf 400° C. erhitzt, liefert sie flüssiges, bei 135° C. siedendes Cantharen, $C^{8}H^{12}$, und etwas Xylol und Xylylsäure.

Verwechselungen und **Verfälschungen:** Unter der Droge finden sich bisweilen andere Käfer. Leicht zu unterscheiden sind *Carabus auratus* L., der goldige Laufkäfer. der oberhalb grün ist, dessen Flügeldecken mit drei stumpfen, wenig erhabenen Riefen versehen und dessen Taster und Beine röthlich gefärbt sind. *Cotonia aurata* Fabr., der gemeine Goldkäfer, Abb. Martiny Naturgesch. 2. Ausg. 1854. F. 44, ist auf dem Rücken grün, unterhalb langhaarig. Die Flügeldecken zeigen einige weisse Querstriche mit vielen feinen Bogen. Seine Körperlänge entspricht etwa 22 mm und die Breite etwa 11 mm. *Cerambyx moschatus* L., Abb. Mart. l. c. Fig. 69, das schlanke, glänzend grüne Thier ist 16—29 mm lang, nur 4—7 mm breit und besitzt dunkel stahlblaue Fühler, welche über 30 mm lang sind. Auch Meloë-Arten kommen unter der Handelswaare vor. Aber *Meloë variegatus* Donovan, Abb. Brdt. u. Rtzb. T. XVI. F. 6 u. Mart. F. 45; *Meloë Proscarabaeus* Marsham, der gemeine Maiwurm, Abb. Brdt. u. Rtzb. l. c. F. 4 u. Mart. F. 46 u. 47; *Meloë Tuccius* Brandt, Abb. Brdt. n. Rtzb. l. c. F. 3, welcher in Portugal, Frankreich, Italien und Sicilien heimisch ist und *Meloë violaceus* Marsham, Abb. Brdt. u. Rtzb. l. c. F. 7, sind alle nicht grün und besitzen sehr verkürzte Flügeldecken, welche den Hinterleib bei weitem nicht decken. Auffallend verschieden durch die gelben und schwarzen Querbinden ist *Mylabris Cichorii* Fabr., der Cichorienreizkäfer, Abb. Brdt. u. Rtzb. T. XVIII. 17, *Lytta gigas* Fabr., Abb. Brdt. u. Rtzb. T. XVIII. F. 14 u. 15 u. Mart. F. 65 u. 66

und *Lytta violacea* Brandt, Abb. Brdt. u. Rtzb. T. XVIII. F. 10 u. Mart. Fig. 67, welche beide Ostindien angehören, sind allein durch ihre violette Farbe und verschiedene Grösse sehr leicht zu unterscheiden. — Von den amerikanischen Pflasterkäfern sind die nordamerikanischen *Lytta vittata* Fabr., Abb. Brdt. u. Rtzb. T. XVIII. F. 12, *Lytta marginata* Fabr., Abb. Brdt. u. Rtzb. l. c. F. 11, *Lytta atrata* Fabr., Abb. ebenda F. 9, und *Lytta cinerea* Fabr., Abb. l. c. F. 13, viel kleiner als die *L. vesicatoria*, während die südamerikanischen *Lytta atomaria* Germar, Abb. l. c. Fig. 8, und *Lytta adspersa* in Brasilien einheimisch sind. Die letztere ist durch den hohen Cantharidingehalt, welcher nach Flückiger 2,5 pc. beträgt, vor allen anderen ausgezeichnet. Absichtlichen Verfälschungen unterliegen die officinellen Pflasterkäfer in zweierlei Weise. Einerseits werden sie mit Weingeist erschöpft und andererseits durch fettes Oel beschwert.

Handel. Die Canthariden kommen aus Spanien, Sicilien, Russland, Rumänien und Polen und werden in Deutschland gewöhnlich im Juni von Eschen, Weiden, Hollunder, Syringen, Loniceren und Pappeln gesammelt. Hamburg erhielt in den letzten Zeiten jährlich 10500 kg spanische Fliegen.

Prüfung. Die Thiere sollen nicht von Milben angefressen oder besetzt sein, was man bei der Durchmusterung mit Hülfe einer Lupe leicht feststellen kann. Beimischungen von Sand erkennt man beim Einäschern; mehr als 8 pc. Asche verrathen fremde Zusätze. Mit Weingeist schon extrahirte Canthariden geben ein alkoholisches Extrakt, welches weniger als 9—10 pc. Verdampfungsrückstand hinterlässt. Mit fettem Oel beschwerte Waare gibt auf Filtrirpapier gelegt, rasch ausgedehnte Fettflecke. Untergemischte andere Käfer lassen sich bei genauer Durchsicht leicht erkennen.

Verwendung: Die Canthariden werden äusserlich zu Hautreizen und selten innerlich als harntreibendes Mittel gebraucht. Beim Pulvern ist grosse Vorsicht nothwendig, da der Staub Augen und Luftwege bis zur Entzündung reizt.

Präparate. Die **R. Ph.** lässt das Collodium cantharidatum, Emplastrum Cantharidum ordinarium und perpetuum, das Oleum cantharidatum, die Tinctura Cantharidum und das Unguentum Cantharidum mit Hülfe von Canthariden darstellen, obgleich dieselben Praeparate ebenso gut weit reinlicher mittelst Cantharidin bereitet werden können. (Jahresb. v. Beckurts 1881—82. S. 722 u. 750.

Mel.

Honig.

Apis mellifica L., die Honigbiene. Abb. Brdt. u. Rtzb. II. T. XXIV, gehört zur Familie der Apidae aus der 2. Unterordnung

(Aculeata) der Hymenopteren, welche die 13. Ordnung in der 5. Classe (Hexapoda oder Insecten) des 4. Thierkreises (Arthropoda) bilden. Sie ist über alle Erdtheile verbreitet und spendet aller Welt Wachs und Honig. Beide Stoffe sind wie der Papyrus Ebers (Jahresb. d. Pharmacog. v. Wulfsberg für 1880, S. 24) lehrt, schon im 16. Jahrhundert vor unserer Zeitrechnung im alten Aegypten als Arzneimittel in Gebrauch gewesen und dürften seit den ältesten Zeiten in verschiedenster Weise auch anderweitig benutzt worden sein. Die **R. Ph.** verlangt Mel depmatum und rosatum.

Gewinnung u. **Aussehen.** Die Honigbiene sammelt den Honig in den Waben des Bienenstocks und verschliesst jede einzelne Zelle mit Wachs. Um den Honig zu gewinnen, werden die Waben aus den Stöcken herausgenommen, geöffnet und an einem mässig warmen Orte so aufgestellt, dass der Honig ausfliessen kann. Der freiwillig ausgeflossene Honig stellt den Jungfernhonig, Mel virgineum oder album, dar. Zweckmässiger, namentlich zur Gewinnung des Honigs im Grossen, werden die geöffneten Waben vermittelst Centrifugalmaschinen ausgeschleudert. Der in dieser Weise entleerte Honig bildet den gemeinen Honig, Mel commune oder crudum. Eine geringere Sorte erhält man durch Auspressen der ausgeschleuderten und erwärmten Waben.

Der Jungfernhonig ist dickflüssig, weiss oder gelblich, klar und durchsichtig, von angenehmem Geruch und stark süssem Geschmack. Der ausgeschleuderte Honig ist gewöhnlich stärker gefärbt, mehr oder weniger trübe und von nicht rein süssem, sondern zugleich etwas kratzendem Geschmack. Letzterer wechselt, wie auch der Geruch je nach den Pflanzen, von welchen die Bienen vorwiegend den Honig gesammelt haben. Der unter Erwärmung ausgepresste Honig ist braun gefärbt. Unter dem Mikroskop zeigt echter Honig immer Pollenkörner mannigfachster Art. Bei längerer Aufbewahrung erstarrt der Honig zu einer krystallinischen Masse.

Chemie: Da die Bienen den Honig aus dem Zuckersaft, welchen sie den Nectarien verschiedenster Blüthen entnehmen, durch Invertirung des Rohrzuckers bereiten, besteht derselbe hauptsächlich aus einer concentrirten, wässerigen Lösung von Invertzucker (Dextrose und Laevulose S. 501), welche gewöhnlich etwas unveränderten Rohrzucker und ausserdem geringe Mengen Wachs-, Farb- und Riechstoffe, Eiweisskörper, Säuren und Salze enthält. Das spec. Gew. des Honigs beträgt 1,41—1,44 und der Wassergehalt etwa 16 pc. Mit Wasser und verdünntem Weingeist gibt er eine nicht ganz klare, schwach sauer reagirende Flüssigkeit, welche stark nach links polarisirt. Bei längerer Aufbewahrung verliert er Wasser. Die Dextrose erstarrt deshalb zu krystallinischen Massen, welche die flüssig gebliebene Laevulose einschliessen. Die saure Reaction ist durch Milchsäure, bisweilen auch durch Spuren von Ameisensäure und Essigsäure bedingt.

Verfälschungen: Der käufliche Honig wird sehr vielfach verfälscht. Zusätze von Traubenzucker (= Stärkezucker = Glycose), von Rohrzucker, Rohrzuckermelasse, Kartoffelmehl, Getreide- und Leguminosenmehl, von Stärke, Dextrin und Leim sind keine seltenen Befunde. Vielfach wird statt echten Honigs Kunsthonig, ein Gemisch aus Wasser, Dextrin und 50—60 pc. künstlich dargestelltem Traubenzucker verkauft. Giftiger Honig, wie ihn Herodot schon kannte, kommt in Europa kaum jemals vor.

Handel: Der in Deutschland gesammelte Honig ist entweder Jungfernhonig oder gemeiner Honig. In Norddeutschland unterscheidet man unter letzterem den dunkelbraunen Haidehonig. Er stammt von Bienen, welche den Zuckersaft von Haideblumen und Buchweizenblüthen sammeln. Höher geschätzt wegen seines helleren Aussehens und seines süsseren Geschmacks ist der Landhonig oder Krauthonig, welchen Bienen aus dem Zucker der verschiedensten Garten- und Wiesenblumen bereiten. Waldhonig oder Tannenhonig soll nach Haenle (Arch. Ph. 1885 S. 34) immer Dextrin enthalten und nach rechts polarisiren. Der pommersche Honig, welcher entschieden sauer reagirt, dient in der Bäckerei als eine Art süsser Sauerteig zur Bereitung gewisser Formen von Backwerk. Sehr viel gebraucht wird ferner Honig, den Russland einführt. Unter den verschiedenen Sorten des polnischen ist namentlich der Lindenhonig oder Lippitzhonig wegen seines Aromas sehr beliebt. Der ungarische Honig ist sehr dunkel gefärbt, aber zur Fabrication von Honigkuchen gut zu verwerthen. Durch gleiche Farbe und ausserdem durch einen Melilotengeschmack ist der illyrische Honig ausgezeichnet. In sehr grossen Mengen bringt Amerika Honig auf unseren Markt. Havanna (Cuba)-Honig ist stets sauer. Der südamerikanische, welchen besonders Chile liefert, ist dunkler gefärbt und häufig schon in Gährung begriffen. Die nordamerikanischen Staaten, New-York, New-Carolina, Tennesee, Kentucky, Missouri und Illinois exportiren grosse Quantitäten Honig; derselbe ist aber sehr häufig mit Rohrzucker und Stärke reichlich versetzt und wird zu pharmaceutischen Zwecken trotz seiner ziemlich hellen Farbe nicht verwendet. Hamburg importirte 1883 im Ganzen 2 835 900 kg und darunter aus Nordamerika 1 092 800 kg, aus Südamerika (Peru, Chile und Brasilien) 587 500 kg, aus Mexico 116 100 kg und aus Cuba, Hayti und Domingo 251 800 kg Honig.

Prüfung: Der officinelle Honig soll klar sein, keinen säuerlichen, sondern einen angenehmen Geruch besitzen, von gelber, höchstens etwas bräunlicher Farbe sein, das specifische Gewicht 1,3 zeigen und nicht schäumen und süss schmecken.

Die **R. Ph.** gibt nur Reactionen an, durch welche eine künstliche Färbung, ein Zusatz von Dextrin, Stärke, von Mehlsorten und von Leim, ein Gehalt an freier Säure und an Chlorcalcium und Sulfaten qualitativ angezeigt wird. Wenn ein bräunlich gefärbter Honig durch eine gleiche Menge Ammoniak fast farblos wird, so war er durch Anilin braun gefärbt, wenn er aber hochroth wird, so enthält er Curcuma. Essigäther entzieht der ammoniakalischen Honigprobe die Anilinfarbe und diese wird nach dem Verjagen des Aethers durch Salzsäure braunroth. — Dextrin, Stärke, Mehlsorten, Leim, Calciumsulfat werden, wenn sie einem Honig in erheblicher Menge zugesetzt sind, ausfallen, wenn letzterer mit der doppelten Menge Weingeist von 0,83 spec. Gew. verdünnt wird. Der gesammelte und mit verdünntem Weingeist ausgewaschene Niederschlag ist unter dem Mikroskop auf Dextrin (S. 481) und auf Stärke (S. 476) zu prüfen. Eine Probe des Niederschlags mit Natronkalk im Proberöhrchen erhitzt, entwickelt Ammoniak, wenn Leim vorhanden ist. In der wässerigen Lösung des durch Weingeist entstandenen Niederschlags zeigen Baryumnitrat und Ammoniumoxalat Gyps an. — Ist einem Honig in ansehnlicher Menge Rohrzuckermelasse zugemischt, so ist er immer reich an Chlorcalcium und Calciumsalzen. Eine Probe solchen Honigs im Platintiegel geglüht, hinterlässt eine Kohle, welche an verdünnte Salpetersäure ihre Calciumsalze abgibt. Silbernitrat, Ammoniumoxalat und Baryumnitrat fällen dieselbe in bekannter Weise. — Rohrzucker, der in amerikanischen Honigsorten mitunter reichlich angetroffen wird, lässt sich dadurch bestimmen, dass man zunächst feststellt, wie viel Kupfertartrat der Fehling'schen Lösung der fragliche Honig reducirt. Kocht man darauf den Honig mit zweiprocentiger Schwefelsäure, so wird der Rohrzucker in Invertzucker umgesetzt. Deshalb reducirt solcher Honig nach dem Kochen mit verdünnter Säure alkalisches Kupfertartrat viel reichlicher als vorher. Liegt dagegen ein Kunsthonig, der hauptsächlich Traubenzucker und sehr wenig Dextrin enthält, vor, so gibt die Invertirung keinen genügenden Ausschlag zur Feststellung der Verfälschung. In solchem Falle gestattet aber die Prüfung des Polarisationsvermögens den Kunsthonig als solchen zu entlarven. Zu diesem Zwecke löst man den zu prüfenden Honig in dem doppelten Gewichte Wasser und versetzt 50 g dieser Lösung mit 3 ccm Bleiessig und 2 ccm concentrirter Natriumcarbonatlösung. Die Filtrate prüft man auf ihr Ablenkungsvermögen. Bei Benutzung des Wild'schen Polaristrobometers zeigt nach Lenz echter, guter Honig niemals eine geringere Ablenkung als $-6{,}30^{0}$ (Arch. Ph. 1884 S. 461), während schweizer Kunsthonig, nach Untersuchungen von Haenle in Strassburg, stark rechtsdrehend ist und bei einem Gehalt von 50—60 pc. Traubenzucker zugleich grosse Mengen Dextrin, Salz- und Schwefelsäure enthält.

Verwendung: Der gereinigte Honig wird pharmaceutisch als Geschmackscorrigens und für gewisse Arzneiformen zugleich als gestaltgebendes Mittel gebraucht. — Seine Verwendung in der Bäckerei und als Genussmittel ist zur Genüge bekannt.

Präparate: Mel depuratum, Mel rosatum und Oxymel Scillae sind die einzigen Präparate der Reichspharmacopoe.

Cera flava et alba.

Gelbes und weisses Wachs.

Die **R. Ph.** schreibt gelbes und (gebleichtes) weisses Bienenwachs vor.

Gewinnung und **Aussehen:** a. Das gelbe Wachs sondern die Arbeitsbienen in Form kleiner Täfelchen zwischen den Schienen des Hinterleibes ab und bauen daraus die sechsseitigen Zellen der Waben auf. Zur Gewinnung des Wachses werden die Waben zunächst durch Ausschleudern und nachfolgendes Abpressen von Honig befreit und wird die zurückgebliebene Wachsmasse durch Schmelzen in kochendem Wasser von den letzten Honigresten und fremden Beimengungen gereinigt. Zum Erkalten giesst man dasselbe in flache, angefeuchtete Formen von sehr verschiedener Gestalt und erhält so das Wachs in Scheiben oder Wachsböden von verschiedener Grösse, welche bis 20 kg. und in Riegeln, welche bis 300 kg wiegen.

Das gelbe Wachs unserer Bienen ist in der Kälte spröde, bei gewöhnlicher Temperatur zähe und nicht fettig anzufühlen, im Bruche trocken und körnig, von angenehmem Geruche nach Honig. Es schmilzt zu einer gelbrothen Flüssigkeit und erweist sich nach dem Erstarren unter dem Mikroskop als ein Gewirr von Krystallen. Beim Kauen klebt reines Wachs nicht an den Zähnen und entwickelt kaum einen besonderen Geschmack. Ausländisches Bienenwachs ist zum Theil viel dunkler gefärbt.

b. Das weisse Wachs der **R. Ph.** ist gebleichtes Bienenwachs. Mit Chlor, chlorsaurem Kalium, Kaliumpermanganat den gelben Farbstoff zu zerstören ist unzweckmässig, weil Chlor mit dem Wachs Verbindungen eingeht und das letztere durch das Bleichverfahren spröder und bröckliger wird. Um ihm seine ursprüngliche Geschmeidigkeit wieder zu geben, setzt man solchem Wachs wenigstens 5 pc. Talg zu. Ein reines Wachs liefert dagegen die Natur- oder Rasenbleiche, bei welcher das feuchtgehaltene Wachs den Sonnenstrahlen ausgesetzt wird. Um diese Methode zu verwerthen, gibt man dem gelben Wachs zunächst Bänder- und Körner- und Fadenform, weil es in solcher Gestalt bei sehr geringer Dicke der Sonne eine möglichst grosse Oberfläche darbietet. In Bänder, Streifen und Späne bringt man es mit Hülfe der Bändermaschine, eines viereckigen Blechkastens, in dessen Boden enge Schlitze eingeschnitten sind. Gerade unterhalb dieser linearen Oeffnungen dreht sich eine zur Hälfte in kaltes Wasser eintauchende Walze. Lässt man geschmolzenes Wachs in den Kasten fliessen, so fällt dasselbe in dünnen, breiten Strahlen auf die nasse Walze und erstarrt sofort in den genannten Formen. Um Körner oder Fäden zu gewinnen, lässt man das geschmolzene Wachs aus einem rotirenden Kessel, der mit mehreren Ausflusshähnen versehen ist, in sehr dünnem Strahl oder tropfenweise in eiskaltes Wasser fallen. Die Bänder, Körner und Fäden werden auf viereckigen, mit Leinwand bespannten Rahmen ausgebreitet, der Sonne ausgesetzt und täglich mehrmals begossen und öfters umgewendet. Nach 3—5 Wochen ist das Wachs völlig weiss und wird nun in heissem Wasser geschmolzen und zum Erstarren in beliebige Formen gegossen. — Die Wachsbleicher schmelzen, um den Bleichprocess zu beschleunigen, das gelbe Wachs mit 15 pc. rectificirtem Terpenthinöl ein und bringen diese Mischung in Form von Bändern, Körnern oder Fäden zum Bleichen. Nach 5—8 Tagen ist dann das Wachs weiss und hat jeden Geruch nach Terpenthinöl verloren. Körner- und Fadenwachs lässt sich auch in Wasserstoffhyperoxyd rasch und schön bleichen. Das weisse Wachs stimmt mit dem gelben, abgesehen von der Farbe, in den chemischen Eigenschaften im Wesentlichen überein.

Chemie: Das gelbe Wachs deutscher Provenienz zeigt bei 15° C. 0,963—0,965 spec. Gew., das weisse im Mittel 0,97 und nie unter 0,967. Es erweicht in der warmen Hand; gelbes schmilzt bei 63—64° C. zu einer klaren gelbrothen, und weisses bei etwa 64° C. zu einer farblosen Flüssigkeit. Beim Abkühlen erstarrt es rasch und siedet bei 236° C., ist aber nicht ohne Zersetzung destillirbar. Angezündet brennt es mit leuchtender Flamme. In kaltem Wasser und kaltem Weingeist ist Bienenwachs unlöslich, kochender Weingeist nimmt etwa 20 pc. auf, indem er sich schwach gelb färbt. Von heissem Aether und von Benzol wird es nur zum Theil gelöst, während Chloroform, Schwefelkohlenstoff und Terpenthinöl es vollständig lösen. Seine elementare Zusammensetzung entspricht 70—80 pc. Kohlenstoff, 13—13,5 pc. Wasserstoff und

5—7 pc. Sauerstoff. Es besteht, abgesehen von dem unbekannten Farbstoff, zufällig beigemengten Pollenkörnern und Unreinigkeiten, aus 20 pc. Cerin, welchem etwas Ceroleïn und geringe Mengen anderer Fettsäuren beigemischt sind, und aus etwa 80 pc. Myricin, welches harte Krystalle bildet, bei 72 ° C. schmilzt und vorwiegend aus Palmitinsäure-Melissyläther, $C^{15}H^{31}—CO.OC^{30}H^{61}$ und kleinen Mengen Palmitinsäure-Cetyläther $C^{15}H^{31}—CO.OC^{16}H^{33}$ (s. bei Walrat), Stearinsäure-Melissyläther, $C^{17}H^{35}$-$CO.CO^{30}H^{61}$, und Stearinsäure-Cethyläther $C^{17}H^{35}—CO.OC^{16}H^{33}$ zusammengesetzt ist. Bei trockener Destillation liefert das Wachs, abgesehen von dem zuerst übergehenden, farblosen, wässerigen Destillat, eine butterartig erstarrende Masse, das sogenannte Wachsöl, *Oleum Cerae,* welches aus Palmitinsäure (S. 361) und Melan, $C^{30}H^{60}$, besteht, aber kein Glycerin, keine Sebacinsäure und kein Acroleïn, sondern nur Zersetzungsproducte des Wachses beigemengt enthält.

Das Cerin besteht aus Cerotinsäure u. etwas Ceroleïn, welches in Alcohol löslich ist, bei 28—29° C. schmilzt. Die Cerotinsäure, $C^{26}N^{53}—CO.OH$, krystallisirt in weissen Körnern, die bei 79—81° C. schmelzen, sich in Alcohol mit saurer Reaction lösen, unzersetzt destillirbar sind und beim Erkalten wachsartig erstarren.

Das Myricin gibt beim Kochen mit concentrirter, wässriger oder weingeistiger Kalilauge Palmitinsäure (S. 361) u. Melissylalcohol = Myricilalcohol = $C^{30}H^{61}.OH$. Letzterer krystallisirt in weissen glänzenden Nadeln, welche bei 85° C. schmelzen, sich nicht in Wasser, schwer in kaltem Alcohol, leichter in heissem lösen und bei der Oxydation Melissinsäure, $C^{30}H^{60}O^{2}$, geben. Die Melissinsäure krystallisirt in seideglänzenden Plättchen, welche bei 88,5° C. schmelzen und sich in Alcohol lösen.

Das Melen, $C^{30}H^{60}$, bildet weisse, geruchlose Plättchen, die bei 62° C. schmelzen, nicht in kaltem, leicht in kochendem, absoluten Weingeist, auch in Aether, Fetten und ätherischen Oelen löslich sind.

Verfälschungen: Bienenwachs unterliegt wegen seines hohen Preises vielfachen Fälschungen. Eine der einfachsten besteht in der Beschwerung desselben mit Wasser. Viel häufiger wird aber die Droge mit anderen Wachsarten des Pflanzenreichs, namentlich mit Japanwachs und mit Fetten aus dem Thierreich, besonders mit Talg und Stearinsäure, oder endlich mit Harzen, wie Fichtenharz (S. 460) und Colophonium (S. 458) oder mit Paraffinen, hauptsächlich mit Ceresin verschmolzen oder es wird mit Erbsenmehl und mit Stärke oder mit Curcuma gefälschten Producten die zweckentsprechende Farbe ertheilt. Vielfach werden auch mineralische Zusätze gemacht. Von letzteren sind Ziegelsteinmehl, Ocker (Thon mit Eisenhydroxyd) Schwefel, Bleiglätte, Bleiweiss, Schwerspath und Gyps öfters nachgewiesen worden. Auch künstlich nachgeahmtes Bienwachs aus 60 pc. Paraffin und 40 pc. Fichtenharz und ferner solches aus Ceresin und Japanwachs kommen im Handel vor.

Das Japanwachs, Bschr. Abb. A. Meyer, Arch. Ph. 1879. 15. 97., wird aus den Beeren von *Rhus succedaneae* DC, auf der Insel Kiusiu durch Auskochen und Auspressen gewonnen. Nachdem es durch wiederholtes Umschmelzen und Bleichen gereinigt ist, wird es in palnconvexe Kuchen von 12 cm Durchmesser oder in Backsteinform gegossen. Es ist aussen schwachgelblich, innen weiss, hart, bedeckt sich bei längerer Aufbewahrung mit weissem Anfluge, hat 0,97—0,98 spec. Gew., schmilzt bei 52°—55° C. und erstarrt nur langsam zu seiner anfänglichen Härte und Festigkeit. Es löst sich in 4 Th. siedendem, absolutem Weingeist und besteht aus Tripalmitin und kommt in grossen Mengen nach Europa.

Ceresin ist ein gereinigter Ozokerit, mit welchen Namen das in Galizien natürlich vorkommende Paraffin bezeichnet wird. Dieses Paraffin oder Erdwachs kommt in blättrigen, faserigen und dichten Massen vor und zeigt verschiedene, von gelb bis dunkel grünlich braun variirende Farbe. Es schmilzt bei 60—65° C. Durch Destillation oder durch Behandlung mit rauchender Schwefelsäure gereinigter und durch Thierkohle entfärbter Ozokerit bildet das Ceresin. Durch Gummigut oder Curcuma ertheilt man demselben die erforderliche Farbe des gelben Wachses und durch Vermischen mit Japanwachs die entsprechende Consistenz.

Handel: In Deutschland werden beträchtliche Mengen Wachs dargestellt und dieses inländische findet vorzugsweise Verwendung in den Apotheken. Oestreich liefert gleichfalls grosse Quantitäten. Aus Griechenland, der Türkei, Polen, Serbien, Rumänien erhält Triest sehr bedeutende Massen. Frankreich producirt in der Bretagne und Normandie, im Departement des Landes sehr geschätzte, in Gatinois und der Bourgogne geringere Wachssorten. Italien gewinnt gleichfalls sehr grosse Mengen und hat trotz seines eignen enormen Verbrauches für Cultuszwecke noch eine erhebliche Ausfuhr zu verzeichnen. Weit bedeutender sind aber die Massen, welche Nordamerika exportirt. Auch Südamerika (Columbien) und Westindien erzeugen Bienenwachs, welches aber in seiner Farbe sehr grosse Verschiedenheiten darbietet. Afrika bringt aus Benguela eine unserem gelben Wachse sehr ähnliche Waare, während das Senegal-Wachs sehr dunkel, fast schwarz erscheint und sich nicht bleichen lässt. Abyssinien und Madagascar liefern dagegen eine sehr gesuchte Sorte. Ostindisches Bienenwachs von Timor und Flores soll meistens graubraun aussehen und hauptsächlich nach China abgesetzt werden. Hamburg erhielt im Jahre 1883 nahezu 650 000 kg Wachs, darunter aber 115 400 kg japanesisches Wachs. Beim Einkauf der Wachsscheiben hat man sich zu vergewissern, dass die untere Seite nicht verunreinigt und der Querbruch ganz gleichartig ist.

Prüfung: Wasser, mit welchem käufliches Wachs beschwert ist, scheidet sich aus, wenn man eine Probe der verdächtigen Waare zum Schmelzen bringt und wieder erstarren lässt. — Die Reinheit des Bienenwachses ergibt sich zunächst aus seinem specifischen Gewicht. Weisses Wachs deutscher Herkunft besitzt im Mittel 0,97 und nie unter 0,967 spec. Gew. Um dasselbe zu prüfen, stellt man eine Mischung aus 2 Th. Weingeist von 0,832 spec. Gew. und 7 Th.

Wasser her, welche bei 15° C. das spec. Gew. 0,970 zeigt. In dieselbe bringt man, wenn alle Luftblasen daraus verschwunden sind, ein Stückchen Wachs, welches darin schwimmen muss. Sinkt die Wachsprobe unter, weil sie ein höheres spec. Gew. hat, so liegt eine Verfälschung mit japanischem Wachs (spec. Gew. 0,98—1,0) oder mit Stearinsäure (spec. Gew. 0,964—0,969) vor. Da die schwimmende Probe aber auch ein weit geringeres spec. Gew. haben kann, verdünnt man die Flüssigkeit durch vorsichtiges Zutröpfeln von Weingeist bis die Probe gerade untersinkt. Prüft man jetzt mit der Westphal'schen Wage die Flüssigkeit und beträgt deren spec. Gew. weniger als 0,960, so ist das Wachs mit Paraffin (spec. Gew. 0,87) oder mit Ceresin (spec. Gew. des weissen Ceresin 0,905—0,924) oder mit Talg (spec. Gew. 0,91—0,92) verfälscht. — Reines gelbes deutsches Wachs zeigt ein spec. Gew., welches nach Dietrich in Helfenberg nie unter 0,963 liegt. In einer Mischung aus 1 Th. Weingeist von 0,83 spec. Gew. und 3 Th. Wasser, welche, wenn sie völlig frei von Luftblasen ist, bei 15° C. das spec. Gew. 0,965 besitzt, muss reines, gelbes, deutsches Wachs schwimmen. Hat die Probe ein höheres Gewicht, so ist sie mit Harz, Stearinsäure oder japanischem Wachs vermischt. Sie kann aber auch leichter sein, als reines Wachs. Um dies zu constatiren, tröpfelt man vorsichtig Weingeist zur Flüssigkeit bis die schwimmende Wachsprobe untersinkt. Stellt sich dann das spec. Gew. der Flüssigkeit unter 0,955, so ist das Wachs durch Zusätze von Talg oder Paraffin oder Ceresin (spec. Gew. des gelben 0,925—0,928) verfälscht. — Die Löslichkeit reinen Wachses in siedendem Weingeist von 0,830 specifisches Gewicht gibt ein zweites Mittel zur Prüfung desselben auf Zusätze von Farbstoffen wie Curcuma und Gutti und von Harz, Stearinsäure und von pulverigen organischen und mineralischen Stoffen. Reines Wachs löst sich mit schwach gelblicher Farbe in 300 Th. siedendem Weingeist von 0,830 spec. Gew., ungelöst bleiben Stärke, Getreide- und Leguminosenmehl und die auf S. 639 genannten mineralischen Körper. Beim Erkalten scheidet sich das Wachs aus und das kalte Filtrat zeigt durch eine starke gelbe Färbung Farbstoffe, durch saure Reaction Stearinsäure an. Erfolgt auf Wasserzusatz eine milchige Trübung, so ist Harz vorhanden. — Wird 1 Th. Wachs in einer Mischung aus 1 Th. Weingeist von 0,83 spec. Gew. und 2 Th. Wasser, welche 0,960 spec. Gew. zeigt, mit 1 Th. geglühter, wasserfreier Soda eine Stunde lang gekocht und das völlig erkaltete Decoct filtrirt, so darf im Filtrat durch Salzsäure kein Niederschlag entstehen, andernfalls liegt Verfälschung mit Japanwachs oder Stearinsäure vor. — Die gleiche Verfälschung ist anzunehmen, wenn 0,5 g eines verdächtigen Wachses mit 10 ccm einer kalt gesättigten, wässrigen Boraxlösung gekocht, eine beim Erkalten sich trübende Flüssigkeit geben. — Paraffin lässt sich, wenn es zu 15 pc. oder mehr einem Wachs zugesetzt ist, leicht erkennen. Solches Wachs fühlt sich eigenthümlich glatt an, wird beim Kneten in der Hand seifig und schlüpfrig und ist nicht klebrig. Erwärmt man 2—3 g solchen Wachses gelinde in einem Proberöhrchen mit concentrirter Schwefelsäure, so wird das Wachs vollständig zerstört und verkohlt, das Paraffin bleibt unverändert und schwimmt auf der Säure. — Um pulverige Beimengungen zu entdecken, löst man das Wachs in Chloroform unter Erwärmung. Die pflanzlichen und mineralischen Substanzen bleiben ungelöst und setzen sich ab. Man sammelt sie und untersucht sie mikroskopisch und chemisch.

Verwendung: Das gelbe Wachs wird pharmaceutisch zur Herstellung von Pflastern, Salben, Ceraten, Stuhlzäpfchen und Globuli, das weisse Wachs zu Salben und Pillenmasse gebraucht. Technisch dient das gelbe Wachs zu Seifen- und das weisse hauptsächlich zur Kerzen- und Lichterfabrication.

Präparate: Die **R. Ph.** benutzt das weisse Wachs zur Bereitung des Unguentum leniens, das gelbe zur Darstellung des Emplastrum adhaesivum, E. fuscum camphoratum, E. Hydrargyri, E. Lithargyri compositum, E. saponatum, des Unguentum basilicum, U. Cantharidum, U. cereum, U. rosmarinum compositum und U. Terebinthinae.

Ichthyocolla.

Hausenblase oder Fischleim.

Ichthyocolla oder Colla piscium liefern vorzugsweise die Störe, Acipenserarten, welche bei einer Körperlänge von 2—6 m durch ihre grossen Schwimmblasen ausgezeichnet sind und zugleich essbares Fleisch und in ihrem Rogen vorzüglichen Caviar geben. Sie gehören zu der Abtheilung der Knorpelganoiden in der Ordnung der Schmelzschupper (Ganoiden). Es sind grosse zahnlose Fische, welche in vielen Spielarten das Meer, besonders im Südosten von Europa, und die grossen Binnenseen Asiens bewohnen, zur Laichzeit in Schwärmen Wanderzüge unternehmen und dabei in die grossen Flüsse zum Theil sehr hoch hinaufsteigen. Von den zahlreichen Arten, die jetzt unterschieden werden, kannte und benutzte auch bereits zur Gewinnung von Ichthyocolla das griechische Alterthum *Acipenser Huso* L., Hausen oder Bjeluga, Abb. Brdt. und Rtzb. II. T. I. 1 und Ia, welcher im Caspi-See, im schwarzen und azowschen Meere vorzugsweise vorkommt, in die hier mündenden Flüsse hinaufsteigt, aber auch andere Meere und Flüsse aufsucht. In allen europäischen Meeren anzutreffen ist ferner der gemeine Stör, *Acipenser Sturio* L. Abb. l. c. T. III. F. 1, welcher auch in unsere grossen Flüsse, wie in die Elbe bis Magdeburg und in den Rhein bis zum Rheinfall bei Schaffhausen eindringt. Weniger wegen seiner Schwimmblase als wegen seines schmackhaften Fleisches und Rogens wird der weit kleinere *Acipenser Ruthenus* L., der Sterlet, Abb. l. c. T. II. F. 2, im Caspi-See, im schwarzen und azowschen Meere und den einmündenden Flüssen gefangen. Er dringt auch in den arctischen Ocean vor, aus welchem er in den Jenisey und in den Ob und Irtisch gelangt. Der medicinische Gebrauch der Ichthyocolla reicht, wie Dioscorides und Plinius beweisen, bis in das Alterthum zurück, während die technische und öconomische Verwerthung zwar sehr viel späterer Zeit angehört, jetzt aber fast zur allein herrschenden geworden ist. Officinell ist in Deutschland die Hausenblase nicht mehr.

Gewinnung und **Aussehen:** Hausenblase wird hauptsächlich in Russland dargestellt. Nachdem die grossen Fische gefangen und getödtet sind, werden der Rogen zur Caviarbereitung und die Schwimmblase zu Ichthyocolla gesammelt, das Fleisch theils frisch, theils getrocknet oder gesalzen als Nahrungsmittel und die übrigen Theile zur Gewinnung von Störthran verwerthet. Die Haut ersetzt der ärmeren Bevölkerung zu Zeiten die Fensterscheiben. — Die Schwimmblasen werden aufgeschnitten, umgekehrt, gewaschen, kurze Zeit in Wasser macerirt, dann von der äusseren Haut sammt den Blutgefässen befreit und die innere Haut nach Beseitigung des Schleimhautüberzuges in Stücke geschnitten, ausgespannt und in verschiedener Weise getrocknet. Diese innere Haut bildet die Ichthyocolla. Ein Fisch gibt 100—150 g. Man formt sie zu dünnen Blättern oder Tafeln oder gibt ihr, indem man die Häute mehrfach ineinanderschlägt, eine Bücherform, oder bildet, indem man die Häute in Striemen zusammenwickelt und ringelförmig oder lyraförmig oder in Hufeisengestalt aufrollt, sogenannte Ringel-, Lyra- und Klammer-Hausenblase. Blätter, in feine Fäden zerschnitten, stellen die Faden-Hausenblase dar. Die Ueberreste werden zu Klumpen-, Kuchen- und Zungen-Hausenblase zusammengeknetet und kleinere Bruchstücke kommen als Krümel-Hausenblase zur Verwendung.

Die beste Sorte ist die russische oder astrachaner Blätter-Hausenblase, welche weissliche, durchscheinende, leicht irisirende, hornartigharte, zähe, aber biegsame, glatte, geruchlose Blätter von fadem Geschmack darstellt.

Chemie: Gute Hausenblase besteht hauptsächlich aus Glutin, gibt bei 100—110° C. 16—20 pc. Wasser ab, hinterlässt 3 pc. in Wasser unlöslichen Rückstand und liefert beim Verbrennen höchstens 0,5 pc. Asche.

Das Glutin ist eine stickstoffhaltige, amorphe, farblose, durchsichtige, harte, geruch- und geschmacklose Masse, welche in kaltem Wasser, ohne sich zu lösen, aufquillt und mit heissem eine neutral reagirende, klebrige, schwach opalisirende, linksdrehende Flüssigkeit gibt. Quecksilberchlorid, Platinchlorid und Gerbsäure veranlassen darin Niederschläge. Das Glutintannat ballt sich zusammen und wird an der Luft braun, hart und spröde wie Leder. Im Gegensatz zu den Eiweisskörpern wird die wässrige Lösung durch verdünnte Mineralsäuren, Silbernitrat, Kupfersulfat, Ferrisulfat, Alaun, Bleiacetat und Ferrocyankalium nicht gefällt. Die heisse Lösung erstarrt beim Erkalten, wenn sie auch nur 1 pc. Glutin enthält. Durch lange Zeit fortgesetztes Kochen verliert das Glutin die Fähigkeit zu gelatiniren. Wenn Salze wie Chlornatrium, Chlorammonium, Chlorzink und Natriumnitrat zu der Glutinlösung gesetzt werden, so erstarrt dieselbe nicht mehr. Beim Kochen mit verdünnter Schwefelsäure oder Kalilauge liefert das Glutin Ammoniak, Glycocoll, Asparaginsäure, Glutaminsäure und Leucin, aber kein Tyrosin. Bei trockner Destillation erhält man Thieröl mit seinen zahlreichen Bestandtheilen. Gegen Oxydationsmittel verhält sich das Glutin ähnlich wie die Proteïnkörper.

Verwechselungen: Aus Ungarn kommt eine Hausenblase nach Deutschland, die weit dicker, gelblich braun, meist schmutzig trübe, kaum durchscheinend und aussen rauh und runzelig ist. Sie hinterlässt bis 60 pc. unlösliche Substanz und und gibt eine übelriechende Gallerte. Brasilien führt aus Para und Maranham einen Fischleim nach Europa in Gestalt von Stengel, Klumpen und Scheiben, dessen Abstammung unbekannt ist. Er lässt sich pharmaceutisch nicht verwerthen, da er eine trübe Gallerte von widrigem Geschmack liefert. — Fischleim aus leimgebenden Gewebstheilen anderer Fische hergestellt, kommt aus Amerika und Ostindien und wird auch in Deutschland fabricirt. Einen besseren Ersatz der Ichthyocolla würde die aus sorgfältig gereinigten Kalbsknochen und Kalbslederabfällen bereitete, farblose Gelatine darbieten.

Handel: Die Ichthyocolla kommt in bester Sorte aus Astrachan in foliis und in filis. Dieser ausländischen kommt die hamburger Störblase in allen Eigenschaften sehr nahe und ist weit billiger. Für pharmaceutische Zwecke sind die ungarische, brasilianische, nordamerikanische und isländische Hausenblase untauglich. Hamburg importirte im Jahre 1883 von den verschiedensten Sorten der Ichthyocolla 17 205 kg.

Prüfung: Die Güte einer Waare ergibt sich aus ihrem Aussehen, ihrer Löslichkeit, Klebrigkeit, ihrer Fähigkeit zu gelatiniren und ihrem Wasser- und Aschengehalt.

Verwendung: Die Hausenblase wird innerlich als mechanisch wirkendes, reizmilderndes Mittel gegeben und äusserlich in Form des englischen Pflasters angewandt. Die vielseitige Benutzung in der Technik ist bekannt.

Präparate besitzt die **R. Ph.** nicht.

Oleum Jecoris Aselli.

Leberthran.

Mit dem Namen Asellus bezeichneten die Römer nach Plinius IX. 28 einen etwas kleineren und einen grösseren Seefisch. Unter letzterem, den sie höher schätzten, dürfte vielleicht *Gadus morrhua* L. und unter dem ersteren, welchen sie auch Callarias nannten, die jugendliche Form desselben zu verstehen sein. *Gadus morrhua* L., der Kabeljau, Abb. Brdt. u. Rtzb. II. T. IX. F. 3, dessen Leberöl die **R. Ph.** als Leberthran vorschreibt, gehört zur Familie der Gadidae aus der vierten Unterordnung (Anacanthini) der Knochenfische (Teleostei), welche die fünfte Ordnung der ersten Classe (Pisces) im (neunten) Thierkreis der Wirbelthiere (Vertebrata) darstellen. Der Leberthran soll in Scandinaviens Volksmedicin schon seit langen Zeiten gebraucht worden sein. In den Arzneischatz deutscher Apotheken wurde er erst anfangs der zwanziger Jahre unseres Jahrhunderts aufgenommen. Die **R. Ph.** verlangt den sogenannten Dampfleberthran.

Gewinnung und **Aussehen:** *Gadus morrhua* L. gehört dem nördlichen, atlantischen Meere an. Zur Laichzeit kommt er in ausserordentlich grossen Zügen an Norwegens Küsten und wird namentlich bei den Lofod-Inseln in den vier ersten Monaten des Jahres und während der folgenden, wärmeren Monate an den Küsten von Finnmarken in ungeheuerer Menge gefangen. Derselbe Fisch erscheint auch an den Küsten von Neu-Fundland und Labrador und erfährt hier das gleiche Geschick. Die grossen Lebern des Kabeljau (*G. morrhua)* und des Dorsches *(G. callarias* L., Abb. l. c. Fig. 2), welcher keine besondere Gadus-Art, sondern nur eine jugendliche Form des ersteren ist, werden gleich nach dem Fange herausgeschnitten, gereinigt und zerquetscht. Darauf bringt man sie in den grossen Leberthranfabriken in doppelwandige Dampf-Apparate und erwärmt sie auf etwa 50° C., bei welcher Temperatur ein hellgelbes Fett ausfliesst, welches den Dampfleberthran bildet. — Einen ähnlichen Thran scheiden ganz frische Lebern, welche nur in Fässer zusammengehäuft und weder erwärmt noch besonders ausgepresst werden, freiwillig aus. Solcher Leberthran soll häufig mit dem Dampfleberthran vermischt und auch statt desselben verkauft werden. Durch anderweitige Behandlung der in den Dampfapparaten keineswegs erschöpften Lebern, durch Auspressen, stärkeres Erwärmen und schliessliches Auskochen werden braunblanke und braune und endlich ganz rohe und trübe, sehr übelriechende Leberthransorten producirt. Der Dampfleberthran wird zunächst längere Zeit auf 0° abgekühlt. Bei dieser Temperatur krystallisiren ansehnliche Mengen Tristearin und Tripalmitin aus. Von diesen erstarrten Fetten wird er abgezogen und als bester medicinischer Dampfleberthran in den Handel gebracht. Er stellt ein sehr hellgelbes, klares, dickflüssiges Oel von sehr schwach saurer Reaction dar, welches einen schwachen, eigenartigen, nicht gerade angenehmen Geruch und einen etwas kratzenden Fischgeschmack besitzt.

Chemie: Der Leberthran ist ein trocknendes Oel, welches sich zu 6 pc. in absolutem Weingeist von 80° C. löst und von Aether, Benzin, Petroleumäther und Schwefelkohlenstoff wie andere fette Oele gelöst wird. Sein spec. Gew. beträgt bei 17° C. 0,926. Zusammengesetzt ist er aus etwa 70 pc. Trioleïn, 25 pc. Palmitin und etwas Stearin, enthält aber ausserdem freie Fettsäuren der genannten Glyceride, Spuren von Gallenfarbstoffen und Gallensäuren, etwa 0,00032 pc. Jod (nach Stanford), entsprechende Bruchtheile Brom, Chlor, Phosphor und Schwefel in organischer Verbindung und endlich auch etwas Ammoniak und Trimethylamin. In ranzig gewordenem Thran treten auch Glyceride der Buttersäure, Valeriansäure und Caprinsäure auf. — Ein Tropfen des officinellen Leberthrans in 20 Tropfen Schwefelkohlenstoff gelöst, gibt beim Schütteln mit einen Tropfen concentrirter Schwefelsäure eine violettrothe Färbung, die rasch vergeht. Werden 2 ccm Thran mit 1—2 Tr. reiner, concentrirter Schwefelsäure gemischt, so tritt eine violettrothe Farbe auf, welche allmählich in ein schmutziges Rothbraun übergeht. Rauchende Salpetersäure zu 2 Tropfen mit 2 ccm Leberthran geschüttelt, färbt letzteren vorübergehend roth. Rosanilin wird von Dampfleberthran mit dunkelrother Farbe gelöst. Bei der Elaïdinprobe liefert er kein Elaïdin.

Verfälschungen: Nach A. Kremel wird der von *Gadus Carbonarius* L., dem Sejfisch, Abb. Brdt. u. Rtzb. l. c. T. 1, und der aus dem Specke des Robben, *Phoca vitulina* L. und *Ph. groenlandica* Nilssen dargestellte Thran und endlich ein in den letzten Jahren aus Japan eingeführter unbekannter Abstammung zum Verschnitt des Dorschleberthrans benutzt. Auch Rüböl, Colophonium und Paraffinöl (Hilger) werden in gleicher Weise missbraucht. Als Surrogat des Leberthrans ist in neuerer Zeit das Eulachonöl, das flüssige Fett des Kerzenfisches, *Thalleichthys pacificus* Girard, empfohlen und in britisch Columbien in Anwendung gebracht worden. Die Wochenschrift für Drogenhandel warnt vor einem künstlich nachgemachten Leberthran, den man in Paris durch 24stündiges Maceriren von Bücklingen in hellem, gutem — also auch viel theurerem — Olivenöl darstellen soll. Auch mit Bleiacetat gebleichter Thran soll im Handel vorkommen.

Thalleichthys pacificus Girard gehört zur Familie der Salmonidae, Lachse, und lebt im nördlichen Theile des stillen Ocans. Der sehr fette Fisch wird gegessen und liefert das Eulachon-Oel, welches, so wie es im Handel vorkommt, bei gewöhnlicher Temperatur halbflüssig ist. Der von Palmitin befreite flüssige Theil zeigt 0,901 – 0,907 spec. Gew. und schmeckt viel angenehmer als Leberthran. Durch conc. Schwefelsäure wird das Eulachonöl nicht rothviolett, sondern braun gefärbt. Es enthält 20 pc. feste Fettsäuren, 60 pc. Oelsäure und 13 pc. einer bei Sommertemperatur öligen Substanz, welche sich nicht verseifen lässt.

Handel: Deutsche Apotheken gebrauchen ausschliesslich norwegischen Dorschthran, während der Neufundland- und Labradorthran seinen Hauptabsatz in Amerika und England findet. In dem für den Fischfang nicht besonders günstigen Jahre 1881 führte Bergen 60 391 Tonnen Thran aus. Das sehr ungünstige Jahr 1882 lieferte nur 38 711 Tonnen, während 1880 über 76 400 Tonnen verladen wurden. Norwegen versendet den Leberthran theils in norwegischen Tonnen aus Eichen- oder Föhrenholz von 50—100 kg Inhalt, theils in Blechtonnen von etwas geringerem Gewicht. Die angesehensten Firmen Norwegens sind Möller in Christiania, P. C. Hoel in Aalesund, Ibenfeld in Trondhjen und Barthen an demselben Platze. Der Leberthran dieser Handlungshäuser scheidet bei 0° kaum etwas Palmitin aus, während die vielgepriesene Waare mancher Zwischenhändler gewöhnlich sehr reich an Palmitin ist. Der japanische Thran schmeckt weit schlechter als der norwegische und scheidet schon bei einer Temperatur über 0° Palmitin und Stearin aus.

Prüfung: Das Verhalten des Leberthrans gegen concentrirte, reine Schwefelsäure ist zwar sehr characteristisch, jedoch genügt diese Probe, auf welche sich die **R. Ph.** beschränkt, nicht, um die Reinheit des Leberthrans sicher zu stellen, da ein erheblicher Gehalt an Rüböl (S. 378) die Reaction nicht stört. Man verbindet desshalb zweckmässig mit derselben noch die Elaïdinprobe. Nicht trocknende fette Oele wie Rüböl, Sesamöl (S. 426), Baumwollensamenöl werden, wenn sie in ansehnlicher Menge dem Thrane zugesetzt sind, nach dem Schütteln mit einem gleichen Volum reiner Salpetersäure und etwas Kupferblechschnitzeln nach einigen Stunden Elaïdinkörper bilden, was reiner Leberthran unter gleichen Umständen nicht thut. Endlich kann man auch noch Rosanilin in dem zu prüfenden Thran lösen; eine dunkelrothe Färbung characterisirt den reinen Leberthran. Paraffinöl (Vaselinöl) scheidet sich, wie Töllner angibt, aus dem Thran ab, wenn man denselben mit 5 Th. einer 10 procentigen Lösung von Aetzkali in absolutem Alcohol versetzt, eine halbe Stunde kocht, dann ein gleiches Volum 45 procentigen Weingeistes hinzubringt und das Gemisch ruhig stehen lässt. Zur Unterscheidung einzelner Thransorten giesst man zweckmässig nach den Erfahrungen von Kremel 10—15 Tr. des fraglichen Thrans auf ein Uhrglas und lässt von der Seite 3—5 Tr. rauchende Salpetersäure von 1,50 spec. Gew. zufliessen. Echter Thran von Gadus morrhua und G. Callarias wird an der Einlaufstelle roth und beim Umrühren mit einem Glasstab entsteht eine rosenrothe Färbung, die bald in gelb übergeht. Sejfischthran wird durch rauchende Salpetersäure blau und beim Umrühren braun und nach 2—3 Stunden gelb. Ebenso verhält sich der Japanthran, während der Robbenthran sich zunächst gar nicht und erst nach längerer Zeit braun färbt. Diese Reaction mit rauchender Salpetersäure gestattet im Leberthran Zusätze der genannten Thranarten bis herab zu 25 pc. nachzuweisen.

Verwendung: Leberthran wird leichter als andere Fette resorbirt und kann desshalb als Unterstützungsmittel restaurirender Curen bei chronischen Ernährungsstörungen innerlich gegeben werden.

Präparate besitzt die **R. Ph.** nicht. Jod- und eisenhaltige Leberthrane sind entbehrliche Industrieartikel.

Cetaceum.

Walrat.

Der Walrat, *Physeter macrocephalus* L., Abb. Brdt. u. Rtzb. I. T. XII. F. 1 u. 2 und andere Physeter-Arten, welche das zuerst im Mittelalter medicinisch gebrauchte Cetaceum (Sperma Ceti, Flos maris) liefern, gehören zu den im Unterkiefer mit Fangzähnen ausgerüsteten Walfischen (Cetaceen), welche die 2. Ordnung der Placentalien unter den Säugethieren bilden.

Gewinnung u. **Aussehen:** Die Physeteren besuchen zwar alle Meere, bevorzugen aber den südlichen Theil des grossen Oceans und werden besonders in dem östlichen Theile des indischen Archipels in grossen Schaaren angetroffen. Diese fischartigen Säugethiere erreichen eine Länge von 20 m. Allein 5—6 m kommen auf den Kopf, dessen Schädel auf seiner oberen Aussenfläche mit ausserordentlich grossen, bis 50 Centner Cetaceum fassenden Walratbehältern ausgestattet ist. Ein mächtiges, mit gelöstem Walrat gefülltes Zellgewebe verläuft nach Anderson vom Kopfe bis znm Schwanze und zahlreiche Oelräume sind ausserdem noch in das Muskelfleisch eingebettet. Im lebenden Thiere sind alle diese Behälter mit flüssigem Oel angefüllt, aus welchem, sobald der Pottwal erlegt ist, das Walrat auskrystallisirt. Durch wiederholtes Umschmelzen, Coliren und Auspressen und durch Behandlung mit sehr verdünnter Aetzlauge wird dasselbe von allem anhängenden Oel befreit.

Der gereinigte Walrat bildet weisse, breitblättrig krystallinische, sich specksteinartig (talkartig) anfühlende Stücke, welche milde und fade schmecken und vollständig geruchlos sind.

Chemie: Walrat, wie er im Handel vorkommt, schmilzt unter 54° C., völlig gereinigt erst zwischen 54 u. 55° C. und zeigt ein spec. Gew. von 0,940—0,960. Von Wasser wird er nicht gelöst. Dagegen ist er in 40 Th. kochendem Weingeist mit neutraler Reaction, leichter in Aether, Chloroform, Schwefelkohlenstoff, Benzol und Petroleumäther löslich. Von wässriger Kalilauge wird er nur langsam angegriffen, dagegen von alcoholischer in der Wärme zerlegt. In kleinen Mengen lässt er sich bei 360° C. unzersetzt destilliren und gibt bei raschem Erhitzen ein farbloses Oel, welches den Kohlenwasserstoff Ceten, $C^{16}H^{32}$, enthält. Angezündet verbrennt der Walrat mit leuchtender Flamme. Er besteht vorwiegend aus Palmitinsäure-Cetyläther und aus geringen Mengen von Laurinsäure (S. 293), Myristinsäure (361) und Stearinsäure, die, wie man annimmt, mit den entsprechenden einatomigen Alcoholen Lethal, $C^{12}H^{25}.OH$, Methal, $C^{14}H^{29}.OH$, und Stethal, $C^{18}H^{37}.OH$, verbunden sind.

Der Palmitinsäure-Cethylaether, $C^{15}H^{31}—CO.OC^{16}H^{33}$, krystallisirt in farblosen, dünnen, glänzenden Blättchen, welche bei 53,5° schmelzen. Er kommt in kleinen Mengen auch im Bienenwachs vor. Wird er mit alcoholischer Kalilauge gekocht, so wird er nach der Gleichung

$$C^{15}H^{30}—CO.OC^{16}H^{33}+KOH=C^{15}H^{31}—CO.O^{2}K+C^{16}H^{33}.OH$$

in palmitinsaures Kalium und Cetylalcohol zerlegt. Wasser nimmt das Kaliumsalz auf und lässt den Cetylalcohol ungelöst, welcher aus heissem Alcohol in weissen, glänzenden Blättchen krystallisirt. Dieselben sind geruch- und geschmacklos, schmelzen bei 49—50° C., sieden bei 400° und sind in Wasser nicht löslich. Durch Oxydation geht der Alcohol in Palmitinsäure (S. 361) und Palmitinsäurealdehyd, $C^{15}H^{31}—COH$ über.

Stethal oder Stearylalcohol kommt als zusammengesetzter Aether der Stearinsäure, $C^{17}H^{35}—COOC^{18}H^{37}$, auch in dem Fette der Kokkelskörner (S. 293) vor.

Das Ceten, $C^{16}H^{32}$, ist ein farbloses Oel von 0,789 spec. Gew. bei 15° C.; welches bei 275° C. siedet.

Verfälschungen: Obgleich Beimischungen von anderen Fettkörpern sich durch ein verändertes Krystallgefüge sofort verrathen, kommen doch solche Fälschungen im Handel vor. Wachs, Talg, Stearin und Paraffin sind mitunter in käuflichem Walrat angetroffen worden.

Handel: Den meisten Walrat bringen die Vereinigten Staaten von Nordamerika und England, sehr geschätzte Waare Frankreich in den Handel. Der amerikanische kommt in Fässern von 100—400 kg, oft aber ölhaltig und von graugelber Farbe nach Europa. Französischer Walrat bildet viereckige Brode von 15—16 kg und der englische abgestumpfte, konische Massen von 125 kg Gewicht. Bei längerem Liegen an der Luft nimmt unverfälschter Walrat gelbliche Färbung an und wird ranzig. Durch Umschmelzen und Behandeln mit verdünnter Kalilauge kann solche Waare wieder brauchbar gemacht werden. Hamburg erhielt im Jahre 1883 nur 40800 kg gegen 56600 kg, welche im Jahre 1882 eingeführt wurden.

Prüfung: Mit Stearinsäure versetzter Walrat gibt eine sauer reagirende alcoholische Lösung, aus welcher Wasser einen starken Niederschlag ausscheidet. Paraffin würde aus einer heissen Benzollösung beim Abkühlen auf 15° C. nach einiger Zeit in kleinen Krystallen anschiessen. Mit Talg verfälschter Walrat muss, abgesehen von seinem fremdartigen Aussehen, auf Papier Fettflecke veranlassen und wird sich beim Verbrennen durch den Geruch zu erkennen geben.

Verwendung: Pharmaceutisch wird Walrat zur Bereitung von Salben und Ceraten, technisch zur Kerzenfabrikation und zu Appreturen benutzt.

Präparate: Das Unguentum leniens enthält Walrat.

Adeps suillus.

Schweineschmalz.

Sus scrofa L., *var. domestica*, das gemeine Schwein, aus der Familie der Suidae, welche zu den mit paarigen Zehen ausgestatteten Dickhäutern (Pachydermen) unter den Säugethieren gehört, liefert zweierlei Fett: den unter der Haut abgelagerten Speck, lardum, und das in der Bauchhöhle, in der Umgebung der Nieren, an den Rippen und im Gewebe des Netzes angesammelte Schweineschmalz. Das letztere ist consistenter und haltbarer als jenes und bildet den officinellen Adeps suillus.

Gewinnung u. Aussehen: Die genannten fetthaltigen Bindegewebe werden zerkleinert, zur ersten Reinigung mit Wasser gewaschen und durchgeknetet. Dann wird unter gelindem Erwärmen das Fett zum Schmelzen gebracht, zur Entfernung der Gewebstheile colirt und unter stetem Umrühren so zum Erstarren gebracht, dass sich kein flüssiges Oleïn von den festen Bestandtheilen abscheidet.

Adeps suillus oder Axungia porci ist eine weisse, weiche Masse von 0,928 spec. Gew. bei 15° C., welche etwas süsslich schmeckt und in unzersetztem Zustand fast keinen Geruch besitzt.

Chemie: Schweineschmalz schmilzt bei 30—35° C. und erstarrt bei 25—26° C., löst sich in Aether, Chloroform, ätherischen Oelen, Schwefelkohlenstoff, Benzol und warmem Petroleumäther. Es besteht etwa aus 60 pc. Trioleïn und 40 pc. Tripalmitin und Tristearin, jedoch wechselt das Verhältniss dieser Bestandtheile nach der Jahreszeit und der Fütterungsweise. Im Winter ist das Schmalz ärmer an Trioleïn. An der Luft und im Lichte wird es unter Entwickelung von Fettsäuren gelb, ranzig und nimmt einen kratzenden Geschmack an.

Verfälschungen: Obgleich bei der Billigkeit des Schweineschmalzes Fälschungen keinen erheblichen Gewinn abwerfen, können doch Zusätze von Harz, Stearinsäure, Paraffin, von Gossypölstearin und von Kochsalzlösung, Aetzlauge, Natriumcarbonatlösung, Talkstein, Gyps, Schwerspath, Thon, Stärkemehl, Leim, Gallertlösung und von Wasser bisweilen vor.

Handel: Eingeführt wird vorzugsweise amerikanisches Schweinefett. Hamburg erhielt im Jahre 1883 im Ganzen 22 459 200 kg und darunter direkt aus den Vereinigten Staaten 19 852 300 kg. Das amerikanische Schweinefett ist aber, ganz abgesehen davon, dass es öfters verfälscht wird, für pharmaceutische Zwecke nicht geeignet. Das inländische, welches in Blasen verpackt auf den Markt kommt, entspricht den Forderungen der **R. Ph.** und hält sich in der genannten Verpackung eben so gut wie in Glasflaschen oder Porzellangefässen.

Prüfung: Die **R. Ph.** lässt das Schmalz mit heissem Weingeist schütteln und die alcoholische Lösung mit gleich viel Wasser versetzen. Sie darf nicht sauer reagiren und soll klar sein. Im entgegengesetzten Falle würde freie Säure (Stearinsäure) vorhanden, eventuell auch Harz angezeigt sein. — Eine Probe des zu prüfenden Schmalzes in einem Proberöhrchen geschmolzen, darf bei ruhigem Stehen kein Wasser ausscheiden. Ist dies aber der Fall, so kann man das Wasser trennen und auf einen Gehalt an Chloriden und Sulfaten prüfen. — Wird Schmalz in Benzol unter Erwärmen gelöst, so bleiben alle obengenannten, fremden Körper ungelöst. Man sammelt sie auf einem Filter, wäscht mit Benzol und absolutem Alcohol aus und untersucht den Rückstand mikroskopisch und analytisch. Schüttelt man das geschmolzene Schmalz mit Essig, giesst nach dem Erkalten die Flüssigkeit ab und verdampft Proben davon auf dem Platinblech, so darf kein Rückstand bleiben, der sonst auf einen Gehalt an Salzen hindeuten würde. — Das Stearin des Baumwollensamenöls lässt sich dem Schmalz durch heissen, absoluten Alcohol entziehen. Nach dem Verjagen des Alcohols bringt man das Stearin zum Schmelzen und wird dann ersehen, dass dasselbe nicht oder sehr lange Zeit nicht wieder erstarrt. Wird das zu prüfende Schmalz mit dem gleichen Gewicht officineller Kalilauge und dem halben Gewicht 90procentigem Weingeist gekocht und die klare Lösung in einem Porzellanschälchen von Alcohol befreit, die rückständige Seife in Wasser aufgenommen, so bleibt alles etwa zugesetzte Paraffin ungelöst.

Verwendung: Adeps suillus dient pharmaceutisch zur Bereitung von Salben und Pflastern.

Präparate: Die **R. Ph.** benutzt das Schweineschmalz zur Darstellung des Emplastrum Lithargyri, des Sapo medicatus, des Unguentum Hydrargyri cinereum, Ung. Plumbi, Ung. Plumbi tannici, des Ung. Rosmarini compositum und des Ung. Zinci.

Pepsinum.

Pepsin.

Nachdem Eberle in Würzburg 1834 bewiesen hatte, dass die Schleimhaut eines Labmagens in Verbindung mit stark verdünnter Salzsäure auch ausserhalb des thierischen Organismus bei 37,5° C. geronnenes Eiweiss auflöse, war es Theodor Schwann, der 1836 in Berlin aus dem filtrirten Magensaft das Eiweiss auflösende Ferment fällte und mit dem Namen Pepsin belegte. Unter den verschiedenen Verfahren zur Isolirung des Magenfermentes, welche Wasmann, Frerichs, Lehmann, C. Schmidt, Brücke, Diakonow und v. Wittich angegeben haben, verdanken wir das zweckmässigste dem zuletzt genannten königsberger Physiologen. Als Arzneimittel hat das Pepsin Corvisart 1854 in die medicinische Praxis eingeführt. Die **R. Ph.** verlangt das Pepsin in Gestalt eines fast weissen Pulvers.

Gewinnung und **Aussehen:** v. Wittich zieht die gereinigte und zerkleinerte Schleimhaut eines Schweinemagens oder des Labmagens eines saugenden Kalbes wiederholt mit Glycerin aus, fällt aus den vereinigten Auszügen das Pepsin mittelst Alcohol und trocknet es mit Vermeidung höherer Temperatur.

Gutes Pepsin des Handels stellt ein weisses, nicht hygroscopisches Pulver dar, welches, wenn es nicht parfümirt ist, einen nur schwachen, eigenartigen Geruch und einen schwach süsslichen Geschmack besitzt, sich in Wasser mit neutraler Reaction löst, aber nach einiger Zeit einen weisslichen Bodensatz liefert.

Chemie: Das Pepsin, so wie es im Handel vorkommt, enthält gewöhnlich irgend ein Verdünnungspulver wie Amylum, Milchzucker u.a.m., löst sich aber in reinen guten Sorten in Wasser fast klar. Auf Zusatz von 0,2 procentiger Salzsäure wird die Lösung klarer. Durch Platinchlorid, Chlornatrium, neutrales und basisches Bleiacetat wird das Pepsin aus seinen Lösungen gefällt. Es gibt in möglichst reinem Zustand nicht die Reactionen der Eiweisskörper, besitzt aber die Fähigkeit unter gleichzeitiger Einwirkung von verdünnter Salzsäure bei 35—40° C. die

Eiweisskörper zu lösen und in Hemialbumose und in Peptone überzuführen. Auch den Leim und die leimgebenden Gewebe der Nahrungsmittel macht es diffusionsfähig.

Peptone sind durch Pepsin und verdünnte Salzsäure und auch durch andere ähnlich wirkende Fermente veränderte Eiweisskörper, welche, abgesehen von individuellen Eigenschaften darin übereinstimmen, dass sie sich in Wasser und verdünntem Alcohol lösen, von absolutem Alcohol und Aether nicht gelöst werden. Die wässrigen Lösungen reagiren neutral, diffundiren durch thierische Membranen, lenken die Ebene des polarisirten Lichtstrahls nach links ab, werden durch Kochen und durch Salzsäure, Salpetersäure, Schwefelsäure und Essigsäure bei gewöhnlicher und auch bei Siede-Temperatur nicht coagulirt und auch durch Neutralsalze der Alkalimetalle, durch Eisenoxydsalze und selbst durch Essigsäure und Ferrocyankalium nicht gefällt. Dagegen veranlassen in angesäuerten Lösungen Phosphorwolframsäure, Phosphormolybdänsäure, Gerbsäure, Metaphosphorsäure Niederschläge. Auch Pikrinsäure, Sublimat, Hydrargyrinitrat, Quecksilberjodidjodkalium, Goldchlorid und Platinchlorid fällen die Peptonlösungen. Werden die Lösungen mit Ammoniak versetzt, so veranlassen auch Silbernitrat und Bleiacetat Fällungen. Concentrirte Salpetersäure färbt die Peptone gelb (Xanthoproteïnreaction) und Millon's Reagens schon in der Kälte roth. Eine durch Kalilauge alkalisch gemachte Peptonlösung wird durch zugeträufelte Kupfersulfatlösung erst hellroth und dann violett. Die käuflichen, aus Fleisch, Eiweiss und Fibrin fabrikmässig dargestellten Peptone von Kemmerich, Kochs und Sander können als leichtverdauliche Nahrungsmittel für Kranke, wenn sie denselben nicht widerlich sind, zweckmässig verwerthet werden.

Hemialbumose ist ein erstes Umwandlungsproduct der Einwirkung von Pepsin auf Eiweisskörper und stellt eine amorphe Masse dar, welche sich wenig in kaltem, leicht in heissem Wasser löst, schwer diffundirt und links drehend ist. Von Alcohol und neutralen Salzlösungen wird sie nicht, dagegen leicht von verdünnten Säuren und Alkalien gelöst. Concentrirte Salpetersäure oder Salzsäure fällen kalte Lösungen, die Niederschläge lösen sich aber in geringem Ueberschuss der Säuren auf.

Surrogate: Als solche sind 1. das aus der Schleimhaut des Hühnerkropfes dargestellte Ingluvin, welches dem Pepsin sehr ähnlich ist, ferner 2. das Pancreatin und 3. das Papaïn in Gebrauch gekommen.

Das Pancreatin ist ein fahlgelbliches, ziemlich hygroscopisches Pulver, von starkem, eigenartigem Geruch und Geschmack. Es enthält bis 70 pc. lösliche Substanzen und dreierlei Fermente: 1. ein peptonbildendes, 2. ein diastatisches und 3. ein Ferment, welches die Fette theils in freie Fettsäuren spaltet, theils emulgirt. Da die käuflichen Praeparate sich leicht zersetzen und oft fast wirkungslos sind, hat sich das Pancreatin trotz zahlreicher Anpreisungen keine allgemeinere Anerkennung erworben.

Das Papaïn auch Papayotin und Papayacin genannt ist von Würtz und Bouchut 1879 aus dem Safte des Melonenbaumes, *Carica Papaya* L. dargestellt. Diese Passifloracee Brasiliens, Mittelamerikas, Westindiens und der südlichen Staaten Nordamerikas (Bschr. Lrs. B. II. S. 802; Abb. Tussac l. c. II. 10 u. 11) wird wegen ihrer 30 cm langen und 15 cm dicken Früchte in den Tropen vielfach cultivirt. Der Saft der melonenartigen Früchte wirkt peptonisirend auf Eiweisskörper. Das Papaïn bildet als Handelsartikel ein weisses bis grauliches, nicht hygroscopisches Pulver, welches sich langsam in Wasser löst und daraus durch Weingeist gefällt wird. Die wässrige Lösung, welche neutral reagirt, schmeckt süsslich mit metallischem Nachgeschmack und erzeugt in Eiweisslösungen einen flockigen Niederschlag, der sich auf Zusatz einer Spur freier Säure oder Alkali löst. Beim Verbrennen hinterlässt das Papaïn ziemlich viel an Calciumphosphat reiche Asche. Zum Unterschiede von Pepsin vermag das Papaïn schon bei gewöhnlicher Temperatur ebenso gut wie bei Blutwärme Eiweiss zu peptonisiren. Diese seine fermentative Wirkung kommt in der reinen wässrigen Lösung am energischsten zu Stande und geht in schwach alkalischen besser als in schwach sauren Flüssigkeiten vor sich. In sauren Pepsinlösungen verliert das Papaïn seine Thätigkeit auf Eiweisskörper peptonisirend einzuwirken. Es ist deshalb nicht geeignet das Pepsin als verdauungsbeförderndes Arzneimittel zu ersetzen, aber gewiss sehr wohl zur Darstellung von Peptonen zu verwerthen, wenn es erst nicht mehr so enorm theuer sein wird.

Handel: Sowohl deutsche wie englische und französische Pepsine sind käuflich. Von den ausländischen sind die englischen nach Untersuchungen von Dowdeswell zum Theil ganz unwirksam und die wirksamen sehr theuer. Nach unseren eignen, häufig und zu den verschiedensten Zwecken wiederholten Versuchen lässt das Pepsin von Witte in Rostock, sowie das aus der Fabrik von Finzelberg Nachfolger zu Andernach nichts zu wünschen übrig und erfüllt die Forderungen der **R. Ph.** vollkommen.

Prüfung: Die käuflichen Pepsine sollen weisse oder fast weisse, jedenfalls nicht bräunlich weisse Pulver darstellen. Sie sollen nicht hygroscopisch und fast ohne Geruch und Geschmack sein und sich in Wasser fast klar lösen. Von den Pepsinen deutscher Herkunft entspricht diesen Forderungen vollkommen das Pepsin von Finzelberg Nachfolger in Andernach am Rhein. Durch einen angenehmen aber schwachen Geruch und einen leicht salzigen Geschmack unterscheidet sich das Pepsin von Witte in Rostock. In der filtrirten Lösung des letzteren bewirkt Silbernitrat eine leichte Trübung, welche das andernacher Präparat nicht zeigt. In ihrer Wirkung zeigen beide keine wesentliche Differenz. Denn 0,1 g Pepsin von Witte oder Finzelberg in 150 g Wasser und 2,5 g Salzsäure gelöst bringen 10 g gekochtes und in linsengrosse Stücke zerschnittenes Eiweiss bei 35—40° C. und unter oft wiederholtem, kräftigen Schütteln in fünf Stunden vollständig in Lösung. Da der Eintritt der Lösung aber nicht identisch ist mit Peptonisirung, so erhält man gleich nach eingetretener Lösung mit Salpetersäure, die tropfenweise zugesetzt wird, einen mehr oder weniger starken Niederschlag von Hemialbumose. Erst nach zwölfstündiger Digestion ist das Eiweiss durch die beiden genannten deutschen Pepsine vollständig peptonisirt, so dass in dem Filtrat der Lösungen Salpetersäure keine Trübung mehr hervorruft.

Verwendung: Pepsin wird als verdauungsbeförderndes Mittel bei gewissen Störungen der Magenthätigkeit gebraucht. Ausserdem ist es ebenso wie das theure Papaïn zur Auflösung von diphtheritischen und croupösen Membranen und zur Zerstörung anderer pathologischer Neubildungen empfohlen worden.

Präparate: Vinum Pepsini ist von der **R. Ph.** wieder aufgenommen worden.

Moschus.

Moschus oder Bisam.

Den Bisam oder Moschus liefert das männliche Moschusthier *Moschus Moschiferus* L., Abb. Brdt. u. Rtzb. I. T. VII, VIII und Suppl., welches in grosser Zahl, aber nicht in Heerden, sondern mehr vereinzelt die Hochgebirge Tibets und Chinas bis nach Sibirien hinein bewohnt. Das zierliche, röthlichbraun behaarte Thier gehört unter den Säugethieren in die Unterclasse der Placentalien und schliesst sich in der Ordnung der mit paarigen Zehen versorgten Wiederkäuer an die Familie der Cervidae (Hirsche) an. Es unterscheidet sich aber bei aller Aehnlichkeit mit unserem Rehe dadurch von diesem, dass ihm jede Spur von Geweih abgeht. Das männliche Thier führt als Waffe jederseits im Oberkiefer einen langen, weit nach abwärts vorstehenden, etwas nach rückwärts gebogenen Eckzahn und trägt auf der Aussenseite und in der Mittellinie des Bauches, zwischen Ruthe und Nabel, den durch die Behaarung ganz verdeckten und daher am lebenden Thiere nicht sichtbaren Moschusbeutel, dessen Inhalt in getrocknetem Zustande den officinellen Moschus darstellt. Dem griechischen und römischen Alterthum ist der Moschus unbekannt geblieben. Aëtius von Amida, um 550 nach Chr., ist der erste Schriftsteller des Abendlandes, welcher den Geruch des Moschus anführt. Die arabischen Aerzte des Mittelalters kannten den Moschus und auch seinen Ursprung. Sie gebrauchten ihn wie auch die Aerzte der späteren Jahrhunderte und der Neuzeit als stark erregendes Arzneimittel. — Die **R. Ph.** verlangt jetzt nur den Inhalt der Moschusbeutel, während früher diese sammt Inhalt vorgeschrieben waren.

Gewinnung und **Aussehen:** Das chinesische Moschusthier wird mit Schlingen oder in Fallgruben gefangen und auch auf der Jagd erlegt. Nur ältere, mindestens dreijährige Thiere führen brauchbaren Inhalt in ihrem Moschusbeutel, welcher dem erbeuteten Thiere sammt der zugehörigen Bauchhaut abgeschnitten, zugebunden und sofort gehörig getrocknet wird. Die Moschusbeutel, deren Inhalt den tonkinesischen (chinesischen oder tibethanischen) Moschus bildet, sind von stumpfkantig rundlicher oder auch von ovaler Form, 4—6 cm lang, 3—4 cm breit und 1,5—2,5 cm hoch und zeigen eine flache, unbehaarte Seite, welche bei lebenden Thieren den Bauchmuskeln anliegt, während der vorgewölbte Theil des Beutels mit kurz abgeschnittenen, gelben oder gelblichbraunen Haaren besetzt ist. Auf der Höhe des letzteren, etwas mehr nach vorn zu, findet sich eine enge Oeffnung, welche in das Innere des Beutels führt und um welche die Haare wirbelförmig angeordnet sind. Die Wandung der Beutel, welche aus mehreren Hautschichten mit Muskellagen und Gefässen gebildet wird, ist auf ihrer Innenseite mit kurzen, maschenartig verbundenen, vorspringenden Hautleistchen dicht besetzt. In den Zwischenräumen derselben sollen nach älteren Angaben Drüschen münden, welche den in frischem Zustande dickflüssigen Moschus in die Höhlung des Beutels absondern. Die chinesischen Moschusbeutel enthalten 20—30 g, bisweilen auch mehr Moschus.

Der tonkinesische Moschus besteht aus rundlichen, sehr kleinen oder etwas grösseren, 1—2 mm dicken, braunen oder braunschwarzen Krümeln, welche unter dem Mikroskope Oeltröpfchen, weisse und bräunliche Körnchen von unregelmässiger Form, Epithelzellen und Haare erkennen lassen, einen intensiven, langhaftenden, aromatischen Geruch und einen bitteren Geschmack besitzen. Der Moschus kommt in den Moschusbeuteln nach Europa.

Chemie: Die vielfachen Untersuchungen des Moschus haben zu keinen Ergebnissen geführt, welche die Wirkung desselben auf den menschlichen Organismus erklären oder den Träger des starken Geruchs näher charakterisiren könnten. Es ist deshalb auch zwecklos, die werthlosen Angaben verschiedener Autoren anzuführen. Abgesehen von Fett, Cholestearin, Proteïnsubstanzen, Ammoniaksalzen, Calciumphosphaten und 6—8 pc. Asche ist kein wohl charakterisirter Körper aus dem Moschus bis jetzt isolirt worden. — Wasser nimmt etwa $^3/_4$ und verdünnter Weingeist etwa die Hälfte des Moschus auf. An absoluten Alcohol, Benzin, Chloroform und Terpenthinöl gibt er nur wenig ab. Beim Trocknen über Schwefelsäure verliert er 10—14 pc. Wasser. Völlig getrocknet verliert er seinen Geruch, gewinnt ihn aber durch Anfeuchten wieder.

Verfälschungen des Tonkinmoschus sind allem Anschein nach so alt wie der Moschushandel selbst. Nach den Versicherungen des kaiserlichen General-Consulats in Shangai kommt wirklich reiner Moschus im Handel kaum mehr vor. Die beste Waare enthält nicht mehr als 50—60 pc. und im Durchschnitt nur 30 pc. echte Substanz. Geronnenes Blut, fettige Erde, Mehl verschiedener Samen und Wurzeln, Lederstückchen, Papier, Haare, Kaffeesatz, Tabak, Bleistückchen werden mit sehr viel Geschick in die Beutel und zum Theil zwischen die Hautschichten derselben eingebracht. Mitunter kommen auch Beutel vor, welche mit Alcohol ausgezogen sind. Ja selbst künstlich aus anderen Fellen nachgemachte Beutel werden untergeschmuggelt. An Stelle des Tonkinmoschus wird auch Yünnanmoschus geliefert und unter dem anspruchsvollen Namen Yünnan-Taupi trifft man mitunter sehr verfälschte, fast werthlose Moschusbeutel (Heppe). Der zu pharmaceutischem Gebrauche unzulässige, russische oder cabardinische Moschus kommt aus Sibirien über Russland in eiförmig länglichen Beuteln, welche silberweisse, biegsame und feinere Haaren tragen, zu uns. Der Inhalt derselben ist hellbraun oder röthlichbraun, manchmal noch salbenartig und nie von so intensivem, aber stets von deutlich ammoniakalischem, selbst urinösem Moschusgeruch. Diese Sorte darf pharmaceutisch nicht verwendet werden.

Handel: In China selbst unterscheidet man Tonki- und Yünnan-Moschus. Jener wird aus Tibet und Szechuen, letzterer aus der Provinz Yünnan bezogen. Beide Sorten gelangen auf dem Yangtsekiang nach Shangai. Neben diesen beiden gewöhnlichen Sorten gelten als weit feiner und viel werthvoller ein Tonki-Taupi und Yünnan-Taupi. Die letzteren beiden Handelssorten besitzen einen viel feineren Geruch und werden in Beuteln, welche von der äusseren Haut befreit sind, verkauft. In Shangai beherrschen fünf grosse chinesische Firmen den Moschushandel. Ihre Inspectoren prüfen beim Einkauf die Beutel, indem sie mit einer silbernen Nadel kleine Theilchen aus den Beuteln herausnehmen und hauptsächlich nach dem Geruch beurtheilen. Die gutbefundenen Beutel werden einerseits für den Verbrauch in China selbst, welcher ein ganz enormer ist, anderseits für die Ausfuhr nach Europa und Amerika in drei Sorten (Pile 1, 2 und 3) sortirt. Hauptsächlich wird Tonkin-Moschus exportirt. Jeder einzelne Moschusbeutel wird in chinesisches Papier eingeschlagen; 20—25 solcher Beutel von Tonkin-Moschus, 15—20 von Yünnan-Moschus kommen in eine mit Blei ausgefütterte Pappschachtel, welche aussen mit Seidenstoff überzogen ist. Solcher Schachteln werden dann je nach dem augenblicklichen Vorrath eine grössere oder geringere Anzahl in eine mit Zink ausgeschlagene Holzkiste verpackt. Verladen werden sie auf den Postdampfern, wo sie gewöhnlich in der für Pretiosen und baares Geld reservirten Schatzkammer untergebracht werden. — Der cabardinische Moschus wird zwar auch nach China gebracht, kommt aber nach Deutschand direct aus Russland. — Die mittlere Jahresausfuhr aus ganz China während der drei letzten fünfjährigen Perioden betrug 1867—1871 rund 560 kg, von 1872—1876 schon 972 und von 1877—1881 nahezu 1500 kg. In der letzten Zeit fielen der Ausfuhr, da sie wiederholt 3000 Kättys oder etwa 1800 kg erreichte, jährlich 60,000 Moschusböcke zum Opfer.

Prüfung: Die Untersuchung erstreckt sich zunächst auf das Aussehen der Beutel. Eine genaue Besichtigung wird Nähte und künstliche Verschlüsse entdecken. Gute Beutel sollen nicht feucht, nicht knollig uneben und anderseits auch nicht übermässig prall gefüllt sein, weil alle diese Eigenschaften auf betrügerische Manipulationen hindeuten. Der Geruch des Beutelinhaltes darf nicht vorwaltend Ammoniak erkennen lassen. Der Inhalt muss ferner mit Hülfe einer Lupe oder des Mikroskops durchforscht und endlich hinsichtlich seiner Löslichkeit in Wasser und Weingeist, so wie auf seinen Wasser- und Aschegehalt geprüft werden.

Verwendung: Der über Schwefelsäure getrocknete Moschus wird therapeutisch in Pulverform oder in Tinctur als stark erregendes Nervinum bei Collapszuständen während der verschiedensten Krankheitsprocesse innerlich gegeben. — Technisch findet der Moschus als Parfüm eine ausserordentlich ausgedehnte Verwerthung. Zu letzterem Zwecke wird namentlich der russische oder cabardinische Moschus viel gebraucht. In neuerer Zeit hat man auch diesen durch den amerikanischen Moschus, das ähnlich riechende Drüsensecret der Moschusratte, *Fiber Zibethicus* L., ersetzt.

Präparate: Nur die Tinctura Moschi ist officinell, statt deren auch die ältere Tinctura Moschi cum Ambra benutzt wird.

Sebum.

Hammeltalg.

Ovis Aries L., das Schaf, gehört zu den Cavicornia unter den Wiederkäuern, welche die zweite Unterordnung der mit paarigen Zehen ausgestatteten Placentalia in der Classe der Säugethiere bilden. Es ist seit den ältesten Zeiten bekannt und sowohl wegen seiner Wolle wie wegen seines Fleisches und Fettes immer in ausgedehntestem Maasse gezüchtet worden. Das von dem männlichen Thiere stammende Sebum ist officinell.

Gewinnung und **Aussehen:** Wie bei dem Schweine das Schmalz, so wird auch beim Hammel der Talg, welcher um die Nieren und in dem Netze abgelagert ist, gesammelt, gewaschen, zerkleinert und dann in besonderen Oefen über freiem Feuer oder mit verdünnter Schwefelsäure oder mittels Wasserdampf geschmolzen und durch nachfolgendes Coliren von Gewebselementen befreit. Um die letzteren vollständig zu beseitigen, wird er noch geläutert (= raffinirt) und unter Umständen auch noch in verschiedener Weise gebleicht.

Der Hammeltalg bildet ein weisses, bei gewöhnlicher Temperatur festes Fett von 0,94—0,99 spec. Gew., welches bei 47° C. schmilzt, bei 35—36° erstarrt, auf der Bruchfläche ein krystallinisches Gefüge zeigt und einen eigenartigen, nicht ranzigen Geruch besitzt. Er wird leicht ranzig, färbt sich gelblich und nimmt einen unangenehmen Geruch an.

Chemie: Hammeltalg löst sich bei Siedehitze in 42 Th. absolutem Alcohol und in 80 Th. 90procentigem Weingeist, in 6 Th. Petroleumbenzin bei 40° C. und schiesst aus letzterer Lösung beim Erkalten in kleinen Krystallen an. Reiner, frischer Talg besteht aus 70 pc. Stearin und Palmitin, aus etwa 30 pc. Oleïn und geringen Mengen riechender Fettsäuren. Wird 1 Th. Talg mit 1 Th. Weingeist erwärmt und geschüttelt, so soll der nach dem Erkalten abgegossene Weingeist sich ohne Trübung mit gleichviel Wasser mischen lassen und Lackmuspapier nicht verändern.

Verfälschungen: Hammeltalg mit Rindertalg vermischt, kommt vielfach in Gebrauch. Der letztere ist weniger hart, hat ein spec. Gew. von 0,92—0,926, schmilzt bei 42—44° C., erstarrt bei 33—34° C. und enthält über 30 pc. Oleïn. Dieselben Verfälschungen, welchen auch das Schweineschmalz unterliegt, werden bei Hammeltalg in gleicher Weise wie bei jenem nachgewiesen.

Handel: Für den pharmaceutischen Gebrauch eignet sich am besten der inländische Talg, der nöthigenfalls im Laboratorium umgeschmolzen werden kann. — Für technische Zwecke unterscheidet der Handel Lichtertalg als den besseren von dem minder guten Seifentalg. Diese Sorten kommen in Scheiben, Kuchen, Riegeln, Kästen, Kübeln, Fässern und Seronen auf den Grossmarkt. Ausländischen Talg liefern in grossen Posten Russland und Polen, aber auch Irland, Australien, Nord- und Südamerika. Hamburg erhielt 1883 im Ganzen an Hammel- und Rindertalg 3 000 000 kg.

Verwendung: Pharmaceutisch dient der Talg zur Darstellung von Pflastern und Salben, technisch hauptsächlich zur Kerzen- und Lichterfabrication.

Präparate: Sebum benutzt die **R. Ph.** zur Bereitung des Emplastrum Cantharidum perpetuum, des Unguentum basilicum, Ung. Hydrargyri cinereum und des Ung. Rosmarini compositum.

Saccharum lactis.

Milchzucker.

Der Milchzucker ist bis jetzt mit Sicherheit nur in der Milch von Säugethieren nachgewiesen. Bemerkt wurde er zuerst von Fabricio Bartoletti im Serum der Milch etwa um 1679 und dargestellt im letzten Viertheil des 17. Jahrhunderts durch Ettmüller in Leipzig. Als Arzneimittel führte ihn der Venetianer Luigi Testi 1698 in die Praxis ein. Seitdem hat er sich in dem Arzneischatz erhalten und wird auch nur medicinisch verwerthet. Die **R. Ph.** verlangt den Milchzucker in weisslichen Krystallen, lässt ihn aber auch als kristallinisches Pulver zu.

Gewinnung u. Aussehen: Milchzucker wurde schon während der zweiten Hälfte des 18. Jahrhunderts in der Schweiz in grösseren Mengen producirt. Bislang haben ihn Oberbaiern, Tyrol und die Schweiz, besonders Luzern und Bern, aus Molken dargestellt. In neuerer Zeit gewinnt man aber auch in Deutschland sehr schönen Milchzucker. In der Schweiz lässt man zunächst aus concentrirten Molken Zucker auskrystallisiren. Das Product bildet den sogenannten Zuckersand. In besonderen Fabriken wird derselbe aufgelöst und die Lösung in grossen Kesseln durch Abschäumen und Zusatz von etwas Alaun geklärt und eingeengt. An Stäben, welche in die wässerige Lösung eingehängt werden, krystallisirt er in langen Drusen von wechselndem Querdurchmesser.

Die Drusen bestehen aus harten, gut ausgebildeten Krystallen des rhombischen Systems von weisser oder schwach gelblicher Farbe und von 1,543 spec. Gew. Sie sind geruchlos, schmecken nicht stark süss und knirschen beim Kauen zwischen den Zähnen.

Chemie: Der Milchzucker, $C^{12}H^{22}O^{11}+H^2O$, krystallisirt mit 1 Mol. Wasser und verliert erst bei 130° C. sein Krystallwasser. Er ist in 7 Th. kaltem und gleichen Theilen kochendem Wasser, gar nicht in absolutem, wenig in verdünntem Weingeist löslich. Seine Lösungen sind rechtsdrehend, zeigen aber Birotation, denn frisch bereitete Lösungen des krystallisirten Milchzuckers drehen die Ebene des polarisirten Lichtstrahls anfangs stärker nach rechts als ältere oder als erwärmte frische. Wasserfreier Milchzucker dreht im Gegentheil anfangs stärker nach rechts als einige Zeit später. Wird er über 130° C. erwärmt, so färbt er sich gelb, dann braun und geht bei 160° C. in Lactocaramel, $C^{12}H^{20}O^{10}$, über. Ueber 200° C. schmilzt er unter Zersetzung. — Gegen Reagentien verhält er sich ähnlich dem Traubenzucker. Er reducirt wie dieser alkalische Kupfersulfatlösung, Wismuthtartrat in alkalischer Flüssigkeit und ammoniakalische Silberlösung. Dagegen verbindet er sich mit Chlornatrium nicht. Seine dem Traubenzucker entsprechenden Verbindungen mit Natrium, Kalium und Baryum sind nicht genauer untersucht. Durch kalte concentrirte Schwefelsäure wird er anfangs nicht angegriffen, allmählich aber tritt Schwärzung ein. Bei Erwärmung erfolgt wie beim Traubenzucker Zersetzung und Verkohlung. Mit verdünnter Schwefelsäure gekocht, geht er in Lactose, $C^6H^{12}O^6$, und in Traubenzucker über. Salpeterschwefelsäure setzt ihn in Nitrolactose um. Beim Kochen mit Salpetersäure liefert er Schleimsäure und Zuckersäure und weiterhin Weinsäure, Traubensäure und Oxalsäure. Bromwasser oxydirt ihn zu Lactonsäure, $C^6H^{10}O^6$. — Eine verdünnte Lösung von Milchzucker wird durch Hefe bei 30° C., indem sich erst Traubenzucker und Lactose bildet, in alcoholische Gährung versetzt. Bringt man Stutenmilch in alcoholische Gährung, so erhält man den Kumys, welcher nach W. Fleischmann 1,85 pc. Alcohol, 1,25 Zucker, 1,91 Caseïn, 1,27 Fett, etwa 1 pc. Milchsäure und 0,88 Kohlendioxyd enthält und 0,29 pc. Asche gibt. Wird Kuhmilch durch einen besonderen, jetzt auch käuflichen Gährungserreger, der angeblich aus einem Bacillus, *Dispora caucasica* Kern und aus Hefezellen besteht, in Gährung versetzt, so gewinnt man den Kefyr, ein Getränk, welches kaukasische Tataren seit langer Zeit als Nahrungs- und Arzneimittel verwenden. Dieses Getränk enthält in 1000 Theilen 38 Th. Eiweis, 20 Th. Fette und 20 Th. Milchzucker, 9 Th. Milchsäure, 8 Th. Alcohol und 905 Th. Wasser. In neuerer Zeit ist Kefyr auch in Deutschland als restaurirendes Heilmittel in Gebrauch gezogen worden.

Verfälschungen: Unter dem käuflichen Milchzuckerpulver findet sich nicht selten Rohrzucker und Traubenzucker. Mitunter ist auch Kochsalz und Alaun darin nachgewiesen worden.

Handel: Während bisher der Schweiz fast ein Monopol für die Production von Milchzucker zukam, wird nach Gehe's Handelsbericht in neuerer Zeit auch in Norddeutschland Milchzucker in vorzüglicher Qualität dargestellt. Der jährliche Verbrauch an Milchzucker dürfte übrigens kaum 30 000 kg überschreiten.

Prüfung: Milchzucker soll nicht gelblich gefärbt sein, seine Lösung nicht sauer reagiren und nicht säuerlich schmecken. Zeigt er solche unzulässige Eigenschaften, so kann er brauchbar gemacht werden, wenn man ihn in der dreifachen Menge kochendem Wasser löst, filtrirt und ihn aus dem Filtrat mit 90 procentigem Weingeist unter Umrühren ausfällt, den Niederschlag auspresst, trocknet und pulvert. Traubenzucker bewirkt beim Kochen von 2 g des verdächtigen Milchzuckers mit 2 g Bleiessig und 4 g Ammoniak das Auftreten einer rothen Färbung. Rohrzucker unter Milchzucker verräth sich bei Behandlung mit kalter concentrirter Schwefelsäure durch rasch entstehende Schwärzung. Veranlassen Silbernitrat und Baryumnitrat in der wässerigen Lösung des Milchzuckers starke Niederschläge, so ist die Waare in unerlaubter Weise mit Chloriden und Sulfaten verfälscht.

Verwendung: Der Milchzucker wird, weil er nicht hygroscopisch und nicht allzu rasch in Wasser löslich ist, als Excipiens und Constituens pulverförmigen Arzneimitteln zugesetzt.

Präparate: Nur Pulvis Ipecacuanhae opiatus lässt die **R. Ph.** mit Milchzucker anfertigen.

Castoreum.

Bibergeil.

Der Biber, *Castor Fiber* L., Abb. Brdt. u. Rtzb. I. T. 3, 4 u. 4a, welcher das Castoreum liefert, ist über die Erdtheile der alten Welt und den Norden von Amerika verbreitet. Unter den Mammalien gehört er zu den Nagethieren (Glires = Rhodentia), misst von der Schnauze bis zum anus 86 cm, besitzt einen abgeflachten, breiten, mit Schuppen bedeckten Ruderschwanz von 30 cm Länge und Schwimmhäute zwischen den Zehen der Hinterfüsse. In und an stehenden Gewässern baut er sich kunstvolle Wohnungen, ist aber in Deutschland fast ganz ausgerottet. Dem griechischen Alterthum war er bekannt. Hippokrates und seine Nachfolger und Anhänger gebrauchten den Inhalt asiatischer und afrikanischer Castorsäcke, welche letzteren sie fälschlich für Hoden hielten, bei sehr verschiedenen Krankheitszuständen, von welchen Plinius eine ganz ansehnliche Reihe im 13. Capitel seines 32. Buches aufzählt. Leider hat sich das Castorium oder Bibergeil in dem Arzneischatz behauptet. Die **R. Ph.** schreibt die nordamerikanischen mit Bibergeil gefüllten Castorsäcke vor.

Gewinnung und **Aussehen:** Auf den Biber wird in übertriebener Weise Jagd gemacht. Nachdem er erlegt und abgeledert ist, schneiden die Jäger die beiden Bibergeilsäcke, von welchen je einer bei dem männlichen Thiere zur Seite der Ruthe und beim weiblichen seitlich von der Scheide liegt, im Zusammenhang heraus und lösen gewöhnlich auch die ähnlich aussehenden Fettsäcke, welche in der Nähe zur Seite des Afters gelagert sind, mit heraus. Das Fleisch wird gegessen. Das Fell ist von Kürschnern und Hutmachern sehr gesucht. Die Bibergeilsäcke werden im Rauche getrocknet und dann in den Handel gebracht. Die

Fettsäcke, deren Inhalt als Pinguedo Castorei früher ebenso wie das sonstige Fett des Thieres (Asungia Castoris) officinell war, kommen in gleicher Weise getrocknet bisweilen unter der echten Droge mit zum Verkauf.

Die getrockneten Bibergeilsäcke haben ein graubraunes bis schwarzbraunes Aussehen, sind hart, auf der Aussenfläche uneben, zeigen eine länglich birnförmige Gestalt, sind 8—12 cm lang und nahe über dem abgerundeten Grunde 2,5—4 cm dick. Sie verjüngen sich in den engen Ausführungsgang, welcher beim männlichen Biber in den Vorhautsack des nach hinten gerichteten Penis und beim weiblichen in die Scheide mündet (Anatom. Abb. bei Brdt. u. Rtzb. l. c.). Der Querschnitt vollständig trockener Castorsäcke zeigt eine etwas heller gefärbte Hülle, welche sich beim Aufweichen und leichter an frischen Exemplaren in zwei verschiedene Häute trennen lässt. Eine dritte legt sich an die Innenwand der Hülle und durchsetzt den dunkelbraunen, etwas glänzenden Inhalt des Sackes in vielfacher Richtung, indem sie kleine Abtheilungen in dem Lumen des Sackes herstellt. Diese dritte Haut ist, wie ältere Untersucher angeben, von einer Fortsetzung der Schleimhaut des Praeputiums (der Vorhaut) überzogen und ausgekleidet. Dem trockenen, leicht zu einem rothbraunen Pulver zerreiblichen Inhalt, welcher in frischen Säcken gelb, gelbgrau und gelbbraun sein kann, kommt ein eigenartiger Geruch und ein etwas beissender, gewürzhafter und nachhaltiger Geschmack zu. — Das jetzt in Deutschland nicht mehr gebräuchliche Castoreum des sibirischen Bibers ist durch einen viel stärkeren Geruch ausgezeichnet.

Chemie: Das Castoreum löst sich zum grössten Theil in Alcohol und Wasser scheidet daraus Harz und Fett aus. An heisses Wasser gibt es nur einen Bruchtheil ab. Der in Wasser und Alcohol unlösliche Theil soll sich in Salzsäure unter Aufbrausen auflösen. Aeltere und neuere Untersuchungen haben etwas ätherisches Oel von blassgelber Farbe, von Castoreumgeruch und scharfem Geschmack, ferner bis 14 pc. Harz, ein krystallinisches, angeblich nicht verseifbares Fett (sog. Castorin oder Castoreumkampher), etwas Cholestearin, Benzoësäure, Salicin, Phenol und Salze anorganischer und organischer Säuren nachgewiesen. A. Klunge will in der wässrigen Lösung des Castoreums mit Gruppenreagentien der Alkaloide Niederschläge erhalten haben und schliesst daher auf die Anwesenheit eines Alkaloides.

Verfälschungen des Castoreum kannten bereits die alten Griechen und Römer. Abgesehen von den Fettsäcken finden sich auch Gallenblasen von Schafen und Kälbern, welche mit einer dunkelbraunen Mischung verschiedener Harze angefüllt sind, zwischen echter Waare.

Die anatomische Anordnung der dritten Haut, wie sie der Querschnitt der Bibergeilsäcke zeigt, schützt vor der Verwechselung mit den genannten Falsificaten. Bei der mangelhaften Kenntniss der chemischen Bestandtheile kann nur ein Vergleich mit notorisch echtem Castoreum Anhaltspunkte zur Beurtheilung eines verdächtigen Castoreums geben.

Handel: Das Castoreum americanum oder canadense wird in den Castorsäcken ausschliesslich von der Hudsonsbay-Gesellschaft jährlich zu 1000 kg in den Handel gebracht. Die bei weitem höher bezahlten russischen oder sibirischen Bibergeilsäcke hat die **R. Ph.** glücklicherweise nicht aufgenommen.

Verwendung: Das Castoreum wird als Nervinum besonders zur Beschwichtigung hysterischer Beschwerden gebraucht.

Präparate: Die Tinctura Castorei übt in grösseren Dosen durch ihren Alcoholgehalt sicherlich auf das Nervensystem hysterischer Patienten einen Einfluss aus; ästhetischere und angenehmere Alcoholica aber nicht minder.

Register.

Abies alba 453.
Abies balsamea 454.
Abies canadensis 454.
Abies excelsa 453. 460.
Abies Fraseri 454.
Abies pectinata 453. 457.
Abietin 453.
Abietinsäure 450.
Abkari-Opium 519.
Abrin 416. 417.
Abrus precatorius 415.
Abruzzo-Gallen 122.
Absinthin 238.
Absinthöl 238.
Absinthol 238.
Acacia abyssinica 581.
Acacia fistula 581. 585.
Acacia glaucophylla 581.
Acacia horrida 585.
Acacia nilotica 581.
Acacia pycnantha 586.
Acacia Senegal 581.
Acacia Seyal 581.
Acacia stenocarpa 581. 585.
Acacia Suma 587.
Acacia Verek 581.
Acacien-Catechu 587. 588.
Acajou-Nüsse 306.
Acenaphten 462.
Acer dasycarpum 498.
AcerNegundo aceroides 498.
Acer saccharinum 498.
Acer pennsylvanicum 498.
Aceton 500.
Acetum 194.
Acetum aromaticum 197. 199. 256. 262. 274. 304.
Acetum Scillae 104.
Acetyl-Guajacol 597.
Achillea atrata 243.
Achillea Millefolium 241.
Achillea moschata 243.
Achillea nana 243.
Achillea nobilis 243.
Achilleasäure 243.
Achilleïn 243.
Achilletin 243.
Achroodextrin 480. 482.
Acidum benzoicum 599.
Acipenserarten 642.
Acipenser Huso 642.
Acipenser Ruthenus 643.
Acipenser Sturio 643.
Ackerhundskamille 267.
Aconitin 57.
Aconitsäure 243. 303.
Aconitum ferox 58.
Aconitum Napellus 54. 610.
Aconitum paniculatum 54.
Aconitum Stoerkeanum 54.
Aconitum variegatum 54.
Acroleïn 474. 475.
Acrylsäure 475.
Adeps suillus 650.
Adipinsäure 474.
Aegle Marmelos Correa 304.
Aepfel 331.
Aepfelsäure 182. 341.
Aesculin 43.
Aesculus Hippocastanum 488.
Aetherische Oele 579.
Aethusa Cynapium 220. 321. 326.
Aethyl-Naphthalin 530.
Aethylpiperidin 284.
Aethylvanillin 551.
Agaricus campestris 610.
Agrostemma Githago 355. 368.
Agrostemmin 356.
Ajowankümmel 315.
Ajowanöl 316.
Akazgagift 139.
Alban 591.
Alantol 102.
Alantsäureanhydrid 102.
Alantwurzel 100. 101. 103.
Alhagi Maurorum 612.
Alkermes 629.
Aloë 464.
Aloë africana 464.
Aloë arborescens 464.
Aloë barbadensis 464.
Aloë caballina 470.
Aloë Commelini 464.
Aloë ferox 464.
Aloë hepatica 467.
Aloë indica 465.
Aloë, indische 467.
Aloë lingua 464.
Aloë litoralis 465.
Aloë lucida 466.
Aloë, ostindische 467.
Aloë Paryi 464.
Aloë plicatilis 464.
Aloë purpurascens 464.
Aloë spicata 464.
Aloë striatula 465.
Aloë succotrina 464.
Aloë vera 461.
Aloë vulgaris 464.
Aloëblätter, Anatomie 465.
Aloë-Grenzzellen 465.
Aloëharz 467.
Aloëöl, ätherisches 469.
Aloëpflanzen des Caplandes 465.
Aloësaftzellen 465.
Aloëtin 468.
Aloëtinsäure 468. 470.
Aloïn 468.
Aloïnacetyl 469.
Aloisol 468.
Alorcinsäure 468. 470.
Aloxanthin 469. 470.
Alpinia Galanga 81.
Alpinia officinarum 80.
Alpinin 81.

Alsophila lurida 66.
Alsophila tomentosa 66.
Althaea officinalis 25. 164.
Althaea rosea 251.
Amalinsäure 436. 437.
Amanita pantherina 374.
Ameisensäure 7.
Amidocapronsäure 7.
Amomum Cordamomum 276.
Amomummaximum 277.
Amomum Melegueta 276.
Amomum subulatum 276.
Amomum xanthioïdes 276.
Ammoniacum 546. 547.
Amygdalae amarae 406.
Amygdalae dulces 406.
Amygdalin 407. 408.
Amygdalinsäure 180.
Amygdalus communis 406.
Amydon 476.
Amylodextrin 480.
Amylum 476.
Amylum Manihot 492.
Amylum Marantae 491.
Amylum Musae 494.
Amylum Sago 495.
Amylum Tritici 485.
Amyrin 529. 530.
Amyris elemifera 530.
Anacamptis pyramidalis 52.
Anacardium occidentale 306.
Anacardsäure 307.
Anamirta Cocculus 293.
Anamirtin 294.
Andira araroba 565.
Andira inermis 565.
Andromeda polyfolia 199.
Andropogon Schoenanthus 557.
Anethol 297. 317.
Anetholkrystalle 319.
Anetholsulfosäure 317.
Anethum Foeniculum 318.
Angelicaharz 91.
Angelicaöl 91.
Angelicasäure 91. 93. 352.
Angelica sylvestris 91.
Angelicawurzel 89.
Angelicin 91.
Angola-Copal 447.
Angola-Kautschuk 537.
Angustura-Balsam 578.
Angusturarinde 128. 129.
Angusturin 129. 130.
Angraecum fragrans 419.
Anilin 462.
Anilinsulfat 18.
Anilsäure 560.
Anis 316.
Anisaldehyd 317.
Aniskampher 317.
Anisöl, ätherisches 317.
Anissäure 317.
Anthemis arvensis 267.
Anthemis Cotula 267.
Anthemis nobilis 267.
Anthemis tinctoria 269.
Anthophylli 255.
Anthoxanthum odoratum 419.
Anthracen 462.
Anthriseus silvestris 220.
Antirrhinsäure 193. 194.
Apfelbaum 331.
Aphis chinensis 123.
Apigenin 313.
Apiin 313.
Apiol 313.
Apis mellifica 633.
Apium graveolens 610.
Apocoffein 436. 437.
Apocolchiceïn 350.
Apocynum cannabinum 535.
Apomorphin 515.
Aporetin 85.
Arabin 582.
Arabinose 583.
Arabinsäure 582.
Arabisches Gummi 580. 581.
Araliacee 28.
Arariba 564.
Araroba 564.
Arachinsäure 414.
Arachis hypogaea 412.
Arbutin 184.
Archangelica officinalis 89.
Arctosplylos alpina 185.
Arctostaphylos Uva ursi 183.
Arenga saccharifera 498.
Aricin 153.
Arnicablüthen 268.
Arnica montana 99. 245. 268.
Arnicin 99.
Arrow-rot 491.
Arrow-root, brasilianisches 492.
Arrow-root von Guyana 494.
Arrow-root von Neu-Süd-Wales 494.
Arrow-root, ostindisches 494.
Arrow-root, westindisches 491.
Artemisia Absynthium 236.
Artemisia maritima 264.
Artemisia vulgaris 238.
Arthante elongata 210.
Asa dulcis 594.
Asa foetida 539.
Asant 539.
Asant-Oel 543.
Asclepiadin 100.
Asparagin 26. 616.
Asperula odorata 419.
Asphalt 462.
Aspidium aculeatum 64.
Aspidium athamanticum 65.
Aspidium filix femina 64.
Aspidium filix mas 62.
Aspidium Oeropteris 64.
Aspidium spinulosum 64.
Aspidosperma Quebracho 115. 116.
Aspidospermatin 141. 142.
Aspidospermin 141. 142.
Astrantia major 93.
Astragalus-Arten 567.
Atraphaxis spinosa 612.
Atropa Belladonna 41. 186. 425.
Atropasäure 187. 424.
Atropin 42. 187. 190. 424.
Atrosin 43.
Aulostomum gulo 626.
Australen 455.
Avena sativa 487.
Avornin 131.
Axungia castoris 663.
Axungia porci 650.

Badeschwämme 621.
Bärentraube 183.
Bärentraubenblätter 183.
Bärlappsamen 346.
Bahama-Schwämme 623.
Bahia-Balsam 578.
Bahiakaffee 440.
Bahiapulver 564.
Balata 539.
Baldriancampher 98.
Baldrianöl 98.
Baldrianöl, ätherisches 98.
Baldriansäure 98.
Baldrianwurzel 96. 99.
Bananenmehl 494.
Bananenstärke 494.
Baracco 37.
Barbados Aloë 467.
Barbaloïn 468.
Baroscampher 506.
Barras 461.
Bassorah-Gallen 121.
Bassorah-Gummi 568.
Bastard-Cardamomum 276.
Batatas edulis 493.
Batatenstärkemehl 493.

Balsamodendron africanum 584.
Balsamodendron Mukul 584.
Balsamodendron Myrrha 526.
Balsamtanne 454.
Balsamum Dipterocarpi 577.
Balsamum Gurgunae 577.
Balsamum Nucistae 363. 383. 607.
Balsamum peruvianum 571.
Balsamum tolutanum 570.
Baumöle 604.
Baumwolle 384. 385.
Baumwolle, afrikanische 390.
Baumwolle, chinesische 390.
Baumwolle, ostindische 390.
Baumwolle, südamerikanische 390.
Baumwollenfaser 388.
Baumwollensamenblau 389.
Baumwollensamenkuchen 388.
Baumwollensamenöl 389.
Baumwollensamenzucker 389.
Baumwollensorten 388.
Bdellium, afrikanisches 583.
Bdelliumharz 528. 583.
Becherschwämme 623.
Becuhybafett 362.
Behensäure 377.
Belafrüchte 304.
Belladonnablätter 186.
Belladonnawurzel 43.
Belladonnin 187.
Bengal-Ingwer 79.
Bengal-Kino 564.
Berberin 24.
Berberis vulgaris 136.
Bernsteinsäure 452.
Berullas Morphiumprobe 513.
Beta vulgaris 496.
Betaïn 373. 389.
Betonica officinalis 98.
Betula alba 462.
Benzaldehyd 180 408. 596.
Benzamid 573.
Benzoë 573. 594.
Benzoë amygdaloides 598.
Benzoë in granis 598.
Benzoë in massis 598.
Benzoë von Siam 594.
Benzoë von Sumatra 594.
Benzoësäure 551. 571. 573. 596.
Benzoësäure-Benzyläther 571. 573. 596.
Benzoësäure-Methyläther 596.
Benzoïn officinale 594.
Benzol 461. 462.
Benzophenon 597.
Benzoylchlorid 596.
Benzoylglycocoll 596.
Benzoylguajacol 597.
Benzoylpiperidin 284.
Benzyläther, benzoësaurer 573.
Benzylalcohol 571. 573. 596.
Bisabol 528.
Biber 621. 662.
Bibergeil 662.
Bibergeilsäcke 663.
Bibernell 29.
Bibernellwurzel 29.
Bibirin 185.
Bienen 621.
Bienenwachs 637.
Bilsenkraut 222.
Bilsenkrautsamen 423.
Biota orientalis 209.
Birkenholztheer 462.
Bisam 655.
Bitterklee 202.
Bittermandelöl 408.
Bittermandelwasser 409.
Blättertraganth 568. 569.
Blauholz 113.
Blausäure 180.
Bleisaccharat 500.
Blitzpulver 347.
Blockbenzoë 598.
Blockgambir 588.
Blumea balsamifera 506.
Blumea-Campher 506.
Blutegel 624.
Bombay-Macis 364.
Bombay-Mastix 532.
Bombola 503.
Bombyx mori 393.
Bockshornsamen 410.
Bohea-Säure 161.
Bohnen 489.
Bohnenmehl 438.
Bohnenstärke 489.
Bokhara-Gallen 124.
Boletus luridus 374.
Borassus flabelliformis 498.
Borneen 506.
Borneocampher 506.
Borneol 504. 506.
Borsdorfer 331.
Boswellia Carterii 524.
Boswellia Frereana 526. 528.
Boswellia serrata 526.
Boswellia thurifera 526.
Botryopsis platyphylla 185.
Brasilianische Ratanha 40.
Brasilianischer Thee 1 2.
Brassica Napus 378.
Brassica nigra 371.
Brassica Rapa oleïfera 377.
Brassidinsäure 374.
Brechwurzel 45.
Brennpalme 478.
Brenzcatechin 40. 461. 597.
Brenzweinsäure 523. 524.
Brodkrume, gebrannte 438.
Broom-pine 448.
Brucin 139. 140. 430.
Bryoïdin 529. 530.
Bryonia alba 24.
Bryonia dioica 24.
Bucharische Gallen 124.
Buchdruckerfirniss 396.
Bucheckern 438.
Bucheckernöl 603.
Buchenholztheer 461.
Buchweizenstärke 488.
Bulbi 102.
Bulbus Colchici 104. 105. 348.
Bulbus Scillae 102.
Bunium bulbocastanum 414.
Burgunderharz 460.
Buschthee 163.
Butea frondosa 564.
Butea-Kino 564.
Butea parviflora 564.
Butea superba 564.
Butylalcohol 216.
Buxin 185.
Buxus sempervirens 136. 185.

Cacao v. Angustura 382.
Cacao v. Bahia 383.
Cacao v. britisch Guyana 383.
Cacao v. Caracas 382.
Cacao v. Cayenne 383.
Cacao v. Domingo 383.
Cacao v. Esmeralda 382.
Cacao v. Guajaquil 382.
Cacao v. Guatemala 382.
Cacao, holländ., aus Surinam 383.
Cacao v. Jamaica 383.
Cacao v. Maracaibo 382.
Cacao v. Maragnon 383.
Cacao v. Martinique 383.

Cacao v. Para 383.
Cacao v. Rio negro 383.
Cacao v. Soconusco 382.
Cacao v. Trinidad 383.
Cacaobutter 381.
Cacaofett 381.
Cacaoroth 381.
Cacaosamen 379.
Cacaosamen gerottet 382.
Cacaosamen ungerottet 382.
Cacaoschalen 438.
Cactus-Schildlaus 627.
Caffeol 435. 437.
Cajeputbaum 553.
Cajeputen 553. 554.
Cajeputentetrabromid 554.
Cajeputol 553. 554.
Cajeputöl 553.
Calamus aromaticus 71.
Calamus Draco 471.
Calabarbohne 419.
Calaberin 422. 423.
Calamata 287.
Calathea Cassupito 570.
Calendula officinalis 269. 245.
Calisaya Josephiniana 148.
Calisayarinde 147.
Callitris quadrivalvis 443.
Calmuswurzel 71.
Calville 331.
Camellia japonica 409.
Camellia oleifera 409.
Camellia Thea 160.
Camellienöl 409.
Campecheholz 113. 114.
Camphen 457.
Campher 502. 503.
Campherdibromid 504. 505.
Campherkreosot 504.
Campher, künstlicher, 456.
Campher, malaiischer, 506.
Campherphoron 504.
Campher, raffinirter, 504.
Camphersäure 504. 505.
Campholsäure 504. 505.
Camphora 502. 503.
Camphora officinarum 503.
Camphoronsäure 504.
Campinas-Kaffee 440.
Canadabalsam 453.
Canarium-Arten 529.
Canavalia brasiliensis 439.
Canna coccinea 494.
Canna edulis 494.
Cannabin 214.
Cannabinin 214.
Cannabis indica 212.
Cannabis sativa 212. 288.
Canella alba 610.
Cantharen 632.
Canthariden 621.
Cantharides 630.
Cantharidin 631.
Cantharidinsäure 632.
Cantharsäure 632.
Cap-Aloë 466. 467.
Cap-Gummi 585.
Caprificus 286.
Caprifoliaceen 262.
Caprinsäure 475.
Capronsäure 475.
Caprylsäure 475.
Capsicol 343.
Cap-Safran 245.
Capsaïcin 343.
Capsicum annuum 341.
Capsicum longum 341.
Carabus auratus 632.
Caracas-Sarsaparilla 19.
Caramanca-Gummi 569.
Caramel 435. 497. 499. 500.
Cardamomen 274.
Cardamomenöl ätherisches 276.
Cardobenedictenkraut 234.
Cardol 307.
Carex arenaria 76.
Carex disticha 76.
Caricae 286.
Caricae in coronis 284.
Carica Papaya 653.
Carmin 629.
Carminativa 318.
Carminativum 315. 319.
Carmin, blauer, 560.
Carminlacke 629.
Carminroth 629.
Carminsäure 628.
Carobbenkaffee 439. 442.
Carobe de Giudea 124.
Cartagena-Balsam 578.
Carthamus tinctorius 245.
Carrageen 3.
Carraigeen 3.
Carum Carvi 313.
Carvacrol 228. 315. 504. 505.
Carven 169. 505.
Carvol 198. 314. 505.
Carvoxim 505.
Caryophylli 255. 253.
Caryophyllin 254. 255.
Caryophyllinsäure 255.
Caryophyllus aromaticus 253.
Caryota urens 498.
Cascarilla-Oel, ätherisches, 133.
Cascarillin 133.
Cascarillrinde 132. 142.
Cassavemehl 492.
Cassavestärke 398. 493.
Cassia acutifolia 181. 183.
Cassia angustifolia 181. 183.
Cassia brasiliana 338.
Cassia Fistula 337.
Cassia lignea 127.
Cassia moschata 338.
Cassia obovata 182. 183.
Cassia occidentalis 439.
Cassia vera 127.
Cassonade 497.
Castilloa elastica 535.
Castoreum 662.
Castoreum canadense 663.
Castoreum sibericum 663.
Castor Feber 662.
Catechin 241. 588. 589.
Catechu 587.
Catechugerbsäure 588. 589.
Catechusäure 589.
Cathartinsäure 86. 182.
Cathartomannit 182.
Ceara-Ratanhia 40.
Cephaëlis Ipecacuanhae 45.
Cera alba 637.
Cera flava 637.
Cerambyx moschatus 632.
Cerasin 583.
Cerasinsäure 583.
Ceratonia siliqua 439.
Ceratophorus Leerii 591.
Ceratospongiae 621.
Cecropia peltata 535.
Ceresin 639.
Cerin 639.
Ceroleïn 637. 639.
Cerotinsäure 639.
Cetaceum 648.
Ceten 649.
Cetraria islandica 11.
Cetraria nivalis 13.
Cetrarin 13.
Cetrarsäure 12. 13.
Cevadin 70. 352.
Cevadinsäure 352.
Cevidin 352.
Cevin 352.
Ceylon-Cardamomum 276.
Ceylon-Kaffee 440.
Chaerophyllum bulbosum 220.
Chaerophyllum silvestre 220.
Champignon-Schwämme 623.
Charta sinapisata 376.
Chavannesia esculenta 535.
Chavica officinarum 284.
Chavica Roxburghii 284.
Chavicin 283.

Chenopodium hybridum 189.
China Calisaya sine epidermide 149.
China cuprea 150. 436.
China fusca 149.
Chinagerbsäure 151. 154.
China grisea 149.
China-Kautschuk 537.
China regia 148.
China regia convoluta vel cum epidermide 149.
China regia plana 148.
Chinarinde 144. 145. 147.
Chinarinde, falsche 150.
Chinaroth 151. 154.
China rubra 150.
Chinasäure 151. 154.
Chinidin 151. 152.
Chinin 151.
Chinioïdin 152. 153.
Chininum bisulfuricum 155.
Chininum ferro-citricum 155.
Chininum hydrochloricum 155.
Chininum sulfuricum 155.
Chinovasäure 95. 151. 154.
Chinovin 151. 154.
Chios-Mastix 532.
Chiosterpenthin 532.
Chlorobenzol 561.
Chocolade 379.
Cholestearin 602.
Cholestrophan 436. 437.
Cholin 374.
Chondrus crispus 3.
Chrysamminsäure 468. 470.
Chrysanthemum cinerariae folium 270.
Chrysanthemum leucanthemum 267.
Chrysarobin 564. 565. 566.
Chrysophan 85. 86.
Chrysophansäure 86. 182. 566.
Cibotium Barometz 66.
Cibotium Chamissoi 66.
Cibotium glaucum 66.
Cibotium Menziessii 66.
Cibotium Schiedei 66.
Cichorium Intybus 438.
Cichorienwurzel 438.
Cicuta virosa 218. 321. 326.
Cimarrona-Vanille 279.
Cinchamidin 153.
Cinchamin 153.
Cinchona australis 149.
Cinchona Boliviana 149.
Cinchona Calisaya 144. 146.
Cinchona caloptera 144.
Cinchona Chahuarguera 149. 150.
Cinchona cordifolia 144.
Cinchona Hasskarliana 144.
Cinchona heterophylla 149.
Cinchona Josephiniana 144. 148.
Cinchona lancifolia 144. 146. 147.
Cinchona Ledgeriana 144. 145. 146.
Cinchona macrocalyx 150.
Cinchona micrantha 144. 147. 150.
Cinchona nitida 149. 150.
Cinchona officinalis 144. 146. 147.
Cinchona ovata 149.
Cinchona Pahudiana 144.
Cinchona Peruviana 150.
Cinchona scrobiculata 149.
Cinchona succirubra 144. 145. 146. 150.
Cinchona Uritusinga Pavon 149.
Cinchonamin 153.
Cinchonidin 151. 152.
Cinchonin 151. 152.
Cinchotin 152.
Cinnamomum aromaticum 125.
Cinnamomum Camphora 503.
Cinnamomum Cassia 125. 127. 247.
Cinnamomum ceylanicum 127.
Cinnamylsäure 127.
Cinnamylwasserstoff 127.
Cissampelos Pareira 185.
Citren 303.
Citronenöl, ätherisches 303.
Citronensäure 303. 341.
Citronenschalen 302.
Citrullus Colocynthis 343.
Citrus Aurantium 171. 302.
Citrus Bergamia 171.
Citrus Limonum 171. 303.
Citrus vulgaris 170. 252. 299.
Claviceps purpurea 5. 6.
Clarissa bifolia 535.
Clarissa racemosa 535.
Cnicin 236.
Cnicus benedictus 234.
Coaltar 462.
Cocablätter 172.
Cocagerbsäure 174.
Cocaïn 173.
Coca-Wachs 174.
Coccerin 628.
Coccinella septempunctata 632.
Coccinin 629.
Coccionella 627.
Coccoloba uvifera 563.
Coccus Cacti 627.
Coccus Ilicis 629.
Coccus manniparus 611.
Cochenille 621. 627.
Cochenille, ammoniakalische 630.
Cochin-Ingwer 79.
Cochlearia officinalis 214.
Cocon 393.
Cocos nucifera 473. 488.
Cocosnussöl 473.
Codamin 509. 510.
Codeïn 509. 510.
Coffea arabica 208. 304. 433. 610.
Coffea liberica 434.
Coffeïdin 436. 437.
Coffeïn 161. 163. 175. 305. 381. 398. 434. 435. 436.
Cola 163.
Colchiceïn 105. 350.
Colchicin 105. 350.
Colchicoresin 350.
Colchicum autumnale 54. 104. 348.
Colchicumknollen 105.
Collodium 394.
Collodium cantharielatum 394.
Collodium elasticum 394. 402.
Collodiumwolle 388. 389.
Colocynthin 345.
Colonial-Syrup 497.
Colonialzucker 498.
Copalchirinde 133. 142.
Copale, ostafrikanische 446.
Copale, westafrikanische 446.
Copra 473.
Copramehl 474.
Copperah 473.
Corchorusarten 392.
Cormus Colchici 104. 348.
Cortex Angusturae 128. 129. 137.
Cortex Angusturae spurius 137.
Cortex Cascarillae 132.
Cortex Chinae flavus sive regius 148.
Cortices Chinae fuscus 149.
Cortices Chinae griseus 149.
Cortex Cinnamomi 125.
Cortex Cinnamomi zeilanicus 127.

Cortex Condurango 143.
Cortex Fructus Aurantii 301.
Cortex Frangulae 130. 131.
Cortex Fructus Citri 302.
Cortex Fructus Granati 328.
Cortex Granati 134. 135.
Cortex Quebracho blanco 140.
Cortex Quercus 116.
Cortex Sassafras 21.
Cortex Strychni 137.
Cortex Thymiamatis 550.
Corylus Avellanae 347.
Cotoneaster nummularia 612.
Cotonia aurata 632.
Colophonium 450. 458.
Coloquinthen 343.
Coloradokäfer 632.
Columbosäure 24.
Columbin 24.
Conchinamin 153.
Conchinin 152.
Concusconidin 153.
Concusconin 153.
Condurangorinde 143.
Conglutin 408.
Coniferin 279.
Coniin 219. 326.
Conium maculatum 218. 325.
Convolvulin 60.
Convolvulinol 61.
Convolvulinolsäure 61.
Convolvulinsäure 61.
Conydrin 210. 220. 326.
Copaifera coriacea 575.
Copaifera guianensis 575.
Copaifera Lansdorffii 575.
Copaifera officinalis 575.
Copaivabalsam 573. 575. 577. 580.
Copaivabalsamharz 577.
Copaivabalsam, äther. Oel 576.
Capaivacampher 576.
Copaivaöl 580.
Copaivasäure 577.
Copal 446.
Copalchin 134.
Cotarnin 516.
Crescentia Cujete 570.
Crocetin 245.
Crocin 245.
Crocus 243.
Crocus sativus 243. 245.
Crocus vernus 245.
Crocusöl, ätherisch. 245.
Croton Draco 472.
Croton Eluteria 132.
Croton hibiscifolius 472.
Croton Tiglium 402.
Crotonöl 404.
Crotonol 404.
Crotonsamen 403.
Cryptopin 509. 510.
Cubebae 280.
Cubeba officinalis 280.
Cubeben 281.
Cubebencampher 281.
Cubebenharz 281.
Cubebenöl, ätherisches 281.
Cubebensäure 281.
Cubebin 281.
Cucurbita maxima 431.
Cucurbita Pepo 431.
Cumarin 222. 417. 419. 543.
Cumarsäure 222. 419. 543.
Cumaruna odorata 417.
Cuminol 325.
Cuminolalcohol 325.
Cuminsäure 325.
Cuminum Cyminum 324.
Cupreïn 436.
Cupressus sempervirens 209.
Curare 139.
Curarin 140.
Curcuma augustifolia Roxburgh 494.
Curcuma leucorrhiza 494.
Curcumastärke 494.
Curcuma Zedoaria 77.
Cusconidin 153.
Cusconin 153.
Cusparin 129. 130.
Cuxamidin 153.
Cuxamin 153.
Cyclamen europaeum 610.
Cydonia exsiccata 332.
Cydonia vulgaris 332.
Cymen 228.
Cymol 226. 325. 361. 456. 462. 504. 554.
Cynanchin 100.
Cynanchum vincetoxicum 99.
Cynen 554.
Cyneol 554.
Cynips Gallae tinctoriae 119.
Cynips hungarica 121.
Cynips insana 121.
Cynips Kollari 121. 122.
Cynips lignicola 121.
Cynips Quercus globolus 122.
Cynodon Dactylon 76.
Cypressenbaum 209.
Cypripedium parviflorum 28.
Cypripedium pubescens 28.
Cystocarpien 3.

Dammara alba 445.
Dammara australis 446.
Dammara orientalis 445.
Dammarfichte 445.
Dammarharz 445.
Dammarharz, neuseeländisches 446.
Dammarylsäure 445.
Dampfleberthran 645.
Dattel-Kaffee 442.
Dattelpalme 419.
Dattelzucker 498.
Datura Metel 189.
Datura Stramonium 188. 368. 425.
Datura Tatula 189.
Daturin 42. 188. 426.
Daucus carota 322. 438. 610.
Dauermycelium 5.
Decoct. Sarsap. comp. 20. 38.
Decoct. Sarsap. comp. fort. 183. 318. 319. 502.
Decoct. Sarsap. comp. mitius 128. 277. 304.
Demerara-Balsam 578.
Delphinin 365. 366.
Delphinium Staphisagria 364.
Delphinoïdin 365. 366.
Delphisin 365. 366.
Dexel 449.
Dextrin 479. 481. 482.
Dextrin, käufliches 482.
Dextrolichenin 13.
Dextrose 480. 483. 499.
Diastase 481.
Dibromnitrophenylpropiolsäure 561.
Dichopsis Gutta Bentham 590.
Dichopsis obovata 591.
Dichopsis polyantha 590.
Dicksonia Blumei 66.
Difrangulinsäure 131.
Digallussäure 121.
Digestiva 318.
Digestivum aromaticum 280. 363.
Digitaleïn 193. 194.
Digitalin 193. 194.
Digitalin, deutsches 194.
Digitalin, französisches 194.
Digitaliresin 194.
Digitalis purpurea 192.
Digitalosmin 193. 194.
Digitalsäure 193. 194.

Digitogenin 194.
Digitoneïn 194.
Digitonin 193.
Digitoresin 194.
Digitoxin 193. 194.
Dimethylalloxan 436. 437.
Dimethylprotocatechusäure 353.
Dimethylxanthin 382.
Dioscorea alata 493.
Dioxindol 560.
Dipe 449.
Dipterix odorata 417.
Dipterix oppositifolia 419.
Dipterocarpus alatus 577.
Dipterocarpus-Balsam 577.
Dipterocarpus costatus 577.
Dipterocarpus gracilis 577.
Dipterocarpus hispidus 577.
Dipterocarpus incanus 577.
Dipterocarpus litoralis 577.
Dipterocarpus retusus 577.
Dipterocarpus trinervis 577.
Dipterocarpus turbinatus 577.
Dipterocarpus zeilanicus 577.
Discomyceten 12.
Dispacee 99.
Dispora caucasica 661.
Domingo-Kaffee 440.
Dorema ammoniacum 546.
Dorema Aucheri 547.
Doronicum Pardalianches 269.
Doronicum scorpioïdes 269.
Dorsch 621.
Doryphora decemlineata 632.
Dracaena-Arten 471.
Dracaena Cinnabari 471.
Dracaena Ombet 471.
Dracaena Schigantha 471.
Drachenblut 471.
Drasticum 346.
Dreifach-Zuckerkalk 500.
Dryobalanops-Campher 502.
Dryobalanops-Camphora 506.
Dschesir-Gummi 585.
Dschidda-Gummi 585.
Duboisiablätter 189.
Duboisia myoporoides 189.
Duboisin 42. 190.
Duflo's Morphiumprobe 513. 514.
Dulcit 167. 168. 583. 611.
Dulcitan 611.
Dulcitmanna 168.
Ebonit 538.
Ecbalin 614.
Ecballium Elaterium 613.
Ecgonin 173.
Echinops-Arten 612.
Edeltanne 453.
Eibischblätter 164.
Eibischwurzel 25.
Eichelkaffee 353. 442. 438.
Eicheln 438.
Eichelzucker 354.
Eichengallen, böhmische, 122.
Eichengallen, deutsche, 122.
Eichengallen, europäische, 121.
Eichengallen, französische, 122.
Eichengallen, amerikanische, 121.
Eichengerbsäure 118. 161.
Eichenrinde 116.
Eichenroth 118.
Einfach-Zuckerkalk 500.
Eisenchinincitrat 152.
Eisenchloridprobe v. Robinet 512.
Eisenhutknollen 54.
Eisenocker 438.
Eisensaccharat 500.
Elaeosacchara 502.
Elaïdinprobe 605.
Elaterid 614.
Elaterin 614.
Elaterinsäure 614.
Elaterium 613.
Elaterium album 614.
Elaterium nigrum 614.
Elfenbein, künstliches, 538. 539.
Eleméfeigen 287.
Elemi 528.
Elemi von Luzon 529.
Elemi, ostasiatisches, 529.
Elemisäure 529. 530.
Elephantenläuse 305.
Elephantenläuse, ostindische, 306.
Elephantenläuse, westindische, 306.
Elettaria Cardamomum 274.
Elettaria major 276.
Elixir Aurantii comp. 128.
Ellagsäure 95. 120.
Emetin 47.
Emodin 85. 86. 131.
Emulsin 180. 184. 408.
Engelwurzel 91.
Engelsüsswurzel 65.
Enzianwurzel 43.
Epilobium angustifolium 162.
Erbegli 287.
Erbsen 489.
Erbsenmehl 438.
Erbsenstärke 489.
Erdkastanie 414.
Erdnuss 412.
Erdnussöl 428.
Erdnussölkuchen 414.
Erdnusssamen 412.
Erechthiles hieracifolia 197.
Ergotin 7. 8.
Ergotinin 7. 8.
Ericinol 185.
Ericolin 184. 185.
Erigeron canadensis 197.
Erucasäure 374.
Ervum lens 489.
Erythraea angustifolia 229.
Erythraea centaurium 228.
Erythraea ramosissima 229.
Erythrocentaurin 229.
Erythrocephaleïn 47.
Erythrodextrin 482.
Erythroretin 85.
Erythroxyleen 172.
Erythroxylon Coca 172.
Esere 419.
Eserin 422.
Eselsgurke 613.
Essigsäure 7. 341.
Eucalin 613.
Eucalypten 178.
Eucalyptol 178. 554.
Eucalyptolen 178.
Eucalyptusblätter 176. 177.
Eucalyptus citriodora 564.
Eucalyptus corymbosa 564.
Eucalyptus dumosa 612.
Eucalyptus globulus 176.
Eucalyptus-Kino 564.
Eucalyptusmanna 389.
Eucalyptus mannifera 612.
Eucalyptusöl, äther., 178.
Eucalyptus resinifera 612.
Eucalyptus viminalis 612.
Eugenia aromatica 253.
Eugenia caryophyllata 253.
Eugenin 254. 255.
Eugenol 254. 279.
Eulachonöl 646.
Eupatorin 99.
Eupatorium cannabinum 99.
Euphorbia resinifera 532.
Euphorbium 532.
Euphorbon 533.
Euspongiae 621.
Euspongia adriatica 622.
Euspongia equina 622.
Euspongia molissima 622.

Euspongia zimocca 622.
Evonymin 610. 614.
Evonymus europaea 610. 614.
Excoecaria gigantea 535.

Fabriköle 604.
Faden-Traganth 569.
Fagus sylvatica 62. 603.
Farinzucker 497. 501.
Farnwurzel 62.
Fassfeigen 288.
Faulbaum 180.
Faulbaumrinde 130.
Federharz 534. 535.
Feigen 286.
Feigenkaffee 438. 442.
Felsenmoos 3.
Fenchel 318.
Fenchel, römischer 319.
Fenchelöl, äther. 319.
Feronia elephantum 305. 585.
Feronia-Gummi 585.
Ferrum carbonicum saccharatum 502.
Ferrum oxydatum saccharatum solubile 502.
Ferula erubescens 544.
Ferula galbaniflua 543.
Ferula Narthex 540.
Ferula rubricaulis 544.
Ferulasäure 542.
Ferula Schaïr 544.
Ferula Scorodosma 540.
Ferula tingitana 548.
Festucae 255.
Fettes Oel 555.
Fettsäcke 663.
Fibroin 622.
Fichtenharz 460.
Fichtenholztheer 461.
Ficus Carica 286.
Ficus elastica 535.
Ficus elliptica 535.
Filixgerbsäure 64.
Filixolin 64.
Filixsäure 64.
Fingerhutblätter 192. 193.
Fischleim 642.
Flachs 491.
Flachsfaser 491.
Flaschenkautschuk 539.
Flechte, isländische 11.
Flechtenstärke 12.
Fleoren 462.
Fliege, spanische 630.
Fliegenpilz 374.
Flores Arnicae 268.
Flores Aurantii 252.
Flora Brasiliensis 40.
Flores Cassiae 247.
Flores Chamomillae 265.
Flores Chamomillae romanae 267.
Flores Chrysanthemi seu Pyrethri 270.
Flores Cinae 264. 617.
Flores Koso 257.
Flores Lavandulae 260.
Flores Malvae 251.
Flores Malvae arboreae 251.
Flores Rhoeados 248.
Flores Rosae 256.
Flores Sambuci 262.
Flores Tiliae 249.
Flores Verbasci 250.
Flos maris 648.
Fluavil 591. 592.
Flückiger'sMorphiumprobe 514.
Foeniculum capillaceum 318.
Folia Althaeae 164.
Folia Auranthii 170.
Folia Belladonna 186.
Folia Coffeae 203. 263.
Folia Digitalis 192. 193.
Folia Duboisiae 189.
Folia Erythroxyli 172.
Folia Eucalypti 176. 177.
Folia Farfarae 206.
Folia Jaborandi 168.
Folia Juglandis 156.
Folia Lauri 159.
Folia Laurocerasi 178.
Folia Malvae 163.
Folia Maté 163. 174.
Folia Melissae 200.
Folia Menthae crispae 197.
Folia Menthae piperitae 195.
Folia Nicotianae 190.
Folia Rosmarini 198.
Folia Rutae 166.
Folia Salviae 201.
Folia Sennae 181.
Folia Stramonii 188.
Folia Taraxaci 205.
Folia Theae 160. 161.
Folia Toxicodendri 171.
Folia Trifolii fibrini 202.
Folia Uvae ursi 183.
Formonetin 33. 34.
Frangulasäure 131.
Frangulin 131.
Frangulinsäure 131.
Franzosenholz 106.
Frasera Walteri 24.
Fraxetin 611.
Fraxin 609. 611.
Fraxinin 610.
Fraxinus excelsior 610.
Fraxinus ornus 608.
Fröhdes Morphiumprobe 513.
Fröhdes Reagens 515.
Fruchtzucker 484.
Fructus Ajowan 315.
Fructus Anacardii 305.
Fructus Anisi 316.
Fructus Anisi stellati 295.
Fructus Aurantii immaturi 299.
Fructus Belae 304.
Fructus Cannabis 288.
Fructus Capsici 341.
Fructus Cardamomi 274.
Fructus Carvi 169. 313.
Fructus Cassiae Fistulae 337.
Fructus Cerasi 333.
Fructus Ceratoniae 333.
Fructus Cocculi 293.
Fructus Colae 163.
Fructus Colocynthidis 343.
Fructus Conii 325.
Fructus Coriandri 326.
Fructus Cumini 224.
Fructus Cydoniae 332.
Fructus Dauci 322.
Fructus Granati 305.
Fructus Foeniculi 318.
Fructus Juniperi 273.
Fructus Lauri 291.
Fructus Mali 331.
Fructus Mori 285.
Fructus Papaveris immaturi 298.
Fructus Petroselini 311.
Fructus Phellandrii 320. 321.
Fructus Pimentae 329.
Fructus Rhamni catharticae 282. 308.
Fructus Rubi Idaei 336.
Fructus Vanillae 277.
Fungus chirurgorum 9.
Furfurol 499. 500.
Fuscosclerotinsäure 7. 8.
Fussblattwurzel 87.
Fusti 255.
Futter-Sorgho 498.

Gadus Callarias 645.
Gadus Carbonarius 646.
Gadus morrhua 645.
Gährungsküpe 559.
Gallae 118.
Gallae chinenses et japonicae 123.

Galläpfel 118.
Gallactose 583.
Galanga 81.
Galanga, grosse 81.
Galangin 81.
Galangaöl 81.
Galbanum 543. 545.
Galbanumöl, ätherisches 545.
Galbanumöl, blaues 545.
Galgantwurzel 80.
Galipeïn 129. 130.
Galipot 460.
Gallactucon 616.
Gallipea officinalis 128.
Gallusgerbsäure 120.
Gallussäure 118. 120. 240.
Gambir-Catechu 588.
Garcinia Kola 439.
Garcinia Mangostana 305. 523.
Garcinia Morella 522.
Garcinia pictoria 524.
Garcinia travancorica 524.
Gardschanbalsam 577.
Gastheer 462.
Gaultheria procumbens 185.
Gaultherilen 185.
Gedda-Gummi 585.
Gelatina Carrageen 5.
Gentiana lutea 43.
Gentianin 45.
Gentiansäure 45.
Gentiopicrin 45.
Geraniumöl 557.
Gerberlohe 438.
Germer 67.
Gerste 487.
Gerste, gekeimte 481.
Gerstenstärke 487.
Gerstenzucker 499. 501.
Gesundheitskaffee 439.
Getreidemehl 490.
Geum urbanum 95.
Gewürznelken 253.
Gewürznelkenöl, äther. 254.
Gewürznelkenpulver 256.
Giftlattich 615.
Giftlattichkraut 232.
Giftsumach 171.
Giftsumachblätter 171.
Gigartina mamillosa 3.
Gingerol 79.
Githagin 356.
Glandulae Lupuli 289. 290.
Glandulae Rottleri 311.
Glutin 644.
Glyconsäure 483. 484.
Glycosan 483.
Glycyrrhetin 36.
Glycyrrhiza echinata 36.
Glycyrrhiza glabra 34.
Glycyrrhizin 36.
Glycyrrhizinsäure 36.
Gnoscopin 509. 510.
Goapulver 564.
Gonolubus Condurango 143.
Gossypium 384. 385.
Gossypium barbadense 385.
Gossypium depuratum 390. 394.
Gossypium herbaceum 384. 385.
Gossypium hirsutum 385.
Gossypium religiosum 385.
Gossypose 389.
Goyaz-Balsam 578.
Granatin 610.
Granatapfel 328.
Granatapfelrinde 328,
Granatgerbsäure 136.
Granatrinde 134.
Grandel 449.
Granilla 628.
Granulose 479.
Grassöl 557.
Grundwolle 386.
Guajacen 108.
Guajacol 279. 461. 596.
Guajakbetaharz 108.
Guajakgelb 108.
Guajakharz 107.
Guajakharzsäure 108.
Guajakholz 106.
Guajakonsäure 108.
Guajaksäure 108.
Guajacum officinale 106.
Guajacum sanctum 108.
Guarana 163. 397.
Guaranapaste 398.
Guibourtia copallifera 447.
Gummi arabicum 580. 581.
Gummi elasticum 534.
Gummi nostras 584.
Gummisäure 583.
Gummizucker 583.
Gum Thus 449.
Gun powder 162.
Gura 439.
Gurjunbalsam 573. 577. 578.
Gurjunbalsam, äther. Oel 578.
Gurjunöl, ätherisches 578.
Gurjunsäure 577. 578.
Gutta 591. 592.
Gutta Percha 590.
Guttaperchapapier 593.
Gutti 522.
Gymnadenia conopsea 52.
Habaghodi 528.
Hämateïn 114.
Hämatoxylon campechianum 113.
Hämatoxylin 114.
Haemopis vorax Moquin Tandon 626.
Häringslake 6.
Hafer 487.
Haferstärke 487.
Hagebutten 438.
Hagenia abyssinica 257.
Hammeltalg 658.
Hancornia speciosa 535.
Hanf 491.
Hanffaser 491.
Hanffrüchte 288.
Hanföl 425.
Hanfsamen 212. 288.
Harnbenzoësäure 597.
Harnindican 561.
Harz 460. 544.
Harzessenz 459.
Hartgummi 538.
Harzleim 459.
Harzöl 459.
Harzseifen 458.
Harzspiritus 459.
Haschab 581.
Hauhechelwurzel 32.
Hausenblase 642.
Haysan skin 162.
Haysan-Thee 162.
Herocleum sphondylium 30.
Hedysarum Alhagi 612.
Hedychium spicatum 78.
Helenin 102.
Helleboreïn 70.
Helleborin 70.
Helleborus niger 70. 99.
Helleborus viridis 70. 99.
Helianthus annuus 603.
Hemialbumose 653.
Herabol-Myrrhe 527.
Herba Absynthii 236.
Herba Cannabis indicae 212.
Herba Cardui benedicti 234.
Herba Centaurii 228.
Herba Cochleariae 214.
Herba Conii 218.
Herba Hyoscyami 222.
Herba Lactucae virosae 232.
Herba Lobeliae 230.
Herbae Matico 210.
Herba Meliloti 220.
Herba Millefolii 241.
Herbae, s. Summitates Sabinae 207.
Herba Serpylli 227.
Herba Tanaceti 239.
Herba Thymi 224.

Herba Violae tricoloris 216.
Herbstzeitlose 104.
Herbstzeitlosenknollen 104.
Hesperetin 300.
Hesperidin 300. 302. 303.
Hevea brasiliensis 535.
Heven 538.
Himbeeren 336.
Himbeersyrup 336.
Hippursäure 596.
Hirse 488.
Hirsestärke 488.
Hirudines 620.
Hirudo 624.
Höllenöl 601.
Holunderblüthen 262.
Holztheer 461.
Homatropin 187.
Homochinin 153. 436.
Homocinchonidin 153.
Honduras-Cochenille 630.
Honduras-Sarsaparille 16. 18.
Honig 633.
Hopea micrantha 445.
Hopea splendida 445.
Hopfen 289.
Hopfenbitter 291.
Hopfendrüsen 289.
Hopfenmehl 290.
Hopfenöl, äther., 291.
Hordeum vulgare 487.
Hornfaserschwämme 621.
Huanuco China 150.
Huflattig 206.
Huile tournante 601.
Huminkörper 499.
Humulus Lupulus 289.
Hundskamille 267.
Hydroabietinsäure 450.
Hydrocarotin 91. 323.
Hydrochinidin 152.
Hydrochinon 40. 154. 184. 435.
Hydrocinchonin 152.
Hydrocotarnin 509. 511.
Hydroelaterin 614.
Hygrin 173. 174.
Hymenaea Courbaril 447.
Hyoscerin 424.
Hyoscin 424.
Hyoscipricrin 424.
Hyoscyamin 42. 187. 188. 190. 224. 423. 424.
Hyoscyamus albus 224. 425.
Hyoscyamus niger 423.
Hyoscyamus pallidus 224.
Hyoscyresin 424.
Hypochoeris glabra 269.
Hypochoeris maculata 269.
Hypochoeris radicata 269.
Hypocoffeïn 437.
Hypogaeasäure 414.
Hypoquebrachin 141. 142.

Jaborandiblätter 168.
Jaborandiöläther 169.
Jaborin 169.
Jalapenharz 60.
Jalapenknollen 58.
Jalapin 60. 61.
Jamaicapfeffer 329.
Janipha Manihot 492.
Japanthee 162.
Japanwachs 639.
Jatropha elastica 535.
Jatropha Manihot 492.
Jatrorhiza Columba 22.
Java Cardamomen 276.
Javanin 153.
Javathee 162.
Ichthyocolla 642.
Icica Abilo 529.
Icica Icicariba 528.
Identitätsreactionen 512.
Jequiritin 417.
Jequiritisamen 415. 417.
Jervasäure 70.
Jervin 69. 70.
Jesire-Gummi 585.
Igasurin 430.
Igasurinsäure 430.
Ignamenstärke 493.
Ilex 163.
Ilex paraguayensis 174.
Illicium anisatum 295. 297.
Illicium religiosum 297.
Imperatoria Ostruthium 91.
Imperatorin 93.
Imperial-Thee 162.
Indican 559. 561.
Indicum 558. 559. 561.
Indigblau 559. 561.
Indigbraun 559. 561.
Indigcarmin 560.
Indigcomposition 559.
Indigdisulfosäure 560.
Indigglucin 561.
Indigleim 559. 561.
Indigmonoschwefelsäure 560.
Indigo 558. 559. 561.
Indigofera-Arten 558.
Indigogen 560.
Indigotin 562.
Indigroth 559. 561.
Indigweiss 560.
Indischer Hanf 212.
Indischer Thee 162.
Indol 560. 561.
Indoxyl 560.
Ingluvin 653.
Ingwer 78.
Ingwerharz 79.
Ingweröl 79.
Inosit 158. 193.
Insectenblüthen 270.
Inula Conyza 194.
Inula Helenium 100.
Inulin 50. 51. 102.
Invertzucker 497. 501.
Johannisbeeren 438.
Johannisbrod 333. 336.
Jonidium Ipecacuanha 48.
Ipecacuanha amylacea 48.
Ipecacuanha cyanophloea 48.
Ipecacuanha de Carthagena 47.
Ipecacuanha flava 48.
Ipecacuanha glycyphloea 47.
Ipecacuanha granatensis 47.
Ipecacuanha rodophloea 48.
Ipecacuanha undulata 48.
Ipecacuanhasäure 47.
Ipomoea Orizabenzis 60.
Ipomoea purga 58.
Ipomoea simulans 61.
Iris florentina 73.
Iris germanica 73.
Iris pallida 73.
Iris pseudocorus 74.
Irländisches Moos 3.
Isagurin 139.
Isatid 560.
Isatin 560.
Isatis tinctoria 558.
Isoatropasäure 189.
Isodulcetin 167.
Isodulcit 167. 611.
Isonandra Gutta 590.
Isopelletierin 135. 136.
Isophtalsäure 459.
Isopren 538.
Isopropylessigsäure 98.
Isopyroschleimsäure 395.
Isosulfocyanat 216.
Isovaleriansäure 98.
Isuvitinsäure 523. 524.
Judenschoten 124.
Juglandin 158.
Juglans regia 156. 409.
Juglon 159.
Jungfernhonig 635.
Juniperin 273.
Juniperus macrocarpa 274.
Juniperus oxycedrus 274. 462.
Juniperus phoenicea 209.
Juniperus Sabina 207.
Juniperus virginiana 209.

Jute 391. 392.
Jutefaser 392.
Ivakraut 243.

Kämpferid 81.
Kadeöl 462.
Kaffee 203.
Kaffebaum 434.
Kaffeeblätter 203. 205.
Kaffeebohnen 433.
Kaffeebohnen, künstliche 438.
Kaffee-Conserve 439.
Kaffeefrucht 434.
Kaffeegerbsäure 205. 435.
Kaffeesäure 436.
Kaffeesatz 438.
Kaffee-Surrogat 438.
Kakrasinghe Gallen 123.
Kamala 310.
Kamaladrüschen 311.
Kamalaharz 311.
Kambogiasäure 523.
Kamille, gemeine 265.
Kamillenblüthen 265.
Kandiszucker 499. 501.
Kartoffel 486.
Kartoffelsago 495.
Kartoffelstärke 486. 492.
Kastanien 438.
Kastanienstärke 488.
Kauribäume 446.
Kaurifelder 446.
Kauriharz 446.
Kauricopal 446.
Kautschin 538.
Kautschuk 534. 535.
Kautschuköle 538.
Kefir 661.
Kermesbeere 629.
Kermes-Schildlaus 629.
Kerzenfisch 646.
Kieselcopal 447.
Kino 562. 563.
Kinogerbsäure 564.
Kinoïn 563.
Kinoroth 563.
Kirschen 333.
Kirschgummi 583. 584.
Kirschlorbeerblätter 178.
Kirschlorbeeröl, äther. 180.
Klatschrosen 248.
Klatschrosensäure 248. 249.
Knoppern 121. 122.
Kokkelskörner 293.
Kola 439.
Komensäure 509.
Korallenwurzel 65.
Kordofangummi 581.
Koriander 326.
Korianderöl 328.
Korksäure 475.
Kornradesamen 355.
Kosoblüthen 257. 259.
Kosin 250.
Kraftmehl 476. 481.
Krameria argentea 40.
Krameria Ixina 40.
Krameria triandra 38.
Kranzfeigen 287.
Krauseminzblätter 197.
Krauseminzöl, äther. 197.
Krauthonig 635.
Kreosol 461.
Kreosot 461.
Kresole 462.
Kresolen 461.
Kreuzdornbeeren 308.
Kreuzkümmel 324.
Krystalzucker 501.
Kronrhabarber 87.
Krummholzkiefer 457.
Kümmel 313.
Kümmelöl 314.
Kürbiskernkuchen 433.
Kürbissamen 431.
Kürbissamenöl 433.
Küstendil Opium 518.
Kumys 661.
Kunsthonig 635.
Kutera-Gummi 569.

Lactocaramel 660.
Lactonsäure 661.
Lactose 583.
Lactuca 232.
Lactuca altissima 234. 616.
Lactuca perennis 234.
Lactuca quercina 234.
Lactuca saligna 234.
Lactuca sativa 234. 617.
Lactuca Scariola 234. 615.
Lactuca virosa 234. 615.
Lactucarium 234. 615.
Lactucasäure 616.
Lactucerin 616.
Lactucin 616.
Lactucon 616.
Lactucopikrin 616.
Lärchenmanna 612.
Lärchenterpenthin 451. 577.
Läusesamen 364.
Laevulin 118.
Laevulinsäure 499. 500.
Laevulose 484. 499.
Laevulosen 484.
Laevulosan 499.
Lakriz 37.
Laminaria 1.
Laminaria Cloustoni 1.
Laminaria digitata 3.
Laminaria flexicaulis 3.
Laminariastiele 1.
Landhonig 635.
Lanthopin 509. 511.
Larinus maculatus 612.
Larinus mellificus 612.
Larix decidua 451.
Larix europaea 451.
Larix sibirica 461.
Laser 539.
Lathyrus tuberosus 414.
Lattich 232.
Latschenöl 457.
Laubfeigen 288.
Laudanin 509. 511.
Laudanosin 509. 511.
Laurin 292.
Laurineen 185. 503.
Laurineencampher 202. 502.
Laurinsäure 381.
Laurinsäureglycerid 293.
Laurocerasin 180.
Lauron 381.
Laurostearin 292.
Laurus Camphora 503.
Laurus nobilis 159. 291.
Laurus persea 610.
Lavandula angustifolia 260.
Lavandula latifolia 260.
Lavandula officinalis 260.
Lavandula Spica 260. 262.
Lavandula Stoechas 260. 261.
Lavandula vera 260.
Lavandula vulgaris 260.
Lavendelblüthen 260. 261.
Lavendelöl, äther. 261.
Lebensbaum, orientalischer 209.
Ledum palustre 199.
Leguminosenstärke 489.
Lein 491.
Leinöl 394.
Leinölfirniss 396.
Leinölsäure 396.
Leinsamen 394.
Leinsamenkuchen 394.
Leontodonium 50.
Lepargylsäure 474. 475.
Lerp-Manna 612.
Lethal 646.
Leucin 7.
Levisticum officinale 31.
Lichenin 12.
Lichen islandicus 11.
Lichesterinsäure 12. 13.
Liebstöckel 31.
Lignum campechianum 113.
Lignum Guajaci 106.

Lignum Quassiae 109.
Lignum Quassiae jamaicense 110.
Lignum Quassiae surinamense 109.
Lignum Quebracho 115.
Lignam rad. Sassafras 20.
Lignum Santali rubrum 112.
Ligustrum vulgare 610.
Liliaceen 463.
Limone 303.
Limonin 304.
Lindenblüthen 240.
Linimentum ammoniatum 371.
Linoleïn 396.
Linoxin 396.
Linsen 489.
Linsenstärke 489.
Linum usitatissimum 394.
Liquor Ammonii anisatus 318.
Liquidambar orientale 550. 552.
Liquidambar styraciflua 551. 552.
Liquor Amyli volumetricus 491.
Lithospermum officinale 162.
Lobelia inflata 230.
Lobeliacee 535.
Lobelia Kautschuk 535.
Lobelienkraut 230.
Loblolly-Pine 448.
Löffelkraut 214.
Loganetin 430.
Loganin 430.
Loja China 150.
Lolium perenne 76.
Lorbeeren 291.
Lorbeerbaum 159. 291.
Lorbeerblätter 159.
Lorbeeröl, äther. 292.
Lorbeeröl, fettes 292.
Löwenzahn 49.
Löwenzahnblätter 205.
Lowtscha Opium 518.
Loxopterygium Lorentzii 116. 142.
Lumpenzucker 501.
Lupulin 290.
Lupulinsäure 291.
Lupuliretin 291.
Lycin 389.
Lycium barbarum 389.
Lycopodin 347.
Lycopodium 346.
Lycopodium alpinum 348.
Lycopodium clavatum 346.
Lycopodium Selago 348.
Lycopodium undulatum 348.
Lyperia crocea 245.
Lytta aspersa 633.
Lytta atrata 633.
Lytta cinerea 633.
Lytta gigas 632.
Lytta marginata 633.
Lytta vesicatoria 630.
Lytta violacea 633.
Lytta vittata 633.

Macen 364.
Macis 358. 363.
Macisöl, ätherisches 359. 364.
Macroscepis Triana 144.
Magnesiumhydrat 489.
Magnesiumsulfat 489.
Magnoliaceen 295.
Mais 488.
Maisstärke 488.
Maisweinessenz 419.
Maizena 408.
Malabar Kino 564.
Mallotus philippensis 310.
Maltintannat 481.
Maltodextrin 480. 482.
Maltose 480. 481. 482.
Malva Opium 519.
Malva silvestris 163. 164. 251.
Malva vulgaris 163. 164.
Malvenblätter 163.
Malvenblüthen 251.
Malz 481.
Mandeln 438.
Mandelbenzoë 598.
Mandeln, bittere 406.
Mandelemulsion 410.
Mandelöl 409.
Mandeln, süsse 406.
Mangostin 523.
Manihot Glazonii 535.
Manihot utilissima 492.
Manita-Elemi 529.
Manilakaffee 440.
Maniocmehl 493.
Manna 608.
Manna brionzana 612.
Manna canellata 609.
Manna cannulata 608.
Manna communis 608.
Mannaesche 608.
Manna pinguis 609.
Manna sordida 609.
Mannit 7. 609.
Mannitan 610.
Mannitose 610.
Mannitsäure 610.
Maracaibo-Balsam 577.
Maranham-Balsam 578.
Maranta arundinacea 491.
Maranta indica 491.
Maranta lutea 570.
Marantastärke 491.
Marantaceae 491.
Marsdenia Condurango 144.
Martucci 37.
Mastische 530.
Masticin 531.
Masticinsäure 531.
Mastix 444. 530.
Mastixkörner 444.
Mastixpistacie 530.
Maté 163. 174. 204.
Matico 210.
Maticoblätter 210.
Matricaria Chamomilla 265.
Maulbeerbaum 285.
Maulbeeren 285.
Malzamylodextrin 481.
Meconidin 509. 511.
Meconin 509. 517.
Meconoiosin 509. 517.
Meconsäure 299. 509.
Meerzwiebel 102.
Meisterwurzel, schwarze, 91. 93.
Melaleuca Leucodendron 553.
Melaleuca Leucodendron var. minor 553.
Melampyrin 610.
Melampyrum nemorosum 611.
Melan 639.
Melanthigenin 368.
Melanthin 368.
Melasse 497. 501.
Melassekalk 498.
Mel 633.
Mel rosatum 257. 637.
Mel depuratum 634.
Melen 639.
Melegueta-Pfeffer 276.
Melilotinekaffee 430. 442.
Melilotsäure 222.
Melilotus 220.
Melilotus albus 222.
Melilotus altissimus 220.
Melilotus officinalis 220. 419.
Melilotus vulgaris 419.
Melissa officinalis 200.
Melissa off. var. hirsuta 200.
Melisse 200.
Melissenblätter 200.
Melissenöl, äther., 200.
Meliszucker 501.

Melitose 389. 612.
Melizitose 612.
Meloë Proscarabaeus 632.
Meloë Tuccius 632.
Meloë variegatus 632.
Meloë violaceus 632.
Meloïdae 630.
Menadokaffee 440.
Menispermin 294.
Mentha aquatica 197.
Mentha arvensis var. crispa 198.
Mentha crispa 197.
Mentha silvestris var. crispa 198.
Mentha viridis var. crispa 198.
Menthol 196. 197. 646.
Menthon 196.
Menyanthes trifoliata 202.
Menyanthin 203.
Menyanthol 203.
Metaceton 500.
Metacopaivasäure 577.
Metachlorbenzoësäure 596.
Metadioxybenzol 542.
Metagummisäure 583.
Metarabin 583.
Metarabinsäure 583.
Metastyrol 551.
Methylamin 7. 435.
Methylarbutin 184.
Methylanthracen 566.
Methyläthyl-Benzol 530.
Methylconiin 219. 226.
Methylglycocoll 437.
Methylhydrochinon 184.
Methylkaffeesäure 542.
Methylkreosol 461.
Methylparaoxybenzoësäure 317.
Methylpelletierin 135. 136.
Methylpiperidin 284.
Methylsallicylsäure 185.
Methyltheobromin 161. 436.
Metroxylon laevis 495.
Metroxylon Rumphii 495.
Metroxylon Sago 495.
Meum athamanticum 610.
Milchsäure 7.
Milchzucker 660.
Mimosa Senegal 581.
Mimosacee 587.
Miristicol 361. 364.
Miristinsäure 361.
Miriston 361.
Mironsaures Kalium 373.
Mogdadkaffee 439. 442.
Mohnköpfe, unreife, 298.
Mohnöl 409.
Mohnsamen 369.
Mohnrübenfrüchte 322.
Mokkakaffee 440.
Momordica Elaterium 613.
Monobromcampher 504. 505.
Monocalciumsaccharat 500.
Moos, isländisches, 3. 5. 11.
Morea-Gallen 121.
Morea-Traganth 569.
Morphin 299. 509. 511.
Morphin, mekonsaures, 512.
Morphinreactionen 512.
Morphinum hydrochloricum 512.
Morphinum sulfuricum 512.
Morus nigra 285.
Moschus 655.
Moschusbeutel 656.
Moschus cabardinicus 657.
Moschus Moschiferus 655.
Moschusthier 621. 655.
Moschus tonkinensis 656.
Moussul-Gummi 569.
Mozambique-Copale 446.
Mucilago Gummi arabici 587.
Mucilago Salep. 54.
Mucuna cylindrosperma 423.
Musa paradisiaca 494.
Musa sapientum 494.
Muscarin 374. 393.
Muscatbalsam 363.
Muscatblüthe 359. 363.
Muscatbutter 359. 361.
Muscatnuss 358. 359.
Muscovade 497.
Mutterharz 543.
Mutterkorn 5.
Mutterkümmel 324.
Mycose 7. 612.
Mycosin 373. 377.
Mylabris 631.
Mylabris Cichorii 632.
Myoticum 423.
Myristica angolensis 362.
Myristica becuhyba 362.
Myristica fatua 363.
Myristica fragrans 358. 363.
Myristica longifolia 362.
Myristica otoba 362.
Myristica sebifera 362.
Myricin 639.
Myroxylon Pereirae 571. 573.
Myroxylon toluiferum 419. 570.
Myrrha 526.
Myrrha-Bitterstoff 527.
Myrrhol, äther. Oel, 527.
Myrtus caryophyllus 253.

Nadlers Morphiumprobe 513.
Nakhwa 525.
Nankingbaumwolle 388.
Naphtalin 461.
Narceïn 299. 509. 515.
Narcotin 299. 509. 515.
Natalaloë 466.
Nataloïn 468. 469.
Natriumbenzoat 596.
Natrium benzoicum 596.
Natrium santonicum 620.
Natterwurzel 93.
Nauclea gambir 587.
Nectandra Rodiaei 185.
Negerkaffee 439.
Nelkenfrüchte 255.
Nelkenköpfe 329.
Nelkenpfeffer 329.
Nelkenpfeffer, äther. Oel 330.
Nelkenstiele 255.
Nelkenwurzel 95.
Nepal Cardamomen 277.
Nepeta Cataria var. citriodora 200.
Neroliöl 252.
Neublau 560.
Neurin 373.
Neurotica 326.
Ngai-Campher 506.
Nicotiana rustica 192. 425.
Nicotiana tabacum 190. 425.
Nicotiana Tabacum macrophylla 192.
Nicotianin 191.
Nicotin 190. 191. 192.
Niesswurzel 70.
Nigella arvensis 368.
Nigella damascena 368.
Nigella indica 368.
Nigella sativa 366. 368.
Nigella-Oel, äther. 367.
Nigella-Oel, fettes 367.
Nipa fruticans 498.
Nitrococcussäure 629.
Nitrolactose 661.
Nitromannit 610.
Nitrosaccharose 499.
Normal-Valeriansäure 500.
Nucin 159.
Nucitannsäure 158.
Nudelabgänge 438.
Nussöl 409.

Ochsenleber, geröstete 438.
Oel, fermentirtes 601.

Oelbaum 599.
Oelsäure 361.
Oenanthäther 332.
Oenanthe crocata 321. 610.
Oenanthe Phellandrium 320.
Oenanthol 401.
Olea europaea sativa 600. 610.
Olea europaea 599.
Oleïnsäure 361.
Oleum Amygdalarum 408.
Oleum Anisi 317.
Oleum Aurantii Florum 252.
Oleum Betulae empyr. 462.
Oleum Cacao 381.
Oleum cadinum 462.
Oleum Cajeputi 553.
Oleum cantharidatum 379. 633.
Oleum camphoratum 507. 607.
Oleum Carvi 314.
Oleum caryophyllorum 254.
Oleum cedriae 463.
Oleum Cerae 639.
Oleum Cinnamomi 126.
Oleum Citri 303.
Oleum Cocos 473.
Oleum Crotonis 404.
Oleum Cynae 554.
Oleum de Cedro 303.
Oleum Hyoscyami 224. 607.
Oleum Jecoris Aselli 645.
Oleum Juniperi empyr. 462.
Oleum Lauri 292.
Oleum Lini 396.
Oleum lithanthracis 462.
Oleum Macis 364.
Oleum Nucistae 361.
Oleum Olivarum 599.
Oleum Olivarum commune 600.
Oleum Papaveris 370.
Oleum picis 463.
Oleum pini rubrum 463.
Oleum Ricini 401.
Oleum Rosae 257. 555. 557.
Oleum Rosmarini 199.
Oleum Rusci 462.
Oleum Sinapis 473.
Oleum templinum 457.
Oleum Terebinthinae 455.
Oleum Tereb. rectificatum 455.
Oleum Thymi 226.
Olibanum 444. 524.
Olibanumkörner 444.
Olivenöl 599.
Ombene 439.
Onocerin 33. 34.
Ononetin 34.
Ononid 33. 34.
Ononin 33.
Ononis spinosa 32.
Onospin 33.
Ophrydeen 52.
Opium 508.
Opium denarcotinisatum 522.
Opiumkuchen 508.
Opuntia coccinellifera 627.
Opuntia Ficus indica 608.
Opuntia nana 610.
Orchis bifolia 52.
Orchis latifolia 52.
Orchis laxiflora 52.
Orchis maculata 52.
Orchis mascula 52.
Orchis militaris 52.
Orchis Morio 52.
Orchis ustulata 52.
Orchis fusca 419.
Oreoselin 93.
Oreoselon 93.
Orthodioxybenzol 40.
Orthoxydol 632.
Oryza sativa 487.
Ostruthin 93.
Otobafett 362.
Oxindol 560. 561.
Oxycanrabin 214.
Oxycopaivasäure 577.
Oxydimorphin 514. 516.
Oxydationsprodukte des Morphin 514.
Oxyleinölsäure 396.
Oxymel Scillae 104. 637.
Oxymorphin 516.
Oxypikrinsäure 542.
Oxytoluyltropeïn 187.
Ozokerit (4).

Pacouria guianensis 535.
Paeonia officinales 240.
Pakoe Kidang 66.
Palasa-Bäume 564.
Palasa-Kino 564.
Paleae stypticae 66.
Palmarosa-Oel 557.
Palminsäure 401.
Palmitin 361.
Palmitinsäure 361. 435.
Palmyrapalme 498.
Panax quinquefolius 28.
Pancreatin 653.
Panicum miliaceum 488.
Papaver Argemone 249.
Papaver dubium 249.
Papaver hybridum 249.
Papaver Rhoeas 248.
Papaver somniferum 298.
Papaverin 509. 516.
Papaïn 653.
Papayacin 653.
Papayotin 653.
Papyrus Ebers 236.
Para-Balsam 576.
Paracarthamin 590.
Paracumarsäure 468. 470.
Paradieskörner 276.
Paradiscetin 589. 590.
Paradigitonin 194.
Paradioxybenzol 40.
Paraffin 461.
Paraguaythee 174.
Paramenispermin 294.
Paranitrobenzoësäure 597.
Paraoxybenzoësäure 317. 596.
Para-Ratanhia 40. 41.
Parasantonid 619.
Paraschleimsäure 395.
Parazuckersäure 36.
Paricin 153.
Parigenin 20.
Pariglin 20.
Parillin 19.
Parillinsäure 20.
Passifloraceen 653.
Pasta antitaenia 433.
Pasta Guarana 398.
Patna-Opium 519.
Paternostererbsen 415.
Paulliniasamen 397.
Paullinia sorbilis 163. 397.
Payena Maingayi 591.
Pecco-Thee 162.
Pech, schwarzes 463.
Pech, trocknes 463.
Pech, weisses 462.
Pechöl 463.
Pelargonium roseum 557.
Pelargonsäure 557.
Pelletierin 135. 136.
Pelosin 185.
Penangbenzoë 594.
Penang-Pfeffer 284.
Penicillium glaucum 609.
Pepsin 652. 654.
Peptone 653.
Percha lamellata 539. 593.
Perl-Kaffee 440.
Perlsago 496.
Perlthee 162.
Perubalsam 571.
Perubalsam, weisser 573.
Peru-Ratanhia 38. 40.
Petasites officinalis 207.
Petasites tomentosus 207.
Petersilie 311.

Petersiliencampher 313.
Petersilienfrucht 311.
Petersilienöl, äther. 312.
Petersilienöl, fettes 312.
Petroselinum sativum 311.
Peucedanin 93.
Pferdeleber, geröstete 438.
Pfeffer, langer 284.
Pfeffer d. Malabarküste 284.
Pfeffer, schwarzer 282.
Pfeffer, weisser 282.
Pfeffer, weisser, von Telitscherry 284.
Pfefferminzblätter 195.
Pfefferminzöl 196.
Pfeilwurzel 491.
Pfirsichkernöl 409.
Pflanzenindican 561.
Pflanzenstoffe 443.
Pflaumengummi 584.
Phaeorotin 85.
Phaseolus vulgaris 489.
Phellandren 321.
Phellandrin 321.
Phellandrol 321.
Phenol 462.
Phenylacrylsäure 597.
Phillyrea latifolia 610.
Phlorole 462.
Phloroglucin 40. 589.
Phoca groenlandica 646.
Phoca vitulina 646.
Phoenix dactylifera 419.
Phoenix sylvestris 498.
Photosantoninsäure 618.
Phyllinsäure 180.
Physeter macrocephalus 648.
Physostigma venenosum 419.
Physostigmin 420. 422.
Phytophthires 627.
Picea vulgaris 460.
Picraena excelsa 109.
Picrinsäure 560.
Picroaconitin 57. 58.
Picropodophyllin 88.
Picrosclerotin 7. 8.
Picrotin 295.
Picrotoxin 294.
Picrotoxinin 295.
Pikrinsäure 468.
Pilocarpin 169.
Pilocarpus pennatifolius 168.
Pimarsäure 450.
Pimelinsäure 474. 475.
Piment 329.
Pimenta officinalis 329.
Pimpinella Anisum 316.
Pimpinella magna 29. 30.
Pimpinella saxifraga 29. 30.
Pimpinellin 30.
Pinguedo Castorei 663.
Pinit 611.
Pinus Abies 460.
Pinus austriaca 448.
Pinus australis 448.
Pinus balsamea 454.
Pinus crassifolia 448.
Pinus Fraseri 454.
Pinus palustris 448.
Pinus Laricio 448. 449.
Pinus Larix 451.
Pinus maritima 448.
Pinus Mughus 457.
Pinus nigricans 448.
Pinus Picea 453. 460.
Pinus Pinaster 448. 460.
Pinus pontica 448.
Pinus Pumilio 457.
Pinus sibirica 455.
Pinus silvestris 448. 455.
Pinus Taeda 448.
Pinus tenuifolia 448.
Piper augustifolium 210.
Piper nigrum et album 282.
Piperidin 284.
Piperin 283.
Piperinsäure 284.
Piperinsaures Kalium 284.
Piper longum 284.
Piper officinarum 284.
Piperonal 284.
Piperonylsäure 284.
Pirus Cydonia 464.
Pirus Malus 331.
Pisangstärke 494.
Pistacia Atlantica 124.
Pistacia cabulica 532.
Pistacia Khinjuk 532.
Pistacia Lentiscus 124. 530.
Pistacia Terebinthus 124.
Pistacia Terebinthus atlantica 532.
Pistacia vera 124.
Pisum sativum 489.
Pitsch-Pine 448.
Piturin 190.
Pituripflanze 190.
Pix 461.
Pockholz 106.
Po de Bahia 564.
Podophyllin 87. 89.
Podophyllinsäure 88. 89.
Podophylloquercetin 88. 89.
Podophyllotoxin 88. 89.
Podophyllum peltatum 87.
Polychroit 245.
Polygala Senega 27.
Polygonum Bistorta 93.
Polygonum Fagopyrum 488.
Polyporus fomentarius 9. 10.
Polyporus igniarius 10.
Polypodium vulgare 65. 609.
Pomeranzenbaum 170. 299.
Pomeranzenblätter 170.
Pomeranzenblüthen 252.
Pomeranzenblüthenöl 252.
Pomeranzenöl, äther., 300.
Pomeranzenschale 301.
Pomeranzenschale, curassavische, 302.
Pomeranzen, unreife, 299.
Potentilla Tormentilla 94.
Prophetin 614.
Protokatechusäure 39. 40. 91.
Protopin 509. 517.
Provenceröl 604.
Prunus amygdalus 408.
Prunus cerasus 333.
Prunus Laurocerasus 179.
Prunus Padus 131. 180.
Prunus Persica 180.
Prunus serotina 180.
Prunus virginiana 180.
Pseudaconitin 57. 58.
Pseudojeroin 69. 70.
Pseudomorphin 509. 516.
Pseudopelletierin 135.
Pseudotropin 424.
Psychotria emetica 47.
Psychotria Ipecacuanha 45.
Psylla 612.
Pterocarpus Draco 472.
Pterocarpus erinaceus Poiret 563.
Pterocarpus Marsupium 563.
Pterocarpus santalinus 112.
Ptychotis Ajowan 315.
Punica Granatum 134. 245. 305. 328.
Pulicaria dysenterica 245. 269.
Pulicaria vulgaris 245.
Pulu 66.
Pulpa Tamarindorum depurata 502.
Purgirkörner 402.
Pyrethrum carneum 271.
Pyrethrum cinerariae folium 270.
Pyrethrum roseum 271.
Pyridin 284. 462.
Pyrocatechin 40.
Pyrocatechusäure 459.
Pyrogallussäure 120.
Pyromekonsäure 509. 510.

Pyroschleimsäure 395. 437.
Pyrrol 435. 437.
Pyrrolroth 437.

Quassia amara 109.
Quassiaholz 109.
Quassiaholz, jamaicanisches, 109.
Quassiaholz,surinamisches, 109.
Quasseïn 111. 169.
Quebrachamin 141. 142.
Quebrachin 141. 142.
Quebracho blanco 115. 142.
Quebracho colorado 116. 142.
Quebracholiolz 115.
Quebrachorinde 140.
Quecke 74.
Queckenwurzel 74.
Quellmeisel 1.
Quendel 227.
Queensland-Arrow-root 494.
Quercetin 167. 588.
Quercetinsäure 589. 590.
Quercimerin 590.
Quercimerinsäure 589. 590.
Quercit 118. 611.
Quercitrin 589. 590.
Quercitronrinde 590.
Quinctum 153.
Quitten 332.
Quittenbaum 332.
Quittenfrucht 404.
Quittenmus 332.
Quittensamen 404.
Quercus Aegilops 122.
Quercus alba 122.
Quercus bicolor 122.
Quercus Cerris 121.
Quercus coccifera 629.
Quercus fastigiata.
Quercus graeca 122.
Quercus lusitanica var. infectoria 119.
Quercus obtusifolia 122.
Quercus pedunculata 116. 122.
Quercus persica 612.
Quercus pubescens 122.
Quercus robur 116. 353.
Quercus sessiliflora 116. 117. 122.
Quercus tinctoria 121. 590.
Quercus Vallonia 612.
Quercus virens 122.

Raffinadezucker 501.
Raffinose 389.
Rainfarnkraut 239.
Rainfarnöl, ätherisches, 240.
Radix Althaeae 25. 43.
Radix Angelicae 89.
Radix Arnicae 99.
Radix Belladonnae 41. 45.
Radix Betonicae 98.
Radix Caryophyllatae 95. 98.
Radix Cichorii 51.
Radix Colombo 22.
Radix Eupatorii 99.
Radix Gentianae 43.
Radix Helenii 100. 101.
Radix Jaceae nigrae 99.
Radix Ipecacuanhae 45.
Radix Ipecacuanhae albae lignosae 48.
Radix Ipecacuanhae nigrae 47.
Radix Ipecacuanhae striatae 47.
Radix Levistici 31.
Radix Liquiritiae 34.
Radix morsus diaboli 99.
Radix Ononidis 32.
Radix Pimpinellae 29.
Radix Ratanhiae 38.
Radix Rhei 82.
Radix Sarsaparillae 14.
Radix Senegae 27.
Radix Succisae 99.
Radix Taraxaci 49.
Radix Valerianae 96.
Radix Vincetoxici 99.
Ratanhia, peruanische, 38.
Ratanhiagerbsäure 39.
Ratanhiaroth 39.
Ratanhin 39. 40.
Raute 166.
Rautenblätter 166.
Rautenöl 167.
Regianin 159.
Regiansäure 159.
Reinetten 331.
Reinharz 449.
Reis 487.
Reisstärke 487.
Remijia pedunculata 150.
Remijia Purdieana 151.
Resina Dammar 445.
Resina Draconis 471.
Resina elastica 534. 535.
Resina Jalapae 61.
Resina Pini 460.
Resorcin 91. 542. 545.
Reunion-Thee 162.
Rhabarber 82.
Rhamnetin 309.
Rhamnin 309.
Rhamnogerbsäure 309.
Rhamnoxanthin 131.
Rhamnus cathartica 308.
Rhamnus Frangula 130. 308. 309.
Rheumgerbsäure 85. 86.
Rheum officinale 82.
Rheum palmatum 82.
Rheumsäure 86.
Rhizinen 11.
Rhizoiden 1.
Rhizoma Angelicae 89.
Rhizoma Astrantiae majoris 93.
Rhizoma Bistortae 93.
Rhizoma Calami 71. 76.
Rhizoma Caricis arenariae 76.
Rhizoma Filicis 62.
Rhizoma Galangae 80.
Rhizoma Graminis 74.
Rhizoma Heleni 100.
Rhizoma Hellebori nigr. 70. 99.
Rhizoma Imperatoriae 91.
Rhizoma Iridis 73.
Rhizoma Pannae 65.
Rhizoma Podophylli 87.
Rhizoma Polypodii 65.
Rhizoma Rhei 82.
Rhizoma Sii latifol. 99.
Rhizoma Tormentillae 84.
Rhizoma Valerianae 28. 96. 99.
Rhizoma Veratri 45. 67. 93. 99.
Rhizoma Zedoariae 77.
Rhizoma Zingiberis 78.
Rhoeadin 248. 517.
Rhoeadinsäure 248.
Rhusgerbsäure 172.
Rhus glabra 123.
Rhus Kakrasinghe 123.
Rhus semialata 123.
Rhus succedanea 639.
Rhus Toxicodendron 171.
Richardsonia scabra 48.
Ricinelaïdinsäure 401.
Ricinin 401.
Ricininnitrat 401.
Ricinölsäure 401.
Ricinsäure 401.
Ricinus communis 399.
Ricinusöl 399. 401. 573. 577. 579.
Ricinusölsäure 401.
Ricinussamen 399. 401.
Rind 621.
Rindertalg 659.
Roba mercantile 287.
Robbenthran 646.

Röhrenkassie 337.
Röhrenmanna 609.
Roggen 5. 487.
Roggenhaare 490.
Roggenhonigthau 6.
Roggenmehl 438.
Roggenstärke 487.
Rohcampher 503.
Rohrzucker 496.
Rohsago 496.
Rosa centifolia 256.
Rosa damascena 555.
Rosa gallica 555.
Rosenblätter 256.
Rosenblüthen 256. 555.
Rosenöl 555. 557.
Rosenwasser 555. 556. 558.
Rosmarincampher 199.
Rosmarinfeigen 288.
Rottlera tinctoria 310.
Rottlerin 311.
Rotulae 197.
Rove 121.
Rübsamen 377.
Rübenmelasse 489.
Rubijervin 10. 69.
Rubreserin 423.
Rubus borealis 336.
Rubus Idaeus 336.
Rubus occidentalis 336.
Rubus saxatilis 337.
Rubus strigosus 336.
Ruficoccin 629.
Rum 497.
Runkelrübe 438. 496.
Rusa-Oel 557.
Ruta graveolens 166. 419.
Ruta montana 168.
Rutin 167.

Sabadilla officinarum 351.
Sabadillin 352.
Sabadillsamen 351.
Sabadillsäure 352.
Sabatrin 352.
Sabinakraut 207.
Saccadilla 630.
Saccakaffee 439.
Saccharate 500.
Saccharose 498.
Saccharoseacetat 499.
Saccharum 496.
Saccharum lactis 660.
Saccharum officinarum 496. 610.
Sadebaum 204.
Safran 243.
Safren 22.
Safrol 22.
Saftgrün 309.
Sago 495.
Sagopalme 495.
Salbei 201.
Salbeiblätter 201.
Salbeiöl 202.
Salep 52.
Salepschleim 53.
Salicylsäure 217.
Salix fragilis 612.
Salpetersäureprobe 605. 606.
Salsaparin 20.
Salvia officinalis 201.
Salviol 202.
Samagh-Gummi 585.
Samagh Hidschazi 585.
Sambucus nigra 260.
Sandaraca 443.
Sandaracin 444.
Sandarakharz 443.
Sanduhrzellen 418.
Sanguisuga 624.
Santal 113.
Santalin 113.
Santalsäure 113.
Santelbaum 112.
Santelholz 112.
Santonid 619.
Santonige Säure 618.
Santonin 265.
Santoninsäure 618.
Santoniretin 618.
Santonsäure 618.
Sapogenin 356.
Saponin 19. 20. 356.
Sapota Mülleri 592.
Sarkosin 436. 437.
Sarsaparilla 14.
Sassafrasholz 20.
Sassafrasöl 22. 577.
Sassafras officinale 20.
Savakin 585.
Savanilla-Ratanha 40.
Savakumi 585.
Schaf 621.
Schafgarbenöl 242.
Schafgarbenkraut 241.
Schafwolle 392.
Scharlachbeere 629.
Scharrharz 449.
Scheideschlamm 497.
Schierling 218.
Schierlingsfrüchte 325.
Schiessbaumwolle 388. 389.
Schieffspech 463.
Schlagküpe 559.
Schoenocaulon officinale 351.
Scorodosma foetidum 540.
Scorzonera hispanica 610.
Schusterpech 463.
Schwalbenwurzel 99.
Schwämme 623.
Schwarzkiefer 448.
Schwarzkümmel 366.
Schwein 621.
Schweineschmalz 650.
Scillaïn 103.
Scillin 103.
Scillipicrin 103.
Scillitoxin 103.
Sclererythrin 7. 8.
Sclerojodin 7.
Scleromucin 7.
Sclerotinsäure 7. 8.
Scleroxanthin 7.
Sebacylsäure 401.
Sebum 658.
Secale cereale 487.
Secale cornutum 5. 393. 610.
Seide 393.
Seidenraupe 393.
Sejfisch 646.
Semecarpus Anacardium 305. 307.
Semen Abri precatorii 415.
Semen Arachidis 412. 428.
Semen Cacao 379.
Semen Coffeae 204. 433.
Semen Colchici 348.
Semen Cucurbitae 431.
Semen Cydoniae 332. 404.
Semen Foenugraeci 410.
Semen Githagines 355.
Semen Hyoscyami 423.
Semen Lini 394.
Semen Myristicae 358.
Semen Nigellae 366.
Semen Papaveris 369.
Semen Paulliniae 163. 397.
Semen Physostigmatis 419.
Semen Quercus 353.
Semen Quercus tostum 353.
Semen Rapae 377.
Semen Ricini 399. 401.
Semen Sabadillae 351.
Semen Sesami 426.
Semen Sinapis 371.
Semen Sinapis albae 376.
Semen Staphisagriae 364.
Semen Stramonii 425.
Semen Strychni 429.
Semen Tiglii 402.
Semen Tonco 417.
Senaar-Gummi 585.
Senegalgummi 583. 585.
Senegawurzel 27.
Senegin 28.
Senföl, fettes 374.
Senfsamen 371.
Sennapikrin 182.
Sennesblätter 181.

Sesamöl 409. 428.
Sesamsamen 426.
Sesam-seed 569.
Sesamum indicum 426.
Sevenbaum 207.
Siambenzoë 594.
Silphium 539.
Sinalbin 377.
Sinalbinsenföl 377.
Sinapinsäure 373.
Sinapis alba 376.
Sinigrin 373.
Sinigrin-myronsaures Kalium 373.
Sinistrin 103.
Siphonia elastica 535.
Sium latifolium 99. 100. 322.
Sium longifolium 99. 100.
Skimin 297.
Smilacin 20.
Smilax cordata-ovata 15.
Smilax medica 14. 17.
Smilax officinalis 14. 18.
Smilax papyracea 15. 19.
Smilax pseudosyphilitica 15.
Smilax Sarsaparilla 15.
Smilax syphilitica 15.
Socaloïn 468. 469.
Solanum nigrum 187.
Solanum tuberosum 486.
Solenostemma Arghel 182.
Sommereiche 116.
Sonnenblume 438.
Sonnenblumenöl 603.
Sorghum saccharatum 498.
Sorian-Gallen 121.
Soria-Schwämme 623.
Souchong 162.
Speiseöle 604.
Speckgummi 539.
Sperma Ceti 648.
Sphacelia segetum 6. 7.
Sphaerococcus avicularis 4.
Spongiae ad strumas 624.
Spongiae ceratae 624.
Spongiae compressae 624.
Spongiae in fragmentis 624.
Spongiae marinae 621.
Spongin 622.
Springgurke 613.
Stachelbeeren 438.
Stärkemehl 476. 481.
Stärkecellulose 479.
Stärkemehl, lösliches. 480.
Stärkemehlkörner, einfache, 478.
Stärkemehlkörner, zusammengesetzte, 478.
Stärkesorten 485.
Stärkezucker 501.
Stapellänge 388.
Staphisagrin 365. 366.
Stearinsäure 370.
Stechapfelblätter 188.
Stechapfelsamen 425.
Steinklee 220.
Steinkohlenpech 462.
Steinkohlentheer 462.
Steinkohlentheeröl, leichtes, schweres 462.
Stengel-Traganth 569.
Stephanskörner 364.
Sterculia acuminata 439.
Sternanis 295.
Stethal 649.
Stieleiche 116.
Stipites Caryophyllorum 255.
Stipites Jalapae 61.
Stipites Laminariae 1.
Stôre 642.
Storax 549. 573.
Storesin 551.
Strandkiefer 448.
Strychnin 139. 430.
Strychninnitrat 431.
Strychninum nitricum 431.
Strychnos Castelnoeana 139.
Strychnos cogens 139.
Strychnos Crevauzii 139.
Strychnos Gauthierana 139.
Strychnos Gubleri 139.
Strychnos Hachensis 139.
Strychnos Yapurensis 139.
Strychnos nux vomica 137. 139. 429.
Strychnosrinde 136. 137.
Strychnossamen 429.
Strychnos Schomburghii 139.
Strychnos toxifera 139.
Strychninsäure 542.
Styrax liquidus 549. 551.
Styracin 550. 551. 573.
Styraxbaum 549. 551.
Styrax Benzoë 594.
Styrax calamitus 552.
Styrax officinalis 549.
Styrol 551. 552. 573.
Succisa pratensis 99.
Succus Liquiritiae 37.
Sultankaffee 439.
Sumatrabenzoë 594.
Summitates Sabinae 210.
Sumpffichte 448.
Süssholz, russisches, 36.
Süssholz, spanisches, 34.
Sus scrofa 650.
Süssstrauch 415.
Sylvestren 455.
Sylvinolsäure 459.
Sylvinsäure 450. 459.
Synaptas 408.
Syringa vulgaris 610.
Syringin 610.

Tabakblätter 190.
Tabaksamen 425.
Talg 658.
Tamarinden 338.
Tamarindus indica 339.
Tamarix articulata 124.
Tamarix furas 124.
Tamarix-Gallen 124.
Tamarix indica 124.
Tamarix mannifera 124.
Tampicin 61.
Tampico Jalape 61.
Tampico-Sarsaparilla 16. 17.
Tanacetin 240.
Tanacetumgerbsäure 241.
Tanacetum vulgare 239.
Tanningensäure 589.
Tapioca 493.
Taraxacin 50.
Taraxacerin 50.
Taraxacum officinale 49. 205.
Tarconin 516.
Tausendgüldenkraut 228.
Tereben 457.
Terebinsäure 459.
Terebinthina argentoratensis 452.
Terebinthina canadensis 453.
Terebinthina cocta 461.
Terebinthina communis 448.
Terebinthina laricina 451.
Terebinthina veneta 451.
Terpen 361.
Terpenthin, Canadischer, 451.
Terpenthingallen 124.
Terpenthin, gemeiner, 447. 448.
Terpenthinöl 451. 455. 577.
Terpenthinöldichlorhydrat 456.
Terpenthinölmonochlorhydrat 456.
Terpenthin, Strassburger, 451.
Terpin 456.
Terpinhydrat 456.
Terpinol 456.
Terra japonica 588.
Teucrium montanum 199.
Teufelsabbisswurzel 99.
Thalleichthys pacificus 646.
Thea bohea 160.
Thea viridis 160.
Thebaïn 509. 517.

Theeblätter 160. 161.
Thee Bou 162.
Thee, chinesischer, 160.
Thee, grüner, 162.
Theeöl 409. 463.
Thee, weisser, 462.
Theesamen 409.
Thee, schwarzer, 162.
Theïn 161.
Theobroma Cacao 163. 379.
Theobromin 381. 382.
Thuja occidentalis 209.
Thuja orientalis 209.
Thus 524. 449.
Thymen 226.
Thymian 224. 225. 227.
Thymianöl, ätherisches 226.
Thymol 226. 228. 315. 316.
Thymus citriodorus 227.
Thymus Serpyllum 227.
Thymus vulgaris 224.
Tiglinsäure 404.
Tilia argentea 249.
Tilia grandifolia 249.
Tilia microphylla 249.
Tilia nigra 350.
Tilia parvifolia 249.
Tilia paucifolia 249.
Tilia platyphyllos 249.
Tilia pubescens 350.
Tilia tomentosa 249. 250.
Tilia ulmifolia 249.
Tinnevelly Senna 183.
Tolubalsam 570.
Toloman-Arrow-root 494.
Toluifera Balsamum 570.
Toluifera Pereira 571.
Toluol 461. 462. 530. 561. 573.
Tonkabohnen 417.
Tonkinmoschus 656.
Tonki-Taupi 657.
Tormentillgerbsäure 95.
Tormentillroth 95.
Tormentillwurzel 94.
Tournantöl 601.
Tous les mois Arrow-root 494.
Toxicodendronsäure 172.
Toxiresin 194.
Trachylobium-Arten 446.
Tragacantha 567.
Tragacantha in foliis 568.
Tragacantha vermicularis 568. 569.
Traganthon 568.
Traganth, persischer, 569.
Traganth, syrischer, 569.
Traubeneiche 117.
Traubenzucker 480.
Traumaticin 593.
Trehala 7. 612.
Trehalose 7. 612.
Tribromanethol 317.
Tricala 612.
Trifolium fibrinum 203.
Trigonella foenum graecum 410.
Trimellithsäure 459.
Trimethylbenzol 462.
Trimethylxanthin 436.
Trinitroresorcin 542.
Tripeta arnicivora 269.
Triticin 76. 610.
Triticum durum 485.
Triticum repens 74. 610.
Triticum spelta 485. 487.
Triticum turgidum 485.
Triticum vulgare 485.
Tropasäure 187. 424.
Tropeïne 187.
Tropin 187. 424.
Tschandu 520.
Tubera Aconiti 45. 55. 93.
Tuber Colchici 104.
Tubera Jalapae 58.
Tubera Salep 52.
Tussilago Farfara 306.
Typha latifolia 347.
Tyrosin 40.

Ulminkörper 499.
Umbelliferon 543. 545.
Uncaria Gambir 587.
Uncomocomo 65.
Urginea maritima 102.
Urson 184. 185.

Vaccinium Myrtillus 185.
Vaccinium vitis Idaea 185.
Vahea gummifera 535.
Valeren 98.
Valeriana celtica 98.
Valeriana dioica 98.
Valeriankampher 98.
Valeriana officinalis 96.
Valeriana Phu 98.
Valeriansäure 98. 194.
Valonen 122.
Vanille 277.
Vanillealcohol 279.
Vanilla aromatica 279.
Vanilla guianensis 279.
Vanilla palmarum 279.
Vanilla planifolia 277. 279.
Vanilla pompona 279.
Vanillin 279. 542. 596.
Vanillinsäure 279.
Vanillon 279.
Veilchenkampher 74.
Veilchenwurzel 73.
Veratramarin 70.
Veratralbin 69. 70.
Vera-Cruz-Sarsaparille 16. 17.
Veratridin 352.
Veratrin 69. 351. 352. 353.
Veratrinsäure 70.
Veratroidin 69. 70. 353.
Veratrol 353.
Veratrum album 67.
Veratrum nigrum 70.
Veratrum officinale 351.
Veratrum viridiflorum 70.
Veratrumsäure 353.
Verbascumarten 194.
Verbascum nigrum 260.
Verbascum phlomoïdes 259.
Verbascum Thapsus 260.
Verbascum thapsiforme 259.
Vermes 621.
Vertebrata 621.
Vinca minor 185.
Vincetoxicum officinale 99.
Viola tricolor 216.
Virgin dip 449.
Virginsäure 28.
Viridinsäure 436. 440.
Virolafett 362.
Virola sebifera 362.
Vulcanit 538.

Wachholderbeeren 273.
Wachholderöl, ätherisches, 273.
Wachholdertheer 462.
Wachs, gelbes, 637.
Wachs, japanisches, 641.
Wachsöl 639.
Wachsschwämme 624.
Wachs, weisses, 637.
Wal 621.
Waldhonig 635.
Wallnüsse 438.
Wallnussblätter 156.
Waldwolle 457.
Walrat 648.
Wars 311.
Waschblau 560.
Wasserdoltwurzel 99.
Wasserfenchel 320. 321.
Wasserfenchelöl 321.
Weihrauch 524.
Weihrauchskiefer 448.
Weinsäure 182. 341.
Weintrauben 438.
Weizen 485.
Weizenhaare 490.
Weizenmehl 438.
Weizenstärke 485.

Werg 392.
Wermut 236.
Wermutöl 238.
Willughbeia speciosa 535.
Wintergrünöl 185.
Wohlverleiwurzel 99.
Wollblumen 259.
Würfelgambir 588.
Wurmsamen 264.
Wundschwamm 9.
Wurzeln 14.

Xanthin 436.
Xylenolen 461.
Xylol 461. 462.
Xylylsäure 632.

Yellow pine 448.
Yorkshire 34.
Young Haysan-Thee 162.
Yünnan moschus 656.
Yünnan-Táupi 657.

Zambesi-Opium 520.
Zanaloïn 468.
Zanguebar-Copal 416.
Zanzibar-Aloë 467.
Zea-Mais 488.
Zeitlosensamen 348.
Ziegelsteinmehl 438.
Ziegelthee 162.
Zimmtaldehyd 127.
Zimmtblüthen 247.
Zimmt, grauer, 127.
Zimmtöl 126.
Zimmtsäure 127. 550. 551. 561. 572. 573. 596.
Zimmtsäure-Aethyläther 551.
Zimmtsäure-Benzyläther 551. 571. 573.
Zimmtsäure-Phenylpropyläther 551.
Zimmtsäure-Zimmtäther 551.
Zingiberaceen 77. 80. 274. 494.
Zingiber Cassumunar 78.
Zingiber officinale 78.
Zitwerwurzel 77.
Zucker 496. 497. 499.
Zuckerahorn 498.
Zuckerbrode 501.
Zuckercouleur 500.
Zuckerhirse 498.
Zuckerhüte 501.
Zuckerpalme 498.
Zuckersäure 437. 499. 500.
Zwiebeln 102.
Zygophyllaceen 106.

Berichtigungen.

Seite	1	Zeile	15	von unten	Kamtschatka statt Kamschatka.
„	17	„	12	„ „	5 statt 6.
„	19	„	3	„ oben	Smilax statt Smylax.
„	23	„	15	„ „	ist nach beiderseits einzuschalten: bisweilen.
„	39	„	16	„ „	Parenchymzellen statt Prosenchymzellen.
„	59	„	18	„ „	Oberflächen statt Oberfläche.
„	61	„	12	„ „	mehr strahlig statt mehrstrahlig.
„	69	„	17	„ unten	das statt dass.
„	72	„	13	„ oben	muss das Komma vor dem Worte zu stehen.
„	74	„	4	„ „	Endodermis statt Cambiumlinie.
„	91	„	3	„ unten	ist einzuschalten: Bschr. Lrs. Pf. 496; Abb. Ha. VII. 15.
„	118	„	15	„ oben	Eisenchlorid statt Eichenchlorid.
„	130	„	8	„ unten	Aussenrinde statt Mittelrinde.
„	136	„	9	„ oben	Semen Kola statt Fructus.
„	138	„	11	„ „	ist statt sind.
„	187	„	6	„ „	Semen statt Herbae Hyoscyami.
„	195	„	7	„ unten	die ersteren statt die letzteren.
„	198	„	17	„ „	Ha. VII. 25 statt VI. 1.
„	202	„	10	„ „	Botaniker des 16. Jahrh. statt des Mittelalters.
„	206	„	17	„ oben	Ha. II. statt Ha. VI.
„	220	„	1	„ unten	scharf-stachelspitzig statt scharf, stachelspitzig.
„	227	„	17	„ „	Blüthenstand statt Blüthenstaub.
„	247	„	5	„ oben	Blüthen statt Blätter.
„	253	„	7	„ unten	innen concave statt convexe.
„	258	„	9	„ oben	netzadrigen statt netzartigen.
„	269	„	8	„ unten	Früchte statt Erüchte.
„	271	„	27	„ oben	Bieberst. statt Rieberst.
„	272	„	8	„ „	Früchte und Fruchttheile statt Früchte.
„	315	„	19	„ unten	Ajowan statt Ajawon.
„	334	„	3	„ oben	Succus Dauci statt Syrup. Mor.
„	388	„	2	„ unten	Substanzen statt Sustanzen.
„	423	„	12	„ „	Hyoscyam. statt Hoscyam.
„	445	„	13	„ „	5,0 cm statt 5 m.
„	447	„	5	„ oben	versendet statt verwendet.
„	483	„	23	„ „	Glyconsäure statt Gluconsäure.
„	483	„	17	„ unten	Glycose statt Glucose.
„	484	„	16	„ oben	Glycinsäure statt Glucinsäure.
„	484	„	11	„ unten	Glyconsäure statt Gluconsäure.
„	494	„	20	„ „	mkrm statt mm.

Druck von Metzger & Wittig in Leipzig.

www.ingramcontent.com/pod-product-compliance
Lightning Source LLC
LaVergne TN
LVHW092121300926
849161LV00002B/192
* 9 7 8 3 1 1 2 6 9 4 0 1 5 *